Hubert Kolling (Hrsg.)

Biographisches Lexikon zur Pflegegeschichte

Band 5

HUBERT KOLLING (HRSG.)

BIOGRAPHISCHES LEXIKON ZUR PFLEGEGESCHICHTE

WHO WAS WHO IN NURSING HISTORY

Band 5

Unter Mitarbeit von:

Gerhard Aumüller (Marburg), Klaus Brühne (Burscheid), Annett Büttner (Düsseldorf), Matthias Elzer (Fulda), Jutta Failing (Biebertal), Gerhard Fürstler (St. Pölten), Volker Klimpel (Dresden), Hubert Kolling (Bad Staffelstein), Hannes Wildberger (Zürich), Karin Wittneben (Hannover) und Ortrud Wörner-Heil (Kassel)

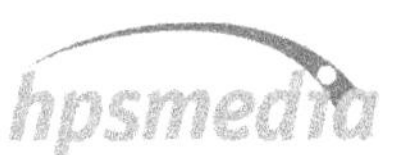

CIP-Kurztitelaufnahme der Deutschen Bibliothek: Hubert Kolling (Hrsg.): Biographisches Lexikon zur Pflegegeschichte – Who was who in nursing history, Band 5

Die Deutsche Bibliothek verzeichnet diese Publikation in der deutschen Nationalbiografie. Detaillierte bibliografische Angaben sind im Internet unter http://dnb.d-nb.de abrufbar.

1. Auflage 2011
hpsmedia, Hungen

hpsmedia
An den Hafergärten 9
35410 Hungen
www.pflege-wissenschaft.info

Layout&Satz: hpsmedia
Herstellung und Druck:
Books on Demand GmbH, Norderstedt
ISBN 978-3-9814259-1-8

Inhaltsverzeichnis

Vorwort des Herausgebers

Das gesundheitliche Versorgungssystem erlebt bereits seit einigen Jahren nicht nur in Deutschland, sondern auch in anderen europäischen Staaten einen starken Umbruch, der – je nach Perspektive – unter Begriffen wie Professionalisierung, Ökonomisierung, Technisierung, Rationalisierung oder auch Modernisierung diskutiert beziehungsweise, genauer gesagt, der breiten Öffentlichkeit „verkauft" wird. Wie dem auch sei, in jedem Fall erfahren gegenwärtig durch diese Transformationsprozesse auch die Grundlagen pflegerischen Handelns tiefgreifende Veränderungen. Dabei könnte es so schön sein: Einfach nur pflegen, dem gewählten Beruf nachgehen, anderen Menschen beim Gesundwerden helfen. Doch die Kernaufgabe des Pflegepersonals, die Arbeit am Krankenbett, wird überlagert von Bürokratie: 40 Prozent der Arbeitszeit wird mittlerweile auf Schriftkram ver(sch)wendet. Im Zuge dieser, dem Sparzwang geschuldeten Entwicklung, wurden die Stellen in den Kliniken gekürzt, während die Arbeitsbelastung des Einzelnen gestiegen ist und es – wieder einmal – am Nachwuchs hapert.

Das Selbstverständnis und die Praxis von Pflege wurde dabei in der Vergangenweit wie in der Gegenwart von Parteien, Behörden, Vereinen und Verbänden sowie Institutionen beziehungsweise den dahinter stehenden Personen beeinflusst und mitgeprägt. Deren Engagement und Wirken ist heute nicht immer mehr bekannt. Zum besseren Verständnis der Gegenwart kann daher ein Blick in die Geschichte hilfreich sein. Hierzu möchte das *Biographische Lexikon zur Pflegeschichte* einen Beitrag leisten. Wie die Bände 1 (1997), 2 (2001), 3 (2004) und 4 (2008) bietet nun auch der 5. Band seiner Nutzerschaft eine schnelle Übersicht über die Lebensdaten und Werke weiterer 126 historischer Pflegepersönlichkeiten.

Wenngleich es dank Internet heute nicht mehr allzu schwer ist, sich über Berühmtheiten zu unterrichten, suchen die Benutzer und Benutzerinnen eines biographischen Nachschlagewerkes erfahrungsgemäß gerade Lebensbeschreibungen solcher Frauen und Männer, über die nur an schwer zugänglichen Stellen etwas zu finden ist oder deren Leistung bisher noch gar nicht oder doch nur ungenügend gewürdigt wurde.

Ausgangspunkt für alle Auswahl- und Aufnahmeentscheidungen in das vorliegende Lexikon war erneut, dass nur diejenigen Persönlichkeiten Aufnahme fanden, die durch ihre Taten und Werke entscheidenden Einfluß auf die Krankenpflege hatten. Eine räumliche Begrenzung erfolgte nicht. Stattdessen wurde das Prinzip beibehalten, keine noch lebenden Personen aufzunehmen; hierbei wäre die Gefahr der eitlen Selbstdarstellung viel zu groß.

Das Spektrum der vorgestellten Personen ist breit gestreut und reicht neben unmittelbar in der Pflege Wirkenden von Adligen und Medizinern über Theologen bis hin zu Gewerkschaftern; hinzu kommen Vertreter verschiedener Ordensgemeinschaften und Schwesternschaften, ebenso wie Verbandsfunktionäre, die Einfluß auf die stationäre oder häusliche Krankenpflege hatten. Berücksichtigung fanden dabei auch Personen, die mehr in die Breite als in die Tiefe oder mehr zerstörend als aufbauend gewirkt haben. So wurden wiederum auch einige derjenigen aufgenommen, deren Tun und Handeln sich etwa während der Zeit des Nationalsozialismus (1933-1945) auf die Krankenpflege im Allgemeinen und die Patienten im Besonderen negativ oder gar unheilvoll auswirkten. Neben diesen Tätern werden auch Menschen aus der Pflege vorgestellt, die gegen das damalige Unrechtregime Widerstand leisteten oder zu dessen Opfern zählten.

Die überwiegende Zahl der vorgestellten Personen stammt aus Deutschland. Daneben finden sich aber auch Vertreter aus Amerika, England, Finnland, Frankreich, Indien, Italien, Kroatien, Österreich, Polen, Russland, Schweiz, Spanien und Südafrika.

Bei der Auswahl eine allseitig völlig befriedigende Lösung zu finden, dürfte unterdessen

kaum möglich sein, sind doch etwa die Erwartungen der Wissenschaft anderer Art als die der interessierten Laien. Die einen werden daher einen Namen für entbehrlich halten, den die anderen gerade suchen.
Leider ließen sich bei einigen Personen, trotz umfangreicher Recherchen, Lücken im Lebenslauf nicht immer vermeiden. Wenngleich die Beiträge sorgfältig redaktionell bearbeitet wurden und in einzelnen Fällen eine intensive Auseinandersetzung stattfand, liegt die Verantwortung für die Inhalte bei den jeweiligen Autorinnen und Autoren. In der Hoffnung auf eine produktive nachfolgende Diskussion wurden durch den Herausgeber inhaltliche Eingriffe in die Texte deshalb nur vereinzelt und in Absprache vorgenommen.
In erster Linie versteht sich das *Biographische Lexikon zur Pflegegeschichte* als ein Nachschlagewerk; darüber hinaus kann es aber auch gleichzeitig die prosopographische Grundlage für die Beantwortung einer Vielzahl von zentralen Fragen an die Geschichte der Krankenpflege liefern. Die vorgestellten Biogramme, bei denen es sich durchweg um Originalbeiträge handelt, zeigen zugleich, dass von wesentlich mehr Menschen – Frauen und Männern – Initiativen, Wissensvermittlung und autonome Leistungen für die Pflege ausgingen, als dies bisher von der historischen Pflegewissenschaft wahrgenommen wurde.
Wenngleich mit den Bänden 1 (400), 2 (212) 3 (189), 4 (131) und 5 nunmehr ein stattlicher Fundus mit zusammen gut 1000 Biographien vorliegt, sind noch keineswegs alle für die Krankenpflege wichtigen Persönlichkeiten erfasst. Vielmehr gilt es auch weiterhin, für noch nicht erarbeitete, aber erwünschte Biographien relevante Quellen und Dokumente in Archiven und Institutionen zu sichten und aufzuarbeiten. Deshalb möchte ich weiterhin alle in der Gesundheits- und Krankenpflege dazu einladen, das Werk durch konstruktive Kritik, Ergänzungen, weiterführende Hinweise oder durch die Erarbeitung einzelner Beiträge fortzuschreiben. Entsprechende Anregungen, ebenso wie Hinweise auf Irrtümer, Lücken oder Fehler werden gerne entgegengenommmen.

Trotz zahlreicher Schwierigkeiten habe ich als Herausgeber vielfältigen Grund, Danke zu sagen: zuerst und vor allem denjenigen, die mir die notwendige Kraft und Zuversicht gaben, das Biographieprojekt zur Pflegegeschichte weiter zu führen, obwohl hierfür weder personelle noch finanzielle Ressourcen zur Verfügung standen und es lange Zeit völlig unklar war, ob die Forschungsergebnisse jemals veröffentlicht werden würden. Herzlichen Dank gebührt von daher zunächst allen Autorinnen und Autoren für die Bereitschaft, ihre Beiträge trotz der ungünstigen Rahmenbedingungen ehrenamtlich zu erstellen.
Der Versuch, den vorliegenden Band erneut beim *Elsevier (Urban & Fischer) Verlag* zu veröffentlichen, scheiterte trotz mehreren Anläufen kläglich, weil ein solches Buch für einen primär ökonomisch orientiertes Unternehmen aufgrund der geringen Auflagenhöhe, sprich der zu niedrigen erwartenden Absatzzahlen, völlig unattraktiv ist. Die weitere Suche nach einer Publikationsmöglichkeit gestaltete sich sehr schwierig. Umsomehr möchte ich daher dem *Verlag hpsmedia* (Hungen) für die Bereitschaft danken, den Titel in sein Programm aufzunehmen, obwohl er damit ein nicht zu unterschätzendes finanzielles Risiko einging. Die Zusammenarbeit mit Frau Mala Dietz, der unter anderem die Gestaltung des Covers oblag, gestaltete sich reibungslos, wofür ich mich bei ihr bedanken möchte.
Mein größter Dank gilt nicht zuletzt meiner langjährigen Partnerin, Dr. Claudia Mathieu-Kolling, und unseren Kindern Sarah und Markus, die mich bei der Fertigstellung des Buches unterstützt haben, obwohl zuweilen exzentrische Momente damit verbunden waren. Ihre Liebe und Zuneigung war mir eine notwendige Stütze und hat mir viel Kraft gegeben.

Hinweise zur Benutzung

Der Literaturwissenschaftler *Walther Killy* (1917-1995) hat in seinem Vorwort zum ersten Band der *Deutschen Biographischen Enzyklopädie* (DBE) im November 1994 zum biographischen Genre im Allgemeinen und zum Typus des biographischen Lexikons im Besonderen Wichtiges und Unerlässliches formuliert, das auch für das *Biographische Lexikon zur Pflegegeschichte* Gültigkeit besitzt.

Zur Benutzung des vorliegenden Nachschlagewerkes seien einige Hinweise gegeben:

1. Die Artikel setzen sich aus Name und Lebensdaten, Biographie sowie Quellen- und Literaturhinweisen zusammen. Der Artikelkopf besteht lediglich aus Name und Vorname; im Text werden Namensvarianten einschließlich Pseudonymen und zusätzliche Vornamen sowie gegebenenfalls Adelsprädikate und Namensbestandteile wie akademische Titel genannt. Die Geburts- und Todesdaten erfolgen, soweit bekannt beziehungsweise ermittelbar, mit Ortsangaben.
2. Die Biogramme informieren über das Leben und Wirken der Personen, über Herkunft, Bildungsweg, einflussreiche Begegnungen, Entwicklung im beruflichen Leben, Wirkungsorte, bezeichnende Werke und Leistungen, Freundschaften und Beziehungen, Zugehörigkeit zu Gruppen und Vereinigungen, Rezeption sowie gegebenenfalls über Preise und Ehrungen.
3. Die Lebensdaten wurden nach den vorhandenen Quellen, insbesondere Literatur und Nekrologe sowie den Auskünften von Behörden, so exakt wie möglich eingesetzt. Für Daten gilt der Gregorianische Kalender (neuer Stil).
4. Die Artikel sind alphabetisch nach den Familiennamen der Personen geordnet. Bei Namensgleichheit erfolgt die Sortierung nach den Vornamen, bzw. in der Chronologie des Geburtsdatums.
5. Umlaute gelten als zwei Buchstaben, weitere diakritische Zeichen haben auf die Sortierung keinen Einfluß. *ß* wird wie *ss* behandelt.
6. In Zitaten, deren Einzelnachweis sich aus den angegebenen Quellen und Literatur entnehmen lässt, wurden Einfügungen und Ergänzungen durch die Autorinnen und Autoren durch eckige Klammern [ ] eingeschlossen. Auslassungen von einem oder mehreren Wörtern sind durch drei Punkte in eckigen Klammern [...] gekennzeichnet.
7. Wird in einem Artikel mit einem Pfeil „➔①“, „➔②“, „➔③“, „➔④“, „➔⑤“ oder „➔⑥“ auf einen anderen Namen verwiesen, kann ein Beitrag zu dieser Person in dem jeweils angegebenen Band an entsprechender Stelle des Alphabets nachgeschlagen werden.
8. Auf Abkürzungen wurde zugunsten der Lesbarkeit weitgehend verzichtet. Im Quellen- und Literaturverzeichnis werden auch die genutzten Archive mit ihren Anschriften aufgeführt. Bei den Schrifttumsnachweisen werden grundsätzlich das Erscheinungsjahr, bei nicht selbständigen Schriften auch die Zeitschrift, die Reihe oder das Sammelwerk genau angegeben, in denen sie erschienen sind. Neben dem Erscheinungsort wird auch der Verlag, in Einzelfällen die Druckerei genannt. Die Werkverzeichnisse führen im Allgemeinen, im Hinblick auf den begrenzten Platz, nur die Hauptwerke auf.
9. Am Ende von jedem Beitrag wird soweit vorhanden und bekannt, die Quelle der Abbildung angegeben.
10. Den Korpus der im vorliegenden Band neu vorgestellten Personen erschließt ein Namensregister, das sich ebenso wie ein Verzeichnis der an dem Werk beteiligten Autorinnen und Autoren am Ende des Buches befindet.

Der Herausgeber,
Bad Staffelstein, im Januar 2011

ALOYSIUS (Aluigi, Louis) von Gonzaga

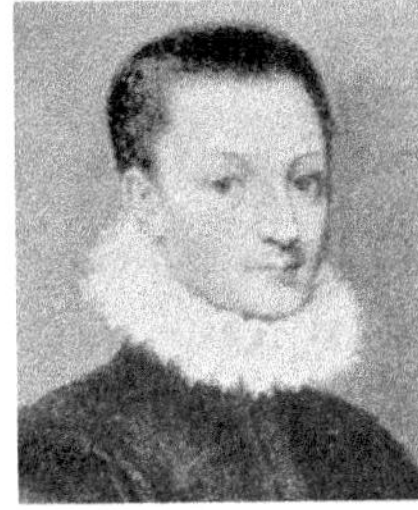

Aloysius – auch Aluigi oder Louis – von Gonzaga, über Jahrhunderte hinweg bevorzugt als der „engelgleiche Jüngling“ oder „Engel in Fleisch“ bezeichnet, wurde am 9. März 1568 in Castiglione delle Stiviere bei Mantua in der Lombardei (in Oberitalien) als das älteste von acht Kindern geboren. Seine Eltern hätten unterschiedlicher wohl kaum sein können. Sein Vater Ferrante (Ferdinand) war Fürst des Heiligen Römischen Reiches und Markgraf von Castiglione sowie Oberbefehlshaber der spanischen Truppen in Italien, der den Wunsch hegte, seinen Sohn ebenfalls das Soldatenhandwerk zu erlernen. Im Gegensatz hierzu stand die Vorstellung seiner christlichen Mutter, Martha de Tana Santena, die in ihm den geborenen Geistlichen sah. Bereits im Alter von vier Jahren nahm ihn sein Vater in die Soldatenlager mit, wo er es den Soldaten in allem gleichzutun suchte – im Singen, Marschieren und Schießen. Der Legende nach schlug ihn eine Kanone, die er heimlich mit Pulver lud und zündete, rückwärts wie tot zu Boden, wodurch sein Lagerleben ein jähes Ende fand. Mit neun Jahren kam Aloysius als Page an den Hof von Florenz in der Toscana, wo er alles lernte, was zu einer standesgemäßen Erziehung gehörte: vor allem höfisches Benehmen und Auftreten sowie klassische und moderne Sprachen. Unter den Prinzen und Prinzessinnen, mit denen er verkehrte, war auch die spätere Königin von Frankreich, Maria von Medici. Wenngleich man dort alle kirchlichen Vorschriften erfüllte, entsprach dieses Leben nicht den Vorstellungen von Aloysius. Deshalb legte er mit zehn Jahren, dem Alter nach noch ein Kind, in der Verkündigungskirche in Florenz das Gelübde der Jungfräulichkeit ab. Von Florenz aus ging Aloysius 1579 an den Hof des Herzogs von Mantua, des Chefs des gesamten Hauses der Gonzaga. Dort, so wird berichtet, habe er bereits seiner Überzeugung Ausdruck gegeben „Es ist besser, Gott zu dienen, als die ganze Welt zu beherrschen.“

Von 1581 bis 1583 hielt er sich als Page mit zweien seiner Brüder in Madrid am Hof Königs Philipps II. von Spanien auf. Am 25. November 1585 fällte Aloysius eine wichtige Entscheidung: das Leben an den Herrscherhöfen hatte ihn wenig beeindruckt; er verzichtete nach langem Widerstreben des Vaters auf sein Erbe zu Gunsten seines jüngeren Bruders und trat, im Alter von siebzehn Jahren, als Novize bei den Jesuiten – der Gesellschaft Jesu – in Rom ein. Nun lebte er sechs Jahre lang abwechselnd in Rom, Neapel und Mailand. Ein philosophischer Lehrgang war bald abgeschlossen; noch im Noviziat begann er die theologischen Studien. Nachdem Aloysius zwei Jahren in der „Gesellschaft“ zugebracht hatte, legte er am 25. November 1787 die einfachen Gelübde der Armut, der Keuschheit und des Gehorsams ab; am 25. Februar 1588 erhielt er dann mit anderen Glaubensbrüdern die Tonsur. Der Fürstensohn war zum armen Ordensmann geworden. Peinlich wachte er darüber, dass er wegen seines Namens und seines Standes nicht im Geringsten bevorzugt wurde. Die Eingewöhnung fiel ihm zunächst schwer, war er doch bisher auch in geistigen Dingen sein eigener Herr gewesen. Vorbild war ihm die Bußstrenge Bernhards von Clairvaux, dessen Schriften er sehr liebte. Der Überlieferung nach suchte Aloysius immer wieder die Hospitäler auf, um die Kranken zu pflegen. Hierbei machte er ihnen angeblich „das Bett, reichte ihnen die Speise, wusch ihnen die Füße, kehrte ihre Zimmer und ermahnte sie zur Geduld und zu einer gute Beichte.“

Der Winter 1590 / 1591 brachte in Mittelitalien eine schwere Hungersnot und als Folge davon die Pest, der man damals fast hilflos gegenüberstand. Auch die Väter der Gesellschaft Jesu versahen den Krankendienst in den Spitälern Roms und in einem eigens hierfür eröffneten Spital. Aloysius kämpfte bei seinen Vorgesetzten darum, dass man ihn als Pfleger zu den Pestkranken schickte, um den Kranken persönlich zu dienen. Nach wiederholtem Bitten wurde seinem Wunsch entsprochen. Gewöhnlich sei er „mit den ekelhaftesten Kranken beschäftigt gewesen", von denen er sich nicht trennen zu können schien. Alsbald hatte Aloysius fast schon Berühmtheit erlangt, und man sprach überall in Rom von ihm mit größter Ehrfurcht. Er war einer der wenigen, die sich nicht entsetzt und brutal von allen Pestkranken entfernt hielt, sondern zu ihnen ging, um Hilfe zu bringen. Am 3. März 1591 stieß Aloysius auf einen Pestkranken, der verlassen auf der offenen Straße lag. Er ging gleich zu ihm, lud ihn auf seine Schultern, brachte ihn ins Krankenhaus Santa Maria della Consolazione und versorgte ihn. In dem dortigen Krankenhaus wurde die Tat durch eine Statue verewigt, die Aloysius darstellt, wie er den Kranken auf seinen Schultern trägt. Wahrscheinlich war es dieser Liebesakt, bei dem er sich – nach wochenlanger Pflege – selbst infizierte. Nach dreimonatigem Krankenlager starb Aloysius im Alter von 23 Jahren am 20. Juni 1591 in Rom. Sein Leib wurde in Rom in Sankt Ignazio, sein Haupt in der Aloysius-Basilika in Castiglione beigesetzt. Schon vierzehn Jahre später, am 21. September 1605, wurde Aloysius von Gonzaga durch Papst Paul V. (1605-1621) selig- und am 31. Dezember 1726 durch Papst Benedikt XIII. (1724-1730) heiliggesprochen. Sein Festtag ist der 21. Juni. Aloysius von Gonzaga gilt als Patron der Jugend und Studenten und wird gegen Pest und Augenleiden angerufen.

Quellen und Literatur:

Brockmann, Johann H.: Leben des heiligen Aloysius. Ein Lese- und Erbauungsbuch für die Jugend. Zweite umgearbeitete und verbesserte Auflage. Friedrich Theissing. Münster 1820.
Dammer, Inga / Adam, Birgit: Das große Heiligenlexikon. Patronate, Gedenktage, Leben und Wirken von mehr als 500 Heiligen. Seehamer. Weyarn, Augsburg 1999, Seite 24.
Hümmeler, Hans: Helden und Heilige. Die Geschichte ihres wahren Lebens. Dargestellt für jeden Tag des Jahres. Haus Michaelsberg. Siegburg 1961, Seite 308-310.
Liebing, H.: Aloisius von Gonzaga. In: Die Religion in Geschichte und Gegenwart. Handwörterbuch für Theologie und Religionswissenschaft. Dritte, völlig neu bearbeitete Auflage. Herausgegeben von Kurt Galling. Erster Band. J.C.B. Mohr (Paul Siebeck). Tübingen 1957, Seite 245-246.
Melchers, Erna / Melchers, Hans: Das große Buch der Heiligen. Geschichte und Legende im Jahreslauf. Bearbeitung: Carlo Melchers. Cormoran. München 1996, Seite377-380.
Meschler, Moritz: Leben des hl. Aloysius von Gonzaga. Patrons der christlichen Jugend. Mit drei Bildern. Fünfzehnte und sechzehnte Auflage. Herder. Freiburg im Breisgau 1919.
Rathgeber, Alphons: Heiligenlegende. Lebensbilder edler Menschen und heiliger Gottesfreunde. Dritte Auflage. Deutscher Haus-Buchverlag. Nürnberg 1936, Seite 540-544.
Ross, Ronald: Aloisius. In Rom lauert die Pest. In: Georg Popp (Hrsg.): Die Großen der Kirche. Männer und Frauen der Kirche, die jeder kennen sollte. Sechste Auflage. Arena. Würzburg 1960, Seite 464-468.
Schneider, B[urkhart]: Aloysius von Gonzaga. In: Manns, Peter (Hrsg.): Die Heiligen in ihrer Zeit. Band II. Matthias-Grünewald. Mainz 1966, Seite 230-233.
Schneider, Burkhart: Aloysius von Gonzaga. In: Lexikon für Theologie und Kirche. Begründet von Michael Buchberger. Dritte, völlig neu bearbeitete Auflage. Herausgegeben von Walter Kasper. Herder. Freiburg im Breisgau, Basel, Rom, Wien 1993, Seite 426.
Schröder, Friedrich: Das Leben des hl. Aloysius Gonzaga aus der Gesellschaft Jesu. Nach der ältesten italienischen Biographie des P. Virgilio Lepari, ins Deutsche übersetzt und durch einen Nachtrag vervollständigt von Friedrich Schröder. Verlagsanstalt Benziger. Einsiedeln, Waldshut, Köln 1891.

Bildquelle: Meschler, Moritz: Leben des hl. Aloysius von Gonzaga. Herdersche Verlagshandlung. Freiburg im Breisgau 1919, Seite 1.

Hubert Kolling

APPIA, Louis

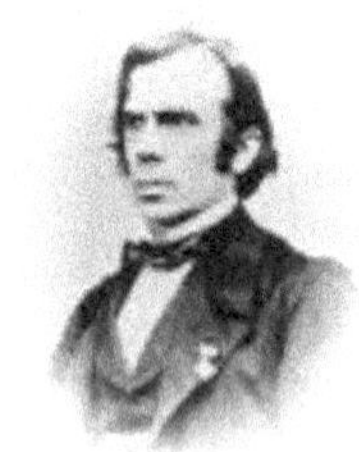

Als Kind Schweizer Eltern am 13. Oktober 1818 in einem Pfarrhaus im hessischen Hanau geboren und auf den Namen Louis Paul Amadé Appia getauft, besuchte er die Gymnasien von Frankfurt am Main und Genf. Von 1838 bis zur Promotion 1843 studierte

Appia in Heidelberg Medizin und ließ sich anschließend in Frankfurt am Main nieder. Ab 1847 war er kriegschirurgisch tätig, zuerst während des eidgenössischen Sonderbundkrieges, dann 1848 während der Februarrevolution in Frankreich und der Märzrevolution in Deutschland, wo er ausgiebige Erfahrungen in der Verwundetenversorgung sammeln konnte. Im Grunde seines Herzens galt Appias spezielles Interesse der Militärmedizin und der Versorgung der Kriegsopfer, auch der zivilen. Seit 1849 praktizierte er als Chirurg in Genf, entwickelte Transportschienen für verletzte Extremitäten und schrieb über die Wundversorgung bei Kriegsverletzungen. Über die Opfer des Sardinischen Befreiungskrieges erhielt Louis Appia 1859 von seinem Bruder, der Pfarrer in Pinerolo in der Provinz Turin war, ausführlich Kenntnis, was dazu führte, dass er ab Juli 1859 in Feldlazaretten von Turin, Mailand, Brescia und Desenzano del Garda in unmittelbarer Nähe von Jean Henry Dunant (1828-1910) ➔① arbeitete, ohne diesem jedoch schon damals persönlich zu begegnen. Seine Erfahrungen legte Appia in dem 1859 erschienenen Buch „Le chirurgien à l´ambulance ou quelques études practiquées sur les plaies par armes à feu" („Der Feldchirurg oder einige praktische Studien über Schussverletzungen") nieder.
Infolge seines Rufes und seiner Tatkraft wurde Louis Appia, der seit 1860 mit seiner Familie in Genf lebte, 1863 in das „Fünfer-Komitee" zur Gründung des „Internationalen Komitees der Hilfsgesellschaften für die Verwundetenpflege" berufen, das 1876 in „Internationales Komitee vom Roten Kreuz" (IKRK) umbenannt wurde. Die Amerikanerin Clara Barton (1821-1912) ➔① wurde von ihm zur Gründung des Amerikanischen Roten Kreuzes angeregt.
Im Deutsch-Dänischen Krieg von 1864 war Louis Appia zusammen mit dem holländischen Hauptmann Charles van de Velde (1818-1898) der erste Beobachter des IKRK mit der typischen Rote-Kreuz-Armbinde. Ergebnis dieser Tätigkeit war die Schrift „Les blessés dans le Schleswig pendant la guerre de 1864: rapport présenté au comitéinternational de Genève". Von 1867 bis 1870 fungierte Appia als Sekretär des IKRK in der Nachfolge Dunants. Zusammen mit dem Schweizer Juristen und Mitunterzeichner der Genfer Konvention Gustave Moynier (1826-1910) veröffentlichte er 1867 das Buch „La guerre et la charité. Traité théoritique et practique de philanthrope appliquée aux armées en campagne". Im Deutsch-Französischen Krieg von 1870/71 war er ebenfalls als Delegierter des IKRK auf den Schlachtfeldern und in den Lazaretten im Einsatz, unterstützte, nicht zuletzt dank seiner Sprachkenntnisse, auch in Ägypten, Japan und China den Aufbau der Hilfsorganisationen und setzte sich dafür ein, dass die Rote-Kreuz-Gesellschaften in Friedenszeiten bei Naturkatastrophen, Epidemien und bei der Versorgung von Flüchtlingen tätig wurden. 1890 erschien in Paris Appias Buch „La solidarité dans le mal et la justice divine". Sein Ableben erfolgte am 1. Mai 1898 in Genf.

Quellen und Literatur:

Boppe, Roger: L´homme et la guerre. Le Docteur Louis Appia et les débuts des la Croix Rouge. Muhlethaler. Genève 1959.
Neuß, Erich / Pfeifer, Klaus: Die Schlacht bei Langensalza am 27. Juni 1866 und der weltweit erste Einsatz des Roten Kreuzes auf dem Schlachtfeld. Betrachtungen zur Geschichte der Kriegschirurgie unter Zugrundelegung der „Erinnerungen an den Juni 1866 bei Langensalza" von Schulrat Looff. Zweite, durchgesehene und verbesserte Auflage. Herausgegeben von Harald Rockstuhl. Verlag Rockstuhl. Bad Langensalza 2007.
www.de.wikipedia.org/wiki/Louis_Appia-35k.
www.redcross.int/en/history/not_appia.asp.
Bildquelle: www.de.wikipedia.org/wiki/Louis_ Appia-35k.

Volker Klimpel

BALINT, Michael

Der Name Balint ist in vielen Berufsgruppen im Gesundheitswesen, so auch der Pflege, bekannt. Nach ihm sind die „Balint-Gruppen" benannt, die als „Fall-Supervision" in therapeutischen Teams durchgeführt werden. In einer Balint-Gruppe wird die therapeutische Beziehung zwischen Patient und Arzt / The-

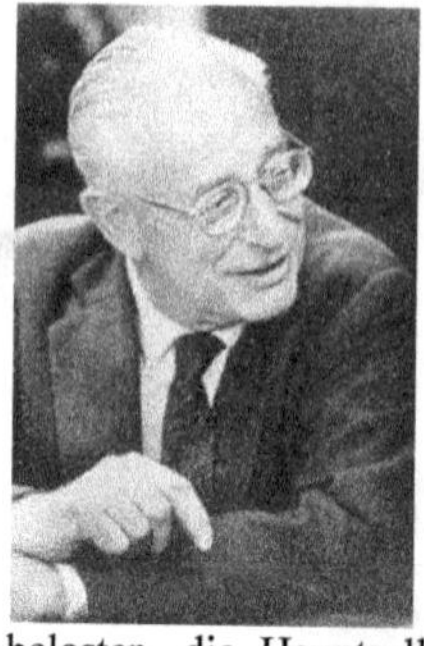

rapeut / Pflegeperson, die als „schwierig“ erlebt wird, aus psychoanalytischer Perspektive betrachtet. Dabei spielen besonders die Übertragungs- und Gegenübertragungsphänomene, die die therapeutische Beziehung belasten, die Hauptrolle. Es wird versucht, die unbewusste Bedeutung von Konflikten, kognitiv und emotional zu verstehen und Lösungswege zu finden.

In der ganzen Welt sind Balint-Gruppen ein Element in der Aus- und Weiterbildung im Gesundheits- und Sozialwesen; sie dienen auch der „Psychohygiene“ der Mitarbeiter sowie der verbesserten Behandlungsqualität. Balint-Gruppen kommen auch in anderen Berufsfeldern zum Einsatz: Bei Sozialarbeitern, Lehrern, Geistlichen, Juristen etc. Wer war nun Michael Balint?

Michael Balint wurde am 3. Dezember 1896 in Budapest geboren; er hieß eigentlich Mihály Maurice Bergsmann. Er stammt aus der jüdischen Mittelschicht. Sein Vater war Hausarzt in Josefstadt, dem jüdischen Stadtteil Budapests. Sein Vater sei ein autoritärer Mann gewesen, seine Beziehung zu ihm sei von Opposition bestimmt und das Verhältnis zur Mutter sei liebevoll und fürsorglich gewesen.

Sein Vater wollte, dass sein Sohn Medizin studiert; Balint interessiert sich aber für die Naturwissenschaften, dennoch begann er Medizin zu studieren und wurde als junger Soldat im Ersten Weltkrieg verwundet, zurück blieb eine deformierte Hand. Nach dem Weltkrieg legte er den deutschen Namen Bergsman ab, nahm den ungarischen Namen Balint an. Später wechselte er vom jüdischen Glauben zum christlichen (Unitarier).

Neben dem Interesse an den Naturwissenschaften faszinierte Balint zunehmend für die damals neue und revolutionäre Psychoanalyse. In die Klasse seiner jüngeren Schwester Emmy gingen Margret Mahler, die später in den USA eine berühmte Psychoanalytikerin wurde, und Alice Székely-Kovacs, seine spätere Frau, deren Mutter später ebenfalls Psychoanalytikerin wurde. Durch sie wurde er auf die Schriften Freuds aufmerksam und lernte Sándor Férenczi kennen, der als erster Universitätsprofessor für Psychoanalyse in Budapest Vorlesungen hielt.

Mit seiner Frau Alice ging er um 1920/21 nach Berlin, arbeitete einerseits in der Biochemie bei dem Zellphysiologen Otto Warburg, der 1931 den Nobelpreis für Medizin erhielt, andererseits machte er eine Psychoanalyse bei Hanns Sachs, der erstmals den Begriff „psychosomatischen Medizin“ benutzte, und behandelte an der Charité psychosomatisch kranke Patienten. 1924 ging er mit seiner Frau Alice, eine Ethnologin, nach Budapest zurück und setze seine Analyse bei Férenczi fort.

Balint wurde ein bekannter Psychoanalytiker in Ungarn. Ab 1930 initiierte er als Psychiater und Psychoanalytiker „Seminare für praktische Ärzte“, die er aufgrund der politischen Repression im damaligen faschistischen Ungarn einstellen musste. Vor dem Zweiten Weltkrieg emigrierte Balint zusammen mit seiner Frau Alice und seinem Sohn John nach England; 1939 starb Alice unerwartet an einem rupturierten Aortenaneurysma. Seine Eltern entzogen sich der Deportation durch die Nazis durch Selbstmord, wie er erst nach dem Zweiten Weltkrieg erfuhr.

Balint’s medizinisches Examen wurde in England nicht anerkannt, daher absolvierte er einen postgraduierten Master in Psychologie, das Thema der Abschlussarbeit: „Individual Differences in Early Infancy“. Danach leitet er in Manchester zwei „Child Guidance Clinics“. In gleicher Funktion zog er 1945 nach London um. Er heiratete ein zweites Mal; die Ehe mit Edna Oakeshott hielt nur kurze Zeit. Ab 1948 arbeitete er, inzwischen britischer Staatsbürger, an der renommierten Tavistock Clinic und am Tavistock Institute of Human Relations. Sein Arbeitsgebiet war neben der Psychoanalyse die Beratung von Familien und Ehepaaren. Er griff auf seine Erfahrungen aus Budapest bei der Durchführung Fallkonferenzen zurück. Die erste „Balint-Gruppe“ bestand aus Sozialarbeitern der Familienberatung. Mit seiner späteren dritten Ehefrau Enid Eichholz entwickelte er ab 1950 die „Diskussionsseminare über psychische Probleme in der ärztlichen Praxis“, die später mit seinem Namen verbunden wurden. 1954 stellte er sein Konzept erstmals im British Journal of Medicine vor. Sein Buch „Der Arzt, sein Patient und die Krankheit“ erschien 1957 (2007 in der 10. deutsche Auflage bei Klett-Cotta) und stellt einen Forschungsbericht einschließlich Katamnesen der ersten Balint-Gruppe dar. 1968 wird Balint Präsident der Britischen Psychoanalytischen Vereinigung. Am 31. Dezember 1970 starb Michael Balint im Alter von 74 Jahren in London an einem Herzinfarkt.

Balint's psychoanalytisches Interesse galt der Objektbeziehungstheorie, die die frühe Beziehung von Mutter und Baby/Kleinkind ins Zentrum rückte. Er schrieb wichtige Werke wie „Primary love and psychoanalytic technique“ (1952) oder „The basic fault: Therapeutic aspects of regression“ (1968). Seine Frau Enid machte bei D. W. Winnicott ihre Analyse, der als einer der Hauptvertreter der britischen Objektbeziehungstheorie gilt.

Balint entwickelte zusammen mit seiner Frau Enid und anderen Kollegen/innen wichtige Anwendungen der Psychoanalyse außerhalb des klassischen therapeutischen Settings z. B. die Fokaltherapie als eine intensive psychoanalytische Form von Kurzzeittherapie. Balint ist in der psychoanalytischen Bewegung eine wichtige Person, er war Präsident der britischen psychoanalytischen Vereinigung, später Visiting Professor in Ohio, USA. Er hat der psychoanalytischen Fachwelt viele wichtige und kritische Impulse gegeben.

Seine Biographie spiegelt den Grundgedanken der Balint-Gruppe als einer Integration von Körper und Seele wider: Balint wollte naturwissenschaftlich orientierten Hausärzten Kompetenzen einer psychodynamischen, ganzheitlichen Medizin vermitteln.

Vielleicht ist der Konflikt mit seinem Vater ein unbewusstes Motiv dazu gewesen. Er führte in die angewandte Medizin und den täglichen Umgang mit Patienten ein psychodynamisches Verständnis unbewusster Bedeutungen ein. Andererseits galt sein ursprüngliches Interesse den reinen Naturwissenschaften z. B. der Biochemie; wahrscheinlich kommt diese heimliche Liebe in seiner Metapher von der „Droge Arzt“ (engl. Drug = Pharmakon) zum Ausdruck: Der Arzt wirkt auf seinen Patienten vergleichbar einem Medikament mit allen erwünschten und unerwünschten Nebeneffekten.

Der Wiederaufbau der Psychoanalyse in Westdeutschland nach der Nazizeit ist ebenfalls mit dem Namen Balint verbunden; so machte Alexander Mitscherlich, der Begründer des Sigmund-Freud-Instituts in Frankfurt und dessen 100. Geburtstag 2008 gedacht wird, einen Teil seiner Lehranalyse bei Michael Balint in London.

Quellen und Literatur:

Balint Michael: Training general practitioners in psychotherapy. BMJ., 1. Jg., 1954, Seite 115-120.

Balint Michael: The doctor, his patient and the illness. Pitman Medical Publication. London 1957.

Balint, Michael: Der Arzt, sein Patient und die Krankheit. 10. Auflage. Klett-Cotta. Stuttgart 2001.

Elzer, Michael: Balint-Seminare im Pflegestudium. In: Pflege, 10. Jg., 1997, Seite 229-233.

Elzer, Michael: Der „schwierige“ Patient. Balint-Gruppe für Pflegende. In: Die Schwester Der Pfleger, 46. Jg., 2007, Heft 1, Seite 38-41.

Elzer, Michael / Sciborski, Claudio: Kommunikative Kompetenzen in der Pflege. Theorie und Praxis der verbalen und nonverbalen Interaktion. Hans Huber. Bern 2007, Seite 283-285.

Elzer, Michael: "Die Droge Arzt". Ein halbes Jahrhundert Balint-Gruppe. In: Dr. med. Mabuse. Zeitschrift für alle Gesundheitsberufe. 33. Jg., 2008, Heft 174, Seite 63-65.

Roudinesco, Elisabeth / Plon, Michel: Wörterbuch der Psychoanalyse. Namen, Länder, Werke, Begriffe. Aus dem Französischen übersetzt von Christoph Eissing-Christophsen. Springer. Wien, New York 2004.

Stewart, Harold: Michael Balint. Object relations pure and applied. Routledge. London 1996.

Stumm, Ggerhard (Hrsg.): Personenlexikon der Psychotherapie. Springer. Wien , New York 2005.

www.balintgesellschaft.de/michael_balint.htm [20.01.2007].

Bildquelle: Dr. med. Mabuse. Zeitschrift für alle Gesundheitsberufe. 33. Jg., 2008, Heft 174, Seite 64.

Matthias Elzer

BECKER, Johannes

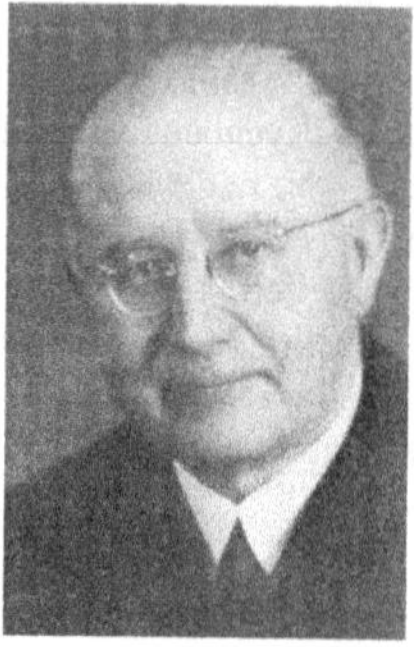

Der Caritasverband für die Stadt Düsseldorf konnte im Jahre 2004 sein 100-jähriges Jubiläum feiern. Bis heute ist das Bild der Stadt Düsseldorf als soziale Stadt und bürgerschaftlich gestaltetes Gemeinwesen durch die christlich motivierte gesellschaftspolitische Mitwirkung und aktive soziale Arbeit der Caritas geprägt. Nachdem die von Josef Palmen als Generalsekretär geleistete Aufbauarbeit für den Düsseldorfer Caritasverband am 18. September 1916 mit seiner Ernennung zum Präses des Katholischen Gesellenvereins in Düsseldorf ein abruptes Ende gefunden hatte, wurde mit Wirkung vom 1. Januar 1917 Kaplan Johannes Becker zum Generalsekretär (Direktor) des Caritasverbandes Düsseldorf und Hilfsgeistlichen an der Pfarrkirche St. Andreas ernannt.

Wie bei seinem Vorgänger bleibt auch bei Johannes Becker dunkel, welche spezifische Qualifikation er mitbrachte, um das Amt des Generalsekretärs im örtlichen Caritasverband auszuüben. Am 27. Mai 1886 in Borbeck geboren, empfing er nach einem Studium der Theologie und dem Besuch des Priesterseminars am 19. Februar 1910 die Priesterweihe und wurde nach dreijähriger Tätigkeit in Düren am 28. Februar 1913 zum Kaplan an St. Peter in der Friedrichstadt ernannt. Bis zur Berufung als Generalsekretär war Johannes Becker in Düsseldorf über den Wirkungskreis seiner Pfarrgemeinde hinaus nur durch seine Mitarbeit beim „Düsseldorfer Kirchenblatt“ hervorgetreten, das von 1912 bis 1923 erschien und zuletzt unter seiner Schriftleitung herausgegeben wurde.

Erste offizielle Amtshandlung des neuen Generalsekretärs war die Zusammenstellung des Rechenschaftsberichtes für das zurückliegende Jahr und seine Veröffentlichung, die bereits am 3. Januar 1917 durch das Düsseldorfer Tagblatt erfolgte. Der vorgestellte Jahresbericht endete mit dem Bemerken, das Caritassekretariat könne „mit dem Ergebnis [...] seiner Tätigkeit sehr zufrieden sein“, doch gelte es, „das einmal begonnene Werk immer mehr auszubauen, damit die hehre Aufgabe der Kirche, allen Jahrhunderten Botin der werktätigen Nächstenliebe zu sein, immer mehr Erfüllung findet.“ Hierzu bedürfe der Caritasverband „der Unterstützung vor allem der besser situierten Katholiken, die über Zeit und Geld verfügen, um nicht durch ihre Gaben, sondern vor allem auch durch ihre Person der Caritas zu helfen. Möge dieser Ruf“, so Johannes Becker weiter, „manche neue begeisterte Helfer und Helferinnen bringen; für jeden ist irgendwo in der Caritasarbeit noch ein Plätzchen zu eifrigem Mittun.“

Aufsehen weit über die Grenzen der Stadt Düsseldorf und des Deutschen Reiches hinaus erregte im Jahre 1926 die Ausstellung „Gesundheitspflege, Soziale Fürsorge und Leibesübungen“ (Gesolei), die am 8. Mai auf dem Ausstellungsgelände in Golzheim eröffnet wurde und bis zum 17. Oktober 1926 dauerte. Ziel der Messe war es, „das gesundheitsgeschädigte deutsche Volk“ nach dem Ersten Weltkrieg (1914-1918) und der Wirtschaftsrezension „für die Zukunft auszurüsten und für die Kraftanspannung des Neuaufbaus zu ertüchtigen.“ Obgleich Großausstellungen für die Stadt Düsseldorf nichts Ungewöhnliches waren, bemerkt Johannes Becker zur Eröffnung treffend, die Gesolei sei eine Ausstellung eigener Art. In seinem Beitrag „Caritas und Gesolei“ schreibt er in der Ausgabe vom April / Mai der „Mitteilungen des Katholischen Caritas-Sekretariates“ treffend: „Während bisher die eine oder andere menschliche Arbeit dargestellt wurde, hat die Gesolei sich den Menschen selbst, in seinem Sein und Leben, in seiner Fürsorge für sich und andere, als Ausstellungsgegenstand gewählt.“

Der Düsseldorfer Caritasverband zeigte anlässlich der Veranstaltung sein Wirken und Sorgen um die notleidende Menschheit durch eine Fülle photographischer Ansichten. Das Bild der offenen und geschlossenen Säuglingsfürsorge verdeutlichte beispielsweise eine Ordensschwester, die ein Kind betreut. Die ambulante und stationäre Krankenpflege wurde durch einen barmherzigen Bruder dargestellt und durch Schwestern der einzelnen Orden. Man sah die Schwestern kniend im Gebet oder einzelne Arbeiten, die mit der Krankenpflege verknüpft sind, verrichten. Darstellungen mit der heiligen Elisabeth von Thüringen (1207-1231) ➔① und dem heiligen Paul Vinzenz (1581-1660) ➔① leiteten zur Armenpflege über.
Obwohl die Gesolei 1926 alle Kräfte des Caritassekretariats in Anspruch nah, vermochte es der Düsseldorfer Caritasverband, noch im gleichen Jahr sein Fürsorgeangebot für die Stadt zu erweitern. Völliges Neuland betrat der Verband dabei, als „eine angestellte Dame des Caritas-Sekretariats" bereits am 1. Februar 1926 begann, in katholischen Anstalten soziale Krankenfürsorge zu betreiben. Johannes Becker berichtete hierüber in den „Mitteilungen des Katholischen Caritas-Sekretariates" unter der Überschrift „Neuland der Caritas". Hilfsangebote dieser Art hatte es in Düsseldorf bisher nur in den Städtischen Krankenanstalten, nicht aber in konfessionellen Hospitälern gegeben. Das Desiderat wurde behoben, als Ende Januar 1926 eine Konferenz der Oberinnen katholischer Krankenhäuser unter Federführung von Hans Carls (1886-1952) ➔③ – den Begründer der katholischen Krankenhausfürsorge in Deutschland – den Beschluss fasste, auf Dauer eine soziale Krankenhausfürsorge einzuführen.
Bereits 1914 hatte Alice Salomon (1872-1948) ➔① das Komitee Soziale Krankenhausfürsorge gegründet und damit große Aufmerksamkeit für die Idee der Krankenhaussozialarbeit erreicht. 1918 hatten Hedwig Landsberg (1879-1967) ➔② und Anna Tüllmann (1875-1958) ➔②mit dem Aufbau des Vereins Soziale Krankenhausfürsorge der Berliner Universitätskliniken außerhalb der Charité e.V. (Verein SKF) begonnen. Während der Gesolei war es am 18. September 1926 zu einem ersten Zusammentreffen deutscher Sozialarbeiterinnen gekommen, die zugleich die „Deutsche Vereinigung für den Fürsorgedienst im Krankenhaus" gründeten.
Die Bedeutung der sozialen Krankenhausfürsorge stand auch für Johannes Becker außer Frage. In seinem bereits erwähnten Beitrag „Neuland der Caritas" schrieb er hierzu: „Gegenüber dem Krankenhaus der alten Zeit, das nicht selten neben den Kranken auch sonstige Hilfsbedürftige, wie Altersschwache, aufnahm, ist das moderne Krankenhaus eine technische Heilanstalt geworden. Die bange Furcht vor ihm ist geschwunden; die meisten Menschen, die einer ernsten Operation sich unterziehen müssen, begrüßen geradezu die Aufnahme in ein Krankenhaus. Mit allen hygienischen Erfordernissen ausgerüstet, umgeben von ausgebildeten und edler Menschenliebe getragenen Pflegekräften, macht das heutige Krankenhaus seinen Insassen den Aufenthalt lieb und angenehm. Und doch ist die Sorge vom Krankenbett nicht zu bannen! Die kranke Mutter gedenkt sorgenvoll der daheim befindlichen Kinder, denen Pflege und Aufsicht fehlt. Der kranke Vater macht sich Sorge um den Ausfall des Verdienstes. Der alleinstehende junge Mann geht, weil die Krankenhausbehandlung zu lang dauert, seiner mühsam errungenen Stellung verlustig. Dazu kommen Sorgen und Leiden seelischer Art, die kaum ausgesprochen werden können." Aufgabe der Laienhelfer im sozialen Krankenfürsorgedienst sollte es daher – nach Johannes Becker – sein, bei allen Nöten helfend einzugreifen. Ziel sei es, eine vermittelnde Tätigkeit zu entfalten zwischen Kranken und deren Familien, zwischen Kranken und öffentlichen Stellen, zwischen Kranken und Krankenhaus.
Um die Rechte des Patienten zu vertreten, galt es darüber hinaus, wie Becker in einem weiteren, im April 1928 veröffentlichten Beitrag „Ein Neuland der Düsseldorfer Caritas. Die soziale Krankenhausfürsorge in Düsseldorf" schreibt, den Kranken in seinen Ansprüchen an kommunale und staatliche Einrichtungen wie beispielsweise Krankenkassen, Altersver-

sicherungen, Wohlfahrtsämtern oder Gerichten zu unterstützen. Schließlich sollte begründeten Patientenbeschwerden gegen die Krankenhäuser nachgegangen, aber auch der Tag der Entlassung durch Vermittlung von Arbeit oder Besorgung einer Unterkunft vorbereitet werden.

Die vom Caritasverband Düsseldorf in den katholischen Anstalten der Stadt versuchsweise auf vier Monate eingerichtete amtliche Krankenhausfürsorge bewährte sich erfolgreich, so dass am 1. Januar 1927, wie Johannes Becker in seinem im Dezember 1926 publizierten Beitrag „Soziale Krankenhausfürsorge in Düsseldorf" mitteilte, „mit Einstellung einer amtlichen Fürsorgerin durch das Caritas-Sekretariat die Arbeit in den katholischen Krankenhäusern erneut und umfassend aufgenommen werden" konnte.

Da der Wiederaufbau der Caritasarbeit in Düsseldorf nach dem Zweiten Weltkrieg (1939-1945) die Kräfte von Johannes Becker überforderte, wurde ihm mit Werner Drehsen (1907-1985) ein „Koadjutor" zur Seite gestellt, der ihn vor allem in „überörtlichen diözesanen Aufgaben im Bereich der Stadt Düsseldorf und im Regierungsbezirk Düsseldorf" entlasten sollte. Am 31. Dezember 1952 trat Johannes Becker in den Ruhestand und zog sich in das Altenheim Hubertusstift – der ältesten Sozialeinrichtung Düsseldorfs – zurück, wo er bis zu seinem Tod am 4. Januar 1958 als Hausgeistlicher wirkte. Die Rheinische Post hob in ihrem Nachruf über Johannes Becker hervor: „Er hat einmal geschrieben: ‚Caritas-Arbeit ist eine religiöse Arbeit, eine mit religiöser Gesinnung, das heißt mit religiösen Beweggründen und Zielen geleistete Arbeit.' Danach hat er stets gehandelt. Nicht nur mit seiner ganzen Energie, mit seinem Ganzen Herzen hat er diese Arbeit getan, die für ihn Dienst am Nächsten, vor allem aber Dienst an Gott war. Sein Wirken und seine Persönlichkeit wird für alle, die ihn kannten, vorbildlich bleiben."

Seine letzte Ruhestätte fand Johannes Becker auf dem Düsseldorfer Nordfriedhof, wo sich noch heute sein Grab (Feld 70) befindet.

Quellen und Literatur:

Becker, Johannes: Neuland der Caritas. In: Mitteilungen des Katholischen Caritas-Sekretariates, Düsseldorf, 2. Jg., Nr. 2 (Februar 1926), Seite 2-5.

Becker, Johannes: Caritas und Gesolei. In: Mitteilungen des Katholischen Caritas-Sekretariates, Düsseldorf, 2. Jg., Nr. 4/5 (April / Mai 1926), Seite 1-4.

Becker, Johannes: Aus dem caritativen Leben Düsseldorfs. In: Mitteilungen des Katholischen Caritas-Sekretariates, Düsseldorf, 2. Jg., Nr. 4/5 (April / Mai 1926), Seite 4-5.

Becker, Johannes: Zum Schlusse der Gesolei. In: Mitteilungen des Katholischen Caritas-Sekretariates, Düsseldorf, 2. Jg., Nr. 10 (Oktober 1926), Seite 1-3.

Becker, Johannes: Soziale Krankenhausfürsorge in Düsseldorf. In: Mitteilungen des Katholischen Caritas-Sekretariates, Düsseldorf, 2. Jg., Nr. 12 (Dezember 1926), Seite 2-4.

Becker, Johannes: Aus der Essener Caritasarbeit. In: Caritas. Caritaswissenschaft und Caritasarbeit, 31. Jg., 1926, Heft 16.

Becker, Johannes: Unsere Krankenhausfürsorge im ersten Halbjahr 1927. In: Mitteilungen des Katholischen Caritas-Sekretariates, Düsseldorf, 3. Jg., Nr. 7/8 (Juli / August 1927), Seite 56-58.

Becker, Johannes: Ein Neuland der Düsseldorfer Caritas. Die soziale Krankenhausfürsorge in Düsseldorf. In: Mitteilungen des Katholischen Caritas-Sekretariates, Düsseldorf, 4. Jg., Nr. 4 (April 1928), Seite 25-32.

Becker, Johannes: Mitternachtshilfe der katholischen Fürsorgevereine Kölns. In: Caritas. Zeitschrift für Caritaswissenschaft und Caritasarbeit, 38. Jg., 1933, Seite 245-251.

Becker, Johannes: Aus der Arbeit der katholischen Müttererholungsfürsorge in der Rheinprovinz. In: Caritas. Caritaswissenschaft und Caritasarbeit, 39. Jg., 1934, Seite 320-322.

Brzosa, Ulrich: 100 Jahre Caritasverband für die Stadt Düsseldorf. Die Geschichte der Caritas in Düsseldorf von den Anfängen bis zur Gegenwart (1904-2004). Herausgegeben vom Caritasverband für die Stadt Düsseldorf e. V., Böhlau Verlag. Köln / Weimar / Wien 2004, Seite 401-402, Seite 494-496, Seite 719-720 und Seite 1084-1086.

[Ohne Verfasser] Caritasdirektor Becker zum Abschied. In: Kirchenzeitung für das Erzbistum Köln, 8. Jg., Nr. 5 vom 1. Februar 1953, Seite 80.

Bildquelle: Brzosa, Ulrich: 100 Jahre Caritasverband für die Stadt Düsseldorf. Böhlau Verlag. Köln / Weimar / Wien 2004, Seite 938 (Abb. 129d).

Hubert Kolling

BOECKH, Friedrich

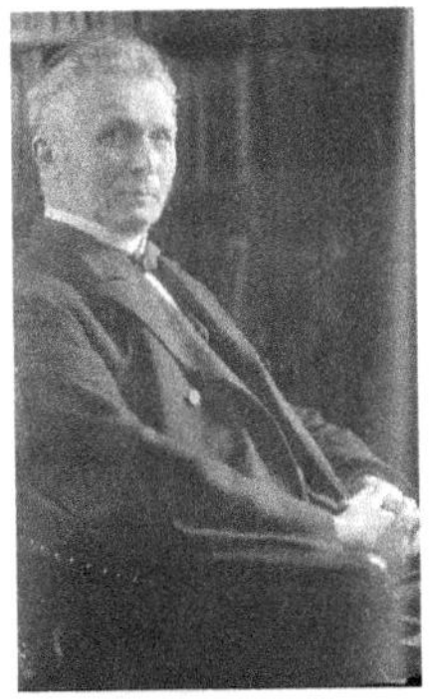

Nur ein Jahr, nachdem Johann Konrad Wilhelm Löhe (1808-1872) ➔② in Neuendettelsau eine Diakonissenanstalt gegründet hatte, wurde in Augsburg am 15. Oktober 1855 die zweite bayerische Diakonissenanstalt errichtet. Der dortige St. Johannis-Zweigverein hatte sich am 29. März 1854 zwei Aufgaben gesetzt, um gegen die sozialen Missstände in Augsburg anzugehen: die Rettung verwahrloster Kinder und die Einführung der Krankenpflege durch Diakonissen. Nach den Statuten des Vereins sollte es Aufgabe der Diakonissen sein, „die Pflege der Kranken in Privatwohnungen oder im Diakonissenhause zu übernehmen und bei der Fertigstellung des Lokalkrankenhauses die Pflege der evangelischen Kranken zu besorgen."

Die Überlegung, Diakonissen in Augsburg zur Krankenpflege der evangelischen Bevölkerung einzusetzen, war nicht neu. Bereits zu Beginn der 1850er Jahre hatte Pfarrer August Kraus Pläne entwickelt, Diakonissen nach dem Vorbild der seit 1848 in Augsburg tätigen Barmherzigen Schwestern des heiligen Vinzenz von Paul (1581-1660) ➔① für die Krankenpflege zu berufen. Mit ihrem Anliegen wandten sich Pfarrer Kraus und Kirchenrat August Bomhard an Theodor Fliedner (1800-1864) ➔① in Kaiserswerth und an Pfarrer Franz Heinrich Härter (1797-1874) ➔②, den Vorsteher des Straßburger Mutterhauses, ohne jedoch zunächst den gewünschten Erfolg zu erzielen. Erst 1855 wurden die ersten Augsburger Frauen in Straßburg zu Diakonissen ausgebildet. Das Amt der Oberin übernahm die Straßburger Diakonisse Julie Hörner aus Lindau. Sie kam am 15. Oktober 1855 nach Augsburg. Dieser Tag gilt zugleich als Gründungstag der Augsburger Diakonissenanstalt. 1859 wurde mit acht Schwestern die Krankenpflege im neu erbauten städtischen Krankenhaus übernommen.

Einen Rückschlag erfuhr das Augsburger Diakonissenhaus durch die Auseinandersetzungen um die unterschiedlichen Vorstellungen über die Arbeit der Diakonissen und die Art der Gemeinschaft, die zwischen den geistlichen und weltlichen Kreisen des Trägervereins aufkamen. Während von Seiten der Pfarrer die Förderung der christlichen Gemeinschaft in den Vordergrund gestellt wurde, tendierten die bürgerlichen Mitglieder zu einem „Ausbildungsinstitut für Krankenpflegerinnen". Gerade die Zeit um 1870 stellte die Augsburger Diakonissenanstalt vor große Probleme. 1868 war Oberin Julie Hörner gestorben; eine Nachfolgerin aus den eigenen Reihen konnte nicht gefunden werden. Das Amt übernahm schließlich am 31. Mai 1869 Fräulein Therese Ehrhart aus Stuttgart, die aber bereits zwei Jahre später wieder zurücktrat. Erst 1872 konsolidierte sich die Augsburger Diakonissenanstalt mit der Berufung von Friedrich Boeckh zum Seelsorger und Leiter der Anstalt. Dieser wurde am 22. Mai 1872 in sein Amt eingeführt und sollte über 40 Jahre lang die Geschicke des Hauses leiten.

Friedrich Wilhelm Carl Boeckh, wie der vollständige Taufname lautet, wurde am 28. Oktober 1845 in Beerbach (zwischen Erlangen und Lauf gelegen) geboren. Seine Eltern waren der dortige Pfarrer Georg August Wilhelm Carl Boeckh (1809-1868) und dessen Ehefrau Adelheid Sophie Luise Johanna, geborene Oppenrieder (1823-1909). Zusammen mit seiner fünf Viertel Jahre jüngeren Schwester Julie verlebte Friedrich in der ländlichen Gegend Beerbachs eine schöne und behütete Kindheit. Zunächst besuchte er die Dorfschule, bevor er im Alter von neun Jahren (1854) nach Zirndorf kam, um bei seinem Großvater mütterlicherseits, dem damaligen Dekan Oppenrieder, die „Anfangsgründe im Lateinischen" zu erlernen. 1855 kam er in das nahegelegene Nürnberg in die erste Klasse der Lateinschule, 1856 wechselte er in das Collegium St. Anna nach Augsburg, wo sein Onkel, Eduard Oppenrieder, Lehrer war. Über seinen dortigen Aufenthalt be-

kannte er später: „Die Zeit, welche ich im Collegium St. Anna von 1856 bis 1864 verbrachte, kann ich unbedenklich die reichste und gesegnetste Zeit nennen, die ich verleben durfte.“
Nachdem er dort 1864 sein Abitur mit „der ersten Note“ und dem Prädikat „vorzüglich“ bestanden hatte, begann Boeckh im gleichen Jahr in Erlangen das Studium der Theologie und trat der christlichen Studentenverbindung „Uttenruthia“ bei. „Ich habe im 3. Semester meines Studiums ernstlich vorgehabt, Medizin zu studieren“, gestand er viele Jahre später, die Rücksicht auf den Wunsch seines Vaters, im einzigen Sohn einen Theologen zu sehen, hielt ihn aber ab, das Studienfach zu wechseln. In den Jahren 1866 bis 1867 setzte er sein Studium in Tübingen fort, das er in Erlangen abschloss. 1868 unterzog er sich in Ansbach der ersten theologischen Prüfung. Boeckh wurde nun seinem kranken Vater in Beerbach als Vikar zugeteilt. Wenngleich sein Vater kurze Zeit darauf verstarb, übertrug ihm das Konsistorium – trotz seiner Weigerung – die Verwesung dieser beschwerlichen, großen Pfarrei mit acht eingepfarrten Ortschaften und vier Schulen. Dreiviertel Jahr später (1869) bekam er die Pfarrei St. Jacob in Augsburg übertragen, 1870 wurde er zum Stadtvikar von St. Ulrich berufen. Von nun an war Augsburg 43 Jahre lang die Stätte seines Wirkens, bis zum Eintritt in den Ruhestand im Jahre 1912. Als Vikar von St. Ulrich hatte man ihn gebeten, die Vorstandschaft des heruntergekommenen evangelischen Handwerker-Vereins zu übernehmen. Boeckh bemühte sich als Vorsteher dieses Vereins redlich und ausdauernd um die Gründung einer „Herberge zur Heimat“.
Nachdem er an Thyphus und Blattern erkrankt war und von Diakonissen zehn Wochen lang betreut und gepflegt worden war, übernahm er am 22. Mai 1872 die „Inspektorenstelle“ im Diakonissenhaus. Hierzu hielt er später fest: „Als ich mit Gottes Hilfe wieder genesen war, nahm ich mich aus dankbarer Anhänglichkeit für die darin genossene Verpflegung des schon lange verwaisten und der geistigen Pflege entbehrenden Diakonissenhauses an. Dies war die Veranlassung, mich zur Uebernahme der Inspektorenstelle an dieser Anstalt zu bewegen.“
Das Konsistorium hatte ihm hierzu „einen zweijährigen Urlaub aus dem Kirchendienst“ bewilligt, „damit er in dieser Zeit der Diakonissensache alle seine Kräfte widmen könne“. Keiner hatte wohl zu jener Zeit geahnt, dass aus den gewährten zwei vierzig Jahre werden sollten. Neben der Seelsorge der Schwestern im Krankenhaus erteilte er seit jener Zeit – 28 Jahre lang (bis 1900) – am Gymnasium St. Anna auch Religionsunterricht.
Nachdem er nach eineinhalb Jahren erneut erkrankte, suchte er bei der Verwaltung des Diakonissenhauses um seine Entlassung nach. „Da sich aber kein anderer Geistlicher der Stadt dazu verstehen wollte“, schrieb er später, „so sah ich mich wiederum genötigt, meine Kräfte, solange es nötig sei, diesem Werke zu leihen.“
Am 22. November 1873 übernahm auf Empfehlung von Obermedizinalrat Dr. Paul von Sick (1836-1900) ➔② Fräulein Pauline Fischer (1822-1904) ➔⑤ im Alter von 51 Jahren die Leitung der Schwesternschaft, die sie 31 Jahre erfolgreich ausübte. Mit ihr verstand sich Friedrich Boeckh prächtig. Von Natur aus zu scharfer Beurteilung geneigt und leicht zu pessimistischer Betrachtung der Dinge bereit, bekannte Boeckh in der Ansprache bei der Aussegnung der Oberin am 29. Oktober 1911: „Wie manchmal hat sie mich aufgerichtet, wie manchen guten Rat hat sie gegeben. Wie oft war sie fröhlich, wo ich traurig und ‚drunten' war.“
Im Jahre 1876 – Boeck hatte in jenem Jahr Mathilde Leydhecker (?-1920), die jüngste Tochter des Obermedizinalrats Dr. Nikolaus Leydhecker in Darmstadt, die er bei einem Besuch der Diakonissenanstalt in Frankfurt am Main kennen gelernt hatte, geheiratet – übernahmen die Schwestern mit der Medizinischen Klinik in Erlangen die erste Augsburger Außenstation, 1877 folgten die „Gemeindepflegen“ Heilig Kreuz, St. Jacob und das Bethaus links der Wertach in Augsburg. 1878 wurde grundsätzlich die Erweiterung des Berufsgebietes über die Grenzen der Krankenpflege hinaus beschlossen. Beim Jubiläum des 25-jährigen Bestehens der Anstalt im Jahre

1880 war die Zahl der Schwestern bereits auf 46 gestiegen.
Für die „Schwestern in der Gemeindepflege“ legte Boeckh „Regeln“ und „Berufsordnungen“ fest in denen er ausdrücklich darauf hin wies, dass die Diakonisse „in ihrem Dienst dem Amt am Wort“ helfe. Dies ist deshalb bemerkenswert, weil es ja auch Stationen gab, in denen Schwestern unter Vorständen von Krankenpflegevereinen arbeiteten, die keine Pfarrer waren. Boeckh lag viel daran, allen Beteiligten deutlich zu machen, dass auch in diesem Fall die Schwester „als Gemeindediakonissin dem Diener am Wort Beistand tut“.
Nachdem am 11. Dezember 1886 die treue Freundin des Mutterhauses, Gräfin Stephanie Guiot du Ponteil verstorben war und in ihrem Testament einen bedeutenden Teil ihres Nachlasses „für die Zwecke des Diakonissenhauses und die Krankenpflege“ bestimmt hatte, sahen sich Friedrich Boeckh und Pauline Fischer – dank der „Gräflich Du Ponteil´schen Krankenstiftung“ – in die glückliche Lage versetzt, durch den Augsburger Architekten Jean Keller ein neues Mutterhaus mit Kapelle und Krankenhaus bauen zu lassen, das am 18. Juli 1893 bezogen wurde. Unter den zirka 200 geladenen Gästen, die an der Einweihungsfeier teilnahmen, waren auch Oberin Therese Stählin (1839-1928) ➔⑤ aus der Diakonissenanstalt Neuendettelsau und Obermedizinalrat Dr. Paul von Sick als Vertreter des Stuttgarter Diakonissenhauses. Julius Disselhoff (1827-1896) ➔⑤ sandte aus Kaiserswerth ein Glückwunschtelegramm. Im Jahre 1901 wurde schließlich der Grundstein zur „Paulinenpflege“ – einer nach Pauline Fischer benannte Einrichtung zur Aufnahme von älteren und pflegebedürftigen evangelischen Frauen – gelegt. Am 23. November 1902 wurde die Paulinenpflege feierlich eingeweiht.
Nachdem die 82-jährige Oberin Pauline Fischer an Ostern 1904 schwer erkrankte, legte sie ihr Amt als Oberin in jüngere Hände. Ihre Nachfolgerin wurde am 4. Juli 1904 Sophie Wucherer, Pfarrerswitwe aus Bayreuth, der wiederum am 21. Oktober 1914 Schwester Margarete Schäfer im Amt folgte.
Ein Jahr nach dem Oberinnenwechsel (1905) beging die Augsburger Diakonissenanstalt die Jubelfeier ihres fünfzigjährigen Bestehens. Zu jener Zeit war die Zahl der Schwestern auf 246 gestiegen, die auf elf Stationen in Augsburg und auf 81 Stationen außerhalb in zehn verschiedenen Arbeitsgebieten ihren Dienst verrichteten.
Seit 1886, dem Jahr der Gründung, war Boeckh Mitglied im Ausschuss des Landesvereins für Innere Mission in Bayern. 1905 wurde er für den verstorbenen Büttner aus Hannover in das Präsidium der Kaiserswerther Generalkonferenz gewählt. Nicht nur in dieser Funktion, sondern ebenfalls als kompetenter Referent in Sachen „weibliche Diakonie“ war Boeckh wiederholt auf Reisen unterwegs. So versuchte er beispielsweise im Jahre 1907 auf einer Generalkonferenz des Kaiserswerther Verbandes Antworten auf die Frage „Welche Forderungen stellt die Gegenwart an die Berufsausbildung der Schwestern?“ zu geben. Anlass dieses Referates, das „Der Armen- und Krankenfreund, eine Zeitschrift für die weibliche Diakonie der evangelischen Kirche“, das „Organ der zur Kaiserswerther Generalkonferenz verbundenen Diakonissen-Mutterhäuser“, veröffentlichte, war unter anderem die durch den Staat beabsichtigte Neuordnung des ganzen Krankenpflegewesens. Boeckh wies darauf hin, dass die Voraussetzungen, mit welchen „der Arzt heute bei der Pflegerin rechne, viel höher seien als die vor 40 Jahren“. Er trat daher für eine solide Ausbildung der Diakonissen ein und warnte davor, dass Diakonissen mangels Ausbildung auf eine Stufe herabgedrückt würden, auf der sie mir Recht oder Unrecht als minderwertig erschienen und dann nur noch wegen ihrer „Billigkeit“ genommen würden: „Sollen wir nicht nach und nach zurückgedrängt und dadurch der evangelisch-christliche Einfluß, welchen unser Werk zu üben berufen ist, erheblich verkümmert werden, so müssen wir um des Herrn, um der Sache, um unserer Schwestern und um unserer Kirche Willen die technische Seite der Vorbildung unserer Schwestern uns ernstlich angelegen sein lassen.“

Auf dem 35. Kongress für Innere Mission in Stuttgart referierte Boeck am 6. Oktober 1909 über „Diakonissen-Mutterhäuser und freie Schwesternorganisationen", wobei seine Ausführungen sowohl in der Zeitschrift „Der Armen- und Krankenfreund" als auch als Sonderdruck erschienen.

Im Jahre 1904 war Friedrich Boeckh die Ehrendoktorwürde der theologischen Fakultät der Universität Erlangen verliehen worden. Im Diplom heißt es von Boeckh unter anderem: „... welcher [...] den Jüngeren am St. Anna-Gymnasium in Augsburg die evangelische Wahrheit in beredter Weise vorgetragen, lichtvoll erläutert, gewissenhaft ans Herz gelegt hat; nicht minder aber sich große Verdienste um den christlichen Liebesdienst erworben hat als tätiger Vorstand, fleißiger Lehrer und wohlwollender und gütiger Leiter der Augsburger Diakonissen".

Dem Doktortitel der Theologie folgte im gleichen Jahr am 30. Dezember 1904 der „Titel und Rang eines Königlichen protestantischen Kirchenrates", mit dessen Verleihung das Oberkonsistorium den Wunsch äußerte, Boeckh möge sich durch diese „allerhöchste Anerkennung seiner bisherigen Verdienste zu fernerem treuen Wirken in seinen Berufsstellungen ermuntert und getröstet fühlen". Vorausgegangen war bereits 1895 die Verleihung des Titels eines „Gymnasialprofessors".

Im November 1911 bat Boeck die Diakonissenhausverwaltung darum, ihn „mit Rücksicht auf seine Gesundheitsverhältnisse" von seinem Amt zu entbinden. Am 22. Mai 1912 wurde Boeck anlässlich seines 40-jährigen Dienstjubiläums verabschiedet und zugleich zum Ehrenvorstand der Diakonissenhausverwaltung ernannt. Zum Nachfolger wurde auf seinen Vorschlag hin Dekan Christian Caselmann von Wassertrüdingen gewählt, dessen Nachfolger wiederum 1925 Pfarrer Heinrich Kern wurde. Mit Vorprobe- und Probeschwestern zählte das Augsburger Diakonissenhaus zu jener Zeit (1912) 326 Schwestern.

Im Juli 1912 siedelte Boeck nach Erlangen. Bereits ein Jahr später musste er mit einer schweren Krankheit in die Medizinische Klinik in Erlangen eingeliefert werden. In dieser ersten Außenstation des Augsburger Mutterhauses wurde er von seinen Schwestern gepflegt und versorgt, bis er am 21. März 1914 verstarb. Seine letzte Ruhestätte fand er auf dem protestantischen Friedhof in Augsburg.

In einem Nachruf, der in der Allgemeinen Evangelisch-Lutherischen Kirchenzeitung erschien, schrieb Hermann Bezzel (1891-1909), Rektor der Diakonissenanstalt Neuendettelsau: „Boeckh hat dem Augsburger Hause, das von 1866 bis zu Anfang der [18]70er Jahre seine tiefste Erniedrigung durchlitt, in vierzigjähriger Tätigkeit das Gepräge seines milden und doch starken, sich bescheidenden und darum gewinnenden Wesens gegeben. [...] Die Diakonissen haben in seinem Unterricht die stille Freudigkeit empfangen, in seiner Predigt und den trefflichen Rundschreiben den tiefgründigen Schatz der Einzelseelsorge gehoben. Sie wussten sich gestützt, getröstet und getragen."

Quellen und Literatur:

Bezzel, [Hermann]: [Nachruf] Kirchenrat D. Friedrich Boeckh. In: Bayerischer Volksfreund. Organ zur Förderung des Mittelstandes in Stadt und Land, 11. Jg., Nr. 73, Seite 1.

Bezzel, Hermann: [Nachruf] D. Friedrich Boeckh (1845-1914). In: Allgemeine evangelisch-lutherische Kirchenzeitung, vom 27. März 1914, Spalte 299-301.

Blätter der Erinnerung an die am 18. Juli 1893 stattgehabte Feier der Einweihung des neuen Diakonissenhauses. Manuskript für Freunde. Ph. J. Pfeiffer. Augsburg 1893.

Blätter der Erinnerung an die fünfzigjährige Jubelfeier der evang[elischen] Diakonissen-Anstalt Augsburg am 15. Oktober 1905. Manuskript für Freunde. [Ohne Verlagsangabe]. Augsburg 1905, Seite 20.

Boeckh, Friedrich: Diakonissen-Mutterhäuser und freie Schwesternorganisationen. Referat beim XXXV. Kongreß für Innere Mission in Stuttgart am 6. Oktober 1909. Sonderabdruck aus dem„Armen- und Krankenfreund", Dezemberheft 1909. Verlag der Diakonissen-Anstalt. Kaiserswerth 1910.

Boeckh, Friedrich: Die Diakonissensache. Erlangen, Leipzig 1890.

Boeckh, Friedrich: Der Religions-Unterricht in den höheren Lehranstalten. Vortrag, gehalten auf der XI. allgemeinen evangelisch-lutherischen Konferenz in Rostock am 29. September 1904. Bartholdi. Wismar 1905.

Boeckh, Friedrich: Welche Forderungen stellt die Gegenwart an die Berufsausbildung der Schwestern? In: Der Armen- und Krankenfreund, eine Zeitschrift für die weibliche Diakonie der evangelischen Kirche. Organ der zur Kaiserswerther Generalkonferenz verbundenen Diakonissen-Mutterhäuser. Verlag der Diakonissen-Anstalt zu Kaiserswerth. Kaiserswerth 1907, Seite 202-215.
Boeckh, Friedrich: Es ging ein Säemann aus, zu säen seinen Samen. Den Schwestern und Freunden der Diakonissenanstalt Augsburg dargeboten. Selbstverlag der Evangelischen Diakonissenanstalt Augsburg. Augsburg [1927].
Boeckh, Karl: Aus der Jugendzeit unseres Vaters. Die Evang[elische] Diakonissenanstalt Augsburg 1855-1930. Blätter der Erinnerung aus der fünfundsiebzigjährigen Geschichte des Diakonissenhauses und an den langjährigen Leiter desselben, Herrn Kirchenrat D. Boeckh. B. Schabert. Augsburg 1930, Seite 57-71.
Evangelische Diakonissenanstalt Augsburg (Hrsg.): Evangelische Diakonissenanstalt Augsburg, gegründet 1855, 100 Jahre in der Frölichstraße 17, 1893-1993. Eine Schrift für alle, die uns kennen und kennen lernen wollen. Selbstverlag der Evangelischen Diakonissenanstalt Augsburg. Augsburg 1993.
Honold, Matthias: Der unbekannte Riese. Geschichte der Diakonie in Bayern (Hefte zur Bayerischen Geschichte und Kultur, Band 31). Herausgegeben vom Haus der Bayerischen Geschichte. Bayerisches Staatsministerium für Wissenschaft, Forschung und Kunst. Augsburg 2004, Seite 26-27.
Katt, Hans-Joachim: Friedrich Boeckh 1845-1914. Der Leiter eines Mutterhauses. In: Leipziger, Karl (Hrsg.): Helfen in Gottes Namen. Lebensbilder aus der Geschichte der bayerischen Diakonie. Claudius. München 1986, Seite 70-105.
Kern, Heinrich: Die Evangelische Diakonissenanstalt Augsburg 1855-1955. Blätter der Erinnerung aus der 100-jährigen Geschichte der Diakonissenanstalt. Evangelische Diakonissenanstalt. Augsburg 1955.
Klaiber, Manfred: Geschichte der Diakonissenanstalt in Augsburg. Medizinische Dissertation. [Selbstverlag]. München 1956.
Koeberlin, -: Erinnerungen an Herrn Kirchenrat D. Boeckh. In: Die Evang[elische] Diakonissenanstalt Augsburg 1855-1930. Blätter der Erinnerung aus der fünfundsiebzigjährigen Geschichte des Diakonissenhauses und an den langjährigen Leiter desselben, Herrn Kirchenrat D. Boeckh. B. Schabert. Augsburg 1930, Seite 72-94.
Methsieder, Wilhelm: Aus der Geschichte der Evang[elischen] Diakonissenanstalt Augsburg. In: Die Evang[elische] Diakonissenanstalt Augsburg 1855-1930. Blätter der Erinnerung aus der fünfundsiebzigjährigen Geschichte des Diakonissenhauses und an den langjährigen Leiter desselben, Herrn Kirchenrat D. Boeckh. B. Schabert. Augsburg 1930, Seite 7-36.
Pechmann, Wilhelm Freiherr von: Aus meinen Erinnerungen an D. Friedrich Boeckh. In: Die Evang[elische] Diakonissenanstalt Augsburg 1855-1930. Blätter der Erinnerung aus der fünfundsiebzigjährigen Geschichte des Diakonissenhauses und an den langjährigen Leiter desselben, Herrn Kirchenrat D. Boeckh. B. Schabert. Augsburg 1930, Seite 95-101.
Protestantischer St.-Johannis-Zweigverein Augsburg / Evangelische Diakonissenanstalt Augsburg: Jahresbericht des Protestantischen St.-Johannis-Zweig-Vereins zu Augsburg, 1.–79. Jahrgang. Augsburg 1855-1934.
Schabert, Arnold: [Hundert] 100 Jahre Evangelische Diakonissenanstalt Augsburg. Evangelische Diakonissenanstalt, Mutterhaus. Augsburg 1955.
Unsere Frau Oberin Pauline Fischer (1873-1904). Verlag des Augsburger Diakonissenhauses. Augsburg 1928.
www.diakonie-augsburg.de/diakonissenhaus/mutterhaus/chronik.html [24.02.2005].
Bildquelle: Leipziger, Karl (Hrsg.): Helfen in Gottes Namen. Lebensbilder aus der Geschichte der bayerischen Diakonie. Claudius. München 1986, Seite 70.

Hubert Kolling

BOSCHINI, Ettore

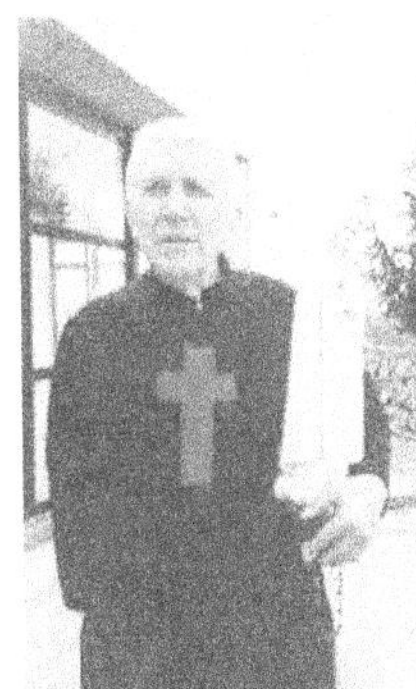

Er galt als der „verrückte Heilige“ von Mailand und war in der Stadt bekannt wie kaum ein anderer: der Kamillianer-Pater Ettore Boschini. Dabei verlief sein Leben bis 1975 recht unauffällig. Geboren am 25. März 1928 trat er 1951 in den Orden des heiligen Kamillus von Lellis (1550-1614) ➔① ein, legte 1953 seine Gelübde ab und wirkte als Ordensbruder wie viele seiner Kollegen lange Jahre im Pflegedienst im Krankenhaus der Kamillianer in Venedig. Seit er 1976 nach Mailand versetzt worden war, betreute er vor allem die Obdachlosen, die an der Kranken-

hauspforte von San Camillo, einem Hospital nicht weit vom Hauptbahnhof entfernt, um eine Mahlzeit oder ein paar Lire baten. Ihr Schicksal ließ ihn nicht mehr los und bestimmte fortan sein Leben.
Tag und Nacht beschäftigte ihn der Gedanke, wie er diesen Heimatlosen ein Dach über dem Kopf schaffen könne. Mit Beharrlichkeit und jeden Einwand der Bahnverwaltung zurückweisend wurden ihm schließlich zwei unter den Bahngleisen des Mailänder Hauptbahnhofs ganz am Ende des Bahnareals leerstehende Lagerhallen kostenlos überlassen. Es dauerte nicht lange und das „Refugium" war die „erste Adresse" für diejenigen, die in der Großstadt gestrandet waren. Wenn sie am Abend von ihren Wegen durch die Stadt in die „Vita Sammartini" kamen, dann hatte Bruder Ettore mit einigen Helfern dort bereits für sie eine warme Mahlzeit bereitet, eine Matratze und eine Decke.
Nachdem die Medien auf ihn aufmerksam geworden waren nahm er die Möglichkeit wahr, von den Nöten seiner Schützlinge und über seine Sorgen zu sprechen. Dabei scheute er sich nicht, die Mailänder mit deutlichen Worten an ihre soziale Pflicht zur Hilfe zu erinnern. So fanden sich immer wieder Wohltäter, die ihn tatkräftig unterstützen.
Um den alten Obdachlosen, den Drogenabhängigen und Aids-Kranken eine Perspektive zu bieten, ging Ettore Boschini daran, in Seveso eine „Zweigniederlassung" zu gründen. Die notwendigen Materialien erbettelte er, die Arbeiten verrichteten die künftigen Bewohner, so gut es ihre Kräfte zuließen.
Nachdem er von den Nöten im früheren Jugoslawien und später vom Erdbeben im Süden Italiens erfahren hatte, zögerte er nicht zu helfen. Lastwagenweise schickte er erbettelte Gaben in Richtung Kosovo. Und ins Erdbebengebiet fuhr er selbst, um den Schutt wegzuräumen und beim Wiederaufbau Hand anzulegen.
Was machte es da schon aus, dass Ettore Boschini mit seinem Lieferwagen in entgegengesetzter Richtung durch eine Einbahnstraße fuhr und andere Verkehrsregeln schlicht „übersah". Die Mailänder Polizisten informierten sich gegenseitig schnell über Funk: „Vorsicht! Der verrückte Heilige ist unterwegs!", lenkten den Verkehr blitzschnell um, schützten die übrigen Verkehrsteilnehmer und ließen ihn gewähren.
Ettore Boschini engagierte sich nicht nur in Italien für die Ärmsten der Armen. Nach weiteren „Niederlassungen" in Affori, Bucchianico, dem Geburtsort des heiligen Kamillus, und Grottaferrata (bei Rom) schuf er auch Zufluchtsorte für die Ausgegrenzten in Bogota und Cartago in Kolumbien.
Als Ettore Boschini am 20. August 2004 starb, verbreitete sich die Nachricht von seinem Tod in Mailand wie ein Lauffeuer. Den Trauergottesdienst für ihn hielt der Erzbischof von Mailand, Kardinal Tettamanzi, im Mailänder Dom. Die große Tageszeitung der Stadt, der „Corriere della Sera" widmete dem Verstorbenen große Beachtung und rief noch einmal das Wirken von Ettore Boschini als Zeugnis gelebter Nächstenliebe in Erinnerung.

Quellen und Literatur:

[Weber, Dietmar]: Ettore, der „verrückte Heilige" von Mailand. In: Informationen der Kamillianer für die Freunde des Ordens, hrsg. von der Deutschen Ordensprovinz der Kamillianer e.V., 17. Jg., Ausgabe 1/2004, Seite 10-11.
www.camilliani.org/notizie/ettore.htm.
www.fratelettore.it.
Bildquelle: Informationen der Kamillianer für die Freunde des Ordens, 17. Jg., Ausgabe 1/2004, Seite 10.

Hubert Kolling

BREYER, Dora

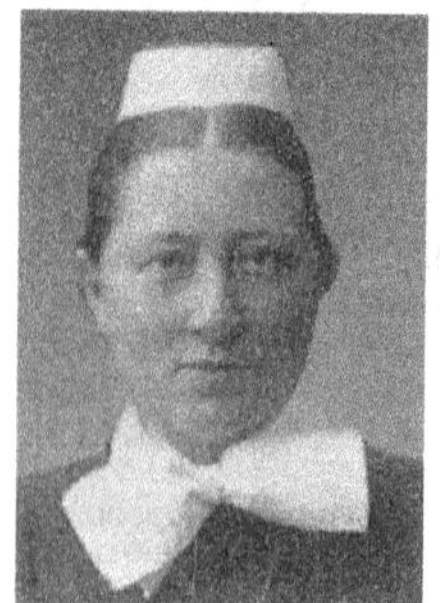

Die Diakonieschwester Dora Breyer war eine Oberin aus der ersten Schwesterngeneration der Schwesternschaft des Evangelischen Diakonievereins. Wie Anna Margarete van Delden (1858-1938) ➔② in (Wuppertal-) Elberfeld, Else Kriekhaus (1865-1936) in Erfurt, Charlotte von Luchaire (1868-1948) in Danzig, Ida Nesslinger in Magdeburg-Altstadt und Margot Gräfin Rittberg (1860-1945) in Stettin nahm Dora Breyer die Funktionen einer Oberin im Städtischen Krankenhaus Magdeburg-Sudenburg wahr. Die Stadt Magdeburg hatte vor anderen Städten bereits am 1. Juli 1896 (oder am 3. Juli?) den ersten Schwesterngestellungsvertrag mit dem 1894 gegründeten Evangelischen Diakonieverein abgeschlossen. In ihren letzten Berufsjahren von 1918-1925 hat Dora Breyer das Haus „Veronika“ in Tabarz / Thüringer Wald geführt, ein Gästehaus für Diakonieschwestern und private Gäste, dessen Entstehung auf ihre Initiative und Kaufkraft zurückgeführt werden kann. Dora Breyer scheint eine der unabhängigeren, selbstständigen Krankenschwestern gewesen zu sein, wie sie auch von Traudel Weber-Reich beschrieben werden. Ihr Porträt zeigt eine Schwester, über deren Gesicht ein ganz leises, ein fast belustigtes Lächeln huscht, und deren Haubenschleife ganz entgegen dem üblichen Verhaltenskodex sogar etwas schief sitzt.

Dora Breyer wurde am 11. Januar 1861 geboren. Am Ort ihrer späteren Oberinnentätigkeit absolvierte sie schon ihre Krankenpflegeausbildung, und sie war in Magdeburg-Sudenburg auch Stationsschwester und Wirtschaftsleiterin. Vorübergehend wurde sie als leitende Schwester nach Helmstedt abgeordnet, vermutlich in ein Studentenheim, und am 1. Februar 1899 mit der Leitung der Heil- und Pflegeanstalt für Augenkranke in Hagen betraut, wo sie zugleich die Position einer Bezirksoberin für den neu gegründeten Bezirk Hagen bekleidete.

Nach einem in der Regel von der Schwesternschaft gesteuerten, ziemlich zerstückelten Beschäftigungsverlauf trat sie am 1. Januar 1901 in der Nachfolge von Flora Wolff die Stelle einer Oberin am Städtischen Krankenhaus Magdeburg-Sudenburg an, die sie bis 1917 versehen hat. Zu ihrem Weggang aus Magdeburg führten offenbar sehr ernste Auseinandersetzungen zwischen der Stadtverwaltung und der Schwesternschaft des Evangelischen Diakonievereins, die bisher nicht näher bezeichnet werden können. Ihre Nachfolgerin wurde am 1. August 1917 die Diakonieschwester Elsbeth Kettler.

Aus Dora Breyers Amtszeit in Sudenburg können ein paar über den Alltag hinausreichende Ereignisse hervorgehoben werden, die ihre Schwesternberufsausübung als Mitglied einer Schwesternschaft und Krankenhausoberin in der damaligen Zeit charakterisieren. So hat sie z.B. die Ablösung der Städtischen Schwesternschaft durch die Schwesternschaft des Evangelischen Diakonievereins im Krankenhaus Magdeburg-Altstadt im Jahr 1906 mit vorbereitet. Als die Wahl eines Nachfolgers von Friedrich Zimmer (1855-1919) ➔①, dem Begründer des Ev. Diakonievereins, anstand, nahm sie ebenfalls vereinspolitisch Einfluss. Auf ihren Vorschlag wurde der Pastor der Stadtmission Magdeburg, Friedrich Zeller (1860-1909), zum Direktor des Vereins gewählt. Zeller stand den Evangelisations- und Gemeinschaftsbestrebungen nahe, von denen sich Dora Breyer offenbar auch angezogen fühlte. Nach dem Tod des Chefarztes Heinrich Unverricht (1853-1912), mit dem sie offenbar sehr gut zusammengearbeitet hatte, hätte sie das Arbeitsfeld Magdeburg schon gern verlassen. Doch der neue Direktor des Ev. Diakonievereins, Gottlob Großmann (1870-1935), der dem bald verstorbenen Friedrich Zeller gefolgt war, konnte sie umstimmen. Zu ihrer Zeit entstand 1907 das neue Schwesternhaus, in dem nach hierarchischer Ordnung Stationsschwestern Einbettzimmer, Schwestern Zweibettzimmer und Schülerinnen Drei- oder Vierbettzimmer zugestanden wurden. In der Personalstruktur sorgte Dora Breyer für die Einsetzung einer stellvertretenden Oberin, die allerdings ziemlich hausbacken und unprofessionell noch „Hausschwester“ genannt wurde. Die Inhaberin dieser Position erhielt immerhin eine Funktionszulage. Im Ersten Weltkrieg erweiterten sich Aufgabe und Verantwortung der Oberin und ihrer Vertretung mit der Einrichtung einer Lazarettabteilung im Sudenburger Krankenhaus und eines Reservelazaretts in Burg bei Magdeburg.

Insgesamt stellte die Schwesternschaft des Ev. Diakonievereins 300 Kriegsschwestern zur Verfügung. Acht von ihnen (Emma Laffert, Käthe Voigt, Käte Milferstedt, Hermine Vogel, Milly von der Heide, Helene Priebe, Clara Geinitz und Elfriede Jeske), die sich in Lazaretten an Typhus oder Fleckfieber infiziert hatten, starben im Kriegseinsatz in Graudenz, Stargard, Berlin, Lublin und Brest-Litowsk.

Wie andere Diakonieoberinnen hat wohl auch Dora Breyer Unterricht erteilt. Und wie andere Diakonieoberinnen der ersten Generation war sie auf Lehraufgaben formal genauso wenig vorbereitet worden wie auf ihre vielseitige Leitungsaufgabe. Es war ein learning by doing, das noch über Jahrzehnte für die Bewältigung einer Vielzahl von Management- und Lehraufgaben für ausreichend gehalten wurde. Die erste Seminarunterrichtsschwester, eine pädagogisch ebenfalls noch nicht formal ausgebildete Pflegelehrerin, nahm 1938 in Stettin ihre Tätigkeit auf. Bis dahin und auch noch weiterhin wurden vor allem der Seminarstationsschwester, also der Praktikerin, Lehraufgaben zugeschrieben. Das Diakonieseminar (lat. semen, semina = Samen), meist ein Krankenhaus, wurde als Ausbildungsstätte bzw. als „Pflanzstätte“ verstanden.

Nach ihrem Ausscheiden in Magdeburg ließ Dora Breyer auf ihrer neuen Stelle die praktische Krankenpflege noch weiter hinter sich als zuvor als Oberin ohnehin schon. Nach einer kurzen Tätigkeit in der Sozialarbeit beim Polizeipräsidium in Berlin hatte sie die Möglichkeit zum Erwerb eines Hauses, der „Villa Veronika“, in Tabarz. Da sie die Kaufsumme aus Eigenmitteln allein nicht aufbringen konnte, bat sie den Vorstand des Ev. Diakonievereins um Unterstützung. Dieser gründete kurzerhand eine „Gesellschaft Erholungsheim des Ev. Diakonievereins“. Als Dritte im Bunde beteiligten sich zwanzig Diakonieschwestern, die durchschnittlich immerhin 1000.-- Mark für den Kauf des Hauses aufbringen konnten. Die Auslastung des nunmehr von Dora Breyer geführten Schwesternerholungsheims entwickelte sich allerdings nicht wie erwartet, da nicht genügend Diakonieschwestern von der billigen Urlaubsmöglichkeit Gebrauch machten. 1934 betrug der Übernachtungspreis mit Vollverpflegung für Diakonieschwestern und Schülerinnen 3.50 bis 4.00 RM. Nach einem Umbau des Stalles verlagerte sich der Pensionsbetrieb mehr und mehr auf private Gäste. Zivilgäste zahlten 4.50 bis 6.00 RM. Die Schwesternschaft verbrachte seit 1921 Bibelfreizeiten in Tabarz, und von 1926 an tagten dort die Bezirksoberinnen und die so genannten Diakonieseminarleiterinnen, wie sich die Krankenhausoberinnen und einzelne in der sozialen und Erziehungsarbeit stehende Oberinnen nannten. Dora Breyer hat ihr Erholungsheim vom 2. April 1918 bis Ende Mai 1925 geleitet.

Ihren Ruhestand verbrachte sie in Göttingen in eigenen Wohnungen, die sie über Jahre mit Antoinette Vaupel (1865-1945) teilte, einer ehemaligen Oberin des Diakonieseminars Danzig (1905-1911) und des Diakonissen- und Krankenhauses Bethesda in Hamburg (1911-1933). Auch Bethesda in Hamburg geht auf die Entschlusskraft einer Frau zurück. Elise Averdieck (1808-1907) ➔① kaufte aus eigenen Mitteln ein kleines Haus, in das sie am 30. Oktober 1856 die ersten Patienten aufnahm. Als Antoinette Vaupel Oberin von Bethesda wurde, blickte das Haus also schon auf eine über 50-jährige, wechselvolle Geschichte zurück. So verhielt sich z. B. die durchschnittliche Aufenthaltsdauer der einzelnen Patienten von 1900 zu 1927 wie 31,1 zu 19,7, ein Faktum, das auch damals schon als ein Pluspunkt des Krankenhauses gegenüber den Krankenkassen hervorgehoben wurde. Antoinette Vaupel, die Tochter eines Fabrikanten, hatte 1901, inzwischen 35 Jahre alt, ihre Krankenpflegeausbildung im Diakonieseminar Erfurt, d. h. dem Städtischen Krankenhaus Erfurt, begonnen. Anschließend war sie Reserveschwester bis zu ihrer Berufung 1905 an das Danziger Krankenhaus am Olivaer Tor. Sie überlebte ihre Freundin aus der Göttinger Wohngemeinschaft um ein knappes Jahr. Dora Breyer lebte zuletzt im Altenheim Bethanien, einem Altenheim in der Trägerschaft der Ev.-luth. Diakonissenanstalt Marienstift in Braunschweig, wo sie am 10. Oktober 1944 verstarb. Sechs Monate vorher hatte sie in einem Luftangriff die totale Zerstörung des Altenheims durch Fliegerbomben

noch miterlebt. Die Pflegestelle in Bethanien könnte Antoinette Vaupel vermittelt haben, denn aus Bethesda in Hamburg waren, vermittelt durch Elise Averdieck, 1870 die ersten beiden Schwestern in das entstehende Marienstift nach Braunschweig gekommen. Die vorhandenen Netzwerke der damals sich gegenseitig helfenden, christlich orientierten und kirchlich gebundenen Frauen sind noch unentdeckt.
Wie Dora Breyer und Antoinette Vaupel zum Nationalsozialismus gestanden haben, konnte noch nicht erschlossen werden. Der Jahrgang 1934 ihrer Vereinszeitschrift „Die Blätter aus dem Ev. Diakonieverein" (heute die Schwesternschaftszeitschrift „Die Diakonieschwester") jedenfalls hat den Diakonieschwestern einen deutlichen Schwenk zur Ideologie des Nationalsozialismus näher gebracht. Eine wissenschaftliche Analyse der in den Vereinsblättern verbreiteten nationalsozialistischen Adaptationen steht ebenfalls noch aus.

Quellen und Literatur:

Blätter aus dem Evangelischen Diakonieverein 38. Jg., 1934, Heft 1-12, Seite 1-268.
Die Schwesternschaft des Evangelischen Diakonievereins: Unseren toten Mitschwestern aus zwei Weltkriegen. Berlin [ohne Jahresangabe] [um 1955].
Jentz, Ernst: Das Diakonissen- und Krankenhaus Bethesda, Burgstraße 39. In: Gesundheitsbehörde Hamburg (Hrsg.): Hygiene und soziale Hygiene in Hamburg. Hartung, Hamburg 1928, Seite 266-268.
Kracker von Schwartzenfeldt, Ingrid: Auftrag und Wagnis. Der Weg des Evangelischen Diakonievereins. Christlicher Zeitschriftenverlag, Berlin 1969.
Kracker von Schwartzenfeldt, Ingrid: Kleine Chronik aus dem Evangelischen Diakonieverein und seiner Schwesternschaft. In: Warns, Hartmut (Hrsg.): Evangelischer Diakonieverein. Evangelische Frauenbildung 1894-1969. Christlicher Zeitschriftenverlag, Berlin 1969, Seite 65-72.
Kracker von Schwartzenfeldt, Ingrid: Lebensbilder aus dem Evangelischen Diakonieverein. Christlicher Zeitschriftenverlag, Berlin 1975.
Kühne, Johannes: Geschichte der christlichen Liebestätigkeit im Herzogtum Braunschweig. Wollermann, Braunschweig, Leipzig 1903.
Sander, Ursula, Werner Bellardi: Das Diakonieseminar. In: Mieth, Fritz (Hrsg.): Frauen in Dienst und Verantwortung. Der Ev. Diakonieverein und seine Schwesternschaft. Christlicher Zeitschriftenverlag, Berlin-Dahlem 1954, Seite 28-38.
Weber-Reich, Traudel: „Wir sind die Pionierinnen der Pflege ..." Krankenschwestern und ihre Pflegestätten im 19. Jahrhundert am Beispiel Göttingen. Huber, Bern, Göttingen, Toronto, Seattle 2003.
Wolff, Horst-Peter, Jutta Wolff: Beiträge zur Pflegegeschichte in Deutschland (Teil II). Zur Pflegegeschichte der Stadt Magdeburg von den Anfängen bis etwa zum Jahre 1960. Schriften aus dem Institut für Pflegegeschichte, Heft 6, Qualzow 1996 [als Manuskript vervielfältigt].
Wolff, Horst-Peter: Johann Benjamin Brennecke (1849-1931). Biographische Studie über den ersten Frauenarzt der Stadt Magdeburg, einem Praktiker der sozialen Gynäkologie. Eigenverlag, Fürstenberg / Havel 2007.

Bildquelle: Kracker von Schwartzenfeldt, Ingrid: Lebensbilder aus dem Evangelischen Diakonieverein. Christlicher Zeitschriftenverlag, Berlin 1975, nach Seite 22.

Karin Wittneben

CABOT, Richard Clarke

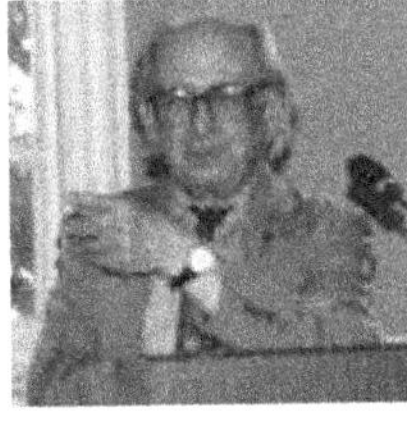

Im Jahre 2001 feierte die Deutsche Vereinigung für den Sozialdienst im Krankenhaus (DVSK) – seit 2003 DVSG (Deutsche Vereinigung für Sozialarbeit im Gesundheitswesen – ihr 75-jähriges Bestehen. Die Geschichte der Sozialen Arbeit im Krankenhaus ist freilich schon über 100 Jahre alt. Bereits um die Jahrhundertwende sind in einzelnen Städten des Deutschen Reiches Aktivitäten erkennbar, die zur Entwicklung und Ausbreitung der Sozialen Krankenhausfürsorge führten. Die ersten Bemühungen für Menschen in Krankenhäusern, neben der Hilfe durch Mediziner und Pflegekräfte, auch Hilfe durch Sozialarbeiter zu leisten, erbrachten seit 1896 die Mitglieder der Berliner „Mädchen- und Frauengruppe für soziale Hilfsarbeit" unter der Leitung von Lina Basch (1851-1920) →③, die somit wohl als die erste Krankenhaussozialarbeiterin in Deutschland bezeichnet werden kann. Die Initiative ging häufig von einzelnen

Persönlichkeiten aus, wobei hierbei insbesondere Paula Ollendorf (1860-1938) ➔②, Alice Salomon (1872-1948) ➔①, Anna Tüllmann (1875-1958) ➔②, Hedwig Landsberg (1879-1967) ➔② und Hans Carls (1886-1952) ➔③ zu nennen sind. Bedeutend für die „Soziale Krankenhausfürsorge" in Deutschland waren aber auch das Wirken von Bertha Pappenheim (1859-1936) ➔②, Paula Ollendorf (1860-1938) ➔②, Hermann Weber (1867-1944) ➔⑤, Alfred Goldscheider (1858-1935) ➔③, Clara Schlossmann (1870-1926) ➔④, Elsa Strauss (1875-1945) ➔④, Kurt von Hugo (1877-1947) ➔⑤, Otto Ohl (1886-1973) ➔⑤, Gertrud Finckh (1887-1956) ➔④, Franz Klose (1887-1978) ➔④, Irmgard Linde (1903-1993) ➔⑤, Margret Mehs (1929-1999) ➔④ und Ilse Güssefeld (1887-1967) ➔⑤. Ihr Wirken wurde nicht zuletzt durch den Amerikaner Richard Clarke Cabot beeinflusst. Dieser ist zwar nicht der Erfinder des Fürsorgedienstes im Krankenhaus (dieser Ruhm gebührt dem Engländer Charles Loch), er kann aber wohl als sein Begründer betrachtet werden.

Richard Clarke Cabot, der am 21. Mai 1868 in Brookline (Massachusetts) als fünfter Sohn von James Elliot Cabot und dessen Ehefrau Elisabeth (geborene Dwight) geboren wurde, war Arzt und „Lehrer", dessen Interessen gleichermaßen der Medizin, Sozialarbeit und Philosophie sowie Ethik galten. Nachdem er sein Studium an der Universität Harvard 1889 in Philosophie beziehungsweise 1889 in Medizin abgeschlossen hatte, ging Cabot, der 1894 Ella Lyman (1866-1934) heiratete, an das Massachusetts General Hospital in Boston, wo er bis zu seinem Tode wirkte. Dort führte er 1905 die Soziale Krankenhausfürsorge, „Hospital Social Service" genannt, ein. Bis zum Jahre 1912 gab es dann bereits in etwa 40 bis 50 amerikanischen Krankenhäusern eine solche Einrichtung.

Richard Clarke Cabot führte die Notwendigkeit eines „Sozialdienstes" darauf zurück, dass es Ende des 19. Jahrhunderts zu einem „Wechsel in den Begriffen der medizinischen Diagnose und Behandlung" gekommen war. Mit dem Wissen, dass die sozialen Beziehungen des Krankenhauspatienten Auswirkungen auf sein Leben und seine Verhaltensweisen haben, fanden neue Ideen Eingang in das ärztliche Handeln. Hierzu schrieb er 1928: „Die Erkenntnis ist nicht neu, daß der Patient als Folge von geistigen und seelischen Störungen, moralischer Entartung, Überanstrengungen, Kummer und Sorgen an Magen-, Darm-, Herz- und sonstigen körperlichen Störungen leiden mag." Diese Erkenntnisse sollten daher bei der Behandlung berücksichtigt werden.

Bereits um 1900 begründete er die Soziale Krankenhausfürsorge wie folgt: „Der Fürsorgedienst ist allein deshalb im Krankenhaus notwendig, weil Arzt und Schwester sich nicht genügend mit den Beziehungen des Patienten zur Familie, den wirtschaftlichen Verhältnissen und seelischen Problemen befassen können. Sein Ziel ist es, häusliche, wirtschaftliche, erzieherische und psychologische Hindernisse zu beseitigen, die der Genesung entgegenstehen, um Vorsorge zu treffen für die erste Zeit nach der Entlassung des Patienten aus dem Krankenhaus."

Wie er an anderer Stelle formulierte, sei es die Aufgabe der Sozialen Krankenhausfürsorge, „vor allen Dingen an der Wiederherstellung des Kranken mitzuwirken, indem sie wirtschaftliche Hilfsmaßnahmen ergreift, wenn diese nötig sind, aber auch jedes andere Mittel, über das sie verfügt, anwendet zur Erlangung des einen Zieles – der Gesundheit. Ihre Tätigkeit in einem Krankenhaus erstreckt sich auf die ambulanten wie auch auf die stationären Patienten; im Krankenhaus, in der Poliklinik und in der Häuslichkeit, wo immer es möglich ist, soll sie belehren, erklären, beraten, unterrichten und erläutern, um die Wiederherstellung des Patienten zu beschleunigen und zu festigen und dem Ausbruch einer Krankheit (bei demselben Patienten oder anderen) vorzubeugen."

Bei der Analyse eines Falles hatte die Soziale Krankenhausfürsorge vier Fragen zu stellen:

Wie ist der Gesundheitszustand des Patienten?

Wie ist sein Charakter, sein geistig-moralischer Zustand?

Wie sind die äußeren Verhältnisse beschaffen, unter denen er aufgewachsen ist und lebt?

Wie sind die geistig-seelischen Einflüsse beschaffen, unter denen er aufgewachsen ist und lebt?
Über die Bedeutung und die Aufgaben des „Fürsorgedienstes“ veröffentlichte Richard Clarke Cabot eine Reihe von Beiträgen, die – zum Teil von Teil Anni Tüllmann ins Deutsche übertragen – auch in deutschen Fachzeitschriften erschienen, so etwa in „Zeitschrift für das gesamte Krankenhauswesen“, „Fortschritte der Gesundheitsfürsorge“ und „Nosokomeion“. Im Hinblick auf die entsprechende Entwicklung in Deutschland kommt auch einem ausführlichen Beitrag über die „Soziale Krankenhausfürsorge“ große Bedeutung zu, der 1928 in Karlsruhe heraus kam. Hierbei handelte es sich um einen Vortrag, den Cabot auf der „Internationalen Konferenz für Wohlfahrtspflege und Sozialpolitik“, die vom 9. bis 13. Juli 1928 in Paris stattfand, gehalten hatte.
Richard Clarke Cabot wirkte auch vier Jahrzehnte in Harvard als Dozent beziehungsweise Professor, insbesondere für Philosophie (1902-1903), Medizin (1903-1933), Sozialethik (1920-1934) und Theologie (1935 bis 1939). Während er sich in seine frühen Schriften hauptsächlich mit Blut, Serum und körperlichen Diagnosen beschäftigte, wobei seine klinischen Studien in einer Reihe berühmter medizinischer Bücher Eingang fanden, setzte er sich in neueren Veröffentlichungen insbesondere mit ethischen und philosophischen Fragen auseinander.
Richard Clarke Cabot, der am 7. Mai 1939 in Cambridge (Massachusetts) starb, gehörte vielen Berufsorganisationen an und empfing verschiedene Ehren, einschließlich der Goldmedaille des nationalen Instituts für Sozialwissenschaften sowie drei Ehrendoktortitel.

Quellen und Literatur:

Cabot, Richard C.: A Guide to the clincal examination of the blood for diagnostic purposes. New York 1896 (Fünfte Auflage. Longmans, Green & Co. London 1904).

Cabot, Richard C.: The serum diagnosis of diseases. W. Wood & Company. New York 1899.

Cabot, Richard C.: Physical diagnosis of diseases of the chest. Bailliere, Tindall & Cox. London 1901 (13. Auflage. Williams and Wilkins. Baltimore 1942).

Cabot, Richard C.: Case teaching in medicine. A series of graduated exercises in the differential diagnosis, prognosis and tretment of actual cases of disease. Heath. Boston 1906 (Zweite Auflage 1911).

Cabot, Richard C.: Differentialdiagnose anhand von 385 genau besprochenen Krankheitsfällen lehrbuchmäßig dargestellt. Springer. Berlin 1914.

Cabot, Richard C.: Social service and art of healing. Moffat, Yard. New York 1917.

Cabot, Richard C.: What is Hospital Social Work? (Was ist Fürsorgedienst im Krankenhaus?). In: Zeitschrift für das gesamte Krankenhauswesen, 24. Jg., Heft 19/1928, Seite 548-550.

Cabot, Richard: Soziale Krankenhausfürsorge. In: Fortschritte der Gesundheitsfürsorge, 2. Jg., Nr. 10/1928, Seite 414.

Cabot, Richard: Soziale Krankenhausfürsorge. In: Internationale Konferenz für Wohlfahrtspflege und Sozialpolitik, Paris, 9. bis 13. Juli 1928. Fünfte Sektion. Braun. Karlsruhe 1928, Seite 1-56.

Cabot, Richard: Social Work in Hospitals. In: Nosokomeion, 1. Jg., 1930, Seite 46-42.

Cabot, Richard C.: The Meaning of right and wrong. Macmillan. New York 1933.

Cabot, Richard: Report on the principles of hospital social Service. In: Nosokoeion, 4. Jg., Heft 2/1933, Seite 388-396.

Cabot, Richard: Bericht über die Grundsätze des Fürsorgedienstes im Krankenhaus (Zusammenfassung). In: Nosokomeion, 4. Jg., Heft 2/1933, Seite 396-397.

Cabot, R[ichard]: Ruf an die Ärzte unserer Zeit. In: Nosokomeion, 5. Jg., Heft 4/1934, Seite 217-219.

Deutsche Vereinigung für den Sozialdienst im Krankenhaus e.V. (Hrsg.): Deutsche Vereinigung für den Sozialdienst im Krankenhaus 1926-1976. Festschrift. [Selbstverlag]. Mainz 1977, Seite 87.

Herringshaw, Thomas: Herringshaw´s national libray of American biography. American Publishers Association. Chicago 1909.

Reinicke, Peter: Krankenhaus. Sozialarbeiter als Partner in der Gesundheitsversorgung. Eine Einführung (Berufsfelder Sozialer Arbeit, Band 12). Beltz. Weinheim, Basel 1994, Seite 12.

Reinicke, Peter: Soziale Krankenhausfürsorge in Deutschland. Von den Anfängen bis zum Ende des Zweiten Weltkriegs (Focus Soziale Arbeit, Grundwissen Band 2). Leske und Budrich. Opladen 1998, Seite 21.

Rörig, Reinhold: Die Entwicklung des Sozialdienstes im Krankenhaus. In: Deutsche Vereinigung für den Sozialdienst im Krankenhaus e.V. (Hrsg.): Deutsche Vereinigung für den Sozialdienst im Krankenhaus 1926-1976. Festschrift. [Selbstverlag]. Mainz 1977, Seite 59-67.

Stephenson, H[enry] H[older] (Hrsg.): Who´s who in science. J. & A. Churchill. London 1913.

Who was who in America. Band 1 1897-1942. A component volume of who´s who in Amercan history. Marquis Publications Building. Chicago, Illinois 1968, Seite 181.
www.annals.org/cgi/abstract/119/5/417.
www.wcfia.harvard.edu/picar/programm.html.
Bildquelle: www.wcfia.harvard.edu/picar/programm.html.

Hubert Kolling

CAHEN, Fritz

Das 1869 eingeweihte jüdische Krankenhaus in Köln gehörte zu den modernsten Anstalten seiner Zeit. Zunächst im Severinsviertel zwischen Silvan- und Annostrasse gelegen, genoss das jüdisch gestiftete, aber überkonfessionell ausgerichtete „Israelitische Asyl für Kranke und Altersschwache" eine große Wertschätzung auch bei Nichtjuden. Sie machten um die Jahrhundertwende rund achtzig Prozent der Patienten aus. Nachdem trotz zweimaliger Erweiterung die Gebäude mehr als ausgelastet waren, ging man in den 1890er Jahren an die Konzeption eines Neubaus. Nach einer wiederum großzügigen Schenkung 1908 auf einem weitläufigen Areal an der Ottostraße im Stadtteil Ehrenfeld eröffnet, entsprachen dessen Einrichtungen laut dem langjährigen leitenden Arzt Dr. Benjamin Auerbach (1855-1940) ➔④ „den höchsten Anforderungen der zeitgenössischen Medizin an Technik und Hygiene". Zudem blieb das Asyl mit seinem Kranken- und Infektionshaus, Alters- und Schwesternheim sowie Wirtschafts- und anderen Gebäuden „wichtigste Instanz jüdischer Selbsthilfe in Köln" bis zum 1. Juni 1942, wo es von den städtischen Behörden beschlagnahmt und geräumt wurde. Das jüdische Personal, jüdische, teils schwerkranke Patienten und betagte Bewohner inhaftierte man zunächst im Lager Müngersdorf. Von dort wurden sie deportiert; fast niemand überlebte.
Seit 1892 wirkte in der neu geschaffenen chirurgischen Abteilung des Kölner jüdischen Krankenhauses Sanitätsrat Dr. Fritz Cahen. Während Benjamin Auerbach die Leitung der Inneren Medizin übernahm, war Fritz Cahen von 1895 bis zu seinem Tod 1929 Chefarzt der chirurgischen Abteilung, in der damals auch die gynäkologischen Erkrankungen behandelt wurden.
Fritz (Siegfried) Cahen wurde am 13. September 1861 in Köln-Mühlheim in einer angesehenen und wohlhabenden Familie geboren. Seine Eltern waren der Kaufmann und Fabrikant Moses Cahen und dessen Ehefrau Johanna, geborene Meyer. Nach dem Studium der Medizin promovierte Fritz Cahen 1885 mit einer Dissertation über „Carcinom und Phthise" in Straßburg zum „Dr. med.", wobei er im selben Jahr seine Approbation erhielt. Danach arbeitete er zunächst am Koch´schen Institut in Berlin, dann (1886/87) am Pathologischen Institut der Senckenberg Stiftung in Frankfurt am Main. Während seiner anschließenden Tätigkeit als Assistenzarzt (1887 / 1888) im Bürgerhospital in Köln entschied er sich für die Chirurgie als Spezialfach, nachdem er mehrere Jahre(1888/90), ebenfalls als Assistenzarzt, an der Chirurgischen Universitätsfrauenklinik in Greifswald und (1890) in der Universitätsfrauenklinik in München gewirkt hatte. 1890 ließ er sich in Köln als Facharzt für Chirurgie nieder.
Fritz Cahen, der mit Antonie Scharf verheiratet war und in der Blaubach 63, später in der Bismarkstraße 5 in Köln wohnte, veröffentlichte zahlreiche Beiträge in medizinischen Fachzeitschriften, unter anderem „Reduktionsvermögen der Bakterien" in der „Zeitschrift für Hygiene"; „Infarkt des Leistenhodens durch Torsion des Samenstranges" in der Deutschen Zeitschrift für Chirurgie; „Myositis ossificans", ebenda; „Bildung eines künstlichen Choledochus mittels Drainrohres", ebenda; „Behandlung der Luxatio humeri cum fractura capitis", ebenda; „"Chirurgische Behandlung des Kardiospasmus", in der Münchener Medizinischen Wochenschrift; „Behandlung der Navel- und Bauchbrüche" im Archiv für Gynäkologie; „Kastration bei Mammakarzinom" in der Deutschen Zeitschrift für Chirurgie; „Akute Magendilatation" in der Münchener Medizinischen Wochenschrift; „Osteoplastische Freilegung der Augenhöhle" im Zentralblatt für Chirurgie; „Überbrückung von Nervendefekten", ebenda; „Störung des Dekanulements bei

Thymushyperplasie“ in der Münchener Medizinischen Wochenschrift.
Nach Ansicht von Zeitgenossen (1913) war Fritz Cahen „speziell auf dem Gebiete der Chirurgie eine anerkannte Autorität“. Während des Ersten Weltkriegs (1914-1918) arbeitete er weiterhin im Kölner Asyl beziehungsweise deren Lazarettabteilung. Neben seinem ärztlichen Wirken war er unter anderem von 1921 bis 1923 Erster Vorsitzender des Allgemeinen ärztlichen Vereins Köln.
Im Hinblick auf die Krankenpflege ist bedeutsam, dass er sich wie Benjamin Auerbach oder sein Kollege Dr. Gustav Feldmann (1872-1947) ➔② in Stuttgart aktiv für die Ausbildung von jüdischen Krankenschwestern einsetzte. Von daher war es für ihn keine Frage, dass er von Anfang an – seit 1899 im Vorstand des „Vereins für jüdische Krankenpflegerinnen“ in Köln mitarbeitete.
Nachdem es nach langer Diskussion innerhalb der jüdischen Gemeinden und Verbände über die Notwendigkeit einer speziellen Heranbildung jüdischen Pflegepersonals 1893 in Frankfurt am Main zur Gründung des ersten Vereins für jüdische Krankenpflegerinnen in Deutschland gekommen war, hatte das Kölner Asyl noch im gleichen Jahr mit dem Verein Kontakt aufgenommen, um mit ihm über eine Zusammenarbeit zu verhandeln. Es war damit eine der ersten jüdischen Anstalten, die bereit waren, das neue Angebot zu nutzen. Der Frankfurter Verein empfahl eine seiner Schwestern – Frieda Brüll (1866-1942) ➔④ – nach Köln, die dort als Oberin die gesamte Leitung von Pflege, Wirtschaft und Hausverwaltung übernahm. Verbunden mit der Übernahme von Schwestern aus Frankfurt am Main erklärte sich das Kuratorium bereit, dem Frankfurter Verein das Asyl als Ausbildungsstätte für Pflegerinnen zur Verfügung zu stellen, eine Aufgabe, die man als gleichermaßen bedeutsam für die Krankenpflege ansah wie für „die sociale Förderung jüdischer Mädchen.“ 1893 nahm man zwei, Anfang 1894 eine weitere Schülerin auf, denen das Kuratorium „Lerneifer“, „Dienstbeflissenheit“ und „Gewissenhaftigkeit“ in der Krankenpflege bescheinigte. Der Beginn dieser Ausbildungstätigkeit war dabei bereits mit weitergehenden Vorstellungen verknüpft. Man dachte daran, die Zahl der jüdischen Pflegerinnen rasch zu erhöhen, und äußerte schon 1894 die Hoffnung, „daß in nicht zu ferner Zeit [...] jüdische Krankenschwestern auch in unserer Stadt für die Pflege Kranker jeder Confession bereit stehen“ könnten.
Da sich mit dem geplanten Neubau des Asyls die pflegerische Arbeit ausweitete, überlegte das Kuratorium Ende 1898 konkrete Schritte, um einen Kölner Verein für jüdische Krankenpflegerinnen zu gründen. Der Erfolg der jüdischen Krankenpflegevereine in Frankfurt am Main und Berlin ermutigte die Kölner Planung, denn beide Organisationen standen „in blühender Wirksamkeit“ und widerlegten Befürchtungen, die häufig in Hinblick auf die Akzeptanz jüdischer Pflegeorganisationen geäußert wurden. Ihre Tätigkeit zeigte zum einen, dass es eine ausreichende Zahl jüdischer Frauen gab, die bereit waren, „freudig den ehrenvollen, aber auch schweren Beruf der Krankenpflege zu ihrer Lebensaufgabe“ zu wählen, zum anderen, dass sie dabei den „Wettbewerb mit den Krankenschwestern der anderen Confessionen“ aufnehmen konnten und schließlich, dass das Angebot jüdischer Krankenpflege von Gemeinden und Institutionen rasch angenommen wurde, sich inzwischen sogar ein starkes Bedürfnis nach jüdischen Krankenpflegerinnen bemerkbar machte.
In Köln entschloss man sich einen Schwesternverband zu gründen, der zugleich Ausbildung, Fortbildung, Leitung, Beaufsichtigung und materielle Versorgung der Schwestern leisten sollte. Um die Zielsetzung des geplanten Vereins vorzustellen, luden das Kuratorium des Asyls und die jüdische Gemeinde gemeinsam für Anfang Januar 1899 zu einer Versammlung in der Rheinlandloge ein. Nachdem man hierbei die Vereinsgründung beschlossen hatte, begannen sogleich die Beratungen für einen Vereinsstatus. Gleichzeitig setzte man auch Bestimmungen für eine Pensions-Stiftung fest, mit der die Altersversorgung der zukünftigen Krankenpflegerinnen gesichert werden sollte. Schließlich wählte die Versammlung einen ersten Vorstand, dem auch Fritz Cahen angehörte. In

einem noch im gleichen Monat versandten Rundbrief stellte der neue Verein seine Ziele potentiellen Förderern vor. Dabei betonte er nicht nur die Notwendigkeit jüdischer Krankenpflegerinnen für das Kölner Asyl, sondern verwies auf einen allgemeinen Bedarf an jüdischem Pflegepersonal. Aufgabe des Vereins sei es deshalb, so bald wie möglich Schwestern „überall in die westlichen Provinzen Deutschlands zur Dienstleistung“ zu entsenden.

Durch die Kölner Vereinsgründung war die enge Verbindung zum Frankfurter Verein überflüssig geworden und konnte gelöst werden. Die Kontinuität in der pflegerischen Leitung des Asyls blieb jedoch erhalten, da Oberin Frieda Brüll und Schwester Julie Strauss aus dem Frankfurter Verein austraten und sich dem Kölner Verein anschlossen. Frieda Brüll übernahm neben ihrem bisherigen Amt als Oberin des Asyls auch das als Oberin der Kölner Schwestern, Julie Strauss wurde auch in diesem Amt ihre Stellvertreterin.

Nachdem der preußische Staat im Mai 1907 Vorschriften für die Ausbildung von Krankenpflegepersonen erlassen hatte, beauftragte auch eine Reihe von Kölner Institutionen die Anerkennung als staatliche Prüfungseinrichtungen, unter ihnen als eine der Ersten die Pflegerinnenschule des Vereins für jüdische Krankenpflegerinnen. Sie erhielt im Juli 1908 die Anerkennung des Staates und durfte seither, zusammen mit dem Asyl als „Prüfungsstation“ staatliche Prüfungen durchführen.

Bereits 1905 war der Deutsche Verband Jüdischer Krankenpflegerinnenvereine (DVJK) als Dachverband der einzelnen Pflegerinnenvereine gegründet worden. Er versuchte im Laufe der folgenden Jahre, für verschiedene Bereiche, etwa für die Aufgabenstellung, die Ausbildung sowie für Gehalt und Pension der Schwestern, einheitliche Regelungen zu schaffen. Der Kölner Verein hatte bereits bei den Vorbereitungen zur Verbandsgründung mitgewirkt, wobei neben Benjamin Auerbach auch Fritz Cahen an der Entstehung „regen Anteil“ hatte.

Nach kurzer Krankheit starb Fritz Cahen am 15. Oktober 1929 in Köln und wurde auf dem Jüdischen Friedhof Köln-Bocklemünd beerdigt. Mit ihm verlor das Israelitische Asyl „eine prägende Persönlichkeit“, Dr. Benjamin Auerbach seinen engsten Mitarbeiter. In einem in der „Kölnischen Zeitung“ erschienenen Nachruf betonte das Kuratorium die große Bedeutung Cahens für Arbeit und Aufbau des Asyls: „Der Verewigte hat fast 40 Jahre hindurch mit treuer Hingabe seine ärztliche Kunst in den Dienst unseres Krankenhauses gestellt und zu dessen Entwicklung von kleinsten Anfängen an zu seiner heutigen Bedeutung in hervorragendem Maße beigetragen. Durch seine humane Gesinnung und sein freundliches Wesen hat er sich das uneingeschränkte Vertrauen und die Anhänglichkeit seiner Patienten und Mitarbeiter zu sichern gewusst. Uns war er ein treuer Freund und Berater, dessen Verlust für die Anstalt und uns selbst unersetzlich ist.“

Auch der Vorstand des Vereins für jüdische Krankenpflegerinnen erinnerte an das langjährige Engagement von Fritz Cahen: „Seit der Gründung des Vereins im Jahre 1899 dem Vorstande angehörend, hat der Verstorbene nicht nur an der Leitung der Geschäfte den regsten Anteil genommen, sondern auch um die Heranbildung und Berufsertüchtigung der jüdischen Schwesternschaft überhaupt sich die größten Verdienste erworben. Unsere Schwesternschaft verliert in ihm einen treuen Freund und gütigen Berater, wir einen durch Sachkenntnis und vornehme Gesinnung in gleicher Weise ausgezeichneten Mitarbeiter.“

Ein Nachruf in der Presse würdigte schließlich auch die über die Grenzen des Israelitischen Asyls hinaus reichende Wirkung und Anerkennung Cahens: „Bei seinen Berufsgenossen wie auch in der Bevölkerung erfreute Dr. Cahen sich eines hohen Ansehens, das sich auf seinen diagnostischen Scharfblick und seine ungewöhnlichen technischen Leistungen, nicht zum Wenigsten aber auch auf seine ganze Persönlichkeit gründete. Seine vorbildliche Pflichttreue und die ideale Berufsauffassung, die ihn beseelte, gaben ihm das Gepräge eines echten Arztes im hippokratischen Sinne, der für die Nöte der sich ihm anvertrauenden Kranken ein warmes Herz hatte. Für seinen weiten Blick als Arzt, der über die engen Grenzen seines Sonderfachs weit hinaussah, zeugt eine große Zahl vortrefflicher Arbeiten aus den verschiedensten Gebieten der medizinischen Wissenschaft. Welche Wertschätzung ihm seine Berufsgenossen entgegenbrachten, erhellt aus der Tatsache, dass er in verschiedenen Fachvereinigungen eine führende Rolle spielte. [...] Sein Heimgang bedeutet einen schwer zu ersetzenden Verlust."

Im Mai 1930 wurde im Asyl eine von dem Bildhauer Benno Elkan (1877-1960) gestaltete Gedenkplatte für Dr. Fritz Cahen eingeweiht. Den Antisemitismus und die Judenverfolgung während der Zeit des Nationalsozialismus (1933-1945) erlebte Fritz Cahen nicht mehr. Während seinem früheren Kollegen Benjamin Auerbach ebenso wie der Krankenschwester Rosa Rauner (1889-1972) ➔⑤ die Emigration gelang, wurden andere jüdische Pflegekräfte des Kölner Asyls vertrieben oder ermordet, so etwa Ruth Sophie Lilienfeld (1917-1944) ➔④, Irma Ransenberg (1893-1944) ➔⑤ oder Sophie Sondhelm (1887-1944) ➔④.

Quellen und Literatur:

Auerbach, Benjamin: Israelitisches Asyl für Kranke und Altersschwache, Silvanstrasse 12/14. In: Köln in hygienischer Beziehung. Festschrift für die Teilnehmer an der XXIII. Versammlung des Deutschen Vereins für öffentliche Gesundheitspflege, herausgegeben von Eduard von Lent. Verlag Dr. von M. Dumont Schauberg. Köln 1898, Seite 302-303.

Auerbach, Benjamin: Vereine für Krankenschwestern. In: Allgemeine Zeitung des Judentums, 64. Jg., Nr. 47 vom 23. November 1900, Seite 560-561.

Auerbach, Benjamin: Das Israelitische Asyl für Kranke und Altersschwache. In: Naturwissenschaft und Gesundheitswesen in Cöln. Festschrift für die Teilnehmer an der 80. Versammlung der Gesellschaft Deutscher Naturforscher und Ärzte in Cöln, herausgegeben von Peter von Krautwig. Bachem. Cöln 1908, Seite 466-477.

Auerbach, Benjamin: Jüdische Krankenhäuser. In: Der Orden Bne Briss. Mitteilungsblatt der Großloge für Deutschland VIII UOBB, Festnummer zum Ordenstage Oktober 1928, Seite 159-162.

Becker-Jákli, Barbara: Das jüdische Krankenhaus in Köln. Die Geschichte des Israelitischen Asyls für Kranke und Altersschwache 1869 bis 1945 (Schriften des NS-Dokumentationszentrums der Stadt Köln, Band 11). Emons. Köln 2004.

Cahen, Fritz: Carcinom und Phthise. Dissertation. Straßburg 1885.

Deutscher Chirurgenkalender. Verzeichnis der deutschen Chirurgen und Orthopäden mit Biographien und biographischen Skizzen. Herausgegeben von A. Borchard und W. Brunn. Bearbeitet von Friedrich Michelsson. „. Auflage. Barth. Leipzig 1926.

Israelitisches Asyl für Kranke und Altersschwache zu Köln. Bericht über die Jahre 1874-1905. Köln 1875-1906.

Israelitisches Asyl für Kranke und Altersschwache zu Köln. Bericht über die Wirksamkeit während des 25jährigen Bestehens und Rechnungs-Ablage pro 1893. Köln 1894.

Steppe, Hilde: „... den Kranken zum Troste und dem Judentum zur Ehre..." Zur Geschichte der jüdischen Krankenpflege in Deutschland. Mabuse. Frankfurt am Main 1997.

Verein für jüdische Krankenpflegerinnen zu Köln. Bericht über die Jahre 1899-1918. Köln 1900-1919.

Hubert Kolling

CHRISTINA von Stommeln

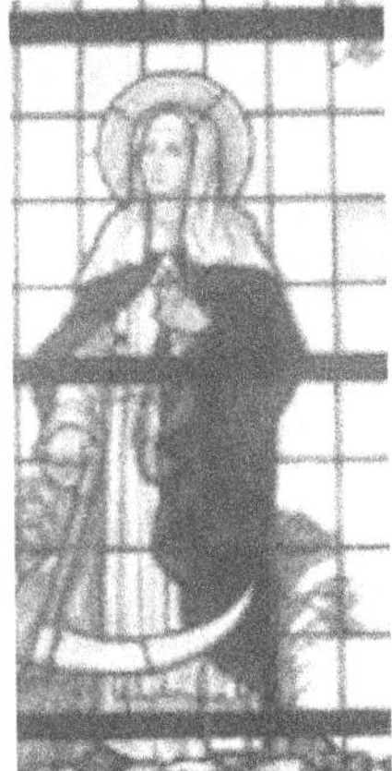

Im Mittelalter wurde die Krankenpflege außer den geistlichen Orden und den Ritterorden auch von einer großen Zahl weltlicher Pflegegemeinschaften ausgeübt, von denen die sogenannten Beginen (auch Beghinen, Beguinen) hervorgehoben werden können. Bei ihnen handelte es sich um Vereinigungen von Mädchen und Frauen, die erstmalig im 12. Jahrhundert in den Niederlanden auftraten. Ihre Gründung durch Lambert de Bégue (?-1187), den Bischof von Lüttich, ist nicht sicher verbürgt. Ohne ein Klostergelübde abzulegen, vereinigten sich die Beginen unter einer frei gewählten Vorsteherin zu Übungen der Andacht und Wohltätigkeit, wobei sie gemeinsam in Beginenhöfen

wohnten. Diese waren anfangs außerhalb der Städte, dann innerhalb derselben angelegt und bestanden aus einzelnen Wohnhäusern mit Kirche, Krankenhaus und Herberge. In Entsprechung zu dieser besonderen Lebensform für Frauen gab es auch einen männlichen Zweig, die Begarden.
Ihre Blütezeit hatten die Beginen, die von Adam Wienand zurecht als „der mittelalterliche Typ der Barmherzigen Schwester" bezeichnet wurden, im 13. Jahrhundert, in dem sie sich in den Niederlanden, Frankreich und Deutschland weit verbreiteten; um das Jahr 1300 wird ihre Gesamtzahl auf etwa 200.000 geschätzt. Frankfurt am Main etwa soll 57 solcher Beginenhöfe mit insgesamt 200, Straßburg 60 mit 600 und Köln 141 mit 2.000 Beginen gehabt haben. Am längsten erhielten sie sich in Deutschland, wo sie neben der Betreuung von Hospitaliten vor allem auch die Hauskrankenpflege in den Städten ausübten. Eine herausragende Persönlichkeit in der ersten großen Blüte der Beginenbewegung war die Mystikerin Christina von Stommeln.
Christina von Stommeln, auch Christina Bruso oder – zum Unterschied von der belgischen – die „Kölnische Christina" genannt, wurde vermutlich am 24. Juli 1242 in Stommeln (heute ein Stadtteil von Pulheim) in der Nähe von Köln als Tochter der Eheleute Hilla und Heinrich Bruso auf einem landwirtschaftlichen Hof geboren. Es war eine sehr unruhige Zeit, da der Kölner Erzbischof mit dem Jülicher Grafen Wilhelm IV. um die Macht in den Rheinlanden stritt. Bereits als Elfjährige hatte Christina erste Visionen, in denen sie sich als Auserlesene Christi zu besonderen Aufgaben bestimmt sah. Bereits im Alter von 13 Jahren (1255) verließ sie ohne Wissen und gegen den Willen der Eltern den väterlichen Hof und trat in die Schwesterngemeinschaft der Beginen in der Kölner Stollgasse ein. Zwei Jahre später zeigten sich während der Betrachtung des Leidens Christi bei Christina zum ersten Mal an ihrem Leib die Wundmale des Herrn und an ihrem Kopf die Spuren seiner Dornkrone. 1259 kehrte sie aus Köln nach Stommeln zurück, weil sie wegen „Trance- und Entrückungszuständen" beim Betrachten des Leidens Christi oft tagelang für ihre Mitschwestern nicht mehr zugänglich war. Sie lebte weiterhin als Begine und führte ein Leben in Armut, Bescheidenheit, Stille und Betrachtung. Seit 1267 wohnte Christina im Haus des Stommelner Pfarrers Johannes, der später ihre Vita niederschrieb. Im selben Jahr, am 21. Dezember 1267, lernte sie den Dominikanerpater Petrus (Peter) von Dacien (?-1288) aus dem schwedischen Gotland (Dacia, Name der Ordensprovinz, zu der außer Dänemark auch Schweden gehörte) kennen, mit dem sie bald in Briefwechsel trat und der als ihr Beichtvater auch ihre in der Karwoche 1268 empfangene Wundmale Christi bezeugte. Petrus von Dacien legte später ebenfalls eine Biographie über Christina von Stommeln vor, die zusammen mit den Briefen und Aufzeichnungen des Pfarrers als Quelle für ihre Erscheinungen gilt. Hierzu hält Petrus von Dacien fest: „Während sie, vom Geist erfasst, so völlig von Sinnen war, öffnete sie ihre linke Hand, und ich sah, was ich mir von Kindheit an gewünscht hatte: in der weißen Hand der Jungfrau das Kreuz unseres Herrn von blutroter Farbe. Dieses Kreuz aber war nicht nur mit Farbe oder Blut gemalt, sondern als Wunde in die Hand geprägt: es war auch nicht ein einfaches Kreuz, es war vielmehr mit den schönsten Blumen geschmückt und wunderbar gestaltet."
Christina starb am 6. November 1312 in Stommeln im Alter von 70 Jahren im Rufe der Heiligkeit. Ihr Leichnam wurde zunächst neben dem Westturm der Stommelner Pfarrkirche begraben. Bald schon kamen Gläubige zu ihrem Grabe, um auf ihre Fürbitte hin Hilfe in körperlichen und seelischen Leiden zu erlangen. Nach einer auffälligen Heilung von der Gicht, die Graf Dietrich IX. von Kleve im Jahre 1339 zuteil wurde, gründete dieser zum Dank in Stommeln ein Stift. Die Gebeine Christinas wurden exhumiert und fortan in dieser Kirche aufbewahrt. Am 1. Mai 1342 wurden die Reliquien Christinas nach Nideggen in der Eifel zur Residenz des Grafen Wilhelm IV. in eine eigens erbaute Stiftskirche und von dort am 22. Juli 1586 in die Stiftskirche in Jülich, der heutigen Propsteikirche St. Mariä Himmelfahrt überführt und verehrt. Über Jahrhunderte hin kamen Jahr für Jahr

zahlreiche Pilgergruppen zum Grabe Christinas in der Jülicher Pfarrkirche, um auf ihre Fürbitte Hilfe in körperlichen, insbesondere bei Lähmungen, Gicht und in Fieberkrankheiten sowie seelischen Leiden zu erfahren. Mit der Christina-Oktav war seit Alters her ein Markt verbunden, der eine sehr große Bedeutung hatte, weil er vor dem Beginn des Winters gelegen, den Bewohnern des Jülicher Landes Gelegenheit gab, neben der Verehrung der Reliquien auch ihre Bedürfnisse für den Winter zu kaufen. Hiervon ist in der heutigen Zeit neben den kirchlichen Feierlichkeiten nur die Christinakirmes verblieben, die alljährlich in den Straßen der Innenstadt gefeiert wird.

Christina von Stommeln, die am 12. August 1908 durch Papst Pius X. selig gesprochen wurde, war mit ihrem karitativen Wirken sicher kein Einzelfall. Unter ihren Zeitgenossinnen und Zeitgenossen lassen sich viele andere finden, die ihr weltliches Gut hingaben und ihre Familien verließen, um sich der praktischen Nächstenliebe beziehungsweise Krankenpflege zu widmen. Neben den Beginen Maria von Oignies (1177-1213) ➔④ und Mechthild von Magdeburg (1207-1282) ➔⑤ mögen Personen wie Franz von Assisi (1182-1228) ➔①, Elisabeth von Thüringen (1207-1231) ➔①, Agnes von Böhmen (1211-1282) ➔③, Gertrud von Thüringen (1227-1297) ➔③ und Elisabeth von Portugal (1269-1336) ➔③ als Beispiele dienen.

Quellen und Literatur:

Bers, Günter: Christina von Stommeln. In: Lexikon für Theologie und Kirche. Zweiter Band. Begründet von Michael Buchberger. Herausgegeben von Walter Kasper. 3., völlig neu bearbeitete Auflage. Herder. Freiburg, Basel, Rom, Wien 1994, Spalte 1139.

Bers, Günter: Die Verehrung der seligen Christina von Stommeln in Jülich, vom 16. zum 20. Jahrhundert. Zur Kulturgeschichte einer Volksheiligen (Veröffentlichungen des Jülicher Geschichtsvereins, Band 9). Verlag des Jülicher Geschichtsvereins. Jülich 1986.

Beyer, Rolf: Christina von Stommeln. In: Beyer, Rolf: Die andere Offenbarung. Lübbe. Bergisch Gladbach 1989, Seite 160-168.

Greven, Joseph: Die Anfänge der Beginen. Ein Beitrag zur Geschichte der Volksfrömmigkeit und des Ordenswesens im Hochmittelalter. Aschendorff. Münster 1912.

Grundmann, Herbert: Religiöse Bewegung im Mittelalter. Untersuchungen der geschichtlichen Zusammenhänge zwischen der Ketzerei, den Bettelorden und der religiösen Frauenbewegung im 12. und 12. Jahrhundert und über die geschichtlichen Grundlagen der Mystik. Reprographischer Nachdruck der 1. Auflage, Berlin 1935. Wissenschaftliche Buchgesellschaft. Darmstadt 1970.

Heimbucher, Max: Die Orden und Kongregationen der katholischen Kirche. Zweiter Band. 4. Auflage, Nachdruck der 3., größtenteils neubearbeiteten Auflage von 1934. Ferdinand Schöningh. Paderborn, München, Wien 1980, Seite 640.

Kolling, Hubert: „Die Sorge für die Kranken steht vor und über allen anderen Pflichten“ – die mittelalterlichen Wurzeln der Krankenpflege. In: Gerhard Aumüller, Kornelia Grundmann, Christina Vanja (Hrsg.): Der Dienst am Kranken. Die Krankenversorgung zwischen Caritas, Medizin und Ökomonie vom Mittelalter bis zur Neuzeit (Veröffentlichungen der Historischen Kommission für Hessen, 68). Marburg 2007, S. 65-85.

Lull, Caspar Peter: Lilium Inter Spinas. Das ist: Die wunderbarliche unter den Dörnern / eines zeitlichen schmertz-vollen Lebens / beständige in Göttlicher Liebe blühende Christina von Stummelen. Widenfeldt. Cöllen 1689.

Madey, Johannes: Christina von Stommeln. In: Biographisch-Bibliographisches Kirchenlexikon, Band XV. Begründet und herausgegeben von Friedrich Wilhelm Bautz. Fortgeführt von Traugott Bautz. Traugott Bautz. Herzberg 1999, Spalte 412.

Nieveler, Peter: Codex lulacensis. Christina von Stommeln und Petrus von Dacien; ihr Leben und Nachleben in Geschichte, Kunst und Literatur (Veröffentlichungen des Bischöflichen Diözesanarchivs Aachen, Band 34). Kühlen. Mönchengladbach 1975.

Ruh, Kurt: Geschichte der abendländischen Mystik, Band 2: Frauenmystik und Franziskanische Mystik der Frühzeit. Beck. München 1993, Seite 116-120.

Ruhrberg, Christine: Der literarische Körper der Heiligen. Leben und Viten der Christina von Stommeln (1242-1312) (Bibliotheca Germanica, Band 35). Francke. Tübingen, Basel 1995.

Ruhrberg, Christine: Verkörperte Theologie. Zum „Leben“ der Christina von Stommeln. In: Kuhn, Annette / Lundt, Bea (Hrsg.): Lustgarten und Dämonenpein. Konzepte von Weiblichkeit in Mittelalter und Früher Neuzeit. Edition Ebersbach. Dortmund 1997, Seite 240-262.

Steffens, Arnold: Die selige Christina von Stommeln. Druck und Kommissionsverlag der Fuldaer Actiendruckerei. Fulda 1912.

Vierhaus, Rudolf (Hrsg.): Deutsche Biographische Enzyklopädie (DBE). Band 6. 2., überarbeitete

und erweiterte Ausgabe. K. G. Saur. München 2005, Seite 340.
Wienand, Adam (Hrsg.): Das Wirken der Orden und Klöster in Deutschland. Zweiter Band. Die weiblichen Orden, Kongregationen und Klöster. Wienand-Verlag. Köln 1964, Seite 133.
Wisskirchen, Josef: Selige Christina von Stommeln (1242-1312). Anmerkungen zu ihrem Leben und zur Christinakapelle in Stommeln. In: Pulheimer Beiträge zur Geschichte und Heimatkunde, Band 16. Pulheim 1992, Seite 21-35.
Wollersheim, Theodor: Leben der ekstatischen und stigmatischen Jungfrau Christina von Stommeln, wie solches von dem Augenzeugen Petrus von Dacien und anderen beschrieben ist. Köln 1859.
Wolters, Max: Einfach da sein. 150 Jahre Genossenschaft der Cellitinnen nach der Regel des heiligen Augustinus Köln / Severinstraße. Parzeller. Fulda 1988, Seite 20-29.
www.de.wikipedia.org/wiki/Christina_von_Stommeln [12.06.2007].
www.dominikanerinnenchristinenhof.de/start.php [12.06.2007].
www.eckhart.de/frauen.htm [12.06.2007].
www.stommeln.de/stommeln-lokal/kultur/christina [12.06.2007].
www.vir-benedictus.de/christina.htm [12.06.2007].
Bildquelle: www.dominikanerinnenchristinen hof.de/start.php [12.06.2007].

Hubert Kolling

COUDENHOVE, Karl Ludwig Graf von

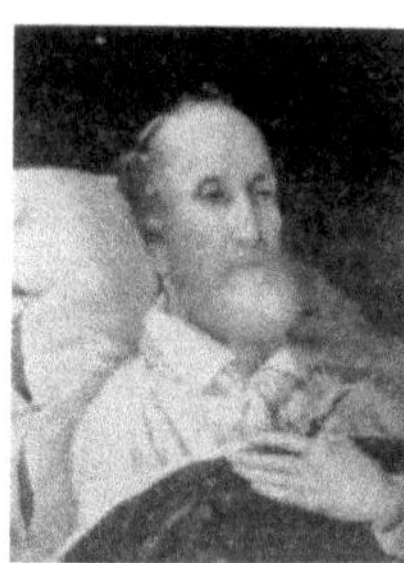

Gedrängt von der Not der Cholera und besorgt um das Seelenheil der Kranken, berief Domherr Karl Ludwig Graf von Coudenhove mit Unterstützung der Kaiserin Karolina Augusta von Österreich (1792-1873) ➔③ im Jahre 1832 Barmherzige Schwestern vom heiligen Vinzenz von Paul (1581-1660) ➔① nach Wien. Das Mutterhaus in Zams (Tirol) – der erste Ort, an dem die hauptsächlich der Krankenpflege widmete Kongregation sich in Österreich nieder gelassen hatte – entsandte daraufhin am 2. März 1832 Katharina Lins (Schwester Josepha Nikolina) (1788-1836) ➔② mit drei Schwestern (Baronesse Sternbach, Xaveria Strasser und Seraphina Gräfin Sardentheim) sowie zwei Kandidatinnen nach Gumpendorf, einem Vorort von Wien.

Als Besonderheiten in der Versorgung der Kranken ist zu bemerken, dass die Schwestern von Gumpendorf von Anfang an auch die Hauskrankenpflege ausübten. Sie pflegten nicht nur Frauen, sondern auch Männer, was damals für geistliche Schwestern nicht üblich war. Auch in der medizinischen Fachwelt spielten die Barmherzigen Schwestern eine nicht unbeachtliche Rolle, da das Wiener Spital die einzige homöopathische Heil- und Lehranstalt der Stadt war, die als solche noch weit über die Grenzen des Kaiserreichs hinaus Bedeutung erlangte. In der Homöopathie erwarben sich die Schwestern einen guten Ruf – sechs Spitäler wurden von ihnen im Laufe der Zeit nach der Schule von Samuel Hahnemann (1755-1843) geführt: außer dem Spital in Gumpendorf waren dies die Spitäler in den Wiener Vorstädten Sechshaus und Leopldstadt (mit einer homöopathischen und einer allopathischen Abteilung) sowie die Krankenhäuser in Linz, Kremsier und Steyr.

Zu Beginn des Jahres 2000 gehörten der Kongregation knapp 400 Schwestern an. Zu den ordenseigenen Niederlassungen zählen heute unter anderem vier Krankenhäuser (Wien, Linz, Ried, Speising) und drei Altenheime (Wien, Baden, Maria Anzbach). In den Jahren 1998 und 1999 konnten zwei Niederlassungen in Tschechien eröffnet werden.

Bei der ersten Wahl am 1. März 1836 wurde „die außerordentlich begabte und tüchtige Schwester" Xaveria Strasser (1801-1868) ➔⑤ zur 1. Generaloberin der Barmherzigen Schwestern in Wien gewählt. Ihre Nachfolgerinnen im Amt waren in den Jahren 1842-1845 Schwester Leopoldine Kunst, 1845-1848 Schwester Friederike Baumgartner, 1848-1854 Schwester Hedwig Klausa, 1854-1863 Schwester Maximiliana Bernold, 1863-1872 Schwester Leopoldine Wagner (1822-1897) ➔④, 1872-1875 Schwester Benedikta Molterer, 1875-1896 Schwester Leopoldine Wagner, 1896-1910 Schwester Hildegard Tobich (1841-1910) ➔⑤ und 1910-1927

Schwester Gervasia Salzner (1865-1949) ➔④.
Karl Ludwig (Graf von) Coudenhove war am 7. Januar 1774 in Aachen geboren worden. Nachdem er Offizier geworden war, heiratete er Charlotte, geborene Freiin von Wambold, mit der er sieben Kinder hatte. Nach dem Tod seiner Ehefrau wurde er sich klar darüber, dass er zum Priester berufen sei, und wurde tatsächlich im Jahre 1819 ordiniert. Wie sehr er als Spätberufener, mit 45 Jahren, seinen neuen Beruf ernst nahm, zeigt sich darin, dass er sich nicht bloß dem Kreise um den heiligen Klemens Maria Hofbauer (1751-1820) ➔⑤ anschloss, sondern auch die Absicht hatte, Redemptorist zu werden. Im Jahre 1820 trat er in Wien bei Maria Stiegen unter dem damaligen Provinzial Pater Passerat in die Kongregation ein, konnte aber zur Profess nicht zugelassen werden: „Als Vater von sieben Kindern, begütert in Böhmen, Bayern und Nassau, war er nicht imstande, seine verwickelten Familienangelegenheiten zu ordnen. Er konnte deshalb trotz seines Verlangens nicht zu den Gelübden zugelassen werden und mußte das Kleid der Kongregation, nachdem er es beinahe drei Jahre lang getragen hatte, wieder ablegen.“
Nach seiner Rückkehr zum Weltpriester erhielt er am 16. Mai 1824 ein Kanonikat der Savoyen-Liechtensteinschen Stiftung an der Metropolitankirche zu Sankt Stephan in Wien. Mit großem Engagement widmete er sich nun der Seelsorge. Besonders am Herzen lag ihm die Sorge um die Kranken im Allgemeinen Krankenhaus und im Militärgefangenenspital. Beim ersten Auftreten der Choleraepidemie in Wien (1831) war Coudenhove einer der ersten Priester, die sich zur Pflege der Kranken in den Spitälern zur Verfügung stellten. Monatelang brachte er dort zu, wobei er sich selbst zweimal ansteckt haben soll. Sicherlich trugen diese Erfahrungen dazu bei, den bereits früher gefassten Gedanken nun möglichst rasch zu verwirklichen: Barmherzige Schwestern nach Wien zu bringen. Bereits 1825 hatte er in adligen Kreisen und bei Hofe Subskriptionslisten für ein Spital und eine Niederlassung der Schwestern kursieren lassen. Der entsprechende Aufruf, welcher die Sammellisten begleitete, hatte folgenden Wortlaut: „Weltbekannt ist der Segen, welchen die sogenannten Soeurs grises (Graue Schwestern), gestiftet vom hl. Vinzenz von Paul, überall verbreiten, wo ihre Liebe waltet. Wer nur einmal Frankreich besucht hat, wird mit dieser Überzeugung zurückgekehrt sein. Dies weckte in den Herzen einiger Damen allhier den Gedanken und den Wunsch, diese segensreiche Anstalt auch in unsere Kaiserstadt herzuleiten, und der Himmel erklärte sich offenbar dafür. Ihre Majestät (Kaiserin Karolina Augusta) selbst stehen schon an der Spitze derjenigen, die dieses schöne Werk begünstigen und unterstützen. Umso vertrauensvoller dürfen oberwähnte Damen es wagen, auch andere zur Teilnahme an diesem neuen Institute einzuladen. Damit aber die liebevollen Teilnehmer den Zweck und die Bestimmung dieser neuen Anstalt erfahren, so fügen wir die Erklärung bei, daß der eigentümliche Beruf dieser ‚Soeurs grises' oder Barmherzigen Schwestern hier in Wien sein soll: Kranke pflegen in den Häusern, wo man sie ruft. [...].“
Bei den jahrelangen Verhandlungen mit den Behörden über die Einführung der Vinzentinerinnen machte Coudenhove zwei Vorteile im Vergleich mit den Elisabethinerinnen geltend: Zum einen würden sie Kranke beiderlei Geschlechts aufnehmen, zum anderen wären sie an keine Klausur gebunden, wodurch sie auch außerhalb ihres Spitals, ja sogar zum Elementarunterricht auf dem Land eingesetzt werden könnten. So erlangte er schließlich die Genehmigung der niederösterreichischen Landesregierung zur Errichtung des Schwesterninstituts unter der Bedingung, dass die Einrichtung auf jedwede Unterstützung aus einer öffentlichen Kasse verzichtet.
Der zum „Kurator“ des Mutterhauses bestellte Domherr Coudenhove bestimmte in den ersten Jahren über die Anstellung der Ärzte; zudem hatte er für die Beschaffung der Geldmittel und die Sicherstellung seiner neuen Anstalt zu sorgen, wozu er zahlreiche Sammlungen veranstaltete. Überdies war er mit seinem ganzen Herzen bei der Seelsorge, insbesondere konnte man ihn für die Kranken

immer und überall haben. Selbst seine Pflicht als Domkapitular ließ er gegenüber seiner Arbeit in irgend einem Spital zurücktreten. Als im Jahre 1832 die Schwestern zum ersten Mal ihr Krankenhaus für die Cholerakranken öffneten, übernahm er auch dort sofort das Amt eines Seelsorgers für diese Kranken und war damit tatsächlich so sehr in Anspruch genommen, dass er im August an Erzbischof Vinzenz Eduard Milde das Ansuchen um einen „weiteren Urlaub vom Kapitel" richtete, weil „in Gumpendorf die Cholera noch arg" sei und weil es ihm zu schwer erscheine, der Gumpendorfer Pfarre die ganze Last aufzuerlegen.

Karl Ludwig Graf von Coudenhove, der 1838 sein Superiorenamt an Domkapitular Ernst Max Hurez abtrat, starb nach langer schmerzvoller Krankheit am 30. April 1838 im Alter von 65 Jahren. Als Todesursache wurde amtlich ein Nierenleiden angegeben. Seine letzte Ruhestätte fand er auf dem St. Marxer Friedhof. In seinem Testament hinterließ Coudenhove den Barmherzigen Schwestern in Wien-Gumpendorf seinen silbernen, vergoldeten Kelch.

Quellen und Literatur:

Brentano, Clemens: Die barmherzigen Schwestern in Bezug auf Armen- und Krankenpflege, nebst einem Bericht über das Bürgerspital in Coblenz und erläuternden Beilagen. Hölscher. Koblenz 1831.

Fleischmann, W[ilhelm] F[riedrich] C[arl]: Das Wirken der barmherzigen Schwestern in Wien, nebst einer vorausgeschickten kurzen Lebensgeschichte ihres heiligen Stifters. J. P. Sollinger. Wien 1839, Seite 80-81.

Fleischmann, W[ilhelm] F[riedrich] C[arl]: Notizen über das Spital der barmherzigen Schwestern in Gumpendorf. Die Leistungen der Homöopathie in einer tabellarischen Übersicht der, vom Jahre 1835 bis Ende 1843 in demselben behandelten Kranken, nebst einigen Krankengeschichten. In: Österreichische Zeitschrift für Homöopathie, 1. Jg., 1844, Heft 1, Seite 176-203.

Frings, Hermann Josef: Die Vinzentinerinnen als Wegbereiterinnen der neuzeitlichen Krankenpflege im deutschsprachigen Sprachgebiet (1832-1900). Medizinische Dissertation. Selbstverlag. Köln 1994, Seite 13-16.

Gattringer, Franz: Geschichte der Kongregation der Mission und der Barmherzigen Schwestern in Österreich-Ungarn. Verlag der Missionspriester. Graz 1912, Seite 13.

Hlawati, Franz: Die Barmherzigen Schwestern von Wien-Gumpendorf 1832-1932. Selbstverlag der Kongregation der Barmherzigen Schwestern. Wien 1932, Seite 12-16, 22-23, 32-33, 43, 204-207, 309-310.

Kongregation der Barmherzigen Schwestern vom heiligen Vinzenz von Paul, A-1062 Wien (Gumpendorfer Straße 108): Schriftliche Mitteilung an den Verfasser vom 16. Februar 2005.

Mader, Karl: Die Congregation des Allerheiligsten Erlösers in Österreich. Eine Chronicbericht über ihre Einführung, Ausbreitung, Wirksamkeit und ihre verstorbenen Mitglieder. St. Norbertus Buch- und Kunstdruckerei. Wien 1887, Seite 20.

Pesch, Heinrich: Die Wohlthätigkeitsanstalten der christlichen Barmherzigkeit in Wien. Herder. Freiburg im Breisgau 1891, Seite 16.

Richartz, Alfonsa: Loderndes Feuer. Vinzenz von Paul. Edition du Signe. Straßburg 1995.

Scherer, Emil Clemens: Die Kongregation der Barmherzigen Schwestern von Straßburg. Ein Bild ihres Werdens und Wirkens von 1734 bis zur Gegenwart (Forschungen zur Kirchengeschichte des Elsaß, Band 2). Colportage Catholique. Saaralben (Lothringen) 1930, Seite 189, 191 und 216.

Wittelshöfer, L[eopold]: Wiens Heil- und Humanitätsanstalten, ihre Geschichte, Organisation und Statistik. Nach amtlichen Quellen. Seidel. Wien 1856, Seite 254-261.

www.barmherzigeschwestern-wien.at [29.11.2002].

www.bhs.at/orden/prodon.asp [29.11.2002].

Bildquelle: Hlawati, Franz: Die Barmherzigen Schwestern von Wien-Gumpendorf 1832-1932. Wien 1932, Seite 207.

Hubert Kolling

CZWALINA, Margarete

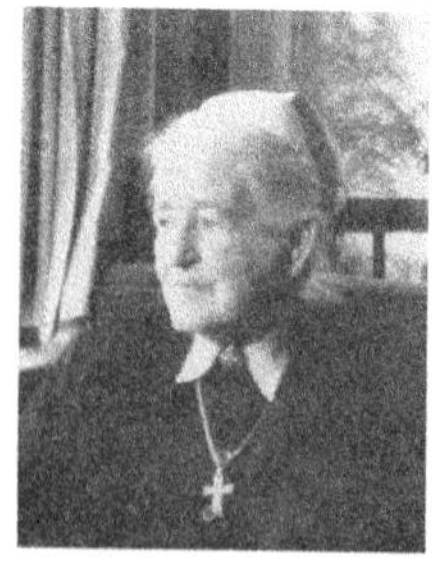

Margarete Emma Nannette Czwalina wurde am 4. Februar 1870 in Posen geboren Sie war die älteste Tochter und das erste von vier Kindern des Kreisrichters und späteren Landgerichtsrats Alexander Czwalina und seiner um zwanzig Jahre jüngeren Ehefrau Sophie, geborene Dudy. Margarete wuchs in einer traditionsbewussten, streng evangelisch geprägten Familienatmosphäre auf. In Posen besuchte Margarete von 1876 bis 1886 die Höhere Töchterschule. Danach folgten Jahre des Daseins als „Haustochter". Über diesen Lebensabschnitt heißt es in ihrer Biographie: „Jugendkränzchen und Malstunden waren [...] das einzige Wirkungsfeld der Heranwachsenden, die es drängte weiter zu lernen und zu wirken. Die gütige und fröhliche Mutter zog die Tochter im Haushalt wenig heran, sondern freute sich, wenn sie mit ihren Jugendgespielinnen zusammen war. In den Zusammenkünften wurden die Klassiker gelesen und das reiche Geistesgut des Jahrhunderts eifrig genutzt. Es herrschte ein warmes freundliches Leben unter den bekannten Familien. [...] Der streng rechtliche Vater hielt es für ganz unmöglich, seiner Tochter die ersehnte Lehrerinnenausbildung zu gewähren. [...] Erst durch seinen frühen Tod [1893] war dieser Weg schon aus Gründen äußerer Notwendigkeit gegeben."

An Ostern 1895 trat Margarete Czwalina in den einjährigen Oberkursus des „Königlichen Lehrerinnenseminars" in Posen ein. Nach erfolgreich bestandener Prüfung durfte sie an mittleren und höheren Mädchenschulen unterrichten. Sie ging nach Berlin, wohin ihre Mutter nach dem Tod ihres Mannes gezogen war, und absolvierte noch eine dreimonatige Ausbildung zur Turnlehrerin. Danach arbeitete sie zunächst als Hilfslehrerin an Berliner Volksschulen, ab 1. Februar 1897 als Lehrerin in der Zehlendorfer „Fürsorgeerziehungsanstalt am Urban", die „300 schwierigen Kindern Heim und Erziehung bot." Dort lernte sie 1899 anlässlich eines Besuches den Theologieprofessor Friedrich Zimmer (1855-1919) ➔① kennen, der 1894 den Evangelischen Diakonievereins (EvDV) gegründet hatte. Da Margarete Czwalina auf der Suche nach einem neuen Arbeitsfeld war, bot Friedrich Zimmer ihr an, in seinem 1894 in Kassel ins Leben gerufenen „Töchterheim" als Lehrerin und Erzieherin auszuhelfen. Das „Reformmädchenpensionat", seinerzeit eine neue Form neben den damals üblichen „Luxuspensionaten" und den Haushaltungsschulen, wurde damals von Oberin Katharina Wittenburg (1866-1943) ➔②, der Diakonieschwester, die die Verbandsschwesternbrosche Nummer 1 trug und von Friedrich Zimmer „die geistige Mutter des Vereins" genannt wurde, geleitet. Margarete Czwalina nahm das Angebot noch im selben Jahr an.

Durch die Freundschaft mit Katharina Wittenburg gewann Schwester Margarete Einblick in die Vereinsarbeit. Den Eintritt in den Vorstand des Evangelischen Diakonievereins lehnte sie in diesen Jahren ab, wies aber die jungen Mädchen im Töchterheim, die sich an ihren Unterrichtsstunden über Fragen christlicher Lebensführung und verschiedene kulturgeschichtliche Themen beteiligten, auf die Schwesternschaft des EvDV hin. Nicht wenige fanden so den Weg in die Ausbildungsstätten des Evangelischen Diakonievereins.

Über den Verwaltungsrat, dem Margarete Czwalina zunächst als Vertreterin von Oberin Wittenburg angehörte, fand sie den Weg in die direkte Vereinsarbeit. Wenngleich sie erst am 11. April 1905 eingesegnet worden war, wählte die Hauptversammlung der Schwesternschaft sie bereits 1909 als Mitglied in den Verwaltungsrat. In den darauffolgenden Perioden wurde sie mehrmals wiedergewählt, so dass sie dem Verwaltungsrat bis 1925 angehörte. Im Jahre 1918 wurde sie erstmals zur Vorsitzenden des Verbandsausschusses, dem von den Verbandsschwestern gewählten Gremium, gewählt.

Nachdem sich Friedrich Zimmer 1906 vom Evangelischen Diakonieverein getrennt hatte, führten Margarete Czwalina und Katharina Wittenburg seit 1908 die Töchterheimarbeit in einem eigenen Töchterheim, dem „Viktoriaheim" in Kassel-Wilhelmshöhe, weiter. Über das Haus und seine Arbeit schrieb eine Schülern: „Es ist beglückend zu sehen, wie der Ton und die Führung des Hauses Anklang finden und der Zustrom der Schülerinnen nicht aufhört. [...] Margarete Czwalina ist geschaffen für die Arbeit, sie ist aufs tiefste beglückt und beglückt ihrerseits. Die jungen Mädchen lieben sie innigst, nicht nur ihre Schönheit, auch ihre gewinnbringende Güte und Freundschaft, und ihr fesselnder Unterricht begeisterte. Sie war nicht immer bequem; Tischunterhaltung musste sein, Interesse für den Unterrichtsstoff verlangte sie

unbedingt, Schlafmützigkeit konnte sie böse machen. Das, was die Heimchen aller Semester zutiefst beeindruckte, waren die sonntäglichen Bibelstunden und die Erkenntnis, dass sich Wort und Tat bei Fräulein Czwalina deckte."
Margarete Czwalina unterrichtete Literatur, Psychologie, Pädagogik, Haushaltskunde, häusliche Buchführung, sonstige Führungen, Kursbuch- und Fremdwörterstunden. Seit 1915 lieferte sie auch regelmäßig – zumeist unter dem Kürzel „M. Cz" – für die „Blätter aus dem Evangelischen Diakonieverein" kurze Berichte über ihre Arbeit.
1920 wurde das „Viktoriaheim", vor allem aus Rücksicht auf Oberin Wittenburgs angegriffene Gesundheit, verkauft, und der Vorstand des EvDV berief Schwester Margarete hauptamtlich „in den Dienst der Pflege der Schwesterngemeinschaft". Damit begann Margarete Czwalinas Reise- und Vortragstätigkeiten. In Vorträgen, Bibelstunden und seelsorgerischen Gesprächen während der Besuche auf den Arbeitsfeldern half sie hierbei immer wieder Zweifelnden zu neuer Gewissheit und tröstete die Verzagten. In der Zeit heftigster Kritik an der evangelischen Schwesternschaft wies sie auf den Auftrag zur diakonischen Arbeit hin, der mitten in allen Veränderungen für den Christen bestehen bleibe.
Im Jahre 1922 wurde Margarete Czwalina mit Schwester Maria von Scheven (1888-1969) ➔⑤ in den Vorstand des Evangelischen Diakonievereins (EvDV) gewählt. Während Maria von Scheven die laufenden Geschäfte der Organisation übernahm, behielt Schwester Margarete die Pflege der schwesterschaftlichen Gemeinschaft bei. So reiste sie wie bisher in die Arbeitsfelder und leitete die Einsegnungskurse, die im Heimathause stattfanden. Den Oberinnentitel erhielt sie, als sie den Bezirk „Diaspora" übernahm; zu diesem gehörten alle Arbeitsfelder, die direkt mit dem Vorstand korrespondierten. Als „beigeordnete Schwester im Vorstand" trug sie nun regelmäßig Tracht, während sie in der Töchterheimarbeit ausschließlich Zivilkleidung getragen hatte. Nach den Anregungen und unter Leitung von Oberin Czwalinas entstand 1924/25 auf dem Heimathausgelände das Friedrich-Zimmer-Haus, das eigene Altersheim der Schwesternschaft.
Da der Evangelische Diakonieverein nicht wie die Mutterhäuser in den evangelischen Gemeinden kollektierte, musste er eigene Wege gehen, um auf sich aufmerksam zu machen. Diese bestanden in den Anfangsjahren des Vereins in Aufrufen in der Presse, später auch in Inseraten, außerdem in Vorträgen in den Kreisen der Kirche, der Inneren Mission (IM) und der Frauenbewegung. Weiterhin warben Diakonieschwestern im Verwandten- und Bekanntenkreis für die eigene Schwesternschaft. Bis 1933 ging es vor allem darum, die dem Evangelischen Diakonieverein eigene Art einer evangelischen Berufsausbildung in der Diakonie bekannt zu machen. Die Oberinnenkonferenz hatte sich daher bereits 1925 intensiv mit der Frage der Werbung befasst. Oberin Czwalina legte dabei ihre Gedanken zur Einsetzung einer „Propagandaschwester" oder, weil sie meinte, dass dies kein schöner Name sei, einer „Wanderlehrschwester' schriftlich vor. Ihr Gedanke sollte, wenn auch unter einer anderen Bezeichnung, nach 1933 Wirklichkeit werden. 1936 wurde Hanna Erckel (1900-1972) ➔② mit dieser Tätigkeit betraut, die hierfür den Namen „Außendienst" prägte.
1926 trat Margarete Czwalina aus dem Vorstand zurück, um, dem Wunsch der Schwestern entsprechend, wieder den Vorsitz im Verbandsausschuss übernehmen zu können. Dieses Amt behielt sie bei bis zur Auflösung dieser Vorform des Hauptschwesternrates im Jahre 1934. Von 1927 bis 1940 führte sie gemeinsam mit Pastor Paul Pilgram (1877-1947) regelmäßig Bibelfreizeiten in der „Veronika" in Tabarz, damals Erholungshaus der Schwesternschaft, durch.
Als Oberin Wittenburg 65 Jahre alt wurde, verlegte Oberin Czwalina ihren Wohnsitz von Zehlendorf nach Kassel ins Margaretenhaus, um die Freundin entlasten zu können. Sie übernahm 1932 von ihr die Leitung des Beziks Kassel, gab die Leitung des Bezirks „Diaspora" auf und führte die Geschäfte der Verbandsausschussvorsitzenden von Kassel aus weiter. Zu ihrem 60. Geburtstag schenkte

ihr die Schwesternschaft eine Reise nach Palästina. 1933 führte sie diese, mittlerweile im 63. Lebensjahr, mit großer Freude aus und ließ die Schwestern an ihren vielfältigen Eindrücken teilnehmen, indem sie eine Artikelserie für die „Blätter aus dem Evangelischen Diakonieverein" schrieb und den Schwesternkreisen, die sie besuchte, viele Vorträge über ihre Reise ins Heilige Land hielt.

Wenngleich es in den Erinnerungen einer ihrer Schülerinnen 1959 heißt, „sehr stark war sonst Frau Oberin Czwalinas politisches Interesse nicht. [...] Selbst Hitler mit seinen welterschütternden Ideen zog sie nicht an", stand Margarete Czwalina dem NS-Staat anfänglich nicht abneigend gegenüber. Im August 1933 veröffentlichte sie in den „Blättern aus dem Evangelischen Diakonieverein" unter der Überschrift „Zeitenwende" einen kurzen Aufsatz, indem sie die Ablehnung der Weimarer Republik und gleichzeitig die an den Umschwung geknüpfte Hoffnung verdeutlichte: „Nach viel Not der Zerrissenheit und Parteiwirrung haben wir einen Führer, der sein Amt täglich aus Gottes Hand nimmt und der darum alles Vertrauens und alles Gehorsams Wert ist. [...] Wir wissen, dass er nichts für sich will, nicht um Macht und Ehre geht es ihm, sondern um Dienst und Hilfe. [...] Die Verehrung für die Person unseres Kanzlers ist in erstaunlich kurzer Zeit der Einigungspunkt für die verschiedensten Richtungen und Strömungen geworden."

Hier klangen Argumente an, die viele evangelische Christen für Hitler einnahmen. Auch der nachfolgende Gedankengang von Oberin Czwalina war 1933 und später weit verbreitet: „Wer in Sorge in den Wirbeln der nationalen Revolution neben allem Großen auch Übergriffe, auch Irrungen und Maßlosigkeiten sah – der sagte doch immer: ‚Das kann Hitler selbst nicht wissen – oder so nicht wollen.' Das war und bleibt Hilfe, auch wenn die Art des Geschehens täglich Nöte des Werdens und Vergehens über Einzelne und über Gemeinschaften bringt. Wir lernen dabei, unser Einzelschicksal nicht mehr so wichtig zu nehmen im Blick auf das Ganze."

Wie für viele andere, hatte das Wort „Gemeinnutz geht vor Eigennutz" damals eine besondere Anziehungskraft, wenn sie in dem selben Beitrag weiter schreibt: „Es liegt in dem Wort der Gedanke des ‚totalen Staates', der uns aus unserer Privatsphäre heraushebt, uns in vielen, bisher ganz berechtigt erscheinenden ‚Eigennutz', entrechtet, verkürzt, beaufsichtigt, der jeden Zweig des öffentlichen und privaten Lebens mit seinem Geist und Willen durchdringen will, um so ‚Gemeinnutz' zu schaffen. Es entfaltet sich ein Sozialismus, wie er unserem ‚Persönlichkeitsbewußtsein', unserem ‚Individualitätsstreben', unserer ‚Eigengesetzlichkeit' oft hart entgegensteht."

Ihre Sehnsucht nach einer Auflösung der Klassengegensätze formuliert Oberin Czwalina wie folgt: „Der Dienst, in den wir Schwestern am leichtesten und am freudigsten uns stellen ist der zur Überwindung aller Klassengegensätze. In Pflege, Fürsorge und Erziehung war`s uns immer selbstverständlich, keine Unterschiede zu kennen. Unser Dienst gehört jedem, der seiner bedarf. Und dennoch sind wir dankbar für den Weckruf. Viel Möglichkeit des Vermittelns und Ausgleichens ist in unsere Hand gelegt; wir können hier Misstrauen beseitigen, dort Achtung pflegen, als ‚Schwester' nach rechts und links verbindend die Hand ausstrecken. Und wir wollen das noch viel wacher, williger und herzlicher tun."

Der letzte Abschnitt des Aufsatzes zeigt, worin Margarete Czwalina im letzten die Richtschnur ihres eigenen Handelns und das der Diakonieschwestern sah: „'Gott sitzt im Regimente' – ‚er führet uns auf rechter Straße'. Wir wollen seinen Willen ganz treu tun, wie ihn der Gehorsam gegen unsere Obrigkeit und unser Dienst uns klar vorzeichnen. Dann werden wir, auch durch dunkle Tage, Schritt um Schritt den rechten Weg finden. Aber freilich nicht als ‚religiöse Menschen', sondern als ernste Gottsucher und treue Beter – das fordert die Zeit gebieterisch."

Es gibt über den Nationalsozialismus von Margarete Czwalina sonst scheinbar keine weitere Veröffentlichung. Ein Brief von Pastor Paul Pilgram an sie vom 20. November 1934 macht deutlich, dass sie vor der Frage

stand, sich der Bekennenden Kirche anzuschließen.
Als die Leiterin des Töchterheims am Brasselsberg (später Katharina-Wittenburg-Haus) Margarete Wiederhold, sich mit Pfarrer Bachmann verheirate, kehrte Oberin Czwalina 1934 noch einmal in die Töchterheimarbeit zurück und half aus, bis eine neue Leiterin gefunden war. Auch nach ihrer Pensionierung zum 1. April 1936 setzte Margarete Czwalina sich nicht zur Ruhe. 1940 veröffentlichte sie ein Portrait über die Oberin Anna Margarete van Delden (1858-1938) ➔②. Bis 1942 blieb sie Oberin des Bezirks Kassel. Noch im hohen Alter nahm sie aktiv am Leben der Schwesternschaft teil und unterrichtete an der Kasseler Diakonieschule.
Eine besondere Ehre wurde ihr noch zu Lebzeiten zuteil, als auf Vorschlag von Oberin Katharina Wittenburg das Erholungsheim für Diakonieschwestern den Namen „Margaretenhaus" erhielt. Zudem rief Vorstandsoberin Hanna Erckel (1900-1972) ➔② im Jahre 1949 das nach ihr benannte „Margaretenwerk" ins Leben. Hierbei handelte es sich um eine Erziehungs- und Bildungseinrichtung, die berufslose Mädchen im Alter von zirka 16 bis 18 Jahren aufnahm, und diese anfangs ein halbes, später ein ganzes Jahr theoretisch wie praktisch mit diakonischer Arbeit vertraut machte.
Margarete Czwalina starb am 3. Oktober 1959. Wenige Tage später fand sie ihre letzte Ruhestätte auf dem Friedhof in Kassel-Wahlershausen neben ihrer Freundin Katharina Wittenburg.

Quellen und Literatur:

Bellardi, Werner (Hrsg.): 1916/1966. Fünfzig Jahre Zehelendorfer Verband für evangelische Diakonie. Berlin [1966].
Berger, Manfred: Margarete Czwalina. In: Biographisch-Bibliographisches Kirchenlexikon, Band XXV. Begründet und herausgegeben von Friedrich Wilhelm Bautz. Fortgeführt von Traugott Bautz. Traugott Bautz. Herzberg 2005, Spalten 189-194.
Cleve, E. von: Aus dem Leben unserer Frau Oberin Czwalina. In: Die Diakonieschwester, 46. Jg., 1950, Seite 19-20.
Czwalina, Margarete: Ergänzungsvortrag. In: Blätter aus dem Evangelischen Diakonieverein, 19. Jg., 1915, Seite 198-200.
Czwalina, Margarete: Vereinsnachrichten: In: Blätter aus dem Evangelischen Diakonieverein, 24. Jg., 1920, Seite 86.
Czwalina, Margarete: Einsegnung und Schwesterntag. In: Blätter aus dem Evangelischen Diakonieverein, 27. Jg., 1923, Seite 37.
Czwalina, Margarete: Am Karren der Gewöhnlichkeit. In: Blätter aus dem Evangelischen Diakonieverein, 27. Jg.,1923, Seite 42.
Czwalina, Margarete: Einsegnung und Schwesterntag. In: Blätter aus dem Evangelischen Diakonieverein, 27. Jg., 1923, Seite 50.
Czwalina, Margarete: Richtfest unseres Altersheims. In: Blätter aus dem Evangelischen Diakonieverein, 28. Jg., 1924, Seite 44-46.
Czwalina, Margarete: Schwesterntag. In: Blätter aus dem Evangelischen Diakonieverein, 28. Jg., 1924, Seite 46.
Czwalina, Margarete: Friedrich-Zimmer-Haus. In: Blätter aus dem Evangelischen Diakonieverein, 28. Jg., 1924, Seite 46-47.
Czwalina, Margarete: Einweihung unseres Friedrich-Zimmer-Hauses. In: Blätter aus dem Evangelischen Diakonieverein, 29. Jg.,1925, Seite 30-31.
Czwalina, Margarete: Briefkasten. In: Blätter aus dem Evangelischen Diakonieverein, 29. Jg., 1925, Seite 50.
Czwalina, Margarete: Bericht über den Schwesterntag am 24. September 1925. In: Blätter aus dem Evangelischen Diakonieverein, 29. Jg., 1925, Seite 116-117.
Czwalina, Margarete: Unsere Lebensbilanz im Lichte Gottes. In: Blätter aus dem Evangelischen Diakonieverein, 30 Jg., 1926, Seite 167-168.
Czwalina, Margarete: Was gehört zu guter Disziplin für die eigene Person und für den Schwesternkreis? In: Blätter aus dem Evangelischen Diakonieverein, 30. Jg., 1926, Seite 187-189
Czwalina, Margarete: Vom Gesundwerden im Kranksein. In: Blätter aus dem Evangelischen Diakonieverein, 31. Jg., 1927, Seite 44-46.
Czwalina, Margarete: Wie verwirkliche ich meine Ideale im Schwesternleben? In: Blätter aus dem Evangelischen Diakonieverein, 31. Jg., 1927, Seite 59-61.
Czwalina, Margarete: Unsere Schwesterngemeinschaft von dem Gesichtspunkt der Verantwortung. In: Blätter aus dem Evangelischen Diakonieverein, 31. Jg., 1927, Seite 104-106.
Czwalina, Margarete: Ein Führer. In: Blätter aus dem Evangelischen Diakonieverein, 32. Jg., 1928, Seite 36-37.
Czwalina, Margarete: Die Frauen des Neuen Testaments. In: Blätter aus dem Evangelischen Diakonieverein, 32. Jg., 1928, Seite 49-51.
Czwalina, Margarete: Einweihung des neuen Heimathauses. In: Blätter aus dem Evangeli-

schen Diakonieverein, 32. Jg., 1928, Seite 64-66.
Czwalina, Margarete: Jesus Sirach. In: Blätter aus dem Evangelischen Diakonieverein, 32. Jg., 1928, Seite 106-108.
Czwalina, Margarete: Bibelfreizeit in Tabarz 5. bis 12. Mai 1928. In: Blätter aus dem Evangelischen Diakonieverein, 32. Jg., 1928, Seite 119-121.
Czwalina, Margarete: Einsegnung und Schwesterntag. In: Blätter aus dem Evangelischen Diakonieverein, 32. Jg., 1928, Seite 170-171.
Czwalina, Margarete: Geschichte des deutschen Kinderliedes. In: Blätter aus dem Evangelischen Diakonieverein, 34. Jg., 1930, Seite 154-156.
Czwalina, Margarete: Selbstmord als Brudernot und Schwestersorge. In: Blätter aus dem Evangelischen Diakonieverein, 37. Jg., 1933, Seite 33-35.
Czwalina, Margarete: Meine Fahrt ins Heilige Land. In: Blätter aus dem Evangelischen Diakonieverein, 37. Jg., 1933, Seite 131-133 und Seite 144-146.
Czwalina, Margarete: Zeitenwende. In: Blätter aus dem Evangelischen Diakonieverein, 37. Jg. 1933, Seite 142-143.
Czwalina, Margarete: Vierzig Jahre Evangelischer Diakonieverein. In: Blätter aus dem Evangelischen Diakonieverein, 38. Jg., 1934, Seite 103-105.
Czwalina, Margarete: Bericht über den Herbst-Schwesterntag am 13. September 1934. In: Blätter aus dem Evangelischen Diakonieverein, 38. Jg., 1934, Seite 211-213.
Czwalina, Margarete: Zu Herrn Pastor Pilgrams 25-jährigem Jubiläum am 1. Februar 1935. In: Blätter aus dem Evangelischen Diakonieverein, 39. Jg., 1935, Seite 65-66.
Czwalina, Margarete: Unsere Frau Oberin van Delden. Evangelischer Diakonieverein. Berlin-Zehlendorf 1940.
Czwalina, Margarete: Briefkasten. In: Die Diakonieschwester. Neue Folge der Blätter aus dem Evangelischen Diakonieverein und dem Zehlendorfer Verband für evangelische Diakonie, 47. Jg., 1951, Seite 122.
Czwalina, Margarete: Ich wandle fröhlich. In: Die Diakonieschwester. Neue Folge der Blätter aus dem Evangelischen Diakonieverein und dem Zehlendorfer Verband für evangelische Diakonie, 47. Jg., 1951, Seite 122.
Czwalina, Margarete: Ich grüße unser Neues Heimathaus zum 25-jährigen Bestehen. Ich wandle fröhlich. In: Die Diakonieschwester. Neue Folge der Blätter aus dem Evangelischen Diakonieverein und dem Zehlendorfer Verband für evangelische Diakonie, 49. Jg., 1953, Seite 55.
Czwalina, Margarete: Frau Oberin van Delden spricht zu uns. In: Die Diakonieschwester. Neue Folge der Blätter aus dem Evangelischen Diakonieverein und dem Zehlendorfer Verband für evangelische Diakonie, 50. Jg., 1954, Seite 147-148 und Seite 165-166.
Czwalina, Margarete: Wenn ich noch einmal anfangen könnte. In: Die Diakonieschwester. Neue Folge der Blätter aus dem Evangelischen Diakonieverein und dem Zehlendorfer Verband für evangelische Diakonie, 55. Jg., 1959, Seite 9-10.
Katscher, Liselotte: Krankenpflege und „Drittes Reich". Der Weg der Schwesternschaft des Evangelischen Diakonievereins 1933-1939. Diakonie. Reutlingen 1990 (Zweite Auflage 1994), Seite 263.
Kracker, Ingrid von: Was wir ihnen danken (4). Margarete Czwalina. In: Die Diakonieschwester. Neue Folge der Blätter aus dem Evangelischen Diakonieverein und dem Zehlendorfer Verband für evangelische Diakonie, 65. Jg., Nr. 4, April 1969, Seite 77.
Kracker von Schwartzenfeldt, Ingrid: Auftrag und Wagnis. Der Weg des Evangelischen Diakonievereins. Christlicher Zeitschriftenverlag. Berlin 1969.
Kracker von Schwartzenfeldt, Ingrid: Lebensbilder aus dem Diakonieverein. Christlicher Zeitschriftenverlag. Berlin 1975.
Martin, B.: Hymnus des Glaubens. Margarete Czwalina zum 80. Geburtstag. In: Quatember, 13. Jg., 1950, Seite 108-109.
Mieth, Fritz: Frauen in Dienst und Verantwortung. Der Evangelische Diakonieverein und seine Schwesternschaft (Die Schwesterngemeinde, Band 6). Christlicher Zeitschriftenverlag 1954.
Schomerus, Hanna: Christus war ihr Leben. In: Die Diakonieschwester, 51. Jg., 1955, Seite 209-210.
Schomerus, Hanna: Diakonie im Aufbruch. Drei Lebensbilder aus den Anfängen des Ev. Diakonievereins und seiner Schwesternschaft. Christlicher Zeitschriftenverlag. Berlin 1961.
www.ev-diakonieverein.de/diakonieverein/personen.html.
Bildquelle: Die Diakonieschwester, 65. Jg., Nr. 4, April 1969, Seite 77.

Hubert Kolling

DÉRIEUX, Marie

Bereits seit über 150 Jahren gibt es zur Betreuung alter, kranker und behinderter Menschen die Barmherzigen Schwestern vom heiligen Vinzenz von Paul (1581-1660) ➔① auch in Salzburg. Als Antwort auf die wachsende Not der Zeit schickte Fürsterzbischof Friedrich Kardinal von Schwarzenberg Salz-

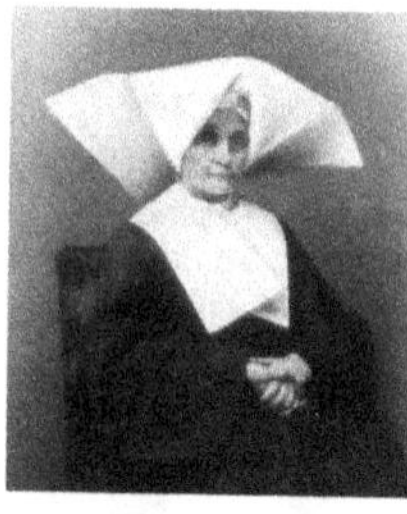

burger Bürgerstöchter zur Ausbildung zu den Vinzentinerinnen nach München ins Allgemeine Krankenhaus links der Isar, wo zu jener Zeit Schwester Ignatia Jorth (1780-1845) ➔① als 1. Generaloberin wirkte. Den zurückkehrenden Schwestern, unter denen auch Magdalena Ursula Preisinger (Schwester Ambrosia) (1810-1879) ➔⑤ war, übergab er am 20. August 1844 die Kranken- und Versorgungsanstalt, die er in Schwarzach (bei St. Johann im Pongau) im ehemaligen Missionshaus der Benediktiner hatte. Schwester Aloysia Aigner, bisher Novizenmeisterin in Innsbruck, wurde von Schwester Ignatia zur ersten Oberin der neuen Gründung ernannt. 1845 wurde Schwester Ambrosia Novizenmeisterin und – als Schwester Aloysia Aigner am 9. März 1847 nach München zurückkehrte – zur ersten Generaloberin gewählt. Damals zählte Schwarzach bereits drei auswärtige Filialen, nämlich ein neu gegründetes Irrenhaus in Schermberg, ein Spital im Kufstein und eine Schule in Kössen.

Im Revolutionsjahr 1848 zitterte die junge Ordensgemeinschaft um ihren Fortbestand. 1849 reisten fünf Schwestern zur Pflege verwundeter Soldaten nach Ruma im südlichen Teil Kroatiens (nahe bei Belgrad), wobei zwei von ihnen als „Opfer der Nächstenliebe“ an Typhus starben. 1851 zogen erstmals Schwestern in die Landeshauptstadt Salzburg zur Pflege in der Privat-Augenklinik von Dr. Hornung. Auf Wunsch der Kaiserin Karolina Augusta von Österreich (1792-1873) ➔③, der vierten Gattin von Kaiser Franz (1768-1835) und einer großen Wohltäterin der Vinzentinerinnen, übernahmen sie 1852 auch die Anstalt zur Erziehung weiblicher Dienstboten in Salzburg-St. Sebastian, zu deren Oberin Maria Praxmarer (Schwester Vinzentia) (1822-1903) ➔④ gewählt wurde; in den darauffolgenden Jahren übernahmen die Schwestern die Krankenpflege unter anderem 1853 im Schifferspital in Oberndorf, 1855 im St. Johann-Spital in Salzburg und im Spital in Kitzbühl, 1856 in der Irrenanstalt in Mülln, 1857 im Leprosenhaus in Mülln, 1858 im Waisenhaus in Mülln, 1862 im Waisenhaus Mariatal bei Rattenberg, 1866 im Spital in Rattenberg, 1871 im Armenhaus in Zell am See, 1874 im Armenhaus Kitzbühl, 1875 im Waisenhaus Kitzbühl, 1875 im St. Anna-Spital in Gnigl sowie 1879 im Spital in Markt Werfen.

Am 1. August 1882 schloss sich die Salzburger Kongregation – die zu jener Zeit 289 Schwestern in 47 Häusern zählte – unter Beteiligung von Maria Josefa Brandis (1815-1900) ➔③ an das Zentralmutterhaus der Pariser Vinzentinnerinnen, der Genossenschaft der Töchter der christlichen Liebe, an, wo zu jener Zeit Marie Derieux Generaloberin war. Erste „Visitatoriun“ der Provinz Salzburg (Provinzoberin) wurde Schwester Vinzentia, der 1902 Flora Franziska Mathilde Gräfin Fries (Schwester Serafina) (1841-1929) ➔⑤, 1925 Schwester Anna Bertha Königsegg (1883-1948) ➔① und 1949 Antonia Herzog (Schwester Katharina) (1901-1977) ➔⑤ im Amt folgte.

Zu der Provinzgemeinschaft der Barmherzigen Schwestern in Salzburg gehören heute 1. das Provinzhaus mit einem angeschlossenen Exerzitienhaus und einer Essensausgabe an Obdachlose und andere Arme, 2. Das Krankenhaus Schwarzach, das als Betriebsgesellschaft geführt wird und mit 500 Betten ein Schwerpunktkrankenhaus mit einer angeschlossenen Krankenpflegeschule ist, 3. das Pensionistenheim Herz-Jesu-Asyl Riedenburg in der Stadt Salzburg, in dem rund 140 Pensionäre Aufnahme und Pflege finden, 4. Das St. Vinzenz-Heim Schermberg (Heim für mehrfach Behinderte), das rund 200 Schwerstbehinderten eine Betreuung nach den modernsten Erkenntnissen ermöglicht. Außerdem wirken Schwestern in Kindergärten sowie der ambulanten Alten- und Krankenpflege. Als geistliche Gemeinschaft fühlten sich die (Salzburger) Vinzentinerinnen herausgefordert, der versachlichten Struktur der modernen Gesellschaft, aber auch der großen Orientierungslosigkeit unserer Zeit ideelle Werte und religiöse Grundaus-

richtung gegenüberzustellen. Ihr Dienst an den Armen soll menschlich-persönliche Züge tragen.
Marie Derieux wurde am 2. Mai 1815 in Iwuy (Nordfrankreich) als das älteste von neun Kindern geboren. Da ihre Eltern relativ früh starben, kümmerte sie sich zusammen mit ihrer Großmutter um ihre Geschwister. Im Alter von 29 Jahren trat sie den Barmherzigen Schwestern bei, wobei sie die meiste Zeit ihres Seminars krank war. Nach der Einkleidung wurde sie nach Bar-sur-Seine geschickt, um Schule zu halten, doch ihre Gesundheit war hierfür nicht stabil genug. Seit 1848 übte sie die Krankenpflege in Adres (Pas de Calais) in einem Altenheim aus, wo sie im darauffolgenden Jahr (1849) auch Oberin wurde. Am 17. März 1856 kam sie als „Schwester Dienerin", also als „Oberin einer Hausgemeinschaft", in das Krankenhaus in Alencon in der Normandie. Neben dem Spital war sie dort auch für ein Waisenhaus und eine öffentliche Apotheke verantwortlich. Fünf Jahre später, am 7. August 1861, wurde sie zur Schwester Dienerin im Militärspital in Lyon ernannt. Dort blieb sie am längsten, nämlich bis zum 22. Dezember 1880, als sie zur Generaloberin gewählt wurde.
In ihre Amtszeit als Generaloberin fiel 1882 die Vereinigung der Barmherzigen Schwestern von Salzburg mit der Genossenschaft der Töchter der christlichen Liebe. Am Ende ihrer Amtszeit, am 23. Juni 1887, wurde sie – im Alter von 72 Jahren – zur Visitatorin von Belgien ernannt. Das dortige Provinzhaus war erst drei Jahre zuvor erbaut worden, hatte nur eine provisorische Kapelle und nur ein einziges Werk, einen Hort. „Mutter Derieux" führte zugleich den Verein der Marienkinder, errichte weitere Horte, ein Waisenhaus und führte den Armenbesuch in den Wohnungen ein. Zählte die Provinz bei ihrer Ankunft 40 Häuser mit ungefähr 340 Schwestern, waren es bei ihrem Tod 69 Häuser und 600 Schwestern. Marie Derieux starb nach langer Krankheit am 7. Dezember 1905 im Provinzhaus in Ans (Belgien) im Alter von 90 Jahren.

Quellen und Literatur:

Barmherzige Schwestern vom heiligen Vinzenz von Paul, Salzachgässchen 3, A-5020 Salzburg: Schriftliche Mitteilung an den Verfasser vom 25. Februar 2005.
Der heilige Vinzenz von Paul in der Erzdiözese Salzburg. 1844-1882 Gründung und Ausbreitung der „Kongregation der Barmherzigen Schwestern vom hl. Vinzenz von Paul" in Salzburg, 1882-1982 Vereinigung mit den „Töchtern der christlichen Liebe" und weitere Geschicke der nunmehrigen „Provinz" der weltweiten Genossenschaft. Gestaltung und Produktion: W.H.-Grafik, Wilhelm Hasenauer, Schwarzach. Baur-Offset. St. Johann 1982.
Ein Gedenkblatt zur Renovierung der Liebfrauenkirche in Schwarzach und zum 50jährigen Jubiläum der Congregation der Barmherzigen Schwestern des heiligen Vincenz von Paul in der Erzdiözese Salzburg, Schwarzach. Styria. Graz 1895.
Festgedicht, welches aus Anlass der 50jährigen Jubiläums-Feier der Gründung und Einführung des Institutes der Barmherzigen Schwestern in der Erzdiöcese Salzburg zu Schwarzach im Pongau am 20. August 1894 vorgetragen wurde. Selbstverlag. Schwarzach im Pongau 1894.
Frings, Hermann Josef: Die Vinzentinerinnen als Wegbereiterinnen der neuzeitlichen Krankenpflege im deutschsprachigen Sprachgebiet (1832-1900). Medizinische Dissertation. Selbstverlag. Köln 1994.
Gattringer, Franz: Geschichte der Kongregation der Mission und der Barmherzigen Schwestern in Österreich-Ungarn. Verlag der Missionspriester. Graz 1912.
Richartz, Alfonsa: Loderndes Feuer. Vinzenz von Paul. Edition du Signe. Straßburg 1995.
Scherer, Emil Clemens: Die Kongregation der Barmherzigen Schwestern von Straßburg. Ein Bild ihres Werdens und Wirkens von 1734 bis zur Gegenwart (Forschungen zur Kirchengeschichte des Elsaß, Band 2). Colportage Catholique. Saaralben (Lothringen) 1930, Seite 222-224, 299.
Bildquelle: Der heilige Vinzenz von Paul in der Erzdiözese Salzburg. St. Johann 1982, Seite 14.

Hubert Kolling

DIEFENTHAL, Cäcilia

Im Süden der Kölner Altstadt, mitten im Severinviertel, liegt das Mutterhaus der Augustinerinnen mit dem dazugehörigen Krankenhauskomplex. Im Jahre 1988 konnte die „Genossenschaft der Cellitinnen nach der Regel des heiligen Augustinus" in Köln (Severinstraße), ein krankenpflegender und sozial tätiger Orden, ihr 150-jähriges Jubi-

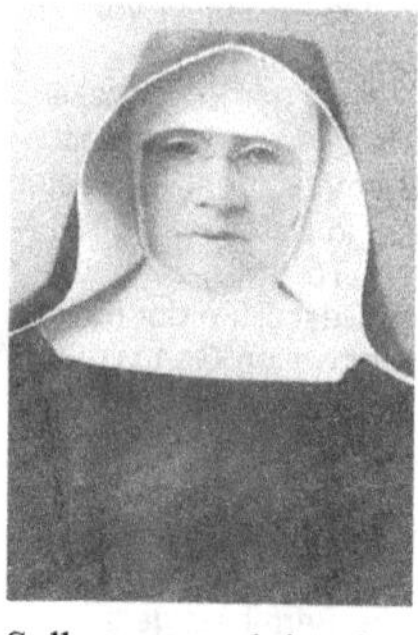

läum feiern. Mit dem Motto „Einfach da sein“ bringt die Ordensgemeinschaft zum Ausdruck, was ihre Tätigkeit prägt: Da sein für andere – ohne Vorbedingungen und Vorbehalte. „Diese Bereitschaft zum Dienst am Mitmenschen“, so das Selbstverständnis der Schwestern, „wächst aus unserem Bewusstsein der Mitverantwortung, besonders für kranke, hilfslose und alte Menschen.“

Die Gründung der Ordensgemeinschaft geht auf das Jahr 1838 zurück. Am 28. November 1838 nahmen sogenannte „Wartenonnen“ (Cellitinnen) und Novizinnen aus zwei Klöstern ambulanter Krankenpflegerinnen – dem Kloster zur heiligen Elisabeth in der nahe gelegenen Antonsgasse und dem Kloster zur heiligen Maria in der Kupfergasse – ihren Wohnsitz im Bürgerhospital der Stadt Köln, das 1804 in den Gebäuden des aufgelösten Cäcilienklosters eingerichtet worden war. Ihr Übertritt in das neue Wirkungsfeld war ein Wagnis. Bisher in der häuslichen Krankenpflege eingesetzt, galt es nun, sich streng geregelter Krankenhausarbeit unter ständiger Kontrolle der Ärzte zu unterwerfen. Aus der kleinen Gemeinschaft sollte sich freilich im Laufe der folgenden Jahrzehnte die größte der drei Kölner Genossenschaften der Cellitinnen nach den Regeln des heiligen Aurelius Augustinus (354-430) ➔② entwickeln.

Von Anfang an hatten die Cellitinnen im Bürgerhospital, die Angestellte der Kölner Armenverwaltung waren und ein regelmäßiges Gehalt erhielten, eine eigene, selbstverantwortliche Oberin, die von den Schwestern gewählt wurde. 1838 war dies Katharina Tychon (auch Dychong geschrieben) (Schwester Aloysia Tychon) (?-1855), die 1839 bis 1843 von Dorothea Külpmann (Schwester Ignatia Külpmann) abgelöst wurde. Die Schwestern unterstanden nur bezüglich ihres geistlichen Lebens ihrer Oberin. Dienstrechtlich waren für sie die Entscheidungen der Armenverwaltung maßgeblich. Die „Anwesung für die Oberin und geistlichen Schwestern“ (1840) regelte dabei detailliert den Tagesablauf: Von der Berichtspflicht über Einkäufe, über die Zahl der wöchentlich an Kranke und Invalide auszugebenden Bett- und Leibwäsche, über die Zusammensetzung des Essens und die Regeln für das gemeinsame Essen der Invaliden bis zu Öffnungs- und Schließzeiten der Invalidenstation und die Ausgangs- und Besuchsregeln für Kranke, Invaliden und Irre. Das Bürgerhospital hatte zu jener Zeit etwa 280 Plätze für Invalide und etwa 150 für Kranke.

Im Jahre 1870 erließ der Erzbischof von Köln, Paulus Melchers (1813-1895; im Amt 1866-1885), für die Genossenschaft der Cellitinnen im Bürgerhospital – zu denen auch Maria Engstenberg (Schwester Johanna Engstenberg) (1865-1946) ➔⑤, Maria Wery (Schwester Hipoytha Wery) (1870-1963) ➔⑤ und Maria Ridder (Schwester Blandine Ridder) (1871-1916) ➔⑤ gehörten – neue Satzungen, die sich auf die alten Cellitinnenstatute und die Regel des heiligen Augustinus stützten.

Zu den ersten Generaloberinnen der Genossenschaft waren 1843 Katharina Barth (Mutter Dominika) (1812-1870) ➔④, 1866 Wilhelmine Elisabeth Schmitz (Mutter Crescentia Schmitz) (1815-1884) ➔④ und 1884 Elisabeth Diefenthal (Mutter Materna Diefenthal) (1831-1899) ➔④ gewählt worden. Deren Nachfolgerin wurde 1899 ihre leibliche Schwester, Cäcilia Diefenthal (Mutter Cleopha Diefenthal). Am 17. Februar 1842 in Derkum (Kreis Euskirchen) als Tochter von Mathias Diefenthal und dessen Ehefrau Katharina Löhrer geboren, trat sie am 8. August 1870 in die Genossenschaft der Cellitinnen auf der Severinstraße in Köln ein, um im Dienste der Kranken ihr Leben Gott zu weihen. Nach ihrer Einkleidung am 15. Juni 1871 legte sie am 14. August 1873 ihre erste Profess und am 17. August 1879 ihre ewige Profess ab und trug seither den Namen Schwester Schwester Cleopha.

Cäcilia Diefenthal (Mutter Cleopha Diefenthal) blieb Generaloberin bis zu ihrem Tode im Jahre 1917. Während ihrer Amtszeit wurde

im Jahre 1905 in Köln-Bayenthal ein von den „Armen Dienstmägden Christi" geführtes Kranken- und Altersheim in ein Fürsorgeheim für ledige Mütter unter Leitung der Cellitinnen umgewandelt. Da dadurch die Krankenversorgung im Kölner Süden völlig zusammengebrochen war, wurde noch im gleichen Jahr mit den Planungen für ein Krankenhaus zur Versorgung der ständig wachsenden Bevölkerung dieses Industrievorortes begonnen. Die Nähe zu Fabriken und Betriebsstätten machten das neue St. Antonius Krankenhaus zum idealen Unfallkrankenhaus. Am 23. Juni 1909 wurden die ersten Patienten mitsamt der Unfallstation Professor Cramers aus der Severinstraße nach Bayenthal verlegt.
Im Jahre 1905 wurde auch im Kölner Norden mit dem Bau eines Krankenhauses auf dem Gelände der Kinderbewahranstalt Köln-Niehl begonnen. Einen völlig anderen medizinischen Arbeitsbereich übernahmen die Kölner Cellitinnen in den Jahren 1888 und 1889: die psychiatrische Krankenanstalt Marienborn oder, wie sie bis 1947 hieß, die Irrenanstalt im Kloster Hoven bei Zülpich. Von 1883 bis 1943 betreuten Cellitinnen aus der Severinstraße auch das zum Andenken an Abraham von Oppenheim gestiftete Kinderhospital in der Buschgasse, unweit des Mutterhauses. Von 1905 bis 1931 wirkte die Genossenschaft noch in einer weiteren Spezialklinik der Stadt, der Augenheilanstalt Gereonswall, neben dem Fürsorgeheim im Klapperhof die einzige Krankenhausniederlassung der Cellitinnen in der nördlichen Altstadt, die ansonsten durch Niederlassungen von Vinzentinerinnen und Franziskanerinnen gut versorgt war. 1908 übernahm die Genossenschaft Pflege und Bewirtschaftung in ihrem bisher umfangreichsten Aufgabenbereich, in den neuerbauten Städtischen Krankenanstalten Lindenburg, aus denen sich die medizinische Akademie, 1919 dann die wiedergegründete städtische Universität entwickeln sollte. Noch 1971, das Jahr, in dem die Genossenschaft die Lindenburg mit ihren über 1.100 Betten verließ, wirkten dort 75 Ordensschwestern.
Während des Ersten Weltkrieges (1914-1918) stellte Cäcilia Diefenthal (Mutter Cleopha Diefenthal) für zwei Lazarettzüge, es handelte sich hierbei um komplett eingerichtete rollende Hospitäler, ihre Schwestern zwecks Pflege verwundeter Soldaten zur Verfügung. Insgesamt 78 Fahrten, die oft wochenlang dauerten, wurden bis Ende 1918 ausgeführt. Sie gingen nicht nur an die Westfront, sondern auch an den östlichen Kriegsschauplatz, auf den Balkan und an die polnische Front, wobei oft bis in das Kampfgebiet hineingefahren wurde.
Die Zahl der Soldaten, die man 1866 und 1870/71 in Köln versorgt hatte, war verschwindend gering gegenüber jener, die 1914 bis 1918 betreut wurden. Alle städtischen Kliniken waren zumindest teilweise in Reservelazarette umgewandelt worden. Das Augusta-Hospital wurde sogar bis 1916 völlig für militärische Zwecke genutzt. Ende 1914 nahm dieses Lazarett die ersten Patienten auf, schwer verwundete Briten und Franzosen. Auch im Hilfskrankenhaus Lützowstraße, von der jüdischen Gemeinde Kölns zur Verfügung gestellt, wirkten Cellitinnen für lungenkranke Soldaten. Ebenfalls ganz oder teilweise wurden die ordenseigenen Häuser in Lazarette verwandelt. Dies geschah freiwillig, wobei die Genossenschaft die Mehrkosten aus eigenen Mitteln trug. Das erst wenige Jahre alte St. Agatha Krankenhaus wurde vollständig mit allem Personal den Malteserrittern als Hospital zur Verfügung gestellt. Schließlich wurde auch das Krankenhaus und Mutterhaus an der Severinstraße in einigen Stationen mit Verwundeten belegt.
An die im Dienst getöteten und alle anderen sogenannten Lazarettschwestern und ihren Einsatz für Verwundete erinnert heute noch ein kleines Denkmal im Innenhof des Mutterhauses, das nach dem Ersten Weltkrieg von einem Veteranenverein aufgestellt wurde.
Cäcilia Diefenthal (Mutter Cleopha Diefenthal), die Inhaberin der „Rothen-Kreuz-Medaille" war, starb nach kurzer Krankheit am 15. Januar 1917 im Alter von 74 Jahren im Bürgerhospital in Köln. Ihre Nachfolgerinnen im Amt waren in den Jahren 1917-1931 Mutter Maura Bachofen von Echt, 1931-1935 Maria Menke (Mutter Neophyta Menke) (1878-1971) ➔④, 1935-1941 Mutter Maria Fidelis Pützstück, 1941-1956 Mutter Maria

Remberta Scheller, 1956-1963 Mutter Maria Larga Pohlen, 1963-1972 Mutter Maria Cleta Höschen, 1972-1996 Mutter Maria Nikodema Rützenhoff, 1996-2002 Mutter Veronika Nober und (seit 2002) Mutter Wiltrud Möring.

Quellen und Literatur:

Gatz, Erwin: Kirche und Krankenpflege im 19. Jahrhundert. Katholische Bewegung und karitativer Aufbruch in den preußischen Provinzen Rheinland und Westfalen. Ferdinand Schöningh. München, Paterborn, Wien 1971.

Genossenschaft der Cellitinnen nach der Regel des hl. Augustinus, Provinzialat, Severinstraße, Köln: Schriftliche Mitteilung an den Verfasser vom 8. Februar 2006.

Hegel, Eduard (Hrsg.): Das Erzbistum Köln zwischen der Restauration des 19. Jahrhunderts und der Restauration des 20. Jahrhunderts (Geschichte des Erzbistums Köln, Band 4). Bachem. Köln 1987.

Stadt Cöln (Hrsg.): Die Stadt Cöln im ersten Jahrhundert unter preußischer Herrschaft 1815-1915. Neubner. Cöln 1916.

Wolters, Max: Einfach da sein. 150 Jahre Genossenschaft der Cellitinnen nach der Regel des heiligen Augustinus Köln / Severinstraße. Parzeller. Fulda 1988, Seite 95 und Seite 119.

Bildquelle: Wolters, Max: Einfach da sein. 150 Jahre Genossenschaft der Cellitinnen nach der Regel des heiligen Augustinus Köln / Severinstraße. Parzeller. Fulda 1988, Seite 251.

Hubert Kolling

DISSELHOFF, Julius

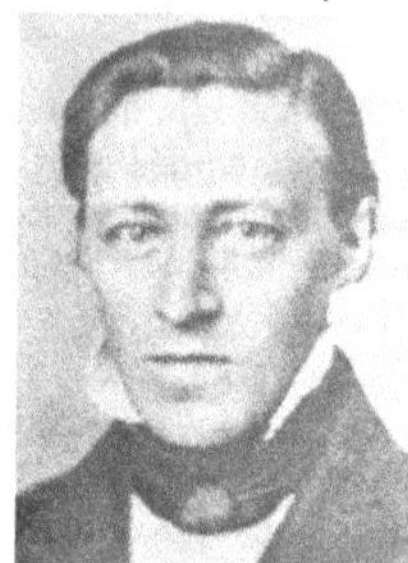

Nach dem Tod seiner ersten Ehefrau, Friederike Wilhelmine Fliedner (1800-1842) ➔①, hatte Theodor Fliedner (1800-1864) ➔①, der Begründer der Kaiserwerther Diakonissenanstalt, im Jahre 1843 die Hamburgerin Caroline Bertheau geheiratet. Nach seinem Tode übernahm sein Schwiegersohn, Pastor Julius Disselhoff, die Leitung und wirkte als Vorsteher an der Seite seiner Schwiegermutter Caroline Fliedner (1811-1892) ➔①, die als „Diakonissenmutter“ bis 1883 im Amt verblieb.

Julius August Gottfried Disselhoff, wie er mit vollem Taufnamen hieß, erblickte am 24. Oktober 1827 in Soest als Sohn des Steuer- und Zollinspektors Johann Dietrich Disselhoff und seiner Ehefrau Florentine, geborene Kühnemann, geboren. In den ersten sechs Lebensjahren zog seine Familie wiederholt um, so nach Levern, Preußisch Oldendorf, Ludwigshagen und Gütersloh. Als sein Vater 1834 nach Maxhafen versetzt wurde, kam er in das Haus seines Schwagers, des Kaufmanns Franz Kühnemann in Soest und besuchte das dortige Gymnasium. 1840 wechselte er nach Arnsberg, wohin sein Vater wiederum versetzt worden war. Im Jahre 1846 bestand Julius Disselhoff glänzend die Reifeprüfung; er war der erste seines Gymnasiums, dem die mündliche Prüfung erlassen wurde. Noch im gleichen Jahr begann er an der Universität Halle Philosophie und Literaturgeschichte sowie Theologie zu studieren, wobei er 1848 auch Deputierter der Hallenser zum Eisenacher Studentenparlament und danach Präses der gesamten Halleschen Studentenschaft war.

Am 1. Februar 1850 trat Julius Disselhoff für ein Jahr in Kaiserswerth als Helfer ein, wobei er hauptsächlich an dem 1864 von Theodor Fliedner herausgegebenen „Märtyrerbuch“ („Kurzes evangelisches Märtyrer-Buch für alle Tage des Jahrs: geordnet nach der evangelischen Monatstafel des Kaiserswerther christlichen Volkskalenders; ein Auszug aus dem Buch der Märtyrer und anderer Glaubenszeugen der evangelischen Kirche von den Aposteln bis auf unsere Zeit; mit hundert Abbildungen. In zwei Teilen“) und an dem seit 1842 jährlich erscheinenden „Kaiserswerther christlichen Volkskalender. Ein freundlicher Erzähler und Ratgeber für die liebe Christenheit, herausgegeben zum Besten der Diakonissen-Anstalt zu Kaiserswerth am Rhein“ arbeitete. Danach absolvierte er in Soest den für die zweite theologische Prüfung vorgeschriebenen, sechswöchigen Besuch eines Lehrerseminars. Über seine Zeit in Kaiserswerth hielt er fest: „Ich habe hier viel gelernt, vornehmlich die Kunst, in dem Heiland stille zu sein. Wenn ich auch immer noch ein schwankender Mensch bin, so bin ich doch in

einem Punkte bis zur Beschränktheit entschieden geworden, nämlich in dem, alles für Not zu achten gegen die überschwängliche Liebe Jesu Christ. Er selbst helfe meiner Schwachheit auf."
Nach kurzem Verweilen im Elternhaus ging Disselhoff Anfang Januar 1852 nach Reinstedt am Harz, wohin ihn Philipp Rathusius als Lehrer seiner Kinder gerufen hatte. Daneben hatte er täglich Unterricht im dortigen „Brüderhause" zu erteilen.
Nachdem er auch die zweite theologische Prüfung „mit bestem Erfolge" abgelegt hatte, trat Julius Disselhof im Jahre 1853 – mit 26 Jahren – sein erstes Pfarramt in dem Städtchen Schermbeck bei Wesel an. Er fand dort eine Gemeinde, in der viele Arme für den Winter keinen Verdienst hatten. Disselhoff handelte und eröffnete kurzerhand im Pfarrhaus eine Schuh-, Korb- und Mattenflechterei, um den Leuten zu helfen. Bereits im ersten viertel Jahr seines Wirkens schuf er zudem einen „Kinder-Missionsverein", ein „Missionslesekränzchen" sowie „Gebets- und Erbauungs-Versammlungen". Dennoch war er nicht sehr glücklich mit seiner Situation. So notierte er in sein Tagebuch: „Was soll ich hier in Schermbeck? Was liegen meine Reime im Schreibpult, und niemand will sie? Warum hat mich Gott mit den Gaben ausgerüstet, die ich besitze, und mich doch hierher gestellt, wo die Kräfte sich nicht entfalten können?"
Zwei Jahre blieb Julius Disselhoff in Schermbeck. Im Juli 1855 erreichte ihn ein Brief Fliedners, der sich zum Besuch ansagte. Mit den Worten: „Kommen Sie nach Kaiserswerth. Helfen Sie uns in unserer immer größer und wichtiger werdenden Arbeit. Helfen Sie mir persönlich. Mein Lungenleiden fängt an, mich zu hemmen" motivierte ihn Fliedner dazu, in sein Werk einzusteigen. So kam Disselhoff zum zweiten Mal nach Kaiserswerth, wo er nun ununterbrochen 42 Jahre im Diakonissen-Mutterhaus wirken sollte. Nachdem er am 29. November 1855 Louise Fliedner (1830-1916), die älteste Tochter von Theodor und Friederike Fliedner, geheiratet hatte, trat er sein neues Amt an. Seine Arbeitsbereiche umfassten zunächst die Seelsorge in der „Heilanstalt für evangelische weibliche Gemütskranke", den Religionsunterricht im Waisenhaus und die Seelsorge im Asyl. Seine Tätigkeit veranlasste ihn, sich in das Studium der Geisteskrankheiten zu vertiefen. Hierbei versuchte er statistisch zu erfassen, ob und wie in den einzelnen Ländern für die Schwachsinnigen gesorgt würde. Seine Arbeit "Die gegenwärtige Lage der Cretinen, Blödsinnigen und Idioten in den christlichen Ländern. Ein Noth- und Hülferuf für die Verlassensten unter den Elenden an die deutsche Nation" mit 170 Seiten gab der Rheinische Provinzialausschuss für Innere Mission im Jahre 1857 herausgab. In ihr deckte Disselhoff die Unzulänglichkeiten der institutionellen Betreuung von Menschen mit geistigen Behinderungen und psychischen Problemen auf und mahnte mit Blick auf den Staat und die Kirchen sowie auf Geistliche und Laien eine Veränderung an.
In den Schlussworten seiner Schrift schreibt er: „Es muß geholfen werden. Die Zahlen, die ich über die Menge der Blöden angeführt habe, schreien um Hilfe. Aber lauter noch schreit die Thatsache, daß es mir trotz aller Mühe bei vielen Ländern und leider auch bei unserem preußischen Vaterlande nicht möglich gewesen ist, weder aus gedruckten noch ungedruckten Quellen, irgendwelche auch nur ungenaue Zahlen anzugeben. Nur durch vergleichende Schlüsse habe ich in diesen Fällen meinen Lesern eine Ahnung von der ungeheuren Not geben können. Es liegt eine furchtbare Anklage in der Entdeckung, daß der preußische Staat seine Scheunen und Ställe, seine Schafe und Rinder, nur nicht seine blödsinnigen Kinder kennt! – Es kann geholfen werden. Das zeigen die angeführten Beispiele der in bildungsfähigem Alter in Pflege genommenen Blödsinnigen, die zu brauchbaren Menschen geworden sind. Wer soll helfen? Jeder, der die Not der Blödsinnigen angesehen hat, – er sei, wer er wolle, Staat oder Kirche, Regierung oder Provinzialstände. Katholik oder Protestant, Geistlicher oder Laie, Arzt oder Pädagog[e], Gelehrte oder Ungelehrte. Vor allem aber: Pietisten, es gilt die Ehre eures Meisters!"

Dieser Impuls fiel auf einen fruchtbaren Boden, so dass es in den folgenden Jahren gerade auch im Arbeitszusammenhang der Inneren Mission zur Gründung zahlreicher Einrichtungen für Menschen mit geistigen Behinderungen, wie beispielsweise der Anstalt Hephata in Mönchen-Gladbach, kam. Julius Disselhoff wurde, wie es Anna Sticker (1902-1995) ➔① einmal formulierte, „der Herold der deutschen Schwachsinnigenfürsorge".

In den darauffolgenden Jahren übernahm Julius Disselhoff dann aufgrund des sich zunehmend verschlechternden Gesundheitszustandes seines Schwiegervaters immer mehr Aufgaben. So war er von 1860 an alleiniger Herausgeber der Schrift „Der Armen- und Krankenfreund, eine Zeitschrift für die weibliche Diakonie der evangelischen Kirche", dem „Organ der zur Kaiserswerther Generalkonferenz verbundenen Diakonissen-Mutterhäuser", und Verfasser der Jahresberichte des Kaiserswerther Mutterhauses.

Nachdem Julius Disselhoff im Herbst 1859 vier Diakonissen nach Bukarest geleitet und in die dort von Kaiserswerth übernommene Unterrichts- und Erziehungsarbeit eingeführt hatte, es war die erste Station, die er selbständig eröffnete, besuchte er 1860 in Italien Florenz, um im Auftrag von Fliedner eine von diesem geplante Schule und Erziehungsanstalt für Mädchen zu eröffnen. Kaum in die Heimat zurückgekehrt, reiste er Anfang November 1860 mit mehreren Diakonissen in den Libanon, um in Beirut und Saida zwei Notkrankenhäuser, ein Waisenhaus und ein Witwenheim zu eröffnen. Anschließend besuchte er in Fliedners Auftrag auch die Schwestern in Alexandrien, Kairo und Jerusalem. Im April 1861 kehrte Disselhoff nach Hause zurück. Vier weitere Orientreisen unternahm er, und zwar in den Jahren 1866, 1871, 1873 und 1884, worüber er in dem von der Diakonissen-Anstalt zu Kaiserswerth herausgegebenen „Jahrbuch für christliche Unterhaltung" 1890 und 1891 unter der Überschrift „Fünfmal auf biblischem Boden" anschaulich berichtete.

Nach Fliedners Tod am 4. Oktober 1864 wurde Julius Disselhoff am 19. April 1865 zu seinem Nachfolger als Vorsteher der Diakonissenanstalt Kaiserswerth gewählt und am 14. Juli 1865 in sein Amt eingeführt. Er verstand sich mehr als Verwalter des Fliednerschen Erbes und nicht als Gestalter. Seine Antrittspredigt hatte den Leitsatz „Mein stolzes Herz hat´s nie begehrt". Die Leitung und die damit verbundene Verantwortung bedrückten ihn, zumal er seine geliebte Dichtkunst nun endgültig aufgeben musste: „In diesem Amte werde ich immer fort und fort des Tages Last und Hitze tragen müssen, in diesem Amte einst zur Ruhe kommen, leben auf Fliedners Studierzimmer, heimgehen auf seiner Sterbe- und Siegeskammer, wenn's Gott also gefällt." Und 1867 schrieb er in sein Tagebuch: „Ich habe nicht in das Amt gewollt, in das ich hineingeführt bin. [...] Seine Fußstapfen in meinem letzten Lebensjahre, auf der Reise im Orient und bei meinem Weilen hier, triefen vom Fette. Er sammelt feurige Kohlen auf meinem Haupte."

Seine literarischen Ambitionen ließen ihn nicht los. Angesichts der Wahl zum Leiter der Diakonissenanstalt schrieb er am 19. April 1865 in sein Tagebuch: „Wies Gott mit meiner Poesie machen wird, ist ihm anheim gestellt. Sie war mein einziges und geliebtes Schoßkind, mein Isaak. Sie ist von meiner eigenen Hand dem geopfert, der auch seines eingeborenen Sohnes nicht verschont hat, sondern hat ihm auch für mich dahin gegeben. Werde ich sie, wie Abraham sein Kind, gleichsam aus den Toten neu verklärt, wieder nehmen."

Nach Ansicht von Jutta Schmidt (1998) war Julius Disselhoff „unsicher und trauerte den anderen Möglichkeiten seines Lebens nach." In ihrem Buch „Beruf: Schwester. Mutterhausdiakonie im 19. Jahrhundert" schreibt sie über Disselhoff: „Die Diakonissenarbeit musste er sich erst zu Eigen machen. Die autobiographischen Quellen zu seinem Amtsantritt übermitteln Motive der Prophetenberufung. Der von Gott gerufene wehrt sich gegen seine Berufung. Nicht zuletzt dürfte die Anwesenheit der großen Familie Fliedner, die das Erbe von Vater und Müttern weitertrug, die Entfaltung eigener Ansätze mehr gehemmt als gefördert haben. Disselhoff redete

als Schwiegersohn Theodor Fliedner als Vater, Caroline Fliedner als Mutter an.“
Erwähnenswert ist, dass Julius Disselhoff wiederholt Kaiserswerther Diakonissen auf mehrere Schlachtfelder zur Lazarettpflege führte, so 1864 nach Holstein und Schleswig, 1866 nach Böhmen und 1870/71 nach Frankreich. Während noch im badischen Feldzug 1849 die Hilfe der Diakonissen in den Lazaretten „fast verächtlich abgewiesen“ worden war, hatte das Kriegsministerium in Berlin nun das Angebot von Disselhoff, Diakonissen zur Kriegskrankenpflege zur Verfügung zu stellen, „hocherfreut“ angenommen. Allein im deutsch-französischen Krieg waren 220 Kaiserswerther Schwestern in Kriegslazaretten im Einsatz.
Die Kaiserswerther Diakonisse Adelheid Louise Bandau (1847-1920) ➔② war 1876 aus dem Mutterhaus ausgetreten und veröffentlichte 1881 das Buch „Zwölf Jahre als Diakonissin“, in dem sie die „kleinen Fehler und Schwächen“ ihrer Diakonissenanstalt mit schonungsloser Hand aufdeckte und an die Öffentlichkeit brachte. Als sie 1895 wieder in die Schwesternschaft eintreten wollte, erteilte ihr Julius Disselhof eine Absage, weil sie „inzwischen zu alt“ sei, um sich erneut in die Gemeinschaft einzufügen.
Abgesehen von den Kaiserwerther Zeitschriften und regelmäßig erscheinenden Berichten verfasste Julius Disselhoff, der auch 30 Jahre lang Vorsitzender der „Generalkonferenz der Diakonissenhäuser“ war, an die zwanzig selbständige Arbeiten, von denen allein das „Jubelbüchlein zu Dr. Martin Luthers 400-jährigem Geburtstage, in Wort und Bild, für Alt und Jung“ (1883) eine Auflage von über 900.000 Stück erreichte. Im Hinblick auf die Diakonie beziehungsweise Krankenpflege verdienen vor allem sein „Abriß einer Geschichte des Diakonissen-Werkes in neuerer Zeit“ (1860), der Beitrag „Aus der vierzigjährigen Geschichte des Kaiserswerther Diakonissen-Hauses“ (1877), „Die weibliche Diakonie, eine Tochter der Predigt von der freien Gnade, keine Nachahmung römisch-katholischer Institutionen“ (1883), „Jubilate! Denkschrift zur Jubelfeier der Erneuerung des apostolischen Diakonissen-Amtes“ (1886), „Das Diakonissen-Mutterhaus zu Kaiserswerth am Rhein und seine Tochterhäuser“ (1892), seine „Pastoralbriefe an meine lieben Diakonissen“ (1895) sowie sein „Wegweiser für Diakonissen in und nach der Rüstzeit“ (1895) besondere Beachtung.
Wenngleich ihm die Bonner Theologische Fakultät zum Ehrendoktor ernannte, wurde Julius Disselhoff von den Zeitgenossen und der Nachwelt nicht nur dankbares Lob und Vertrauen entgegengebracht, sondern auch starke Ablehnung, vor allem wegen seiner gefürchteten Wahrheitsliebe. Auch wirkte er äußerlich oft rau und schroff. In seinem Tagebuch schrieb er hierzu selbstreflektierend: „Ich muß das Urteil leiden, daß ich teilnahmlos, kalt, eckig und kantig, ein Knorren und Knoben sei.“ Aber das war nur die äußere Schale einer weichen und empfindlichen, wie er weiter notiert, „berührungsscheuen Schneckenhaftigkeit“, die ihn vor allem in jüngeren Jahren menschenscheu und unbeholfen erscheinen ließ.
Obwohl seine schwere Kurzsichtigkeit immer mehr zunahm, bis er die letzten vier Jahre seines Lebens völlig blind war, konnte Julius Disselhoff aufgrund seines ungewöhnlichen Gedächtnises und Dank treuer Mitarbeiter sein Amt in vollem Umfang ausüben. „Die Zeit ist gekommen, wo die Kräfte schwinden. Wie bald wird das irdische Haus dieser Hütte zerbrochen werden“, schrieb er in der Karwoche 1895 seinen Diakonissen. Ein Jahr noch sollte er sein Amt bekleiden. Am Karfreitag, den 3. April 1896, hielt er seine letzte Predigt. Während seines Sommerurlaubs starb Julius Disselhoff am 14. Juli 1896 im Forsthaus Thiergarten im Soonwald bei Simmern. Seine letzte Ruhestätte fand er auf dem Friedhof außerhalb von Kaiserswerth. Als er die Leitung der Anstalt übernahm, arbeiteten auf 115 Stationen 327 Kaiserswerther Schwestern, bei seinem Tode waren es 953 Schwestern auf 230 Stationen.

Quellen und Literatur:

Hauck, Alfred (Hrsg.): Realencycklopädie für protestantische Theologie und Kirche. Begründet von J. J. Herzog. Unter Mitwirkung vieler Theologen und anderen Gelehrten. Band 23, Nachträge A-K. Dritte Auflage. Hinrichs. Leipzig 1913.

Disselhoff, Deodat: Julius Disselhoff, Leiter der Kaiserswerther Diakonissenanstalt (Jahrbuch für christliche Unterhaltung. Herausgegeben von der Diakonissen-Anstalt zu Kaiserswerth für das Jahr 1899). Verlag der Diakonissen-Anstalt. Kaiserswerth 1899.

Disselhoff, [Deodat]: Das erste Jahrzehnt des Rheinisch-Westfälischen Diakonissen-Vereins. 1836-1846. Nach den Akten dargestellt. In: Armen- und Krankenfreund, 63. Jg., 1911, Seite 223-269.

Disselhoff, Julius: Die gegenwärtige Lage der Cretinen, Blödsinnigen und Idioten in den christlichen Ländern. Ein Noth- und Hülferuf für die Verlassensten unter den Elenden an die deutsche Nation. Marcus Verlag. Bonn 1857.

Disselhoff, J[ulius]: Abriß einer Geschichte des Diakonissen-Werkes in neuerer Zeit. In: Jahrbuch des rheinisch-westfälischen Schriftenvereins, enthaltend Altes und Neues aus der Arbeit für das Reich Gottes, insbesondere aus und für Rheinland und Westfalen. Herausgegeben von F. Meyeringh. Evangelischer Schriftenverein für Rheinland und Westfalen. Marcus Verlag. Bonn 1860.

Disselhoff, Julius: Christentum und Kultur. Vortrag. Perthes. Gotha 1869.

Disselhoff, Julius: Das Diakonissen-Amt in der evangelischen Kirche. Ein Vortrag auf Veranlassung des Evangelischen Vereins für kirchliche Zwecke, am 21. Februar 1870 gehalten. Beck. Berlin 1870.

Disselhoff, Julius: Das ev[angelische] Pfarramt und die Diakonissensache. Vortrag auf der Berliner Pastoral-Conferenz. In: Armen- und Krankenfreund, 26. Jg., 1874, Heft 7-8, Seite 100-126.

[Disselhoff, Julius]: Aus der vierzigjährigen Geschichte des Kaiserswerther Diakonissen-Hauses. Verlag der Diakonissen-Anstalt. Kaiserswerth 1877.

Disselhoff, Julius: Die weibliche Diakonie, eine Tochter der Predigt von der freien Gnade, keine Nachahmung römisch-katholischer Institutionen. Vortrag auf dem Lutherfest zu Wittenberg 1883. Diakonissenhaus. Kaiserswerth am Rhein [1883].

Disselhoff, Julius: Jubelbüchlein zu Dr. Martin Luthers 400-jährigem Geburtstage, in Wort und Bild, für Alt und Jung. Verlag der Diakonissenanstalt. Kaiserswerth 1883 (Neu durchgesehen von Dr. Buchwald. 29. Auflage. Verlag der Buchhandlung der Dikonissenanstalt. Kaiserswerth 1929).

Disselhoff, Julius: Aus den Pastoral-Briefen an meine lieben Diakonissen, Erste bis Dritte Reihe. Verlag der Diakonissen-Anstalt. Kaiserswerth [1895] (1. Gesamtausgabe in einem Bande. Verlag der Buchhandlung der Diakonissenanstalt. Düsseldorf [1936]).

Disselhoff, Julius: Pastor Julius Disselhoff zum Gedächtnis. Verlag der Diakonissen-Anstalt. Kaiserswerth 1896.

Disselhoff, Julius: Das Diakonissen-Mutterhaus zu Kaiserswerth am Rhein und seine Tochterhäuser. Neue Ausgabe nach dem Stande von 1903. Verlag der Diakonissen-Anstalt. Kaiserswerth 1903.

Disselhoff, Julius: Jubilate! Denkschrift zur Jubelfeier der Erneuerung des apostolischen Diakonissen-Amtes.Aus Anlaß der 75-jährigen Wirksamkeit des Diakonissen-Mutterhauses zu Kaiserswerth am Rhein. Durchgesehen nach dem Stande von 1911 neu herausgegeben von Johannes Stursberg. Verlag der Diakonissen-Anstalt. Kaiserswerth 1911.

Disselhoff, Julius: Wegweiser für Diakonissen in und nach der Rüstzeit. Verlag der Diakonissen-Anstalt. Kaiserswerth 1895 (26. Auflage 1926).

Disselhoff, Julius: Zur 100. Wiederkehr seines Geburtstages 24. Oktober 1927. Tagebuch 1853-1872. Fritz. Düsseldorf [1927].

Disselhoff, Julius: Hubert Jahre Diakonissen-Mutterhaus. Ein Rückblick auf 10 Jahrzehnte Kaiserswerther Anstalts-Chronik. Verlag der Buchhandlung der Diakonissen-Anstalt. Düsseldorf [1936].

Disselhoff, Luise: Rede am Sarge von Frau Pastor Julius Disseldorf, geborene Luise Fliedner. Voß. Düsseldorf 1916.

Röper, Ursula / Jüllig, Carola (Hrsg.): Die Macht der Nächstenliebe. Einhundertfünfzig Jahre Innere Mission und Diakonie 1848-1998. Im Auftrag des Deutschen Historischen Museums und des Diakonischen Werkes der Evangelischen Kirche in Deutschland herausgegeben. Jovis Verlagsbüro. Berlin 1998.

Schmidt, Jutta: Beruf Schwester. Mutterhausdiakonie im 19. Jahrhundert (Reihe „Geschichte und Geschlechter“, Band 24). Campus. Frankfurt am Main, New York 1998, Seite 145-149.

Sticker, Anna: Julius Disselhoff. In: Hand am Pflug. Mitteilungsblatt der Inneren Mission und des Evangelischen Hilfswerks Nordwestdeutscher Landeskirchen / Landesverband der Inneren Mission Westfalen. Landesverband der Inneren Mission Westfalen. Münster 1963, Nr. 6, Seite 25-27.

Sticker, Anna: Julius Disselhoff – Herold der Schwachsinnigen. In: Hand am Pflug. Mitteilungsblatt der Inneren Mission und des Evangelischen Hilfswerks Nordwestdeutscher Landeskirchen / Landesverband der Inneren Mission Westfalen. Landesverband der Inneren Mission Westfalen. Münster 1964, Nr. 1, Seite 29-31.

www.diakko-online.de [09.11.2004].

www.hephata-mg.de [09.11.2004].

Bildquelle: www.hephata-mg.de.

Hubert Kolling

ECHTER, Julius

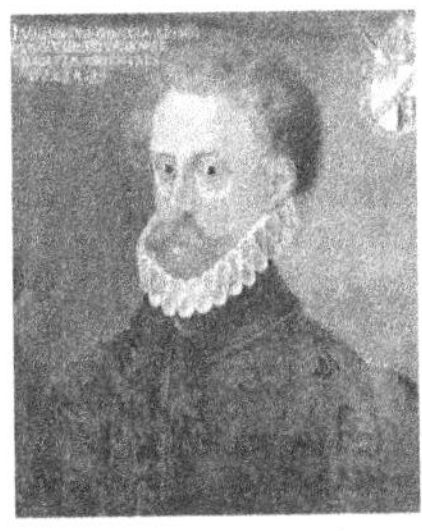

Mittelalterliche Frömmigkeit hatte in Stadt und Bistum Würzburg eine Reihe von sozialkaritativen Einrichtungen ins Leben gerufen, deren wohl-tätiges Wirken den Alten, Armen, Kranken oder aus sonstigen Ursachen Hilfsbedürftigen galt. Während einigen von ihnen nicht gelang, sich dauerhaft zu etablieren, konnte die Mehrzahl ihre Aufgaben zum Teil bis heute wahrnehmen. Was die Spitäler und Krankenpflege betrifft, bestanden in Würzburg das St. Dietrichspital, das im Jahre 1144 gegründet worden war, das Bürgerspital zum Heiligen Geist, dessen Wurzeln in die frühen Jahre des 14. Jahrhunderts zurückreichen, und das Spital zu den 14 Nothelfern, das 1498 seinen Betrieb begonnen hatte. Diese Häuser sollten bis zur Gründung des Juliusspitals in den Jahren 1576 / 1579 die einzigen Spitäler in Würzburg bleiben. Sie durchlebten die Zeit des 16. Jahrhunderts, die mit der Reformation und dem Konzil von Trient (1545-1563) auch das Spitalwesen entscheidend beeinflusste, zwar zum Teil mit diversen Turbulenzen, gleichwohl aber ohne grundsätzliche Neuprägung. Die Lehre Luthers vermochte in Würzburg nicht dauerhaft Fuß zu fassen und die spitalorientierten Regelungen des Konzils von Trient fanden auch hier nur mit merklicher Verzögerung Anwendung, weil jene Beschlüsse, die der inneren Erneuerung des alten Glaubens und der Reform des Klerus galten, verständlicherweise Vorrang hatten. So fielen die wenigen Aktivitäten, die bis zur Regierungszeit des Fürstbischofs Julius Echter von Mespelbrunn auf dem Spitalsektor erfolgten, nicht entscheidend ins Gewicht.

Die Stiftung Juliusspital Würzburg zählt bis heute zu den größten Wohltätigkeitsstiftungen Deutschlands, welche vier Jahrhunderte überdauert hat und mit unterschiedlicher Wirkung ihre Aufgaben, jeweils angepasst an die Forderungen der Zeit, erfüllen und sogar in der Neuzeit trotz schwerster Beeinträchtigungen insbesondere durch den Zweiten Weltkrieg (1939-1945) verstärken konnte.

Die Urteile über Julius Echter, der mehr als 40 Jahre lang, von 1573 bis 1617, Fürstbischof von Würzburg und Herzog in Franken, also weltlicher wie geistlicher Herr war, reichen von „unmenschlich", „machthungrig" und „kleinlich" bis hin zum „Geizkragen", „größten Wohltäter Frankens" und „Freund der einfachen Leute und der Wissenschaft". Er führte in seinem Bistum mit großer Härte die Gegenreformation durch und vertrieb viele Protestanten aus ihrer Heimat. Zudem war er eine der treibenden Kräfte der Hexenverfolgung und damit für den Tod von Tausenden unschuldiger Menschen verantwortlich. Gleichzeitig ließ er hunderte von Kirchen und Schulen bauen, reformierte die Verwaltung und erneuerte das gesamte Rechtswesen im Bistum. Ferner gründete er nicht nur die Universität Würzburg, sondern legte am 12. März 1576 in Würzburg auch den Grundstein für ein großes Armenspital mit Waisenhaus, das heutige Juliusspital. Hierbei handelte es sich nicht um ein reines Krankenhaus, sondern um eine vielseitige Einrichtung, die laut dem steinernen Stiftungsbrief für „Arme, Kranke, unvermögende und schadhafte Leute, die wund oder der Arznei bedürftig wären, verlassene Waisen, vorüberziehende Pilger und dürftige Personen" offen stand. Die Anlage bildete fast eine kleine, in sich geschlossene Stadt mit angeschlossenem Altersheim, Pilgerherberge und Waisenhaus.

Julius Echter wurde am 18. März 1545 als zweites von neun Kindern auf Schloss Mespelbrunn im Spessart geboren. Sein Vater war der kurmainzische Rat Peter III. Echter, seine Mutter Gertraud geborene Gräfin von Adolzheim. Für seine Ausbildung verschafften die tief gläubigen Eltern ihrem Sohn 1554 zunächst eine Pfründe am Kollegialstift Sankt Peter und Alexander in Aschaffenburg, wenig später (1557) im Domstift in Würzburg. Von 1559 bis 1561 besuchte er in Mainz und Köln wahrscheinlich das Jesuitenseminar. Danach studierte er an den streng katholischen Universitäten Löwen und Duai, ging wegen kriegerischer Unruhen nach Paris, dann nach Angers; die Hugenottenunruhen zwangen ihn 1567 zur Übersiedlung nach Pavia (Italien). Als Lizentiat der Rechte kam Echter nach Würzburg und wurde am 15. Oktober 1569 in das Domkapitel aufgenommen. Fürstbischof war damals Friedrich von Wirsberg (1558-1573). Echter machte schnell Karriere: Im April 1570 übernahm er das Amt des Domscholasters (Domschulmeisters), im August zusätzlich das des Domdechanten (Geschäftsführer des Domkapitels). Nach dem Tod Wirsbergs im November 1573 wurde er im Alter von 28 Jahren von den Domherren – mit äußerst knapper Mehrheit – zum neuen Fürstbischof gewählt; am 4. Dezember 1573 trat er sein Amt an, an Pfingsten 1575 wurde er zum Bischof geweiht.

Schon als Domdechant hatte sich Echter beim Domkapitel über den schlechten Zustand der Krankenhäuser beklagt, und dass man sich um ärmere Kranke überhaupt nicht kümmere, so dass sie auf der Straße sterben müssten. In der Kapitelsitzung vom 21. Oktober 1572 erklärte er, in allen Spitälern und Armenhäusern herrsche große Unordnung, und seit langem seien die Rechnungen nicht mehr abgehört worden. Er unterrichtete seine Mitbrüder ferner davon, dass dieser Tage eine Frau auf offener Straße tot aufgefunden worden sei, die in den Spitälern beziehungsweise Armenhäusern der Stadt kein Unterkommen habe finden können. Es sei nötig, die Verwalter dieser Einrichtungen zu gebührlicher Rechnung von Quatember zu Quatember anzuhalten. Man beschloss daraufhin, der Domdechant und der Oberschultheiß sollten die Spital- und Gotteshauspfleger auf die Kanzlei bestellen und ihnen einschärfen, ihre Rechnungen in Ordnung zu bringen.

Am 23. Februar 1575 ließ Julius Echter durch seinen Sekretär Hieronymus Hagen und durch den alten Hofmeister Hans Zobel von Giebelstadt (1544-1558) das Domkapitel wiederum davon unterrichten, dass im vergangenen Winter viele arme Leute auf den Gassen gestorben und tot aufgefunden worden seien. Die Armenhäuser seien überbelegt gewesen, so dass man die Bedürftigen nicht alle habe aufnehmen können. Dies sei nicht nur schrecklich anzuhören, man müsse auch befürchten, Gott werde ein Exempel statuieren, falls man nicht den Armen zu Hilfe komme. Aus geistlichem Eifer und Mitleiden wollte Julius Echter ein weiteres Seel- oder Armenhaus errichten, was aber letztlich am Widerstand des Domkapitels scheiterte.

In der Kapitelsitzung vom 22. November 1575 ließ Julius Echter die Kapitulare wissen, dass er „auf dem Juden Friedhof im Pleichacher Viertel“ – ein wenig außerhalb der Stadtmauern – „ein gemein Spital oder Armhaus“ errichten wolle. In einer an das Domkapitel gerichteten Denkschrift des Fürstbischofs von etwa 1575/76 wegen des zu errichtenden Spitals wird das Motiv der Spitalgründung mit dem Mysterium des Mitleidens umrissen. Die Stiftung sollte ein Almosen für den armen und gebrechlichen Menschen sein und gleichzeitig den Vollzug des Befehls Christi, die Anweisung der menschlichen Natur, dem Nächsten zu helfen, verwirklichen. Am 12. März 1576 legte er den Grundstein des „Julier Spitals“, das unter der Bauleitung von Georg Robin rasch emporwuchs und einschließlich der Nebengebäude größtenteils bis Ende 1581 fertiggestellt war. Am 12. März 1579 erließ Echter die Gründungsurkunde.

Entstanden war ein Baukomplex mit vier Flügeln, die einen Innenhof umgaben. In der Mitte des Nordflügels, dessen Arkaden italienischen Einfluss verraten, setzte der Fürstenpavillon durch seinen Zwerchgiebel und den Mittelturm einen besonderen baulichen Akzent. Die Spitalkirche, die am 10. Juli 1580 geweiht wurde, lag am Ostende des Südtrakts, durch einen kleinen Glockenturm auch äußerlich hervorgehoben. An sie schlossen sich zwei Krankensäle an. Von diesem ursprünglichen Bau ist heute praktisch nichts mehr erhalten, außer der steinernen Stiftungsurkunde des Würzburger Bildhauers Hans Rodlein, auch Hans von Schlüsselfeld („Meister Hans“) genannt, die im Torbogen des sogenannten Fürstentraktes zum Garten angebracht ist. Sie zeigt Priester, Ärzte und Krankenwärter, die sich um die Pflege leidender Menschen bemühen, während der zum dreifaltigen Gott betende, mit vollem Ornat bekleidete und infulierte Fürstbischof zur

Rechten kniet und Segen und Gedeihen für seine Stiftung erfleht.
Das von Julius Echter gegen den Willen des Domkapitels gegründete Spital, die damals größte Anlage dieser Art im Reich, war mit allem notwendigen wie Brunnen, Bäckerei, Mühle, Gärten und so weiter ausgestattet. Es spricht für seinen Weitblick, dass er seine Stiftung mit einer dauerhaften wirtschaftlichen Grundlage (Weinberge sowie land- und forstwirtschaftlicher Grundbesitz) ausstatte, so dass sie ihren Weg durch alle Zeiten bis heute finden konnte. Dazu gehören der sogenannte Rotkreuzhof mit 220 Hektar im Norden der Stadt, das Gut Seligenstadt mit 614 Hektar (heute: größter Gutshof Bayerns) und der Jobsthaler Hof im östlichen Gramschatzer Wald. Zu erwähnen sind auch ein etwa 3.500 Hektar umfassender fränkischer Waldbesitz im Raum Rhön, Spessart, Gemünden, Hammelburg, Gädheim und Oberdürrbach. Schließlich besitzt das Juliusspital 163 Hektar beste Weinbergslagen um Würzburg, Randersacker, Iphofen, Rödelsee und Escherndorf. Damit ist das Spital Besitzer eines der größten deutschen Weingüter.
Die Spitalordnung („Oeconomia Hospitalis Juliani") aus dem Jahre 1579, die in der Fassung von 1605 / 1609 überliefert ist, lässt zum Beispiel durch die Regelungen hinsichtlich der Aufnahme und des Zusammenlebens der Pfründner deutlich werden, dass der Stifter seine Gründung auch als Instrument der Gegenreformation im protestantischen Franken verstand. Der Spitalsbetrieb wurde durch Statuten genauestens geregelt. So sollten etwa alle (und nur) diejenigen Aufnahme finden, die sich anderswo keine Behandlung leisten konnten. Angestellte Ärzte hatten die Patienten zu behandeln; pro Tag waren zwei Visitationen vorgeschrieben. Pflegepersonal hatte die Aufgabe, die Kranken mit Essen zu versorgen und täglich die Zimmer sauber zu machen. Für das geistliche Wohl der Patienten gab es Seelsorger. Patienten, die hierzu in der Lage waren, hatten den Gottesdienst in der Hospitalkirche zu besuchen.
Echter hatte mit seiner Stiftung einen neuen Weg beschritten, indem er seiner Gründung die Aufgaben eines Krankenhauses zuwies. Und als er 1581 seinen eigenen Leibarzt. Dr. Wilhelm Upilio, zum Spitalarzt bestellt und ihm bestimmte Aufgaben bezüglich der im Spital befindlichen Kranken dekretiert hatte, erfuhr diese Festlegung ihre personalmäßige Konkretisierung. Sie bedeutete zugleich eine deutliche Zäsur zum Spital bisheriger Prägung, das auf karitative und geistliche Hilfsleistungen hin orientiert war und das zwar auch Kranke aufnahm, das eine krankenhausmäßige ärztliche Versorgung jedoch nicht zu seinen Obliegenheiten zählte.
Für die pflegerische Betreuung der betagten, oft bettlägerigen Pfründner sowie der „zur Kur" aufgenommenen Patienten standen Pfründner- beziehungsweise Krankenwärterinnen bereit. Bis 1907 war nur weltliches Pflegepersonal beschäftigt; erst danach kamen erstmals Ordensschwestern – zunächst bis 1921 Barmherzige Schwestern der Kongregation der Töchter des Allerheiligsten Erlöser („Ebracher Schwestern"), seit 1923 dann „Dienerinnen der heiligen Kindheit Jesu" („Oberzeller Schwestern") – ins Juliusspital, deren Zahl bis zum Zweiten Weltkrieg stetig zunahm, danach aber kontinuierlich wieder sank. Heute beschäftigt das Krankenhaus wieder fast ausschließlich weltliche Krankenpfleger und Krankenschwestern.
Die älteste Spitalordnung (1579) regelt in 23 Paragraphen detailliert die Aufgaben und Pflichten der „Krancke[n]-Wertherin". Neben der Pflege der Patienten hatte diese für die Sauberkeit des Krankenzimmers, der Betten, Kleidung, Geschirr und sonstigen Hausrates Sorge zu tragen (§ 1), zusammen mit der für die Holzkur zuständigen „Churwärtterin" die Wäsche der Kranken einzusammeln und zu waschen (§ 2) sowie die Betten für jeden neu aufgenommenen Kranken zu beziehen und bei dessen Entlassung oder Tod auszulüften, damit der nächste Patient dadurch keinen Schaden erleide (§ 3). Bei Patienten mit „erblichen" Krankheiten wie „Pestilentz" oder „Rothenruhr" sollten Betten und Bettbezüge sowie das benutzte Geschirr getrennt aufbewahrt und keinem anderen Kranken zur Benützung übergeben werden, bevor nicht alles gewaschen und zusätzlich „an einem absonderlichen ortt wohl auß gedörrt" worden sei (§

4). Geschirr und Bettzeug, für dessen Verlust und Beschädigung sie haftbar gemacht wurde, hatte die Krankenwärterin zu verwahren und dafür zu sorgen, dass die Patienten bei ihrer Entlassung nichts davon mitnahmen und dass ohne ausdrückliche Genehmigung durch den Spitalmeister keine fremden Leute in die Krankenzimmer eingelassen wurden (§ 5). Mit den ihr anvertrauten Kranken sollte sie Geduld aufbringen, sie nicht ausschelten und billigen Wünschen willig nachkommen (§ 6). Die Patienten sollten außerdem „mit lieblichen und heilsamen Wordten" getröstet, und „mit glümpflichen wordten" an Kommunion und letzte Ölung gemahnt werden (§ 7). Schwerkranke durfte die Krankenwärterin nicht aus den Augen lassen und hatte sich, wenn sie mit der Arbeit allein nicht fertig wurde, vom Spitalmeister Gehilfen aus den Reihen der Pfründner zuweisen zu lassen (§ 8). Von den Ausdünstungen der Bettlägerigen dürfe sie sich keinesfalls abschrecken lassen: „Ob die Kranckhe schon Sarckh schmekhen, Vndt langwierige Kranckheit haben, Sich doch nit Ihren lassen. Den dieser gestanckh kräfftig ist die Sündth abzubüssen, Undt Vor dem Ungeschmack der Höllen sich zu Verhüeten" (§ 9). Die Betten dieser Patienten sollte die Krankenwärterin mit Weihwasser besprengen und ein Kruzifix darauf legen, im Sommer auch mit frischen Zweigen, Blüten und wohlriechenden Blumenkränzen schmücken (§ 10).

Eine Reihe weiterer Bestimmungen befasst sich mit der medizinischen Pflege. Den ärztlichen Anordnungen war genauestens Folge zu leisten (§ 11), vor allem was Arzneiverordnung, Purgationen (Abführmittel), Säfte und dergleichen betraf: Die Einnahme der Arzneien hatte die Wärterin persönlich zu überwachen, um sicherzustellen, dass kein Medikament heimlich weggeworfen wurde (§ 12). In gleicher Weise hatte sie darauf zu achten, dass die Wundpflaster nicht abgerissen und den Patienten keine ungeeigneten Lebensmittel von außen zugetragen wurden (§ 13). Nur frische und wohl zubereitete Speisen durften verabreicht werden (§ 14). Außerdem musste die Krankenwärterin dafür Sorge tragen, dass die Kranken außer den ärztlich verordneten Medikamenten keine anderen Tränke, Heilkräuter, Wurzeln oder „abergläubische Segen" gebrauchten (§ 15). Bei der Visite der Ärzte hatte sie stets anwesend zu sein, um über deren Anordnungen immer auf dem Laufenden zu sein (§ 16).

Wenn mit dem Ableben eines Patienten gerechnet werden musste, war unverzüglich der Spitalmeister zu unterrichten, damit der geistliche Beistand nicht versäumt wurde (§ 17). Aufmerksam sollte die Wärterin darauf achten, zu welcher Tageszeit es dem Patienten am schlechtesten gehe, um einerseits dem Arzt darüber berichten zu können und sich andererseits mit dem Essen danach zu richten (§ 18). Rekonvaleszenten durfte sie ohne Vorwissen des Arztes nicht aus dem Patientenzimmer lassen (§ 19). Ansonsten hatte sie in dem ihr zugewießenen Krankensaal für Ordnung zu sorgen und gehfähige Kranke zu den Gottesdiensten zu schicken, an denen sie im Übrigen auch selbst teilnehmen sollte (§ 20). Für Patienten, für die die allgemeine Kost nicht geeignet war, hatte sie entweder in der Küche „etwaß bessers" anzufordern oder selbst „reiniglich" zu kochen (§ 21). Sollte ihr, falls nur wenige Kranke zu betreuen seien, Zeit übrig bleiben, hatte sie sich in Waschhaus oder Küche nützlich zu machen (§ 22). Beim Ableben eines Patienten waren unverzüglich Spitalmeister und Kirchner wegen des Begräbnisses zu informieren (§ 23).

Zwei weitere Pflegekräfte hatten Spezialaufgaben: die „Rauchwartherin", zu der eine Pfründnerin bestimmt wurde, und die „Churwärterin". Erstere war für die Räucher- und Schwitzkuren zuständig, die in einem besonderen Raum durchgeführt wurden, während die „Churwärterin" sich um die sogenannten „Holzkuren" kümmerte. Die Kurwärterin war – der Spitalordnung zufolge – außerdem zur Hilfeleistung der Krankenwärterin verpflichtet, vor allem was die Wäsche und die Reinigung von Krankenzimmern und Patientengeschirr betraf.

Unter Fürstbischof Johann Philipp von Greifenklau (1699-1719) wurden, wohl auch, um den Pflegedienst attraktiver zu machen, „um den Krankendienst verdiente Knechte und

Mägde des Spitals [...], so bald sie alt und gebrechlich wurden, in die Pfründe aufgenommen."

Neben dem Juliusspital in Würzburg, zu dem bereits 1895 Georg Michael Schuler (1833-1909) ➔④ einen „Führer" vorlegte, ließ Fürstbischof Julius Echter von Mespelbrunn auch in Arnstein, Dettelbach, Ebern, Gerolshofen, Hassfurt, Heidingsfeld, Iphofen, Karlstadt, Königshofen, Mellrichstadt, Münnerstadt, Neustadt, Röttingen und Volkach Spitäler einrichten, deren Statuten wörtlich oder im wesentlichen mit denen des Juliusspitals übereinstimmten.

Julius Echter starb am 13. September 1617 in Würzburg auf dem Marienberg in Gegenwart des Bamberger Bischofs Gottfried von Aschhausen an den Folgen einer Darminfektion. Seine letzte Ruhestätte fand er im Würzburger Dom. In seinem Testament hatte er angeordnet, dass sein Herz nicht in seinem Spital, sondern in der zur Universität gehörenden Kirche beigesetzt wird. Dort ruht es noch heute.

Quellen und Literatur:

[Dreizehnhundert] 1300 Jahre Würzburg. Zeichen der Geschichte. Bilder und Siegel der Bischöfe von Würzburg. Sigillum Herbipolensis. Mergentheim 2004, Seite 47.

Kallfelz, Hatto: Julius Echter von Mespelbrunn. Fürstbischof von Würzburg (1573-1617), Gründer der Universität und des Juliusspitals. Ausstellung des Staatsarchivs Würzburg aus Anlass des 48. Deutschen Archivtages Würzburg 3. September – 12 Oktober 1973 (Ausstellungskataloge der bayerischen staatlichen Archive, Band 7). Staatsarchiv Würzburg. Würzburg 1973.

Kolb, Peter: Das Spital- und Gesundheitswesen. In: Wagner, Ulrich (Hrsg.): Geschichte der Stadt Würzburg, Band II. Vom Bauernkrieg 1525 bis zum Übergang an das Königreich Bayern 1814. Theiss. Stuttgart 2004, Seite 540-568.

Mälzer, Gottfried: Julius Echter. Leben und Werk. Echter. Würzburg 1989.

Meisner, Michael: Julius Echter von Mespelbrunn. Fürtbischof zwischen Triumph und Tragik. Stürtz. Würzburg 1989.

Merzbacher, Friedrich (Hrsg.): Julius Echter und seine Zeit. Gedenkschrift aus Anlass des 400. Jahrestages der Wahl des Dtifters der Alma Julia zum Fürstbischof von Würzburg am 1. Dezember 1573. Im Auftrag der Bayerischen Julius-Maximilians-Universität Würzburg herausgegeben von Friedrich Merzbacher. Universität Würzburg. Würzburg 1973.

Merzbacher, Friedrich: Das Juliusspital in Würzburg, Band II. Rechts- und Vermögensgeschichte. Herausgegeben vom Oberpflegamt der Stiftung Juliusspital Würzburg anlässlich der 400-jährigen Wiederkehr der Unterzeichnung der Stiftungsurkunde. Fränkische Gesellschaftsdruckerei. Würzburg 1979.

Mettenleiter, Andreas: Das Juliusspital in Würzburg, Band III. Medizingeschichte. Herausgegeben vom Oberpflegamt der Stiftung Juliusspital Würzburg anlässlich der 425-jährigen Wiederkehr der Grundsteinlegung. Bonitas-Bauer. Würzburg 2001.

Moser, Peter: Würzburg. Geschichte einer Stadt. Babenberg. Bamberg 1999.

Pölnitz, Götz von: Julius Echter von Mespelbrunn. Fürstbischof von Würzburg und Herzog von Franken (1573-1617) (Schriftenreihe zur bayerischen Landesgeschichte, Band 17). Kommission für Bayerische Landesgeschichte. München 1934.

Schäfer, Dieter: Geschichte Würzburgs von den Anfängen bis zur Gegenwart. C. H. Beck. München 2003.

Stahleder, Erich: Das Juliusspital zu Würzburg und seine Geschichtsschreibung. In: Würzburger Diözesanblätter, Band 20. Würzburg 1958, Seite 186-202.

Steidle, Hans / Weisner, Christine: Würzburg. Streifzüge durch 13 Jahrhunderte Stadtgeschichte. Echter. Würzburg 1999, Seite 100-103.

Wendehorst, Alfred: Das Juliusspital in Würzburg, Band I. Kulturgeschichte. Herausgegeben vom Oberpflegamt der Stiftung Juliusspital Würzburg anlässlich der 400-jährigen Wiederkehr der Grundsteinlegung. Fränkische Gesellschaftsdruckerei. Würzburg 1976.

www.ijon.de/echter [10.12.2004].

www.calsky.com/lexikon/de/txt/j/ju/julius_echter_von_mespelbrunn.php [10.12.2004].

www.bistum-wuerzburg.de/bwo/opencms/bistum/persoenlichkeiten/vergangenheit [10.12.2004].

Bildquelle: Schäfer, Dieter: Geschichte Würzburgs von den Anfängen bis zur Gegenwart. C. H. Beck. München 2003, Seite 87.

Hubert Kolling

EISFELD, Lotte

Lotte Eisfeld wurde am 3. September 1914 als Tochter eines Wagenbauers geboren. Im Alter von 19 Jahren trat sie im Herbst 1933 in das von Oberin Martha Wilkens (1895-1983) ➔③ geleitete Diakonieseminar in Stettin ein und arbeitete im dortigen Städtischen Krankenhaus, in dem der Evangelische Diakonie-

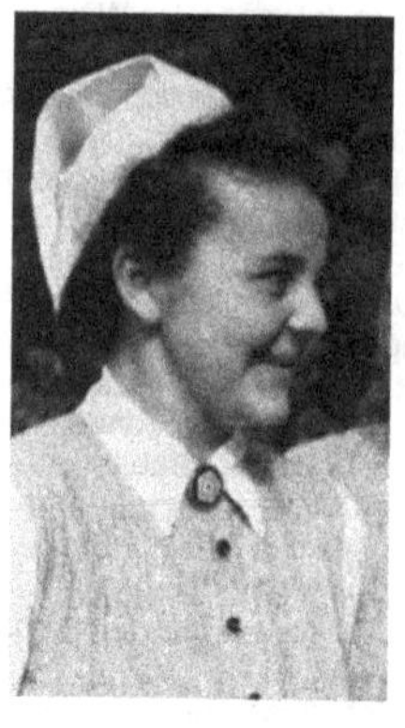

verein (EvDV) seine Arbeit 1896 aufgenommen hatte. Nachdem sie ihre im April 1934 begonnene Ausbildung als Krankenschwester beendet hatte, arbeitete sie zunächst als „Hilfsschwester“, dann als Stationsschwester und schließlich als sogenannte „Vorschulmutter“. In der Erinnerung schreibt die Diakonieschwester Ruth Kaeselitz 1980: „Wir liebten und verehrten Schwester Lotte sehr. Ihre Wesensstille und Vorbildlichkeit in allem, ihr Wissen und Können beeindruckten uns nicht nur, sondern gaben uns, äußerlich wie innerlich, das Gefühl des Beheimatetseins in der Schwesternschaft.“

Im Zweiten Weltkrieg (1939-1945) stellte der 1894 von Friedrich Zimmer (1855-1919) ➔① gegründete EvDV Schwestern für über 60 Lazarette zur Verfügung, die über ganz Deutschland verteilt lagen. Allein in Berlin arbeiteten die Schwestern in acht Lazaretten mit nahezu 3.000 Betten. Die Arbeit in den Frontlazaretten war hingegen zunächst ausschließlich den Schwestern vom Deutschen Roten Kreuz (DRK) und den von ihnen ausgebildeten DRK-Schwesternhelferinnen vorbehalten. Mit Beginn des Russlandfeldzuges ab 1941 wurden hierzu jedoch auch Diakonieschwestern des EvDV, mit dem besonders über die Wernerschule vom DRK gute Beziehungen bestanden, herangezogen. Hierzu berichtete Maria von Scheven (1888-1969) ➔⑤ in der Oberinnenkonferenz vom 8. September 1941: „Wir sind vom Roten Kreuz aufgefordert worden, Schwestern zum Sondereinsatz zu geben als Kriegsschwestern. Wir wußten sofort, daß wir einen solchen Antrag nicht ablehnen können; wenn der Krieg ruft, so müssen wir da sein. 6 Schwestern sind einem Bremer Mutterhaus vom Roten Kreuz zur Verfügung gestellt worden, von dort als Bereitschaftsschwestern eingekleidet worden und in den Dienst gestellt. Alle 6 sind mit größter Begeisterung und Freude an die neuen Aufgaben gegangen. [...] Über diesen Sondereinsatz unserer Schwestern und die Verabredungen mit dem Roten Kreuz darf nicht gesprochen werden, sondern es muß, wie alle militärischen Dinge, geheim gehalten werden.“

In ihrem 1992 veröffentlichten Buch „Krankenpflege und Zweiter Weltkrieg. Der Weg der Schwesternschaft des Evangelischen Diakonievereins 1939-1944“ gibt die Diakonisse vom Evangelischen Diakonieverein Liselotte Katscher – von 1961 bis zu ihrer Pensionierung im Frühjahr 1983 Leiterin der Schwesternhochschule der Diakonie in Berlin-Grunewald – die Zahl der Diakonieschwestern, die im Laufe der Kriegsjahre verschiedenen Schwesternschaften des Roten Kreuzes zur Verfügung gestellt wurden, mit 26 an. Zu den Diakonieschwestern, die von 1941 bis 1945 im sogenannten „Mobilen Einsatz“ tätig waren, gehörten etwa neben Asta von Lindeiner-Wildau (1902-1987) ➔① auch Lotte Eisfeld.

Die für den Einsatz Ausgewählten sahen es als selbstverständlich an, dem Ruf in diese besondere Arbeit zu folgen. So schrieb zum Beispiel Lotte Eisfeld, der die Aufforderung dazu in den Urlaub nachgeschickt wurde, am 13. Juli 1941: „Nun ich alles recht bedacht habe, bin ich sehr dankbar, daß ich unter diesen ‚Sechsen‘ sein darf, die mit eingesetzt werden sollen, wo es gilt, die Not des Krieges zu einem kleinen Teil zu lindern. Wo immer das auch später sein wird, ich werde dem Ruf gerne folgen und mich mit meinem ganzen Menschen dafür einsetzen. [...] So stelle ich mich gern und getrost in den Kriegsdienst, im Herzen die Bitte, daß Gott mir stets Kraft schenken möchte, alles recht zu erfüllen.“

Die besagten Schwestern arbeiteten in Feldlazaretten, auf Verwundetenplätzen und begleiteten Lazarettzüge und -schiffe. Sie waren weitgehend auf den Kriegsschauplätzen in Russland eingesetzt, einige aber auch in Frankreich und Nordafrika. Im Laufe des Krieges erhielten sie fast alle leitenden Aufgaben, oft von großen Lazaretten mit mehr als 1.000 Betten. Von dem Leid, dem sie dort

täglich begegneten, zeigten sie sich betroffen. So schrieb etwa Lotte Eisfeld am 15. Januar 1944 aus einem Lazarett in Lettland: „Am Heilig Abend hatten wir es dann im Schwesternhaus für eine Stunde friedlich und festlich und schön – bis ein neuer Verwundetentransport uns alle an die Arbeit rief. So freudig bewegt von unserer Feier, sangen wir den angekommenen Verwundeten zuerst gleich ein paar Weihnachtslieder. Und das Herz wurde einem wieder schwer, wie die Jungs da schmutzig und verlaust auf ihren Strohsäcken lagen. Manches Stöhnen klang in unser Singen, aber manch Auge leuchtete auch beim Klang der Weihnachtslieder. – Und dann begannen wir zu waschen und zu verbinden. Und als ich als letzte die Entlausungsstation verließ, war es drei Uhr – und erster Weihnachtstag, sternklare, eisigkalte Nacht. Unsere Chirurgen sagten: ‚Auf Wiedersehen 7.15 Uhr im Op!'. Und wenn man dann am ersten Weihnachtsmorgen so einem großen blonden Jungen von 19 Jahren als erstes beide Beine amputiert – so ist das wirklich nicht leicht für Schwestern und Ärzte."
Die Schwestern wurden häufig mit neuen, ihnen bis dahin völlig unbekannten Situationen konfrontiert. Am 16. Juli 1941 berichtet Lotte Eisfeld aus Afrika: „Jedoch wissen wir jetzt erst, was es heißt, primitiv zu leben und zu arbeiten. Das schlimmste ist und bleibt die Wassernot. In drei Tagen kann man sich einmal erlauben, das Wasser als Waschwasser für die Leute zu benutzen und dann nur noch möglichst den Boden bedeckt oder zwei in einer Schüssel. Auch die salzigen Getränke sind nicht schön für die Leute. Ab und an fährt ein Wasserwagen 170 km weit bis D. und holt Süßwasser. Wenn dann ein Eimer Trinkwasser in den Saal gebracht wird, so ist es wie ‚Weihnachten' – sagen die Soldaten. Für Schwerkranke gibt es aber Mineralwasser."
Hinzu kam oftmals die Ungezieferplage. In ihrem erwähnten Bericht fuhr Lotte Eisfeld fort: „Schlimm ist auch noch die Flohplage! Ganz toll! 5 auf einmal am Söckchenrand zu haben, ist nichts Seltenes."
Gleichzeitig begegneten die Schwestern immer wieder Menschen aus anderen Nationen und mit anderen Mentalitäten. So berichtete Lotte Eisfeld in ihrem bereits zitierten Brief aus Nordafrika vom 16. Juli 1942: „Im Lazarett sind noch 400 englische Verwundete neben unseren, werden auch ganz von Engländern versorgt. Wir haben auf den Stationen Gefangene, Engländer, Südafrikaner und Inder zum Helfen. Die Engländer sind rührend zu unseren Verwundeten und sehr fleißig, und tadellos zu uns Schwestern."
Die im „Mobilen Einsatz" tätigen Schwestern bemühten sich in ihrer oft schwierigen und kaum zu bewältigenden Situation, eine Gemeinschaft der Pflegenden zu schaffen. Hierzu berichtete Lotte Eisfeld am 15. Juli 1943 aus Kreuzberg / Düna: „Heute bin ich schon einen ganzen Monat hier. Die Schwestern spüren auch allmählich, daß Zucht und Ordnung doch etwas Gutes ist und geben sich redlich Mühe. Sehr oft denke ich an meine Erfahrungen in der Stettiner Vorschule und wende sie im Kreis hier an." Zum gleichen Thema schrieb sie drei Monate später, am 3. September 1943, von ihrer Geburtstagsfeier: „Ein sehr netter, vergnügter Schwesternabend zeigte mir, daß meine Schwestern nun allmählich den Wert einer Schwesternschaft spüren – dankbar empfinden zum großen Teil. Dies war mir größte Geburtstagsfreude, weil ich es im Anfang in diesem Kreis nicht glaubte. Unsere Art zu feiern fanden sie dann auch wunderschön – ohne daß Alkohol geflossen war und geraucht wurde, und Männer eingeladen waren, wie es bisher hier anscheinend üblich war. [...] Ich muß schon sagen, daß es manchen Kampf gekostet hat, mich mit meiner Art durchzusetzen bei den Schwestern und Ärzten und überall in der Einheit. Jedoch nun nach einem ¼ Jahr läuft alles recht ordentlich und der Kummer wird immer seltener, so daß ich viel Zeit für die Patienten und besonders für die Schwerverwundeten habe."
Wie ihre Mitschwestern, stellte auch Lotte Eisfeld den Krieg nie in Frage, da er scheinbar zur Verteidigung der Heimat notwendig war. So blieb bei ihnen trotz einsetzender Niederlagen und Rückzug die ganze Kriegszeit hindurch bis fast zum Schluss die nicht wankende Zuversicht bestehen, den Krieg zu

gewinnen. Am 10. Oktober 1941 schrieb Lotte Eisfeld aus Afrika: „Wir können immer den täglichen Wehrmachtsbericht kaum erwarten, um zu erfahren, wie weit es im Osten, wie es in der Heimat geht. Unsere Offiziere hoffen und glauben, wie wohl alle sonst, daß es vorm Winter im Osten zu Ende geht."
Aus ihrem Brief aus Heilsberg in Ostpreußen vom 29. Juli 1944 klang ein bewusstes sich Mutmachen mit: „Bei herrlichem Wetter fuhren wir mit unseren 45 Waggons durch litauisches, dann deutsches, gepflegtes Land. Das Herz wurde uns schwerer und schwerer. Denn so wollten wir ja einmal nicht nach Deutschland zurückkehren. Alle Fahnen sollten wehen und alle Glocken läuten – und dann? Doch die Hauptsache ist, der Russe kann an den Grenzen aufgehalten werden. Wir wollen nicht die Hoffnung auf ein gutes Gelingen verlieren, und vielleicht packen wir noch einmal, um ostwärts zu ziehen, wer weiß! Dafür wollten wirs gerne tun."
Nachdem der Krieg vorüber und Lotte Eisfeld wieder in Deutschland war, begann sie zunächst ab Sommer 1945 mit Aushilfen in Bielefeld und Potsdam. Gleichzeitig meldete sie sich an der Schwesternhochschule der Diakonie in Berlin-Spandau an. Die dortige Ausbildung zur Oberin brach sie im Oktober 1946 aber wegen ihrer Berufung zur leitenden Schwester im Städtischen Krankenhaus Berlin-Wannsee wieder ab. In den Jahren 1948/49 arbeitete sie als Referentin für die Schwesternabteilung im Heimathaus des Evangelischen Diakonievereins in Berlin-Zehlendorf. Infolge Krankheit übte sie dort in den darauffolgenden Jahren „sehr viel wechselnde Aufgaben" aus. 1951 erfolgte ihre Berufung als Bezirksoberin in das Kreiskrankenhaus Hagenow. Da sie aber keine Zuzugsgenehmigung erhielt, kehrte sie wieder zurück. Erst im Oktober 1952 konnte sie ihr Amt in Hagenow wieder aufnehmen, das sie bis 1954 ausübte. Im Jahre 1955 erfolgte „wegen eines fortschreitenden Leidens" ihre vorzeitige Pensionierung. Zunächst an den Rollstuhl, dann ans Bett gefesselt zog sie nach Berlin ins Friedrich-Zimmer-Haus ein. Trotz ihrer Erkrankung lebte Lotte Eisfeld noch 34 Jahre und starb erst am 7. November 1988 in der Van-Delden-Klinik [Anna Margarete van Delden (1858-1938) ➔②] Ihre letzte Ruhestätte fand sie auf dem Friedhof an der Onkel-Tom-Straße in Berlin-Zehlendorf. Für die Trauerfeier hatte sie sich neben ihrem Konfirmationsspruch (Jeremia 31,3) kurz vor ihrem Tod noch Worte aus Psalm 68 gewünscht, die sie in ihrem Leben in besonderer Weise erfahren hat: „Gelobet sei der Herr täglich, Gott legt uns eine Last auf; aber er hilft uns auch."
Seit 15. Oktober 1953 schrieb Lotte Eisfeld für „Die Diakonieschwester. Neue Folge der Blätter aus dem Evangelischen Diakonieverein und dem Zehlendorfer Verband für evangelische Diakonie" regelmäßig „Betrachtungen zum Kirchenjahr", mit denen sie sich „stets an jede einzelne Schwester" ihrer Schwesternschaft wenden wollte. Beispielhaft seien die Überschriften ihrer kurzen Arbeiten, die für gewöhnlich eine halbe bis eine Druckseiten umfassten, aus dem Jahre 1968 genannt:
In Ihm sei´s begonnen!
Von Bethlehem zur Schädelstatt
Das offene Fenster nach Jerusalem
Die österliche Freudenzeit
Der Heilige Geist als Hilfe zum Leben
Das Trinitatisfest
Michaelstag
Gottes Saaten reifen still
Und keiner weiß den letzten Sinn
Vierter Advent.
Ihre im Laufe der Zeit veröffentlichten rund 150 Beiträge gab Lotte Eisfeld erneut zum Druck und zwar in Form von kleineren, besinnlichen Schriften, von denen in den Jahren von 1960 bis 1977 im „Christlichen Zeitschriftenverlag Berlin" 19 Stück erschienen: „Dein Tun ist lauter Segen. Ein Wort für Kranke und Gesunde" (1960), „Du musst des Lebens Mitte sein. Ein Wort an Kranke und Gesunde" (1961), „Abend und Morgen sind seine Sorgen. Worte für kranke und gesunde Menschen" (1963), „Einschlafen mit guten Gedanken. Abendgedanken für kranke und gesunde Menschen" (1963), „Du bist bei mir. Worte für kranke und gesunde Menschen" (1964). „Weg hast du allerwegen. Worte für kranke und gesunde Menschen" (1964), „Geh

mit mir durch das Kirchenjahr“ (1965), „Aber wir fürchten uns nicht. Worte des Trostes“ (1966), „Gib mir ein Herz voll Zuversicht. Worte des Trostes“ (1966), „Briefe an junge Menschen“ (1968), „Geh mit mir durch das Kirchenjahr“ (1968), „Es ist gut auf den Herrn vertrauen“ (1971), „Seid fröhlich in Hoffnung“ (1971), „Kleine Lichter im Alltag. Betrachtungen, Meditationen, Psalmworte“ (1973), „Kennt auch dich und hat dich lieb. Lieder, biblische Geschichten und Gebete für Kinder“ (1973), „Singet Gott” (1974), „Ich hebe meine Augen auf“ (1974), „Sonne über steinigen Wegen. Erzählungen“ (1976), „Und unser Herr geht mit. Nachdenkliches im Herbst des Lebens“ (1977).

Wie tief greifend und unverrückbar die Lebenswelt einer Diakonieschwester von dem christlichen Menschen- und Weltbild durchdrungen sein kann, teilt Lotte Eisfeld ihrer Leserschaft bereits in ihrem ersten Büchlein „Dein Tun ist lauter Segen – Ein Wort für Kranke und Gesunde“ (1960) mit. Aus ihrem eigenen Kranksein fragt sie: „Überhaupt – wer ist der Gesunde und wer der Kranke? Der gesunde Mensch ist der, der sich der Herrschaft Gottes ganz und gar ausliefert, krank aber der, der diese Herrschaft Gottes durch sein Verhalten in Frage stellt, mag er sonst auch kerngesund sein.“

Quellen und Literatur:

Archiv des Evangelischen Diakonievereins Berlin-Zehlendorf: Personalakte Lotte Eisfeld.

Eisfeld, Lotte: Dein Tun ist lauter Segen. Ein Wort für Kranke und Gesunde. Christlicher Zeitschriftenverlag. Berlin 1960 (63 Seiten).

Eisfeld, Lotte: Du musst des Lebens Mitte sein. Ein Wort an Kranke und Gesunde. Christlicher Zeitschriftenverlag. Berlin 1961 (63 Seiten).

Eisfeld, Lotte: Abend und Morgen sind seine Sorgen. Worte für kranke und gesunde Menschen. Christlicher Zeitschriftenverlag. Berlin 1963 (14 Seiten).

Eisfeld, Lotte: Einschlafen mit guten Gedanken. Abendgedanken für kranke und gesunde Menschen. Christlicher Zeitschriftenverlag. Berlin 1963 (14 Seiten).

Eisfeld, Lotte: Du bist bei mir. Worte für kranke und gesunde Menschen. Christlicher Zeitschriftenverlag. Berlin 1964 (16 Seiten).

Eisfeld, Lotte: Weg hast du allerwegen. Worte für kranke und gesunde Menschen. Christlicher Zeitschriftenverlag. Berlin 1964 (16 Seiten).

Eisfeld, Lotte: Geh mit mir durch das Kirchenjahr. Christlicher Zeitschriftenverlag. Berlin 1965 (112 Seiten).

Eisfeld, Lotte: Aber wir fürchten uns nicht. Worte des Trostes. Christlicher Zeitschriftenverlag. Berlin 1966 (15 Seiten).

Eisfeld, Lotte: Gib mir ein Herz voll Zuversicht. Worte des Trostes. Christlicher Zeitschriftenverlag. Berlin 1966 (15 Seiten).

Eisfeld, Lotte: Briefe an junge Menschen. Christlicher Zeitschriftenverlag. Berlin 1968 (94 Seiten).

Eisfeld, Lotte: Weihnachtsgrüße an unsere kranken Schwestern. In: Die Diakonieschwester. Neue Folge der Blätter aus dem Evangelischen Diakonieverein und dem Zehlendorfer Verband für evangelische Diakonie, 64. Jg., Nr. 6, Juni 1968, Seite 246.

Eisfeld, Lotte: Geh mit mir durch das Kirchenjahr. Neuauflage. Christlicher Zeitschriftenverlag. Berlin 1968 (112 Seiten).

Eisfeld, Lotte: Es ist gut auf den Herrn vertrauen. Christlicher Zeitschriftenverlag. Berlin 1971 (30 Seiten).

Eisfeld, Lotte: Seid fröhlich in Hoffnung. Christlicher Zeitschriftenverlag. Berlin 1971 (30 Seiten).

Eisfeld, Lotte: Kleine Lichter im Alltag. Betrachtungen, Meditationen, Psalmworte. Christlicher Zeitschriftenverlag. Berlin 1973 (70 Seiten).

Eisfeld, Lotte: Kennt auch dich und hat dich lieb. Lieder, biblische Geschichten und Gebete für Kinder. Christlicher Zeitschriftenverlag. Berlin 1973 (70 Seiten); (auch Mikrofilm-Ausgabe. Deutsches Volksliedarchiv. Freiburg im Breisgau 1973).

Eisfeld, Lotte: Singet Gott. Christlicher Zeitschriftenverlag. Berlin 1974 (30 Seiten).

Eisfeld, Lotte: Ich hebe meine Augen auf. Christlicher Zeitschriftenverlag. Berlin 1974 (30 Seiten).

Eisfeld, Lotte: Sonne über steinigen Wegen. Erzählungen. Christlicher Zeitschriftenverlag. Berlin 1976 (80 Seiten).

Eisfeld, Lotte: Und unser Herr geht mit. Nachdenkliches im Herbst des Lebens. Christlicher Zeitschriftenverlag. Berlin 1977 (70 Seiten).

Kaeselitz, Ruth: Danken und Denken an den Ev. Diakonieverein in Stettin. In: Die Diakonieschwester. Neue Folge der Blätter aus dem Evangelischen Diakonieverein und aus dem Zehlendorfer Verband für evangelische Diakonie, 76. Jg., Nr. 2, Februar 1980, Seite 41-42.

Katscher, Liselotte: Krankenpflege und Zweiter Weltkrieg. Der Weg der Schwesternschaft des Evangelischen Diakonievereins 1939-1944. Verlagswerk der Diakonie. Stuttgart 1992, Seite 222.

Katscher, Liselotte: Krankenpflege und das Jahr 1945. Der Zusammenbruch und seine Folgen am Beispiel der Schwesternschaft des Evange-

lischen Diakonievereins. Diakonie. Reutlingen 1993, Seite 165.
[Ohne Verfasser] [Nachruf] Lotte Eisfeld. In: In: Die Diakonieschwester. Neue Folge der Blätter aus dem Evangelischen Diakonieverein und dem Zehlendorfer Verband für evangelische Diakonie, 85. Jg., Nr. 1, Januar 1989, Seite 17.
www.ev-diakonieverein.de/diakonieverein/personen.html.
Bildquelle: Die Diakonieschwester, 76. Jg., Nr. 2, Februar 1980, Seite 42.

Hubert Kolling

ENGSTENBERG, Maria

Im Süden der Kölner Altstadt, mitten im Severinviertel, liegt das Mutterhaus der Augustinerinnen mit dem dazugehörigen Krankenhauskomplex. Im Jahre 1988 konnte die „Genossenschaft der Cellitinnen nach der Regel des heiligen Augustinus" in Köln (Severinstraße), ein krankenpflegender und sozial tätiger Orden, ihr 150-jähriges Jubiläum feiern. Mit dem Motto „Einfach da sein" bringt die Ordensgemeinschaft zum Ausdruck, was ihre Tätigkeit prägt: Da sein für andere – ohne Vorbedingungen und Vorbehalte. „Diese Bereitschaft zum Dienst am Mitmenschen", so das Selbstverständnis der Schwestern, „wächst aus unserem Bewusstsein der Mitverantwortung, besonders für kranke, hilfslose und alte Menschen."
Die Gründung der Ordensgemeinschaft geht auf das Jahr 1838 zurück. Am 28. November 1838 nahmen sogenannte „Wartenonnen" (Cellitinnen) und Novizinnen aus zwei Klöstern ambulanter Krankenpflegerinnen – dem Kloster zur heiligen Elisabeth in der nahe gelegenen Antonsgasse und dem Kloster zur heiligen Maria in der Kupfergasse – ihren Wohnsitz im Bürgerhospital der Stadt Köln, das 1804 in den Gebäuden des aufgelösten Cäcilienklosters eingerichtet worden war. Ihr Übertritt in das neue Wirkungsfeld war ein Wagnis. Bisher in der häuslichen Krankenpflege eingesetzt, galt es nun, sich streng geregelter Krankenhausarbeit unter ständiger Kontrolle der Ärzte zu unterwerfen. Aus der kleinen Gemeinschaft sollte sich freilich im Laufe der folgenden Jahrzehnte die größte der drei Kölner Genossenschaften der Cellitinnen nach den Regeln des heiligen Aurelius Augustinus (354-430) ➔② entwickeln.
Von Anfang an hatten die Cellitinnen im Bürgerhospital, die Angestellte der Kölner Armenverwaltung waren und ein regelmäßiges Gehalt erhielten, eine eigene, selbstverantwortliche Oberin, die von den Schwestern gewählt wurde. 1838 war dies Katharina Tychon (auch Dychong geschrieben) (Schwester Aloysia Tychon) (?-1855), die 1839 bis 1843 von Dorothea Külpmann (Schwester Ignatia Külpmann) abgelöst wurde. Die Schwestern unterstanden nur bezüglich ihres geistlichen Lebens ihrer Oberin. Dienstrechtlich waren für sie die Entscheidungen der Armenverwaltung maßgeblich. Die „Anweisung für die Oberin und geistlichen Schwestern" (1840) regelte dabei detailliert den Tagesablauf: Von der Berichtspflicht über Einkäufe, über die Zahl der wöchentlich an Kranke und Invalide auszugebenden Bett- und Leibwäsche, über die Zusammensetzung des Essens und die Regeln für das gemeinsame Essen der Invaliden bis zu Öffnungs- und Schließzeiten der Invalidenstation und die Ausgangs- und Besuchsregeln für Kranke, Invaliden und Irre. Das Bürgerhospital hatte zu jener Zeit etwa 280 Plätze für Invalide und etwa 150 für Kranke. Im Jahre 1870 erließ der neue Erzbischof von Köln, Paulus Melchers (1813-1895; im Amt 1866-1885), für die Genossenschaft der Cellitinnen im Bürgerhospital neue Satzungen, die sich auf die alten Cellitinnenstatute und die Regel des heiligen Augustinus stützten.
Generaloberinnen der Genossenschaft waren in den Jahren 1843-1866 Katharina Barth (Mutter Dominika) (1812-1870) ➔④, 1866-1884 Wilhelmine Elisabeth Schmitz (Mutter Crescentia Schmitz) (1815-1884) ➔④, 1884-1899 Elisabeth Diefenthal (Mutter Materna Diefenthal) (1831-1899) ➔④, 1899-1917 Cäcilia Diefenthal (Mutter Cleopha Diefenthal) (1842-1917) ➔⑤, 1917-1931 Mutter Maura Bachofen von Echt, 1931-1935 Maria Menke (Mutter Neophyta Menke) (1878-1971) ➔④, 1935-1941 Mutter Maria Fidelis Pützstück, 1941-1956 Mutter Maria Remberta Scheller, 1956-1963 Mutter Maria Larga Pohlen, 1963-1972 Mutter Maria Cleta

Höschen, 1972-1996 Mutter Maria Nikodema Rützenhoff, 1996-2002 Mutter Veronika Nober und (seit 2002) Mutter Wiltrud Möring. Zu den besonderen Schwesternpersönlichkeiten der Cellitinnen in Köln (Severinstraße) gehören auch Maria Wery (Schwester Hipoytha Wery) (1870-1963) ➔⑤, Maria Ridder (Schwester Blandine Ridder) (1871-1916) ➔⑤ und Maria Engstenberg (Schwester Johanna Engstenberg).

Maria Engstenberg wurde am 13. Oktober 1865 in Edelrath geboren. Ihre Eltern waren der Ackerer Heinrich Engstenberg und dessen Ehefrau Caroline, geborene Koch. Im Alter von 26 Jahren trat sie in die Genossenschaft der Cellitinnen auf der Severinstraße in Köln ein, um im Dienste der Kranken ihr Leben Gott zu weihen. Nach ihrer Einkleidung am 9. Dezember 1893 legte sie am 22. März 1896 ihre erste Profess und am 9. April 1904 ihre ewige Profess ab; seither trug sie den Namen Schwester Johanna.

Als Krankenschwester in der Lindenburg, dem (heutigen) Klinikum und Krankenpflegeschule der Universität Köln, pflegte sie vor allem Lupuskranke (Patienten mit tuberkulöser Hautflechte) mit großer Aufopferung. In seinem Buch „einfach da sein", berichtet Max Wolters 1988 anlässlich des 150-jährigen Jubiläums der Genossenschaft der Cellitinnen in Köln (Severinstraße) aus der Chronik über Schwester Johanna: „Die Pflege und Betreuung dieser Ausgestoßenen [...] beispielhaft. Sie versuchte alles und zu jeder Stunde. Sie pflegte und versorgte die Kranken oft in den dunklen Abendstunden, um sie nicht dem Tageslicht und der Herzlosigkeit der Menschen auszusetzen. Sie wollte deren Lebenswillen erhalten, und wie litt sie, wenn ihre Schützlinge durch Gas oder Gift, durch Ertränken oder Erhängen ihrem Dasein ein Ende machten."

In Erinnerungen an Maria Engstenberg (Schwester Johanna Engstenberg) wurde immer wieder betont, dass sie sich auch darum bemühte, den Kranken nicht nur pflegerische Hilfe, sondern auch gläubigen Lebensmut zu vermitteln.

Durch den Einfluss von Röntgenstrahlen wurde Schwester Johanna selbst einem schrecklichen Leiden unterworfen. Hierzu zitiert Max Wolters nochmals aus der bereits erwähnten Genossenschafts-Chronik: „Durch die Einwirkung der Strahlen wurde Schwester Johanna dann selbst ein Opfer ihres Berufes. Hände, Arme, Wangen, Kiefer, Zunge und Gaumen zeigten fortschreitende Schädigungen und furchtbare Entstellungen. Schließlich wurde ihr die Nahrungsaufnahme fast unmöglich. Jeder Händedruck verursachte ihr namenlose Schmerzen. Sie trug alles klaglos; sie wollte nicht weniger leiden als die, für die sie aus letzter religiöser Haltung Pionier und Opfer der Strahlenheilkunde geworden ist."

Maria Engstenberg (Engstenberg), starb am 1. August 1946 im Alter von 54 Jahren im Kloster Hoven in Zülpich. Sie lässt sich durchaus einordnen in die Reihe derjenigen, die frühe Opfer der Röntgenstrahlen wurden wie beispielsweise M. van Roost (1880-1924) ➔④, Agnes Elisabeth Raadchou-Nielsen (1876-1935) ➔④, Helga Schumacher (1885-1930) ➔④, Paul Tafelmeyer (1868-1934) ➔④, Anna Lönnbeck (1856-1920) ➔④, Henri Bourdon (1887-1930) ➔④, Marie Leontina Mikýsková (1896-1942) ➔④, Fulgencie Šumšalová (1882-1936) ➔④ und Zora Zec (1895-1947) ➔④.

Quellen und Literatur:

Gatz, Erwin: Kirche und Krankenpflege im 19. Jahrhundert. Katholische Bewegung und karitativer Aufbruch in den preußischen Provinzen Rheinland und Westfalen. Ferdinand Schöningh. München, Paterborn, Wien 1971.

Genossenschaft der Cellitinnen nach der Regel des hl. Augustinus, Provinzialat, Severinstraße, Köln: Schriftliche Mitteilung an den Verfasser vom 8. Februar 2006.

Hegel, Eduard (Hrsg.): Das Erzbistum Köln zwischen der Restauration des 19. Jahrhunderts und der Restauration des 20. Jahrhunderts (Geschichte des Erzbistums Köln, Band 4). Bachem. Köln 1987.

Sauser, Ekkart: Johanna Engstenberg. In: Biographisch-Bibliographisches Kirchenlexikon, Band XVII. Begründet und herausgegeben von Friedrich Wilhelm Bautz. Fortgeführt von Traugott Bautz. Traugott Bautz. Herzberg 2000, Spalte 336-337.

Stadt Cöln (Hrsg.): Die Stadt Cöln im ersten Jahrhundert unter preußischer Herrschaft 1815-1915. Neubner. Cöln 1916.

Torsy, Jakob: Lexikon der deutschen Heiligen, Seligen, Ehrwürdigen und Gottseligen. Bachem. Köln 1959, Spalte 264.
Wolters, Max: Einfach da sein. 150 Jahre Genossenschaft der Cellitinnen nach der Regel des heiligen Augustinus Köln / Severinstraße. Parzeller. Fulda 1988, Seite 111.

Hubert Kolling

ESSE, Carl Heinrich

In der Krankenpflege war die Wirksamkeit von Franz Anton Mai (1742-1814) ➔①, der 1781 in Mannheim die erste deutsche Krankenpflegeschule eröffnete und für deren Zöglinge ein Lehrbuch unter dem Titel „Unterricht für Krankenwärter zum Gebrauche öffentlicher Vorlesungen“ veröffentlichte, bahnbrechend. Wenngleich die Mannheimer Schule für Krankenwärter ebenso wieder erlosch wie sein 1801 in Heidelberg gestarteter Versuch einer „Schule für Gesundheits- und Krankenwärterlehre für weibliche Zöglinge“, hatte seine Initiative in Deutschland Signalwirkung, indem sich immer mehr Ärzte der Heranbildung von geschultem Pflegepersonal widmeten. Zu nennen sind in diesem Zusammenhang etwa Johann Gottfried Pfähler und seine Veröffentlichung „Unterricht für Personen, welche Kranke warten“ (Riga 1793), Johann Andreas Garn (1755-1809) ➔⑤ mit seinem Buch „Unmasgebliche Vorschläge zur Errichtung einer öffentlichen Krankenpflege für Arme jeden Orts und zur Abstellung der Kuren durch Afterärzte" (Wittenberg 1789) und Ernst Schwabe (1754-1824) ➔⑤ mit seiner "Anweisung zu den Pflichten und Geschäften eines Stadt- oder Land-Physikus“ (Erfurt 1786).

Zu Beginn des 19. Jahrhunderts wurden dann mehrere Lehrbücher der Krankenpflege veröffentlicht, so etwa von dem Arzt Franz Christian Carl Krügelstein (1779-1864) ➔⑤ das „Handbuch der allgemeinen Krankenpflege“ (Erfurt 1807); bereits ein Jahr zuvor (1806) hatte der Theologe Erhard Mangold (1770-1809) ➔⑤ in Bamberg seinen „Katechismus für Krankenwärterinnen“ veröffentlicht. Im Jahre 1813 erörterte der Mediziner Franz Xaver Häberl (1759-1846) ➔④ dann die Frage, welches der beiden Geschlechter sich mehr für den Krankenpflegedienst eignet, 1857 legte Verwaltungsdirektor Carl Heinrich Esse schließlich unter der Überschrift „Die Krankenhäuser, ihre Einrichtung und Verwaltung“ einen umfassenden Entwurf zu einer Dienstanweisung für Krankenhauswärter und -wärterinnen vor.

Carl (Karl) Heinrich Esse wurde als Sohn eines armen Schlossers 1808 in Berlin geboren. Nach Beendigung seiner Schulzeit trat er zunächst in den Militärdienst ein, verließ denselben aber alsbald wieder, um in untergeordneten Stellen bei der Regierung in Stettin und dem königlichen Polizeipräsidium von Berlin zu arbeiten, bis er 1832 das Amt eines Rendanten (Rechnungsführers) der königlichen Charité erhielt. Dieser Einrichtung blieb er bis kurz vor seinem Tode erhalten, seit 1845 als Oberinspektor, zuletzt (seit 1850) als Verwaltungsbeamter beziehungsweise Krankenhausdirektor. Die Frage, ob die Leitung eines Krankenhauses in den Händen eines Verwaltungsdirektors oder eines Arztes liegen sollte, wurde in Berlin lange diskutiert. Das Beispiel der Charité fürchtend setzte sich etwa Rudolf Virchow (1821-1902) ➔① bei der Konzeption der Städtischen Krankenhäuser Berlins dafür ein, die Anstaltsdirektoren unter ärztliche Leitung zu stellen.

Die Tätigkeit von Esse wurde für die Krankenhaushygiene, insbesondere in Preußen, von großer Bedeutung. Gleichzeitig war er einer der ersten in Deutschland, der nicht die großen monumentalen Krankenhausbauten favorisierte, sondern das entgegengesetzte Prinzip kleinerer Spitäler, ein- bis zweigeschossige Bauten, akzeptierte und – nach amerikanischem Vorbild – 1866/67 die Baracke der Chirurgischen Abteilung der Charité plante und bauen ließ. Die dort einquartierten Patienten, die frisch operiert waren, hatten zumeist komplikationslose Heilverläufe. Sie bestätigten die guten Erfahrungen, die man mit der Unterbringung von verwundeten Soldaten schon früher in Zelten und in Lazaretten im Krimkrieg (1853-1856), im nordamerikanischen Sezessionskrieg (1861-1865) und im Preußisch-Österreichischen Krieg (1866) gemacht hatte. Nach dem Muster der Berliner

Charité ergänzte man dann fast überall bis 1910 die Krankenhausanlagen, um die Therapiemöglichkeiten zu verbessern und vor allem den Wundfieberepidemien vorzubeugen. Früh findet man so etwa vorbildlich weiterentwickelte Baracken dieser Art unter anderem auf den Arealen der Städtischen Krankenhäuser von Bremen (1870), Krefeld (1872) und Halberstadt (1874). Im großen Rahmen verwirklichte man das Essesche Barackenmodell erstmals auf dem Tempelhofer Felde in Berlin 1870 in Form eines dezentralisierten Lazaretts mit über 50 Einzelgebäuden für 1.500 Verwundete des deutsch-französischen Krieges (1870/71). Im gleichen Jahr wurde eine Vielzahl ähnlicher Lazarettanlagen sowohl in Deutschland (Aachen, Hamburg-Altona, Frankfurt am Main, Karlsruhe, Leipzig, München) als auch in Frankreich (Nancy, Paris) errichtet.

Als Direktor der Berliner Charité war Esse auch vortragender Rat im preußischen Ministerium der geistlichen, Unterrichts- und Medicinalangelegenheiten, der bei allen Fragen des Krankenhauses zu Stellungnahmen aufgefordert wurde, so etwa beim Bau des Städtischen Krankenhauses „Im Friedrichshain" in Berlin (1868-1874). Gleichzeitig hatte er auch Anteil an der Organisation der freiwilligen Krankenpflege und der damit großenteils zusammenhängenden Neubildung des preußischen Militärsanitätswesens. Die Errichtung des nach dem sogenannten Barackensystem („Pavillonstil") ausgeführten Augusta-Hospitals und das mit demselben verbundenen Asyl für Krankenpflegerinnen zu Berlin mit seiner musterhaften Ausstattung und Organisation war der Höhepunkt seiner praktischen Tätigkeit. Unter den von ihm geleiteten Krankenhausbauten ist auch das am 3. September 1861 neu eröffnete jüdische Krankenhaus Berlin zu nennen, bei dessen Erbauung er nicht nur als Berater fungierte, sondern auch für dessen Einrichtung die Wassertoiletten konstruierte.

Carl (Karl) Heinrich Esse veröffentlichte zahlreiche wichtige Schriften, in denen er sich wiederholt auch über das Pflegepersonal äußerte. So sind seine 1850 vorgelegten „Geschichtliche[n] Nachrichten über das Königliche Charité-Krankenhaus zu Berlin" ein wichtiges zeithistorisches Dokument, wenn er unter anderem berichtet: „Für die Verbesserung des Krankenwartpersonals wurde in der ausgedehntesten Weise gesorgt. Man hatte erkannt, daß das Wartpersonal, das nur aus gedungenen Personen bestand, den Anforderungen nicht mehr entsprach, die man an ein wohleingerichtetes Krankenhaus auch in dieser Beziehung zu machen berechtigt war. Es boten sich indessen den auf Verbesserung des Wartpersonals gerichteten Absichten die mannigfaltigsten Schwierigkeiten, da man sich immer mit bezahlten Wärtern und Wärterinnen begnügen mußte, und es ein frommer aber unerfüllter Wunsch blieb, Personen, die sich lediglich um der christlichen Barmherzigkeit willen dem Krankendienst widmeten, zu gewinnen. Es ist zu diesem Zweck der Versuch gemacht worden, einige in der Diakonissenanstalt des Predigers [Theodor] Fliedner [(1800-1864) ➔①] zu Kaiserswerth ausgebildete Pflegerinnen einzuführen. Indessen ist diese Zahl bis jetzt auf 15 stehen geblieben, da es an der zureichenden Anzahl Diakonissen überhaupt fehlte, auch mancherlei andere Schwierigkeiten durch das aufgehobene Abhängigkeitsverhältnis der Diakonissen von ihrer Mutteranstalt sich herausstellten. Es mußten daher die beabsichtigten Reformen auf anderem Weg herbeigeführt werden. Dieser bot sich bei dem Umstand, daß das Wartpersonal sich lediglich des Lebensunterhalts wegen dem Krankendienst widmete, darin, daß man die Stellung des Wartpersonals dadurch verbesserte, 1. daß man dasselbe ausschließlich für den eigentlichen Krankendienst verpflichtete und von allen damit in Verbindung stehenden gröberen Arbeiten befreite und diese besonderen Dienstleuten übertrug; 2. daß man dem Wartpersonal eine besonders gute Beköstigung gewährte, so daß die Versuchung zur Beeinträchtigung der Kranken ihnen fern gehalten wurde; 3. daß man ihm eine gleichmäßige saubere Bekleidung gab, und endlich, 4. daß die Direktion die Befugnis erhielt, verdienten Wärtern und Wärterinnen Gratifikationen und Lohnerhöhungen bis zu einem bestimmten Maximum zu bewilligen. Außerdem bewilligte man den im Dienst der Anstalt invalide gewordenen Personen auskömmliche lebenslängliche Unterstützungen, und scheint dies ein besonders wirksamer Hebel geworden zu sein, dem Wartpersonal den Dienst in der Anstalt wünschenswert zu machen, um sich durch vorzügliche Dienstleistungen für das spätere Alter erwähnte Benefiz [Unterstützung] zu sichern. Diese Verbesserungen sind vollständig und mit dem besten Erfolg ausgeführt. [...] Als ein nicht minder gutes Mittel zur Verbesserung des Wartpersonals aber bewährte sich gleichzeitig die Handhabung einer ernsten und gerechten Disziplin über das Wartpersonal, zu welchem Behuf [Zweck] auch das aufsichtsführende Hausväterpersonal vermehrt wurde. Auch suchte man durch Erhaltung der im Jahr 1830 bei der Charité gegründeten Krankenwärterschule, der jetzt der Medizinalrat Dr. [Carl Emil] Gedike [1797-1867 ➔①] vorsteht, auf eine möglichst vollkommene, technische Ausbildung der Krankenwärter und Wärterinnen hinzuwirken."

1857 legte Carl Heinrich Esse unter der Überschrift „Die Krankenhäuser, ihre Einrichtung und Verwaltung" einen umfassenden Entwurf zu einer Dienstanweisung für Krankenhauswärter und -wärterinnen vor, der im Hinblick auf die Krankenpflege ein ebenso wichtiges Dokument darstellt wie sein 1873 veröffentlichte Papier „Das Augusta-Hospital und das mit demselben verbundenen Asyl für Krankenpflegerinnen zu Berlin". Im Jahre 1873 schied Carl (Karl) Heinrich Esse aus dem Dienst; er starb am 8. Dezember 1874 in seiner Heimatstadt.

Quellen und Literatur:

Börner, Paul: C. H. Esse und seine Bedeutung für das Krankenhauswesen der Gegenwart. In: Deutsche Vierteljahrsschrift für öffentliche Gesundheitspflege, Band 7, 1875, Seite 337-339.

Börner, [Pau]l: Karl. H. Esse. In: Allgemeine Deutsche Biographie. Sechster Band. Herausgegeben durch die Historische Commission bei der Königl. Akademie der Wissenschjaften. Duncker & Humblot. Leipzig 1877, Seite 379-381.

Esse, Carl Heinrich: Geschichtliche Nachrichten über das Königliche Charité-Krankenhaus zu Berlin. Schade. Berlin 1850.

Esse, Carl Heinrich: Die Krankenhäuser, ihre Einrichtung und Verwaltung. 1. Atlas von 30 Tafeln. Enslin. Berlin 1857 (2. Auflage 1868).

Esse, Carl Heinrich: Die Krankenhäuser, ihre Einrichtung und Verwaltung. 2. Text. Enslin. Berlin 1857 (2. Auflage 1868) (304 Seiten).

Esse, Carl Heinrich: Das neue Krankenhaus der jüdischen Gemeinde zu Berlin. Enslin. Berlin 1861.

Esse, Carl Heinrich: Das Baracken-Lazareth der Kgl. Charité zu Berlin in seinen Einrichtungen dargestellt. Enslin. Berlin 1868.

Esse, Carl Heinrich: Das Augusta-Hospital und das mit demselben verbundenen Asyl für Krankenpflegerinnen zu Berlin. Enslin 1873 (29 Seiten).

Fischer, Alfons: Geschichte des deutschen Gesundheitswesens, Band II: Von den Anfängen der hygienischen Ortsbeschreibungen bis zur Gründung des Reichsgesundheitsamtes (Das 18. und 19. Jahrhundert). Georg Olms. Hildesheim 1965, Seite 408.

Hess, Volker: Der Verwaltungsleiter als erster Diener seiner Anstalt. Das System Esse an der Charité. In: Bruch, Rüdiger vom (Hrsg.): Jahrbuch für Universitätsgeschichte, Band 3. Steiner. Stuttgart 2000, Seite 69-86.

Murken, Axel Hinrich: Vom Armenhospital zum Großklinikum. Die Geschichte des Krankenhauses vom 18. Jahrhundert bis zur Gegenwart. DuMont. Köln 1988, Seite 302.

Osten, Philipp: Die Modellanstalt. Über den Aufbau einer „modernen Krüppelfürsorge" 1905-1933. Mabuse. Frankfurt am Main 2004, Seite115.

Sticker, Anna (Hrsg.): Die Entstehung der neuzeitlichen Krankenpflege. Deutsche Quellenstücke aus der ersten Hälfte des 19. Jahrhunderts. Herausgegeben und mit Erläuterungen versehen von Anna Sticker, Kaiserswerth. W. Kohlhammer. Stuttgart 1960, Seite 329-330.

Hubert Kolling

FEEDERLE, Maria Elisabeth

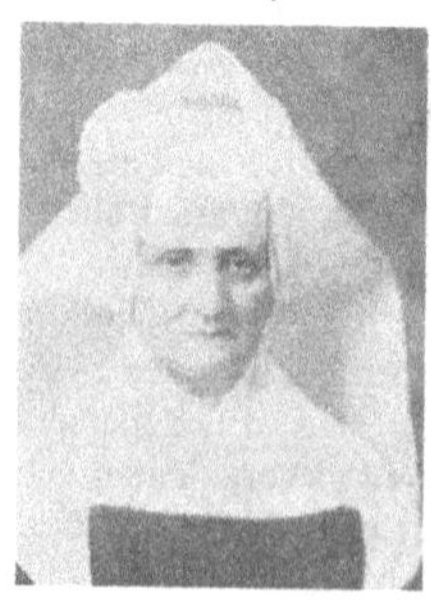

Das Mutterhaus der Barmherzigen Schwestern von Straßburg kann als die wichtigste Keimzelle der vom heiligen Vinzenz von Paul (1581-1660) ➔① und seiner engsten Mitarbeiterin, der heiligen Louise de Marillac (1591-1660) ➔① gegründeten vinzentinischen Pflegegemeinschaften in den deutschen Ländern betrachtet werden. In den ersten zwei Jahrzehnten nach der Einrichtung des Mutterhauses in Straßburg (1823) nahm die Kongregation etwa 250 Bewerberinnen auf und ließ sich in 14 Hospitälern nieder. Darunter befanden sich auch viele kleine Hospitäler im ländlichen Bereich, deren Aufgabenbereich sich neben der Krankenpflege auch auf die Versorgung von Alten, Armen und Waisen erstreckte. Außerdem übernahmen die Schwestern seit 1833 die Betreuung von weiblichen Strafgefangenen in Gefängnissen (in Straßburg, Hagenau, Colmar, Metz und Zabern), die Krankenpflege in den Siechenanstalten Hoerdt, Gorze und Colmar sowie die stationäre Pflege von Geisteskranken in den Heil- und Pflegeanstalten von Stephansfeld (1835), Saargemünd (1880), Rufach (1908) und Lörchingen (1926). Während der 55-jährigen Amtszeit (1813-1868) der Generaloberin Schwester Vinzenz Sultzer (1778-1868) ➔② gelangte die Kongregation zu einer bemerkenswerten Entfaltung. Neben den zahlreichen elsässischen Filialen wurde das Straßburger Mutterhaus zum Ursprungsort folgender Schwesterninstitute im deutschsprachigen Raum: Zams (1823) mit Generaloberin Schwester Xaveria Strasser (1801-1868) ➔⑤, München (1832) mit Generaloberin Schwester Ignatia Jorth (1780-1845) ➔①, Fulda (1834), Paderborn (1841), Schwäbisch Gmünd (1858) mit Generaloberin Apollonia Scholl (Schwester Arcadia Scholl) (1848-1900) ➔⑤ und Freiburg (1846) mit Generaloberin Rosa (Rosamunde) Weber (Schwester Gebhard Weber) (1823-1884) ➔⑤.

Am 13. November 1846 war ein entsprechender Vertrag zwischen den Oberen des Mutterhauses in Straßburg und dem Verwaltungsrat des klinischen Hospitals in Freiburg abgeschlossen worden, wonach erstere sich verpflichteten, bis zur Gründung eines Mutterhauses in Freiburg, das innerhalb sechs Jahren vollendet sein sollte, für den inneren Dienst des klinischen Hospitals sechs Professschwestern zur Verfügung zu stellen. Hierbei handelte es sich um die Schwestern Regina Schmidt (Oberin) (?-1847), Anselm Schlupp, Luise Lemaire (?-1847), Theodul Metzger, Columba Mochel und Donata Frühe. Im Verlauf der nächsten sechs Jahre wurden in St. Barbara in Straßburg über vierzig Schwestern für Freiburg beziehungsweise Baden ausgebildet. 1850 wurde bereits als erste auswärtige Niederlassung das Spital in Gengenbach übernommen, mehrere andere Niederlassungen in Baden-Baden, Alt-Breisach, Käfertal, Überlingen, Waldkirch, Offenburg und andere mehr wurden vorbereitet. Nachdem 1847 ein Grundstück gekauft worden war, fand am 7. Juli 1851 die Grundsteinlegung zum Bau eines Mutterhauses statt, das im Herbst 1853 – ein dreistöckiger Bau mit einer Kapelle, zehn Schlafräumen und 34 Einzelzimmern – fertiggestellt war. Im gleichen Jahr ernannte Erzbischof Hermann von Vicari (1773-1868) Rosa (Rosamunde) Weber (Schwester Gebhard Weber), damals Vorsteherin des Heiliggeisthospitals in Freiburg, zur ersten Generaloberin. Ihre Nachfolgerinnen im Amt waren (1884-1898) Maria Theresia Jörger (Schwester Alban Jörger) (1839-1898) ➔③, (1898-1916) Schwester Luisa David und (1916-1932) Maria Elisabeth Feederle (Schwester Ferdinand Feederle).

Maria Elisabeth Feederle (auch Federle) wurde am 27. August 1852 in Wolterdingen bei Donaueschingen als Tochter eines fürstlich fürstenbergischen Försters geboren. Maria Elisabeth, die dreizehn Geschwister hatte, wurde Elise gerufen. Über ihre Kindheit und Jugend ist wenig bekannt, über ihren beruflichen Werdegang liegen nur spärliche Informationen vor. Wie fünf ihrer leiblichen Schwestern, von denen drei Oberinnen wurden, war auch Maria Elisabeth am 21. Juni 1880 in Freiburg dem Orden der Barmherzigen Schwestern von Straßburg beigetreten. Am 27. Juni 1882 legte sie in Freiburg – gemeinsam mit den Schwestern Charitas, Carola, Othmar, Germana, Adalberta, Octavia, Adeline, Modesta, Silveria, Katharina, Raphael, Januaria und Philomena – ihre Profess ab. Am 24. Mai 1916 wurde sie zur 4. Generaloberin gewählt. Die erste (einstimmige) Wiederwahl fand am 2. Juni 1922, die zweite (wiederum einstimmige) Wiederwahl am 24. Mai 1928 statt.

Maria Elisabeth Feederle (Schwester Ferdinand Feederle) starb schwer krank am 5. März 1932 in Freiburg. In einem Nachruf hieß es: „Das Jahr 1932 wird in unser aller Herzen unauslöschlich eingegraben bleiben, da wir in demselben unsere teure, allverehrte, unvergessliche Frau Mutter Ferdinand verloren haben. Möge uns das Gedächtnis ihrer Tugenden, ihres opferreichen, ganz der Liebe Gottes und des Nächsten geweihten Lebens stets vor Augen schweben, mögen wir besonders tief in unser Herz graben: die mütterlichen Lehren und Ermahnungen, welche sie uns bei jeder Gelegenheit mit mütterlichem Wohlwollen erteilt hat. Sie gipfelten alle in der Anempfehlung der Treue und in Befolgung der hl. Regel und der schwesterlichen Liebe und Eintracht und wurden beständig durch ihr leuchtendes Beispiel bekräftigt. Sie lebte ja nur für ihre Pflicht bis zur Aufopferung ihrer letzten Lebenskraft. [...] Frau Mutter Ferdinand´s stets gleichbleibende herzliche Freundlichkeit und wohlwollende Herzenswärme, mit welcher sie jede Schwester aufnahm, auch mitten im Drang der Geschäfte, auch bei Leiden und Schmerzen, wirkten wie ein wohltuender Sonnenstrahl auf das Gemüt und öffneten es zu williger Aufnahme der mütterlichen Ermahnungen.“

Ihre letzte Ruhe fand Maria Elisabeth Feederle (Schwester Ferdinand Feederle) auf dem Freiburger Hauptfriedhof. Ihre Nachfolgerinnen im Amt der Generaloberin waren (1932-1952) Schwester Primitia Dinger, (1952-1970) Schwester M. Gabriela Steffan, (1970-1976) Schwester M. Raimunda Graf, (1976-1982) Schwester Benitia Friedrich, (1982-1994) Schwester Anemunda Weh und (seit 1994) Schwester Birgitta Stritt.

In der Festschrift „Liebe handelt“, die 1996 zum 150-jährigen Jubiläum der Barmherzigen Schwestern vom hl. Vinzenz von Paul in Freiburg erschien, heißt es: „Aus kleinen und mühsamen Anfängen ist seit 1846 etwas geworden, auf dem spürbar der Segen Gottes ruht. Im Auf und Ab der Zeiten, waren es die Schwestern unserer Gemeinschaft und viele, die sie dabei unterstützt haben, die die Idee des hl. Vinzenz weitertrugen: Menschen in Not das zu geben, was sie an Leib und Seele nötig haben, besonders aber auch das gelebte Zeugnis christlichen Glaubens und christlicher Nächstenliebe.“ – Maria Elisabeth Feederle hatte daran entscheidenden Anteil.

Quellen und Literatur:

Frings, Hermann Josef: Die Vinzentinerinnen als Wegbereiterinnen der neuzeitlichen Krankenpflege im deutschen Sprachgebiet (1832-1900). Medizinische Dissertation. [Selbstverlag]. Köln 1994.

Katholisches Charitas-Sekretariat zu Straßburg (Hrsg.): Die katholischen Wohlthätigkeits-Anstalten und Vereine sowie das katholisch-soziale Vereinswesen in der Diözese Straßburg (Charitas-Schriften, 3. Heft). Verlag des Charitasverbandes für das katholische Deutschland. Freiburg im Breisgau 1900.

Mayer, Karl: Der Orden der Barmherzigen Schwestern vom hl. Vinzenz von Paul in der Erzdiöcese Freiburg 1846-1896. Festschrift zur goldenen Jubelfeier. In Commission der Literarischen Anstalt. Freiburg im Breisgau 1896.

[Ohne Verfasser]: Die ersten fünfzig Jahre des Ordens der Barmherzigen Schwestern vom hl. Vincenz von Paul in der Erzdiöcese Freiburg. In: Zeitschrift für die Werke der Nächstenliebe im katholischen Deutschland, 2. Jg., Nr. 3, März 1897, Seite 54-57.

Orden der Barmherzigen Schwestern vom hl. Vinzenz von Paul Freiburg, Habsburgerstraße 120, 79104 Freiburg: Schriftliche Mitteilung an den Verfasser von 27. Januar 2005.

Orden der Barmherzigen Schwestern vom hl. Vinzenz von Paul, Freiburg (Hrsg.): Liebe handelt. Aus der Geschichte des Ordens der Barmherzigen Schwestern vom hl. Vinzenz von Paul Freiburg. [Festschrift zum 150-jährigen Jubiläum]. Redaktion und Text: Angelika Hansert. [Selbstverlag]. Freiburg [1996].

Scherer, Emil Clemens: Die Kongregation der Barmherzigen Schwestern von Straßburg. Ein Bild ihres Werdens und Wirkens von 1734 bis zur Gegenwart (Forschungen zur Kirchengeschichte des Elsaß, Band 2). Colportage Catholique. Saaralben (Lothringen) 1930, Seite 247.

Sinningen, Ansgar: Katholische Frauengemeinschaften Deutschlands (Deutsche Schwestern-Genossenschaften). Zweite Auflage. Rheania-Verlag Th Braun. Düsseldorf 1933.

Stetter, Franz: Männer und Frauen der Caritas in Württemberg im 19. Jahrhundert. Kepplerhaus. Stuttgart 1928.

Bildquelle: Scherer, Emil Clemens: Die Kongregation der Barmherzigen Schwestern von Straßburg. Colportage Catholique. Saaralben (Lothringen) 1930, Seite 247.

Hubert Kolling

FISCHER, Pauline

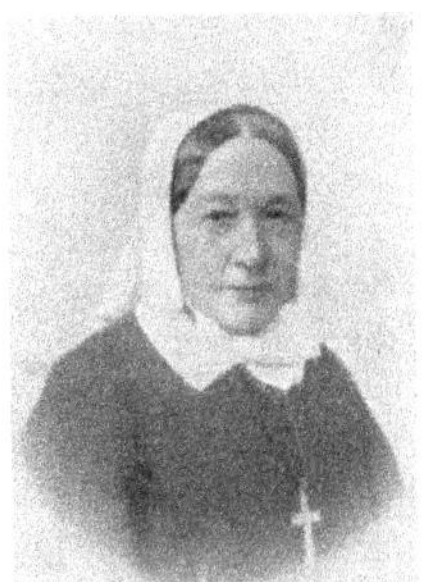

Nur ein Jahr, nachdem Johann Konrad Wilhelm Löhe (1808-1872) ➔② in Neuendettelsau eine Diakonissenanstalt gegründet hatte, wurde in Augsburg am 15. Oktober 1855 die zweite bayerische Diakonissenanstalt errichtet. Der dortige St. Johannis-Zweigverein hatte sich am 29. März 1854 zwei Aufgaben gesetzt, um gegen die sozialen Missstände in Augsburg anzugehen: die Rettung verwahrloster Kinder und die Einführung der Krankenpflege durch Diakonissen. Nach den Statuten des Vereins sollte es Aufgabe der Diakonissen sein, „die Pflege der Kranken in Privatwohnungen oder im Diakonissenhause zu übernehmen und bei der Fertigstellung des Lokalkrankenhauses die Pflege der evangelischen Kranken zu besorgen.“

Die Überlegung, Diakonissen nach Augsburg zur Krankenpflege der evangelischen Bevölkerung zu berufen, war nicht neu. Bereits zu Beginn der 1850er-Jahre hatte Pfarrer August Kraus Pläne entwickelt, Diakonissen nach dem Vorbild der seit 1848 in Augsburg tätigen Barmherzigen Schwestern des heiligen Vinzenz von Paul (1581-1660) ➔① für die Krankenpflege einzusetzen. Mit ihrem Anliegen wandten sich Pfarrer Kraus und Kirchenrat August Bomhard an Theodor Fliedner (1800-1864) ➔① in Kaiserswerth und an Pfarrer Franz Heinrich Härter (1797-1874) ➔②, den Vorsteher des Straßburger Mutterhauses, ohne jedoch zunächst den gewünschten Erfolg zu erzielen. Erst 1855 wurden die ersten Augsburger Frauen in Straßburg zu Diakonissen ausgebildet. Das Amt der Oberin übernahm die Straßburger Diakonisse Julie Hörner aus Lindau. Sie kam am 15. Oktober 1855 nach Augsburg. Dieser Tag gilt zugleich als Gründungstag der Augsburger Diakonissenanstalt. 1859 wurde mit acht Schwestern die Krankenpflege im neu erbauten städtischen Krankenhaus übernommen.

Einen Rückschlag erfuhr das Augsburger Diakonissenhaus durch die Auseinandersetzungen um die unterschiedlichen Vorstellungen über die Arbeit der Diakonissen und die Art der Gemeinschaft, die zwischen den geistlichen und weltlichen Kreisen des Trägervereins aufkamen. Während von Seiten der Pfarrer die Förderung der christlichen Gemeinschaft in den Vordergrund gestellt wurde, tendierten die bürgerlichen Mitglieder zu einem „Ausbildungsinstitut für Krankenpflegerinnen“. Gerade die Zeit um 1870 stellte die Augsburger Diakonissenanstalt vor große Probleme. 1868 war Oberin Julie Hörner gestorben; eine Nachfolgerin aus den eigenen Reihen konnte nicht gefunden werden. Das Amt übernahm schließlich am 31. Mai 1869 Fräulein Therese Ehrhart aus Stuttgart, die aber bereits zwei Jahre später wieder zurücktrat. Erst 1872 konsolidierte sich die Augsburger Diakonissenanstalt mit der Berufung von Friedrich Boeckh (1845-1914) ➔⑤ zum Seelsorger und Leiter der Anstalt. Dieser wurde am 22. Mai 1872 in sein Amt eingeführt und sollte über 40 Jahre lang die Geschicke des Hauses leiten. Am 22. November 1873 übernahm Fräulein Pauline Fischer im Alter von 51 Jahren die Leitung der Schwesternschaft, die sie 31 Jahre erfolgreich ausübte.

Pauline Fischer erblickte am 7. Mai 1822 als achtes Kind des Stadtdirektors und fürstlich von Hohenloheschen Geheimrats August von Fischer und dessen Ehefrau Karoline, geborene von Meiern, in Stuttgart das Licht der Welt. Als Pauline fünf Jahre alt war, starb ihr Vater im Alter von 45 Jahren. Mit ihr betrauerten außer der Mutter noch 11 Geschwister des Vaters Tod. Nachdem sechs Jahre später (1833) auch die Mutter starb, wurden die 11 Waisen teilweise voneinander getrennt und zerstreut. Die Mädchen kamen in das Katharinenstift, wo sich Pauline durch große Begabung und energischen Fleiß auszeichnete. Sie wollte Erzieherin werden, absolvierte die acht Klassen des Stifts und gab Unterricht in den unteren Klassen, wenn Vertretung nötig war. Erkrankt an schwerem Typhus musste sie ihre Pläne aufgeben. Ein Vormund brachte das 18-jährige Mädchen

1840 zu seinen Verwandten, einem älteren, kinderlosen Ehepaar, um den Haushalt zu führen. Kurze Zeit übernahm sie dann für den Zeitraum von 20 Jahren die Pflege einer guten Freundin ihrer verstorbenen Mutter. Nach deren Tod besuchte sie zunächst ihren in Frankreich (Lyon) lebenden Bruder Adolf Fischer, bevor sie alsbald den Haushalt bei ihrem ältesten, nicht verheirateten Bruder, Karl von Fischer, General und Gouverneur in Stuttgart, übernahm. Nachdem dieser 1869 an einer rasch verlaufenden „Schwindsucht" (Tuberkulose) gestorben war, stand sie zunächst ohne Beruf dar.
Zu Beginn des deutsch-französischen Krieges (1870/71) meldete sie sich bei Obermedizinalrat Dr. Paul von Sick (1836-1900) ➔②, den sie am Krankenbett ihres Bruders kennen gelernt hatte, um bei ihm einen Krankenpflegekurs zu absolvieren. Gleichzeitig bot sie ihre Dienste dem Stuttgarter Diakonissenhause an, dessen Hausarzt Dr. von Sick war. Der Arzt und die Verwaltung des Hauses erkannten ihre Tüchtigkeit und machten sie zur Leiterin des Kriegslazaretts in der Stuttgarter Reiterkaserne. Oberst von Glaser, dem das Lazarett unterstand, äußerte sich sehr lobend über ihr Organisationstalent und ihre Tüchtigkeit in der Krankenpflege. Seit ihrem Eintritt herrschte nach seinem Urteil „ein ganz anderer Geist" im Lazarett.
Auf Wunsch von Dr. von Sick verfasste Pauline Fischer später einen Bericht über ihre Tätigkeit im Krieg, in dem sie unter anderem folgendes schreibt: „Wir erlebten in dieser großen Zeit viele ernste, aber auch manche das Herz erquickende Stunden. Das Schmerzlichste war mir, wenn junge, schwerverwundete Soldaten voll Hoffnung auf Genesung ankamen und sich dann nach kurzer Zeit Schüttelfrost einstellte und der Tod sie dahinraffte. Auch erbarmten mich die jungen Freiwilligen, die entweder den Strapazen des Krieges erlagen oder einem Siechtum fürs ganze Leben entgegengingen."
An anderer Stelle hielt sie fest: „Nach der Schlacht bei Loigny kam noch sehr spät ein Trupp Verwundeter. Als sie endlich zu Bett gebracht waren, glaubten sie sich, wie sie sagten, in den Himmel versetzt. Aber wir hatten in solchen Zeiten großen Mangel an Kopfkissen und so gaben wir die wenigen her, die für unseren Gebrauch bestimmt waren. Auch kleine Freuden fanden dankbare Herzen, wenn ich z.B. jedem für schlaflose Nächte eine kleine Erquickung zusteckte. Manch bärtiger Krieger wischte sich heimlich die Augen, denn Dankbarkeit und Anhänglichkeit war bei allen groß. In einer Nachtwache rief mich ein Verwundeter ans Bett und flüsterte: ‚Ach Schwester, ich kann nicht schlafen, ich sehe vor mir schreckliche Bilder von Mord und Totschlag, die ich in der Schlacht erlebte. Helfen Sie mir, daß ich Ruhe finde!' Ich konnte nur beten: ‚Herr, gib mir das rechte Wort dem armen Manne zum Trost!' Es war natürlich, daß die Verwundeten einer solchen Pflegerin die größte Liebe und Dankbarkeit entgegenbrachten. [...] Einen schweren Abschiedstag gab es, so oft eine Anzahl Genesener ins Feindesland zurückkommandiert wurde; ihre Dankesbezeugungen gingen mir sehr nahe. Anfangs Mai 1871 wurde unser Lazarett aufgehoben und ich kehrte nach Hause zurück, das Herz voll Dank gegen Gott für all seine gnädige Führung und Hilfe. Ihm Ehre!"
Zur Tätigkeit von Pauline Fischer im Kriegslazarett gehörte es auch, sogenannte Sanitätszüge zu begleiten, zum Beispiel von Belfort (Frankreich) nach Berlin. Hierüber berichtete sie: „Als wir in Berlin angekommen waren, besuchte Kaiserin Augusta [(1811-1890) ➔①] unseren Zug und sprach mit jedem Verwundeten in freundlicher Weise. Darauf wurden sie in die nächstliegenden Baracken befördert, wir aber waren zur Audienz ins Schloß befohlen und wurden von der Kaiserin aufs huldreichste empfangen. [...] Da die Rückfahrt unseres Sanitätszuges sich verzögerte, wurden wir von Herrn Pastor Schulz und Frau Oberin freundlichst nach dem Diakonissenhaus Bethanien eingeladen. Hier lernte ich die Leitung eines großen Werkes kennen. Die Probemeisterin widmete sich uns Gästen zwei volle Tage. Ihre Mitteilungen, die Erziehung und den Unterricht der jungen Schwestern betreffend, die Erfahrungen, die sie gemacht hatte, ferner die Einrichtung des Hauses und die Art des Gottesdienstes, alles

interessierte mich aufs höchste. Wir besuchten einige Stationen der Schwestern, auch die Charité, die Stadt in der Stadt. Endlich war unser Sanitätszug bereitgestellt und die Rekonvaleszenten untergebracht. [...] Unter Gottes Schutz kamen wir endlich am 3. Februar 1871 glücklich in der Heimat an."
Pauline Fischer übernahm nun die Führung im Haushalt ihres während des Krieges aus Frankreich vertriebenen Bruders, der eine Seidenfabrik gegründet hatte. Nachdem ihr Bruder alsbald geheiratet hatte, kehrte sie nach Stuttgart zurück und war frei – nicht zuletzt durch die Vermittlung von Dr. von Sick – für die Hauptaufgabe ihres Lebens im Augsburger Diakonissenhause.
Am 22. November 1873 kam Pauline Fischer in Augsburg an und nahm sogleich als Oberin der protestantischen Abteilung des städtischen Krankenhauses ihren Dienst auf, in dem damals die wenigen Schwestern tätig waren. Die harte Anfangszeit wurde durch die Freundschaft mit der späteren Wohltäterin der Diakonissenanstalt, Gräfin Stephanie Guiot du Ponteil, gemildert und erleichtert. Mit Friedrich Boeckh, der 23 Jahre jünger war, verstand sie sich prächtig. Boeckh, von Natur zu scharfer Beurteilung geneigt und leicht zu pessimistischer Betrachtung der Dinge bereit, bekannte in der Ansprache bei der Aussegnung der Oberin am 29. Oktober 1911: „Wie manchmal hat sie mich aufgerichtet, wie manchen guten Rat hat sie gegeben. Wie oft war sie fröhlich, wo ich traurig und ‚drunten' war."
Am 17. Januar 1875 konnte seit vielen Jahren zum ersten Mal wieder eine Schwesterneinsegnung stattfinden, und zwar im „Betsälchen" des Mutterhauses und nicht wie sonst in einer der Augsburger Kirchen. Neben Marie Kölle (?-1914) und Emma Schürer (?-1924) gehörte zu den Eingesegneten auch Oberin Pauline Fischer, die sich hierzu den Wahlspruch „Befehl dem Herrn deine Wege und hoffe auf Ihn; Er wird's wohl machen" ausgesucht hatte. Erst 1878 übersiedelte sie – „ein weiterer wesentlicher Abschnitt in der Entwicklung des Hauses", kommentiert Boeckh – von der protestantischen Abteilung des städtischen Krankenhauses endlich in das Mutterhaus. Über ihre Wirksamkeit im Hause schreibt Boeckh: „Ausgestattet mit reichen Gaben des Geistes, mit dem Ertrag einer vielseitigen Lebenserfahrung, mit der köstlichen Gabe eines heiteren, fröhlichen, humorvollen Gemüts, mit der Kraft nie versagender und nie verfliegender mütterlicher, selbstloser Liebe und vor allem mit einem unerschütterlichen Gottvertrauen – so hat sie in unserer Mitte gelebt und gewirkt. Unsere Frau Oberin hat es verstanden, den Schwestern ihr Mutterhaus wirklich zu einem Mutterhaus zu machen, darin sie sich heimisch fühlen. Der warme Hauch ihrer Freundlichkeit war darin spürbar. Die Fürsorge für die Schwestern, für ihre Erziehung und Heranbildung zu Diakonissen lag ihr am meisten am Herzen. An ihrem Todestag schrieb eine Schwester: ‚O, was haben wir doch von Jugend auf als Schwestern unserer alten Frau Oberin zu danken! Ich erinnere mich noch, daß sie uns als jungen Schwestern zurief: Seid doch dankbar, daß ihr Diakonissen sein dürft!' Als ein ‚Opfer' hat sie selbst ihre Berufsarbeit nie angesehen, sondern als eine Gabe Gottes, die sie treu zu verwalten habe. Man wusste, sie will nichts anderes als andern dienen und sie sucht in ihrem Dienst nicht das Ihre. Darin bestand die Kraft ihrer Wirksamkeit."
Ältere Schwestern, die durch ihre Schule gegangen sind, hielten über Pauline Fischer fest: „Frau Oberin war uns in allen Dingen eine rechte Mutter, die mit Weisheit und Liebe ihre Schwestern leitete. Sehr praktisch veranlagt und mit großer Begabung und Kenntnissen auf allen Gebieten unserer Arbeit ausgerüstet, beseitigte sie mit ihrer Vornehmheit und Gewandtheit in kurzer Zeit alles Misstrauen und machte, daß die Arbeit in richtigen Bahnen lief. Sie verstand es, den Schwestern ihren Beruf als hohes Ideal nicht nur darzustellen, sondern selbst es ihnen vorzuleben. Streng gegen sich selbst, forderte sie auch von ihren Schwestern nicht nur ganze und rechte Arbeit, sondern wies sie auch auf den Heiland hin, in dessen Kraft allein etwas Rechtes geleistet werden kann. [...] Unterricht in der Krankenpflege gab sie oft selbst und er war nicht langweilig, sondern oft sehr heiter. Auch auf das Kochen verstand sie sich gut

und belehrte die Schwestern, daß das auch zur Krankenpflege gehöre."

Eine andere Schwester berichtete über Pauline Fischer: „Sie gab den Unterricht in der Krankenpflege, auf den sich die Schwestern immer herzlich freuten, denn er war ebenso lehrreich wie unterhaltend. Sie wusste alle Krankenpflegeaufgaben der Schwestern ihren ganz praktisch beizubringen und begeisterte dabei die Schwestern für das hohe Ideal ihres Berufes, daß sie alle es lernen konnten, ihre Arbeit von hohen Gesichtspunkten aus aufzufassen und sie von ganzem Herzen zu tun. Da in der Krankenpflege die Küche von größter Bedeutung ist, so widmete die Frau Oberin der Ausbildung in der Küchenarbeit ganz besondere Aufmerksamkeit und machte uns immer wieder klar, von welcher Wichtigkeit die peinlich sorgfältige Führung der Küche für die ganze Krankenarbeit ist."

Im Jahre 1876 übernahmen die Schwestern mit der Medizinischen Klinik in Erlangen die erste Augsburger Außenstation, 1877 folgten die „Gemeindepflegen" Heilig Kreuz, St. Jacob und das Bethaus links der Wertach in Augsburg. 1878 wurde grundsätzlich die Erweiterung des Berufsgebietes über die Grenzen der Krankenpflege hinaus beschlossen. Beim Jubiläum des 25-jährigen Bestehens der Anstalt im Jahre 1880 war die Zahl der Schwestern auf 46 gestiegen.

Nachdem am 11. Dezember 1886 die treue Freundin des Mutterhauses, Gräfin Stephanie Guiot du Ponteil verstorben war und in ihrem Testament einen bedeutenden teil ihres Nachlasses „für die Zwecke des Diakonissenhauses und die Krankenpflege" bestimmt hatte, sahen sich Boeckh und Pauline Fischer – dank der „Gräflich Du Ponteil'schen Krankenstiftung" – in die Lage versetzt, durch den Augsburger Architekten Jean Keller ein neues Mutterhaus mit Kapelle und Krankenhaus bauen zu lassen, das am 18. Juli 1893 bezogen wurde. Unter den zirka 200 geladenen Gästen, die an der Einweihungsfeier teilnahmen, waren auch Oberin Therese Stählin (1839-1928) ➔⑤ aus der Diakonissenanstalt Neuendettelsau und Obermedizinalrat Dr. Paul von Sick als Vertreter des Stuttgarter Diakonissenhauses. Julius Disselhoff (1827-1896) ➔⑤ sandte aus Kaiserswerth ein Glückwunschtelegramm. Im Jahre 1901 wurde schließlich der Grundstein zur „Paulinenpflege" – einer nach Pauline Fischer benannte Einrichtung zur Aufnahme von älteren und pflegebedürftigen evangelischen Frauen – gelegt, die am 23. November 1902 feierlich eingeweiht wurde.

Nachdem die 82-jährige Oberin Pauline Fischer an Ostern 1904 schwer erkrankte, legte sie ihr Amt als Oberin in jüngere Hände. Ihre Nachfolgerin wurde am 4. Juli 1904 Sophie Wucherer, Pfarrerswitwe aus Bayreuth, der wiederum am 21. Oktober 1914 Schwester Margarete Schäfer im Amt folgte. Pauline Fischer siedelte unterdessen in die „Paulinenpflege" über, der sie noch sieben Jahre vorstehen konnte. Ein Jahr nach dem Oberinnenwechsel (1905) beging die Augsburger Diakonissenanstalt die Jubelfeier ihres fünfzigjährigen Bestehens. Zu jener Zeit war die Zahl der Schwestern auf 246 gestiegen, die auf elf Stationen in Augsburg und auf 81 Stationen außerhalb in zehn verschiedenen Arbeitsgebieten ihren Dienst verrichteten.

Nach kurzer Krankheit starb Pauline Fischer am 29. Oktober 1911 im Alter von 89 Jahren in Augsburg. Bei der Beerdigung am 31. Oktober 1911 führte Boeckh unter anderem aus: „Das war auch ein Zug an ihrem Wesen, daß sie das Ganze stets im Auge hatte. Bei aller [...] Fürsorge für die Einzelnen stand ihr das Wohl und Wehe des ganzen Werkes stets obenan und ihre Weisheit, ihre Klugheit, ihr Takt hat über manches hinweggeholfen, worin wir uns nicht hätten zurechtfinden gewusst. [...] In Geduld nach und nach schwere Verhältnisse überwinden, Liebe üben, auch wenn Undank der Lohn ist, Treue halten und Glauben, auch wenn nichts zu sehen und zu erwarten steht und [...] in die Schwesternschaft [...] hinein die damals völlig entschwundenen Grundgedanken, auf denen unsere Diakonissensache ruht [...], hineinzuweben, hineinzutragen [...], das hat sie getan, uns allen zum Vorbild."

Quellen und Literatur:

Blätter der Erinnerung an die am 18. Juli 1893 stattgehabte Feier der Einweihung des neuen Diakonissenhauses. Manuskript für Freunde. Ph. J. Pfeiffer. Augsburg 1893.

Blätter der Erinnerung an die fünfzigjährige Jubelfeier der evang[elischen] Diakonissen-Anstalt Augsburg am 15. Oktober 1905. Manuskript für Freunde. [Ohne Verlagsangabe]. Augsburg 1905, Seite 20.
Boeckh, Friedrich: Es ging ein Säemann aus, zu säen seinen Samen. Den Schwestern und Freunden der Diakonissenanstalt Augsburg dargeboten. Selbstverlag der Evangelischen Diakonissenanstalt Augsburg. Augsburg [1927].
Evangelische Diakonissenanstalt Augsburg (Hrsg.): Evangelische Diakonissenanstalt Augsburg, gegründet 1855, 100 Jahre in der Frölichstraße 17, 1893-1993. Eine Schrift für alle, die uns kennen und kennen lernen wollen. Selbstverlag der Evangelischen Diakonissenanstalt Augsburg. Augsburg 1993.
Honold, Matthias: Der unbekannte Riese. Geschichte der Diakonie in Bayern (Hefte zur Bayerischen Geschichte und Kultur, Band 31). Herausgegeben vom Haus der Bayerischen Geschichte. Bayerisches Staatsministerium für Wissenschaft, Forschung und Kunst. Augsburg 2004, Seite 26-27.
Katt, Hans-Joachim: Friedrich Boeckh 1845-1914. Der Leiter eines Mutterhauses. In: Leipziger, Karl (Hrsg.): Helfen in Gottes Namen. Lebensbilder aus der Geschichte der bayerischen Diakonie. Claudius. München 1986, Seite 71-105.
Kern, Heinrich: Die Evangelische Diakonissenanstalt Augsburg 1855-1955. Blätter der Erinnerung aus der 100-jährigen Geschichte der Diakonissenanstalt. Evangelische Diakonissenanstalt. Augsburg 1955.
Klaiber, Manfred: Geschichte der Diakonissenanstalt in Augsburg. Medizinische Dissertation. [Selbstverlag]. München 1956.
Koeberlin, -: Erinnerungen an Herrn Kirchenrat D. Boeckh. In: Die Evang[elische] Diakonissenanstalt Augsburg 1855-1930. Blätter der Erinnerung aus der fünfundsiebzigjährigen Geschichte des Diakonissenhauses und an den langjährigen Leiter desselben, Herrn Kirchenrat D. Boeckh. B. Schabert. Augsburg 1930, Seite 72-94.
Methsieder, Wilhelm: Aus der Geschichte der Evang[elischen] Diakonissenanstalt Augsburg. In: Die Evang[elische] Diakonissenanstalt Augsburg 1855-1930. Blätter der Erinnerung aus der fünfundsiebzigjährigen Geschichte des Diakonissenhauses und an den langjährigen Leiter desselben, Herrn Kirchenrat D. Boeckh. B. Schabert. Augsburg 1930, Seite 7-36.
Protestantischer St.-Johannis-Zweigverein Augsburg / Evangelische Diakonissenanstalt Augsburg: Jahresbericht des Protestantischen St.-Johannis-Zweig-Vereins zu Augsburg, 1. –79. Jahrgang. Augsburg 1855-1934.
Schabert, Arnold: [Hundert] 100 Jahre Evangelische Diakonissenanstalt Augsburg. Evangelische Diakonissenanstalt, Mutterhaus. Augsburg 1955.
Unsere Frau Oberin Pauline Fischer (1873-1904). Verlag des Augsburger Diakonissenhauses. Augsburg 1928.
www.diakonie-augsburg.de/diakonissenhaus/mutterhaus/chronik.html [24.02.2005].
Bildquelle: Die Evang[elische] Diakonissenanstalt Augsburg 1855-1930. B. Schabert. Augsburg 1930, Seite 19.

Hubert Kolling

FORGIONE, Francesco

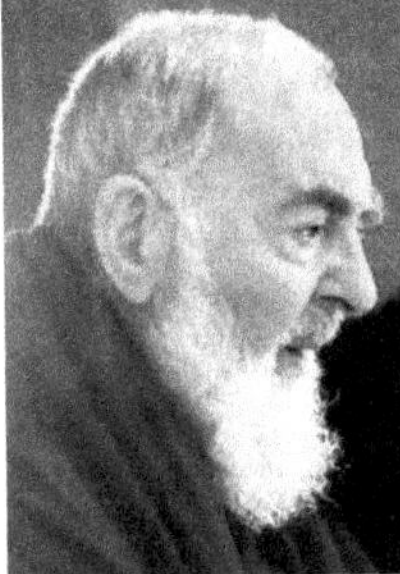

Wer kennt ihn nicht, den kleinen bärtigen Kapuzinerpater Pio mit den eingebundenen Händen? Nicht nur in Italien, wo Bilder von ihm in Taxis, beim Friseur, beim Bäcker, eigentlich fast überall hängen, ist er seit vielen Jahrzehnten bekannt und hoch verehrt. Seit seiner Seligsprechung im Jahre 1999 und seiner Heiligsprechung im Jahre 2002 durch Papst Johannes Paul II. ist er auch von der Kirche offiziell als Heiliger anerkannt und gewissermaßen Gemeingut der ganzen Kirche geworden.

Der aus einer bäuerlichen Familie entstammende Kapuziner und Mystiker Francesco Forgione, besser bekannt als „Heiliger Pater Pio" (Padre Pio da Petrelcina), wurde am 25. Mai 1887 in dem kleinen Bauerndorf Pietrelcina in der Nähe von Benevento in Süditalien als achtes Kind von Maria Guiseppina di Nunzio und ihrem Ehemann Grazio Forgione geboren. Der Bauernsohn galt als schweigsames, zurückhaltendes Kind und als eifriger Ministrant. Mit noch nicht einmal 16 Jahren trat er am 6. Januar 1903 als Novize bei den Kapuzinern in Morcone, in der Nähe seiner Heimatstadt ein. Nach einem Jahr Noviziat folgte 1904 die feierliche Einkleidung, wobei er den Namen „Fra Pio da Pietrelcina" (Pater Pio) annahm. 1907 legte er die Ewigen Gelübde ab. Am 10. August 1910 wurde er nach einem Studium der Philosophie und Theologie in der Kathedrale von Benevento zum Priester geweiht. Da er kränklich war, lebte er zunächst nicht im Kloster, sondern bei seiner Familie. Am 28. Juli 1916 ging er in das kleine Kloster San Giovanni Rotondo in der Provinz Foggia in Apulien und entfaltete seine in der ganzen Welt bekannt gewordene Tätigkeit als Beichtvater und Seelenberater. Sein Leben, das er als „Verbundensein mit Gott" auffasste, wirkte authentisch durch eine in echtem franziskanischen Geiste [Franz von Assisi (1182-1228) ➔①] geübte Armut. Unablässig betete er, wie Augenzeugen immer wieder berichteten. Er pflegte zu sagen: „Ich bin ein einfacher Bruder, der betet. Ich bin überzeugt davon, dass das Gebet die beste Waffe ist, die wir haben. Es ist ein Schlüssel, der das Herz Gottes öffnet." Im Zentrum seiner Spiritualität stand seine Liebe zum gekreuzigten Heiland, zum „Geheimnis des Kreuzes". Immer mehr wuchs er so in der Nachfolge des heiligen Franziskus in eine besondere Christusnähe. Pader Pio sah seine Hauptaufgabe darin, die Menschen zur Begegnung mit Christus in den Sakramenten, vor allem in der Beichte und der heiligen Messe, zu führen, ihren Blick auf den leidenden Christus zu lenken und Heilung für die Kranken zu erwirken.

Am 20. September 1918 geschah etwas Unglaubliches: Auf Pater Pios Körper erschienen plötzlich die fünf Wundmale Christi, die ihn zum ersten stigmatisierten Priester in der Geschichte der Kirche machten. Für Pater Pio begann damit zugleich eine leidvolle Zeit, denn zu den Schmerzen der Wunden, die er bis zu seinem Tode im Jahre 1968 hatte, kamen immer wieder kirchlich angeordnete medizinische Untersuchungen. Zunächst versuchte sein Orden die Geschehnisse geheim zu halten, doch die Nachricht vom Pater mit den Wundmalen verbreitete sich wie ein Lauffeuer, und bald kamen die ersten Pilger nach San Giovanni Rotondo. Pater Pio galt alsbald als „Apostel des Beichtstuhls" und half vielen, ihren Glauben an Gott wiederzufinden; seine prophetische Gabe wurde weithin gerühmt; er zählte alsbald zu den großen Mystikern des 20. Jahrhunderts. Die katholische Kirche distanzierte sich zunächst aber von ihm, bezeichnete ihn als „Hysteriker", und verbot ihm sogar in den Jahren von 1922 bis 1934 das Lesen der Messe und das Beantworten von Seelsorgebriefen.

Am 9. Januar 1940 begann er damit, Leiden der Pilger durch Handauflegen oder mit Worten zu lindern oder gar zu heilen. In den Armen, Leidenden und Kranken sah er das Bild Christi, besonders ihnen galt sein Werk der Nächstenliebe. Bereits im Jahre 1925 hatte er daher das Zivilkrankenhaus „San Francesco" gegründet. Es wurde 1938 durch ein Erdbeben zerstört. Durch zahlreiche Spenden baute er dann seit Mai 1947 ein viel besseres und größeres Krankenhaus, die „Casa Sollievo della Sofferenza" (das Haus zur Linderung / Erlösung des Leidens) mit über 1.500 Betten, das am 5. Mai 1956 – in Anwesenheit von rund 15.000 Pilgern – seine Türen öffnete und bis heute zu einem der modernsten Krankenhäuser Italiens zählt. Neben vielen Heilungen geschahen dort auch das für seine spätere Heiligsprechung entscheidende Wunder: Pader Pio verhalf „vom Himmel aus einem kleinen Jungen auf wunderbare Weise aus schwerer Krankheit zu vollkommener und dauerhafter Heilung".

Dieses Krankenhaus, das er als „Tempel des Gebetes und der Wissenschaft" verstand, zeigt, dass Pater Pio kein weltfremder Mystiker war, sondern durchaus ein Mensch, der die Segnungen der modernen Technik und Wissenschaft zu schätzen wusste, um die Leiden der Menschen zu lindern. Er pflegte immer wieder zu wiederholen, dass man, um die Sünden zu heilen, den Glauben brauche, aber dass man, um die körperlichen Leiden zu heilen, sowohl gute Ärzte als auch einen guten Ort brauche, an dem der Kranke Unterstützung, Komfort und Respekt gegenüber seiner Krankheit erfährt.

Francesco Forgione starb am 23. September 1968 – drei Tage nach dem 50. Jahrestag seiner Stigmatisierung – in San Giovanni Rotondo im Alter von 81 Jahren, „bei klarem Verstande betend.". Seine letzte Ruhestätte fand er in der Krypta der Klosterkirche Santa Maria delle Grazie in San Giovanni. Am 18. Dezember wurde er zum „Ehrwürdigen Diener Gottes" erklärt; am 2. Mai 1999 von Papst

Johannes Paul II selig- und am 16. Juni 2002 heiliggesprochen, wobei eine Million Menschen den Petersplatz füllten. Die italienische Presse feierte die Heiligsprechung in Superlativen: „Pater Pio, der 13. Apostel", titelte die in Turin erscheinende "La Stampa", und „Il Messaggero" aus Rom schrieb: „Massenrekord für den ersten Heiligen des Globalisierungs-Zeitalters". Noch nie in der neueren Kirchengeschichte war jedenfalls bis dahin eine Person so kurz nach ihrem Tod heilig gesprochen worden. Im Sommer 2004 wurde nach mehrjähriger Bauzeit die neue Großkirche des Architekten Renzo Piano neben dem Grab des Paters eingeweiht.
Heute gibt es in Italien über 2.300 Gebetsgruppen, die sich an der Spiritualität von Pater Pio orientieren, hinzu kommen weitere 400 Gruppen in aller Welt. San Giovanni Rotondo ist die meistbesuchteste Pilgerstätte für Hilfesuchende aus aller Welt – über 7,5 Millionen Menschen kommen jedes Jahr, mehr als an jeden anderen europäischen Wallfahrtsort. Neben zahlreichen Büchern beschäftigen sich über 800 Webseiten weltweit mit Pater Pio, dem wohl bekanntesten Heiligen unserer Zeit.

Quellen und Literatur:

Adam, Birgit / Dammer, Inga: Das große Heiligen-Lexikon. Patronate, Gedenktage, Leben und Wirken vonmehr als 500 Heiligen. Seehammer. Weyarn 1999.
Altmann, Odilo: Pater Pio? Fragezeichen und Rufzeichen. Siebte Auflage. Drittordens-Verlag. Altötting 1973 (3. Auflage 1961).
Bianchi, Daniela: Francesco Forgione. In: Wolff, Horst-Peter (Hrsg.): Biographisches Lexikon zur Pflegegeschichte. „Who was who in nursing history". Ullstein Mosby. Berlin, Wiesbaden 1997, Seite 53.
Carty, Charles Mortimer: Pater Pio, der stigmatisierte Mönch. Übersetzt und bearbeitet von Ursula von Mangoldt. Barth. München-Planegg 1954.
Cataneo, Pasquale: Pater Pio, Freund Gottes, Wohltäter der Menschen. Parvis-Verlag. Hauteville (Schweiz) 1991.
Cugino, Pietro: Mein Leben mit Pater Pio. Übersetzt aus dem Italienischen von Sophie M. Rampp (Hacker-Taschenbuch, Nr. 51). Hacker. Gröbenzell 1975.
Festa, Giorgio: Misteri di scienza e luci di fede. Le stigmate del Padre Pio di Pietrelcina. Zweite Auflage. V. Ferri. Rom 1949 (1. Auflage 1933).
Harder, Bernd: Pater Pio und die Wunder des Glaubens. Pattloch. München 2003 (Neuausgabe. Weltbild-Verlag. Augsburg 2004).
Kreitmeier, Christoph: Heiliger Pater Pio. In: Kontakte für Freunde der bayerischen Franziskaner, 9. Jg., Nr. 20, Frühjahr 2003, Seite 41-43.
Leone, Gherado: Pater Pio. Kindheit und erste Jugend (1887-1910). Verlag La Casa Sollievo della Sofferenza. San Giovanni Rotondo 1975.
Lotti, Franco: Padre Pio aus Pietrelcina. Deutsche Ausgabe. Baier. Weingarten 1949.
Malzahn, Ingrid: Pater Pio von Pietrelcina. Wunder, Heilungen und von der Kraft des Gebets. Grasmück-Verlag. Altenstadt 2001.
Melchers, Carlo: Das große Buch der Heiligen. Geschichte, Legenden, Namenstage. Ludwig. München 1999.
[Ohne Verfasserangabe]: Pater Pio spricht zur Welt. Parvis-Verlag. Hauteville (Schweiz) 1992.
Patri, Lorenzo: Pater Pio, ein stigmatisierter Kapuziner. Mit unveröffentlichten Briefen und einem Anhang: Heilungen und Bekehrungen durch Pater Pio. Ins Deutsche übertragen von Rudolf von der Wehd. Credo-Verlag. Wiesbaden 1956.
Ripabottoni, Allessandro da: Padre Pio da Pietrelcina. Uncireneo per tutti. Edition Cento Culturale Francescano, Convento "Immacolata". Foggia 1974.
Ritzel, Ferdinand: Pater Pios geistiger Weg. Eine Auswahl von Briefen. Pattloch. Aschaffenburg 1974.
Ritzel, Ferdinand. Pater Pio. Sein Leben, Lieben und Leiden. Hacker. Gröbenzell 1976.
Sauser, Ekkart: Pio da Pietrelcina. In: Biographisch-Bibliographisches Kirchenlexikon. Begründet und herausgegeben von Friedrich Wilhelm Bautz. Fortgeführt von Traugott Bautz. Band XVI. Traugott Bautz. Herzburg 1999, Spalten 1244-1245.
Schleyer, Franz Lothar: Die Stigmatisation mit den Blutmalen. Biographische Auszüge und medizinische Analyse. Schorl & von Seefeld. Hannover 1948.
Schnepp, Lucie: Pater Pio, der stigmatisierte Mönch und sein Segen. Vierte Auflage. Hacker. Gröbenzell 1976.
Villedieu, Raoul: Das Geheimnis des Pater Pio. Die Messe des Stigmatisierten. Übersetzt aus dem Französischen von Irene Mossora. Pattloch. Aschaffenburg 1965 (7. Auflage 1970).
Wagner, Karl Johannes: Pater Pio hat geholfen. Wunderbare Krankenheilungen, auffallende Bekehrungen. Mediatrix-Verlag. St. Andrä-Wörden 1983.
Winowska, Maria: Das wahre Gesicht des Pater Pio. Priester und Apostel. Ins Deutsche übertragen von Herbert Maria Schaad (Bibliothek Ekklesia, Band 2). Pattloch. Aschaffenburg 1957

(25. Auflage 1989; Neuausgabe: Weltbild-Verlag. Augsburg 2007).
www.apostles.com/padrepio.html [23.11.2004].
www.freunde-des-heiligen-pio.netfirms.com [23.11.2004].
www.heiligenlexikon.de/BiographienP/Pio_da_Pietrelcina.html [23.11.2004].
www.heiliggeist-seminar.de/pio.htm [23.11.2004].
www.kath.net/detail.php?id=1162 [23.11.2004].
www.nursingpadrepio.it/nursingpadrepio.html [08.05.2007].
www.operapadrepio.it [08.05.2007].
www.padre-pio.de.htm [23.11.2004].
www.padrepio.com [23.11.2004].
www.padrepio.net [23.11.2004].
www.s-p-i-r-i-t.net/saints/pio.htm [23.11.2004].
www.vatican.va/roman_curia/congregations/csaints/documents.htm [23.11.2004].
Bildquelle:
www.heiligenlexikon.de/BiographienP/Pio_da_Pietrelcina.html.

Hubert Kolling

FRANKAU, Margit

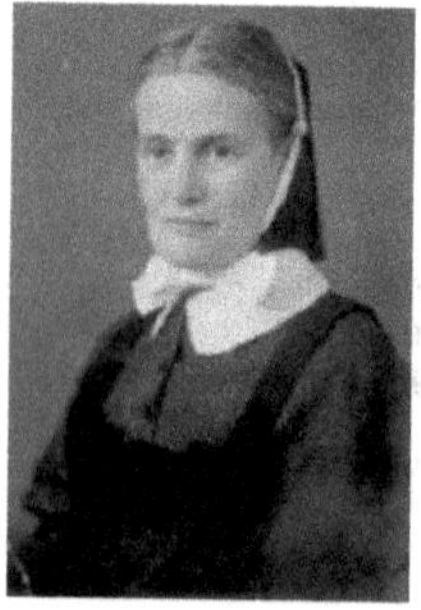

Lange Zeit wurde in der österreichischen Diakonissenanstalt Gallneukirchen über Schwester Margit Frankau (ursprünglich Margit Rosenthal) so gut wie nicht gesprochen. Als man im Gedenkjahr 1989 aus Anlass ihres 100. Geburtstages und ihres im Lichte nationalsozialistischer Verfolgungspolitik stehenden Schicksals ihrer gedachte, war aus ihrem Leben kaum etwas bekannt: „1934 trat Schwester Margit Frankau, an die sich 1989 Diakonissen noch erinnern konnten, in Graz in das Diakonissenmutterhaus Gallneukirchen ein. Sie blieb aber, wie alle Grazer Diakonissen, weiterhin im Evangelischen Sanatorium Graz tätig, dem Sitz des dort seit 1919 bestehenden und 1934 in das Diakonissenmutterhaus Gallneukirchen eingegliederten Mutterhauses. 1942 wurde sie als Jüdin von Graz aus in das jüdische Ghetto Theresienstadt deportiert und starb dort am 19. November 1944. Todesursache sei Meningitis gewesen." So begab man sich auf ihre Spurensuche und rückte so dieses menschlich kaum fassbare Schicksal in das Blickfeld der Gallneukirchner Archivarbeit. Auch wenn inzwischen einige Quellen, die zu ihrem Leben verlässlich Auskunft geben können, erschlossen sind, steht fest, dass dieses vergleichsweise nur sehr kurze Schwesternleben bei weitem noch nicht vollständig erforscht ist.

Margit Frankau wurde am 13. Juni 1889 in Graz geboren und wuchs dort mit ihren beiden älteren Geschwistern, August Frankau (1878-1933) und Paula Rosenthal, verheiratete Presinger (1884-1965), in einem begüterten Elternhaus auf. Der Vater, Josef Julius Rosenthal (1849-1915), geboren in Hohenems (Vorarlberg) entstammte einer reichen jüdischen Familie. 1879 verließ die junge Familie Frankau Hohenems und übersiedelte nach Graz, wo der Vater eine bedeutende Beteiligung an der Grazer-Tramway-Gesellschaft erwarb, gleichzeitig wandte sich die junge Familie vom Judentum radikal ab, konvertierte zum Evangelischen Glauben und übernahm deutsch-nationales Gedankengut. Margit Frankau erhielt, wie ihre beiden Geschwister auch, eine höhere Ausbildung. Für die um die Jahrhundertwende gesellschaftlich unterdrückte Stellung der Frauen auch Ausdruck der privilegierten Stellung und Zugehörigkeit zur Oberschicht der Familie Rosenthal-Frankau in Graz.

Nach dem Besuch der Privatvolksschule absolvierte Margit Rosenthal ab 1899 das sechsklassige Mädchenlyzeum in Graz und legte 1905 die Reifeprüfung ab. Danach besuchte sie den halbjährigen kaufmännischen Abendkurs an der k. k. Handelsakademie in Graz und erzielte auch dort nur ausgezeichnete Leistungen. 1907 erwarb sie das Lehramtszeugnis für Englisch – durch ihre Mutter Alice-Florence Frankau, geb. Rosenthal beherrschte sie perfekt Englisch – für Volksschulen, Bürgerschulen, spezielle Lehr- und Fortbildungskurse, Sprachschulen und Lehrerbildungsanstalten mit Auszeichnung.

Bis 1910 verliert sich ihre Spur. Überraschenderweise findet sich diese in München wieder, denn dort vollzog sie einen Berufswechsel

und stieg in die berufliche Krankenpflege ein. Sie absolvierte am Krankenhaus des Bayrischen Frauenvereins in München eine achtmonatige praktische und theoretische Ausbildung für „freiwillige Hilfsschwestern vom Roten Kreuz“ und wurde 1911 zur „freiwilligen Hilfsschwester“ ernannt.
1911 trat sie in Graz als Volontärin in die chirurgisch-orthopädische Abteilung der Universitätskinderklinik Graz ein und fiel dort bald dem Leiter der Abteilung „durch ihre besondere Umsicht, Geschicklichkeit, Gewissenhaftigkeit und besondere Eignung zu diesem Berufe auf.“ Ein halbes Jahr später wurde sie auf dessen Wunsch hin an derselben Abteilung als Operationsschwester eingestellt, wo sie bis 1913 „mit Hingabe an den Beruf“ tätig war. Danach ging sie ein privates Arbeitsverhältnis zu ihrem Chef ein, das bis 1918 bestand. In dieser Zeit folgte sie ihm auch nach Wien, wo dieser die ärztliche Leitung des k. k. Reservespitals übernahm und wo sie unter ihm während des Ersten Weltkrieges (1914-1918) auch als seine Operationsschwester tätig war. Dafür erhielt sie die Silberne Ehrenmedaille vom Roten Kreuz, versehen mit der Kriegsdekoration. Bis 1934 war sie als Ordinationshilfe in seiner Privatordination tätig und wurde in die Betreuung seiner fünf Kinder einbezogen.
1930 konnte sie, da sie bereits mehr als vier Jahre im Pflegeberuf tätig war – eine Übergangsbestimmung der Verordnung des Ministers des Inneren vom 25. Juni 1914, betreffend die berufsmäßige Krankenpflege ausnützend – vermutlich ohne besondere Ausbildung zur Diplomprüfung antreten und so auch den Berufstitel „Diplomierte Krankenpflegerin“ erwerben.
Margit Rosenthal, und mit gleichem Datum vermutlich auch ihr Bruder August, änderte 1916 ihren ursprünglichen Familiennamen „Rosenthal“ in „Frankau“, den Geburtsnamen der Mutter. Aus dem Bescheid des Statthalters geht keinerlei Begründung hervor, warum diese Namensänderung erfolgte. Nach Analyse der zur Verfügung stehenden Akten ist anzunehmen, dass bei Margit Rosenthal – die damals kurz vor ihrer Heirat mit einem „Burschenschaftler“ stand – als man die Papiere für das Standesamt sammelte, „auch die jüdische Abstammung zutage trat“ und Margits Verlobter von der Heirat nichts mehr wissen wollte. Die Lösung der Eltern vom Judentum, die Konversion zum Evangelischen Glauben, vermutlich auch die von den Eltern bewusst betriebene deutsch-nationale Erziehung, die deutsch-nationale und antisemitische Ausrichtung der Burschenschaften, die eigene Enttäuschung über die trotz der Konversion zum Evangelischen Glauben und trotz internalisierter deutsch-nationaler Einstellung doch nicht wegzuleugnende jüdische Abstammung und wohl auch der ungünstige Verlauf des Ersten Weltkrieges, der eine antisemitische Stimmung und jüdische Ausschlusspolitik hervorrief, stehen in diesem überaus komplexen und zugleich tragischen Kontext.
Im Laufe der beginnenden 1930er Jahre dürfte die deutsch-nationale Einstellung von Margit Frankau aber, soweit sich das auch anhand der Akten nachvollziehen lässt, in eine nationalsozialistische gekippt sein. Zwar sind von ihr selbst keinerlei politische Äußerungen in den Akten zu finden, aus dem Jahre 1939 allerdings liegt ein nicht gefertigter, handgeschriebener Zettel ohne Datum über Schwester Margit Frankau den Unterlagen bei, auf dem „zahlreiche Nachweise über nationalsozialistische Gesinnung während der Systemzeit vorhanden“, festgehalten werden.
1934 trat sie bereits 45-jährig, nachdem sie arbeitslos war, in das Diakonissenmutterhaus in Gallneukirchen (mit Dienstort Graz) ein, ebenso wie beispielsweise Charlotte von François (1898-1966) ➔④, Margit Grivalsky (1915-2002) ➔④, Nany Kremeir (1862-1933) ➔⑤, Martha Lucke (1882-1965) ➔⑤, Marie Meier (1888-1955) ➔④, Freda Freiin von Schacky (1883-1960) ➔⑤, Elsa von Tiesenhausen (1890-1979) ➔⑤, Elise Lehner (1847-1921) ➔④, Anna Köhnen (1889-1983) ➔④ und Aenne Wiedling (1905-1978) ➔④.
1941, seit drei Jahren waren auch in Österreich die Nationalsozialisten an der Macht, trat eine Bestimmung in Kraft, die sie mit ihrer Vergangenheit (erneut) erbarmungslos einholte, und die wohl blankes Entsetzen in ihr ausgelöst haben musste: Mit der ab 1.

September 1941 auch in der Ostmark anzuwendenden Bestimmung, war es auch ihr verboten, sich in der Öffentlichkeit ohne einen Judenstern zu zeigen.
Wie sehr sich Schwester Margit Frankau, seit 1938 „Schwester des Kaiserswerther Verbandes" [Theodor Fliedner (1800-1864) ➔①], der drohenden Gefahr bewusst war, belegt ein Schreiben, das sie nur zwei Wochen nach Inkrafttreten dieser Bestimmung an die, auch für die Schwestern des Mutterhauses Gallneukirchen zuständige Oberin der Diakoniegemeinschaft in Berlin, Auguste Mohrmann, richtete: „Leider muss ich Sie heute wieder mit einer Anfrage belästigen, aber ich tue es wirklich nicht zu meinem Vergnügen. Sie haben jedenfalls Kenntnis von dem neuen Reichsgesetz bezügl. des Judensterns. Obwohl ich, wie Sie wissen, nichtarischer Abstammung bin, nehme ich doch an, dass ich nicht unter dieses Gesetz falle, da ich als Verbandsschwester des Kaiserswerther Verbandes die vorgeschriebene Tracht trage und das gesetzlich geschützte Abzeichen des Verbandes. Ich vermute, da ich doch sicher innerhalb der vielen Diakonissenhäuser nicht die einzige dieser Art bin, dass der Kaiserswerther Verband irgendwelche Maßnahmen in dieser Sache ergriffen hat und bitte Sie, mir darüber Mitteilung zu kommen zu lassen." Ihre eigene nationalsozialistische Einstellung, von der sie vielleicht irrigerweise noch hätte annehmen können, diese würde sie retten, führte sie schon gar nicht mehr ins Treffen.
Die Antwort von Oberin Auguste Mohrmann ließ nicht lange auf sich warten. Nur eine Woche später wurde sie Schwester Margit Frankau an die Adresse des Diakonissen-Privatkrankenhauses in Graz zugestellt, allerdings mit folgenschwerem Inhalt: „Ich habe Ihren Brief erhalten. Ich habe mich erkundigt und festgestellt, dass wir von Verbands wegen in der Sache nichts machen können. Sie müssen sich selbst an die örtliche Polizeibehörde wenden und um Befreiung von der Tragung bitten. Wenn dieser Antrag nicht durchgeht, so müssen wir Sie leider bitten, das staatlich anerkannte Abzeichen der Verbandsschwesternschaft und damit die Tracht abzulegen, da nach gleichem Erlass das Tragen von Abzeichen verboten ist. Ich bitte Sie dringend, mich über Ihre Verhandlungen auf dem Laufenden zu halten. Abschrift dieses Schreibens übersende ich an das Diakonissenhaus in Gallneukirchen, zu dessen Verbandsschwesternschaft Sie ja gehören. Mit herzlichen Grüßen! Oberin. Gezeichnet Auguste Mohrmann."
Dieses bezeichnende Dokument spiegelt zweifellos die regimekonforme Haltung der Diakoniegemeinschaft wider. Wie es Schwester Margit in dem Augenblick erging, als sie es in Händen hielt, ist nicht geklärt. Sicher ist nur, dass sie etwa ein Jahr später in das jüdische Ghetto Theresienstadt deportiert wurde. Über ihr Leben wurde in Gallneukirchen ab diesem Zeitpunkt praktisch nicht mehr gesprochen und ein Mantel des Schweigens darüber gebreitet.
Völlig im Dunklen liegt deshalb bis heute, was mit Schwester Margit Frankau bis zu ihrer tatsächlichen Deportation nach Theresienstadt geschah, obgleich man in der Diakonissenanstalt Gallneukirchen ja nicht nur die Antwort aus Berlin kannte, sondern auch von ihrer im Diakonissenkrankenhaus Graz erfolgten Verhaftung nachweislich Kenntnis hatte. Ob sie sich bei der örtlichen Polizei, wie von Oberin Auguste Mohrmann vorgeschlagen, selbst einen Antrag „um Befreiung von der Tragung des Judensterns" einbrachte, ist allerdings zu bezweifeln.
Wie Schwester Margit Frankau ihren „Aufenthalt" in Theresienstadt erlebte, was sie durchmachte und ob sie sich mit ihrem tragischen Schicksal aussöhnen konnte, ist derzeit nicht bekannt. Am 19. November 1944 starb Schwester Margit Frankau im Ghetto Theresienstadt im 55. Lebensjahr. Lediglich die – vermutlich noch 1944 unter die beiden Namen der Eltern angebrachte – kaum mehr lesbare, schlicht gehaltene Inschrift auf der auf dem Friedhof St. Peter in Graz befindlichen Familiengruft „Rosenthal-Frankau", „SCHW. MARGIT FRANKAU, GEB. 13. JUNI 1889, GEST. 19. NOVEMBER 1944", erinnert heute noch an sie.

Quellen und Literatur:

Fürstler, Gerhard: „... So müssen wir sie leider bitten, das staatlich anerkannte Abzeichen und damit die Tracht abzulegen!" Schwester Margit Frankau. In: Fürstler, Gerhard: Der Glaube, der durch die Liebe tätig ist. Die Lebensgeschichten von 19 Schwestern aus dem Diakonissen-Mutterhaus in Gallneukirchen. Medieninhaber und Herausgeber: Evangelisches Diakoniewerk Gallneukirchen. Eigenverlag. Gallneukirchen 2006, Seite 228-245.

Bildquelle: Fürstler, Gerhard: Der Glaube, der durch die Liebe tätig ist. Eigenverlag. Gallneukirchen 2006, Seite 228.

Gerhard Fürstler

FRICK, Friedrich Emil Heinrich Constantin

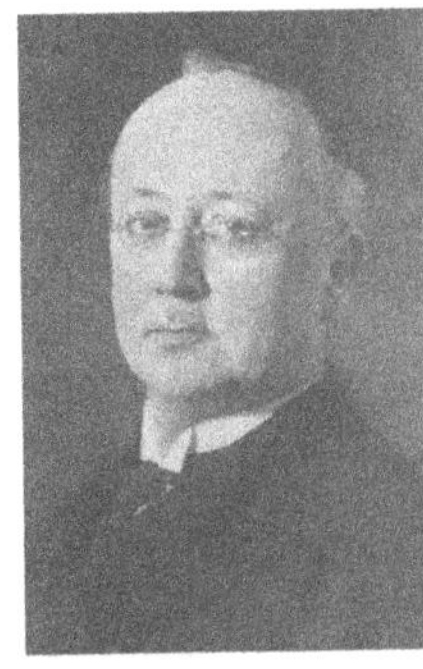

Zu Beginn der Weimarer Republik standen, so Hans-Walter Schmuhl in seiner Studie „Evangelische Krankenhäuser und die Herausforderung der Moderne“ (Leipzig 2002), die evangelischen Krankenhäuser unter starkem Druck. Erstens litten sie – wie alle Krankenhäuser – unter den Folgen des Ersten Weltkrieges (1914-1918) und der Inflation von 1922/23. Zweitens war das gesamte Krankenhauswesen aufgrund des schlechten Gesundheitszustands der Bevölkerung überlastet – hier fielen Kriegsfolgeschäden wie die chronische Unterernährung und der sprunghafte Anstieg der Tuberkulosesterblichkeit mit der verheerenden Grippeepidemie von 1918/19 zusammen. Drittens sahen sich die Krankenhäuser durch den im Entstehen begriffenen Wohlfahrtsstaat vor neue Herausforderungen gestellt, die gerade für die freigemeinnützigen Krankenhäuser, die nicht von der öffentlichen Hand subventioniert wurden, nur schwer zu bewältigen waren. Viertens schließlich war das politische Klima der frühen Weimarer Republik alles andere als günstig für die freigemeinnützigen Krankenhausträger, gab es doch eine starke, von Sozialdemokraten und Kommunisten ausgehende Bewegung gegen die freie Wohlfahrtspflege.

Praktische Probleme, mit denen sich die freigemeinnützigen Krankenhäuser nach einem zeitgenössischen Bericht von Hans Harmsen (1899-1989) ➔③ herumzuschlagen hatten, waren die hohe Verschuldung, die scharfe Konkurrenz der kommunalen Krankenhäuser, die Durchsetzung der Lohnerhöhungen, die Einführung des Achtstundentages und die Einrichtung von Betriebsräten. Angesichts dieser Belastungen und Gefährdungen sahen sich die freigemeinnützigen Krankenhäuser veranlasst, enger zusammenzurücken und einen Dachverband zur Vertretung ihrer gemeinsamen Interessen zu gründen, wie es auf katholischer Seite bereits vor dem Ersten Weltkrieg mit der „Freien Vereinigung der katholischen Krankenhausvorstände Deutschlands“, dem „Verband Katholischer Kranken- und Pflegeanstalten Deutschlands“, wie er seit 1919 hieß, unter Leitung von Michael Fischer (1887-1948) ➔②, Hubert Reinartz (1899-1953) ➔② und Bernhard Rüther (1913-1980) ➔② geschehen war.

Mit der vorläufigen Geschäftsführung des neuen Verbandes, der seinen vorläufigen Sitz in Berlin hatte und Mitglied des „Central-Ausschußes für die Innere Mission“ war, wurde Pastor Johannes Thiel (1889-1962) ➔⑤ beauftragt, der zugleich zum Vorsitzenden des Deutschen Evangelischen Krankenhausverband (DEKV) gewählt wurde. Im November 1926 wurde der bereits erwähnte Arzt und Nationalökonom Dr. med und Dr. phil. Hans Harmsen zum Geschäftsführer bestellt. Nachdem Johannes Thiel am 25. Oktober 1932 den Vorsitz des DEKV niedergelegt hatte, übernahm das Amt am 24. November 1932 der Vorsteher des Bremer Diakonissenhauses, Pastor Constantin Frick.

Constantin Frick wurde am 5. März 1877 in Magdeburg geboren und auf den Namen Friedrich Emil Heinrich Constantin Frick getauft. Er war der Sohn von Constantin Frick (1841-1898), Pastor an der Friedenskirche in Barmen, und dessen Ehefrau Rosalie (1839-1926), geborene Ebert. Den größten Teil seiner Jugend und seine ganze Schulzeit verbrachte Constantin Frick mit seinen drei Geschwistern in Wuppertal, wohin die Familie gezogen war. 1895 begann er das Studium der (evangelischen) Theologie in Halle, das er 1896/97 in Greifswald fortführte. Nach Beendigung des Studiums und einem Ausbildungsjahr in Berlin trat er 1903 sein erstes Amt als Vereinsgeistlicher in der auf Anregung von Johann Hinrich Wichern (1808-1881) ➔② gegründeten „Inneren Mission“ in Godesberg, 1905 dann in Bremen an, wo er über 40 Jahre wirkte. Am 16. Mai 1916 wurde er Leiter der „Evangelischen Diakonissenanstalt“ und Pastor an der Liebfrauenkirche. Das Bremer Diakonissenhaus bestand zu dieser Zeit fast ein halbes Jahrhundert. Seine Gründung 1867 verdankte es der Anregung von Pastor Hermann Henrici von Sankt Stephani, der nach dem Vorbild von Theodor Fliedner (1800-1864) ➔① (Kaiserswerth) eine solche Anstalt in Bremen errichtet hatte. Nachfolgerin der zuständigen Oberin Minna Schöning wurde 1918 Sophie Freiin von Hadeln. Im Jahre 1926 konnte Constantin Frick den Grundstein legen für eine großzügige Erweiterung der Diakonissenanstalt, vor allem des Krankenhauses. Die Zahl der Krankenbetten war dadurch von 185 auf 275 gestiegen, ebenso wie auch die der Schwestern, deren Zahl im Jahre 1927 bei über 200 lag.

Bereits im Jahre 1914 hatte Constantin Frick vom Bremer Senat den Auftrag zur Organisation des „Kriegshilfswerkes“ in Bremen erhalten. Frick schuf hier das sogenannte „Bremer System“, das heißt ein paritätisches Zusammenarbeiten aller in der Wohlfahrt tätigen Kräfte, eine Anregung, die nach dem Ersten Weltkrieg (1914-1918) über ganz Deutschland weiterwirkte und 1925 wesentlich zur Entstehung der „Deutschen Liga der freien Wohlfahrtspflege“ beigetragen hat.

Im Jahre 1919 wurde Constantin Frick in den Hauptausschuss des „Deutschen Vereins für öffentliche und private Fürsorge“ gewählt. Der Verein, der seit 1880 bestand, hatte den Zweck, „einen Mittelpunkt für alle in Deutschland auf dem Gebiete der öffentlichen und freien Wohlfahrtspflege und der Sozialreform hervortretenden Bestrebungen zu bilden.“ Um eine etwaige Kommunalisierung abzuwenden, schlossen sich damals die Anstalten der freien Wohlfahrtspflege zum „Reichsverband der privaten, gemeinnützigen Kranken- und Pflegeanstalten Deutschlands“ zusammen. Aus dem „Reichsverband“, an dessen Gründung alle großen Reichsspitzenverbände auf dem Gebiete der Wohlfahrt, neben der Inneren Mission – dem bei weitem ältesten – der deutsche Caritas-Verband, die Zentralwohlfahrtsstelle der deutschen Juden und das Deutsche Rote Kreuz, beteiligt waren, ging 1924 der sogenannte Fünfte Wohlfahrtsverband hervor (seit 1932 Deutscher Paritätischer Wohlfahrtsverband genannt), und im folgenden Jahr kam als Gesamtorganisation der fünf Verbände die „Deutsche Liga der Freien Wohlfahrtspflege“ zustande.

Auf der Tagung des „Reichsverbandes“ am 1. Juli 1927 in Köln hielt Constin Frick ein Referat über „Die Berücksichtigung des Raumbedürfnisses der Schwestern bei Neu- und Erweiterungsbauten“, das in der „Zeitschrift für das gesamte Krankenhaus“ am 13. Februar 1928 veröffentlicht wurde. Nach den Ausführungen von Frick sollte der sachgemäßen Unterbringung des Pflegepersonals in den Krankenhäusern „nicht nur mit Rücksicht auf die menschenwürdige Behandlung, sondern auch auf die wohl für lange Zeit nicht normalen Gesundheits- und Kräfteverhältnisse der Schwestern, vor allen Dingen aber mit Rücksicht auf die bedeutend gesteigerte körperliche und seelische Inanspruchnahme derselben erhöhtes Interesse zugewendet werden.“ So bedürfe die Gesamtheit der Schwestern „genügend geräumige und wirklich behaglich eingerichtete Eß- und Aufenthaltsräume. Wenn möglich soll dieselben mit einer Veranda oder einem Balkon versehen sein und in einer Sonderküche oder einem Anrichteraum Gelegenheit bieten, Speisen zu wärmen und Getränke auch außerhalb der Mahlzeiten herzustellen.“ Ferner sollte jede Station für die dort beschäftigten Schwestern „ein kleines behagliches Schwesternzimmer haben, in dem die Schwestern in arbeitsfreien Momenten sich aufhalten und auch den Frühstücks- und Nachmittagkaffee im kleineren Kreise einzunehmen in der Lage sind.“ Darüber hinaus sollte grundsätzlich für jede Schwester „ein Einzelzimmer bereit gestellt werden. In der Ausbildung begriffene Schwestern und Krankenpflegeschülerinnen können in Zimmern zu zweien und dreien untergebracht werden." Schließlich empfahl er bei Neuanlagen von Krankenhäusern, besondere Schwesternwohnheime zu errichten, die mit Garten und Spielflächen umgeben sind.

Unter Führung von Constantin Frick, der von 1934 bis 1946 auch Präsident des Central-Ausschusses für die Innere Mission der Deutschen Evangelischen Kirche sowie seit 1933 Vorsitzender des „Reichsverbandes" war, setzte der DEKV in den ersten Jahren des „Dritten Reiches" seine Tätigkeit auf allen bis dahinerschlossenen Arbeitsfeldern ungebrochen fort. Seit 1940 kümmerte er sich aber angesichts seiner Ämterfülle „als ‚Multifunktionär' evangelischer Liebestätigkeit" kaum noch um den DEKV. Außerdem war er „aus der Furcht heraus, nicht politisch anzuecken, um dem Regime keinen Vorwand für Eingriffe oder gar Übernahme der Inneren Mission zu liefern", gegenüber den Zumutungen der braunen Machthaber mehr als einmal allzu zögerlich und nachgiebig. Es fehlte dem DEKV mithin an einer straffen Führung, um die schwierigen Zeitläufe unbeschadet zu überstehen.

Im Hinblick auf die „Euthanasie" trat Frick im September 1940 in Verhandlungen mit dem Reichsgesundheitsführer Dr. Leonardo Conti und dem Reichsbeauftragten für die Heil- und Pflegeanstalten Dr. Herbert Linden (1899-1945) ➔④ ein. Dabei hielt er seine grundsätzlichen Bedenken religiöser und theologischer Art gegen die gesamten Maßnahmen klar zum Ausdruck. „Da ihm aber mitgeteilt ist, daß das bisherige Verfahren geändert wurde und gegen jede Unsicherheit gesichert worden sei und auch noch weiter sichergestellt werden solle, da ihm ferner gesagt wurde, daß das Verfahren auf die zu keiner geistigen Regung und keiner menschlichen Gemeinschaft mehr fähigen Personen beschränkt werden solle, hat er [Constantin Frick] sich unter der Voraussetzung der Durchführung dieser Zusage bereit erklärt, sich für die Beantwortung der Fragebogen einzusetzen." Kurz darauf korrigierte sich Frick in bezug auf die Definition des zur „Euthanasie" bestimmten Personenkreises: „Gemeint sind die Pfleglinge, welche infolge von angeborener oder erworbener unheilbarer Geisteskrankheit nicht lebens-, arbeits- und gemeinschaftsfähig sind und darum dauernd verwahrt werden müssen." Da diese „Kautschukdefinition" in Kreisen der Deutschen Evangelischen Kirche und der Inneren Mission blankes Entsetzen auslöste, musste Frick seine Zusagen an den „Euthanasie"-Apparat im November 1940 wieder zurückziehen.

1942 stellte die vom DEKV herausgegebene „Evangelische Gesundheitsfürsorge. Zeitschrift der Evangelischen Kranken- und Pflegeanstalten" (zuvor erschienen unter den Titeln „Mitteilungen des Deutschen Evangelischen Krankenhausverbandes", „Gesundheitsfürsorge der Inneren Mission" und „Gesundheitsfürsorge. Zeitschrift der Evangelischen Kranken- und Pflegeanstalten") ihr Erscheinen ein, im Mai desselben Jahres trat der Vorstand zum letzten Mal zusammen; der DEKV hatte faktisch aufgehört zu existieren.

Im Jahre 1947 bekam der Bremer Verein für Innere Mission ein großes, ehemaliges Kasernengelände in Bremen-Lesum, das nach dem Zweiten Weltkrieg (1939-1945) von den Besatzungstruppen als Militärhospital benutzt worden war, zur Übernahme angeboten. Binnen weniger Tage musste der Verein, dessen Vorsitz seit Ende des Krieges Constantin Frick führte, hierzu eine Entscheidung treffen. Vier Monate nach der Übernahme, am 27. Januar 1948, konnte ein Krankenhaus mit 120 Betten als Abteilung des Diakonissenhauses in Lesum eröffnet werden. Das Gelände, das alsbald die „Vereinigten Anstalten der Inneren Mission" in Bremen beherbergte, erhielt den Namen „Friedehorst". Im August 1948 siedelte Constantin Frick, der seit 1904 mit Clara Schniewind verheiratet war, mit seiner Familie in ein Haus am Rande von „Friedehorst", dessen Leitung er ehrenamtlich für kurze Zeit übernahm.

Nachdem Constantin Frick am 19. Februar 1949 in Bremen-Lesum an einem „Herzschlag" verstorben war, wurde 1951 Pfarrer Otto Ohl (1886-1973) ➔⑤ zum neuen Vorsitzenden des DEKV gewählt, der das Amt bis 1968 bekleidete. Die erste Frau, die seit 1954 Sitz und Stimme im Vorstand des Verbandes hatte, war Ursula von Dewitz (1918-1991) ➔③ vom Evangelischen Diakonieverein, Oberin an den Ferdinand-Sauerbruch-Krankenanstalten in Wuppertal-Elberfeld. Nach Pfarrer Dr. Dr. Helmut Hochstetter (1968-1975) übernahm 1975 mit Oberin Annemarie Klütz (1925-2004) ➔④ vom Evangelischen Diakonieverein Berlin-Zehlendorf erstmals eine Frau die Spitze des DEKV.

Quellen und Literatur:

Bautz, Friedrich Wilhelm: Constantin Frick. In: Biographisch-Bibliographisches Kirchenlexikon, Band II. Begründet und herausgegeben von Friedrich Wilhelm Bautz. Fortgeführet von Traugott Bautz. Traugott Bautz. Herzberg 1990, Spalte 123.

Bessell, Georg: Pastor Constantin Frick. Ein Lebensbild. B.C. Heye. Bremen 1957.

Besell, Georg: Friedrich Emil Heinrich Constantin Frick. In: Neue Deutsche Biographie. Herausgegeben von der Historischen Kommission bei der Bayerischen Akademie der Wissenschaften. Fünfter Band. Duncker & Humblot. Berlin 1961, Seite 430-431.

Evangelisches Diakonissenmutterhaus Bremen: Schriftliche Mitteilung an den Verfasser vom 16. November 2004.

Frick, Constantin: Wie nimmt sich die evangelische Kirche der Auswanderer an? Stiftungsverlag. Potsdam 1910.

Frick, Constantin: Ratgeber für Auswanderer nach den Vereinigten Staaten von Nordamerika. Herausgegeben von der Auswanderer-Mission in Bremen. Selbstverlag der Auswanderer-Mission. 19. Auflage. Bremen 1911.

Frick, Constantin: Die Berücksichtigung des Raumbedürfnisses der Schwestern bei Neu- und Erweiterungsbauten. In: Zeitschrift für das gesamte Krankenhauswesen, 24. Jg., Heft 4/1928, Seite 102-104.

Gerhardt, Martin: Ein Jahrhundert Innere Mission. Die Geschichte des Central-Ausschusses für die Innere Mission der Deutschen Evangelischen Kirche. 2. Teil: Hüter und Mehrer des Erbes. C. Bertelsmann. Gütersloh 1948.

Kaiser, Jochen-Christoph: Sozialer Protestantismus im 20. Jahrhundert. Beiträge zur Geschichte der Inneren Mission 1914-1945. Oldenburg. München 1989, Seite 313.

Schmuhl, Hans-Walter: Evangelische Krankenhäuser und die Herausforderung der Moderne. 75 Jahre Deutscher Evangelischer Krankenhausverband (1926-2001). Herausgegeben für den DEKV und mit einem Beitrag versehen von Wolfgang Helbig. Evangelische Verlagsanstalt. Leipzig 2002.

Steinweg, Johannes / Frick, Constantin / Thiele, Barbara / Schick, Wally: Frauenberufe in der evangelischen Kirche, Inneren Mission und Wohlfahrtspflege (Der evangelische Wohlfahrtsdienst, Heft 19). Wichern-Verlag. Berlin-Dahlem 1929.

Bildquelle: Schmuhl, Hans-Walter: Evangelische Krankenhäuser und die Herausforderung der Moderne. Evangelische Verlagsanstalt. Leipzig 2002, Seite 244.

Hubert Kolling

FRIES, Flora Franziska Mathilde Gräfin

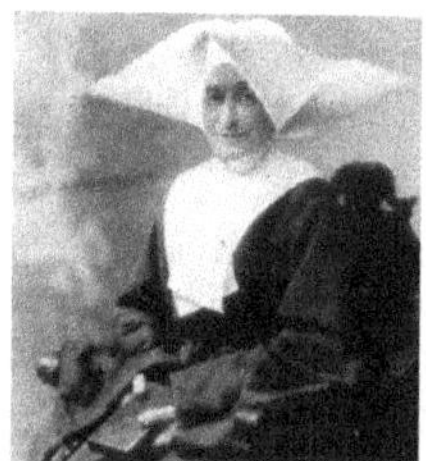

Bereits seit über 150 Jahren gibt es zur Betreuung alter, kranker und behinderter Menschen die Barmherzigen Schwestern vom heiligen Vinzenz von Paul (1581-1660) ➔① auch in Salzburg. Als Antwort auf die wachsende Not der Zeit schickte Fürsterzbischof Friedrich Kardinal von Schwarzenberg Salzburger Bürgerstöchter zur Ausbildung zu den Vinzentinerinnen nach München ins Allgemeine Krankenhaus links der Isar, wo zu jener Zeit Schwester Ignatia Jorth (1780-1845) ➔① als 1. Generaloberin wirkte. Den zurückkehrenden Schwestern, unter denen auch Magdalena Ursula Preisinger (Schwester Ambrosia) (1810-1879) ➔⑤ war, übergab er am 20. August 1844 die Kranken- und Versorgungsanstalt, die er in Schwarzach (bei St. Johann im Pongau) im ehemaligen Missionshaus der Benediktiner hatte. Schwester Aloysia Aigner, bisher Novizenmeisterin in Innsbruck, wurde von Schwester Ignatia zur ersten Oberin der neuen Gründung ernannt. 1845 wurde Schwester Ambrosia Novizenmeisterin und – nachdem Schwester Aloysia Aigner am 9. März 1847 nach München zurückgekehrt war – am 25. März 1847 zur ersten „Frau Mutter und Oberin", das heißt Generaloberin gewählt. Damals zählte Schwarzach bereits drei auswärtige Filialen, nämlich ein neu gegründetes Irrenhaus in

Schernberg, ein Spital im Kufstein und eine Schule in Kössen.

Im Revolutionsjahr 1848 zitterte die junge Ordensgemeinschaft um ihren Fortbestand. 1849 reisten fünf Schwestern zur Pflege verwundeter Soldaten nach Ruma im südlichen Teil Kroatiens (nahe bei Belgrad), wobei zwei von ihnen als „Opfer der Nächstenliebe" an Typhus starben. 1851 zogen erstmals Schwestern in die Landeshauptstadt Salzburg zur Pflege in der Privat-Augenklinik von Dr. Hornung. Auf Wunsch der Kaiserin Karolina Augusta von Österreich (1792-1873) ➔③, der vierten Gattin von Kaiser Franz (1768-1835) und einer großen Wohltäterin der Vinzentinerinnen, übernahmen sie 1852 auch die Anstalt zur Erziehung weiblicher Dienstboten in Salzburg-St. Sebastian, zu deren Oberin Maria Praxmarer (Schwester Vinzentia) (1822-1903) ➔④ gewählt wurde; in den darauffolgenden Jahren übernahmen die Schwestern die Krankenpflege unter anderem 1853 im Schifferspital in Oberndorf, 1855 im St. Johann-Spital in Salzburg und im Spital in Kitzbühl, 1856 in der Irrenanstalt in Mülln, 1857 im Leprosenhaus in Mülln, 1858 im Waisenhaus in Mülln, 1862 im Waisenhaus Mariatal bei Rattenberg, 1866 im Spital in Rattenberg, 1871 im Armenhaus in Zell am See, 1874 im Armenhaus Kitzbühl, 1875 im Waisenhaus Kitzbühl, 1875 im St. Anna-Spital in Gnigl sowie 1879 im Spital in Markt Werfen.

Am 1. August 1882 schloss sich die Salzburger Kongregation – die zu jener Zeit 289 Schwestern in 47 Häusern zählte – unter Beteiligung von Maria Josefa Brandis (1815-1900) ➔③ an das Zentralmutterhaus der Pariser Vinzentinnerinnen, der Genossenschaft der Töchter der christlichen Liebe, an, wo zu zu jener Zeit Marie Derieux (1815-1905) ➔⑤ Generaloberin war. Erste „Visitatoriun" (Provinzoberin) der Provinz Salzburg wurde Schwester Vinzentia, der 1902 Flora Franziska Mathilde Gräfin Fries (Schwester Serafina) im Amt folgte.

Zu der Provinzgemeinschaft der Barmherzigen Schwestern in Salzburg gehören heute 1. das Provinzhaus mit einem angeschlossenen Exerzitienhaus und einer Essensausgabe an Obdachlose und andere Arme, 2. Das Krankenhaus Schwarzach, das als Betriebsgesellschaft geführt wird und mit 500 Betten ein Schwerpunktkrankenhaus mit einer angeschlossenen Krankenpflegeschule ist, 3. das Pensionistenheim Herz-Jesu-Asyl Riedenburg in der Stadt Salzburg, in dem rund 140 Pensionäre Aufnahme und Pflege finden, 4. das St. Vinzenz-Heim Schernberg (Heim für mehrfach Behinderte), das rund 200 Schwerstbehinderten eine Betreuung nach den modernsten Erkenntnissen ermöglicht. Außerdem wirken Schwestern in Kindergärten sowie der ambulanten Alten- und Krankenpflege. Als geistliche Gemeinschaft fühlten sich die (Salzburger) Vinzentinerinnen herausgefordert, der versachlichten Struktur der modernen Gesellschaft, aber auch der großen Orientierungslosigkeit unserer Zeit ideelle Werte und religiöse Grundausrichtung gegenüberzustellen. Ihr Dienst an den Armen soll menschlich-persönliche Züge tragen.

Flora Franziska Mathilde Gräfin Fries wurde am 15. Mai 1841 in Laibach geboren. Sie war das Kind des Grafen Viktor Fries, k. und k. Oberleutnant im Infanterie-Regiment Nr. 17, und seiner Ehefrau, Gräfin Mathilde Fries, geborene Strasser. Im Alter von 27 Jahren trat sie am 26. September 1868 der Gemeinschaft der Barmherzigen Schwestern in Graz bei, am 27. September 1873 erfolgte ihre Einkleidung; seither trug sie den Namen Schwester Serafina. Über einen Zeitraum von 30 Jahren war sie Sekretärin im Mutterhaus der Töchter der christlichen Liebe in der rue du Bac 140 in Paris, dann Visitatorin der Provinz Salzburg vom 18. Dezember 1902 bis 20. Oktober 1925. Sie gründete acht Niederlassungen und schickte während des Ersten Weltkrieges (1914-1918) 39 Krankenschwestern in die Lazarette zur Pflege kranker und verwundeter Soldaten. Bereits 1913 hatte sie im Balkankrieg vier Schwestern nach Konstantinopel geschickt.

Am 20. Oktober 1925 übergab Flora Franziska Mathilde Gräfin Fries (Schwester Serafina) die Führung der Provinz an Schwester Anna Bertha Königsegg (1883-1948) ➔①, deren Nachfolgerin wiederum 1949 Antonia

Herzog (Schwester Katharina) (1901-1977) ➔⑤ wurde. Sie starb am 4. März 1929 im Provinzhaus in Salzburg im Alter von 87 Jahren. Ihre letzte Ruhestätte fand sie an der Seite ihrer Schwester, Zoe Franziska Gräfin Fries (Schwester Cherubina), auf dem Kommunalfriedhof in Salzburg.

Quellen und Literatur:

Barmherzige Schwestern vom heiligen Vinzenz von Paul, Salzachgässchen 3, A-5020 Salzburg: Schriftliche Mitteilung an den Verfasser vom 25. Februar 2005.

Der heilige Vinzenz von Paul in der Erzdiözese Salzburg. 1844-1882 Gründung und Ausbreitung der „Kongregation der Barmherzigen Schwestern vom hl. Vinzenz von Paul" in Salzburg, 1882-1982 Vereinigung mit den „Töchtern der christlichen Liebe" und weitere Geschicke der nunmehrigen „Provinz" der weltweiten Genossenschaft. Gestaltung und Produktion: W.H-Grafik, Wilhelm Hasenauer, Schwarzach. Baur-Offset. St. Johann 1982.

Ein Gedenkblatt zur Renovierung der Liebfrauenkirche in Schwarzach und zum 50jährigen Jubiläum der Congregation der Barmherzigen Schwestern des heiligen Vincenz von Paul in der Erzdiözese Salzburg, Schwarzach. Styria. Graz 1895.

Festgedicht, welches aus Anlass der 50jährigen Jubiläums-Feier der Gründung und Einführung des Institutes der Barmherzigen Schwestern in der Erzdiöcese Salzburg zu Schwarzach im Pongau am 20. August 1894 vorgetragen wurde. Selbstverlag. Schwarzach im Pongau 1894.

Frings, Hermann Josef: Die Vinzentinerinnen als Wegbereiterinnen der neuzeitlichen Krankenpflege im deutschsprachigen Sprachgebiet (1832-1900). Medizinische Dissertation. Selbstverlag. Köln 1994.

Gattringer, Franz: Geschichte der Kongregation der Mission und der Barmherzigen Schwestern in Österreich-Ungarn. Verlag der Missionspriester. Graz 1912.

Richartz, Alfonsa: Loderndes Feuer. Vinzenz von Paul. Edition du Signe. Straßburg 1995.

Scherer, Emil Clemens: Die Kongregation der Barmherzigen Schwestern von Straßburg. Ein Bild ihres Werdens und Wirkens von 1734 bis zur Gegenwart (Forschungen zur Kirchengeschichte des Elsaß, Band 2). Colportage Catholique. Saaralben (Lothringen) 1930, Seite 222-224, 299.

Bildquelle: Der heilige Vinzenz von Paul in der Erzdiözese Salzburg. St. Johann 1982, Seite 18.

Hubert Kolling

FRISCH, Otto von

Otto (Ritter von) Frisch erblickte am 25. Januar 1877 nach Hans Frisch (1875-1941) als zweiter Sohn des Chirurgen und Urologen, Hofrat Dr. Anton Ritter von Frisch (1849-1917) und dessen Ehefrau Marie, geborene Exner, in Wien das Licht der Welt. Nachdem er das Wasagymnasium in seiner Heimatstadt besucht hatte, begann er ein Studium der Medizin an den Universitäten Wien und Königsberg, die er 1903 in Wien mit der Promotion zum Doktor der Medizin abschloss. Nachdem er an verschiedenen Wiener Kliniken gearbeitet und am 9. Juli 1906 Jenny Richter geheiratet hatte, habilitierte er sich im Jahre 1910 im Fach Chirurgie. 1911 wurde er zum Primararzt und 1924 Direktor der Krankenanstalt und Pflegerinnenschule „Rudolfinerhaus" in Wien ernannt.

Otto Frisch war im Balkankrieg (1912) und im Ersten Weltkrieg (1914-1918) tätig. Ausgezeichnet wurde er mit dem Franz-Josef-Orden und dem goldenen Ehrenzeichen; ferner wurde ihm der Titel Hofrat verliehen. Im Zweiten Weltkrieg (1939-1945) fungierte er als Ober-Stabsarzt der Deutschen Wehrmacht.

Nach dem „Abschluss" Österreichs ans Deutsche Reich im März 1938 brauchte das Deutsche Rote Kreuz (DRK) auch in Österreich für seine Aufbauarbeit Stützpunkte. Hierzu besuchte die Generaloberin des DRK, Luise von Oertzen (1897-1965) ➔①, bereits im Mai 1938 für zirka drei Wochen in Österreich verschiedene Landeshauptstädte, um den „Aufbau der Schwesternschaft des DRK in Österreich" voranzutreiben. Das Rudolfinerhaus und seine Schwesternschaft waren für eine Übernahme attraktiv. Es hatte eine lange Tradition, deren Gründung auf Theodor Billroth (1829-1894) ➔① zurückging. Die Krankenpflegeschule des Rudolfinerhauses war zugleich die älteste in Österreich, sie bestand seit 1882 und hatte eine Art Vorreiterrolle bei der Entwicklung der Pflegeausbildung übernommen. Die Schwesternschaft des Rudolfinerhauses war in Form eines Mutterhauses organisiert, zeichnete sich durch besonderes

Zusammengehörigkeitsgefühl aus und durch eine betont christliche Ausrichtung.
Die Übernahme des Rudolfinerhauses und seiner Schwesternschaft – seit 1938 (bis 1945) „DRK-Billrothkrankenhaus" und „DRK-Billrothschwesternschaft" genannt – ins DRK wurde in der Festrede von SS-Brigadeführer Dr. Ernst Grawitz (1899-1945) ➔④, seit 1. Januar 1937 Stellvertretender und seit 1. Januar 1938 Geschäftsführender Präsident des Deutschen Roten Kreuzes, während der Tagung der Schwesternschaften des Deutschen Roten Kreuzes am 8. bis 10. Juni 1938 in Kiel – zu der zehn Rudolfinerinnen als Ehrengäste begrüßt und mit Schwesternkreuzen für 25- und 10-jährige Dienstzeit geehrt wurden – als eine Rückkehr in das Deutsche Rote Kreuz interpretiert und in Zusammenhang gebracht mit der „Rückkehr" Österreichs in das Deutsche Reich: „Wir sind stolz darauf, dass Sie zu uns gehören, wir sind dankbar und glücklich mit Ihnen zusammen, dass Sie nun in die alte Familie des großen Deutschen Reiches zurückgekehrt und in das Deutsche Rote Kreuz erneut aufgenommen sind."
Die Krankenpflegeschule des Rudolfinerhauses war seit 1918 von Oberin Alice Pietzcker, Schwester Dominika (1887-1976) ➔①, einer aus der Schweiz stammenden Krankenschwester geleitet worden. Sie kehrte im März 1938, um ihrer Verfolgung zu entgehen, über Ungarn und Italien in ihre Heimat zurück, nachdem sie zu ihrer Nachfolgerin die Gräfin Alba Alberti bestimmt hatte, die zu diesem Zeitpunkt noch in der Türkei tätig war.
Seit März 1938 durfte Otto von Frisch sich nicht mehr Direktor, sondern nur noch Chefarzt nennen. Im Jahre 1942 wurde die Tatsache bekannt, dass eine seiner Großmütter Jüdin war. Die Gauleitung Niederdonau griff dies auf und beschwerte sich, dass Frisch trotz seiner nicht arischen Abstammung aus dem Professorenkollegium der Wiener Universität nicht ausgeschieden und nach der „Machtübernahme" sogar in das Sanitätsreserveoffizierskorps der Deutschen Wehrmacht übernommen worden war. Zudem sei ihm noch vom „Führer" das Ehrenzeichen für Deutsche Volkspflege verliehen worden. Kurze Zeit später wurde er vom Präsidium des Deutschen Roten Kreuzes in Berlin aufgefordert, sein Amt als Chefarzt nieder zulegen. Er versuchte, gegen diese Absetzung sowohl beim Chef des Amtes für Schwesternschaften des DRK, Prof. Dr. Otto Stahl (1887-1945), als auch beim Reichsstatthalter Einspruch zu erheben. Dies blieb jedoch, worauf Elisabeth Seidl hinwies, ohne Erfolg; Professor Dr. Otto von Frisch musste gehen.
Neben zahlreichen wissenschaftlichen Arbeiten, die insbesondere die Verletzungen und Krankheiten der Knochen und Gelenke sowie die chirurgische Orthopädie betreffen, die er neben Fachzeitschriften unter anderem in dem von Paul Clairmont herausgegebenen „Lehrbuch der Chirurgie. Anton von Eiselsberg [(1860-1939)] gewidmet von seinen Schülern" (Wien 1930) veröffentlichte, publizierte Otto von Frisch als Chefarzt des DRK-Billroth-Krankenhauses 1942 im Verlag des Deutschen Roten Kreuzes in Berlin das 231 Seiten starke Buch „Einführung in die Krankenpflege. Grundlagen für den praktischen Kurs der DRK-Schwesternhelferin", das noch im selben Jahr eine zweite, unveränderte Auflage erfuhr.
Wie der Verfasser im Vorwort schreibt, sei dieses Buch „in erster Linie der DRK-Schwesternhelferin an die Hand gegeben. Sie möge sich mit ihm in ruhigen Stunden ihres Dienstes beschäftigen, um damit einen tieferen Einblick in das Wesen und die Bedeutung der Krankenpflege zu erlangen." Das Kapitel der Ersten Hilfe sowie jenes der speziellen Verbandlehre würden darin nicht besprochen, da beide bereits im „Amtlichen Unterrichtsbuch" behandelt seien. Desgleichen würden manche für die Pflegerin wichtige Einzelheiten des Dienstes am Krankenbett hier übergangen: „Was die Helferin von diesen Dingen wissen und können soll, lernt sie besser im Anschauungsunterricht durch eine geschulte Pflegerin während ihrer praktischen Tätigkeit im Krankenhaus." Die vorliegenden „Grundlagen" seien „vielleicht jenen willkommen [...], die mit besonderer Hingabe

bei der Sache sind." Da es Frisch wichtig erschien, „daß auch die Schwesternhelferin von berufener Seite Aufklärung über den Ernst und die Verantwortlichkeit der Krankenpflegetätigkeit erhält", gibt er als Einleitung zu seinem Buch (Seite 1-10) das erste Kapitel aus Theodor Billroths (1829-1894) ➔① Werk „Die Krankenpflege in Haus und Hospital" (1881) fast vollständig wieder. Darin erkenne „die Leserin, wie einer der größten unserer deutschen Ärzte, der Schöpfer der ersten Pflegerinnenschule in Altösterreich, diesen Beruf aufgefasst und ausgeübt wissen wollte. Möge sie seine Worte beherzigen!"

Das Buch gliedert sich in drei etwa gleich große Kapitel. Nachdem das erste Kapitel (Seite 11-71) „Über den Bau des menschlichen Körpers und die Funktion seiner Organe" informiert, berichtet das zweite Kapitel (Seite 72-151) „Von den Krankheiten", bevor das dritte Kapitel (Seite 152-223) „Das Wichtigste aus der eigentlichen Krankenpflege" vorstellt. In einzelnen Abschnitten werden dabei das Krankenbett (seine Bestandteile, die Lage im Bett, Bettwechsel, das Aufstehen, das Wundliegen), die Beobachtung des Kranken (Körpertemperatur, Puls, Atmung, Schlaf), die Krankenkost und ihre Darreichung, die Herkunft, Anwendungsweise und Wirkung der Arzneimittel, die Einspritzung, die Vorbereitung zur Operation, die Pflege nach der Operation, die Schmerzbetäubung (Narkose, Lokalanästhesie, Schmerzlinderung), Verbände sowie die „Arzthilfe" (in der Ambulanz und am Krankenbett) erläutert.

„Eine wahrhaft gute Pflegerin" erkennt Frisch daran, „daß sie in der Sorge um ihre Patienten niemals erlahmt, nicht abgestumpft wird gegen ihre Leiden und in verständnisvoller Zusammenarbeit mit dem Arzt all ihr Wissen und Können, ihr Mitgefühl wie ihre Tatkraft einsetzt, um zu helfen." Diese Pflichterfüllung sei „aber auch Genugtuung und damit Freude am Beruf." Sie werde desto ersprießlicher, desto wertvoller, je besser die Pflegerin ihr Fach beherrsche.

Im Abschnitt über die „Arzthilfe" schreibt Frisch unter anderem: „Die Schwestern müssen ihren ganzen Ehrgeiz dransetzen, daß ein [...] schwieriger Verbandwechsel, wie er bei den Verwundeten der Kriegslazarette an der Tagesordnung ist, zur vollen Zufriedenheit des Arztes abläuft. Größte Aufmerksamkeit und flinke, geschickte Hände sind notwendig für alle, die bei einer so schwierigen Hilfeleistung beteiligt sind."

Im Hinblick auf die Bedeutung einer guten Ausbildung hält Frisch in Reimform am Ende des Buches abschließend fest: „Helferin am Krankenbett, laß dir eines sagen: Nur mit gutem Mut allein, darfst du es nicht wagen! Kannst für dieses hohe Ziel nicht das Lernen missen; denn aufs Können kommt es an, Pflicht wird hier das Wissen."

Otto Frisch starb am 26. März 1956 im Alter von 79 Jahren auf seinem Landsitz Brunnwinkel bei St. Gilgen am Wolfgangsee in Oberösterreich.

Seit 1958 gab das Deutsche Rote Kreuz – in immer wieder neuen Auflagen – die „Anleitung zur Krankenpflege. Unterrichtsbuch für die Pflegeausbildung" heraus, die aus der Hand des Arztes Walter Stoeckel (1911-1986) ➔④ stammte.

Quellen und Literatur:

Clairmont, Paul (Hrsg.): Lehrbuch der Chirurgie. Anton von Eiselsberg [(1860-1939)] gewidmet von seinen Schülern. Springer. Wien 1930.

Borchard, August (Hrsg.): Deutscher Chirurgenkalender. Verzeichnis der deutschen Chirurgen und Orthopäden mit Biographien und bibliographischen Skizzen, der Direktoren der chirurgischen Universitätskliniken und der leitenden Ärzte der Chirurgischen Abteilungen öffentlicher Krankenhäuser. Bearbeitet von Friedrich Michelsson. Zweite Auflage. Barth. Leipzig 1926.

Fischer, Isidor (Hrsg.): Biographisches Lexikon der hervorragenden Ärzte der letzten fünfzig Jahre, Band 1. Urban & Schwarzenberg. Berlin 1932.

Frisch, Otto Ritter von: Das Rudolfinerhaus als Vereins-Reserve-Spital No. 3 (1914-1918). Vortrag. E. Lainz. Wien 1918.

Frisch, Otto von: Einführung in die Krankenpflege. Grundlagen für den praktischen Kurs der DRK-Schwesternhelferin. Verlag des Deutschen Roten Kreuzes. Berlin 1942 (231 Seiten) (Zweite, unveränderte Auflage, Berlin 1942).

Gruber, Gusti: Vom Aufbau der DRK-Schwesternschaften in der Ostmark. In: Das Deutsche Rote Kreuz, Oktober 1938, Seite 417-419.

Killy, Walther (Hrsg.): Deutsche Biographische Enzyklopädie (DBE), Band 3. K. G. Saur. München / New Providence / London / Paris 1996, Seite 490.
Kronfeld, Adolf: Fünfzig Jahre Rudolfinerhaus in Wien, 1882-1932. Perles. Wien 1932.
Machar, Josef Svatopluk: Rudolfinerhaus. Vom Verfasser genehmigte Übertragung aus dem Tschechischen von Hedwig Veleminsky. Nestroy-Verlag. Wien / Leipzig 1920.
Orgel, Wilhelm W. (Hrsg.): Wer ist wer in Österreich (Das österreichische „Who´s who"). Neuausgabe. Verlag Wer ist wer in Österreich. Wien 1953.
Plauer, Franz (Hrsg.): Das Jahrbuch der Wiener Gesellschaft. Biographische Beiträge zur Wiener Zeitgeschichte. Plauer. Wien 1929.
Seidl, Elisabeth: „DRK-Billrothschwesternschaft" im Nationalsozialismus. Das Rudolfinerhaus in wien aus zeitgeschichtlicher Perspektive. In: Seidl, Elisabeth / Walter, Ilsemarie (Hrsg.): Rückblick für die Zukunft. Beiträge zur historischen Pflegeforschung (Pflegewissenschaft heute, Band 5). Wilhelm Maudrich. Wien / München / Bern 1998, Seite 143-168.
Starlinger, Fritz / Frisch, Otto von: Die Erfrierung als örtlicher Kälteschaden und die allgemeine Auskühlung im Kriege. Steinkopff. Dresden / Leipzig 1944 (154 Seiten).
Teichl, Robert: Österreicher der Gegenwart. Lexikon schöpferischer und schaffender Zeitgenossen. Verlag der Österreichischen Staatsdruckerei. Wien 1951.
Walter, Ilsemarie: Auswirkungen des „Anschlusses" auf die österreichische Krankenpflege. In: Horn, Sonja (Hrsg.): Medizin im Nationalsozialismus. Wege der Aufarbeitung (Wiener Gespräche zur Sozialgeschichte der Medizin, Band 3). Verlag der Österreichischen Ärztekammer. Wien 2001, Seite 143-159.
Zimpfer, Michael: Das Rudolfinerhaus – Wo der Patient schon immer König war [Interview]. In: www.welldone.at/content/page.asp?id=630 [19.04.2007].

Hubert Kolling

FRITSCH, Emily von

Emily von Fritsch, geborene Freiin van der Hoop, wurde am 15. Mai 1868 auf Hof Schmitte, Rodheim-Bieber / Biebertal bei Gießen geboren, wo sie am 27. Dezember 1928 auch verstarb. Die ursprünglich aus Holland stammende Familie war militärisch geprägt, ein Vorfahre ist der hannoversche

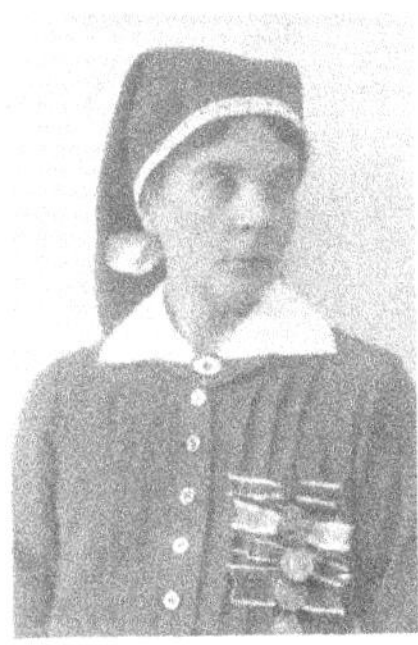

General der Infanterie Hugh Halkett, der sich in der Schlacht bei Belle Alliance 1815 (Waterloo) verdient gemacht hatte. Der Vater Adrian Freiherr van der Hoop (1839-1908), studierter Landwirt und Freizeitmaler, bewirtschaftete das Familiengut Hof Schmitte mit Burg- und Herrenhaus, einer Mühle und über 400 Morgen Acker, Wiese und Wald. Die Mutter Georgine, geb. Freiin von Dörnberg, verstarb jung (1842-1876). Emily und ihr ein Jahr älterer Bruder Georg besuchten Schulen in Gießen. In Kassel, wo die junge Frau ihre Kenntnisse in Literatur und Kunstgeschichte erweiterte, lernte sie den Husarenrittmeister (2. Husarenregiment) und späteren Ehemann Friedrich Heinrich von Fritsch (1851-1918) kennen. Dessen Weimarer Familie hatte leitende Hofbeamte hervorgebracht; unter anderem den Staatsminister Carl-Wilhelm von Fritsch (1769-1853, Großvater von Friedrich von Fritsch). Aus der 1891 geschlossenen Ehe gingen zwei Kinder hervor, Dorothee (Dodo, 1892-1983) und Albrecht (1900-1983; Kadettenausbildung in Naumburg / Sachsen, Flandernfront 1917, Maler und Bauhaus-Schüler, BBC-Sprecher, seit 1946 unter dem Namen George René Halkett britischer Staatsbürger). Es folgten Stationen in Kassel, Marburg und Rotenburg. Friedrich von Fritsch nahm seinen militärischen Abschied und wurde in Weimar Flügeladjutant des Erbherzogs Karl August von Sachsen-Weimar (bis 1894). Danach stand er als Kammerherr in Diensten der Großherzogin Feodora von Sachsen-Weimar und betreute deren karitative Einrichtungen. Ab 1904 unterstützte er das Patriotische Institut der Frauenvereine, das soziale Lebenswerk der Großherzogin Maria Pawlowna (1786-1859). Auch Emily von Fritsch engagierte sich im Weimarer Frauenverein (Armenfürsorge). Dort hatte sie unter anderem Kontakt mit dem Kammerherrn Erich von Conta. Hermann Hesse und Henry van der Velde, Leiter der Weimarer Kunstgewerbeschule (später Bauhaus), waren im musischen Haus zu Gast. Emily von Fritsch malte Aquarelle, reiste mit der Familie nach Italien. Die Hofsaison wurde in Weimar verbracht, die Sommerfrische auf Hof Schmitte.

Bei Kriegsausbruch fand Friedrich von Fritsch (Königlich preußischer Major a. D.) Verwendung als Etappen- und Ortskommandeur in Polen, zuletzt war er Kommandant eines Gefangenenlagers. Am Nikolaustag 1918 starb er schwer verwundet im Lazarettzug 9 bei Lyck / Masuren. Emily von Fritsch war seit Oktober 1914 als Hilfskrankenschwester im Lazarett der Gießener Provinzial-Siechenanstalt (Reserve-Lazarett II, Siechenanstalt, Licher Straße) tätig, wo sie körperlich verletzte Soldaten pflegte. Ob sie darüber hinaus im Lazarett der benachbarten Landes-Heil- und Pflegeanstalt („Irrenanstalt“, heute Psychiatrisches Krankenhaus) beschäftigt war, ist nicht sicher belegt. In dieser Anstalt befand sich seit 1914 ein weiteres Reserve-Lazarett (II) mit 65 Betten für Verwundete, die man je nach Art der Verletzung auf den verschiedenen Abteilungen verteilte. Mehr und mehr entwickelte sich das dortige Reservelazarett, auch dem Charakter der Einrichtung entsprechend, zur Sammelstelle für traumatisierte Soldaten aus den umliegenden Lazaretten, die an „Kriegsneurosen“ litten. Ingesamt wurden dort 4.758 Soldaten behandelt, die teils bis 1921 in der Einrichtung blieben.

In Gießen, einem bedeutenden Knotenpunkt im Bahnverkehr, standen einige „Heimatfront“-Lazarette zur Verfügung, unter anderem Ausflugslokal Windhof bei Heuchelheim, Turnhalle des Turnvereins von 1846 und Kaufmännisches Vereinshaus (beide Nordanlage), Stein's Garten-Restaurant (Nahrungsberg), Alte Klinik (Liebigstraße), Ev. und Kath. Schwesternhaus (Johannesstraße und Seltersberg / Liebigstraße). Die Verwundeten kamen mit Lazarettzügen in die Stadt.

Emily von Fritsch hatte am 14. Dezember 1914 einen dreimonatigen Lehrgang des Gießener Alice-Frauenvereins für Krankenpflege zur „Freiwilligen Krankenpflegerin im Krieg“ abgeschlossen. Am 31. März 1915 wurde sie dann – zunächst ohne vorangegangene Prüfung – zur Hilfsschwester vom Roten Kreuz ernannt, legte dann aber hierzu am 11. November 1915 die offizielle Prüfung ab. Von November bis Dezember 1916 war sie im Lazarett des Kadettenhauses Naumburg / Sachsen tätig. Aufgrund einer Erkrankung, vermutlich eine Infizierung im Lazarett, schied sie Ende 1917 aus dem Dienst aus. Für ihre Verdienste in der Krankenpflege erhielt sie einige Auszeichnungen, unter anderem das Sanitätskreuz in Bronze, gestiftet vom Großherzog Ernst Ludwig von Hessen und bei Rhein am 12. August 1914.

Emily von Fritsch organisierte auch Hilfsaktionen für Verwundete und lud auf das Schmitter Hofgut zur Kurzerholung ein. Im Nachlass sind neben Fotos aus dem Lazarettalltag zahlreiche an die beliebte Hilfsschwester gerichtete Feldpostbriefe und -karten erhalten, adressiert „an die liebe Mutter“. „Liebe Mutter, sie werden mir doch oft schreiben, nicht wahr? Ich habe doch niemand. Sie waren ja doch so gut gegen die Soldaten richtig wie eine Mutter für ihre Kinder. Den Namen Mutter verdienen sie mit Recht. Sie tun ja Ihre Pflicht zu Hause. Ich werde sie im Felde im Donner der Kanonen tun und erhalten bis ans Ende. Tapferkeit und Treue sind die ersten Pflichten des Soldaten. [...] Leben sie wohl, auf Wiedersehen. Wilhelm Bohn, Szolnok, Ungarn, 12. Juli 1915, Musketier 2. Verwundeten Komp. Inf. Rgt. 116 Gießen.“

Im Frühsommer 1918 erreichte die erste Welle der Spanischen Grippe die Gießener Lazarette. Die Empfehlung des Gießener Anzeigers, auf Mund- und Nasenhygiene zu achten, die Nase mit schwacher Kochsalz- oder Zuckerlösung und den Mund mehrfach am Tag mit schwacher Thymollösung auszuspülen, dürfte insbesondere für das Pflegepersonal gegolten haben. Eine Infizierung Emily von Fritsch mit der Seuche ist nicht belegt.

Nach dem Tod ihres Mannes nahm sie auf dem Schmitter Hofgut, das von ihrem Bruder Georg (Hauptmann a. D., 1867-1931) bewirtschaftet wurde, ihren Witwensitz. 1920 reiste sie nach Java (Niederländisch-Indien) zu ihrer Tochter und deren zweiten Ehemann Dr. Alfred Leber. Der jüdische Tropenmediziner und Augenarzt betrieb in Malang eine angesehene Klinik, zuvor hatte er, in Begleitung des Malers Emil Nolde und dessen Frau Ada, Südsee-Expeditionen geleitet. Für Emily von Fritsch, die einen großzügigen Lebensstil gewohnt war, brachen infolge der Inflation schwierige Zeiten an. Sie nahm ihr Leben tatkräftig in die Hand, richtete eine Gärtnerei ein und vermietete Zimmer an Studenten. Ihr Reisetagebuch wurde in Auszügen publiziert (Frankfurter Nachrichten, 1922: Bilder aus Java). Die in ihrem Heimatort Rodheim als „Mutter der Verwundeten" hoch angesehene Adlige starb 60-jährig an Herzversagen. Erhalten ist ihr Grabdenkmal auf dem Friedhof Rodheim mit einer Porträtbüste, vermutlich ein Werk Adolf Brütts (1855-1939, Gründer der Weimarer Bildhauerschule und Bronzegießerei).

Quellen und Literatur:

Failing, Jutta: „Ihnen, liebe Mutter, bin ich zu ganz besonderem Dank verpflichtet ..." - Das Leben der Freifrau Emily von Fritsch und ihr Einsatz als freiwillige Hilfsschwester in Gießen während des Ersten Weltkriegs. In: Mitteilungen des Oberhessischen Geschichtsvereins, Band 93. Gießen 2008, Seite 239-265.

Fritsch, Emily von: Bilder aus Java. In: Frankfurter Nachrichten 1922, Nr. 143 (18. März), Seite 2-3.

Groß, Herwig: Das Reservelazarett während des Ersten Weltkriegs und die offene Nervenheilanstalt. In: Psychiatrie in Gießen (Historische Schriftenreihe des Landeswohlfahrtsverbandes Hessen, Quellen und Studien Band 9). Psychosozial-Verlag. Gießen 2003, Seite 162-174.

Grüntzig, Johannes W. / Mehlhorn, Heinz: Expeditionen ins Reich der Seuche. Medizinische Himmelfahrtskommandos der deutschen Kaiser- und Kolonialzeit. Spektrum Akademischer Verlag. München 2005, Seite 244-303.

Hinze, Kurt: Mutter der Verwundeten zum Gedächtnis. Vor hundert Jahren wurde auf der Schmitte „Barons Emmi" geboren. In: Gießener Allgemeine vom 15. Mai 1968.

Klein, Dagmar: Von der Wohltätigkeit zum politischen Engagement. Die Gießener Frauenvereine 1850-1933. Herausgegeben vom Magistrat der Universitätsstadt Gießen. Gießen 2006, Seite 58-124.

Thimm, Utz: Die vergessene Seuche - Die „spanische" Grippe von 1918-19 in Gießen, in: Mitteilungen des Oberhessischen Geschichtsvereins, Band 92. Gießen 2007, Seite 117-136.

Bildquelle: Heimatverein Rodheim-Bieber e.V.

Jutta Failing

GARN, Johann Andreas

In der Krankenpflege war die Wirksamkeit von Franz Anton Mai (1742-1814) ➔①, der 1781 in Mannheim die erste deutsche Krankenpflegeschule eröffnete und für deren Zöglinge ein Lehrbuch unter dem Titel „Unterricht für Krankenwärter zum Gebrauche öffentlicher Vorlesungen" veröffentlichte, bahnbrechend. Wenngleich die Mannheimer Schule für Krankenwärter ebenso wieder erlosch wie sein 1801 in Heidelberg gestarteter Versuch einer „Schule für Gesundheits- und Krankenwärterlehre für weibliche Zöglinge", hatte seine Initiative in Deutschland Signalwirkung, indem sich immer mehr Ärzte der Heranbildung von geschultem Pflegepersonal widmeten. Zu nennen sind in diesem Zusammenhang etwa Johann Gottfried Pfähler und seine Veröffentlichung „Unterricht für Personen, welche Kranke warten" (Riga 1793), Johann Andreas Garn mit seinem Buch „Unmasgebliche Vorschläge zur Errichtung einer öffentlichen Krankenpflege für Arme jeden Orts und zur Abstellung der Kuren durch Afterärzte" (Wittenberg 1789) und Ernst Schwabe mit seiner "Anweisung zu den Pflichten und Geschäften eines Stadt- oder Land-Physikus" (Erfurt 1786). Zu Beginn des 19. Jahrhunderts wurden dann mehrere Lehrbücher der Krankenpflege veröffentlicht, so etwa von Franz Christian Carl Krügelstein (1779-1864) ➔⑤ das „Handbuch der allgemeinen Krankenpflege" (Erfurt 1807); bereits ein Jahr zuvor (1806) hatte Erhard Mangold (1770-1809) ➔⑤ in Bamberg seinen „Katechismus für Krankenwärterinnen" vorgelegt. Im Jahre 1813 erörterte Franz Xaver Häberl (1759-1846) ➔⑤ dann die Frage, welches der beiden Geschlechter sich mehr für den Krankenpflegedienst eignet, 1857 legte Carl Heinrich Esse (1808-1874) ➔⑤ schließlich unter der Überschrift „Die Krankenhäuser, ihre Einrichtung und Verwaltung" einen umfassenden Entwurf zu einer Dienstanweisung für Krankenhauswärter und -wärterinnen vor. Über Johann Andreas Garn sind nur wenige Lebensdaten bekannt. 1755 in Zaymünde bei Magdeburg geboren studierte er Medizin und promovierte 1778 in Wittenberg zum Doktor der Medizin. Er arbeitete zunächst als Amts- und Stadtphysikus im sächsischen Dahme und Schlieben, später in Döbeln. Unter seinen zahlreichen Veröffentlichungen verdient – im Hinblick auf die Krankenpflege – das erwähnte Buch "Unmasgebliche Vorschläge zur Errichtung einer öffentlichen Krankenpflege [...]" Beachtung. Garn betont darin, dass die besten Krankeninstitute ohne geschulte Krankenwärterinnen nutzlos seien. Seines Erachtens war es notwendig, die körperliche Tauglichkeit derjenigen Personen, die als Krankenwärterinnen angestellt werden wollen, durch Ärzte zu prüfen. Wo es die Umstände erfordere, sollte man männliches Pflegepersonal verwenden. Johann Andreas Garn starb am 29. April 1809.

Quellen und Literatur:

Fischer, Alfons: Geschichte des deutschen Gesundheitswesens, Band II: Von den Anfängen der hygienischen Ortsbeschreibungen bis zur Gründung des Reichsgesundheitsamtes (Das 18. und 19. Jahrhundert). Georg Olms. Hildesheim 1965, Seite 91.

Garn, Johann Andreas: Dissertatio Inavgvralis Medica De Torpedine Recentiorvm Genere Angvilla. Litteris Caroli Christiani Dürrii. Wittenberg 1778 (Medizinische Dissertation).

Garn, Johann Andreas: Unmasgebliche Vorschläge zur Errichtung einer öffentlichen Krankenpflege für Arme jeden Orts und zur Abstellung der Kuren durch Afterärzte. Samuel Gottfried Zimmermann. Wittenberg 1789.

Garn, Johann Andreas: Vermischte wichtige Krankenfälle nebst Kurart und Erfolg. Samuel Gottfried Zimmermann. Wittenberg 1789.

Garn, Johann Andreas: Medicinische Aufsätze für Aerzte. Samuel Gottfried Zimmermann. Wittenberg 1791.

Garn, Johann Andreas: Beschreibungen der häufigsten deutschen Pflanzengifte. Samuel Gottfried Zimmermann. Wittenberg 1792.

Garn, Johann Andreas: Medicinische Aufsätze für Aerzte, auch zum Theil für Rechtsgelehrte. Samuel Gottfried Zimmermann. Wittenberg 1793.

Garn, Johann Andreas: Beobachtungen über das Blasenfieber bey zwey Blatterkranken. In: Hufeland´s Journal, Band 6 (1793).

Garn, Johann Andreas: Ueber Vorurtheile, Aberglauben [...] der meisten Menschen in der praktischen Arzneiwissenschaft und Wundarzneikunst. Samuel Gottfried Zimmermann. Wittenberg 1795.

Garn, Johann Andreas: Über den Verfall des Nahrungsstandes in den Landstätten, die Theuerung der Lebensbedürfnisse etc. und die zweckmässigsten Mittel, diesen Uebeln abzuhelfen. Leipzig 1805.

Hamberger, Georg Christoph: Das gelehrete Teutschland oder Lexikon der jetzt lebenden teutschen Schriftsteller. Fortgesetzt von Johann Georg Meusel. Band 2 [D-G]. 5., durchaus vermehrte und verbesserte Ausgabe. Meyersche Buchhandlung. Lemgo 1796.

Hamberger, Georg Christoph: Das gelehrete Teutschland oder Lexikon der jetzt lebenden teutschen Schriftsteller. Fortgesetzt von Johann Georg Meusel. Band 5 [D-G]. 5., durchaus vermehrte und verbesserte Ausgabe. Meyersche Buchhandlung. Lemgo 1820.

Hubert Kolling

GASTLER, Gertrud

Während der Zeit des Nationalsozialismus (1933-1945) betreute der Evangelische Diakonieverein (EvDV) Berlin-Zehlendorf zwar zwei psychiatrische Universitätskliniken und eine Privatklinik, aber keine Heil- und Pflegeanstalten. Damit wurde der EvDV auch nicht 1939/41 mit der sogenannten „Euthanasie“ konfrontiert. Der Evangelische Diakonieverein kam erst Anfang der 1960er Jahre damit in Berührung, als Gertrud Gastler vor dem Münchener Landgericht 1962 der Beihilfe zum Mord an den Kranken in der Heil- und Pflegeanstalt Meseritz-Obrawalde angeklagt wurde.

Die Anstalt Obrawalde bei Meseritz, in der es ursprünglich neben der Abteilung für Geisteskranke auch zahlreiche Wohlfahrtseinrichtungen für geistig Gesunde gab, gehörte bis 1937 zu der Grenzmark Posen / Westpreußen des Landes Preußen an der damaligen deutschen Grenze zu Polen; 1938 wurde sie der Provinz Pommern zugeteilt. Ab diesem Zeitpunkt wurden hier nur noch psychisch Kranke und geistig behinderte Menschen untergebracht. Die anfängliche Zahl von ungefähr 900 Patientinnen und Patienten (1939) stieg innerhalb eines Jahres auf über 2.000, für deren Betreuung nur drei Ärzte zur Verfügung standen. Im November 1941 wurde der Handelsvertreter Walter Grabowski (1896-1945) vom Gauleiter Franz Schwede-Coburg (1888-1960) zum Verwaltungsdirektor von Meseritz-Obrawalde ernannt. Am 22. Dezeber 1941 schrieb Gertrud Gastler in einem Brief an den Vorstand des Evangelischen Diakonievereins, der neue Verwaltungsleiter habe bei seiner Antrittsrede versprochen: „‚Diese Anstalt soll eine Musteranstalt werden, die beste Anstalt Deutschlands', nun sind wir ja gespannt, was wohl kommen wird." Wie sich zeigen sollte, sah der Weg zu einer „Musteranstalt" so aus, dass beispielsweise die nach dem Ersten Weltkrieg (1914-1918) entwickelte Arbeitstherapie jetzt als Ausbeutung der Arbeitskraft der Kranken benutzt wurde, um bei denen, die dazu fähig waren, soviel Leistung wie möglich herauszuholen.

Unter der neuen Leitung wurden auch einige Neuerungen eingeführt, die zu erheblicher Mehrbelastung des Pflegepersonals führten. So mussten unter anderem die Krankenschwestern aus Personalmangel teilweise bis zu 14 Stunden Dienst leisten. Unter Walter Grabowski, der fanatischer und überzeugter Nationalsozialist war und außerdem ein Freund des Gauleiters, begannen schließlich auch die Morde in Meseritz-Obrawalde. Die Auswahl der zu ermordenden Patientinnen und Patienten – vor allem die nicht arbeitsfähigen, in manchen Fällen auch die nicht anpassungsfähigen oder -willigen – trafen die Oberärztin Dr. Hilde Wernicke (1899-1947) und der Oberarzt Dr. Theophil Mootz (1872-1945 ?) nach kurzer Einsicht der Krankenakten und einer flüchtigen Untersuchung der Patientinnen und Patienten. Gemordet wurde mit einer Überdosis aufgelöster Schlafmittel, Morphin-Scopolamin-Injektionen und sogenannten Luftinjektionen durch das Pflegepersonal. Die Zahl der Patientinnen und Patienten, die hier auf diese Weise zwischen 1942 und dem Einmarsch der sowjetischen Truppen am 29. Januar 1945 zu Tote kamen, wird auf mindestens 10.000 geschätzt.

Im Mai 1940 war ein Teil der aus Kückenmühle – einer Mitte des 19. Jahrhunderts von dem Leiter des bei Stettin gelegenen Züllchower Rettungshauses, Pastor Jahn, mit Unterstützung des Provinzialvereins für Innere Mission in Pommern zur Pflege von geistig Behinderten ins Leben gerufenen Anstalt – abtransportierten Patienten nach Meseritz-Obrawalde verlegt worden. Zwei der Kückenmühler Schwestern, Gertrud Gastler und Helene Klinner (1901-?), waren dabei mit ihren Kranken mitgegangen. Die Gründe dafür sind letztlich unbekannt.

Gertrud Gastler war 1899 in Charlottenhof als Tochter eines Landwirts geboren worden. Nach Angaben ihrer zwei Jahre älteren Schwester Anna Gastler (1897-?), wurden Gertrud und sie von ihren Eltern „sehr christlich erzogen, was sich allein darin schon ergibt, daß eine Schwester von mir und ich den Krankenpflegeberuf erwählten." Auch wenn den beiden die staatliche Anerkennung als Krankenschwester fehlte, hatten sie eine anstaltsinterne Ausbildung zur „Irrenpflegerin" in den psychiatrischen Landesanstalten Treptow durchlaufen. Während ihre Eltern und Gertrud Gastler negativ zum Nationalsozialismus eingestellt waren, trat Anna Gastler nach der Machtübernahme der Nationalsozialistischen Deutschen Arbeiterpartei (NSDAP) bei. Anna Gastler arbeitete in Treptow, bis sie 1941 wegen Auflösung der Anstalt nach Meseritz-Obrawalde versetzt wurde.

Gertrud Gastler war zunächst der seit 1883 bestehenden „Schwesternschaft der Kückenmühler Anstalten" beigetreten, die dem Zehlendorfer Verband des Evangelischen Diakonievereins seit dessen Gründung im Jahre 1916 angehörte. Am 27. April 1941 wurde sie dann Diakonieschwester des Evangelischen Diakonievereins Berlin-Zehlendorf. In dieser Funktion leitete sie seither (bis 1945) in Meseritz-Obrawalde eine Station, auf der zwar keine Tötungen vorgenommen, Patienten aber zur Tötung verlegt wurden. Wie die Diakonisse vom Evangelischen Diakonieverein Liselotte Katscher – von 1961 bis zu ihrer Pensionierung im Frühjahr 1983 Leiterin der Schwesternhochschule der Diakonie in Berlin-Grunewald – 1992 in ihrem Buch „Krankenpflege und Zweiter Weltkrieg. Der Weg der Schwesternschaft des Evangelischen Diakonievereins 1939-1944" schreibt, muss sie sehr bald von der Aktion gewusst haben (wie wohl alle in der Anstalt), da ihre leibliche Schwester, Anna Gastler, als Pflegerin auf einer der betreffenden Stationen arbeitete und daran beteiligt war. Daraufhin habe sie die Verlegungen nicht mehr selber vorgenommen, sondern von anderen Pflegerinnen ihrer Abteilung, die dazu bereit waren, durchführen lassen.

Vom Evangelischen Diakonieverein gehörte Meseritz-Obrawalde zum Bezirk Berlin, den die Oberin vom Martin Luther Krankenhaus in Berlin-Schmargendorf, Lina Lingner (1884-1968) ➔④, leitete. In ihrer Funktion als Bezirksoberin, ein Amt das sie 26 Jahre lang ausübte, besuchte Lina Lingner während der NS-Zeit auch zweimal die psychiatrische Heil- und Pflegeanstalt Meseritz-Obrawalde, worüber sie jeweils einen Bericht verfasste. Derjenige vom 24. / 25. Juli 1943 lässt annehmen, dass sie bei ihrem ersten Besuch scheinbar nichts von den in der Anstalt stattfindenden Tötungen erfuhr. Sie schreibt: „Auf dem Wege zur Anstalt, die ja etwa ¾ Stunde entfernt von Meseritz liegt, kamen wir an den 2.000 Morgen großen Feldern und Wiesen vorbei, auf denen die Leichtkranken die Ernte einbrachten. Zur Heilanstalt Obrawalde gehören 25 Einzelhäuser; das Ganze macht einen sehr geschlossenen, sehr gepflegten Eindruck. Der neue Verwaltungsdirektor, [Walter] Grabowski, der besonders geschäftstüchtig ist, hat in die Anstalt die verschiedensten Industriezweige legen lassen, z. B. füllen die Leichtkranken die Braunschen Farben nach Gewicht in kleine Tütchen und machen sie vollständig versandfertig; das Gleiche mit Zahnpulver, mit Gewürzkräutern. Eine eigene Angora-Kaninchenzucht liefert Berge von echter weißer Wolle, die auch von den Leichtkranken auf das Sorgfältigste sortiert und gezupft wird. Ferner hat er eine Pony- und Eselszucht eingerichtet. Die Wäsche vom RAD [Reichsarbeitsdienst] und der HJ [Hitler Jugend] wird in der Anstalt gewaschen und geflickt. Der Direktor hat den Ehrgeiz, aus dieser Anstalt in fünf Jahren einen Musterbetrieb zu machen. Die Schwerkranken sind alle verlegt. Es dürfen in Zukunft nur noch Geheilte entlassen werden, Gebesserte bleiben als Arbeitskräfte in der Anstalt. Mehrere Häuser sind für 800 Tbc-Kranke vorbereitet. [...] Der Gauleiter von Pommern, [Franz] Schwede-Coburg [(1888-1966)], hat ausschlaggebendes Bestimmungsrecht. Darunter fällt auch, daß kein Tischgebet mehr gesprochen werden darf, dass die Kirche, die immer von Protestanten und Katholiken sehr besucht wurde, jetzt mit 80 Männerbetten belegt ist. Das Haus für schwerkranke Männer ist mit Zuchthäuslern besetzt, die immer unter strengster Bewachung zur Arbeit gebracht und geholt werden. [...] Zur Versorgung der Tbc-Kranken sind die NS- und Reichsbundschwestern bereits auf dem Gelände. Es ist anzunehmen, daß die Station, die Schwester Gertrud [Gastler] und Schwester Helene [Klinner] gemeinsam führen, mit Tbc-Kranken belegt wird und unsere Schwestern dann nicht dort bleiben möchten [...].“

In ihrem zweiten Bericht über die Bezirksreise nach Obrawalde vom 2. bis 3. September 1944 schrieb sie: „Mir fiel ganz besonders auf, daß Schwester Helene [Klinner] sehr nervös geworden ist, ich möchte sagen, bitter, kritisch und oft hart in ihrer Beurteilung. Ihre Bitterkeit hängt zusammen mit Maßnahmen, die dort getroffen sind und sich keineswegs mit ihrer evangelischen Glaubenshaltung vereinbaren lassen.“ Die Frage bleibt offen, ob mit den „Maßnahmen“ die schon 1943 berichtete antikirchliche Haltung gemeint war, oder ob die beiden Schwestern es wagten, sich Oberin Lingner anzuvertrauen.

Beim Herannahen der russischen Armee am 29. Januar 1945 verließ Gertrud Gastler die Anstalt – die Patienten blieben an diesem Tag scheinbar sich selbst überlassen. „Ein direkter Befehl kam zwar nicht, aber als der Direktor, Ärzte, Pflegerinnen die Anstalt verließen, sind wir auch fortgegangen.“

In den Jahren von 1945 bis 1949 arbeitete Gertrud Gastler in der Altenpflege in Potsdam. Danach war sie – bis zu ihrer Pensionierung 1964 – Stationsschwester in einem Altenheim in Wolfsburg.

Seit 1961 wurde vom Landgericht München gegen 19 Pflegerinnen aus Obrawalde wegen der dort stattgefundenen Tötungen ermittelt; zu ihnen gehörte auch Gertrud Gastler. In der

am 19. Juli 1963 gegen sie erhobenen Anklage wurde sie beschuldigt, in ihrer Eigenschaft als Abteilungspflegerin in Haus 5 in mindestens drei Fällen auf Anordnung des Arztes Verlegungen von Patientinnen auf die Tötungsstationen durch ihr unterstellte Pflegerinnen veranlasst zu haben. Dabei sei ihr bekannt gewesen, welches Schicksal den Kranken zugedacht gewesen war.
Die Anklage wurde 1964 fallengelassen, die Staatsanwalt legte jedoch sofort Beschwerde dagegen ein. Auf Antrag des Pflichtverteidigers vom 25. September 1964 wurde die Beschwerde aber wieder verworfen. Sein Schreiben an das Oberlandesgericht München vom 17. Juni 1964 schloss mit den Worten: „Daß eine Pflegerin, die die Opfer in ein gesondertes Zimmer zu bringen hatte [...] zu den ‚Verantwortlichen' zu zählen sei, wird niemand behaupten können."
Am 25. Januar 1965 wurde Gertrud Gastler dann aufgefordert, als Zeugin in dem Prozess gegen inzwischen nur noch vierzehn Angeklagte (die alle freigesprochen wurden, da sie sich „über das Verbotenseins ihres Tun geirrt" hätten), darunter ihre leibliche Schwester Anna Gastler, aufzutreten. Sie war jedoch angeblich in einer so schlechten gesundheitlichen Verfassung, dass sie aufgrund eines ärztlichen Attestes von ihrer Zeugenaussage befreit wurde. Nach Angaben von Liselotte Katscher in ihrer bereits zitierten Veröffentlichung war Gertrud Gastler zur damaligen Zeit „von einem langen Arbeitsleben und von vielen seelischen Belastungen verbraucht [...]. Aufgrund ihres Gesundheitszustandes war schon überlegt worden, sie vorzeitig zu pensionieren. Sie hatte massive Kreislaufstörungen, war schwerhörig und litt an Gedächtnisschwund."
Ihres Erachtens geben die Akten keinen Hinweis darauf, wie Schwester Gertrud die Belastung durch die Geschehnisse in Obrawalde verarbeitet hatte, und wie sie mit der Anklage zu Recht kam. Sie sei „wohl ein schlichter Mensch" gewesen, „der seine Gedanken und Empfindungen schwer in Worte fassen konnte." Die Schwesternschaft des Evangelischen Diakonievereins hätte Gertrud Gastler jedenfalls nicht alleingelassen und für juristischen Beistand gesorgt. Annemarie Klütz (1925-2004) ➔④, in den Jahren Oberin im Städtischen Krankenhaus in Wolfsburg und damit die Bezirksoberin von Gertrud Gastler, habe sie betreut.
Erstaunlich ist, dass Gertrud Gastler trotz ihrer 1965 diagnostizierten „so schlechten gesundheitlichen Verfassung" noch fünfzehn Jahre lebte und erst 1980 verstarb.

Quellen und Literatur:

Beddies, Thomas: Die Heil- und Pflegeanstalt Meseritz-Obrawalde im Dritten Reich. In: Hübener, Kristina (Hrsg.): Brandenburgische Heil- und Pflegeanstalten in der NS-Zeit (Schriftenreihe zur Medizin-Geschichte des Landes Brandenburg, Band 3). Be.bra-Verlag. Berlin 2002, Seite 231-258.

Bernhard, -: Geschichte der Kückenmühler Anstalten in Stettin vom Jahre 1863 bis 1900 (Bilder aus dem kirchlichen Leben und der christlichen Liebesthätigkeit in Pommern, Band 2,3). Burmeister. Stettin 1900.

Ewert, Stefanie / Holzheimer, Gabi / Müller, Maria / Seidl, Norbert: Biographie der angeklagten Pflegerinnen in Meseritz-Obrawalde. In: Steppe, Hilde (Hrsg.): Krankenpflege im Nationalsozialismus. 9. Auflage. Mabuse. Frankfurt am Main 2001, Seite 51-54.

Faulhaber, Hermann: Die Not der Kückenmühler Anstalten. Als Manuskript gedruckt. Faulhaber. Ober-Schöneweide bei Berlin [1913].

Festschrift zum 50jährigen Bestehen der Kückenmühler Anstalten zu Stettin 1863-1913. Dem Kuratorium [...] gewidmet von dem Ärztekollegium der Anstalten. Fischer. Jena 1913.

Katscher, Liselotte: Krankenpflege und Zweiter Weltkrieg. Der Weg der Schwesternschaft des Evangelischen Diakonievereins 1939-1944. Verlagswerk der Diakonie. Stuttgart 1992, Seite 222.

Klee, Ernst: Was sie taten Was sie wurden. Ärzte, Juristen und andere Beteiligte am Kranken- und Judenmord. Fischer Taschenbuch. Frankfurt am Main 1988, Seite 333.

Niemand, Fritz: Ich war in der Tötungsanstalt Meseritz-Obrawalde. In: Steppe, Hilde (Hrsg.): Krankenpflege im Nationalsozialismus. 9. Auflage. Mabuse. Frankfurt am Main 2001, Seite 177-188.

[Ohne Verfasser] 75 Jahre Kückenmühler Anstalten, Stettin 1863-1938. Fischer & Schmidt. Stettin 1938.

Staatsarchiv München: Prozessakten Nr. 112 Ks2/64 des Strafprozesses am Schwurgericht beim Landgericht München I. Signatur: Staatsanwaltschaften 33029/2.

Steppe, Hilde / Ulmer, Eva-Maria (Hrsg.): "Ich war von jeher mit Leib und Seele gerne Pflegerin." Über die Beteiligung von Krankenschwestern an den „Euthanasie"-Aktionen in Meseritz-Obrawalde. Mabuse. Frankfurt am Main 1999 (Zweite Auflage 2001).
Walter, Christian: Die Anstalt Meseritz-Obrawalde. In: Steppe, Hilde / Ulmer, Eva-Maria (Hrsg.): „Ich war von jeher mit Leib und Seele gerne Pflegerin." Über die Beteiligung von Krankenschwestern an der „Euthanasie"-Aktionen in Meseritz-Obrawalde. Zweite Auflage. Mabuse. Frankfurt am Main 1999, Seite 19 (Erste Auflage 1999).
www.death-camps.org/euthanasia/obrawalde_de.html
www.ev-diakonieverein.de/diakonieverein/personen.html.

Hubert Kolling

GEISELHART, Thomas

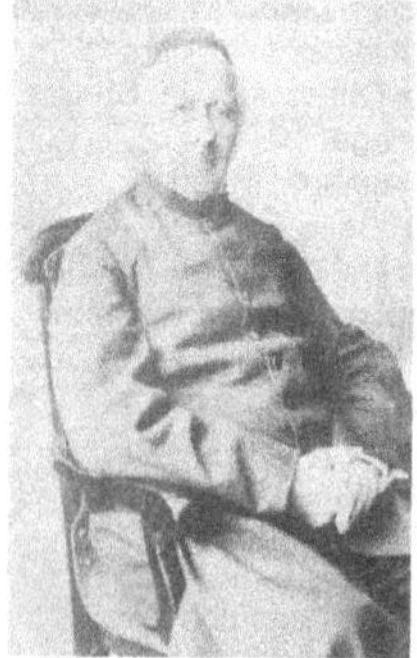

Am 16. Juni 1991 wurde zum 100. Todestag von Pfarrer Thomas Geiselhart in Steinhilben (Hohenzollern) an der Sankt Pankratiuskirche außen, neben dem Seiteneingang an der Südseite des Langhauses ein Bronzerelief angebracht, das an den berühmten Sohn der Gemeinde erinnert und vom „Haus Nazareth" in Sigmaringen gestiftet wurde. Die Gedenktafel trägt folgenden Text: „Ein Leben für Hohenzollern im Dienst an den Armen und Kranken + Helfer der Jugend, Erneuerer der Seelsorge: Pfarrer Thomas Geiselhart [...]".
Fast alle Einrichtungen und Vereine, die Thomas Geiselhart gründete oder nachdrücklich anregte, bestehen noch heute. Im Hinblick auf die Krankenpflege verdienen dabei vor allem die von ihm gegründeten Krankenpflegestationen besondere Beachtung, Vorgängereinrichtungen etwa der heutigen „Sozialstation Thomas Geiselhart" oder der „Pflegestation Thomas Geiselhart" in Sigmaringen.

Thomas Geiselhart wurde am 17. Februar 1811 in Steinhilben als zweites von sieben Kindern geboren und bereits am folgenden Tag in der Filialkirche Sankt Pankratius getauft. Sein Vater, Josef Geiselhart, war ein armer Taglöhner, die Mutter, Theresia geborene Volk, Hebamme und Krankenpflegerin. In sehr bescheidenen Verhältnissen aufgewachsen wohnte er mit 13 Jahren im nahen Wilsingen einer Primiz bei und fasste dabei den Entschluss, auch Priester zu werden. Nachdem er zuvor von einem Kaplan privaten Lateinunterricht erhalten hatte, besuchte er ab 1825 das Gymnasium in Konstanz und legte dort 1832 sein Abitur ab. Anschließend studierte er in Freiburg (katholische) Theologie; 1835 machte er die Aufnahmeprüfung für das Priesterseminar. Da ihm trotz „sehr guter Leistungen" die Aufnahme versagt wurde, ging er im Herbst 1836 zum Weiterstudium nach Tübingen. Danach wurde er ins Priesterseminar in Freiburg aufgenommen und am 9. September 1837 zum Priester geweiht. Seine Primiz feierte er am 15. Oktober 1837, am Namenstag seiner Mutter, in seiner Heimatgemeinde Steinhilben.
Anschließend kam der Jungpriester als Vikar nach Dettingen, Fischingen und im Frühjahr 1838 nach Groul bei Haigerloch, wo er auch in der sogenannten „Winterschule" unterrichten musste. Im Herbst desselben Jahres wurde er nach Empfingen geschickt, 1840 kam er dann als Kaplaneiverweser an die Sankt Annakirche in Haigerloch, 1842 als Pfarrverweser nach Stetten bei Haigerloch und 1843 nach Rulfingen. Seit 13. Januar 1844 wirkte Thomas Geiselhart als Pfarrverweser in Veringenstadt, seit 1850 als Kaplaneiverweser in Laiz und ab 1855 in Sigmaringen.
Thomas Geiselhard verstand seinen Beruf vor allem als Dienst an den Armen und Kranken, weshalb er in Sigmaringen eine Reihe sozial-caritativer Vereine gründete. Zunächst rief er im Jahre 1850 einen katholischen Frauenverein ins Leben, den sogenannten „Elisabethverein", der insbesondere für die Armen und Kranken der Stadt eine segensreiche Tätigkeit entfaltete. Zur Versorgung der Gesellen und der Dienstboten im Krankheits-

falle gründete er 1851 den „Krankenverein für Gesellen und Dienstboten", der nach der Einführung der allgemeinen Krankenversicherung durch das Reich 1883 aufgelöst wurde. Thomas Geiselhart, der dem Verein 27 Jahre vorstand, überließ das Vereinsvermögen in Höhe von 23.000 Mark der Armendeputation in Sigmaringen. Im selben Jahr (1851) richtete er auch noch eine private Mädchenschule (Elementarschule und höhere Töchterschule) ein, für die er sich erfolgreich von Oberin Pauline von Mallinckrodt (1817-1881) ➔② Schulschwestern erbat. 1953 mussten die „Schwestern der christlichen Liebe" infolge Nachwuchsmangels die Leitung der Schule aufgeben; die Nachfolge übernahm die Liebfrauenschule der „Erlenbader Schwestern".

Nachdem Geiselhart auf einer Reise ins Rheinland 1854 mit Adolf Kolping (1813-1865) zusammengetroffen war, gründete er nach dessen Vorbild am 30. Mai 1858 in Sigmaringen einen katholischen Gesellverein, der bis heute als „Kolpingfamilie" besteht. Neben dem 1855 gegründeten „Knabenseminar Sankt Fidelis" ist die Errichtung des Kinderheims „Haus Nazareth" 1859 das wohl bedeutendste Werk der Caritas Thomas Geiselharts. Der häufige Umgang mit den Kranken der Stadt veranlasste ihn schließlich 1877 dazu, eine private Krankenstation mit Sitz im „Fidelishaus" ins Leben zu rufen. Zunächst wurde die Krankenpflege von einer Schwester der Kongregation vom Heiligen Kreuz in Ingenbohl (Schweiz), die 1856 von Anton Crispin Florentöni (1808-1865) ➔② und Anna Maria Katharina Scherer (1825-1888) ➔②gegründet worden war, übernommen. Als dann aber die Zahl der Schwestern infolge der starken Beanspruchung durch die Einwohner von Sigmaringen und der Nachbargemeinden anwuchs, reichte das Fidelishaus zu deren Beherbergung nicht mehr aus. Der Plan Geiselharts, die Station mit dem Josefinenstift zu vereinigen, ließ sich nicht verwirklichen. Schließlich entschlossen sich Fürst Karl Anton und seine Ehefrau Josefine anlässlich ihrer Goldenen Hochzeit am 21. Oktober 1884 dazu, aus Dankbarkeit für das segensreiche Wirken der Krankenschwestern zum Wohle der Bevölkerung, den Schwestern ein eigenes Heim in der Strohdorfer Straße erbauen zu lassen. Dieses konnte bereits im November 1885 bezogen werden. Das Haus der „Schwesternstation" musste in der Folgezeit mehrfach umgebaut und vergrößert werden. Der Rückgang des Ordensnachwuchses hatte zur Folge, dass die „Schwesternstation Strohdorf" 1977 aufgehoben werden musste. Die ambulante Krankenpflege nimmt seit 1978 die „Sozialstation Thomas Geiselhart" wahr.

Thomas Geiselhart, der in die Geschichte als der „Waisenvater Hohenzollerns" einging, starb nach drei Wochen „typhöser Krankheit" am 16. Juni 1891 im Alter von 80 Jahren im Waisenhaus Nazareth in Sigmaringen, wo er auch in der Kapelle des Hauses seine letzte Ruhestätte fand.

Quellen und Literatur:

Becker, Otto Heinrich: Thomas Geiselhart 1811-1891. Leben und Werk. Ausstellung des Erzbischöflichen Kinderheimes Haus Nazareth vom 27. Mai bis 16. Juni 1991 in der alten Schule in Sigmaringen. Katalog zur Ausstellung. Erzbischöfliches Kinderheim Haus Nazareth, Sigmaringen. Sigmaringen 1991.

Brodmann, Hermann: Thomas Geiselhart 1811-1891. Ein Leben im Dienst der Menschen und der Erneuerung der Kirche. Herausgegeben vom Hohenzollerischen Geschichtsverein und Krankenpflegeverein St. Johann Sigmaringen. Hohenzollerischer Geschichtsverein. Freiburg im Breisgau 1984.

Geiselhart, Thomas: Predigt auf das Fest des heiligen Fidelis von Sigmaringen Martyrers, gehalten am Patrozinium den dritten Sonntag nach Ostern in der Pfarrkirche zu Sigmaringen von Thomas Geiselhart. Liehner. Sigmaringen 1847.

Geiselhart, Thomas: Das St. Fidelishaus und die Studienstiftungen in Hohenzollern. Liehner. Sigmaringen 1868.

Geiselhart, Thomas: Nazareth bei Sigmaringen das hohenzollerische Waisen- und Versorgungshaus. Geschichtlich dargestellt zur Feier des 25-jährigen Bestehens der Anstalt am 21. Oktober 1884. Liehner. Sigmaringen 1884.

Geiselhart, Thomas: Statuten des katholischen Waisenhauses zu Nazareth bei Sigmaringen. Liehner. Sigmaringen 1873.

Lexikon für Theologie und Kirche. Vierter Band. Herausgegeben von Michael Buchberger. Herder. Freiburg 1932, Seite 621.

Mühlebach, Josef: 100 Jahre katholische Krankenpflegestation Sigmaringen.

Herausgegeben vom Katholischen Pfarramt St. Johann. [Selbstverlag] Sigmaringen 1977.
Wetzel, Johann Nepomuk: Thomas Geiselhart 1811-1891. Ein Apostel der christlichen Caritas in Sigmaringen 1850-1891. Liehners. Sigmaringen (ohne Jahr) [1931].
www.tecotec.de/Steinhilben/Kirchengemeinde/seiten/leben.htm.
Bildquelle: Brodmann, Hermann: Thomas Geiselhart 1811-1891. Freiburg im Breisgau 1984, Seite 6.

Hubert Kolling

GÜNTHER, August Friedrich

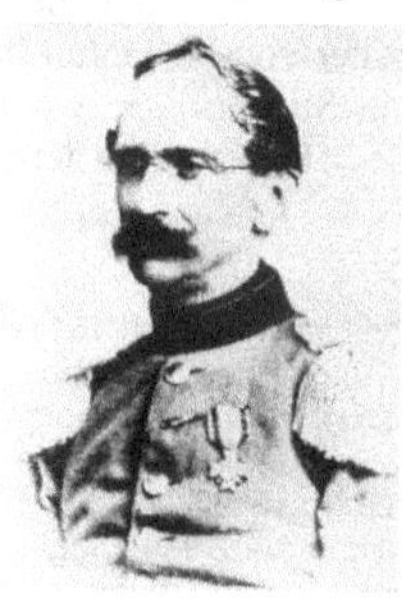

„Die Verbesserung der Pflege unserer Soldaten und Verwundeten durch geschultes Personal soll fürderhin unsere vornehmste Aufgabe sein" – so lautete das Leitmotiv des sächsischen Generalarztes August Friedrich Günther. Das Dresdner Kind, am 19. April 1828 geboren, besuchte die berühmte Kreuzschule und ging bei einem Bader und Wundarzt in die Lehre, bevor er von 1823 bis 1826 Zögling der Chirurgisch-medizinischen Akademie in Dresden wurde. Diese war eine 1815 gegründete paraakademische Lehranstalt in der Nachfolge des alten Collegium medico-chirurgicum (1748-1813) zur Ausbildung von Militärchirurgen, Ärzten II. und III. Klasse sowie von Hebammen. Günthers Lehrer waren unter anderem der Augenarzt und plastische Chirurg Friedrich August von Ammon (1799-1861), der Internist und Medizinhistoriker Johann Ludwig Choulant (1791-1861) und der Geburtshelfer, Maler und Philosoph Carl Gustav Carus (1789-1869). Gegen Ende dieser Ausbildung nahm Günther, der als Kompaniechirurg an die Akademie abkommandiert war, dort die bevorzugte Stellung eines Pensionärchirurgen und Prosektors ein, nun schon selbst mit anatomischen Demonstrationen und Lehraufgaben betraut. Danach diente er wieder als Chirurg in der Armee, was ihn aber nicht hinderte, währenddessen an einer Universität Medizin zu studieren und 1838 in Leipzig zu promovieren. 1844 wurde Günther zum Professor für Anatomie und Physiologie an die Dresdner Akademie, seine alte Ausbildungsstätte, berufen und 1850 zum Generalstabsarzt ernannt. Ab 1860 lehrte er außerdem Chirurgie.

Günther war der letzte Generalstabsarzt des sächsischen Heeres vor dessen Eingliederung in die Armee des Deutschen Reiches (1871). Besonders verdient gemacht hat er sich um die Sicherstellung und Mehrung der anatomischen Präparatesammlung in den Kasernen der Dresdner Neustadt und um das sächsische Militärsanitätswesen, dessen Neuerungen er gegen viele äußere Widerstände durchzusetzen hatte. Auf ihn gehen zum Beispiel der Zusammenschluss aller sächsischen Militärärzte zu einem „Sanitätskorps" (1851), die neue sächsische „Militärsanitätsverfassung" (unter Einschluss von Ausbildungsvorschriften für höhere und niedere Sanitätsdienstgrade) und die „Fortbildungskurse für Militärärzte" zurück. Bei der Genfer Konferenz des Internationalen Roten Kreuzes am 29. Oktober 1863 vertrat Günther das Königlich Sächsische Kriegsministerium und traf mit dem Gründer Jean Henry Dunant (1828-1910) ➔① zusammen, begegnete aber auch dem preußischen Generalarzt und königlichen Leibarzt Gottfried Friedrich Franz Loeffler (1815-1874), dem Stuttgarter Pfarrer Christian Ulrich Hahn (1805-1881) ➔⑤ und dem Schweizer Kollegen Louis Appia (1818-1898) ➔⑤. Zu Hause schuf Günther noch die nach seinem Lehrer und Amtsvorgänger Ernst August Pech (1788-1863) benannte Stiftung zur Unterstützung mittelloser Studenten. Günther, der zu seiner Zeit auch durch die Standartwerke „Lehrbuch der Physiologie des Menschen für Ärzte und Studierende" (1843) und „Lehrbuch der allgemeinen Physiologie" (1845-1853) bekannt wurde, verstarb am 12. August 1871 in Dresden an einem Blasensteinleiden.

Quellen und Literatur:

Allgemeine Deutsche Biographie. Herausgegeben von der Historischen Commission bei der Königlichen Akademie der Wissenschaften zu Bayern.

Band 10. Duncker & Humblot. Leipzig 1879, Seite 167.
Biographisches Lexikon der hervorragenden Ärzte aller Zeiten und Völker. Herausgegeben von August Hirsch. Band 2. Urban & Schwarzenberg. Wien, Leipzig 1885, Seite 682.
Gruber, Walter: Das Rote Kreuz in Deutschland. Zum 125. Jahrestag von Solferino. Wirtschaftsverlag. Wiesbaden 1985, Seite 14-19.
Klimpel, Volker: Berühmte Schüler der Chirurgisch-medizinischen Akademie zu Dresden. In: Zeitschrift für ärztliche Fortbildung, 88. Jg., 1994, Seite 625-628.
Klimpel, Volker: Dresdner Ärzte. Historisch-biographisches Lexikon. Hellerau. Dresden 1998, Seite 65.
Bildquelle: Bildarchiv Volker Klimpel, Dresden.

Volker Klimpel

GÜSSEFELD, Ilse

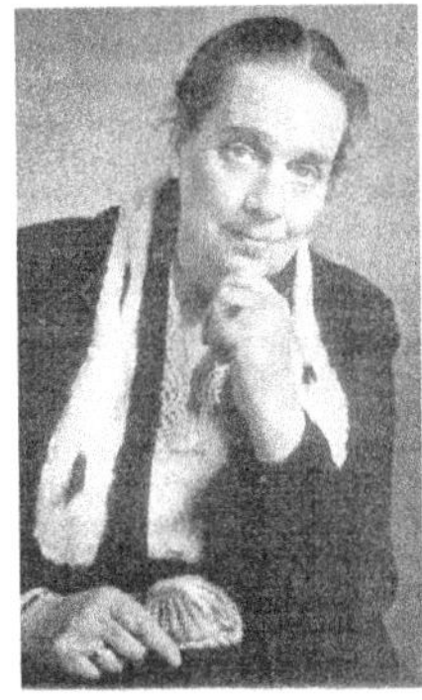

Im Jahre 2001 feierte die Deutsche Vereinigung für den Sozialdienst im Krankenhaus (DVSK) – seit 2003 DVSG (Deutsche Vereinigung für Sozialarbeit im Gesundheitswesen – ihr 75-jähriges Bestehen. Die Geschichte der Sozialen Arbeit im Krankenhaus ist freilich schon über 100 Jahre alt. Bereits um die Jahrhundertwende sind in einzelnen Städten des Deutschen Reiches Aktivitäten erkennbar, die zur Entwicklung und Ausbreitung der Sozialen Krankenhausfürsorge führten. Die ersten Bemühungen für Menschen in Krankenhäusern, neben der Hilfe durch Mediziner und Pflegekräfte, auch Hilfe durch Sozialarbeiter zu leisten, erbrachten seit 1896 die Mitglieder der Berliner „Mädchen- und Frauengruppe für soziale Hilfsarbeit“ unter der Leitung von Lina Basch (1851-1920) ➔③, die somit wohl als die erste Krankenhaussozialarbeiterin in Deutschland bezeichnet werden kann. Die Initiative ging häufig von einzelnen Persönlichkeiten aus, wobei hierbei in Deutschland insbesondere Paula Ollendorf (1860-1938) ➔②, Alice Salomon (1872-1948) ➔①, Anna Tüllmann (1875-1958) ➔②, Hedwig Landsberg (1879-1967) ➔② und Hans Carls (1886-1952) ➔③ sowie Richard Clarke Cabot (1868-1939) ➔⑤ in Amerika zu nennen sind. Bedeutend für die „Soziale Krankenhausfürsorge“ in Deutschland waren aber auch das Wirken von Bertha Pappenheim (1859-1936) ➔②, Paula Ollendorf (1860-1938) ➔②, Hermann Weber (1867-1944) ➔⑤, Alfred Goldscheider (1858-1935) ➔③, Clara Schlossmann (1870-1926) ➔④, Elsa Strauss (1875-1945) ➔④, Kurt von Hugo (1877-1947) ➔⑤, Otto Ohl (1886-1973) ➔⑤, Gertrud Finckh (1887-1956) ➔④, Franz Klose (1887-1978) ➔④, Irmgard Linde (1903-1993) ➔⑤, Margret Mehs (1929-1999) ➔④ und Ilse Güssefeld.

1914 planten die „Sozialen Hilfsgruppen“ des Allgemeinen Deutschen Frauenvereins Hamburg den Aufbau einer Betreuung von Krankenhauspatienten. Sie orientierten sich dabei an den Vorbildern in Berlin, Breslau Frankfurt am Main und Stettin, „als der Ausbruch des Krieges mit seinen überwältigenden Arbeitsaufgaben vorläufig davon Abstand nehmen ließ“. Am 3. März 1917 gründete dann Maria Philippi die „Soziale Krankenhausfürsorge“ des Vereins „Soziale Hilfsgruppen“ Hamburg und übernahm deren Leitung. Die ersten Hamburger Patienten wurden im Krankenhaus St. Georg betreut, es folgten das Barmbecker und Eppendorfer Krankenhaus, das Hafenkrankenhaus und das Vereinshospital am Schlump. Ihren Arbeitsauftrag verstanden die Mitarbeiter als „Vermittlungsstelle zwischen Kranken und ihren Hausständen. Sie [die Soziale Krankenhausfürsorge] will verhindern, daß Vater und Mutter aus Sorge für die Ihrigen das Krankenhaus zu früh verlassen, sie nimmt sich aber auch derjenigen Hausstände an, aus denen kranke Kinder dem Krankenhause in einem Zustand eingeliefert worden sind, der darauf schließen lässt, daß in den Häusern nicht alles zum Besten steht“.

Aufgrund der schlechten wirtschaftlichen Situation übernahm der Hamburgische Landesverein vom Roten Kreuz am 1. Januar 1924 dir Krankenhausfürsorge in Hamburg.

Sieben, ab 1925 zehn hauptamtlich tätige Sozialarbeiterinnen betreuten dabei acht Krankenanstalten in Hamburg: Eppendorf, Barmbeck, St. Georg, Friedrichsberg, das Hafenkrankenhaus, das Vereinshospital, das Kinderhospital Baustraße und die Lungenabteilung in Langenhorn. Nachdem Maria Philippi 1928 aus Gesundheitsgründen von der Leitung zurücktrat, übernahm Anna Hunstiger ihre Aufgabe, die sie zehn Jahre lang, bis zu ihrem Tode, am 15. Juli 1939 ausübte. Danach wurde die Funktion auf Ilse Güssefeld übertragen.

Ilse Güssefeld wurde am 27. Mai 1887 in Hamburg geboren. Ihre Eltern waren der Düngemittelfabrikant Otto Güssefeld und dessen Ehefrau Minnie Güssefeld, geborene Schimilinsky. Über die Kindheit und Jugend von Ilse Güssefeld ist wenig bekannt. Sie hatte zwei Brüder, von denen einer (Hermann) im Ersten Weltkrieg (1914-1918) fiel. Vielleicht liegt darin ein Grund, warum sie damals „Rot-Kreuz-Schwester" wurde. Von 1927 bis 1939 arbeitete Ilse Güssefeld als Krankenhausfürsorgerin, von 1939 bis 1952 als „Oberfürsorgerin" in Hamburg. Nach dem Zweiten Weltkrieg (1939-1945) wurde die Krankenhausfürsorge unter ihrer bisherigen langjährigen Leiterin ein Teil des Landesfürsorgeamtes der Sozialbehörde; ihr unterstanden 1950 insgesamt 27 Fürsorgerinnen. Ilse Güssefeld, die 1935 Beiratsmitglied der DVSK war, starb 1967 unverheiratet und kinderlos in Hamburg, wo sie bis zu ihrem Tode in ihrem Elternhaus Leinpfad 69 wohnte.

Ihren 1939 vorgelegter „Jahresbericht 1938/39" unterzeichnete Ilse Güssefeld mit „Heil Hitler!". Die Grenzen des „Sozialdienstes", aber auch die Denkweisen des NS-Staates, werden deutlich, wenn sie im „Jahresbericht für das Jahr 1940/41" etwa notiert: „Für ausländische Arbeiter [die vielfach zur Zwangsarbeit in Deutschland waren], welche als Patienten in den Krankenhäusern liegen, muß die Krankenhausfürsorgerin zur Stelle sein, wenn sie infolge ihres Leidens nicht mehr arbeitseinsatzfähig für Deutschland sind und Rückbeförderungen in die Heimat zu regeln" sind.

Am 17. Dezember 1943 legte Ilse Güssefeld einen Bericht über den „Einsatz der Krankenhausfürsorgerinnen bei und nach den Terrorangriffen [auf Hamburg] Juli – August 1943" vor. Darin erwähnt sie unter anderem auch Personalschwierigkeiten, weil „einige Arbeitskräfte den körperlichen und seelischen Anforderungen, die z. Zt. an eine Krankenhausfürsorgerin gestellt werden, nicht mehr gewachsen waren und ausgeschieden sind. Zu erwähnen", schreibt sie weiter, „ist in diesem Zusammenhang der Aufwand an Kraft und Zeit durch die grösseren Entfernungen im Stadtgebiet infolge der unzulänglichen Verkehrsmittel."

In Hamburg und vermutlich auch in anderen Städten zeichnete sich der Wiederaufbau von Sozialarbeit im Krankenhaus durch eine gewisse personelle Kontinuität aus, die scheinbar bruchlos aus der NS-Zeit hinüber ragt. Auf der damaligen Leitungsebene des Sozialdienstes standen dieselben Personen für einen Handlungsansatz, der an die Zeit vor 1933 anknüpft. Ilse Güssefeld kann hierbei stellvertretend für das damalige Fürsorgesystem genannt werden, das sowohl organisatorisch Hilfestellungen zur Umsetzung der NS-Ideologie bis 1945 betrieb, als auch wichtige Impulse zum Aufbau verschiedener rehabilitativer und nachsorgender Einrichtungen in der Nachkriegszeit bewirkte.

Quellen und Literatur:

Güssefeld, Delia (Berlin): Schriftliche Mitteilung an den Verfasser vom 25. August 2006.

Güssefeld, Ilse: Jahresbericht 1938/39. Deutsches Rotes Kreuz Krankenhausfürsorge. In: Voepel, Manfred: Sozialarbeit in Hamburger Krankenhäusern von 1917 bis 2001. [Selbstverlag]. Hamburg [2001], [Seite 45].

Güssefeld, Ilse: Einsatz der Krankenhausfürsorgerinnen bei und nach den Terrorangriffen [auf Hamburg] Juli – August 1943. In: Voepel, Manfred: Sozialarbeit in Hamburger Krankenhäusern von 1917 bis 2001. [Selbstverlag]. Hamburg [2001], [Seite 46].

Latte, Sofie: Soziale Krankenhausfürsorge in Hamburg. In: Die Frau in der Gemeinde, 55. Jg., Nr. 3/1920, Seite 17-18.

Reinicke, Peter: Pioniere der Sozialarbeit im Krankenhaus. In: Reinicke, Peter (Hrsg.): Soziale Arbeit im Krankenhaus – Vergangenheit und Zukunft. Herausgegeben im Auftrag der Deutschen Vereinigung für den Sozialdienst im Kran-

kenhaus. Lambertus. Freiburg im Breisgau 2001, Seite 215-228, hier Seite 219.
Reinicke, Peter: Soziale Krankenhausfürsorge in Deutschland. Von den Anfängen bis zum Ende des Zweiten Weltkriegs (Focus Soziale Arbeit, Grundwissen Band 2). Leske und Budrich. Opladen 1998, Seite 76-79.
Voepel, Manfred: Sozialarbeit in Hamburger Krankenhäusern von 1917 bis 2001. [Selbstverlag]. Hamburg [2001].
www.home.snafu.de/delias/Ilse.html ([Brief von] Ilse Güssefeld an Hermann und Ulrich Güssefeld, Hamburg, den 3.12.[19]54). [15.01.03].
Bildquelle: Voepel, Manfred: Sozialarbeit in Hamburger Krankenhäusern von 1917 bis 2001. [Selbstverlag]. Hamburg [2001], [Seite 52].

Hubert Kolling

GURLT, Ernst Julius

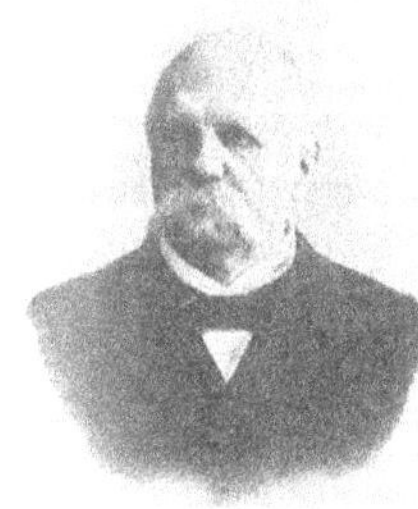

Ernst (Julius) Gurlt wurde am 13. September 1825 in Berlin als Sohn des Veterinäranatomen und technischen Direktors der Königlichen Tierarzneischule Professor Ernst Friedrich Gurlt (1794-1882) geboren. Nach dem Besuch der Königlichen Realschule und dem Königlichen Friedrich Wilhelm-Gymnasium studierte er von 1844 bis 1848 an der Friedrich Wilhelms-Universität (heute Humboldt-Universität) in Berlin Medizin. Im April 1848 promovierte er dort mit der Dissertation „De ossium mutationibus rhachitide effectis" [„Die Knochenveränderungen bei Rhachitis"] zum Doktor der Medizin und legte im Frühjahr 1849 seine Staatsprüfung ab. Anschließend unternahm er eine eineinhalbjährige wissenschaftliche Reise nach Österreich, der Schweiz, Belgien, Frankreich und Großbritannien, bevor er in seiner Heimatstadt von 1852 bis 1856 unter Prof. Dr. Bernhard (von) Langenbeck (1810-1887) Assistenzarzt der Berliner chirurgischen Universitätsklinik wurde. Im Jahre 1853 habilitierte er sich an der dortigen Universität im Fach Chirurgie und wurde 1862 zum außerordentlichen Professor berufen. Zudem war er Professor der Chirurgie an der späteren Kaiser-Wilhelm-Akademie; 1885 wurde er zum Geheimen Medizinalrat ernannt. Im Schleswig-Holsteinischen Krieg (1848-1851), im deutsch-dänischen Krieg (1864), im Deutschen (preußisch-österreichischen) Krieg (1866) und im deutsch-französischen Krieg (1870-1871) nahm er in verschiedenen ärztlichen Stellungen teil.
Ernst Gurlt, langjähriger Schriftführer und zuletzt – wie Friedrich von Esmarch (1823-1908) ➔① und Theodor Billroth (1829-1894) ➔① – Ehrenmitglied der Deutschen Gesellschaft für Chirurgie, war Mitarbeiter an mehreren medizinischen Enzyklopädien, redigierte unter anderem das „Biographische Lexikon der hervorragenden Ärzte aller Zeiten und Völker" und war Mitbegründer von Langenbecks „Archiv für klinische Chirurgie". Im Hinblick auf die Krankenpflege ist er bedeutsam, weil er die Zeitschrift „Kriegerheil", das „Organ des Central-Comité's des Preussischen Vereins zur Pflege im Felde verwundeter und erkrankter Krieger" (vom Rothen Kreuz) redigierte und eine Reihe entsprechende Aufsätze veröffentlichte.
Neben seinen medizinischen Fachbüchern publizierte er auch mehrere wichtige Bücher, die für die Geschichte der Krankenpflege wichtig sind: „Ueber den Transport Schwerverwundeter und Kranker im Kriege nebst Vorschlägen über die Benutzung der Eisenbahn dabei" (1859), „Abbildungen zur Krankenpflege im Felde. Auf Grund der internationalen Ausstellung der Hilfs-Vereine für Verwundete zu Paris im Jahre 1867 und mit Benutzung der besten vorhandenen Modelle. Textteil und Atlas" (1868), „Der internationale Schutz der im Felde verwundeten und erkranken Krieger und die freiwillige Kriegs-Krankenpflege in Preußen. Denkschrift der vom 22. bis 27. April 1869 zu Berlin gehaltenen internationalen Conferenz von Delegierten der der Genfer Convention beigetretenen Regierungen und der Vereine zur Pflege im Felde verwundeter und erkrankter Krieger" (1869), „Zur Geschichte der internationalen und freiwilligen Krankenpflege im Kriege" (1873), „Neue Beiträge zur Geschichte der

internationalen Krankenpflege im Kriege" (1879).

In seiner 33 Seiten umfassenden Abhandlung „Ueber den Transport Schwerverwundeter und Kranker im Kriege" bietet Gurlt 1859 eine detaillierte Darstellung über den zeitgenössischen Krankentransport einschließlich der „eigens für diese Zwecke erbauten Krankentransportwagen", wobei er über England, Frankreich, Österreich, Bayern, Sachsen und Preußen berichtet. Den großen Vorteil, den hierbei die Eisenbahnen hatten, bestehen für ihn vor allem darin, „dass sie, bei schnellster und für den Patienten nicht sehr angreifenden Beförderung, es möglich machen, die letzteren verschiedenen kleinen Hospitälern an verschiedenen Orten, oder der Privatpflege zu übergeben, wobei denselben nicht nur die zur Wiedergenesung unumgänglich nothwendige reichliche Menge von unverdorbener Luft, sondern auch eine in diätetischer und medicinischer Rücksicht bessere Pflege, deren Ausführung bei einer massenhaften Anhäufung der Patienten unmöglich war, zu Theil werden kann."

Während die von Gurlt auf 87 Seiten (Textteil und Atlas) 1868 vorgelegten „Abbildungen zur Krankenpflege im Felde" heute eine große bibliophile Rarität darstellen, bietet seine ein Jahr später (1869) vorgelegte 60 Seiten starke Denkschrift „Der internationale Schutz der im Felde verwundeten und erkranken Krieger und die freiwillige Kriegs-Krankenpflege in Preußen" einen tiefen Überblick über die humanitären Bestrebungen der Kriegskrankenpflege vom 17. bis 19. Jahrhundert.

Im Jahre 1862 hatte der Genfer Bürger Jean Henry Dunant (1828-1910) ➔① seinen Bericht „Erinnerung an Solferino" vorgelegt, in dem er das Leiden und Sterben der österreichischen und französischen Soldaten während der Schlacht von Solferino (24. Juni 1859) schilderte, aber auch die spontane Hilfsbereitschaft der Bevölkerung angesichts von etwa 40.000 getöteten und verwundeten Soldaten. Das daraufhin von ihm mitgegründete Internationale Komitee vom Roten Kreuz lud im Oktober 1863 zu einer Konferenz nach Genf ein, auf der die Teilnehmer – 36 Delegierte aus 16 Staaten, darunter die deutschen Staaten Baden, Hessen, Preußen und Württemberg – beschlossen, in den einzelnen Staaten Hilfsgesellschaften zur Unterstützung der militärischen Sanitätsdienste zu gründen und als Symbol der neuen Organisation das rote Kreuz auf weißem Feld zu führen. Preußen kam als einer der ersten Staaten dieser Verpflichtung nach. In Berlin bildete sich am 6. Februar 1864, sechs Tage nach Beginn des Krieges gegen Dänemark, das „Centralkomitee des Preußischen Vereins zur Pflege im Felde verwundeter und erkrankter Krieger", das sich folgende Aufgaben stellte: „I. In Friedenszeiten die für einen Kriegsfall erforderlichen Vorbereitungen zur Pflege der Verwundeten und Kranken zu treffen: a. durch Sammeln von Geldmitteln; b. durch Anschaffung des nötigen Materials; c. durch Ausbildung von Krankenpflegern und Krankenpflegerinnen; d. durch Kommunikation mit den bestehenden geistlichen und weltlichen Genossenschaften zur Krankenpflege für die Zwecke des Vereins; II. in Kriegszeiten im Anschlusse an die militärische Sanitätsverwaltung bei der Heilung und Pflege der im Felde verwundeten und erkrankten Krieger mitzuwirken: a. durch Errichtung von Lazaretten in der Nähe des Kriegsschauplatzes; b. durch Entsendung von Krankenpflegern und Krankenpflegerinnen; c. durch Hilfsleistung bei der Fortschaffung der Verwundeten vom Schlachtfelde mittels eines besonderen Personals; d. durch Verstärkung der Vorräte an Verbandsmaterial und Lebensmitteln in den Lazaretten, e. durch Heranziehung der geistlichen und weltlichen Genossenschaften".

Bereits am 17. Februar 1864 rief das „Zentralkomitee" dazu auf, Lokal- und Kreisverbände zu gründen. Ernst Gurlt wurde als Delegierter für sechs Wochen auf den Kriegsschauplatz entsandt, um dort, wie er in seinem in der Zeitschrift „Kriegerheil" 1868 veröffentlichten mehrteiligen Beitrag „Zur Geschichte der freiwilligen Hilfe während des deutsch-dänischen Krieges 1864" ausführlich berichtet, „aus eigener Anschauung ein Bild von der Gestaltung der gesamten Krankenpflege in Kriegszeiten zu gewinnen, und Erfahrungen darüber zu sammeln [...], in welchen Zweigen der Krankenpflege, in denen

die bisherigen Mittel und Einrichtungen sich etwa als unzureichend erweisen sollten, von Seiten der freiwilligen Krankenpflege eine Beihülfe geleistet werden könnte."
Nach der Schilderung von Gurlt hatte sich bereits am 1. Februar 1864, also am ersten Kriegstag, in Kiel der „Central-Hülfsverein für Lazarette" gebildet, der seine Aufgabe darin sah, der „Opferwilligkeit der Privaten, der Tätigkeit der überall in den Herzogtümern und in ganz Deutschland entstehenden Hilfs-Komitees eine Stätte zu liefern, an welche die gesammelten Gaben eingesandt und von wo aus die Hospitäler versorgt werden konnten, und endlich die gesammelten Gelder zur Anschaffung der nicht anderweitig gelieferten Bedürfnisse zu verwenden." Weitere „Lazarett-Comités" konstituierten sich nach Angaben von Gurlt in Altona, in Neumünster und in Rendsburg, wobei das Hamburger „Comité zur Pflege von Verwundeten und Kranken" am erfolgreichsten arbeitete. Es setzte sich, wie Gurlt berichtet, mit dem Oberbefehlshaber der Armee in Verbindung und erhielt von ihm die Erlaubnis zur direkten Kontaktaufnahme mit den Lazarettverwaltungen.
Kurz vor Beginn des Krieges gegen Österreich veröffentlichte Ernst Gurlt im Auftrag des Zentralkomitees des preußischen Hilfsvereins in dem in der Zeitschrift „Kriegerheil" 1866 veröffentlichten Beitrag „Was haben wir zum ausbrechenden Kriege zu beschaffen?" eine Liste von Gegenständen, die „vor allen Dingen notwendig und der Art sind, daß sie einiger Vorbereitung bedürfen und nicht bei bereits ausgebrochenem Kriege sofort sich beschaffen lassen; weiterhin aber auch zu dem Zwecke, zu verhüten, daß die bereiten und die noch zu erhoffenden Mittel und Kräfte zersplittert und auf Gegenstände gelenkt werden, die weniger nützlich und notwendig sind." Die Zusammensetzung der Liste war von dem Grundsatz bestimmt, dass die „Privathülfe sich der staatlichen anschließen und unterordnen muß"; diese hatte solche Gegenstände bereitzustellen, die nicht in genügender Anzahl vorhanden waren oder die nur ausnahmsweise aus öffentlichen Mitteln beschafft werden konnten. Dabei unterschied Gurlt zwischen „dringend notwendigen" und „wünschenswerten" Anschaffungen. Zu den notwendigen Anschaffungen gehörten beispielsweise Hohlschienen aus Drahtgeflecht oder Blech, Matratzen, Keilkissen, Bettstellen, wollene Decken, Bettlaken, Kissen, Luft- und Wasserkissen, Sandsäcke, Hemden, Handtücher, Strümpfe und Socken, Schuhe und Pantoffeln, Verbandmaterial, Eiterbecken und Uringläser, Eisbeutel, Gips, Gipsverbandsscheren und Chloroform, aber auch – „zur Labung und Belebung der Frischverwundeten" – roter und weißer Wein („rein und unverfälscht und von bester Qualität, dafür lieber in geringerer Quantität"), ebenso wie Cognac und Kornbranntwein sowie Bier („namentlich Bitterbier [...] ist eines der vorzüglichsten diätetischen Mittel, Erschöpfte z. B. in Folge reichlicher Eiterungen, wieder zu Kräften zu bringen"). Zu den wünschenswerten Anschaffungen gehörten unter anderem Schals und Halstücher, Taschentücher, Kaffee, Zucker, Tee und Schokolade, Reis, Heringe, Sardellen, Rauchwaren (Zigarren, Tabak, Pfeifen), Bücher und Unterhaltungsspiele.
In seinem vorzüglichen Werk aus dem Jahre 1873 „Zur Geschichte der internationalen und freiwilligen Krankenpflege im Kriege" breitet Gurlt auf 866 Seiten Materialien über die Gründung, Entwicklung und Tätigkeit der Frauenvereine während der sogenannten Befreiungskriege aus, deren Existenz schon zu seiner Zeit weitgehend vergessen war, woran sich bis heute wenig geändert hat. So legt er detaillierte Angaben vor über die Zahl der in den Befreiungskriegen verwundeten und an Epidemien erkrankten Soldaten und Bürger, berichtet über die Situation der Verwundeten und Erkrankten in den Lazaretten, über die kaum vorstellbaren Belastungen für Städte und Gemeinden, die mit der Einrichtung und Unterhaltung der Lazarette verbunden waren, und schließlich auch über die Hilfstätigkeit der Frauenvereine. Obwohl dieses Buch eine Fülle sozial- und hygienegeschichtliches Material bereitstellt, wurde es bisher von der Medizin- wie Pflegegeschichte nicht beachtet. Das von Gurlt bereitgestellte Material, das auf

„zum Theil sehr verborgenen und unscheinbaren Quellen, zum Theil auch mit Benutzung amtlicher, bisher unberücksichtigt gebliebener Actenstücke“ beruht, ist nicht zuletzt für die Geschichte der Rotkreuzbewegung in Deutschland sehr aufschlussreich: Es macht deutlich, dass die Rotkreuzbewegung an die Frauenvereine der Freiheitskriege anknüpfen konnte und dies auch – wie Dieter Riesenhuber 2002 in seinen Buch „Das Deutsche Rote Kreuz. Eine Geschichte 1864-1990“ darlegt – bewusst tat.

Sechs Jahre später (1879) veröffentlichte Gurlt schließlich auf 44 Seiten „Neue Beiträge zur Geschichte der internationalen Krankenpflege im Kriege“, mit denen er vor allem „neues Material [...] zu der über lang oder kurz nothwendig werdenden Revision und Neugestaltung der Genfer Convention liefern“ wollte.

Ernst (Julius) Gurlt, Ritter des Königlich Preußischen Kronen-Ordens 3. Klasse mit dem roten Kreuze auf weißem Felde am Erinnerungsbande, des Königlich Preußischen Rothen Adler-Ordens 4. Klasse am weißen Bande mit schwarzer Einfassung; Offizier des Kaiserlich Türkischen Medschidie-Ordens, des Königlich Italienischen Kronen-Ordens, des Königlich Niederländischen, Großherzoglich Luxemburgischen Ordens der Eichenkrohne, Ritter des Kaiserlich Österreichischen Franz-Josef-Ordens, des Kaiserlich Russischen St. Stanislaus-Ordens, des Königlich Bayerischen Verdienst-Ordens vom heiligen Michael, des Großherzoglich Bad Ordens vom Zähringer Loewen, des Großherzoglich Hessischen Verdienst-Ordens Philipps des Grossmüthigen, des Herzoglich Sachsen-Ernest. Hausordens, Inhaber des Königlich Sächsischen Erinnerungskreuzes für die Jahre 1870-71, der Großherzoglich Mecklenburg-Schwerinischen Goldenen Medaille für Wissenschaft und Künste – verschiedener medizinisch-chirurgischer Gesellschaften des In- und Auslandes ordendlichem und korrespondirendem Mitgliede – des Deutschen und Preußischen Central-Comités der Vereine zur Pflege im Felde verwundeter und erkrankter Krieger Mitgliede, des Österreichischen patriotischen Hilfs-Vereins für verwundete Krieger, Militär-Witwen und -Waisen Ehren-Mitgliede, starb am 18. Januar 1899 im Alter von 73 Jahren in Berlin an einer Lungenentzündung.

Quellen und Literatur:

Buchheim, Liselotte: Ernst Julius [Gurlt]. In: Historische Kommission bei der Bayerischen Akademie der Wissenschaften (Hrsg.): Neue Deutsche Biographie. Siebenter Band. Duncker & Humblot. Berlin 1966, Seite 332.

Gurlt, Ernst Julius: De ossium mutationibus rhachitide effectis. Medizinische Dissertation. Schade. Berlin 1848 (47 Seiten).

Gurlt, E[rnst Julius]: Ueber den Transport Schwerverwundeter und Kranker im Kriege nebst Vorschlägen über die Benutzung der Eisenbahn dabei (Abdruck aus der Medicinischen Zeitung des Vereins für Heilkunde ion Preußen, Jahrgang 1859). Verlag von Th. Chr. Fr. Enslin. Berlin 1860 (33 Seiten).

Gurlt, E[rnst Julius]: Was haben wir zum ausbrechenden Kriege zu beschaffen? In: Kriegerheil. Organ des Central-Comité´s des Preussischen Vereins zur Pflege im Felde verwundeter und erkrankter Krieger, 1. Jg., Nr. 2, Berlin, Juni 1866, Seite 14-20.

Gurlt, E[rnst Julius]: Zur Geschichte der freiwilligen Hilfe während des deutsch-dänischen Krieges 1864. In: Kriegerheil. Organ des Central-Comité´s des Preussischen Vereins zur Pflege im Felde verwundeter und erkrankter Krieger, 3. Jg., Nr. 3, März 1868, Seite 21-24; Nr. 4, April 1868, Seite 33-34; Nr. 5, Mai 1868, Seite 43-44; Nr. 7, Juni 1868, Seite 64; Nr. 8, August 1868, Seite 74-78; Nr. 9, September 1868, Seite 82-85; Nr. 10, Oktober 1868, Seite 93-96; Nr. 11, November 1868, Seite 101-104.

Gurlt, Erst Julius (Hrsg.): Abbildungen zur Krankenpflege im Felde. Auf Grund der internationalen Ausstellung der Hilfs-Vereine für Verwundete zu Paris im Jahre 1867 und mit Benutzung der besten vorhandenen Modelle. Textteil und Atlas. Enslin. Berlin 1868 (87 Seiten).

Gurlt, E[rnst Julius]: Der internationale Schutz der im Felde verwundeten und erkranken Krieger und die freiwillige Kriegs-Krankenpflege in Preußen. Denkschrift der vom 22. bis 27. April 1869 zu Berlin gehaltenen internationalen Conferenz von Delegierten der der Genfer Convention beigetretenen Regierungen und der Vereine zur Pflege im Felde verwundeter und erkrankter Krieger. Th. Chr. Fr. Enslin. Berlin 1869 (60 Seiten).

Gurlt, E[rnst Julius]: Zur Geschichte der internationalen und freiwilligen Krankenpflege im Kriege. F. C. W. Vogel. Leipzig 1873 (866 Seiten). Unveränderter Nachdruck. Sändig. Wiesbaden 1972.

Gurlt, E[rnst Julius]: Die Kriegs-Chirurgie der letzten 150 Jahre in Preussen. Hirschwald. Berlin 1875.
Gurlt, E[rnst Julius]: Neue Beiträge zur Geschichte der internationalen Krankenpflege im Kriege. Carl Heymann. Berlin 1879 (44 Seiten).
Gurlt, E[rnst Julius]: Geschichte der Chirurgie und ihrer Ausübung. Volkschirurgie, Altertum, Mittelalter, renaissance. Reprografischer Nachdruck der Ausgabe Berlin 1898. Georg Olms. Hildesheim 1964.
Hildebrand, -: Ernst Julius Gurlt. In: Allgemeine Deutsche Biographie. Neunundvierzigster Band. Nachträge bis 1899. Auf Veranlassung Seiner Majestät des Königs von Bayern herausgegeben durch die historische Commission bei der königlichen Akademie der Wissenschaften. Duncker & Humblot. Leipzig 1904, Seite 645-646.
Hinrichsen, Adolf: Das literarische Deutschland. Zweite, vermehrte Auflage. Verlag des „Literarischen Deutschlands". Berlin 1891, Seite 487.
Hirsch, August (Hrsg.): Biographisches Lexikon der hervorragenden Ärzte aller Zeiten und Völker. Dritte, unveränderte Auflage. Zweiter Band. Urban & Schwarzenberg. München, Berlin 1962, Seite 896 und Seite 915.
Killy, Walther / Vierhaus, Rudolf (Hrsg.): Deutsche Biographische Enzyklopädie (DBE). K. G. Saur. München, New Providence, London, Paris 1996, Seite 265.
Kullnick, Heinz: Berliner und Wahlberliner. Personen und Persönlichkeiten in Berlin von 1640-1914. Verlag A. W. Hayn´s Erben. Berlin 1961, Seite180.
Pagel, J[ulius Leopold] (Hrsg.): Biographisches Lexikon hervorragender Ärzte des neunzehnten Jahrhunderts. Mit einer historischen Einleitung. Urban & Schwarzenberg. Berlin 1901. Reprint der Originalausgabe. Zentralantiquariat der Deutschen Demokratischen Republik (DDR). Leipzig 1989, Spalte 657-659.
Riesenberger, Dieter: Das Deutsche Rote Kreuz. Eine Geschichte 1864-1990. Ferdinand Schöningh. Paderborn, München, Wien, Zürich 2002, Seite 38-42.
Schröder, Hermann: Ernst Julius Gurlt. (Ein Erinnerungsblatt zu seinem 100. Geburtstage am 13. September 1925). In: Münchener medizinische Wochenschrift, 72. Jg., 1925, Seite 1567.
Wrede, Richard: Das geistige Berlin. Eine Encyklopädie des geistigen Berlins. Dritter Band: Leben und Wirken der Ärzte, Apotheker, Baumeister, Ingenieure, Militärschriftsteller, Naturwissenschaftler. Verlag von Dr. R. Wrede. Berlin 1898. Neudruck: Zentralantiquariat der Deutschen Demokratischen Republik (DDR). Leipzig 1975, Seite 65-66.
www.bchirg.de/geschichteframe.htm [15.09.2004].
www.bchirg.de/Fotos/Egurltpi.jpg [15.09.2004].

Bildquelle: Pagel, J[ulius Leopold] (Hrsg.): Biographisches Lexikon hervorragender Ärzte des neunzehnten Jahrhunderts. Zentralantiquariat der DDR. Leipzig 1989, Spalte 657.

Hubert Kolling

HACK, Eberhard

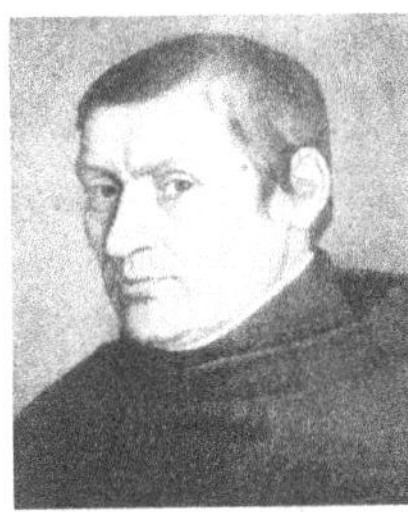

Der im 16. Jahrhundert von Johannes von Gott (1495-1550) ➔① gegründete Orden der Barmherzigen Brüder, der sich primär der Krankenpflege widmet, wurde alsbald zum Schrittmacher der Entwicklung des Krankenhauswesens und der Geisteskrankenpflege in Europa. Die Hospitalität des heiligen Johannes von Gott bestand darin, „im Kranken seinen Bruder und Nächsten zu sehen und zu dienen. Seine Hauptsorge war, den Kranken alles Notwendige für Leib und Seele zu beschaffen. [...] Dem Herrn seine Liebe in den Armen und Kranken zu erweisen, erfüllte ihn mit grenzenloser Freude."

Während zu Beginn des 17. Jahrhunderts der Orden nicht nur in Spanien und Italien zur Blüte kam, sondern auch in Frankreich (1602) und in Polen (1609) Eingang fand, ließen sich die Brüder darüber hinaus auch in Mittel- und Südamerika (1602), in Afrika (1681), in Indien (1685) und auf den Philippinen (1618) nieder. Der Orden war bis zum Jahr 1600 in Spanien und Italien auf 52 Hospitäler mit zirka 1.100 Betten angewachsen. In die Reihe bedeutender Vertreter der Glaubensgemeinschaft gehört etwa neben Pedro Soriano (1515-1588) ➔⑤, Gabriel Graf von Ferrara (1545-1627) ➔③, Paul de Magallon (1784-1859) ➔④, Franz-Xaver Markmiller (1800-1879) ➔③, Angelo Ercole Menni (1841-1914) ➔③, Raphael Meyer (1864-1953) ➔⑤ und Josef Kugler (1867-1946) ➔③ auch Eberhard Hack.

Das erste Haus der Barmherzigen Brüder auf deutschem Boden wurde 1622 mit dem Kloster Sankt Wolfgang in Neuburg an der Donau gegründet. Im Rahmen der Säkularisation (1803) wurde das Kloster und die damit verbundene „Krankenanstalt“ 1808 aufgelöst und der gesamte Betrieb unter weltliche Aufsicht gestellt. Die Apotheke wurde dabei zu einer öffentlichen erklärt und mit der gesamten Krankenpflege dem „Collegio medico“ sowie dem Polizei-Kommissariat unterstellt, das auch die Oberaufsicht über die Vermögensverwaltung ausübte. Gleichzeitig wurden die „Brüder“ per Handschlag und gegen eine geringe Vergütung von je drei Gulden, zwei Hemden und zwei Paar Strümpfen jährlich zur Weiterführung ihrer Aufgabe – der Krankenpflege – verpflichtet. Im Jahre 1816 wurde Bruder Eberhard Hack, der „zum Retter und Neugründer von Sankt Wolfgang“ werden sollte, von der Regierung als „Aufseher“ eingesetzt. Seine „unendliche Treue zum schon verlorenen Kloster, die restlose Hingabe an die vielen verlassenen Kranken und die tiefe Religiosität“ sollen der Grund dafür gewesen sein, dass König Ludwig I. schließlich die Bitte des Neuburger Magistrats um Wiederzulassung der Barmherzigen Brüder erfüllte. Hierzu gab er am 21. Mai 1831 den folgenden Erlass heraus, der gekürzt das Folgende bestimmte:

1. Das von Herzog Wolfgang Wilhelm im Jahre 1622 gestiftete Kloster soll wieder in den bisherigen Besitz und Genuss seines Vermögens und in eigene Verwaltung eingesetzt werden.
2. Der Hauptzweck des Klosters soll in der fortwährenden Besorgung der Krankenpflege nach dem Geist und Sinn der Ordenssatzungen bestehen.
3. Der Personalstand des Klosters wird auf sechs Ordensmitglieder festgesetzt: ein Prior als Vorstand, ein Priester für die Seelsorge bei den Brüdern und Kranken, ein vorschriftsmäßig geprüfter Apotheker, ein Koch, zwei Krankenwärter mit Kenntnissen der Chirurgie. Andere Geschäfte können weltlichem Dienstpersonal übertragen werden.
4. Das Amt des Priors wird dem noch lebenden Bruder Eberhard Hack übertragen, „welcher seine Befähigung hierzu durch seine bisher mit Fleiß, Ausdauer, Beharrlichkeit und Geschicklichkeit geleisteten Dienste bereits erprobt hat“.
5. Die Novizen können erst nach erteilter Genehmigung der Regierung in das Kloster eintreten. Sie dürfen vorderhand nur zeitliche, von drei zu drei Jahren zu erneuernde Gelübde ablegen.
6. Die Krankenanstalt soll in medizinischer Hinsicht unter die Aufsicht des Spitalarztes gestellt bleiben.
7. Die Ordenssatzungen sollen in der Art gehandhabt werden, „daß das Kloster seinen wohltätigen Zweck zum Heile der leidenden Menschheit möglichst vollkommen entspreche.“

Eberhard Hack, auch „Eberhard der Getreue“ genannt, der 1768 geboren worden war und 1845 verstarb, bereitete das königliche Dekret eine doppelte Freude: Einerseits, weil sein Orden in Bayern wieder frei wirken konnte, andererseits, weil er zum Prior ernannt worden war, eine Anerkennung, die er durchaus verdient hatte. Die Angestellten bekamen nun einen „ruhigen und väterlichen Krankenhausvorsteher“.

Zu dem Ein-Mann-Konvent gesellte sich bald ein zweites Mitglied, der geprüfte Apotheker Sebastian Benz (1804-1878) aus Kaufbeuren. Wenig später folgte dann Valentin Reisach (1810-1889) aus Mauerstetten, Bäcker und Koch von Beruf. Nach einigen Jahren zählte der Konvent dann bereits fünf Mitglieder.

Die Ausbildung der neuen Mitglieder geschah vorläufig nach den Vorschriften der Konstitutionen, wodurch alle Krankenpfleger täglich bei der Visite des Arztes zugegen sein sollen, um über die Krankheit, Behandlung, Medikamente und eventuelle Kost der einzelnen Patienten geschult zu werden. Natürlich konnte auch Prior Eberhard Hack, der in München die „Pflegerschule“ besucht hatte und über eine langjährige Berufserfahrung verfügte, so manches zu ihrer Ausbildung beitragen.

Quellen und Literatur:

Oberneder, Marzell: Chronik der Barmherzigen Brüder in Bayern. Herausgegeben vom Provinzialat der Barmherzigen Brüder, Regensburg. Johann von Gott. Regensburg 1970, Seite 116-121.

Provinzialat der Barmherzigen Brüder München (Hrsg.): Barmherzige Brüder. Die Geschichte des Ordens in Mitteleuropa. Johann von Gott. München 2000.
Schwab, Gregor: Die Bayerische Provinz der Barmherzigen Brüder mit kurzen Lebensgeschichten und kleinen Notizen von heiligmäßigen und frommen Brüdern zum 300-jährigen Jubiläum der Seligsprechung des Stifters des Hospitalordens des Heiligen Johannes von Gott. Patrons aller Kranken und Hospitäler, sowie zum 100-jährigen Gedächtnisse der Wiedererrichtung dieses Ordens in Bayern. Gebrüder Geiselberger. Altötting 1930, Seite 27.
Sobel, Johannes de Deo: Geschichte und Festschrift der öster.-böhm. Ordens-Provinz der Barmherzigen Brüder. Selbstverlag des Ordens der Barmherzigen Brüder. Wien 1892, Seite 245-248.
Strohmayer, Hermenegild: Krankenpflegeschulen im Hospitalorden des hl. Johannes von Gott. Johann von Gott. München 1988, Seite 94-96.
www.barmherzige.de.
Bildquelle: Strohmayer, Hermenegild: Krankenpflegeschulen im Hospitalorden des hl. Johannes von Gott. Johann von Gott. München 1988, Seite 95.

Hubert Kolling

HAHN, Christoph Ulrich

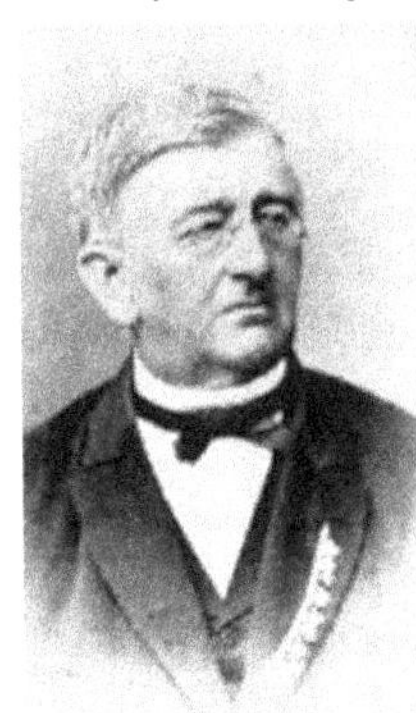

Christoph Ulrich Hahn wurde am 30. Oktober 1805 in Stuttgart als Sohn des Kanzleibeamten beim Evangelischen Kirchenrat, Christoph Matthäus Daniel Hahn, geboren. Er besuchte in seiner Heimatstadt das Gymnasium, studierte anschließend in Tübingen (evangelischen) Theologie und promovierte 1828 zum Dr. phil. Zunächst ging er nach Lausanne in die Schweiz, wo er an einer Privatschule als Erzieher und Sekretär einer Traktatgesellschaft arbeitete. Kurze Zeit, nachdem er 1829 eine Anstellung als Vikar in Esslingen bekam, gründete er in der Neckarstadt (1830) einen Traktatverein. Sein Antrieb dabei war, „zum Lesen der Heiligen Schrift anzutreiben und die Grundwahrheiten unseres evangelischen Glaubens, von dem man in unserer Zeit vielfach abgewichen ist, unter dem Volke wieder vertraut, bekannt, wert und teuer zu machen.“ Schnell erschienen die ersten, von Hahn herausgegebenen Hefte („Altes und Neues aus dem Reiche Gottes“), deren Auflage rapide stieg und bald in die Zehntausende ging. Daneben sammelte der Verein auch Spenden, mit denen er Bedürftige unterstützte. Ab dem Jahr 1832 nannte er sich „Evangelische Gesellschaft“ („eva“), heute eine der ältesten diakonischen Einrichtungen Deutschlands, die mit rund 800 haupt- und 400 ehrenamtlichen Mitarbeitern auf allen Feldern diakonischer Arbeit aktiv ist.

Als die Gesellschaft fünf Jahre nach der Gründung ihren Sitz nach Stuttgart verlegte, war Christoph Ulrich Hahn schon aus dem Vorstand zurückgetreten, da er im Jahre 1833 als Diakonus eine Pfarrstelle in Bönnigheim (Kreis Ludwigsburg) antrat. Dort heiratete er zwei Jahre später (1835) Johanna Lutz, die bereits acht Jahre später starb. In zweiter Ehe heiratete er 1849 Elisabeth Marstaller. Als auch die Bönningheimer Kaufmannstochter jung starb, lebte Christoph Ulrich Hahn, Vater von vier Söhnen und einer Tochter, vom Jahr 1855 an allein.

Während seiner Zeit in Bönnigheim trug Christoph Ulrich Hahn den Gedanken der Diakonie weiter fort, indem er zunächst ein mehrsprachiges Internat („Knabenerziehungsanstalt“), das in seiner Blütezeit 8 Lehrer und 60 bis 70 Schüler zählte, und dann eine „Volksküche“ ins Leben rief. Seit dem Revolutionsjahr 1848/49 beschäftigte er sich mit sozialen Zeitproblemen, gründete viele Wohltätigkeitsanstalten und berichtete darüber in mehreren Schriften. So geht ein Kindergarten, der bis heute besteht, genauso auf seine Initiative zurück wie ein Leseverein, ein Verein zur Bekleidung armer Landleute, ein Verein gegen Bettel der Handwerksgesellen und schließlich ein Verein für christlich erziehende Ackerbauschulen. In seinen Schriften „Über den gegenwärtigen Zustand unserer Armenversorgungsanstalten“ (Stuttgart 1847), „Die Bezirkswohltäthätigkeitsvereine, ihre

Gegenwart und Zukunft. Ein Beitrag zur Lösung der Armenfrage“ (Stuttgart 1848), „Wo fehlt es noch in vielen Gemeinden? Offenes Schreiben an die neuerwählten Gemeinderäthe zunächst in Bönnigheim“ (Stuttgart 1849) oder „Heilmittel für die zunehmende Entsittlichung und Verarmung des Volkes. Ein Beitrag zur Sache der inneren Mission“ ([Stuttgart] 1851) beschrieb Christoph Ulrich Hahn seinen Ansatz, mit dem er der Zeit weit voraus ist: Immer wieder forderte er eine Diakonie, die nicht nur die Folgen der Armut lindert, sondern deren Ursachen bekämpft.

Neben dem ganz praktischen Einsatz für die Bedürftigen seiner Zeit beschäftigte sich Hahn auch als Wissenschaftler. Dabei interessierte er sich für Themen aus der Sektengeschichte genauso wie für die Entwicklung des Pietismus, über die er bedeutende Veröffentlichungen wie „Die große Erweckung in den Vereinigten Staaten von Amerika. Sammlung von Gedanken und Thatsachen darüber zur Prüfung vorgelegt“ (Basel 1859) und eine dreibändige „Geschichte der Ketzer im Mittelalter, besonders im 11., 12. und 13. Jahrhundert“ (Neudruck der Ausgaben Stuttgart 1845-1850, Aalen 1968) vorlegte. Für den zweiten Band seiner monomentalen Geschichte der Ketzer im Mittelalter verlieh ihm die Theologische Fakultät Leipzig 1849 die Ehrendoktorwürde.

Im Jahre 1859 wurde Christoph Ulrich Hahn Pfarrer in Heslach (damals noch ein Vorort von Stuttgart), wo er in den Vorstand des (1817 gegründeten) „Württembergischen Wohltätigkeitsvereins“ eintrat sowie die Redaktion der auch international angesehenen Stuttgarter „Blätter für das Armenwesen“ betreute. Besonders am Herzen lagen ihm dabei die Arbeitsbedingungen in den Fabriken. Auf den Diözesansynoden der Stadt Stuttgart verschaffte er sich schon in den beiden ersten Jahren einen geachteten Namen durch Referate über soziale Fragen und galt bald als anerkannter Fachmann.

Ein neues Arbeitsfeld erschloss sich für Christoph Ulrich Hahn, als er am 14. Oktober 1863 in Stuttgart den Schweizer Jean Henry Dunant (1828-1910) ➔①, den Begründer der Genfer Konvention und des Roten Kreuzes, traf. Vom schweizerischen Bundesrat erreichte Dunant die Einberufung einer internationalen Konferenz im Oktober 1863 nach Genf. Christoph Ulrich Hahn wurde von der Zentralleitung des Württembergischen Wohltätigkeitsvereins als Delegierter nach Genf entsandt und vom Kriegsministerium mit der Berichterstattung über die Konferenz beauftragt. Nach Stuttgart heimgekehrt, berichtete er darüber am 12. November 1863 in der Zentralleitung des Wohltätigkeitsvereins:

„I. Es sei dort einstimmig anerkannt worden, dass a) angesichts der gegenwärtigen verheerenden Kriegsführung der offizielle Sanitätsdienst [...] ungenügend sei, b) dem nur durch zusätzlichen Privatdienst abgeholfen werden könne, c) zu diesem Zwecke das ganze Sanitätspersonal den Status der Unverletzlichkeit erhalten und durch ein besonderes Abzeichen geschützt werden solle; das gesamte Personal und die Lazarette neutral zu stellen seien.

II. Die neue Fassung [gegenüber dem Vorentwurf] der 10 Artikel sei einstimmig gebilligt worden.

III. Man habe den dringenden Wunsch ausgesprochen, in allen Ländern Vereine zu gründen, die schon im Frieden durch Ausbildung von Privatkrankenpflege und durch Vorbereitung der materiellen Mittel Vorsorge treffen zur Pflege für Verwundete.“

Einen ausführlichen Bericht hierzu veröffentlichte Christoph Ulrich Hahn in den „Blättern für das Armenwesen“ vom 21. und 28. November 1863, der in einem Sonderruck vom 6. Dezember 1863 außerdem auf die Friedensaufgaben solcher Gesellschaften verwies, die große Dienste leisten könnten bei Epidemien, Unglücksfällen, Überschwemmungen und Feuersbrünsten. Darin schloss er beschwörend: „Hochherzige Männer und edle Frauen bringen das angefangene Werk zur Ausführung.“

Christoph Ulrich Hahn ließ es unterdessen nicht nur beim feurigen Wort bewenden, sondern schritt unverzüglich zur Tat. Auf seine Einladung hin traten am 12. November 1863 angesehene Stuttgarter Frauen und Männer zusammen und beschlossen gemäß der Genfer Resolution die Gründung eines „Internatio-

nalen Vereins zur Pflege der im Felde verwundeten und erkrankten Soldaten", der bis zur Eintragung ins Vereinsregister den Namen „Württembergischer Sanitätsverein" annahm. Am 24. Januar 1864 erstattete er der Zentralleitung des Wohlfahrtsvereins „Anzeige von der erfolgten Gründung eines Sanitätsvereins", der zugleich die erste Organisation des Roten Kreuzes außerhalb Genfs war.
Dem Stuttgarter Beispiel folgten bald ähnliche Vereinigungen in Oldenburg, Preußen und Hessen, während im Großherzogtum Baden der am 4. Juni 1859 von Großherzogin Luise von Baden (1838-1923) ➔① gegründete Frauenverein solche Aufgaben mit übernahm.
Ehe noch am 22. August 1864 in Genf die private Resolution zur offiziellen Konvention ausgebaut wurde, was auf einer vom Schweizer Bundesrat einberufenen Diplomatenkonferenz geschah, war der Württembergische Sanitätsverein im „Dänischen Feldzug", dem Krieg Preußen und Österreich gegen Dänemark für die Unabhängigkeit der Herzogtümer Schleswig-Holstein, (März 1864) bereits aktiv. Nachdem am 25. Juni 1864 König Wilhelm I. von Württemberg gestorben war, bestieg sein Sohn Karl den Thron und beauftragte am 21. Juli Christoph Ulrich Hahn mit der Vertretung Württembergs in Genf. Die dortigen Verhandlungen, an denen 16 Staaten durch offizielle Delegierte vertreten waren, dauerten vom 8. bis 22. August. Auf dieser 2. Genfer Konferenz kam die „Genfer Konvention" zustande, die die Neutralität der Verwundeten und des Pflegepersonals garantierte und das Rote Kreuz als internationales Schutzzeichen für das gesamte Sanitätswesen anerkannte. Der entsprechende Vertrag unterzeichnete am 22. August 1864 Christoph Ulrich Hahn im Namen des Königreichs Württemberg.
In den Kriegen 1866 (Preußen gegen Österreich unter Beteiligung von Baden und Württemberg) und 1870/71 (Deutschland gegen Frankreich) kümmerte sich der „Württembergische Sanitätsvereins" um die Verwundeten, gleich welcher Nationalität. Nähere Auskünfte darüber geben die von Christoph Ulrich Hahn hierzu vorgelegten Schriften „Rechenschaftsbericht des Württembergischen Sanitätsvereins Nr. 1 (1864-1866) bis Nr. 5 (1878-81)" und „Mitteilungen des Württembergischen Sanitätsvereins während des deutsch-französischen Krieges 1870-71" (1872).
Die Friedensarbeit nach 1871 hatte in Stuttgart zunächst mit der Verteilung verbliebener Spendengelder an Krankenpflege- und Wohlfahrtseinrichtungen begonnen, wobei die von Theodor Fliedner (1800-1864) ➔①gegründeten evangelischen Diakonissen und die von Vinzenz von Paul (1581-1660) ➔① und Louise le Gras (1591-1660) ➔① gegründeten katholischen Barmherzigen Schwestern vorrangig bedacht wurden, da sie sich verpflichtet hatten, auch künftig unter dem Roten Kreuz die Kriegslazarette zu betreuen. Aus gleichen Gründen wurden bis 1875 auf der Karlshöhe Ludwigsburg in Zusammenarbeit mit der Inneren Mission, in deren Gremien Christoph Ulrich Hahn ebenfalls eine maßgebende Rolle spielte, ein Haus für Diakone gebaut, die sich als geprüfte Krankenpfleger unter dem Zeichen des Roten Kreuzes zum Dienst im Kriegsfalle verpflichteten.
Im Alter von 67 Jahren (1872) wurde Christoph Ulrich Hahn, gesundheitlich angeschlagen, pensioniert. Er bezog ein Haus am Fuß der Stuttgarter Karlshöhe, von wo aus er sich wiederholt mit Publikationen – „Die deutschen Frauenvereine unter dem rothen Kreuze" (1870), „Mitteilungen des Württembergischen Sanitätsvereins während des deutsch-französischen Krieges 1870-71" (1872), „Die evangelische Brüder-Gemeine in Herrnhut, ihre Gründung, Ausbreitung, Lehre und Einrichtung" (1878) – und Vorträgen in ganz Deutschland zu Wort meldete. Im Jahre 1880 trat Christoph Ulrich Hahn, für sein diakonisches Engagement hoch geehrt, zum letzten Mal in der Öffentlichkeit auf. Anlass war die 50-Jahr-Feier der Evangelischen Gesellschaft.
Christoph Ulrich Hahn starb am 5. Januar 1881 in Stuttgart. Seine letzte Ruhestätte fand er dort auf dem Fangelsbachfriedhof; seine Grabrede am 7. Januar 1881 hielt Prälat Dr. von Gerok.

Wenig später, am 17. April 1881, beschloss der Verwaltungsausschuss des Württembergischen Sanitätsvereins, wie der Landesverein des Roten Kreuzes bis 1897 hieß, ein „über das ganze Land verbreitetes, einheitlich ausgebildetes und gleichmäßig ausgerüstetes Freiwilliges Sanitätscorps aufzustellen". Kommandeur dieses Sanitätscorps war zunächst der Stuttgarter Hofrat Karl von Hermann (1848-1928) ➔④, der sein Amt 1922 an Theodor von Ströbel abtrat.

Im Andenken an ihren Gründer unterhält die Evangelische Gesellschaft in Stuttgart das Christoph-Ulrich-Hahn-Haus, das etwa seit 2001 über zwanzig Heimplätze für sogenannte „chronisch mehrfachgeschädigte Abhängigkeitskranke mit einer wesentlich seelischen Behinderung" verfügt.

Quellen und Literatur:

Bautz, Friedrich Wilhelm: Christoph Ulrich Hahn. In: Biographisch-Bibliographisches Kirchenlexikon, Band II. Begründet und herausgegeben von Friedrich Wilhelm Bautz. Fortgeführt von Traugott Bautz. Traugott Bautz. Herzberg 1990, Spalte 463-465.

Felber, Victor / Geiger, Martin / Gruber, Walter / Hahn, Jürgen: 1882-1982 Freiwillige Sanitäts-Kolonnen Stuttgart, DRK Kreisverband Stuttgart. [Herausgegeben vom Deutschen Roten Kreuz, Kreisverband Stuttgart e.V. anlässlich des 100-jährigen Jubiläums des Stuttgarter Roten Kreuzes]. Hugo Matthaes. Stuttgart 1982.

Gerok, Dr. von -: Christoph Ulrich Hahn, Pfarrer a.D., Dr. theol, Stuttgart 30.X.1805-5.I.1881. Grabrede 7.I.1881 von Prälat Dr. von Gerk. J. Fink. Stuttgart [1881].

Gruber, Walter: Das Rote Kreuz unserer Landeshauptstadt (1863 bis 1932). In Stuttgart entstand die erste Organisation der Welt nach Genfer Vorstellungen. In: Felber, Victor / Geiger, Martin / Gruber, Walter / Hahn, Jürgen: 1882-1982 Freiwillige Sanitäts-Kolonnen Stuttgart, DRK Kreisverband Stuttgart. [Herausgegeben vom Deutschen Roten Kreuz, Kreisverband Stuttgart e.V. anlässlich des 100-jährigen Jubiläums des Stuttgarter Roten Kreuzes]. Hugo Matthaes. Stuttgart 1982, Seite 7-20.

Gruber, Walter: Die ersten Sanitätskolonnen in Stuttgart. In: Felber, Victor / Geiger, Martin / Gruber, Walter / Hahn, Jürgen: 1882-1982 Freiwillige Sanitäts-Kolonnen Stuttgart, DRK Kreisverband Stuttgart. [Herausgegeben vom Deutschen Roten Kreuz, Kreisverband Stuttgart e.V. anlässlich des 100-jährigen Jubiläums des Stuttgarter Roten Kreuzes]. Hugo Matthaes. Stuttgart 1982, Seite 21-34.

Hahn, Christoph Ulrich (Hrsg.): Philipp Matthäus Hahns hinterlssene Schriften. Zwei Bände. Claß. Rothenburg ob der Tauber 1828.

Hahn, Christoph Ulrich (Hrsg.): Altes und Neues aus dem Reiche Gottes. Evangelische Gesellschaft. Esslingen 1831-1834.

Hahn, Christoph Ulrich: Der symbolischen Bücher der evangelisch-protestantischen Kirche Bedeutung und Schicksale. Johann Friedrich Steinkopf. Stuttgart 1833.

Hahn, Christoph Ulrich: Rede nach der Beerdigung des durch Mörderhand den Seinigen entrissenen Stadtschultheißen Johann Heinrich Rieber. Nürtingen 1835.

Hahn, Christoph Ulrich: Über den gegenwärtigen Zustand unserer Armenversorgungsanstalten. Nebst Mittheilungen über die Armen-Versorgungsanstalt in Neuwied. Steinkopf. Stuttgart 1847.

Hahn, Christoph Ulrich: Die Bezirkswohltäthätigkeitsvereine, ihre Gegenwart und Zukunft. Ein Beitrag zur Lösung der Armenfrage. Steinkopf. Stuttgart 1848.

Hahn, Christoph Ulrich: Wo fehlt es noch in vielen Gemeinden? Offenes Schreiben an die neuerwählten Gemeinderäthe zunächst in Bönnigheim. Stuttgart 1849.

Hahn, Christoph Ulrich: Heilmittel für die zunehmende Entsittlichung und Verarmung des Volkes. Ein Beitrag zur Sache der inneren Mission. [Stuttgart] 1851.

Hahn, Christoph Ulrich: Die Auswanderung. Aufruf an christliche Menschenfreunde. 1853.

Hahn, Christoph Ulrich: Die große Erweckung in den Vereinigten Staaten von Amerika. Sammlung von Gedanken und Thatsachen darüber zur Prüfung vorgelegt. Bahmmaier. Basel 1859.

Hahn, Christoph Ulrich: Aufruf zur Bildung von internationalen Gesellschaften zur Verpflegung (Pflege) der im Kriege verwundeten Soldaten. 1863.

Hahn, Christoph Ulrich: Rechenschaftsbericht des Württembergischen Sanitätsvereins Nr. 1 (1864 bis 1866) bis Nr. 5 (1878-81).

Hahn, Christoph Ulrich: Geschichte der neumanichäischen Ketzer (Geschichte der Ketzer im Mittelalter, besonders im 11., 12. und 13. Jahrhundert, Band 1). Neudruck der Ausgaben Stuttgart 1845-1850. Scientia. Aalen 1968.

Hahn, Christoph Ulrich: Geschichte der Waldenser und verwandter Sekten (Geschichte der Ketzer im Mittelalter, besonders im 11., 12. und 13. Jahrhundert, Band 2). Neudruck der Ausgaben Stuttgart 1845-1850. Scientia. Aalen 1968.

Hahn, Christoph Ulrich: Geschichte der Pasagier, Joachims von Floris, Amalrichs von Bena und anderer verwandter Sekten (Geschichte der Ketzer im Mittelalter, besonders im 11., 12. und

13. Jahrhundert, Band 3). Neudruck der Ausgaben Stuttgart 1845-1850. Scientia. Aalen 1968.
Hahn, Christoph Ulrich: Heilmittel für die zunehmende Entsittlichung und Verarmung des Volkes. J. F. Steinkopf. Stuttgart 1851.
Hahn, Christoph Ulrich: Die deutschen Frauenvereine unter dem rothen Kreuze. Rupp. Reutlingen 1870.
Hahn, Christoph Ulrich: Mitteilungen des Württembergischen Sanitätsvereins während des deutsch-französischen Krieges 1870-71. Stuttgart 1872.
Hahn, Christoph Ulrich: Die evangelische Brüder-Gemeine in Herrnhut, ihre Gründung, Ausbreitung, Lehre und Einrichtung. Aus den vorhandenen größeren Werken für das evangelische Volk zusammengestellt. Gnadau 1878.
www.drk-stuttgart.de/gesch-entstehung.htm.
www.elk-wue.de/cms/kirchefuersie/gedenktage/christophhahn.
www.eva-stuttgart.de/eva_stuttgart.nsf/id/LebChrUlrHa.
Bildquelle: www.eva-stuttgart.de.

Hubert Kolling

HAHN, Sara

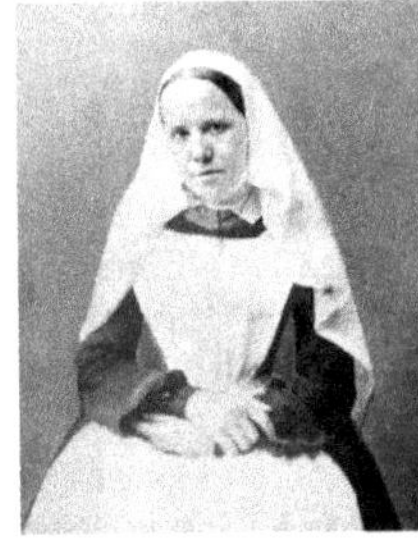

Sara Hahn wurde am 11. Februar 1835 im schlesischen Dorf Heiligensee bei Bunzlau als Tochter eines Lehrers geboren. Schon bald darauf musste sie mit ihrer Familie die Heimat verlassen. Ihr Vater war als ausgewiesener Lutheraner in die Auseinandersetzungen um die Einführung der vom preußischen König Friedrich Wilhelm III. ausgearbeiteten einheitlichen Kirchenagende in der Evangelischen Unierten Preußischen Kirche verwickelt und wurde wegen seiner Treue zur lutherischen Lehre sogar kurzzeitig inhaftiert. In Rostock fand er eine neue Anstellung, so dass Sara Hahn dort ihre Kindheit und Jugend verbrachte. Von ihrem Vater und mit ihm befreundeten Lehrern wurde sie bis zum 16. Lebensjahr unterrichtet und in diesem Alter auch konfirmiert. Anschließend erlernte sie zunächst das Schneiderhandwerk und betrieb in dem neuen Wohnort Dargun / Mecklenburg, in den die Familie 1852 gezogen war, eine Handarbeitsschule. Durch Publikationen der im Frühjahr 1854 gegründeten Diakonissenanstalt im fränkischen Neuendettelsau wurde ihr Vater auf die Möglichkeit einer Lehrerinnenausbildung in diesem Haus aufmerksam und entsandte Sara Hahn gemeinsam mit ihrer Schwester Gertrud im Jahr 1855 dorthin. Ausschlaggebend für die Wahl eines so weit vom Elternhaus entfernt liegenden Mutterhauses war neben der möglichen Ausbildung offenbar seine explizit lutherische Orientierung. Beides schien in dem näher gelegenen 1851 gegründeten Diakonissenstift „Bethlehem“ in Ludwigslust nicht gegeben zu sein. Sara Hahn und ihre Schwester fielen so in zweifacher Hinsicht aus dem üblichen gesellschaftlichen Kontext, aus dem sich die Diakonissenschwesternschaft in Neuendettelsau konstituierte. Zum einen gehörten sie zu dem Viertel von jungen Frauen, die nicht aus Bayern stammten. Auch in sozialer Hinsicht bildeten die aus einem Lehrerhaushalt stammenden Geschwister eine Ausnahme. Gemäß den Vorstellungen des Neuendettelsauer Diakoniegründers Pfarrer Wilhelm Löhe (1808-1872) ➔② kamen zwei Drittel der Probeschwestern aus Handwerker-, Bauern- und Pfarrhaushalten und nur zirka fünf Prozent aus Lehrerfamilien. In der für die Ausbildung von Lehrerinnen konzipierten sogenannten „Grünen Schule“ erhielt Sara Hahn vom Mai 1855 bis Januar 1857 ihre Ausbildung. Am 4. Januar 1857 wurde sie als Diakonisse ausgesegnet. Ihre gute Vorbildung ermöglichte es Schwester Sara, bald nach ihrer Ankunft selbst Schreib-, Zeichen- und Handarbeitsunterricht zu erteilen und der Oberin bei Büroarbeiten zur Hand zu gehen. Die von einer Diakonisse erwartete omnipotente Begabung stellte sie auf vielen weiteren Arbeitsfeldern unter Beweis, so unter anderem als Gesangslehrerin, Leiterin der örtlichen Kleinkinderschule, bei der Beaufsichtigung der Anstaltsbibliothek und der Anferti-

gung von Paramenten, das heißt Textilien für den kirchlichen Gebrauch. In der Paramentenwerkstatt fand sie dann auch ihre eigentliche Wirkungsstätte. Unterbrochen wurde ihre handwerkliche Tätigkeit immer wieder durch Arbeiten in der Anstaltsapotheke, die sie von 1860 bis 1867 leitete. Auch als „Krankendiakonisse" hatte sie sich bei der Versorgung von Kriegsverwundeten zu bewähren. Im Preußisch-Österreichischen Krieg arbeitete sie mit sechzehn weiteren Neuendettelsauer Schwestern vom Juli bis zum Oktober 1866 in verschiedenen Etappenlazaretten, so unter anderem in Hammelburg und Würzburg. Dieser Einsatz der evangelischen Diakonissen für das überwiegend katholisch geprägte bayrische Vaterland brachte einen erheblichen Imagegewinn für die junge Anstalt, der sich etwa in einem Besuch der Königin in Neuendettelsau manifestierte.
Den Deutsch-Französischen Krieg erlebte Sara Hahn in Lazaretten in unmittelbarer Nähe der Kampfhandlungen auf französischem Boden. Die mangelnde Vorbildung der Diakonissen für die Kriegsverwundetenpflege und die schlechte Versorgungslage zwangen sie zum improvisieren. Dies war nicht untypisch für einen Beruf, bei dem die christliche Motivation zum Dienst an leidenden Menschen letztendlich entscheidender war als die fachlichen Kenntnisse. Nach der verlustreichen Schlacht bei Wörth im Elsaß Anfang August 1870 schrieb sie aus einem Notlazarett des IX. bayrischen Feldspitals: „O Gott, jetzt weiß ich, was ein Kriegsschauplatz ist! Sie können sich keine Vorstellung machen von dem namenlosen Elend. [...] Viele Privathäuser mußten Verwundete aufnehmen, alle liegen auf der Erde auf purem Stroh. Als wir ankamen, fanden wir die Armen noch mit dem Nothverband vom Schlachtfeld her, in drei Tagen nichts gegessen. Waschen sollten wir vor allem die Kranken, vom Blute reinigen, das thaten wir treulichst, aber Ärzte waren keine zur Hand. So gut wir's verstanden, legten wir Verbände an. [...] Wir thun was wir können, arbeiten Tag und Nacht. An Versorgung des Pflegepersonals ist nicht zu denken, zu essen haben wir kaum nothdürftig, Brot müssen wir betteln; an ein Bett für uns ist kein Gedanke, nicht mal ein Strohsack."
Als herausragendes Ereignis ihres Lebens ist die Teilnahme an der Kaiserproklamation am 18. Januar 1871 im Schloß von Versailles anzusehen. Mit einigen der im Lazarett innerhalb des Schlosses eingesetzten Schwestern konnte sie sich über ein Vorzimmer in den Spiegelsaal schleichen. Versteckt hinter den Fahnenträgern an der Stirnseite verfolgten sie den Fortgang der Ereignisse aus unmittelbarer Nähe, ohne selbst gesehen zu werden. Demzufolge fehlen die Diakonissen auch auf dem bekannten Gemälde Anton von Werners von der Reichsgründungsfeier. In einem Brief an eine befreundete Familie schrieb Schwester Sara voll Selbstbewusstsein: „Freilich sind wir dagewesen, glauben Sie's denn nicht? Den nachfolgenden Generationen werden wirs noch erzählen, was wir am 18. Januar 1871 gesehen haben bei der Proklamation des deutschen Kaisers Wilhelm! Hätte doch jemand gefehlt, wenn wir nicht hingegangen wären, waren doch obendrein die einzigen Damen in dem weiten Raum voll uniformierter Größen und Kleinen des deutschen Reiches. Das hätte doch auch niemand von uns geglaubt, daß wir diesen wichtigen Tag in Versailles erleben und in unmittelbarer Nähe Zeuginnen des erhabenen Schauspiels sein würden!"
Nach ihrer Rückkehr widmete sie sich wieder überwiegend der Herstellung von Paramenten. Kurz nach ihrem 81. Geburtstag verstarb Schwester Sara am 17. März 1916 friedlich in ihrem Diakonissenmutterhaus, das sie in ihrem Testament als ihre eigentliche irdische Heimat bezeichnete. Weiter führte sie darin aus: „Hier bin ich geworden von Gottes Gnaden, was ich bin; Gott hat hier Geduld gehabt mein Lebenlang mit meiner Schwachheit, hat sich meinen elenden Dienst gefallen lassen, und wenn er mir ausgeholfen hat zu seinem himmlischen Reich, wird mein Leib auch hier auf unserem Gottesacker neben meiner Schwester Gertrud ruhen bis zur fröhlichen Urständ."

Quellen und Literatur:

Archiv der Diakonie Neuendettelsau (Heilsbronner Straße 1, D-91564 Neuendettelsau): Schwesternakte Sara Hahn.

Jenner, Harald: Von Neuendettelsau in alle Welt. Entwicklung und Bedeutung der Diakonissenanstalt Neuendettelsau / Diakonie Neuendettelsau 1854-1891/1900. Diakonie. Neuendettelsau 2004.
Rößler, Hans: „Heil Dir im Siegerkranz, Herrscher des Vaterlands!". Neuendettelsau und der Krieg 1870/71. In: Rößler, Hans: Unter Stroh- und Ziegeldächern. Aus der Neuendettelsauer Geschichte. Freimund-Verlag. Neuendettelsau 1982, Seite 184-191.
Bildquelle: Archiv der Diakonie Neuendettelsau

Annett Büttner

HANDLOSER, Siegfried

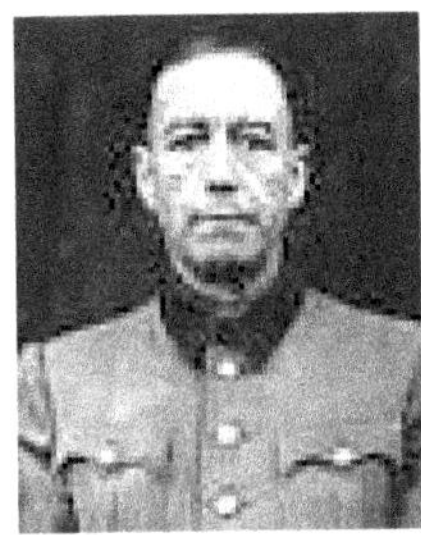

Am 20. August 1947 endete in Nürnberg der sogenannte Ärzteprozess. Angeklagt waren damals Mediziner, die in der Zeit des Nationalsozialismus Menschen wie Laborratten behandelt hatten. Alle betroffenen Täter rechtfertigten den Verbrauch von „Menschenmaterial" zu Versuchszwecken mit Nützlichkeitsargumenten der Gesundheit kommender Generationen. Angeklagt und verurteilt wurde damals in Nürnberg – im Gegensatz etwa zu Herbert Linden (1899-1945) ➔④, der Reichsbeauftragte der Heil- und Pflegeanstalten und Hauptbetreiber von Krankenmorden, der sich durch Suizid seiner Verantwortung entzog – auch der Chef des Wehrmachts-Sanitätswesens, Prof. Dr. Siegfried Handloser.
Siegfried Handloser wurde als Sohn des Musikdirektors Konstantin und dessen Ehefrau Anna Maria am 25. März 1885 in Konstanz geboren. Über seine Kindheit und Jugend ist nichts bekannt. Nachdem er das Gymnasium erfolgreich beendet hatte, trat er 1904 in die Kaiser-Wilhelm-Akademie für das militärische Bildungswesen in Berlin ein, wo er 1910 das Medizinische Staatsexamen bestand und Assistenzarzt wurde. Ein Jahr später (1911) promovierte er in Straßburg mit einer Arbeit über „Die spezifische Behandlung des Typhus abdominalis". Er war von Studienbeginn bis zum Ende des Zweiten Weltkriegs (1939-1945) Angehöriger des Sanitätsdienstes des deutschen Heeres. Im Juni 1912 wurde er zum Oberarzt befördert. Während des Ersten Weltkriegs (1914-1918) war er hinter den Fronten im Westen und Osten sanitätsärztlich tätig. Nach Kriegsende wurde er an die Medizinische Universitätsklinik in Gießen zur Facharztausbildung kommandiert. Danach übernahm er die Leitung der Inneren Abteilung eines Lazaretts. 1928 wurde er zum Oberstabsarzt befördert und trat als Referent in die Heeres-Sanitätsinspektion des Reichswehrministeriums ein. 1932 wurde er im Rang eines Oberstarztes Korps- und Wehrkreisarzt V in Stuttgart und betätigte sich danach als General- beziehungsweise Generalstabsarzt in Dresden. 1938 wurde er zum Heeresgruppenarzt des Heeresgruppenkommandos 3 befördert und nach Wien versetzt. Dort hielt er seit dieser Zeit auch Vorlesungen über Probleme der Wehrmedizin und wurde im Oktober 1939 zum Honorarprofessor ernannt.
Während des Zweiten Weltkrieges war Siegfried Handloser zunächst Armeearzt der 12. und 14. Armee, bis er im November 1940 in die Sanitätsinspektion des Heeres kommandiert und am 1. Februar 1941 als Nachfolger von Anton Waldmann (1878-1941) unter Beförderung zum Generaloberstabsarzt von Adolf Hitler (1889-1945) zum Heeressanitätsinspektor und wenig später zum Heeresarzt beim Generalquartiermeister des Oberkommandos des Heeres ernannt wurde. Seit Juni 1942 bekleidete er darüber hinaus im Oberkommando der Wehrmacht das neu eingerichtete Amt eines „Chefs des Wehrmachts-Sanitätswesens" und wurde danach zum Generaloberstabsarzt der Wehrmacht ernannt. Damit war Siegfried Handloser Fach- und Disziplinarvorgesetzter des gesamten Sanitätspersonals des Heeres und für dessen Ausbildung verantwortlich. Seit Juni 1942 war diese Verantwortlichkeit auf alle Wehrmachtsteile und die Waffen-SS sowie auf das ärztliche Kriegsgefangenenwesen der Wehrmacht ausgeweitet. Somit unterstanden die meisten medizinischen Kriegsverbrecher sei-

ner fachlichen und Disziplinaraufsicht. Siegfried Handloser, seit 1943 auch Honorarprofessor in Berlin und im Kuratorium des Kaiser-Wilhelm-Instituts für Hirnforschung, war mithin auch für alle medizinischen Verbrechen verantwortlich, die im Rahmen des Wehrmachts-Sanitätswesens besonders an Kriegsgefangenen begangen wurden. Über die „Humanexperimente“ an KZ-Häftlingen war er umfassend unterrichtet, intervenierte aber in keinem einzigen Fall dagegen. Wenngleich er im Herbst 1944 als Heeressanitätsinspektor und Heeresarzt abgelöst wurde, blieb er Chef des Wehrmachts-Sanitätswesens und war befugt, im Rahmen seines Aufgabenbereichs der gesamten Wehrmacht und Waffen-SS „Befehle zu erteilen“.

Zu seinen Aufgaben als Chef des Wehrmachts-Sanitätswesens gehörte auch die sogenannte „Kriegskrankenpflege“. Der dort latent vorhandene Mangel an Pflegekräften und Sanitätspersonal hatte sich in der Sowjetunion im Winter 1941/42 zu einem akuten Notstand verschärft. Bei einer Kälte von minus 44 Grad brach die Bergung von verwundeten und erfrierenden Soldaten zusammen, das Wehrmachts-Sanitätswesen war völlig überfordert. Das Rote Kreuz mobilisierte darauf hin über seine Landesstellen im Reich 3.000 Rotkreuzsanitäter; diese wurden in Warschau eingekleidet, in Gruppen, Bereitschaften und Züge eingeteilt und an die Front geschickt. Dort übernahmen sie von Truppensanitätern die Verwundeten und luden sie in Lazarettzüge um, die seit Mitte Februar 1942 im rückwärtigen Gebiet eintrafen. Das Ausmaß dieser Katastrophe wurde der Bevölkerung freilich verschwiegen. Selbst in einem internen Bericht über den „Einsatz von DRK-Helfern im Kriege“ heißt es verharmlosend: „Zur sanitären Betreuung der verwundeten Soldaten auf den befehlsmäßigen Lazarettzügen wurden Anfang 1942 DRK-Männer in größerer Zahl eingesetzt, die zuerst der Dienststelle des Generals z.b.V XV unterstanden.“

Siegfried Handloser geriet in Kriegsgefangenschaft und stand vom 9. Dezember 1946 bis zum 19. Juli 1947 im Nürnberger Ärzteprozess vor dem I. Amerikanischen Militärgerichtshof, der ihn am 20. August 1947 des Kriegsverbrechens und des Verbrechens gegen die Menschlichkeit schuldig sprach und zu lebenslänglicher Haft verurteilte. In der Urteilsbegründung hieß es: „Das Kriegsgericht legt einem Offizier, der eine befehlende Stellung innehat, die positive Pflicht auf, alle die in seiner Macht stehenden und den Umständen angemessenen Schritte zu unternehmen, um diejenigen in seiner Befehlsgewalt stehenden Personen von der Begehung von Handlungen abzuhalten, welche Verletzungen des Kriegsrechtes darstellen.“ Handloser habe es in dieser Hinsicht an der notwendigen Wahrnehmung seiner Aufsichtspflicht mangeln lassen. Das Gericht bezog sich in seiner Urteilsbegründung auf den Präzedenzfall „Yamashita“ (1946), in dem festgestellt worden war, dass aufgrund eines allgemeinen Kriegsrechtes Befehlshaber „in gewissem Maße für ihre Untergebenen verantwortlich“ sind, wenn es darum geht, die Zivilbevölkerung und Kriegsgefangene vor „Brutalität“ zu schützen. Diese Entscheidung treffe „besonders auf den Fall Handloser“ zu. Die Verteidigung Handlosers hatte in einem Antrag an das Supreme Court der Vereinigten Staaten versucht, eine Urteilsbestätigung zu verhindern, da die im Prozess inkriminierten „Humanexperimente“ (Erfrierungs-, Sulfonamid-, Fleckfieber) ausschließlich in Konzentrationslagern und nicht von Angehörigen der Wehrmacht durchgeführt worden seien. Das „Gesuch auf Versagen der Bestätigung des Urteils“ wurde jedoch mit 5 gegen 3 Stimmen abgelehnt. Tatsächlich unterstanden dem Chef des Wehrmachts-Sanitätswesens nicht nur die Chefs des Sanitätswesens von Heer, Luftwaffe und Marine, sondern auch der Reichsarzt-SS und Polizei, Ernst Robert Grawitz (1899-1945) ➔④, so dass sich der Aufsichtsbereich von Siegfried Handloser auch auf alle von SS-Ärzten zu verantwortenden „Humanexperimente“ erstreckte.

Die gegen Siegfried Handloser verhängte lebenslängliche Haftstrafe wurde später auf 20 Jahre begnadigt; im Dezember 1953 wurde er als Kranker (Kiefertumor) aus dem Kriegsverbrechergefängnis in Landsberg entlassen. Das Präsidium des Deutschen Ärztetages und

die Arbeitsgemeinschaft der Westdeutschen Ärztekammern hatten sich im Oktober erneut an die Bundesregierung gewandt und sie gebeten, „bei den zuständigen alliierten Stellen darauf hinzuwirken, daß endlich auch die noch in alliiertem Gewahrsam befindlichen kriegsgefangenen [!] deutschen Ärzte freigegeben werde."
Kurz nach seiner Freilassung starb Siegfried Handloser am 3. Juli 1954 in München an seiner Krebserkrankung. In einem Nachruf, der 1954 in den „Ärztlichen Mitteilungen", den Vorläufern des „Deutschen Ärzteblattes" erschien, heißt es lapidar und verschleiernd: „Seine glanzvolle Laufbahn endete [...] schuldlos in Elend und tiefem Leid."

Quellen und Literatur:

Ebbinghaus, Angelika / Roth, Karl Heinz: 545 Kurzbiographien zum Ärzteprozeß. Der Nürnberger Ärzteprozeß 1946/47. Wortprotokolle, Anklage- und Verteidigungsmaterial, Quellen zum Umfeld. Im Auftrag der Stiftung für Sozialgeschichte des 20. Jahrhunderts herausgegeben von Klaus Dörner, Angelika Ebbinghaus und Karten Linne in Zusammenarbeit mit Karl Heinz Roth und Paul Weindling. Erschließungsband zur Mikrofiche-Edition. Bearbeitet von Karten Linne. Mit einer Einleitung von Angelika Ebbinghaus zur Geschichte des Prozesses und Kurzbiographien der Prozessbeteiligten. K.G. Saur. München 2000, Seite 71-179, hier Seite 101 und Seite 163.

Ebbinghaus, Angelika / Dörner, Klaus (Hrsg.): Vernichten und Heilen. Der Nürnberger Ärzteprozeß und seine Folgen. Aufbau-Verlag. Berlin 2001.

Eckart, Wolfgang U.: Prof. Dr. med. Siegfried Handloser (1885-1854). Generaloberstabsarzt, Heeressanitätsinspektor. In: Hitlers militärische Elite, Band 2. Herausgegeben von Gerd Ueberschär. Wissenschaftliche Buchgesellschaft. Darmstadt 1998, Seite 87-92.

Handloser Siegfried: Die spezifische Behandlung des Typhus abdominalis. Medizinische Dissertation. Straßburg 1911.

Handloser, Siegfried [und andere] (Hrsg.): Der deutsche Militärarzt. Zeitschrift für die gesamte Wehrmedizin. Berlin (bis 1944).

Handloser, Siegfried / Hoffmann, Wilhelm (Hrsg.): Wehrhygiene. Bearbeitet von S. von Atmer. Springer. Berlin 1944.

Handloser, Siegfried: Innere Wehrmedizin. Steinkopff. Dresden 1944.

Handloser, Siegfried: Praktische Ausbildung des Sanitätsoffiziers. In: Medizinische Welt, 9 (1935), Seite 1491-1494.

Handloser, Siegfried: Hitzschlag. In: Lehrbuch der Militärhygiene, herausgegeben von A[nton] Waldmann. Berlin 1936, Seite 591-598.

Handloser, Siegfried: Heeressanitätsdienst im Wehrmachtsmanöver 1937. In: Der deutsche Militärarzt, 3 (1938), Seite 79-85.

Handloser, Siegfried: Musterung und Volksgesundheit. In: Wiener klinische Wochenschrift, 52 (1939), Seite 606.

Handloser, Siegfried: Wehrmedizin. In: Wiener klinische Wochenschrift, 52 (1939), Seite 1-4.

Handloser, Siegfried: Paratyphus A-Erkrankungen. In: Medizinische Klinik, 35 (1939), Seite 1442.

Handloser, Siegfried: Gruppenerkrankung an Trichinose. In: Wiener klinische Wochenschrift, 53 (1940), Seite 243.

Handloser, Siegfried: Richtlinien für die Versorgung Verwundeter in den vorderen Sanitäts-Einrichtungen. Vierte Auflage. Oberkommando des Heeres. Berlin 1942.

Klee, Ernst: Auschwitz, die NS-Medizin und ihre Opfer. Überarbeitete Neuausgabe. S. Fischer. Frankfurt am Main 2001, Seite 276.

Klee, Ernst: Das Personenlexikon zum Dritten Reich. Wer war was vor und nach 1945? S. Fischer. Frankfurt am Main 2003, Seite 223.

Klee, Ernst: Was sie taten – Was sie wurden. Ärzte, Juristen und andere Beteiligte am Kranken- und Judenmord. S. Fischer. Frankfurt am Main 1988, Seite 64.

Medizin ohne Menschlichkeit. Dokumente des Nürnberger Ärzteprozesses. Herausgegeben und kommentiert von Alexander Mitscherlich und Fred Mielke. Mit einem neuen Vorwort zum Nachdruck 1977 von Alexander Mitscherlich. Durchgesehene und neugesetzte Ausgabe. Fischer. Frankfurt am Main 1995, Seite 366.

Riesenberger, Dieter: Das Deutsche Rote Kreiz. Eine Geschichte 1864-1990. Ferdinand Schöningh. Paderborn, München, Wien, Zürich 2002, Seite 323 und 325.

www.ushmn.org.

Bildquelle: www.ushmn.org.

Hubert Kolling

HAUS, Conrad Josef

Franz Xaver Markmiller (1800-1879) ➔③, der 1839 in den Orden der Barmherzigen Brüder des heiligen Johannes von Gott (1495-1550) ➔② in Neuburg eingetreten war, unterrichtete – nachdem er eine Baderschule in Landshut mit der Note „vorzüglich" absolvierte hatte – als Novizenmeister dreißig Jahre lang seine jungen Mitbrüder in den

Fächern Anatomie und Physiologie sowie Chirurgie. Im Jahre 1845 schaffte er zu Unterrichtszwecken das damals neu erschienene „Lehr- und Handbuch für Bader“ an, weil seines Erachtens sieben von elf Kapiteln für den Unterricht in der Krankenpflege gut verwendbar waren und es außerdem ein Kapitel „Von dem Krankenwärterdienste“ enthielt.

Veröffentlicht hatte das 294 Seiten starke „Lehr- und Handbuch für Bader“ im Jahre 1845 der „königl[ich] bayer[ische] Regierungs-Medizinalrath“ Conrad Josef Haus im Augsburger Verlag „Kollmann“. 1877 erschien das Buch in zweiter, verbesserter Auflage mit gleichem Umfang, diesmal aber im dortigen Verlag „Manz“.

Conrad Josef Haus war am 8. März 1799 in Würzburg geboren worden. Über sein Elternhaus sowie seine Kindheit und Jugend ist nichts bekannt. Bereits im Alter von 17 Jahren immatrikulierte er sich am 4. November 1816 an der Universität Würzburg im Fach Philosophie. Wenig später muss er aber zur Medizin gewechselt sein, denn 1823 promovierte er in seiner Heimatstadt zum Doktor der Medizin. Seine 66 Seiten umfassende Dissertation mit dem Titel „Die Auscultation in Bezug auf Schwangerschaft“ erschien 1923 im Würzburger Verlag Richter. Anschließend arbeitete Conrad Josef Haus scheinbar als niedergelassener Arzt, zumindest wird er im Adressbuch der Stadt Würzburg von 1829 unter den Ärzten aufgeführt, allerdings ohne Adressenangabe.

Im Jahre 1831 publizierte Conrad Josef Haus im Würzburger Verlag „Bauer“ ein 160 Seiten umfassendes Buch über „Bocklet und seine Heilquelle“. Am 20. Dezember 1834 zog er als „Kreismedizinalrath u[nd] Doctor“ nach Augsburg. Wie aus den Meldeunterlagen ersichtlich ist, war der Katholik Haus mit der Protestantin Charlotte Thilenius verheiratet.

Am 21. Juni 1843 erschien im „Königlich Bayerischen Intelligenzblatt“ ein die Chirurgen betreffender ministerieller Erlass, wonach „die Ausübung der Arzneikunde mit Inbegriff der gesamten Chirurgie und der operativen Geburtshilfe [...] fortan ausschließlich nur wissenschaftlich gebildeten und förmlich promovierten Ärzten zugestanden, und von dem Badergewerbe gänzlich getrennt werden“ soll. Da Conrad Josef Haus in Schwaben und Neuburg im Vorstand der „Approbations-Prüfungs-Kommission für Bader“ mitarbeitete, veröffentlichte er 1845 das bereits erwähnte „Lehr- und Handbuch für Bader“, das auch im Hinblick auf die Ausbildung in der Krankenpflege von Bedeutung ist.

Haus brachte in einer Vorrede zum Ausdruck, dass „die bereits bestehenden, für unterärztliche Individuen der verschiedensten Art bestimmten Lehr- und Handbücher im In- und Auslande ohne Ausnahme, wegen ihrer höheren und mehr wissenschaftlichen, auf eine bei weitem ausgedehntere Wirkungssphäre berechneten Richtung und Ausdehnung, für einfache Bader – wie ihnen die neue bayerische Baderordnung [von 21. Juni 1843] die Stellung anweist – nicht nur ganz unpassend, sondern selbst unverständlich seyen“ (Seite V). Einleitend äußert er sich grundlegend zur Stellung der Bader und macht darauf aufmerksam, dass diese ihre Kompetenzen nicht überschreiten dürften: „Der Bader begreife daher wohl seine eigentliche Bestimmung und sei derselben immerwährend bewusst. Er sei weit davon entfernt, sich für einen Heilkünstler zu halten, sondern bedenke, dass die Heilkunde in allen ihren Zweigen, nämlich sowohl die innerliche Heilkunde, als die Chirurgie und die Geburtshilfe, eine vieljährige wissenschaftliche Ausbildung erfordern, zu welcher nur Aerzte auf den Hochschulen gelangen können, und daß Jeder, wer sich, ohne die nöthigen Kenntnisse zu besitzen, in das ärztliche Gebiet wagt, leicht großen und oft unersetzlichen Schaden an der Gesundheit und am Leben des Menschen stiften könne. [...] Der Bader betrachte sich, ausgenommen in denjenigen Funktionen, zu welchen er selbstständig befugt ist, immer als Gehilfen des Arztes, erweise diesem die gehörige Achtung, befolge dessen Anordnungen auf das pünktlichste und vermesse sich nie, dieselben zu verdächtigen oder zu tadeln“ (Seite 11-12).

Das siebte von insgesamt elf Kapiteln widmet Conrad Josef Haus speziell dem „Krankenwärterdienste“ (Seite 240-263). Die „Krankenwart“ beziehungsweise „Krankenpflege“

versteht er danach als „ein äußerst wichtiger Dienst, welcher die Bemühungen des Arztes wesentlich unterstützt, und somit viel zum glücklichen Ausgange einer Krankheit beitragen kann." Die notwendigen Eigenschaften eines Krankenwärters sind seines Erachtens „religiöser menschenfreundlicher Sinn, ausdauernde Geduld, Treue und Redlichkeit, Verschwiegenheit, Reinlichkeit, Nüchternheit, Aufmerksamkeit, Wachsamkeit, Geistesgegenwart, Furchtlosigkeit und pünktlicher Gehorsam gegen den Arzt" sowie „gewisse Kenntnisse, ohne welche er diesem schweren Berufe nicht vollkommen nachkommen kann" (Seite 240).

Die Krankenpflege sollte sich vor allem die folgenden Punkte beherzigen:

„1.) die Außenverhältnisse und Lebensordnung des Kranken,

2.) die Verabreichung und Anwendung der Verordneten Arzneien und sonstigen Heil- und Hilfsmittel,

3.) die Beobachtung der Krankheitserscheinungen zum Behufe des mündlichen und schriftlichen Rapports an den Arzt, und

4.) das Benehmen des Krankenwärters bei besonderen Zufällen" (Seite 241).

Am 1. November 1866 meldete sich Conrad Josef Haus in München an, wo er am 13. Januar 1873 auch verstarb und im „Südlichen Friedhof" – im Grab „M[auer], r[echts], Nr. 221" – bestattet wurde.

Mit seinem „Handbuch der allgemeinen Krankenpflege" gehört Conrad Josef Haus in die Reihe der Autoren, die zwischen dem Ende des 18. und frühen 20. Jahrhundert – wie etwa 1794 Christian August Struve (1767-1807) ➔②, 1807 Franz Christian Carl Krügelstein (1779-1864) ➔⑤, 1831 Maximilian Florian Schmidt (1784-1846) ➔①, 1832 Johann Friedrich Diefenbach (1792-1847) ➔①, 1837 Carl Emil Gedicke (1797-1867) ➔①, 1837 Johann Ferdinand Martin Heyfelder (1798-1869) ➔①, 1851 Friedrich Wilhelm Theodor Ravoth (1816-1878) ➔①, 1866 Ferdinand Battlehner (1824-1906) ➔③, 1876 Joseph Sprengler (1812-1884) ➔④, 1881 Theodor Billroth (1829-1894) ➔①, 1884 Paul von Sick (1836-1900) ➔② oder 1902 Julius Fessler (1862-1937) ➔② – neben ihrem ärztlichen Wirken auch ein Lehrbuch zur Krankenpflege publizierten.

Quellen und Literatur:

Bayerische Julius-Maximilians-Universität Würzburg, Universitätsarchiv: Schriftliche Mitteilung an den Verfasser vom 14. Dezember 2004.

Bayerische Julius-Maximilians-Universität Würzburg, Universitätsbibliothek Fränkische Landeskunde: Schriftliche Mitteilung an den Verfasser vom 25. November 2004.

Haus, Conrad: Die Auscultation in Bezug auf Schwangere. [Dissertation]. Richter. Würzburg 1823.

Haus, C[onrad] J[osef]: Bocklet und seine Heilquellen. Für Ärzte und Nichtärzte beschrieben. Bauer. Würzburg 1831.

Haus, C[onrad] J[osef]: Lehr- und Handbuch für Bader. Mit Zugrundelegung der Badeordnung im Königreiche Bayern; mit einer illuminierten Steintafel. Kollmann. Augsburg 1845. (Zweite, verbesserte Auflage. Manz. Augsburg 1877).

Landeshauptstadt München Direktorium, Stadtarchiv: Schriftliche Mitteilung an den Verfasser vom 3. Dezember 2004.

Stadtarchiv Augsburg: Schriftliche Mitteilung an den Verfasser vom 11. November 2004.

Stadtarchiv Würzburg: Schriftliche Mitteilung an den Verfasser vom 25. November 2004.

Strohmayer, Hermenegild: Hospitalorden. Krankenpflegeschulen im Hospitalorden des hl. Johannes von Gott. Johann von Gott. München 1988, Seite 99-100.

Hubert Kolling

HAW, Johannes Baptista Maria

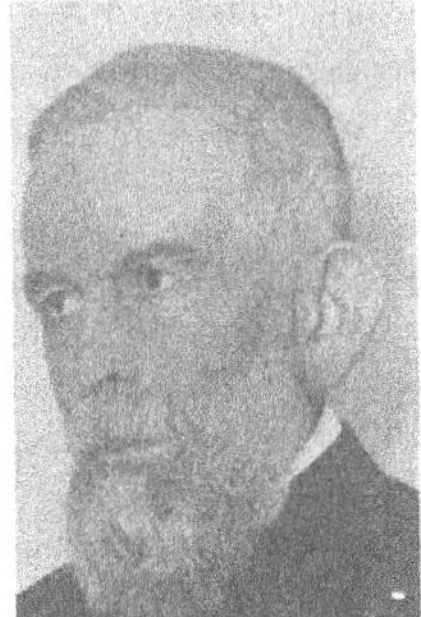

Seit mehr als sieben Jahrzehnten erscheint im Johannes-Verlag Leutesdorf der „Krankenbrief", der in früheren Jahren den Zusatz „Monatsschrift für Alte und Kranke" trug. Die vom Sekretariat des Krankenapostolats im Leutersdorfer Missionswerk Johannesbund e.V. herausgegebene Zeitschrift richtet sich „an alle, die sich im Glauben an Jesus Christus mit der Lebenssituation des leidenden Menschen auseinandersetzen". Der Krankenbrief ist zugleich auch die monatlich erscheinende Mitgliedszeitschrift des Krankenapostolats, einer weltweiten „Gebetsgemeinschaft von Christen, die ihre Krankheiten und Leiden mit Christus tragen wollen für das Leben der Welt." Gegründet wurde der Johannesbund Leutersdorf beziehungsweise die Ordensgemeinschaften der Johannesschwestern von Maria Königin (CSJ) und der Missionare vom heiligen Johannes dem Täufer (MSJ) von Johannes Baptista Maria Haw, der auch als „Apostel der Verzweifelten" in die Geschichte einging.

Johannes Haw wurde am 26. Mai 1871 in Schweich bei Trier als zweites von acht Kindern in eine moselländische Landwirtsfamilie hineingeboren und besuchte als Zögling des Trierer Konvikts das Friedrich-Wilhelm-Gymnasium, das er im Februar 1891 mit dem Zeugnis der Reife verließ. Konabiturienten waren unter anderem Nikolaus Bares, später Bischof von Hildesheim und Berlin, und Antonius Mönch, nachmaliger Weihbischof in Trier.

Von 1891 bis 1895 studierte Haw am Bischöflichen Priesterseminar in Trier Philosophie und Katholische Theologie, am 30. März 1895 wurde er im Alter von 24 Jahren im Trierer Dom durch Bischof Michael Felix Korum zum Priester geweiht. Anschließend war er als Kaplan in der Pfarrei Liebfrauen in Koblenz tätig, wurde am 8. Oktober 1897 zum Pfarrvikar von Holz (Saarland) und am 21. April 1900 zum Pfarrer von Wintersdorf an der Sauer ernannt. Seit dem 9. Juli 1906 amtierte er als Rektor des Hospitals in Trier.

In Wintersdorf legt die von ihm erbaute Pfarrkirche ein sichtbares Zeugnis von seinem Einsatz für die Pfarrei ab. Bereits unter den Bergleuten in Holz hatte Haw die Not der Familien kennen gelernt, die die Abhängigkeit vom Alkohol mit sich brachte. Diese Eindrücke und Erfahrungen bestimmten seinen weiteren Lebensweg. So setzte er seine ganze Kraft und Begabung ein, für die Mäßigkeit und für die Enthaltung von alkoholischen Getränken, vor allem vom Schnaps, zu werben.

Johannes Haw wurde mit vielen Mitstreitern zu einem der führenden Köpfe in der Antialkohol- und Mäßigkeitsbewegung in Deutschland. 1908 gründete er den „Katholischen Mäßigungsbund Deutschlands" mit der Kinderabteilung „Schutzengelbund" und wurde dessen Vorsitzender. Bereits 1905 hatte er die Schrift „König Alkohol. Ein Aufruf zum Kampfe gegen den Erbfeind" veröffentlicht, von der bis 1927 sieben Auflagen – zuletzt von Wilhelm Baumeister im Auftrag des Verfassers neu herausgegeben – erschienen. Sein besonderes Anliegen war, dass die von der Alkoholabhängigkeit betroffenen Menschen nicht nur fachliche Beratung, Begleitung und Aufklärung bekamen, sondern auch eine Stütze im Glauben erfuhren.

Am 17. April 1909 wurde der sozial überaus engagierte Haw für den Aufbau eines sozial-karitativen Apostolates freigestellt. Er nahm seinen Wohnsitz in Leutesdorf am Rhein und gründete den „Johannesbund", eine neue „geistliche Vereinigung" zur Ausbreitung des Reiches Christi nach dem Vorbild Johannes des Täufers. Am 15. Oktober 1919 schlossen sich die ersten Mitglieder aus der Mäßigkeitsbewegung und dem „Kreuzbündnis" zu dieser neuen Vereinigung zusammen. Um der Abhängigkeit und der Neigung zum Alkohol widerstehen zu können, gab er diesen Gruppen zum ersten Mal Exerzitien („Geistliche Übungen").

Aus dieser ersten Vereinigung erwuchsen zwei Ordensgemeinschaften, die heute noch die Kerngemeinschaften des Johannesbundes bilden: Die Ordensgemeinschaft der Johannesschwestern von Maria Königin und die Gemeinschaft der Missionare vom heiligen Johannes dem Täufer. Beide haben ihren Sitz in Leutesdorf und arbeiten in der Betreuung von Wohnungslosen (Obdachlose und entlassene Strafgefangene), in Altenheimen, in Sozialstationen, im Krankenapostolat sowie in der Glaubensverkündigung vor allem mit Zeitschriften und Kleinschriften, die durch die „Katholische Schriften-Mission" in Leutesdorf in ganz Deutschland große Verbreitung finden.

Johannes Haw veröffentlichte zahlreiche Schriften, darunter „Eine gute Osterbeicht! Ein Mahnruf an viele Katholiken", „Etwas aus dem dunklen Jenseits für Jedermann", „Der Himmel auf Erden!", „Christus komm!", „Eine gute Beichte. Ein Wunder der göttlichen Barmherzigkeit" und „Der Johannesbund. Ein Apostolatswerk der Gegenwart". Daneben oblag ihm jahrelang die Schriftleitung der Zeitschriften „Hoffnung. Blätter für jedermann" (seit 1926), „Christus, der König und seine Verlorenen" (seit 1929), „Wir Königs-Kinder" (seit 1930), „Der Rufer. Im Dienst des christlichen Lebens" (seit 1931) und „Krankenbrief" (seit 1934).
Pater Johannes Maria Haw starb am 28. Oktober 1949 in Leutesdorf und wurde in einer Gruft der Ölbergkapelle gegenüber der 1646 erbauten Wallfahrtskirche „Heilig Kreuz" begraben. Der Seligsprechungsprozess für Haw ist zur Zeit in Trier anhängig. Inzwischen haben die genannten Ordensgemeinschaften und der Johannesbund ihre Tätigkeit über Deutschland hinaus ausgedehnt. Sie leben und wirken in Portugal, in Mosambik (Ostafrika) und vor allem in Indien.

Quellen und Literatur:

Appel, Petrus Maria: Pater Johannes Maria Haw und sein Tugendleben. Johannesverlag. Leutesdorf 1953.
Beaugrand, Günter (Hrsg.): Die neuen Heiligen. Große Christen auf dem Weg zur Heilig- und Seligsprechung. Pattloch. Augsburg 1991, Seite 247-250.
Berghoff, Stephan: Die Menschen für Gott. Pater Johannes Maria Haw. Sein Leben, sein Werk, seine Seele. Fünfte Auflage. Johannes Verlag. Leutesdorf 1990. (Erste und zweite Auflage 1950, dritte Auflage 1981).
Fleckenstein, Josef: Über die Idee und die historischen Voraussetzungen des Johannesbundes. Historische Marginalien über den Zusammenhang von Gründung und Reform. Festgabe zum 100. Geburtstag des Gründers P. Johannes M. Haw am 26. Mai 1971. Johannes Verlag. Leutesdorf 1971.
Frank, Karl Suso: Johannes Baptista Maria Haw. In: Lexikon für Theologie und Kirche. Vierter Band. Begründet von Michael Buchberger. Dritte, völlig neu bearbeitete Auflage. Herausgegeben von Walter Kasper mit Konrad Baumgartner [u.a.]. Herder. Freiburg, Basel, Rom, Wien 1995, Spalte 1221-1222.
Haw, Johannes: Eine gute Osterbeicht! Ein Mahnruf an viele Katholiken. Dorn. Ravensburg 1900. (Zweite und dritte Auflage 1916).
Haw, Johannes: Etwas aus dem dunklen Jenseits für Jedermann. J. Alber. Ravensburg 1904. (Zweite Auflage 1904, fünfte und sechste Auflage 1919).
Haw, J[ohannes]: König Alkohol. Ein Aufruf zum Kampfe gegen den Erbfeind. Fredebeul & Koenen. Essen 1905. (Zweite Auflage 1905, dritte Auflage 1910. Siebte Auflage, im Auftrag des Verfassers neu herausgegeben von W[ilhelm] Baumeister. Hoheneckverlag. Heidhausen 1927).
Haw, Johannes: Der Himmel auf Erden! Zweite und dritte Auflage. Morgen-Verlag. Leutesdorf 1916.
Haw, Johannes: Der Johannesbund. Ein Apostolatswerk der Gegenwart. Von Jordanus [das ist Johannes Haw]. Johannesbund. Leutesdorf 1933.
Haw, Johannes: Christus komm! Herausgegeben vom Apostolat des Johannesbundes in Leutesdorf / Rhein. Johannesbund. Leutesdorf 1948.
Haw, Johannes: Eine gute Beichte. Ein Wunder der göttlichen Barmherzigkeit. 12. Auflage. Johannes Verlag. Leutesdorf 1953.
Kosch, Wilhelm: Das Katholische Deutschland. Literarisches Institut von Haas & Grabherr. Augsburg 1933, Spalte 1415-1416.
Mons, Paul: Gesandt ins 20. Jahrhundert. Johannes Maria Karl Haw, 1871-1949. Ein Bericht in Wort und Bild. Johannesverlag. Leutesdorf 1966.
Pater Johannes Maria Haw zum 120. Geburtstag am 26. Mai 1991. Feierstunde in der Geburtsstadt Schweich an der Mosel. Johannesbund. Leutesdorf 1991.
Schultheis, Joseph M.: Novene – um eine Fürbitte des Dieners Gottes Pater Johannes Maria Haw. Mit kurzen Lebensdaten und einer Darstellung seiner Persönlichkeit. Johannes Verlag. Leutesdorf 1979.
Schönhofen, Werner / Weber, Johannes: Johannes Maria Haw. In: Rheinische Lebensbilder. Herausgegeben von der Gesellschaft für Rheinische Geschichtskunde. Band 13. Rheinland-Verlag. Köln 1993, Seite 277-295.
Sekretariat des Krankenapostolats im Leutesdorfer Missionswerk Johannesbund e.V. (Hrsg.): Krankenbrief. Johannes Verlag. Leutesdorf 1934-2006.
Weber, Johannes M.: Für Christi Reich. Pater Johannes Maria Haw – Lebensbild und Lebenswerk. Johannesverlag. Leutesdorf 1996.
Zeitzeugen über Pater Johannes Maria Haw. Dokumentiert in Auszügen aus den Kondolenzschreiben zu seinem Tod im Oktober

1949. [Texte und Fotos: P.-Haw-Archiv, Leutesdorf]. Johannesbund. Leutesdorf 1993. www.leutesdorf-rhein.de/johannesbund/gruender.html.
Bildquelle: Beaugrand, Günter (Hrsg.): Die neuen Heiligen. Pattloch. Augsburg 1991, Seite 247.

Hubert Kolling

HERMANN, Karl

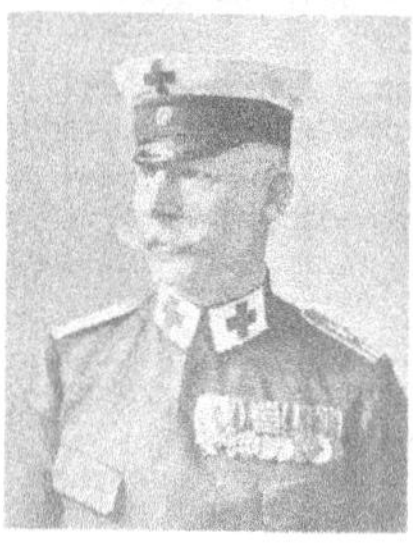

Tief beeindruckt von der Begegnung mit dem Schweizer Jean Henry Dunant (1828-1910) ➔①, den Begründer der Genfer Konvention und des Roten Kreuzes, hatte Pfarrer Dr. Christoph Ulrich Hahn (1805-1881) ➔⑤ am 12. November 1863 in Stuttgart einen „Internationalen Verein zur Pflege der im Felde verwundeter und erkrankter Soldaten" gegründet, der bis zur Eintragung ins Vereinsregister den Namen „Württembergischer Sanitätsverein" trug. Ein von dem Verein während des Deutsch-Französischen Krieges (1870/71) aufgestelltes „Freiwilligen-Sanitätshilfscorps" stellte seine Tätigkeit nach Kriegsende 1871 wieder ein. In Bayern und Baden hingegen wurden diese Organisationen weiter erhalten und fortentwickelt. Die in Berlin erlassene (Reichs-) „Kriegs-Sanitätsdienst-Ordnung" vom 10. Januar 1878 wurde auf dem Zweiten Reichsvereinstag des Roten Kreuzes in Frankfurt am Main am 28. September 1880 eingehend diskutiert, wobei sich als preisgekrönter Deuter der neuen Chancen für die freiwillige Krankenpflege vom Roten Kreuz Präsident Friedrich von Criegern (Dresden) hervortat. Vorrangig forderte er die Bildung und Schulung von „Transport- und Sanitätskolonnenpersonal". Während in Bayern dies als Aufgabe der Kreisausschüsse des Roten Kreuzes bereits seit 1873 geübt wurde, betrieb man es in Preußen und auch im Königreich Württemberg zunächst in Anlehnung an die Krieger- (Veteranen-) Vereine, da sie in ihrer Reichsvereinssatzung unter Bezug auf die Genfer Konvention als Aufgabe übernommen hatten, im Kriegsfalle Hilfskräfte für den Sanitätsdienst zu stellen. So beschloss auch der Verwaltungsausschuss des Württembergischen Sanitätsvereins, wie der Landesverein des Roten Kreuzes bis 1897 hieß, auf seiner Stuttgarter Sitzung am 17. April 1881, ein „über das ganze Land verbreitetes, einheitlich ausgebildetes und gleichmäßig ausgerüstetes Freiwilligen Sanitätscorps aufzustellen."
In Stuttgart erfolgten sogleich 30 Anmeldungen „im Einvernehmen mit dem Kriegerbunde" durch Angehörige des „Kriegervereins Königin Olga" und des „Kriegervereins Berg". Die erste Stufe der Ausbildung wurde am 2. November 1893 beendet. Die 67 Männer der Kolonne, welche die Nummer 1 erhielt, zeigten ihr Können im Reithaus des Stuttgarter Marstalls. In einer 1906 veröffentlichten Denkschrift zum 25-jährigen Jubiläums des Württembergischen Freiwilligen Sanitätscorps heißt es über die „Sanitätskolonne 1": „Bestehend aus einem Kolonnenführer, fünf Patrouillenführern, einem Hornisten und 60 Krankenträgern, wurde sie auf Kosten des Sanitätsvereins ausgerüstet mit den vorgeschriebenen Uniformen, Mützen und Armbinden sowie mit 15 erprobten Krankenträgern und den nötigen Verbandtaschen, Laternen und Gürteln. Außerdem erhielt später jedes Mitglied der Kolonne den ‚Rühlemannschen Leitfaden' für Krankenträger [Gustav Adolf Rühlemann (1839-1922) ➔②, neben Friedrich von Esmarch (1823-1908) ➔① wohl der bedeutendste Pionier des deutschen Rettungswesens, veröffentlichte 1893 den „Leitfaden für den Unterricht der freiwilligen Krankenträger"], um hierdurch imstande zu sein, den empfangenen Unterricht im Gedächtnis zu bewahren."
Die Satzung der Sanitätskolonnen bestimmte in der Fassung vom 12. Juni 1899 zunächst in § 1 allgemein: „Das Württembergische Freiwillige Sanitätscorps setzt sich zusammen aus sämtlichen in Württemberg bestehenden und von dem Landesverein vom Roten Kreuz anerkannten freiwilligen Sanitätskolonnen. Als eine Einrichtung des Württembergischen Landesvereins vom Roten Kreuz ist das Frei-

willige Sanitätscorps dem genannten Verein durchweg unterstellt." In § 2 wurde bestimmt, dass in Kriegszeiten das Corps der Militärsanitätsverwaltung zur Verfügung gestellt wird, zur Unterstützung bei der Verbringung verwundeter oder erkrankter Soldaten in die Lazarette im Inland, bei der Begleitung von Sanitäts- und Krankenzügen, bei der Versehung von Verpflegungs- und Erfrischungsstationen usw. sowie im Bedarfsfall außerhalb des Landes im Bereich der Etappenbehörden und ausnahmsweise auf dem Kriegsschauplatz. § 3 betraf die Friedenszeiten, in denen als erste und hauptsächlichste Aufgabe die möglichst sorgfältige und vollständige Vorbereitung und Ausbildung der Kolonnenmitglieder und ihrer Führer für den Dienst im Krieg bezeichnet wurde. Außerdem hatten sich die Kolonnen „zur Hilfeleistung bei Unglücksfällen vorzubereiten und eintretendenfalls tätige Hilfe zu leisten." Nach § 4 kam die oberste Leitung und Aufsicht über das gesamte Freiwillige Sanitätscorps dem Verwaltungsrat des Landesvereins vom Roten Kreuz und Präsidenten zu. Die Leitung oblag dem Kommandeur (§ 6), die Überwachung und Ausbildung einem oder mehreren ärztlichen Sachverständigen.

Für die Struktur der Sanitätskolonnen waren vor allem die Grundsätze für die Auswahl maßgebend: Aktive Mitglieder konnten nur „Männer werden, die erstens Deutscher Nationalität waren, zweitens sich völliger Unbescholtenheit erfreuten, drittens sich zu vaterländischer und königstreuer Gesinnung bekannten, und viertens nach ihren körperlichen, geistigen und sittlichen Eigenschaften für den Dienst in der freiwilligen Krankenpflege durchaus geeignet und frei von ansteckenden Krankheiten waren."

All dies verkörperte ein Mann, der von der Gründung, also vom 17. April 1881 an, Kommandeur des Württembergischen freiwilligen Sanitätscorps war: der Stuttgarter Hofrat Karl Herrmann. Ständig wurde er später durch Wahl in der Führerversammlung bestätigt. Karl Herrmann wurde am 17. Juni 1848 in Stuttgart geboren und wohnte in der Hasenbergsteige 29, ganz in der Nähe von Jean Henry Dunants Asyl im Hause von Dr. Ernst Rudolf Wagner (Hasenbergsteige 7), einem engen Freund von Christoph Ulrich Hahn. Nach der Teilnahme am Deutsch-Französischen Krieg 1870/71 hatte er als Leutnant der Landwehr den Württembergischen Kriegerbund mitgegründet. In dieser Funktion gründete er dann auch die bereits erwähnte, nominelle Sanitätskolonne Nr. 1 in Berg, auf die er – zusammen mit dem Stabsarzt Dr. Nachtigall, der später mit ihm zusammen auch andere Sanitätskolonnen überprüfte und weiterentwickelte – sein besonderes Schwergewicht legte. Jedenfalls heißt es in einer Würdigung zu seinem 70. Geburtstag: „Schwer war der Anfang, man stieß auf ungeahnte Schwierigkeiten. Der Kriegerverein Königin Olga und der Kriegerverein Berg ermöglichten es, die erste Kolonne, die den Stamm bilden sollte, zu schaffen. An ihre Spitze trat der Leutnant der Landwehr, Karl Herrmann, der als Teilnehmer am Feldzug 1870/71 die Notwendigkeit einer geordneten, im Frieden vorbereiteten freiwilligen Krankenpflege aus eigener Anschauung erkannt hatte."

Der Name Karl Herrmann findet sich auch in den (unveröffentlichten) Übungsberichten der Sanitätskolonne 4 (deren Tradition die heutige Sanitätsbereitschaft Stuttgart-West weiterpflegt), die schon 1882 ihre Ausbildung abgeschlossen hatte. Seine große Liebe galt dennoch der Sanitätskolonne 1, weshalb die erwähnte Denkschrift zum 25-jährigen Jubiläum vermerkt: „Der Umstand, daß die Kolonne von Anfang an der persönlichen Einwirkung des Kommandeurs Hofrat Herrmann und des Instruktionsarztes Dr. Nachtigall unterstand, hob sie rasch auf eine Höhe, daß sie den neu zusammentretenden Kolonnen als Vorbild dienen konnte."

Karl Herrmann bemühte sich unentwegt, neue Sanitätskolonnen zu schaffen. So gab es nach Angaben im (unveröffentlichten) Jahresbericht 1912 bereits 31 Sannitätskolonnen sowie drei Abteilungen mit zusammen rund 1.600 Mitgliedern. In Stuttgart wurden verzeichnet die Sanitätskolonnen Nr. 1 Berg-Stuttgart mit 57 Mann und Gründungsjahr 1883, die Kolonne Nr. 4 Stuttgart mit 104 Mann und Gründungsjahr 1882, die Kolonne Nr. 19

Untertürkheim-Stuttgart mit 29 Mann und Gründungsjahr 1903 (an anderer Stelle wird auch 1902 angegeben) und schließlich die Kolonne Nr. 25 Cannstatt-Stuttgart mit 35 und dem Gründungsjahr 1908.
Vermerkt wurde, dass das Corps vollständig uniformiert und ausgerüstet war mit 392 Tragen, 407 Verbandtaschen mit Inhalt, 450 Labeflaschen und 385 Handlaternen. Ferner standen 37 fahrbare Tragen, 14 Krankentransportwagen mit Pferdebespannung, 10 Gerätetransportwagen, 5 Krankentragestühle, 5 Krankentragetücher, 61 größere Verbandkasten beziehungsweise Verbandtornister, 6 kleinere Verbandkasten, 17 Sauerstoffapparate zu Wiederbelebungsversuchen, darunter eine Widerbelebungsmaschine, ein sogenannter „Drägerscher Pulmotor", sowie 8 Desinfektionsapparate mit 13 Verbandszelten zur Verfügung.
Das Wirken von Karl Herrmann sollte sich im Ersten Weltkrieg (1914-1918) zeigen, wo neben einer stattlichen Zahl von Krankenpflegern und Krankenträgern in der Heimat über 1.800 freiwillige Krankenpfleger aus Württemberg für das Etappengebiet dem Heere zur Verfügung gestellt werden konnten. Württemberg stand da unter den Deutschen Bundesstaaten im Verhältnis zu seiner Einwohnerzahl an erster Stelle. Neben der Leitung der Abteilung für Sanitätskolonnen und männliches Pflegepersonal im Landesverein oblag Karl Herrmann während der Kriegsjahre auch die Sorge um fünf Lazarettzüge.
Eine besondere Ehre war es für Karl Herrmann und seine Sanitätskolonnen, dass er am 17. Juni 1918 zum 70. Geburtstag eine Ehrengabe von 42.000 Mark erhielt, der Grundstock für eine „Geheimer-Hofrat-Karl-Hermann-Stiftung", durch die kranke und bedürftige Mitglieder der Freiwilligen Sanitätskolonnen beziehungsweise deren Angehörigen und Hinterbliebenen unterstützt werden sollten.
Nach gut 30 Jahren übergab Karl Herrmann 1924 sein Amt als Kommandeur dem früheren General und stellvertretenden Präsidenten beim Württembergischen Landesverein vom Roten Kreuz, Theodor von Ströbel, dem wiederum 1929 Generalleutnant a.D. von Greiff folgte. Karl Herrmann starb 1924 in Stuttgart.

Quellen und Literatur:

Auszug aus der allerhöchsten Entschließung vom 10. Febr. Genehmigten Kriegs-Sanitäts-Ordnung, die freiwillige Krankenpflege betreffend. München 1879.

Felber, Victor / Geiger, Martin / Gruber, Walter / Hahn, Jürgen: 1882-1982 Freiwillige Sanitäts-Kolonnen Stuttgart, DRK Kreisverband Stuttgart. [Herausgegeben vom Deutschen Roten Kreuz, Kreisverband Stuttgart e.V. anlässlich des 100-jährigen Jubiläums des Stuttgarter Roten Kreuzes]. Hugo Matthaes. Stuttgart 1982.

Festschrift zur Landestagung der Badischen Sanitätskolonnen vom Roten Kreuz. Badisches Rote Kreuz. Karlsruhe 1828-1829.

Gruber, Walter: Das Rote Kreuz unserer Landeshauptstadt (1863 bis 1932). In Stuttgart entstand die erste Organisation der Welt nach Genfer Vorstellungen. In: Felber, Victor / Geiger, Martin / Gruber, Walter / Hahn, Jürgen: 1882-1982 Freiwillige Sanitäts-Kolonnen Stuttgart, DRK Kreisverband Stuttgart. [Herausgegeben vom Deutschen Roten Kreuz, Kreisverband Stuttgart e.V. anlässlich des 100-jährigen Jubiläums des Stuttgarter Roten Kreuzes]. Hugo Matthaes. Stuttgart 1982, Seite 7-20.

Gruber, Walter: Die ersten Sanitätskolonnen in Stuttgart. In: Felber, Victor / Geiger, Martin / Gruber, Walter / Hahn, Jürgen: 1882-1982 Freiwillige Sanitäts-Kolonnen Stuttgart, DRK Kreisverband Stuttgart. [Herausgegeben vom Deutschen Roten Kreuz, Kreisverband Stuttgart e.V. anlässlich des 100-jährigen Jubiläums des Stuttgarter Roten Kreuzes]. Hugo Matthaes. Stuttgart 1982, Seite 21-34.

Kriegs-Sanitäts-Ordnung vom 10. Januar 1878. Mittler. Berlin 1878.

Kriegs-Sanitäts-Ordnung vom 10. Januar 1878. Neuer Abdruck, mit den veränderten Beilagen 5 und 6. Mittler. Berlin 1888.

Kriegs-Sanitäts-Ordnung vom 10. Januar 1878. Die Medicinal-Gesetzgebung des Deutschen Reiches und seiner Einzelstaaten. Zusammengestellt von G.M. Kletke, Band 4 (Grosser`s Gesetzsammlung, Band 37,4). Grosser. Berlin 1878.

Kriegs-Sanitäts-Ordnung für das Königlich Bayerische Heer vom 10. Februar 1879 (Nach der kgl. Preuß. Kriegs-Sanitäts-Ordnung). Hübschmann. München 1879.

Württembergische Sanitätskolonnen vom Roten Kreuz. Deutsches Rotes Kreuz, Württembergischer Landesverein. Stuttgart 1934 (Nachdruck 1984).

www.drk-stuttgart.de/gesch-entstehung.htm.

www.elk-wue.de/cms/kirchefuersie/gedenktage/christophhahn.

www.eva-stuttgart.de/eva_stuttgart.nsf/id/LebChrUlrHa.
Bildquelle: Felber, Victor / Geiger, Martin / Gruber, Walter / Hahn, Jürgen: 1882-1982 Freiwillige Sanitäts-Kolonnen Stuttgart, DRK Kreisverband Stuttgart. Hugo Matthaes. Stuttgart 1982, Seite 29.

Hubert Kolling

HERZOG, Antonia

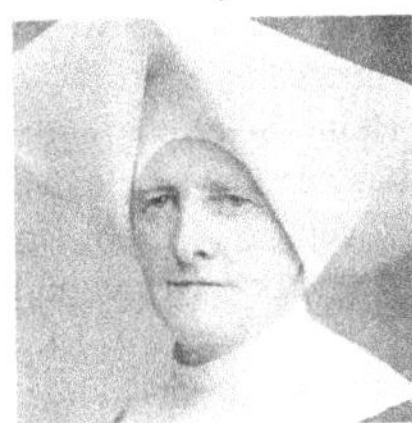

Bereits seit über 150 Jahren gibt es zur Betreuung alter, kranker und behinderter Menschen die Barmherzigen Schwestern vom heiligen Vinzenz von Paul (1581-1660) ➔① auch in Salzburg. Als Antwort auf die wachsende Not der Zeit schickte Fürsterzbischof Friedrich Kardinal von Schwarzenberg Salzburger Bürgerstöchter zur Ausbildung zu den Vinzentinerinnen nach München ins Allgemeine Krankenhaus links der Isar, wo zu jener Zeit Schwester Ignatia Jorth (1780-1845) ➔① als 1. Generaloberin wirkte. Den zurückkehrenden Schwestern, unter denen auch Magdalena Ursula Preisinger (Schwester Ambrosia) (1810-1879) ➔⑤ war, übergab er am 20. August 1844 die Kranken- und Versorgungsanstalt, die er in Schwarzach (bei St. Johann im Pongau) im ehemaligen Missionshaus der Benediktiner hatte. Schwester Aloysia Aigner, bisher Novizenmeisterin in Innsbruck, wurde von Schwester Ignatia zur ersten Oberin der neuen Gründung ernannt. 1845 wurde Magdalena Ursula Preisinger (Schwester Ambrosia) Novizenmeisterin, und als Schwester Aloysia Aigner am 9. März 1847 nach München zurückkehrte, zur ersten Generaloberin gewählt. Damals zählte Schwarzach bereits drei auswärtige Filialen, nämlich ein neu gegründetes Irrenhaus in Schernberg, ein Spital im Kufstein und eine Schule in Kössen.

Im Revolutionsjahr 1848 zitterte die junge Ordensgemeinschaft um ihren Fortbestand. 1849 reisten fünf Schwestern zur Pflege verwundeter Soldaten nach Ruma im südlichen Teil Kroatiens (nahe bei Belgrad), wobei zwei von ihnen als „Opfer der Nächstenliebe" an Typhus starben. 1851 zogen erstmals Schwestern in die Landeshauptstadt Salzburg zur Pflege in der Privat-Augenklinik von Dr. Hornung. Auf Wunsch der Kaiserin Karolina Augusta von Österreich (1792-1873) ➔③, der vierten Gattin von Kaiser Franz (1768-1835) und einer großen Wohltäterin der Vinzentinerinnen, übernahmen sie 1852 auch die Anstalt zur Erziehung weiblicher Dienstboten in Salzburg-St. Sebastian, zu deren Oberin Maria Praxmarer (Schwester Vinzentia) (1822-1903) ➔④ gewählt wurde; in den darauffolgenden Jahren übernahmen die Schwestern die Krankenpflege unter anderem 1853 im Schifferspital in Oberndorf, 1855 im St. Johann-Spital in Salzburg und im Spital in Kitzbühl, 1856 in der Irrenanstalt in Mülln, 1857 im Leprosenhaus in Mülln, 1858 im Waisenhaus in Mülln, 1862 im Waisenhaus Mariatal bei Rattenberg, 1866 im Spital in Rattenberg, 1871 im Armenhaus in Zell am See, 1874 im Armenhaus Kitzbühl, 1875 im Waisenhaus Kitzbühl, 1875 im St. Anna-Spital in Gnigl sowie 1879 im Spital in Markt Werfen.

Am 1. August 1882 schloss sich die Salzburger Kongregation – die zu jener Zeit 289 Schwestern in 47 Häusern zählte – unter Beteiligung von Maria Josefa Brandis (1815-1900) ➔③ an das Zentralmutterhaus der Pariser Vinzentinerinnen, der Genossenschaft der Töchter der christlichen Liebe, an, wo zu jener Zeit Marie Derieux (1815-1905) ➔⑤ Generaloberin war. Erste „Visitatoriun" (Provinzoberin) der Provinz Salzburg wurde Schwester Vinzentia, der 1902 Flora Franziska Mathilde Gräfin Fries (Schwester Serafina) (1841-1929) ➔⑤, 1925 Schwester Anna Bertha Königsegg (1883-1948) ➔① und 1949 Antonia Herzog im Amt folgten.

Zu der Provinzgemeinschaft der Barmherzigen Schwestern in Salzburg gehören heute 1. das Provinzhaus mit einem angeschlossenen Exerzitienhaus und einer Essensausgabe an Obdachlose und andere Arme, 2. Das Krankenhaus Schwarzach, das als Betriebsgesellschaft geführt wird und mit 500

Betten ein Schwerpunktkrankenhaus mit einer angeschlossenen Krankenpflegeschule ist, 3. das Pensionistenheim Herz-Jesu-Asyl Riedenburg in der Stadt Salzburg, in dem rund 140 Pensionäre Aufnahme und Pflege finden, 4. das St. Vinzenz-Heim Schernberg (Heim für mehrfach Behinderte), das rund 200 Schwerstbehinderten eine Betreuung nach den modernsten Erkenntnissen ermöglicht. Außerdem wirken Schwestern in Kindergärten sowie der ambulanten Alten- und Krankenpflege. Als geistliche Gemeinschaft fühlen sich die (Salzburger) Vinzentinerinnen herausgefordert, der versachlichten Struktur der modernen Gesellschaft, aber auch der großen Orientierungslosigkeit unserer Zeit ideelle Werte und religiöse Grundausrichtung gegenüberzustellen. Ihr Dienst an den Armen soll menschlich-persönliche Züge tragen.

Antonia Herzog wurde am 2. Februar 1901 in Badgastein geboren. Ihre Eltern waren der Schumacher Andreas Herzog und dessen Ehefrau Maria, geborene Frühwirth. Als Kandidatin absolvierte Antonia die Lehrerinnenausbildung in Salzburg. Im Alter von 24 Jahren trat sie am 14. August 1925 der Gemeinschaft der Barmherzigen Schwestern (Töchter der christlichen Liebe) bei, am 27. August 1926 erfolgte ihre Einkleidung, am 15. August 1930 legte sie ihre Gelübde ab. Seither trug sie den Namen Schwester Katharina.

Sie wirkte zunächst als Lehrerin an den Volksschulen Bramberg (Land Salzburg) und Kirchberg (Land Tirol), dann – nachdem die Schulschwestern während der Zeit des Nationalsozialismus (1933-1945) als „politisch unzuverlässig" aus den Schulen verbannt worden waren – als Kanzleihilfe im St. Johannes-Spital Salzburg und im Pensionistenheim Herz-Jesu-Asyl Riedenburg in Salzburg sowie in der Küche des St. Vinzenz-Heimes Schernberg. Vom 3. August 1946 bis 11. Februar 1949 wirkte Schwester Katharina als Seminardirektorin (Novizenmeisterin) im Provinzhaus. Nach dem Tod von Schwester Anna Bertha Königsegg (1883-1948) ➔① übernahm sie am 11. Februar 1949 das Amt der Visitatorin. Unter ihrer Leitung verschwanden allmählich die durch den Krieg verursachten Bauschäden. 1956 besuchte zum ersten Mal eine Generaloberin aus Paris die Salzburger Provinz: Schwester Francine Lepicard. Um für das Krankenhaus Schwarzach mehr Personal zu gewinnen, wurde dort 1958 unter Leitung von Schwester Katharina mit der Einrichtung einer Krankenpflegeschule begonnen; 1959/60 nahm sie noch den Um- und Ausbau der Mädchenschule in Bramberg in Angriff. Ende Januar 1962 beendete Antonia Herzog (Schwester Katharina) nach Vorschrift der neuen Konstitutionen ihr Mandat – ihre Nachfolgerin wurde Schwester Vanney Wimmer – und übernahm am 1. März 1962 im St. Vinzenz-Heim Schernberg das Amt der Oberin, von wo aus sie in gleicher Funktion am 26. November 1966 ins Pensionistenheim Herz-Jesu-Asyl Riedenburg in Salzburg wechselte. Am 14. Mai 1974 trat Antonia Herzog (Schwester Katharina) in den Ruhestand im Haus St. Luise in Salzburg. Sie starb am 8. Juni 1977 im Provinzhaus Salzburg im Alter von 76 Jahren. Ihre letzte Ruhestätte fand sie auf dem Kommunalfriedhof in Salzburg.

Quellen und Literatur:

Barmherzige Schwestern vom heiligen Vinzenz von Paul, Salzachgässchen 3, A-5020 Salzburg: Schriftliche Mitteilung an den Verfasser vom 25. Februar 2005.

Der heilige Vinzenz von Paul in der Erzdiözese Salzburg. 1844-1882 Gründung und Ausbreitung der „Kongregation der Barmherzigen Schwestern vom hl. Vinzenz von Paul" in Salzburg, 1882-1982 Vereinigung mit den „Töchtern der christlichen Liebe" und weitere Geschicke der nunmehrigen „Provinz" der weltweiten Genossenschaft. Gestaltung und Produktion: W.H-Grafik, Wilhelm Hasenauer, Schwarzach. Baur-Offset. St. Johann 1982.

Ein Gedenkblatt zur Renovierung der Liebfrauenkirche in Schwarzach und zum 50jährigen Jubiläum der Congregation der Barmherzigen Schwestern des heiligen Vincenz von Paul in der Erzdiözese Salzburg, Schwarzach. Styria. Graz 1895.

Festgedicht, welches aus Anlass der 50jährigen Jubiläums-Feier der Gründung und Einführung des Institutes der Barmherzigen Schwestern in der Erzdiöcese Salzburg zu Schwarzach im Pongau am 20. August 1894 vorgetragen wurde. Selbstverlag. Schwarzach im Pongau 1894.

Frings, Hermann Josef: Die Vinzentinerinnen als Wegbereiterinnen der neuzeitlichen Krankenpflege im deutschsprachigen Sprachgebiet

(1832-1900). Medizinische Dissertation. Selbstverlag. Köln 1994.
Gattringer, Franz: Geschichte der Kongregation der Mission und der Barmherzigen Schwestern in Österreich-Ungarn. Verlag der Missionspriester. Graz 1912.
Richartz, Alfonsa: Loderndes Feuer. Vinzenz von Paul. Edition du Signe. Straßburg 1995.
Scherer, Emil Clemens: Die Kongregation der Barmherzigen Schwestern von Straßburg. Ein Bild ihres Werdens und Wirkens von 1734 bis zur Gegenwart (Forschungen zur Kirchengeschichte des Elsaß, Band 2). Colportage Catholique. Saaralben (Lothringen) 1930, Seite 222-224, 299.
Bildquelle: Der heilige Vinzenz von Paul in der Erzdiözese Salzburg. St. Johann 1982, Seite 25.

Hubert Kolling

HOCHEISEN, Paul

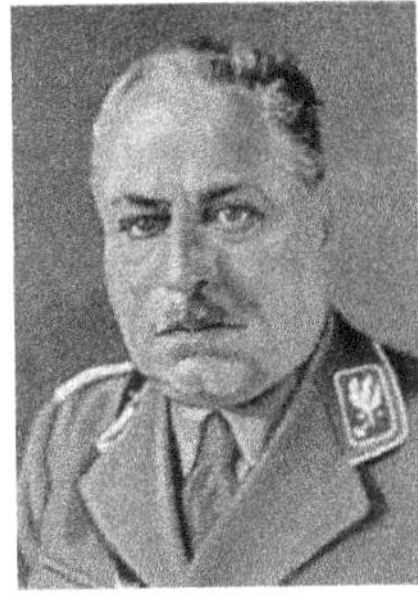

Im Jahre 1928 hatte der Jurist und Reichstagsabgeordnete Otto Gessler (1875-1955) ➔① die Aufgaben des „Reichskommissars für die Freiwillige Krankenpflege in Deutschland" übernommen, die in Friedenszeiten dem Reichsinnenministerium zugeordnet waren und die Koordinierung vor allem des Katastropheneinsatzes des Deutschen Roten Kreuzes (DRK) und anderer pflegerischer Hilfsorganisationen mit dem Einsatz der „amtlichen Krankenpflege" vorsahen. Auf diesen Bereich und den der freien Wohlfahrtspflege war insbesondere das DRK durch den Friedensvertrag von Versailles (1919) festgelegt worden.

Nach der sogenannten „Machtergreifung" durch die Nationalsozialisten begann 1933 auch die „Gleichschaltung" im DRK. Personelle Veränderungen und neure juristische Grundlagen kündigten einen Wechsel im Selbstverständnis des Wohlfahrtsverbandes an. Hierzu hält der DRK-Generalführer Felix Grüneisen in seiner Darstellung über „Das Deutsche Rote Kreuz in Vergangenheit und Gegenwart" im Jahre 1939 fest: „Mit Selbstverständlichkeit stellte sich das Deutsche Rote Kreuz dem Führer bedingungslos zur Verfügung, um sich in den zunächst noch nicht übersehbaren Neuaufbau des Reiches einzureihen." Unterdessen hatte sich Otto Geßler, der dem Nationalsozialismus ablehnend gegenüberstand, 1933 aus dem öffentlichen Leben vollständig zurückgezogen.

In seinem Buch „Für Humanität in Krieg und Frieden. Das Internationale Rote Kreuz 1863-1977" weist der Historiker Dieter Riesenberger darauf hin, dass eine Massenorganisation wie das DRK mit seinen in knapp 8.00 Rotkreuzvereinen zusammengefassten rund 1,5 Millionen Mitgliedern, mit gut 3.500 Sanitätskolonnen und fast 600 Krankenwagen, mit fast 10.000 Schwestern und etwa 17.000 ausgebildeten Laienhelferinnen den Nationalsozialisten nicht gleichgültig sein konnte. In der Tat ernannte der Reichsminister des Innern (RMdI) Dr. Wilhelm Frick (1877-1946) „auf Antrag der Reichsleitung der NSDAP [Nationalsozialistische Deutsche Arbeiterpartei] und im Einverständnis mit dem Präsidenten des DRK am 15. Mai 1933 den damaligen Chef des (wahrscheinlich im Jahre 1923 gegründeten) Sanitätswesens der SA (Sturmabteilung), Generaloberstabsarzt a.D. Dr. med. Paul Hocheisen zum Beauftragten des Reichsministers des Innern beim Kommissar der Freiwilligen Krankenpflege. Der Vorschlag hierzu kam von Rudolf Heß (1894-1987), dem Stellvertreter des „Führers" Adolf Hitler (1889-1945). „In der Person Paul Hocheisens", schreibt Dieter Riesenberger in seiner bereits zitierten Untersuchung, „vereinigte sich fachliche Kompetenz mit ideologischer Zuverlässigkeit. Schließlich verfolgte er als prominentes Mitglied der SA, die damals unbestritten die mächtigste und einflussreichste Gliederung innerhalb der Partei war, spezifische Absichten, wie sich später zeigen sollte."

Die Hauptaufgabe von Paul Hocheisen bestand zunächst in der Eingliederung des DRK in den nationalsozialistischen Staat, wozu er auch möglichst schnell eine neue Satzung auszuarbeiten hatte. Bereits am 9. Juni 1933 legte Hocheisen im „Völkischen Beobachter" einen Zwischenbericht über den Stand der Verhandlungen vor, der am 1. Juli 1933 auch in der Fachzeitschrift „Der Deutsche Kolonnenführer. Fachblatt des Reichsverbandes deutscher Sanitätskolonnen und verwandter Männervereinigungen vom Roten Kreuz" veröffentlicht wurde. Darin listete er die folgenden Punkte auf, über die man sich schon einig war: „1. Durchführung der Grundsätze der NSDAP im Verlangen der arischen Abstammung für alle Funktionärsstellungen. 2. Sanitätsmänner der Sanitätskolonnen und Schwestern des Roten Kreuzes, die Parteigenossen sind, dürfen zum Dienstanzug und zur Tracht das Parteiabzeichen der NSDAP tragen. 3. In alle Vorstände werden von dem Beauftragten des Reichsinnenministeriums bezeichnete Nationalsozialisten gewählt. 4. Zusammenarbeit der Sanitätskolonnen mit dem Sanitätsdienst der SA und SS [Schutzstaffel]. 5. Übernahme des Arbeiter-Samariterbundes [ASB] unter nationalsozialistischer Leitung mit dem Zweck der Überführung in das Rote Kreuz. 6. Das Zentraldepot des Roten Kreuzes [in Babelsberg] steht der SA und SS zur Lieferung von Sanitätsmaterial zu den für das Rote Kreuz festgesetzten Preisen auf Wunsch zur Verfügung. 7. Umarbeitung der Satzungen, der Gliederungen und der Neubesetzung der Vorstände im Sinne des heutigen Staates."

Wenngleich das DRK nach Ansicht von Hocheisen keine Parteigliederung sein konnte, sah er es als Pflicht der Parteigenossen an, in das Rote Kreuz einzutreten, um dadurch die „Durchdringung mit nationalsozialistischer Gesinnung zu bewirken." Zugleich setzte er durch, dass die Bestimmungen des Gesetzes über die Wiederherstellung des Berufsbeamtentums vom Roten Kreuz übernommen wurden. Daraufhin erklärte im November 1933 der Generalsekretär des Roten Kreuzes Wolfram Freiherr von Rotenhan, dass „nach einer Entscheidung des Reichsministers des Innern beim Kommissar der Freiwilligen Krankenpflege, Generaloberstabsarzt Dr. Hocheisen, das Verbleiben nichtarischer aktiver Mitglieder der Sanitätskolonnen [...] nicht möglich ist."

Auf Anordnung des RMdI vom 5. Juli 1933 führte Hocheisen als dessen „besonderer Beauftragter" auch die Überleitung der „noch nicht aufgelösten Formationen des ASB in das Kolonnenwesen des DRK" durch. Am 29. November 1933 trat die angekündigte neue Satzung für das DRK in Kraft. Noch am gleichen Tag legte der seit 1921 amtierende Präsident Joachim von Winterfeldt-Menkin (1865-1945) ➔① sein Amt nieder; der „Sinn der Zeitenwende" verlange, so in seinem „An die Mitglieder des Deutschen Roten Kreuzes" gerichteten und im November-Dezember-Heft 1933 der „Blätter des Deutschen Roten Kreuzes" veröffentlichten Schreiben, dass „an die Spitze des Deutschen Roten Kreuzes ein Mann tritt, der seit Jahren an der Seite des Führers gestanden hat." Neuer Präsident des DRK wurde der SA-Ehrenführer Carl-Eduard Herzog von Sachsen-Coburg und Gotha (1884-1954) ➔①, Mitglied der NSDAP und Obergruppenführer des NSKK (Nationalsozialistisches Kraftfahrkorps); gleichzeitig war Dr. Paul Hocheisen zum Vizepräsidenten ernannt worden. In seiner ersten amtlichen Verlautbarung als stellvertretender Vorsitzender des DRK kündigte dieser an, fest entschlossen zu sein, das Rote Kreuz zu einer nationalsozialistisch geprägten Organisation umzugestalten; dabei sei es unvermeidlich, wie er in seinem Beitrag über „Die Aufgaben des Deutschen Roten Kreuzes im Jahre 1934" in den „Blätter[n] des Deutschen Roten Kreuzes" schrieb, dass manche Persönlichkeiten „das Opfer bringen müssen, nach vieljähriger Tätigkeit im Roten Kreuz ihr Amt zur Verfügung zu stellen."

Da der Präsident des DRK laut der neuen Satzung nun zugleich auch Kommissar der Freiwilligen Krankenpflege und Paul Hocheisen demzufolge sein Stellvertreter war, lag die Führung des Deutschen Roten Kreuzes und die Verfügung über die gesamte freiwillige Krankenpflege in den Händen zweier prominenter Mitglieder der SA. Damit hatte sich, wie Felix Grüneisen bereits 1939 feststellte, eine „enge Zusammenarbeit zwischen dem Deutschen Roten Kreuz und dem Sanitätsdienst noch vor Wiederherstellung der Wehrhoheit des Reiches angebahnt."

Nach der neuen Satzung des DRK besaßen ehemalige Oberst-, General- und Generalstabsärzte der Wehrmacht eine wichtige Funktion als Inspekteure des DRK, die als Beauftragte des Kommissars der Freiwilligen Krankenpflege am Standort des jeweiligen Wehrkommandos ihren Dienstsitz hatten. Während sie in Friedenszeiten direkt dem Präsidenten beziehungsweise dessen Stellvertreter unterstanden, waren sie im Krieg dem Oberkommando des Heeres, Heeres-Sanitätsinspektion, nachgeordnet.

Über die einschneidenden Personalveränderungen, die in den Jahren 1933 und 1934 im DRK vollzogen wurden, halten Horst Seithe und Frauke Hagemann in ihrer 1993 vorgelegten Studie „Das Deutsche Rote Kreuz im Dritten Reich (1933-1939)“ fest: „Aufgrund der vorliegenden Erkenntnisse kann davon ausgegangen werden, daß 1933 und im Laufe des Jahres 1934 das DRK auf allen Ebenen nationalsozialistisches Gedankengut übernommen hatte. Seine organisatorische Neustrukturierung zielte auf einen Kriegseinsatz ab. Personell besetzten Nationalsozialisten oder ihnen genehme Personen alle wichtigen Funktionen im DRK Gleichzeitig wurden Juden, sogenannte Marxisten, Liberale, Kommunisten von der Mitarbeit im DRK weitgehend ausgeschaltet.“ Nach Ansicht der Autoren half das DRK mit, „den Zweiten Weltkrieg führbar zu machen. Es war ein integraler Bestandteil des Wehrmachtssanitätswesens. Ein intaktes Sanitätswesen sollte die Illusion erzeugen, daß die Zahl der Gefallenen gering bliebe, und die Verwundeten wieder genesen könnten. [...] Das DRK suggerierte Humanität im bevorstehenden inhumanen Eroberungskrieg.“ In jedem Fall konnte Hocheisen im November 1935 in einem Beitrag über „Die Tätigkeit des Roten Kreuzes“, den er in der Fachzeitschrift „Die Medizinische Welt“ veröffentlichte, ein DRK vermelden, „das an Haupt und Gliedern vollkommen in den nationalsozialistischen Staat eingebaut ist.“

Paul Hocheisen war am 27. Mai 1870 als Sohn eines Arztes in Beilstein geboren worden. Nach dem Studium der Medizin in den Jahren von 1888 bis 1892 an der Kaiser-Wilhelms-Akademie für militärärztliches Bildungswesen in Berlin absolvierte er seine Ausbildung zum Facharzt für Chirurgie und Frauenheilkunde am Karl-Olga-Krankenhaus in Stuttgart [Olga Nikolajewna (1822-1892) ➔⑤] und an der Universitätsfrauenklinik in Berlin. In den Jahren von 1892 bis 1919 war Hocheisen aktiver Sanitätsoffizier, während des Ersten Weltkrieges (1914-1919) Divisionsarzt der 54. Reservedivision. 1916 verwundet, erhielt er mehrere Kriegsauszeichnungen, wurde 1919 Brigadearzt und trat in die Reichswehr über. Zunächst Divisionsarzt der 5. Division wurde er schließlich Gruppenarzt beim Gruppenkommando 2 in Kassel, wo er 1929 als Generaloberstabsarzt ausschied.

1929 in die NSDAP eingetreten und seit 1930 Mitglied der SA, übernahm Paul Hocheisen als Sanitätsobergruppenführer die Leitung des SA-Sanitätswesens im Reich, ab 1. August 1930 unter dem Titel des SA-Reichsarztes beim Obersten SA-Führer. Die Ausbildung der Sanitätsmänner sollte damals möglichst beim Roten Kreuz stattfinden, weil dort seit Frühjahr 1930, worauf Martin Schuster 2005 hingewiesen hat, auch Übungen durchgeführt wurden, die andere Kurse nicht aufwiesen, „etwa Verladeübungen an Zügen oder große Transportübungen“. Seit Mai 1933 fungierte Paul Hocheisen schließlich als Beauftragter des Reichsministers des Innern in der Dienststelle des Kommissars der Freiwilligen Krankenpflege, ab 1. November 1933 zugleich als Generalinspekteur des Sanitätswesens der SA. Am 7. Juni 1934 hatte Hocheisen auch eine neue Satzung der DRK-Schwesternschaften erlassen, wodurch das sogenannte Führerprinzip auch bei den Schwesternschaften eingeführt wurde. Zugleich wurde deren Organisationsstruktur vereinfacht und gestrafft. Prof. Dr. med. Otto Stahl (1887-1945) wurde Vorsitzender der Schwesternschaft des DRK und Reichsverwalter für das Schwesternwesen. Seine Stellvertreterin blieb Cornelie Hoetzsch (1879-1945). Auf ihre Position wurde am 1. Juni 1935 Generaloberin Luise von Oertzen (1897-1965) ➔① berufen.

Wie der Schweizer Historiker Jean-Claude Favez in seinem Buch “Warum schwieg das

Rote Kreuz? Eine internationale Organisation und das Dritte Reich" darlegt, wurde das DRK in den Jahren nach der Gleichschaltung „zum aktiven Glied des NS-Staates", das mit SA und SS zusammenarbeitete wie mit den sozialen oder karitativen Organisationen des Regimes (Nationalsozialistische Volkswohlfahrt). Während mittlerweile überall die wichtigsten Stellen im Roten Kreuz von führenden Mitgliedern der Partei bekleidet wurden, erfolgte – im Zuge der Entmachtung der SA – zum 1. Januar 1937 die Ablösung von Paul Hocheisen durch Dr. med. Ernst Robert Grawitz (1899-1945) ➔④, der in seiner Funktion als Reichsarzt SS und Oberführer der SS maßgeblich für die Euthanasie-Verbrechen und Menschenversuche an Häftlingen der Konzentrationslager verantwortlich war. Dass nun ein hoher SS-Funktionär an der Spitze stand, festigte die Position der SS in ihrem Konkurrenzkampf mit der Wehrmacht, zumal mit dem Amt im Roten Kreuz auch die Position des stellvertretenden Kommissars der Freiwilligen Krankenpflege verbunden war. Offiziell hatte Hocheisen zum 31. Dezember 1936 den Reichsminister des Innern aus „Gesundheitsgründen um seine Entlassung aus dem Amt des Stellvertretenden Präsidenten des DRK" gebeten. Dieser „Bitte" wurde entsprochen und Hocheisen, der bis dahin auch Stellvertreter des Kommissars der Freiwilligen Krankenpflege war, zugleich zum Ehrenpräsidenten des DRK ernannt. Paul Hocheisen starb am 22. Dezember 1944 im Alter von 74 Jahren.

Quellen und Literatur:

Dietrich, Eduard: Freiwillige Krankenpflege. In: Dünner, Julia (Hrsg.): Handwörterbuch der Wohlfahrtspflege. 2. Auflage. Carl Heymann. Berlin 1929, Seite. 239-244.

Favez, Jean-Claude: Warum schwieg das Rote Kreuz? Eine internationale Organisation und das Dritte Reich. Aus dem Französischen von Cornelia Langendorf. Deutscher Taschenbuch Verlag. München 1994, Seite 59.

Grundhewer, Herbert: Von der freiwilligen Kriegskrankenpflege bis zur Einbindung des Roten Kreuzes in das Heeressanitätswesen. In: Bleker, Johanna (Hrsg.): Medizin und Krieg. Vom Dilemma der Heilberufe 1865 bis 1985. Unter Mitarbeit von Christine Eckelmann. Fischer-Taschenbuch-Verlag. Frankfurt am Main 1987, Seite 29-44.

Grüneisen, Felix: Das Deutsche Rote Kreuz in Vergangenheit und Gegenwart. Unter Mitarbeit von Friedrich Wilhelm Brekenfeld. Vorwort von Ernst Robert Grawitz. Junker & Dünnhaupt. Berlin 1939, Seite 186.

Guttenberg, Gerda: Die fragwürdige Strukturierung des Deutschen Roten Kreuzes – Entwicklung und Missbrauch durch die Nationalsozialisten. In: Baader, Gerhard / Schultz, Ulrich (Hrsg.): Medizin und Nationalsozialismus. Tabuisierte Vergangenheit – Ungebrochene Tradition? Verlag Gesundheit. Berlin 1980 (2. Auflage 1983), Seite 229-240.

Hocheisen, Paul: Der Muskelsinn Blinder. Medizinische Dissertation. Buchdruckerei von G. Schade. Berlin 1892 (32 Seiten).

Hocheisen, Paul: Die intravenösen Kollargolinjektionen bei Puerperalfieber. Urban & Schwarzenberg. Berlin 1906 (32 Seiten).

Hocheisen, [Paul]: Das DRK und der Nationalsozialismus. In: Völkischer Beobachter vom 9. Juni 1933; Wiederabdruck in: Der Deutsche Kolonnenführer. Fachblatt des Reichsverbandes deutscher Sanitätskolonnen und verwandter Männervereinigungen vom Roten Kreuz, 37. Jg., Nr. 13 vom 1. Juli 1933, Seite 154-156.

Hocheisen, [Paul]: Die Aufgaben des Deutschen Roten Kreuzes im Jahre 1934. In: Blätter des Deutschen Roten Kreuzes, 13. Jg., 1934, Heft 1, Seite 4.

Hocheisen, [Paul]: Jahresrückschau. In: Blätter des Deutschen Roten Kreuzes, 13. Jg., 1934, Heft 12, Seite 580.

Hocheisen, [Paul]: Das Deutsche Rote Kreuz und der Nationalsozialismus. In: Eger, Erich: Sammlung wichtiger Bestimmungen für die Geschäftsführung in den Männervereinen vom Roten Kreuz. Zusammengestellt von Erich Eger. Deutsches Rotes Kreuz. Berlin-Charlottenburg 1935, Seite 386-387.

Hocheisen, P[aul] / Weineck, D. F.: Die Tätigkeit des Roten Kreuzes. In: Die Medizinische Welt, vom 2. November 1935, Seite 1601-1602.

Kimmle, Ludwig: Die freiwillige Krankenpflege. In: Die sanitäre Kriegsrüstung Deutschlands. 14 Vorträge, gehalten in der Ausstellung für Verwundeten- und Krankenfürsorge im Kriege, Berlin 1914/15. Oehmigke. Berlin 1915, Seite 37-53.

Klee, Ernst: Das Personenlexikon zum Dritten Reich. Wer war was vor und nach 1945? S. Fischer. Frankfurt am Main 2003, Seite 260.

Riesenberger, Dieter: Das Deutsche Rote Kreuz. Eine Geschichte 1864-1990. Ferdinand Schöningh. Paderborn, München, Wien, Zürich 2002.

Riesenberger, Dieter: Für Humanität in Krieg und Frieden. Das Internationale Rote Kreuz 1863-

1977. Vandenhoeck & Ruprecht. Göttingen 1992, Seite 152.
Schuster, Martin: Die SA in der nationalsozialistischen „Machtergreifung“ in Berlin und Brandenburg 1926-1934. Philosophische Dissertation. Berlin 2005.
Seithe, Horst / Hagemann, Frauke: Das Deutsche Rote Kreuz im Dritten Reich (1933-1939). Mit einem Abriß seiner Geschichte in der Weimarer Republik (Mabuse Wissenschaft, Band 9). Mabuse. Frankfurt am Main 1993.
Senftleben, Eduard (Hrsg.): Unter dem Roten Kreuz im Weltkriege. Das Buch der freiwilligen Krankenpflege. Unter Mitwirkung des Deutschen Roten Kreuzes herausgegeben von Eduard Senftleben, Wolfgang Foerster und Gerhard Liesner. C.A. Weller. Berlin 1934.
Stockhorst, Erich: Fünftausend Köpfe. Wer war was im Dritten Reich. Blick und Bild Verlag. Velbert, Kettwig 1967, Seite 201 (2. Auflage, Arndt Verlag. Kiel 1985; 3. Auflage Arndt Verlag. Kiel 1998).
www.besteaution.de/gallery.php3 [15.06.2007].
www.de.wikipedia.org/wiki/Deutsches_Rotes_Kreuz [15.06.2007].
Bildquelle: www.besteaution.de/gallery.php3 [15.06.2007].

Hubert Kolling

HOFBAUER, Klemens Maria

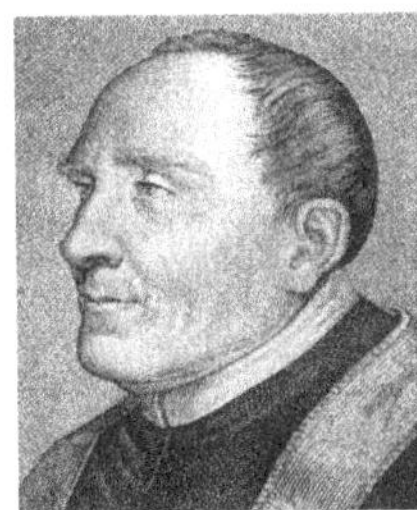

Bereits zu Lebzeiten wurde er „Apostel von Wien und Warschau“ genannt, der frühere Bäckergeselle Klemens Maria Hofbauer, der eigentlich Johannes (so sein Taufname) hieß und am 26. Dezember 1751 in Taßwitz (Tasovice) bei Znaim in Südmähren (Tschechische Republik) als neuntes von zwölf Kindern eines Tschechen (Paulus Dvorak) und einer Deutschen (Maria Steer) zur Welt gekommen war. Nachdem sein Vater, der den Familiennamen Dvořak in Hofbauer eingedeutscht hatte, früh verstorben war, ging Klemens Maria in seinem 15. Lebensjahr nach Znaim, um dort das Bäckerhandwerk zu erlernen. Anschließend arbeitete er als Geselle in der Bäckerei des Prämonstratenserstiftes Klosterbruck. Mit 21 Jahren wurde er in das dortige Gymnasium aufgenommen. Nach Abschluss des Gymnasiums wanderte Hofbauer 1777 nach Rom und wurde Eremit – Tertiar des Franz von Assisi (1182-1228) ➔① – in Tivoli bei Rom. Seit dieser Zeit führte er den Ordensnamen Klemens (Clemens). Nach einigen Monaten wieder zurückgekehrt, baute er sich auf einem ererbten Grundstück eine Einsiedelei, bevor er im Herbst 1779 erneut nach Wien ging, um dort an einem einjährigen Katechetenkurs an der Normalschule von Sankt Anna teilzunehmen. Dank finanzieller Gönner konnte Hofbauer in Wien 1780 ein Philosophie- und Theologiestudium beginnen, das er 1784 in Rom vollendete. Am 24. Oktober 1784 trat er als erster Deutscher in Rom dem 1732 von Alfons Maria von Liguori (1696-1787) im Königreich Neapel gegründeten Redemptoristenorden bei und legte am 19. März 1785 die heiligen Ordensgelübde ab; zehn Tage später, am 29. März 1785 empfing er in Alatri bei Frosinone die Priesterweihe. Gut 20 Jahre – von 1786 bis 1808 – war Hofbauer danach an der Kirche Sankt Benno in Warschau tätig und entfaltete eine vielfältige seelsorgerische und soziale Tätigkeit, die ihm später den Namen „Apostel von Warschau“ eintrug. So richtete er unter anderem zwei Waisenhaus ein, in welchem elternlose Kinder „Pflege und Erziehung“ erhielten: „Er sammelte sie von der Straße auf, reinigte sie selbst vom Ungeziefer und kleidete sie neu ein.“ Daneben gründete er eine Armen- und Lateinschule sowie – für etwa 200 „gefährdete und gefallene Mädchen“ – eine Art Industrieschule.

Nachdem Hofbauer zusammen mit mehreren anderen Patres am 21. Juni 1808 von Napoleon des Landes verwiesen worden war, kehrte er nach Wien zurück, wo er bald zu einem geschätzten und bei der Bevölkerung beliebten Seelsorger wurde. Gleichzeitig entfaltete er eine eifrige karitative Tätigkeit. Aufopferungsvoll kümmerte er sich um Kranke und Bedürftige und führte die Sitte der Hausbesuche ein.

Nach einem erfüllten Leben starb Klemens Maria Hofbauer am 15. März 1820 in Wien an Typhus und wurde zunächst auf dem

„Romantikerfriedhof“ in Maria Enzersdorf beigesetzt. Im Jahre 1862 übertrug man seine Gebeine in die Wiener Kirche Maria am Gestade. Am 29. Januar 1888 erfolgte durch Papst Leo XIII. (1810-1903) die Seligsprechung Hofbauers, am 20. Juli 1909 durch Papst Pius X. (1835-1914) die Heiligsprechung; sein kirchlicher Gedenktag ist der 15. März. Die Reliquien werden heute in einem goldenen Reliquienschrein unter einem modernen Steinaltar im Kirchenschiff von Maria am Gestade aufbewahrt. Abgebildet wird Klemens Maria Hofbauer, der 1914 zum Stadtpatron von Wien erhoben wurde und seit 1913 auch zweiter Schutzheiliger der Gesellenvereine ist, für gewöhnlich in der Kleidung der Redemptoristen, mit weißer Halskrause, meist in Gebetshaltung, oft mit einem Rosenkranz.

Quellen und Literatur:

Bautz, Friedrich Wilhelm: Clemens Maria Hofbauer. In: Biographisch-Bibliographisches Kirchenlexikon, Band II. Begründet und herausgegeben von Friedrich Wilhelm Bautz. Fortgeführet von Traugott Bautz. Traugott Bautz. Herzberg 1990, Spalte 943-946.

Brunner, Sebastian: Clemens Maria Hofbauer und seine Zeit. Miniaturen zur Kirchengeschichte von 1780-1820.Braumüller. Wien 1858.

Dammer, Inga / Adam, Birgit: Das große Heiligenlexikon. Patronate, Gedenktage, Leben und Wirken von mehr als 500 Heiligen. Seehamer. Weyarn, Augsburg 1999, Seite 184-185.

Donner, Josef (Hrsg.): Nur Mut, Gott lenkt alles. Klemens Maria Hofbauer in seinen Briefen. Provinzialat der Redemptoristen. München 1984.

Eckardt, Johannes: Klemens Maria Hofbauer (Führer des Volkes, Heft 15). Volksvereins-Verlag. Mönchen-Gladbach 1916.

Fleischmann, Kornelius: Klemens Maria Hofbauer. Sein Leben und seine Zeit. Styria. Graz 1988.

Freund, Georg: Der heilige Maria Klemens Hofbauer, Generalvikar der Kongregation des Allerheiligsten Erlösers. Eine Lebensskizze. Zur Feier der Heiligsprechung neu herausgegeben mit einigen Änderungen von Franz Weimann. Dritte, vermehrte Auflage. Pustet. Regensburg 1909.

Güttenberger, Heinrich: Klemens Maria Hofbauer, der Heilige der Romantik. Ausstattung von Rose Reinhold (Kleine historische Monographien, Band 8). Reinhold. Wien 1927.

Hansen, Johannes Jakob: Der selige Klemens Maria Hofbauer (Lebensbilder hervorragender Katholiken des 19. Jahrhunderts, 3. Band). Bonifacius. Paderborn 1905.

Haringer, Michael: Leben des erwürtigen Dieners Gottes Clemens Maria Hofbauer. Zweite vermehrte Auflage 1880. Pustet. Regensburg 1880.

Heimbucher, Max: Die Orden und Kongregationen der katholischen Kirche. Zweiter Band. Vierte Auflage. Nachdruck der dritten, großenteils neubearbeiteten Auflage von 1934. Ferdinand Schöningh. Paderborn, München, Wien 1980. Seite 349-355.

Henze, Klemens Maria: Der heilige Klemens Maria Hofbauer. Laumann. Dülmen 1920.

Hofer, Johannes: Der heilige Klemens Maria Hofbauer, ein Lebensbild. Zweite und dritte verbesserte und vermehrte Auflage. Herder. Freiburg im Breisgau 1923.

Hosp, Eduard: Der heilige Klemens Maria Hofbauer (1751-1820). Herder. Wien 1951.

Hümmeler, Hans: Helden und Heilige. Einbändige Sonderausgabe. Verlag der Buchgemeinde. Bonn 1934, Seite 135-137.

Hünermann, Wilhelm: Der Bäckerjunge von Znaim. Klemens Maria Hofbauer. Kerle. Heidelberg 1950.

Hünermann, Wilhelm: Der Apostel von Wien. Klemens Maria Hofbauer. Tyrolia. Innsbruck 1988.

Innerkofler, Adolf: Der heilige Klemens Maria Hofbauer, ein österreichischer Reformator und der vorzüglichste Verbreiter der Redemptoristenkongregation. Zweite, nach etwa 300 neu entdeckten Dokumenten verbesserte und vermehrte Auflage. Pustet. Regensburg 1913.

Kosch, Wilhelm: Das Katholische Deutschland. Biographisch-bibliographisches Lexikon. Literarisches Institut von Haas & Grabherr. Augsburg 1933, Spalte 1654-1657.

Meier, Alois: Der selige Klemens Maria Hofbauer, der erste deutsche Redemptorist. Kurzes Lebensbild. Selbstverlag des Redemptoristen Klosters Cham. Cham 1908.

Lohmueller, Johannes: Der heilige Klemens Maria Hofbauer (Aus der Gemeinschaft der Heiligen, Band 10). Butzon & Bercker. Kevelaer 1932.

Pösl, Friedrich: Clemens Maria Hofbauer, der erste deutsche Redemtorist. Pustet. Regensburg 1844.

Reimann, Augustin: Klemens Maria Hofbauer. Ein Lebensbild, 150 Jahre nach seinem Heimgang. (Schriftenreihe des Sudetendeutschen Priesterwerkes Königstein, Bd. 15). Sudetendeutsches Priesterwerk. Königstein im Taunus 1970.

Schauber, Vera / Schindler, Hanns Michael: Heilige und Namenspatrone im Jahreslauf. Aktualisierte Neuauflage. Pattloch. München 2001, Seite 103-104.

Schedl, Claus: Ein Heiliger steht auf, Klemens Maria Hofbauer. Dom-Verlag. Wien 1951.

Schermann, Hans (Hrsg.): Klemens Maria Hofbauer. Profil eines Heiligen. Dom-Verlag. Wien 2001.
Weiß, Otto: Klemens Maria Hofbauer und seine Biographien. Eine Rezeptionsgeschichte. Collegium S. Alfonsi de Urbe. Rom 2001.
Weiss, Otto: Cleens Maria Hofbauer. In: Lexikon für Theologie und Kirche. Fünfter Band. Begründet von Michael Buchberger. Dritte, völlig neu bearbeitete Auflage. Herausgegeben von Walter Kasper mit Konrad Baumgartner [u.a.]. Herder. Freiburg, Basel, Rom, Wien 1996, Spalte 196.
Welzig, Werner: Klemens Maria Hofbauer. In: Neue Deutsche Biographie. Herausgegeben von der Historischen Kommission bei der Bayerischen Akademie der Wissenschaften. Neunter Band. Duncker & Humblot. Berlin 1972, Seite 376-377.
Wetzer und Welte´s Kirchenlexikon oder Encyklopädie der katholischen Theologie und ihre Hülfswissenschaften. Zweite Auflage. Begonnen von Joseph Hergenröther, fortgesetzt von Franz Kaulen. Sechster Band. Herder. Freiburg im Breisgau 1889, Spalte 139-145.
www.heiligenlexikon.de/BiographienK/Klemens_Maria_Hofbauer.htm.
www.cssr.at/redempt/.
www.katolsk.no/biografi/khofbaur.htm.
Bildquelle: Schauber, Vera / Schindler, Hanns Michael: Heilige und Namenspatrone im Jahreslauf. Pattloch. München 2001, Seite 103.

Hubert Kolling

HOFER, Rosa

Die vierte schweizerische Diakonissenanstalt, die Kranken- und Diakonissenanstalt Neumünster in Zürich, verdankt ihre Entstehung 1858 einer Reihe von Persönlichkeiten aus Kirche, Politik und Wirtschaft, die unter dem Eindruck der Not in der zunehmenden Industrialisierung eine Stätte tätiger Nächstenliebe gründen wollten. Der Züricher Pfarrer Georg Rudolf Zimmermann hatte die Kaiserswerther-Gründung von Theodor Fliedner (1800-1864) ➔① besucht und an der Jahresversammlung der Zürcher Evangelischen Gesellschaft 1856 den Vorschlag gemacht, auch für Zürich eine Diakonissenanstalt zu gründen. Das daraufhin gebildete Zürcher Komitee schickte zwei Töchter zur Ausbildung als Diakonissen in die von Christian Friedrich Spittler (1782-1867) ➔② gegründete und von Katharina (Trinette) Bindschedler (1825-1879) ➔② geleitete Diakonissenanstalt Riehen: Nanny Sieber (1827-1860), die erste Oberin im Neumünster, und die Pfarrerstochter Julie Kienast. Beide wurden dort eingesegnet und kamen 1858 zurück. Die erste aus der Neumünster-Schwesternschaft hervorgegangene Oberin war Margarete Bollinger (1846-1914) ➔①. Im Neumünster wurden bereits nach wenigen Jahren Neubauten erforderlich: 1866 ein zweites Haus, 1886 ein drittes, wobei Medizin und Chirurgie (mit eigenem Operationssaal) getrennt wurden. Deren Leitung als Chefarzt übernahm Dr. Friedrich Brunner (1858-1940) ➔④. Seit 1915 wirkte hier auch Rosa Hofer als Oberschwester.

Rosa Hofer erblickte am 23. Dezember 1876 in der Bauerngemeinde Gampelen (Bernerland / Schweiz) als zweites Kind von Pfarrer Moritz Hofer und dessen Ehefrau Sophie, geborene Wagner, das Licht der Welt. Am 27. Januar 1877 wurde sie in der Kirche ihres Geburtsortes getauft. Drei Jahre später zog sie mit ihren Eltern nach Sumiswald. Nachdem ihr Vater 1886 zum Vorsteher des Waisenhauses der Stadt Zürich ernannt worden war, zog die Familie – Rosa hatte noch einen Bruder und zwei Schwestern – in die Ostschweiz. Von dieser Zeit schreibt Rosa Hofer: „Wir verlebten in dem schönen alten Waisenhaus eine sehr glückliche Jugendzeit; dass wir unsere Eltern mit vielen Waisen teilen mussten, kam uns nicht sehr zu Bewusstsein, sie hatten uns und die Waisenkinder herzlich lieb, und lebten beide ganz und gar ihrer doppelten Aufgabe in Anstalt und Familie."

Nach ihrer Konfirmation kam Rosa Hofer zur Erlernung des Haushalts in eine Familie nach Rüti, dann schickten ihre Eltern sie in die Fortbildungsschule in Zürich sowie in die höhere Töchterschule in Zürich und Genf. Danach trat sie ins „Orthopädische Institut" von Professor Dr. Wilhelm Schulthess (1855-1917) ein, wo sie acht Jahre in der Krankenpflege wirkte. Aufgrund einer schweren Erkrankung musste sie ihren Beruf aufgeben. Nach ihrer Genesung unterstützte sie ihre Mutter als Gehilfin im Waisenhaus, bis 1906

ihr Vater unerwartet starb. Mutter und Tochter zogen daraufhin nach Zollikon. Im Jahre 1912 trat Rosa Hofer ihre neue Arbeitsstelle in der Anstalt Balgrist für krüppelkranke Kinder an. Nach drei Jahren (1915) wurde sie dann „zur Mutter einer großen Schwesternfamilie“, als Oberschwester an die Diakonissenanstalt Neumünster berufen.
Während die Gemeinschaft 1897 aus 133 Diakonissen bestand, welche auf 62 Stationen arbeiteten (50 Schwestern auf 7 größeren Spitalabteilungen, davon 3 universitäre Kliniken, 35 in kleineren Spitälern, 30 in Gemeindepflegestationen, die übrigen im eigenen Spital und im Pflegeheim Wäldli), zählte die Anstalt 1910 schon 354 Diakonissen; im Jahre 1912 waren es dann rund 400 Schwestern. Rosa Hofer musste freilich zunächst selbst Diakonisse werden. Hierzu hielt sie fest: „Gott hat mich noch einmal ausziehen lassen und mir ein anderes Arbeitsfeld angewiesen. Im Vertrauen auf seine Kraft und seine Gnade habe ich das neue Amt angenommen.“ Am Sonntag nach Pfingsten 1916 wurde sie eingesegnet und „mit freundlichem Vertrauen von der gesamten Schwesternschaft begrüßt und aufgenommen.“
Nachdem Schwester Rosa ihren Dienst in Neumüster angetreten hatte, wurde dort 1914 mit einem Spezialkurs von vier Monaten als eine Art Repetitorium nach auswärtigen Einsätzen begonnen. Aus diesen erwuchs später die eigentliche Krankenpflegeschule. 1927 wurde gemäß der Empfehlung des Schweizerischen Roten Kreuzes die Ausbildung auf drei Jahre erweitert und am Ende ein Examen durchgeführt; die Schwestern hielten seither ein kantonales Diplom.
Im Jahre 1933 war am Zollikerberg der große Spitalneubau erfolgt, welcher 200 Betten umfasste und noch heute, modernisiert und innen ausgebaut, in Betrieb steht. Seit 1922 (bis 1980) führten die Neumünster-Schwestern auch die neuerbaute Thurgauisch-Schaffhausische Heilstätte in Davos. Während des Zweiten Weltkrieges (1939-1945) rückten sie auch in die Militärsanitätsanstalten ein. 1945 gehörten 570 Diakonissen zur Anstalt. Sie wirkten im eigenen Spital und in 115 Außenstationen, darunter 61 sogenannten Gemeindepflegen.
Nachdem Rosa Hofer ein Vierteljahrhundert im Diakonissenhaus Neumünster gewirkt hatte, trat sie 1937 in Ruhestand. Zunächst lebte sie bei Schwester und Bruder in Kilchberg. Nachdem sie erkrankte, kam sie ins Mutterhaus zurück, dann für einige Zeit ins Schwesternheim nach Obermeilen und schließlich – im April 1949 – auf die Schwesternabteilung des Krankenhauses in Neumünster. Dort starb Rosa Hofer am 17. Dezember 1949 im Alter von nahezu 73 Jahren.

Quellen und Literatur:

B[aumgartner], R[obert]: Zur Erinnerung an Diakonisse Rosa Hofer von Langau und Zürich, ehemalige Oberschwester der Diakonissenanstalt Neumünster. [Diakonissenanstalt Neumünster. Zollikerberg-Zürich 1949].
Baumgartner, Robert: Hundert Jahre Kranken- und Diakonissenanstalt Neumünster Zollikerberg-Zürich 1858-1958. Berichthaus. Zürich 1958.
Bericht über die Kranken- und Diakonissen-Anstalt der Evangelischen Gesellschaft in Neumünster. Ulrich. Zürich 1883-1939.
Brenner-Burckhardt, C.: Fünfzig Jahre unter der guten Hand Gottes 1858-1908. Die Kranken- und Diakonissenanstalt Neumünster-Zürich in ihrer geschichtlichen Entwicklung und gegenwärtigen Organisation. Im Auftrag der Direktion ihren Schwestern und ihren Freunden geschildert von C. Brenner-Burckhardt. Berichthaus. Zürich 1908.
Brunner, Friedrich: Grundriss der Krankenpflege. Leitfaden für den Unterricht in Diakonissenanstalten, Schwesternhäusern, Krankenpflegekursen. Schultess & Co. Zürich 1901 (24. Auflage 1945).
Dürig, Hans: (Hrsg.): 125 Jahre Dienst an Kranken. 50 Jahre Spital Neumünster in Zollikerberg. Berichthaus. Zürich 1983.
Heim, Urs F. A.: Leben für andere. Die Krankenpflege der Diakonissen und Ordensschwestern in der Schweiz. Schwabe & Co AG. Basel 1998, Seite 157-161.
Jahresbericht über die Kranken- und Diakonissen-Anstalt der Evangelischen Gesellschaft in Neumünster. Ulrich. Zürich 1859-1882.
Schlatter, Dora: Barmherzige Kirche. Geschichte der Diakonissenhäuser in der Schweiz. BEG-Verlag. Bern 1944.

Hubert Kolling

HOFFA, Albert

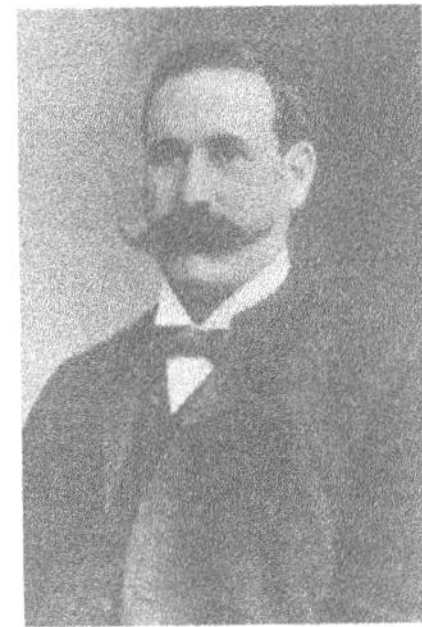

Albert Hoffa wurde am 31. März 1859 in Richmond am Cap der Guten Hoffnung (Pretoria, Republik Südafrika) als Sohn des praktischen Arztes Dr. Moritz Hoffa aus Kassel geboren. Sieben Jahre später (1866) kam er zurück nach Deutschland und besuchte in Kassel das Gymnasium, wo er 1878 das Abitur ablegte. Anschließend studierte er in Marburg und Freiburg Medizin. Im Jahre 1880 bestand er das Physikum, und im Januar 1883 die medizinische Staatsprüfung mit der Note „vorzüglich gut". Noch im selben Jahr promovierte er mit der Dissertation „Ueber Nephritis saturnina" zum Doktor der Medizin und wurde Assistent an der chirurgischen Universitätsklinik in Würzburg (Juliusspital [Julius Echter (1545-1617) ➔⑤]), wo er sich 1886 auch im Fach Chirurgie mit der Arbeit „Die Natur des Milzbrand-Giftes" habilitierte. Seit 1887 betrieb er eine kleine private chirurgisch-orthopädische Klinik, die er 1896/97 erweiterte und mit allen damals bekannten medizinischen Errungenschaften ausstatten lies. So gab es eine Bade- und Massageabteilung und nach der Entdeckung der Röntgenstrahlen durch Wilhelm Conrad Röntgen (1845-1923) eine Röntgenstation. Die Krankenpflege übten Schwestern des bayerischen Frauenvereins „Rothe Kreuzschwestern" aus.
Im Jahre 1902 übernahm Hoffa den Lehrstuhl für Orthopädie sowie die Leitung der Universitäts-Poliklinik für orthopädische Chirurgie in Berlin. Gleichzeitig wurde er mit dem Titel „Geheimer Medizinalrat" ausgezeichnet. Auf seine Initiative hin entstand das Kindererholungsheim Groß-Lichterfelde, das Cäcilienheim in Hohenlychen und 1906 die Berlin-Brandenburgische Krüppelheil- und Erziehungsanstalt, die Vorgängerin des späteren Oskar-Helene-Heimes. Am 29. März 1906 eröffnete er das Deutsche Humbold-Sanatorium in Orotawa auf Teneriffa (Kanarische Inseln). Zu seinen zahlreichen Schülern gehörte untere anderem Konrad Alexander Theodor Biesalski (1868-1930) ➔④.
Professor Hoffa war Mitbegründer der Deutschen Gesellschaft für orthopädische Chirurgie (1901), strebte die völlige Loslösung der Disziplin aus der Chirurgie an und erweiterte die fachärztliche Ausbildung zum Orthopäden um neurologische, radiologische und internistische Inhalte sowie um die Fächer Verbandstechnik und Physikotherapie. Er war Gründer (1892) und Herausgeber der „Zeitschrift für orthopädische Chirurgie", befasste sich mit den sozialen Problemen körperlich Behinderter und initiierte die erste umfassende Statistik körperlich behinderter Kinder (1906). Er veröffentlichte zahlreiche Beiträge in Fachzeitschriften sowie mehrere Monographien. Sein mehrfach aufgelegtes „Lehrbuch der orthopädischen Chirurgie" (1891) wurde in zahlreiche Sprachen übersetzt, sein „Atlas und Grundriss der Verbandslehre" (1897) erreichte sieben Auflagen. Im Vorwort zu letzterem Werk schreibt er: „Ich habe die Verbandlehre so dargestellt, wie ich sie seit vielen Jahren in meinen praktischen Cursen [an der Julius-Maximilian-Universität Würzburg] vortrage. Nachdem ich viele hunderte von Schülern in die Verbandtechnik eingeführt habe, habe ich die Fehler wohl kennen gelernt, die der Anfänger beim Verbinden in der Regel macht, und habe darum gleich angegeben, wie sich diese Fehler vermeiden lassen."
Zur besseren Anschauung war das Buch mit 128 Tafeln und originalen Aquarellen des Malers O. Fink ausgestattet, ebenso wie das 1888 vorgelegte „Lehrbuch der Frakturen und Luxationen für Ärzte und Studierende" über das er schreibt: „Anschauung ist die Seele der Unterrichts. Diesem Erfahrungssatze getreu habe ich den Text durch möglichst zahlreiche eigene, den bekannten Lehrbüchern, dem Werk von [Ernst Julius] Gurlt [(1825-1899) ➔⑤], sowie den betreffenden Kapiteln der deutschen Chirurgie entnommene Zeichnungen illustriert und die colorierten Tafeln hinzugefügt."

Im Hinblick auf die Krankenpflege hat er sich besondere Verdienste mit seiner 1894 vorgelegten „Anleitung für Krankenpfleger" erworben, bei der es sich laut Untertitel um eine „Gemeinverständliche Darstellung der Krankenpflege und Verbandslehre" handelt. Hoffa widmete das Buch „den hochgeehrter Damen des Frauen-Vereins vom Rothen Kreuz in Hochachtung und Verehrung". Wie aus der Vorbemerkung des Verfassers ersichtlich ist, basieren seine Ausführungen auf sechs Vorträgen über Krankenpflege und Verbandslehre, die er „in einem Kursus dem Würzburger ‚Frauenverein vom Rothen Kreuz' unter Demonstration aller bezüglichen Maßnahmen gehalten" hatte. Zugleich gibt Hoffa einen Hinweis auf die Quellen, die er bei der Ausarbeitung der Vorträge heranzog, unter anderem die Werke von (Friedrich von) Esmarch (1823-1908) ➔① und (Paul Traugott Bernhard Ephraim) Rupprecht (1846-1920) ➔④. Die von ihm gegebenen Ratschläge seien zweckentsprechend, „so daß die Krankenpflegerin eine wirkliche Anleitung zu ihrem Berufe" fände.

Das Buch erschien 1902 in einer leicht erweiterten, zweiten Auflage (78 Seiten). Hierzu schrieb Hoffa eine Vorrede, in der er nähere Auskunft über seine Krankenpflegekurse gibt: „Ich habe die Kurse in den letzten Jahren so eingerichtet, daß ich wöchentlich 3 Stunden abhielt. In zwei Stunden wurden die theoretischen Vorträge mit allen bezüglichen Demonstrationen gehalten. Dabei wurden auch die geringsten Kleinigkeiten gezeigt und nicht als selbstverständlich übergangen. In der dritten Stunde wurde dann das in den beiden vorhergehenden Stunden Vorgetragene praktisch eingeübt."

Seinen Ausführungen vorangestellt hat Hoffa den Satz von Theodor Billroth (1829-1894) ➔① „Wer Anderen hilft, verhilft sich selbst zum Glück". Bevor er in einzelnen Kapiteln das Krankenzimmer, die Behandlung und Pflege des Kranken, die Ausführung der ärztlichen Verordnungen (unter anderem Darreichung von Arzneien, Umschläge und Bäder), die Beobachtung des Kranken und die Krankenkost, Hilfeleistung bei Verwundungen sowie die Erste Hilfe bei Unglücksfällen vorstellt, beschreibt er auch ausführlich die Eigenschaften, welche eine Krankenpflegerin seines Erachtens besitzen müsste: „Neigung zu ihrem Beruf, ruhiger Charakter, Sittlichkeit, Wahrheitsliebe, Ordnungssinn, Zuverlässigkeit. Sie muß – bei gesundem Körper – eine leichte Auffassungs- und Beobachtungsgabe besitzen, darf sich nicht vor widrigen Dingen ekeln, bedarf einer leichten und geschickten Hand und muß sich der größten Sauberkeit befleißigen. Sie muß verstehen, im Verkehr mit den Kranken und ihrer Umgebung sich Achtung zu verschaffen, muß sich aber auch vor Ueberhebung hüten, muß verschwiegen und nicht schwatzhaft, aber auch nicht mürrisch und wortkarg sein, sondern muß stets eine gleichmäßige Freundlichkeit zeigen. Das Verhalten bei unheilbaren Kranken erfordert den meisten Takt, bei Gesunden die meiste Vorsicht. Standes- und Konfessionsunterschiede müssen am Krankenbett vergessen werden. Die Pflegerin hat vor allem auf 4 Punkte zu achten: 1. auf das Krankenzimmer, 2. auf das Krankenbett, 3. auf die Person des Kranken, 4. auf die Ratschläge des Arztes."

Die 72 Seiten starke Veröffentlichung, die etwa in der Februar-Ausgabe 1899 der von Dr. Martin Mendelsohn (1860-1930) ➔① herausgegebenen „Zeitschrift für Krankenpflege" vorgestellt wurde, erschien in der Stahel´schen Verlags-Anstalt (Kgl. Hof- und Universitäts-Verlag) in Würzburg, die das Buch wie folgt bewarb: „Das vorstehende praktische Hilfsbuch, das sich den bisherigen, in allen Fachblättern hervorragend besprochenen Hoffa´schen Elaboraten [schriftliche Ausarbeitungen] würdig an die Seite stellt, darf den Anspruch erheben, klar, kurz und bündig, und damit voll und ganz zweckentsprechend geschrieben zu sein – ein Vorzug des Verfassers, in welchem ihm wenige gleichkommen. (Die Anschaffung dieses vorzüglichen Breviers empfiehlt sich allen Frauenverbänden, Sanitätskolonnen, jeder Hausfrau)."

Für die Krankenpflege erwähnenswert ist auch noch der Beitrag von Hoffa „Über die Ausbildung, die Rechte und die Pflichten der Schwestern vom Roten Kreuz", den er 1902

in der Berliner Zeitschrift „Die Krankheit" publizierte.
Albert Hoffa, der wohl eine außergewöhnlich vitale, begabte und begnadete Arztpersönlichkeit war, die nach einer knapp bemessenen Ausbildungszeit von vier Jahren eine neue medizinische Fachrichtung ausschlaggebend mitformte, starb am 31. Dezember 1907 im Augustahospital in Köln im Alter von 48 Jahren. Seine letzte Ruhestätte fand er auf dem Kaiser-Wilhelm-Gedächtnis-Friedhof in Berlin.

Quellen und Literatur:

Baudach, Erdmute: Eine Studie über Albert Hoffa und seine Resonanz in Amerika unter Berücksichtigungder Zeitumstände. Medizinische Dissertation. Würzburg 1978.
Buschinger, Nicolae: Albert Hoffa. Eine biographische Darstellung und Interpretation seines Lebens und Wirkens in Würzburg. Medizinische Dissertation. Würzburg 1971.
Helbing, Carl: Albert Hoffa [Nachruf]. In: Medizinische Klini, Nr. 3 / 1908.
Hoffa, Albert: Ueber Nephritis saturnina. Medizinische Dissertation. Fr. Wagnersche Buchdruckerei. Freiburg 1883 (25 Seiten).
Hoffa, Albert: Die Natur des Milzbrand-Giftes. Würzburg 1886 (52 Seiten).
Hoffa, Albert: Über den sogenannten chirurgischen Scharlach. Nach einem [am 4. Dezember 1886 im Bezirksärztlichen Verein zu Würzburg gehaltenen] Vortrag. Breitkopf & Härtel. Leipzig 1887.
Hoffa, Albert: Über die Folgen der Kropfoperation. Stahel. Würzburg 1888.
Hoffa, Albert: Lehrbuch der Frakturen und Luxationen für Ärzte und Studierende. Stahel. Würzburg 1888 (4. Auflage, F. Enke. Stuttgart 1904).
Hoffa, Albert (Hrsg.): Mittheilungen aus der chirurgisch-orthopädischen Privatklinik des Privatdocenten Dr. A. Hoffa zu Würzburg. J. A. Finsterlin / Lehmann. München 1889-1894
Hoffa, Albert: Lehrbuch der orthopädischen Chirurgie. Enke. Stuttgart 1891 (5. Auflage 1905).
Hoffa, Albert: Zur Pathogenese der arthritischen Muskelatrophie. Breitkopf & Härtel. Leipzig 1892.
Hoffa, Albert: Technik der Massage. Enke 1893.
Hoffa, Albert: Die ambulante Behandlung der tuberkulösen Hüftgelenksentzündung mittels portativer Apparate. Lipsius & Fischer. Kiel, Leipzig 1893.
Hoffa, Albert: Anleitung für Krankenpfleger. Gemeinverständliche Darstellung der Krankenpflege und Verbandslehre. Stahl. Würzburg 1894 (72 Seiten) (2. Auflage. Stahel-Verlag, Würzburg 1902, 78 Seiten).
Hoffa, Albert: Die Endresultate meiner Operationen der angeborenen Hüftgelenksverrenkungen. Fischer. Berlin 1895.
Hoffa, Albert: Die körperliche Erziehung der Jugend. Populär-wissenschaftlicher Vortrag, gehalten in Würzburg am 28. November 1895. Stahel. Würzburg 1896.
Hoffa, Albert: Demonstration mit Röntgenstrahlen. Physiko-Medika. Würzburg 1896.
Hoffa, Albert: Atlas und Grundriss der Verbandslehre. Für Studierende und Ärzte. Lehmann. München 1897 (7. Auflage 1922).
Hoffa, Albert: Der menschliche Fuß und seine Bekleidung. Stahel. Würzburg 1899.
Hoffa, Albert: Die moderne Behandlung des Klumpfußes. Seitz & Schauer. München 1899.
Hoffa, Albert: Die Prophylaxe in der Chirurgie (Handbuch der Prophylaxe, Band 4). Seitz & Schauer. München 1900.
Hoffa, Albert: Die medizinisch-pädagogische Behandlung gelähmter Kinder. Beyer. Langensalza 1901.
Hoffa, Albert: Über die Ausbildung, die Rechte und die Pflichten der Schwestern vom Roten Kreuz. In: Die Krankheit [Zeitschrift]. Reimer. Berlin 1902.
Hoffa, Albert: Die orthopädische Literatur, zusammengestellt von Geheimrat Prof. Dr. A[lbert] Hoffa in Berlin und Dr. August Blencke in Magdeburg. F. Enke. Stuttgart 1905.
Killy, Walther / Vierhaus, Rudolf (Hrsg.): Deutsche Biographische Enzyklopädie (DBE), Band 5. K. G. Saur. München 1997, Seite 112.
Oppenheimer, John F.: Lexikon des Judentums. Bertelsmann Lexikon-Verlag. Gütersloh 1971.
Philo-Lexikon. Handbuch des jüdischen Wissens. 4., vermehrte und verbesserte Auflage. Philo-Verlag. Berlin 1937.
[Rezension des Buches] Anleitung für Krankenpfleger. Von Professor Dr. Albert Hoffa, Würzburg. In: Zeitschrift für Krankenpflege, 21. Jg., Nr. 2, Februar 1899, Seite 56.
Wininger, S[alomon]: Große jüdische National-Biographie. Mit mehr als 13.000 Lebensbeschreibungen namhafter jüdischer Männer und Frauen aller Zeiten und Völker. Ein Nachschlagewerk für das jüdische Volk und dessen Freunde. Orient. Cernauti 1936.
Bildquelle: Buschinger, Nicolae: Albert Hoffa. Eine biographische Darstellung und Interpretation seines Lebens und Wirkens in Würzburg. Würzburg 1971 (ohne Seitenangabe).

Hubert Kolling

HOLM, Kurt

Dr. med. Kurt Holm erlangte als Leiter der auf Anordnung des Reichsgesundheitsführers Leonardo Conti am 11. August 1943 gegründeten Planungsstelle für das Schwesternwesen Bedeutung für die Krankenpflege in der nationalsozialistischen Kriegsgesellschaft.

Holm stammte aus Hamburg. Er wurde dort am 16. August 1894 geboren. Als Kriegsfreiwilliger nahm er am Ersten Weltkrieg teil und wurde dabei mit mehreren Auszeichnungen versehen. Er studierte Medizin und war seit 1926 Facharzt für Innere Krankheiten. Der NSDAP trat er am 1. Mai 1933 bei. Zwischen 1934 und 1935 trug er in seiner Heimatstadt als Kreisamtsleiter im nationalsozialistischen Amt für Volksgesundheit aktiv dazu bei, den NS-Staat aufzubauen und die gesellschaftlichen Verhältnisse entsprechend der biologistischen Utopie eines von „Minderwertigen und Fremdrassigen“ gereinigten „Volkskörpers“ umzugestalten. Holm wurde am 16. Februar 1936 in die SS aufgenommen und stieg in der Parteihierarchie 1938 zum Hygieniker im Stab des SS-Oberabschnittsarztes und im September 1943 zum SS-Sturmbannführer auf. Als beamteter Arzt im staatlichen Gesundheitsamt lebte und wirkte er zunächst weiterhin in Hamburg. Noch 1936 machte er sich mit seiner Schrift "Verhütung erbkranken Nachwuchses. Die Durchführung des Gesetzes in Hamburg" als Experte nationalsozialistischer Eugenik einen Namen. Zudem war er Mitglied des Erbgesundheitsobergerichts der Hansestadt und in dieser Funktion unmittelbar an Entscheidungen über Anträge auf Zwangssterilisationen beteiligt. Zu Anfang des Zweiten Weltkriegs wurde Holm zur Wehrmacht einberufen. Vom 10. September 1939 an diente er als Oberstabsarzt. Im Juli 1942 nahm er dann eine Tätigkeit am Gesundheitsamt in Leipzig auf und empfahl sich dabei offenbar für höhere Aufgaben. In einer Beurteilung aus dieser Zeit bescheinigte man ihm unter anderem besondere organisatorische Fähigkeiten und eine außer Frage stehende nationalsozialistische Gesinnung. Im Sommer 1943 wurde ihm schließlich die Leitung der neugegründeten Planungsstelle für das Schwesternwesen in Berlin anvertraut. Seine Dienststelle sollte in der von Luftkrieg und militärischen Niederlagen an den Fronten zunehmend destabilisierten deutschen Kriegsgesellschaft dazu beitragen, das Gesundheitswesen den Erfordernissen des Krieges entsprechend planmäßig zu gestalten.

In den polykratischen Machtstrukturen des NS-Regimes spielte Holms vormals mächtiger Vorgesetzter zu diesem Zeitpunkt jedoch keine maßgebliche Rolle mehr, so dass der Einfluss der Planungsstelle gering blieb. Holm erkannte und beklagte dies in zwei erhalten gebliebenen Schriftstücken, die er im Oktober 1943 beziehungsweise im März 1944 verfasste. Indem er intern über den "konfessionellen Burgfrieden" lamentierte und für sich eine "durchschlagende Anordnungsbefugnis, welche auch bei widerstrebenden Dienststellen die Durchsetzung erzwingen kann" forderte, zeigte er politische Zuverlässigkeit und Entschlossenheit. Andererseits analysierte er aber auch realistisch, dass sein Programm während des Krieges nicht umzusetzen war. Dagegen stand vor allem der unbestrittene Anspruch der Wehrmacht, über große Teile des Pflegepersonals kurzfristig verfügen zu können. Ebenso deutlich sah Holm, dass die politisch unerwünschten konfessionellen Schwestern auf absehbare Zeit nicht verzichtbar waren. Seinen Erhebungen zufolge waren beinahe 50 Prozent der Pflegekräfte den konfessionellen Dachverbänden Caritas und Innere Mission zuzurechnen. Darüber hinaus waren weder die mächtige Nationalsozialistische Volkswohlfahrt (NSV) unter Erich Hilgenfeldt (1897-1945) ➔①, noch das von Heinrich Himmler und der ihm unterstehenden SS protegierte Deutsche Rote Kreuz (DRK) geneigt, Schmälerungen ihrer Einflussbereiche hinzunehmen. Auch die Reichsfrauenführerin, Gertrud Scholtz-Klink (1902-1999) ➔⑥, deren Ambitionen Holm besonders aufbrachten, verwahrte sich dagegen, den ihr zugesprochenen und von Karin Huppertz (1894-1978) ➔② geleiteten Fachausschuss für das Schwesternwesen Holms Planungsstelle unterzuordnen. Angesichts dieser Konstellation beschränkte sich Holm offenbar im Wesentlichen darauf, pragmatische Einzelinitiativen zu verfolgen, die den „Volks-

körper" im Krieg stärken sollten. In diesem Sinn trat er für die schnellstmögliche Vermittlung von Pflegekräften und die Nachwuchswerbung ein. Er plädierte für die Bereitstellung von Stationsmädchen, um die Arbeitskraft des qualifizierten Personals möglichst effizient einzusetzen und dafür, die Ausbildungsgänge zu verkürzen. Mit Blick auf die Zukunft hielt er zudem die Pflege bestehender Kontakte zu Dienst- und Parteistellen für wichtig. Unerlässlich erschien es ihm außerdem, durch die statistische Erfassung des Pflegepersonals eine Grundlage für spätere planwirtschaftliche Maßnahmen zu schaffen.
Über Holms weiteren Werdegang am Ende des Zweiten Weltkriegs und im Nachkriegsdeutschland ist bislang nichts bekannt. Er starb am 16. Juni 1954 in Hamburg.

Quellen und Literatur:

Breiding, Birgit: Die Braunen Schwestern. Ideologie - Struktur - Funktion einer nationalsozialistischen Elite. Franz Steiner. Stuttgart 1998, Seite 191-192.
Hähner-Rombach, Sylvelyn (Hrsg.) unter Mitarbeit von Christoph Schweikardt: Quellen zur Geschichte der Krankenpflege. Mit Einführungen und Kommentaren. Mabuse. Frankfurt am Main 2008, Seite 638-644.
Bundesarchiv Berlin-Lichterfelde (Finckensteinallee 63, D-12205 Berlin): Best. R 1501/2959 (Holm, Kurt: Über die Aufgaben der Planungsstelle für das Schwesternwesen, 12.10.1943).
Bundesarchiv: Holm, Kurt: Betr. Planungsstelle für das Schwesternwesen, 12.3.1944, BArch R 1501/2959.
Holm, Kurt: Beiträge zur Wirkung der Parasympathicusreizgifte auf den Blutzucker. Medizinische Dissertation. Hamburg 1921.
Holm, Kurt: Verhütung erbkranken Nachwuchses. Die Durchführung des Gesetzes in Hamburg. (Hamburg im Dritten Reich. Arbeiten der hamburgischen Verwaltung in Einzeldarstellungen, Band 8). Lütcke & Wulff. Hamburg 1936.
Holm, Kurt: Die Gelbsucht in den Wilhelmsburger Zinnwerken. Eine "Hepatitis epidemica". (Arbeitsmedizin. Abhandlungen über Berufskrankheiten und deren Verhütung, Band 8). J. A. Barth. Leipzig 1939.
Holm, Kurt: Die Gelbsucht in den Wilhelmsburger Zinnwerken. Eine "Hepatitis epidemica". (Arbeitsmedizin. Abhandlungen über Berufskrankheiten und deren Verhütung, Band 8). J. A. Barth. Leipzig 1939.
Holm, Kurt: Welche Wechselbeziehungen bestehen zwischen dem ärztlich-biologischen sowie kulturellen Wert der Menschen und der materiellen Wirtschaft eines Volkes? In: Schriftenreihe des Reichsgesundheitsamtes, Band 8. J. A. Barth. Leipzig 1940, S. 1-39.
Süß, Winfried: Der „Volkskörper" im Krieg. Gesundheitspolitik, Gesundheitsverhältnisse und Krankenmord im nationalsozialistischen Deutschland 1939–1945. R. Oldenbourg. München 2003.

Klaus Brühne

HUBER, Irmgard

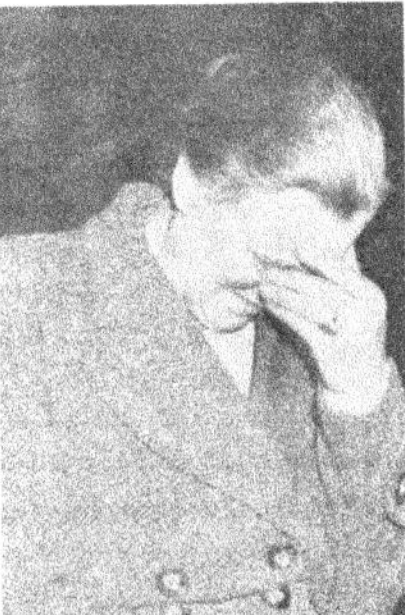

Während der nationalsozialistischen Gewaltherrschaft (1933-1945) beteiligten sich nicht nur Mediziner, wie beispielsweise Werner Catel (1894-1981) ➔④, Ernst Grawitz (1899-1945) ➔④, Siegfried Handloser (1885-1954) ➔⑤, Eva Justin (1909-1966) ➔② oder Herbert Linden (1899-1945) ➔④, direkt oder indirekt an der Tötung von geistig und körperlich behinderten, kranken und alten Menschen, sondern auch Krankenschwestern und Krankenpfleger. Angehörige des Pflegepersonals begleiteten Vernichtungstransporte, verabreichten im Auftrag von „Euthanasie"-Ärzten tödliche Injektionen und Medikamente oder ließen ihre Schutzbefohlenen langsam verhungern; schließlich töteten sie auch aktiv und ohne direkte Anweisung ihre Patientinnen und Patienten.
Obwohl mittlerweile einige Arbeiten vorliegen, so etwa von Angelika Ebbinghaus (1987), Ulrike Gaida (2006), Mathias Hamann (1987), Franz Koch (1985), Hilde Steppe (2001) und Antje Wettläufer (2003), die sich kritisch mit dem Pflegepersonal in der NS-Zeit auseinandersetzen, wissen wir noch immer viel zu wenig über diesen dunkelsten Teil pflegerischer Geschichte. Ungeklärt ist etwa, wie viele Krankenschwestern und -pfleger insgesamt beim

Morden geholfen oder sogar selbst gemordet haben. Fest steht aber zweifelsfrei, worauf Hilde Steppe (1947-1999) ➔② zu Recht hinwies, dass die Pflege als ausführendes Organ an allen Umsetzungsphasen der systematischen Vernichtung beteiligt war. Wenngleich es auch vorbildliche Beispiele des Widerstandes, der Menschlichkeit und der Fürsorge gab, wie beispielsweise Elsa Eberlein (1910-1979) ➔①, Helene Kafka (1894-1943) ➔①, Anna Bertha Königsegg (1883-1948) ➔②, Sara Nussbaum (1868-1957) ➔① und Gertrud Seele (1916-1945) ➔①, stellt sich die Frage, wie es geschehen konnte, dass im Nationalsozialismus Pflegepersonal zum Mörder wurde? Warum haben sich damals Frauen und Männer konträr zu ihrem eigentlichen Berufsethos des Pflegens und Heilens verhalten? Zur Rechenschaft für ihr Handeln gezogene und des Mordes angeklagte Schwestern und Pfleger waren nach dem Ende des Zweiten Weltkrieges (1939-1945) zum überwiegenden Teil fest davon überzeugt, „nur ihre Pflicht" getan zu haben.
Von zahlreichen namentlich bekannten Täterinnen und Täter, wie beispielsweise Luise Erdmann (1901-?), Agnes Kappenberg (1907-?), Pauline Kneissler (1900-?), Edith Korsch (1914-?), Maria Müller (1907-?), Lydia Thomas (1910-?), Anna Wrona (1907-?), Christel Zielke (1913-?), die an den Mordaktionen im Rahmen der sogenannten „T4" (benannt nach der Berliner Zentrale in der Tiergartenstraße 4) beteiligt waren, konnten die Sterbedaten aus Datenschutzgründen bislang nicht erforscht werden. Lediglich in einigen Fällen ist es gelungen, diese für die jeweilige Biographie wichtigen Daten in Erfahrung zu bringen. Neben Margarete Borkowski (1894-1948) ➔④, Käthe Gumbmann (1898-1985) ➔④, Paul Reuter (1907-1995) ➔⑤, Heinrich Ruoff (1887-1946) ➔⑤ und Helene Schürg (1904-1975) ➔⑤, Karl Willig (1894-1946) ➔④ und Minna Zachow (1893-1977) ➔⑤ gehört hierzu auch Irmgard Huber.
Irmgard (Philomena) Huber wurde am 9. Juli 1901 in Attel-Reisach (Kreis Wasserburg am Inn) geboren und wuchs als Mitglied einer zehnköpfigen Familie auf. Nach der Volksschule besuchte sie von 1914 bis 1917 die „Fortbildungsschule" und war danach zunächst mehrere Jahre lang im Haushalt bei Verwandten in der Gegend von Wasserburg tätig, bevor sie im April 1920 in die Heilanstalt Gabersee (Bayern) eintrat und dort – nach einer Ausbildung zur Krankenschwester – am 25. Februar 1925 ihre staatliche Schwesternprüfung ablegte. Sie blieb zunächst noch bis 1929 als Pflegeschwester in der Anstalt. 1930 wechselte sie ins katholische Schwesternhaus der Aquina-Schwestern, einem Bund katholischer weltlicher Schwestern, in der Uhlandstraße in Berlin-Wilmersdorf, von dort aus zeitweise (1931) ins Krankenhaus Marienruhe bei Hammelburg in Unterfranken. Nachdem sie 1932 kurzzeitig erneut als Privatpflegerin in Storkow / Mark gearbeitet hatte, meldete sie sich, „um wieder eine Lebensstellung zu erhalten und auch nach Möglichkeit im Alter versorgt zu sein", auf eine Zeitungsanzeige der Landesheil- und Pflegeanstalt (LHA) Hadamar, wobei sie am 15. März 1932 beim Bezirksverband Nassau als Pflegeschwester eingestellt wurde. Dort arbeitete sie von Oktober 1939 bis Oktober 1940 im Lazarett zur Versorgung verwundeter Soldaten und von November 1940 bis Juli 1942 als sogenannte „T4"-Schwester. Im September 1942 wurde Irmgard Huber zur Abteilungspflegerin und zum 1. Juli 1944 zur Oberschwester der Frauenabteilung ernannt. Wenngleich kein Mitglied der Nationalsozialistischen Deutschen Arbeiterpartei (NSDAP), trat sie 1935 der „Nationalsozialistischen Volkswohlfahrt" (NSV) sowie 1939 dem „Deutschen Frauenwerk" und der „Deutschen Arbeitsfront" (DAF) bei.
Vom 8. bis 15. Oktober 1945 hatten sich sieben ehemalige Angestellte der Landesheil- und Erziehungsanstalt Hadamar in einem von den amerikanischen Besatzungsbehörden durchgeführten Militärgerichtsverfahren zu verantworten, zu denen – neben Dr. Adolf Wahlmann (1876-?), Pfleger Karl Willig, Verwaltungsangestellter Adolf Merkle, Oberpfleger Heinrich Ruoff, Verwaltungsdirektor Alfons Klein (1909-1945) sowie Friedhofswärter und Telefonist Philipp Blum – auch Oberschwester Irmgard Huber gehörte, die

am 7. Juli 1945 verhaftet und in der Justizvollzugsanstalt Bruchsal inhaftiert worden war. In dem Prozess (Hadamar-Prozess Wiesbaden – Kriegsverbrecherprozess), der im Landeshaus in Wiesbaden stattfand, wurde den Angeklagten die „Verletzung des internationalen Rechts“ zur Last gelegt, insbesondere, dass sie „gemeinsam handelnd und in Verfolgung einer gemeinschaftlichen Absicht und für und im Namen des damaligen Deutschen Reiches vom 1. Juli 1944 bis ungefähr zum 1. April 1945 in Hadamar, Deutschland, vorsätzlich, bedachtsam und unrechtmäßig beim Mord von Menschen polnischer und russischer Nationalität halfen, diesen begünstigten und daran teilnahmen, am Mord von Menschen, deren exakte Namen und deren Anzahl, die sich aber ungefähr auf über 400 beläuft, unbekannt sind und die damals und dort durch das damalige Deutsche Reich in Ausübung der kriegsführenden Macht eingesperrt wurden.“

Während des Verfahrens sagte Heinrich Ruoff aus: „Jeden Morgen war in der Anstalt eine Konferenz, bei welcher Dr. Wahlmann, Oberpflegerin Huber und ich dabei waren. Wenn ich nicht da war, ist Willig bei der Konferenz gewesen. In diesen Konferenzen unterzeichnete Dr. Wahlmann die Todesurkunden der Polen und Russen, und wir stimmten ab, welche deutsche Patienten an diesem Tage die Einspritzung bekommen sollten.“

Das amerikanische Militärgericht, das aus fünf Obristen und einem Oberstleutnant bestand, befand alle Angeklagten der Verletzung des Völkerrechts schuldig, weil sie „willentlich, vorsätzlich und unrechtmäßig bei der Tötung von Menschen halfen, sie billigten oder förderten. Es verurteilte Irmgard Huber am 15. Oktober 1945 wegen der „Tötung von Nichtdeutschen“ zu 25 Jahren Freiheitsstrafe, wobei die Strafe im Jahre 1951 auf 12 Jahre reduziert wurde.

Im April 1946 erhob auch die deutsche Justiz Anklage gegen Irmgard Huber und zwar wegen der „Tötung von Geisteskranken“. Nach Überzeugung der Justiz hatte sie am sogenannten Euthanasieprogramm des Nationalsozialismus als „Gehilfin“ teilgenommen und wurde daher im März 1947 wegen „Beihilfe zum Morde in mindestens 120 Fällen“ von der 4. Strafkammer in Frankfurt am Main – im sogenannten Hadamar-Prozess Frankfurt – zu 8 Jahren Zuchthaus verurteilt; zugleich wurden ihr die bürgerlichen Ehrenrechte auf die Dauer von 3 Jahren aberkannt.

Das Gericht sah es als erwiesen an, dass Irmgard Huber unter anderem an Besprechungen über die Auswahl der zu tötenden Patienten, soweit es sich um Frauen handelte, beratend teilgenommen, die Namen der zu tötenden Frauen auf Zettel geschrieben und die Zettel an die Stationsschwester weitergegeben hatte. Bei der Urteilsfindung hatte das Gericht den Einwand des fehlenden Unrechtsbewusstseins, des Rechtsirrtums, des tatsächlichen oder vermeintlichen Befehlsnotstands nicht anerkannt. Die Angeklagte sei zwar zur strengen Verschwiegenheit verpflichtet gewesen und deshalb sogar vereidigt und mit schweren Strafen bedroht worden, wenn sie dagegen verstoßen hätte, von einem Befehlsnotstand könnte aber keine Rede sein. So seien etwa Anträge auf Arbeitsplatzwechsel, wenn nicht aus anderen Gründen Bruch der Verschwiegenheit zu befürchten war, nicht abgelehnt worden, wie mehrere Beispiele belegten. Allenfalls sei, wer ausscheiden wollte, auf die allgemein bestehende Arbeitspflicht hingewiesen, aber nicht bedroht worden. Nur wer durch aktives Handeln die Fortsetzung der Morde behindert hätte, habe mit Bestrafung rechnen müssen. Das Gericht hielt der Angeklagten aber zugunsten, dass sie mehrmals versucht hatte, sich versetzen zu lassen, unter ihren Handlungen seelisch schwer gelitten und unter starkem Einfluss des damaligen Inspektors Alfons Klein (1909-1945), „eines Mannes mit einem ausgesprochen verwerflichen Charakter“, gestanden habe.

Im Revisionsverfahren wurde Irmgard Huber am 20. Oktober 1948 in der 2. Instanz durch das Oberlandesgericht (OLG) Frankfurt am Main wegen „Anstiftung zum Morde in 120 Fällen“ verurteilt, wobei das Strafmaß beibehalten wurde.

Irmgard (Philomena) Huber verbüßte ihre Strafe bis 1953 in Bruchsal, Schwäbisch Hall, Landsberg / Lech (Kriegsverbrechergefängnis) und Kassel ab. Ob sie danach nochmals beruflich in der Pflege arbeitete, ist nicht bekannt. Seit 1965 wohnte Irmgard (Philomena) Huber wieder in ihrem Geburtsort in Attel-Reisach; am 4. Dezember 1974 starb sie in Wasserburg am Inn.

Quellen und Literatur:

Aly, Götz (Hrsg.): Aktion T4. 1939-1945. Die Euthanasie-Zentrale in der Tiergartenstr. 4. Hentrich. Berlin 1987 (2. Auflage 1989).

Boberach, Heinz: Die strafrechtliche Verfolgung der Ermordung von Patienten in nassauischen Heil- und Pflegeanstalten nach 1945. In: Landeswohlfahrtsverband Hessen, Kassel (Hrsg.): Euthanasie in Hadamar. Die nationalsozialistische Vernichtungspolitik in hessischen Anstalten. Begleitband. Eine Ausstellung des Landeswohlfahrtsverbandes Hessen. Leitung, Konzeption und Texte der Ausstellung: Christina Vanja (Historische Schriftenreihe des Landeswohlfahrtsverbandes Hessen, Kataloge Band 1). Kassel 1991, Seite 165-174.

Der Magistrat der Stadt Hadamar, Stadtbüro / Meldewesen, Untermarkt 1, 65589 Hadamar: Schriftliche Mitteilungen an den Verfasser vom 5. März 2003 und 9. April 2003.

Ebbinghaus, Angelika (Hrsg.): Opfer und Täterinnen. Frauenbiographien des Nationalsozialismus (Schriften der Hamburger Stiftung für Sozialgeschichte des 20. Jahrhunderts, Band 2). Franz Greno. Nördlingen1987, Seite 218-247.

Gaida, Ulrike: Zwischen Pflegen und Töten. Krankenschwestern im Nationalsozialismus. Einführung und Quellen für Unterricht und Selbststudium. Mabuse. Frankfurt am Main 2006.

Greve, Michael: Die organisierte Vernichtung „lebensunwerten Lebens" im Rahmen der „Aktion T4". Dargestellt am Beispiel des Wirkens und der strafrechtlichen Verfolgung ausgewählter NS-Tötungsärzte (Reihe Geschichtswissenschaft, Band 43). Centaurus. Herbolzheim 2006.

Hamann, Matthias: Die Morde an polnischen und sowjetischen Zwangsarbeitern in deutschen Anstalten. Beispiel Hadamar. In: Aussonderung und Tod. Die klinische Hinrichtung der Unbrauchbaren (Beiträge zur nationalsozialistischen Gesundheits- und Sozialpolitik, Band 1). Mit Beiträgen von Götz Aly [und anderen]. Herausgegeben vom „Verein zur Erforschung der nationalsozialistischen Gesundheits- und Sozialpolitik e.V. (1. Auflage 1985). Zweite Auflage. Rotbuch. Berlin 1987, Seite 121-187.

Kintner, Earl W. (Hrsg.): The Hadamar Trial (War Crimes Trials, Band 4). London, Edingburgh, Glasgow. Hodge 1949.

Koch, Franz: Die Beteiligung von Krankenschwestern und Krankenpflegern an Massenverbrechen im Nationalsozialismus. In: Krankenpflege im Nationalsozialismus. Versuch einer kritischen Aufarbeitung. Herausgegeben von der AG Krankenpflegegeschichte. (1. Auflage 1984). Zweite, erweiterte Auflage. Mabuse. Frankfurt am Main 1985, Seite 25-67.

Landeswohlfahrtsverband (LWV) Hessen, Archiv, Ständeplatz 6-10, 34117 Kassel: Schriftliche Mitteilung an den Verfasser vom 28. Januar 2003 (Personalakte Irmgard Hubert: Acc.-Jg. 1981).

Mitscherlich, Alexander / Mielke, Fred (Hrsg.): Medizin ohne Menschlichkeit. Dokumente des Nürnberger Ärzteprozesses. Fischer-Taschenbuch. Frankfurt am Main 1960 (16. Auflage 2004).

Roer, Dorothee / Henkel, Dieter (Hrsg.): Psychiatrie im Faschismus. Die Anstalt Hadamar 1933-1945. Dritte, unveränderte Auflage. Mabuse. Frankfurt am Main 2003, Seite 322-330 und Seite 387.

Rüter, Christian Frederick / Rüter-Erlemann, Adelheid L.: Justiz und NS-Verbrechen. Sammlung deutscher Strafurteile wegen nationalsozialistischer Tötungsverbrechen 1945-1999. APA Holland Univ. Press Amsterdam und Saur. Amsterdam und München 1968-1999.

Sandner, Peter: Verwaltung des Krankenmordes. Der Bezirksverband Nassau im Nationalsozialismus (Historische Schriftenreihe des Landeswohlfahrtsverbandes Hessen, Hochschulschriften Band 2). Psychosozial. Gießen 2003, Seite 731.

Stadt Wasserburg am Inn, Bürgerbüro, Marienplatz 2, 83512 Wasserburg am Inn: Schriftliche Mitteilung an den Verfasser vom 2. und 8. April 2003.

Standesamt I in Berlin, Rückerstraße 9, 10119 Berlin 9, 10119 Berlin: Schriftliche Mitteilung an den Verfasser vom 31. März 2003.

Steppe, Hilde: „Mit Tränen in den Augen haben wir dann diese Spritzen aufgezogen". Die Beteiligung von Krankenschwestern und Krankenpflegern an den Verbrechen gegen die Menschlichkeit. In: Steppe, Hilde (Hrsg.): Krankenpflege im Nationalsozialismus. 9. Auflage. Mabuse. Frankfurt am Main 2001, Seite 137-174.

Steppe, Hilde / Ulmer, Eva-Maria (Hrsg.): "Ich war von jeher mit Leib und Seele gerne Pflegerin." Über die Beteiligung von Krankenschwestern an den „Euthanasie"-Aktionen in Meseritz-Obrawalde (Bericht der studentischen Projektgruppe im Nationalsozialismus an der Fachhochschule Frankfurt / Main 1998 / 1999). (1. Auflage 1999). Zweite Auflage. Mabuse. Frankfurt am Main 2001.

Wettlaufer, Antje: Die Beteiligung von Schwestern und Pflegern an den Morden in Hadamar. In: Roer, Dorothee / Henkel, Dieter (Hrsg.): Psychiatrie im Faschismus. Die Anstalt Hadamar 1933-1945. Dritte, unveränderte Auflage. Mabuse. Frankfurt am Main 2003, Seite 283-330.
www.1.jur.uva.nl/junsv/Excerpts/017a001.htm. [10.01.2003]
www.ess.uwe.ac.uk/WCC/hadamar.htm.
Bildquelle: Kintner, Earl W. (Hrsg.): The Hadamar Trial (War Crimes Trials, Band 4). London, Edingburgh, Glasgow. Hodge 1949, Seite 122a.

Hubert Kolling

HUGO, Kurt von

Im Jahre 2001 feierte die Deutsche Vereinigung für den Sozialdienst im Krankenhaus (DVSK) - seit 2003 DVSG (Deutsche Vereinigung für Sozialarbeit im Gesundheitswesen – ihr 75-jähriges Bestehen. Die Geschichte der Sozialen Arbeit im Krankenhaus ist freilich schon über 100 Jahre alt. Bereits um die Jahrhundertwende sind in einzelnen Städten des Deutschen Reiches Aktivitäten erkennbar, die zur Entwicklung und Ausbreitung der Sozialen Krankenhausfürsorge führten. Die ersten Bemühungen für Menschen in Krankenhäusern, neben der Hilfe durch Mediziner und Pflegekräfte, auch Hilfe durch Sozialarbeiter zu leisten, erbrachten seit 1896 die Mitglieder der Berliner „Mädchen- und Frauengruppe für soziale Hilfsarbeit" unter der Leitung von Lina Basch (1851-1920) →③, die somit wohl als die erste Krankenhaussozialarbeiterin in Deutschland bezeichnet werden kann. Die Initiative ging häufig von einzelnen Persönlichkeiten aus, wobei hierbei in Deutschland insbesondere Paula Ollendorf (1860-1938) →②, Alice Salomon (1872-1948) →①, Anna Tüllmann (1875-1958) →②, Hedwig Landsberg (1879-1967) →② und Hans Carls (1886-1952) →③ sowie Richard Clarke Cabot (1868-1939) →⑤ in Amerika zu nennen sind. Bedeutend für die „Soziale Krankenhausfürsorge" in Deutschland waren aber auch das Wirken von Bertha Pappenheim (1859-1936) →②, Paula Ollendorf (1860-1938) →②, Hermann Weber (1867-1944) →⑤, Alfred Goldscheider (1858-1935) →③, Clara Schlossmann (1870-1926) →④, Elsa Strauss (1875-1945) →④, Otto Ohl (1886-1973) →⑤, Gertrud Finckh (1887-1956) →④, Ilse Güssefeld (1887-1967) →⑤, Franz Klose (1887-1978) →④, Irmgard Linde (1903-1993) →⑤, Margret Mehs (1929-1999) →④ und Kurt von Hugo.

Kurt von Hugo, der mit vollständigem Namen Kurt Hans Alexander Kuno Bodo Julius von Hugo hieß, wurde am 8. August 1877 in Minden (Westfalen) geboren. Über seine Kindheit und Jugend ist nichts bekannt. Er war evangelischer Konfession und studierte nach dem Abitur Jura. Nachdem er von 1900 bis 1901 seinen Wehrdienst bei einem Artillerie-Regiment in Minden abgeleistet hatte, begann er 1902 seine Ausbildung als Gerichtsreferendar, die bis April 1908 dauerte. Danach war er bis zum 30. September 1910 bei der Justizverwaltung in Kassel tätig. Ab 1. Oktober 1910 bis 31. März 1913 arbeitete er als Assessor beim Bezirksverband Hessen mit Sitz in Kassel, einer der Vorgängerverbände des heutigen Landeswohlfahrtsverbandes (LWV) Hessen, wo er am 1. April 1913 zum „Landesrat" ernannt wurde. Zu Beginn des Ersten Weltkrieges (1914-1918) wurde er zur Armee eingezogen. Nachdem er 1916 in Frankreich verwundet worden war, wurde er als Hauptmann der Reserve in den „Zivilberuf" entlassen.

Am 25. November 1905 heiratete Kurt von Hugo in Lauenau (Kreis Stadthagen) Thyra Freiin von Münchhausen (1888-1968). In seinem beruflichen Aufgabenbereich war er für den Bereich der „Anstalten" zuständig. Dazu gehörten: „I. Krankenhäuser: 1. allgemeine Krankenhäuser, 2. Fachkrankenhäuser: Tuberkulose-Krankenhäuser, Frauenkrankenhäuser, Kinderkrankenhäuser (einschließlich orthopädische Säuglingskrankenhäuser). II. Heilanstalten: 1. für Nerven- und Geisteskranke (Irrenanstalten), 2. für Alkoholkranke, Rauschgiftkranke usw. III. Heilstätten für Tuberkulöse. IV. Einrichtungen für körperlich und geistig Behinderte (Krüppel, Taubstumme, Blinde, Epileptiker, Schwachsinnige). V. Heime für Mutter und Kind: 1.

Wöchnerinnenheime, 2. Entbindungsheime, 3. Mütterheime (für Mutter und Kind), 4. Säuglingsheime. VI. Erholungs- und Genesungsheime, Ferienkolonien. VII: Altersheime mit Pflegeeinrichtungen und Siechenheime."

Bei der 17. Hauptversammlung der leitenden Verwaltungsbeamten von Krankenanstalten am 2. Juli 1922 in Wiesbaden hatte Wilhelm Alter (1875-1943) ➔③ die Bildung eines „ständigen Ausschusses" vorgeschlagen, dem unter anderem auch „die Vertretung einiger besonders dringlicher Belange der öffentlichen Krankenhäuser gegenüber den zuständigen Ressorts des Reichs und der Länder und die Anbahnung eines Einvernehmens mit den privaten Krankenhäusern zu übertragen" wäre. Nachdem das Gremium, das sich zunächst „Zentralausschuss für kommunales und staatliches Krankenhauswesen" und seit Ende Oktober 1924 „Gutachterausschuß für das öffentliche Krankenhauswesen" nannte, am 3. Juli 1922 gegründet worden war, wurde Kurt von Hugo als Vertreter der Krankenhausdezernenten delegiert. Schwerpunkte des Gremiums waren insbesondere die Problembereiche Arbeitszeit in Krankenanstalten, Versorgung der Krankenhäuser, Fragen des Personalabbaus und Steuerfragen, Erstellung von Richtlinien für den Neubau, Umbau und die Erweiterung von Krankenanstalten und Kinderkrankenhäusern, Irrenanstalten, Tuberkulose- und Infektionskrankenhäuser, die Errichtung physikalisch-therapeutischer Institute und die Einführung des Rundfunks in Krankenanstalten. Weitere Themen waren die Abklärung der Rechtsverhältnisse im und für das Krankenhaus, Fragen einer systematischen Rationalisierung und die Bettennot. Hinzu kam die Erstellung von Richtlinien für bestimmte Aufgabenbereiche und Aufgabenstellungen wie beispielsweise für den Sozialdienst im Krankenhaus, für die Ausbildung von Diätschwestern, für die Aufnahme von Strafgefangenen im Krankenhaus, für die Arbeitsgemeinschaften zwischen Krankenanstalten der öffentlichen und freien Wohlfahrtspflege und für Festsetzung der Verpflegungskosten. Behandelt wurden schließlich auch Fragen des Gesundheitsschutzes der Besucher von Patienten und das Verhalten des Personals sowie Regelungen für Schutz-, Dienst- und Arbeitskleidung für das Krankenhauspersonal.

Auf der 10. Tagung des Zentralausschusses, die am 6. Februar 1925 in München stattfand, referierte Kurt von Hugo über die „Beschäftigungsbehandlung im allgemeinen Krankenhaus und in der Irrenanstalt" und auf der 11. Tagung am 14. Mai 1925 in Breslau über „Die besonderen baulichen Probleme der Irrenanstalt". Nachdem Ende 1925 / Anfang 1926 die Zeitschrift für das gesamte Krankenhauswesen, vorher Zeitschrift für Krankenanstalten, offizielles Organ des Gutachterausschusses geworden war, wurde Kurt von Hugo Mitglied des Beirats der Zeitschrift für den Teil „Gesamtes Krankenhauswesen", ein Amt, das er bis zur Einstellung der Zeitschrift Ende 1944 ausübte.

In seiner Funktion im Gutachterausschuss war Kurt von Hugo schon frühzeitig mit der Sozialarbeit im Krankenhaus in Berührung gekommen. So hatte das Gremium auf seiner 14. Tagung am 25. und 26. Juni 1926 in Bad Pyrmont „Richtlinien für den Fürsorgedienst im Krankenhaus" verabschiedet, an deren Diskussion sich auch Kurt von Hugo beteiligte. Am 1. Juli 1927 nahm er auch an der ersten Mitgliederversammlung der DVSK in Goslar teil. Auf der zweiten Tagung der Vereinigung, die vom 9. bis 10. September in Leipzig stattfand, referierte er dann über „Die Beschäftigung der Kranken". Seine diesbezüglichen Gedanken, die heftige Diskussionen auslösten und nicht unwidersprochen blieben, veröffentlichte er 1929 unter der Überschrift „Die Beschäftigung im Krankenhaus" in der „Zeitschrift für das gesamte Krankenhauswesen". Eine Beschäftigung der Kranken komme „in körperlicher Beziehung" in Betracht zur Wiederherstellung der durch operative Eingriffe oder schwere Erkrankungen stillgelegten Funktionen, um die Rückkehr in das Berufsleben zu erleichtern. „In seelischer Beziehung" zur Bewahrung vor Langeweile und trüben Gedanken, zur Aufhebung der seelischen arbeitshemmenden Einwirkung des Anstaltslebens und bei langwierigen Erkrankungen zur Verhinderung des Entstehens von Mutlosigkeit. Bei Geisteskranken soll die Beschäftigung zur Erweckung von Interesse für die Umwelt, zur Erziehung zu sozial brauchbaren Menschen und bei „Kindern zur Bewahrung vor geistiger Verkümmerung" dienen. Für die Wirtschaft und die Kostenträger der Krankenhausbehandlung könnten Beschäftigungen eine schnellere Rückkehr in das Berufsleben und eine Senkung „nicht unbedingt nötiger Fürsorgekosten" bedeuten. Für die Anstalten müsse die Beschäftigung grundsätzlich nicht mit Kosten verbunden sein. Ideell sei eine „Verminderung der bei Untätigkeit unzufriedenen und betriebserschwerenden Elemente, Schaffung von Ruhe und Zufriedenheit, dadurch Schonung ruhebedürftiger und empfindlicher Kranker und des Personals" denkbar.

Am Beispiel von Heil- und Pflegeanstalten zeigte Kurt von Hugo Beschäftigungsmöglichkeiten auf. Dabei legte er einen Katalog vor, der durchaus den Charakter trägt, Patienten als preiswerte Arbeitskräfte einzusetzen. So schlug er etwa „Handreichungen aller Art zur Unterstützung des Personals" vor, etwa beim Geschirrspülen, Essenausteilen, Aufputzen, Bohnern, Bettenmachen, Bindenwickeln, Nähen von Wäsche und Kleidungsstücken für die Anstalt, Beschäftigung mit Büro- und Schreibarbeiten, im Garten, in der Landwirtschaft, in den verschiedenen Anstaltswerkstätten, Körbe- und Mattenflechten, Bedienung von Webstühlen und Heranschaffen von Brennstoffen. Zur Bezahlung der Kranken äußerte er, die Beschäftigung sei nur als ärztliche Verordnung zur körperlichen und seelischen Heilung anzusehen und sollte grundsätzlich nicht vergütet werden. In Heil- und Pflegeanstalten würde die Gewährung gewisser Genussmittel, auch gelegentliche Kostzulagen bei schwerer Arbeit die „Ausdehnung der Heilbeschäftigung" sehr erleichtern.

Nach dem Machtantritt der Nationalsozialisten arbeitete Kurt von Hugo weiterhin in seinem bisherigen Aufgabengebiet. Bis zu seiner Pensionierung am 1. Oktober 1937 war er Anstaltsdezernent in der Behörde „Der Oberpräsident (Verwaltung des Bezirksverbands Hessen)" mit Dienstsitz in Kassel. Am 1. Mai 1933 war er in die Nationalsozialistische Deutsche Arbeiterpartei (NSDAP) eingetreten. Ferner war er auch Mitglied in der Nationalsozialistischen Volkswohlfahrt (NSV), im Reichsbund Deutscher Beamten, im Nationalsozialistischen Reichskriegerbund (Kyffhäuserbund), im Reichsluftschutzbund, im Volksbund für das Deutschtum im Ausland, im Nationalsozialistischen Kraftfahrerbund (NSFK) und im Deutschen Roten Kreuz. Am 9. Dezember 1935 wurde Kurt von Hugo neben anderen Fachleuten in den Beirat der DVSK berufen. Anfang 1938 zog nach Berlin und 1943 nach Schlesien, von wo aus er im Sommer 1945 als Flüchtling nach Kassel zurückkehrte. Im Rahmen der sogenannten „Entnazifizierung" (Spruchkammerverfahren) wurde er am 5. August 1947 als „Mitläufer" eingestuft. Kurt von Hugo verstarb am 31. Oktober 1947 in Kassel.

Quellen und Literatur:

Alter, Wilhelm: Zur Geschichte des Gutachter-Ausschusses. In: Zeitschrift für das gesamte Krankenhauswesen, Heft 13/1932, Seite 289-292.

Deutsche Vereinigung für den Sozialdienst im Krankenhaus e.V. (Hrsg.): Dokumentation „Tradition hat Zukunft". Stationen zur Entwicklung der Sozialarbeit im Krankenhaus und der „Deutschen Vereinigung für den Sozialdienst im Krankenhaus e.V.". Selbstverlag. Mainz 2001, Seite 9.

Gutachter-Ausschuss für das öffentliche Krankenhauswesen. Niederschrift über die 14. Tagung in Bad Pyrmont, Kurhaus, am 25. und 26. Juni 1926 (Hrsg.): Richtlinien für den Fürsorgedienst im Krankenhaus. In: Zeitschrift für das gesamte Krankenhauswesen, 22. Jg., Heft 18/1926, Seite 562-571.

Hugo, Kurt von: Die Beschäftigung im Krankenhaus. In: Zeitschrift für das gesamte Krankenhauswesen, 25. Jg., Heft 2/1929, Seite 42-45.

Landsberg, Hedwig: Protokoll der 2. Tagung der Deutschen Vereinigung für den Fürsorgedienst im Krankenhaus am Sonntag, dem 9. September 1928 in Leipzig. In: Die Zeitschrift für das gesamte Krankenhauswesen, 25. Jg., Heft 2/1929, Seite 43-45.

Reinicke, Peter: Kurt von Hugo, Förderer der Beschäftigungstherapie und der Sozialarbeit im Krankenhaus. In: Forum Sozialarbeit und Gesundheit, Heft 2/2003, Seite 17-22.

Reinicke, Peter: Pioniere der Sozialarbeit im Krankenhaus. In: Reinicke, Peter (Hrsg.): Soziale Arbeit im Krankenhaus – Vergangenheit und Zukunft. Herausgegeben im Auftrag der

Deutschen Vereinigung für den Sozialdienst im Krankenhaus. Lambertus. Freiburg im Breisgau 2001, Seite 215-228, hier Seite 220.
Reinicke, Peter: Soziale Krankenhausfürsorge in Deutschland. Von den Anfängen bis zum Ende des Zweiten Weltkriegs (Focus Soziale Arbeit, Grundwissen Band 2). Leske und Budrich. Opladen 1998, Seite 95-96.

Hubert Kolling

INGLIS, Elsie

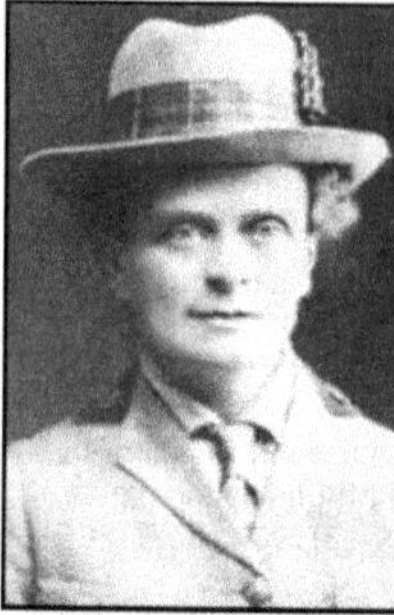

Nach ihrem Tode sagte kein geringerer als der englische Politiker Winston Churchill (1874-1965), Elsie Inglis und ihre Krankenschwestern würden „für immer in der Geschichte glänzen". Und in der Tat, wie der Name Florence Nightingale (1820-1910) ➔① mit der Geschichte der Krim verbunden ist, so ist der von Elsie Inglis mit der Tragödie von Serbien verbunden.

Elsie Inglis wurde am 16. August 1864 bei Naini Tal im Himalaja in Indien als Tochter von John Inglis und dessen Ehefrau Harriet Thompson geboren. Nachdem ihr Vater, der als britischer Staatsbürger in der indischen Regierung arbeitete, in Ruhestand ging, kehrte sie 1878 mit ihrer Familie nach Edinburgh (Schottland) zurück. Nachdem sie dort die Schule besucht und sich ein Jahr lang in Paris aufgehalten hatte, studierte sie – als eine der ersten Frauen in England – in Edinburgh, Belfast und Glasgow Medizin und wurde 1892 Ärztin für Allgemeinmedizin. Nachdem sie zwei Jahre in London als „Haus-Chirurg" am „neuen Krankenhaus für Frauen" gearbeitet hatte, kehrte sie 1894 nach Edinburgh zurück und eröffnete hier ein sogenanntes „Mutterschaftskrankenhaus", das ausschließlich von Frauen versorgt wurde.

Da Elsie Inglis eine starke Verfechterin der Frauenrechte war, gründete sie im Jahre 1906 die schottische Stimmrechtvereinigung der Frauen, aus der die „Scottish Women´s Hospitals" hervorgingen. Diese organisierte während des Ersten Weltkrieges (1914-1918) vierzehn voll ausgestattete „Lazarette", die in Frankreich, Serbien, Russland, Korsika und Griechenland zum Einsatz kamen.

Seit April 1915 arbeitete Elsie Inglis, die stetige Antriebskraft hinter der Organisation, mit etlichen Krankenschwestern in Serbien, wo sie sich insbesondere darum bemühte, die Hygiene zu verbessern und den dort grassierenden Flecktyphus sowie andere Epidemien zu verringern. Während einer österreichischen Offensive im Sommer 1915 wurde sie mit ihren Begleiterinnen gefangen genommen, schließlich aber mit Hilfe amerikanischer Diplomaten wieder freigelassen.

Im August 1916 ging Elsie Inglis dann nach Russland, um dort in der ärztlichen und pflegerischen Versorgung der Verwundeten zu wirken. Ein gutes Jahr später musste sie, erschöpft und erkrankt, nach Großbritannien zurückreisen. Am 25. November 1917 kam sie in Newcastle an, wo sie einen Tag später, am 26. November 1917, an „chronischer Gastroenteritis und Perforierung des Darms" verstarb. Ihre letzte Ruhestätte fand sie in Edinburgh.

Nach Auflösung der „Scottish Women´s Hospitals" wurde mit dem noch vorhandenen Kapital in Erinnerung an Elsie Inglis in Edinburgh ein Krankenhaus gebaut, das im Juli 1925 mit 20 Betten eröffnete. Im Laufe der Zeit erhöhte sich die Bettenkapazität, die bei der Schließung des Hauses im Jahre 1988 bei 82 lag.

Quellen und Literatur:

Balfour, Frances: Dr. Elsie Inglis. With illustrations. Hodder & Stoughton. London [1918].
Cahill, Audrey Fawcett: Between the lines. Diaries and letters from Elsie Inglis`s Russian Unit. Pentland. Edinburgh 1999.
Lawrence, Margot: Shadow of swords. A biography of Elsie Inglis. Joseph. London 1971.
Lenemann, Leah: Elsie Inglis. Founder of battlefield hospitals run entirely by women. National Museums of Scotland. Edinburgh 1998.
Lenemann, Leah: In the service of life. The story of Elsie Inglis and the Scottish Women`s Hospitals. Mercat Press. Edinburgh 1994.
Maclaren, Eva Shaw: Elsie Inglis, the woman with the torch. S.P.C.K. London 1920.

Paton, Diarmid Noel / Inglis, Elisie: A Study of the Diet of the Labouring Classes in Edinburgh, carried out unter the auspices of the Town Council. Otto Schulze & Co. Edinburgh [1902].
www.firstwordwar.com/bio/inglis.htm.
www.spartacus.schoolnet.co.uk/Winglis.htm.
Bildquelle: www.spartacus.schoolnet.co.uk/Wing lis.htm.

Hubert Kolling

JOSEPHSON, Margarethe

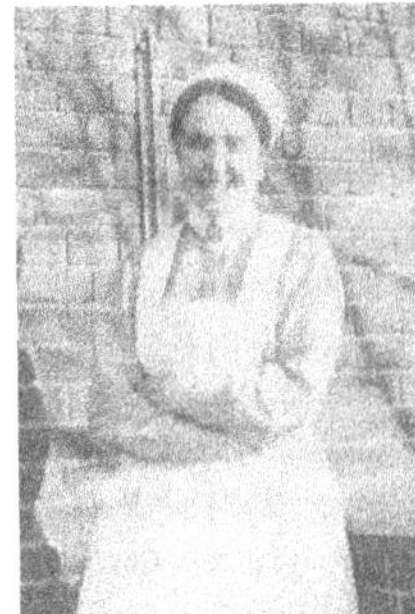

Im Ersten (1914-1918) und Zweiten Weltkrieg (1939-1945) meldeten sich eine Vielzahl von Krankenschwestern, Hilfsschwestern und Helferinnen freiwillig zur Kriegskrankenpflege oder wurden von ihren Organisationen zur Verfügung gestellt und mit einem militärischen Befehl an ihre jeweiligen Einsatzorte in Marsch gesetzt. Sie arbeiteten offiziell in Reserve-, Kriegs- und Feldlazaretten in der Heimat und der Etappe. „Friedensengel" nannte man sie in der Tradition von Elsa Brändström (1888-1948) ➔①, zu „Frontschwestern" wurden sie erst in Nationalsozialismus erklärt. Die Soldaten nannten sie „Schwester" oder „Mutter" und als „Kameradin" fanden sie sich in den Romanen wieder. Gott, dem Vaterland und dem Kaiser beziehungsweise Führer sollten sie dienen, mit allen Schwierigkeiten fertig werden, das Elend ertragen und dabei noch Hoffnung verbreiten. Die Realität sah freilich oft anders aus, wie zeitgenössische Dokumente in Form von Briefen, Tagebüchern und Lebenserinnerungen betroffener Krankenschwestern zeigen. Ähnlich wie etwa Charlotte Marie Warburg (1884-1948) ➔⑤, Gräfin Nora Kinsky (1888-1923) ➔①, Cläre Port (1889-1987) ➔① oder Edith Stein (1891-1942) ➔② dokumentierte auch Margarethe Josephson ihre Erlebnisse als „Hilfsschwester" im Kriegslazarett von 1915 bis 1918 in 6 „Brieftagebüchern", die sich heute in der „Württembergischen Landesbibliothek – Bibliothek für Zeitgeschichte" in Stuttgart befinden. Auszüge davon finden sich in dem jüngst von Birgit Panke-Kochinke und Monika Schaidhammer-Placke vorgelegten Buch „Frontschwestern und Friedensengel. Kriegskrankenpflege im Ersten und Zweiten Weltkrieg" (Frankfurt am Main 2002).

Margarethe (Grete) Josephson erblickte am 27. Oktober 1886 in Fild bei Moers (Nordrhein-Westfalen) als Tochter des evangelischen Oberlehrers (Studienrat) Johannes Josephson und dessen Ehefrau Maria, geborene Schrimpff, das Licht der Welt. Da ihre Eltern öfters umzogen, besuchte sie die Mädchenschule in Rendsburg an der Eider und in Neuwied am Rhein. Nachdem sie ein Jahr in Kleve am Niederrhein bei Verwandten im Haushalt gearbeitet hatte, besuchte sie von 1902 an das Lehrerinnenseminar in Neuwied. Wegen einer Erkrankung musste sie aber nach eineinhalb Jahren das Seminar wieder verlassen. Nach erneuter Tätigkeit in einem Haushalt besuchte sie ab Herbst 1912 in Berlin die von Anna Charlotte Bertha Gräfin von der Schulenberg (1861-1940) ➔④ geleitete „Soziale Frauenschule der Inneren Mission". Zu Beginn des Ersten Weltkrieges stellte sie sich dem Roten Kreuz zur Verfügung. Noch im selben Jahr legte sie das Examen als „Helferin", 1916 dann als „Hilfsschwester" ab. In den Jahren 1914/15 wirkte sie in einem Reservelazarett, von 1915 bis 1918 in verschiedenen Kriegslazaretten in Galizien, Ungarn, Serbien, Litauen und Frankreich. Über ihre dortigen Erlebnisse und Erfahrungen notierte sie in ihren „Brieftagebüchern" etwa am 13. Juni 1915 unter anderem: „So ein Kriegslazarett besteht nämlich aus mehreren Abteilungen, deren jede einen Chefarzt, Ärzte, so und so viele Schwestern, Apotheker, Inspektoren, Sanitäter und Sanitätspersonal hat. Unseres besteht aus Abteilung A mit H. (den ich übrigens kennen gelernt habe, sehr nett) als Chefarzt, den katholischen Rote Kreuzschwestern, B sind wir, C hat Johanniterinnen, D ist das Seuchenlazarett mit Diakonissen. Die Ärzte werden sehr viel hin und her kommandiert, die Schwestern auch, kürzlich sind 2 nach Lazarett C gekommen, gerade die, mit denen wir uns gut standen, auch freiwillige Hülfen. Wir alle sollten nach der Seuche kommandiert werden für die Dauer des Krieges; dieses entsetzliche Verhängnis ist aber abgewandt worden. [...] Wir haben das schlechteste Lazarett erwischt, nur 75 Betten, davon kommen auf einen Saal allein 55, aber 100 waren es in den 1. Tagen immer, überall standen Bahren, Stroh war im Hof aufgeschüttet und da wurden auch noch Verwundete hingelegt. Der Strom der Verwundeten staute sich hier in den 1. Tagen derartig, man kann sich kaum eine Vorstellung davon machen. Unsere Arbeit wird dadurch erschwert, dass beständiger Zu- und Abtransport ist, was mit Lazarettzügen fort kann, wird bei uns solange untergebracht und die schwersten Fälle werden zu uns gebracht. Es kommt vor, dass ein Bett 5 mal am Tag belegt wird, eine Riesenarbeit für die Schwestern. [...] Vor mir lag ein Russe im Sterben, mir war das ein so schrecklicher Gedanke, er starb so allein inmitten der anderen. Jetzt sieht man es schon ruhiger an, regt sich nicht so auf, ich hätte den ganzen Tag dauernd weinen können. Der Tod hat keinen Schrecken mehr für einen, sterbende Menschen sind etwas so Natürliches, und man freut sich oft, wenn man hört, wie sie sterben. [...] Schwester Emilie, die Oberschwester, ist einfach, aber tüchtig, manchmal etwas unfein. [...] Von den andern Schwestern wüßte ich keine besonders hervorzuheben, sie sind teils sehr tüchtig, teils einseitig. Der Ton ist leider oft nicht nett; sie sind gleich so gehässig und haben immer etwas an einem auszusetzen. Zuerst war es mir schrecklich, jetzt habe ich mich ganz daran gewöhnt. Ich habe mir vorgenommen, immer freundlich zu bleiben, so hat man ein ganz annehmbares Verhältnis. [...] Unter den Sanitätssoldaten und den Sanitätern besteht auch eine große Rivalität, da gibt es die verschiedensten Typen."

Am 27. August 1915 notierte sie über ihre Tätigkeit in Krasnostaw unter anderem: „Waschen tat ich die Leute mit leeren Zwiebackbeuteln, ein Handtuch musste für 20 Mann reichen, Eßnäpfe waren nur halb so viele da wie Menschen. War der eine Teil abgespeist, dann kam der andere dran, natürlich ungespült, das konnte man bei dem Wassermangel nicht. Es dauerte allein 1 Stunde, bis alle Essen hatten. Und die Arbeit immer in gebückter Stellung, waschen, Strohsack aufschütteln, betten. Ich dachte eines Tages, mein Rücken wäre mir durchgebrochen. Und doch konnte man nicht alle befriedigen, bis abends 10 Uhr ging es ununterbrochen: Schwester, legen Sie mich zurecht, Schwester, mir Tee, mir eine Spritze usw. Dabei konnte fast keiner aufstehen, in einem abgeteilten Raum lagen allein 28 Oberschenkelfrakturen in Gips, teilweise nur auf Stroh, manche auf Strohsäcken, keiner mit Bettuch, keiner im Bett."

Anfang 1919 ging Margarethe Josephson nach Berlin und arbeitete im Kreiskrankenhaus Groß-Lichterfelde auf einer Frauenstation. Dort legte sie auch im April 1919 das Examen als Krankenschwester mit „sehr gut" ab. Im September und Oktober 1919 wirkte sie in einem Säuglingsheim in Krefeld, bevor sie dann am 1. November 1919 „Stadtfürsorgerin" in Gummersbach wurde. Von 1931 bis 1954 engagierte sie sich im Deutschen Evangelischen Frauenbund. Margarethe Josephson starb 1989 im Alter von 102 Jahren.

Quellen und Literatur:

Bibliothek für Zeitgeschichte in der Württembergischen Landesbibliothek (Stuttgart), Sammlung N: Josephson 99/1 (Sachregister, WK I).

Panke-Kochinke, Birgit, Osnabrück: Schriftliche Mitteilung an den Verfasser vom 24. Februar 2003.

Panke-Kochinke, Birgit / Schaidhammer-Placke, Monika: Frontschwestern und Friedensengel. Kriegskrankenpflege im Ersten und Zweiten Weltkrieg. Ein Quellen- und Fotoband. Mabuse. Frankfurt am Main 2002, Seite 110-115.

Bildquelle: Bibliothek für Zeitgeschichte in der Württembergischen Landesbibliothek (Stuttgart), Sammlung N: Josephson 99/1, Negativ-Nr. 590/1.

Hubert Kolling

JUSTINIAN I.

Flavius Petrus Sabbatius Justinianus, besser bekannt als Kaiser Justinian I., manchmal

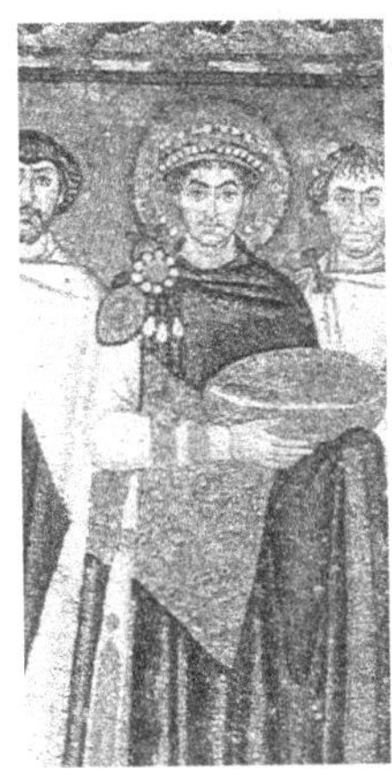

auch „der Große" genannt, von 527 bis 565 in Doppelherrschaft mit seiner Ehefrau Theodora (um 500-548) römischer Kaiser in Byzanz, wurde am 11. Mai 482 in Tauresium, heute Taor in der Nähe von Skopje, der heutigen Hauptstadt Mazedoniens, geboren. Er war der Sohn des Bauern Sabbatius und der Vigilantia, der Schwester von Kaiser Justin (um 450-527; Kaiser 518-527). Auf betreiben seines Onkels, dem nachmaligen Kaiser Justin, kam er zum hauptstädtischen Hof und erhielt eine umfassende Ausbildung. Am 1. April 527 bestieg er den Kaiserthron. Seit 525 war er mit Theodora verheiratet, mit deren Hilfe er 532 den sogenannten Nikaaufstand (Volkserhebung in Konstantinopel) unterwarf.

Justinian I., der als einer der bedeutendsten Herrscher der ausgehenden Spätantike gilt, eroberte durch seine Feldherren Belisar und Narses einen großen Teil des von germanischen Stämmen besetzten Weströmischen Reiches und begründete die Verflechtung von Staat und Kirche im Byzantinischen Reich. Im Kampf gegen das Heidentum schloss er 529 die Athener Philosophenschule, nahm selbst schriftstellerisch an den dogmatischen Diskussionen teil und trat kirchenpolitisch als Verteidiger der Orthodoxie auf (5. Ökumenische Konzil 553), obwohl er mit den Monophysiten (Lehre von der einzig göttlichen Existenz Jesu) symphatisierte. Er ließ in Istanbul die berühmte Sophienkirche, die Hagia Sophia – das letzte bedeutende Bauwerk der Spätantike, das nach der osmanischen Eroberung zur Hauptmoschee der Osmanen wurde – neu erbauen, zentralisierte die Verwaltung und gab 529 dem Rechtsleben eine feste Grundlage durch das Corpus Iuris Civilis (C.I.C.), das – als Grundlage und Hauptquelle des Kirchenrechts – erst 1918 durch den Codex Iuris Canonici ersetzt wurde.

Im Hinblick auf die Krankenpflege verdient Justinian I. deswegen Beachtung, weil er unter den christlichen Kaisern wohl den größten Eifer für die Gründung wohltätiger Anstalten und die Ordnung ihrer rechtlichen Verhältnisse entwickelte. So stellte er in Konstantinopel ein von Sampson gestiftetes Xenodochium – eine Herberge als „Zufluchtstätte der Wanderer, der Heimatlosen, der Armen, der Witwen, der Greise, der Findlinge, der Kranken jeder Art, ja selbst der Wahnsinnigen" – wieder her, erweiterte dasselbe durch den Aufbau neuer Wohnhäuser und vermehrte dessen Einkünfte. Zusammen mit seiner Ehefrau gründete er ferner noch mehrere andere, zum Teil sehr große Anstalten für diejenigen, welche nach Byzanz kamen, um ihr Glück zu machen oder vom Kaiser eine Gunst zu erbitten, ohne einen Gastfreund zu haben. Ferner errichtete er ein Kloster für „bußfertige Buhlerinnen" und gründete auf dem Wege nach Jerusalem ein Hospiz für Pilger und ein Hospital für Kranke, und verlieh allen diesen Anstalten die gesetzlichen rechte kirchlicher Stiftungen.

Die Einrichtungen zur Krankenpflege dürften auch bei der „Pest des Justinian" oder der „Justinianischen Pest", der ersten großen Pestwelle, welche Europa schon im frühen Mittelalter zwischen 531 und 580 erschütterte, eine große Rolle gespielt haben. Das klinische Bild und den Verlauf dieser Epidemie, die im Jahre 542 Konstantinopel erreichte und der täglich etwa 1.000 Einwohner erlegen sein sollen, hat der byzantinische Historiker Prokop von Cäsarea ausführlich in seinen „Perserkriegen" beschrieben: „Damals brach eine Seuche aus, die fast die gesamte Menschheit dahingerafft hätte. [...] Mögen auch die Menschen hinsichtlich Wohnsitz, Lebensweise, Wesensart, Beschäftigung oder sonst wie nichts Gemeinsames miteinander haben, bei dieser Krankheit brachte der Unterschied keinen Vorteil. Befiel doch die Seuche die einen zur Sommerzeit, die anderen im Winter, wieder andere zu den übrigen Jahreszeiten. [...] Sie brach in Ägypten [...] aus. Von dort breitete sie sich in entsprechenden

Zeitabständen immer weiter aus, so daß sie schließlich die ganze Erde erfasste. [...] Ihren Anfang nahm diese Krankheit jeweils an der Küste und stieg dann ins Binnenland empor. Im zweiten Jahr aber und zwar mitten im Frühling erreichte sie Byzanz, wo auch ich mich damals aufhielt."

Im Hinblick auf die Krankenpflege fährt der zeitgeschichtliche Beobachter fort: „Deshalb hatten alle mit ihnen [den „Betreuern" der Kranken] ebenso großes Mitgefühl wie mit den Kranken und zwar nicht, weil sie durch ihren Umgang der Ansteckung ausgesetzt waren [...], sondern weil sie so große Mühe auf sich nehmen mussten. Aufgabe der Krankenpfleger war es ja, ihre Schützlinge, wenn sie aus ihren Betten fielen und sich auf den Boden wälzten, wieder in ihre frühere Lage zu bringen und diejenigen, die sich aus den Häusern stürzen wollten, gewaltsam zurückzustoßen und wegzuziehen. [...] Große Mühe verursachte den Pflegern auch die Ernährung der Patienten, die nur unter Beschwerden die Speisen zu sich nehmen konnten."

Justinian I. starb am 11. November 565. Eine schöne Abbildung des Kaisers mit seinem Gefolge und dem Klerus der Stadt zeigt ein Mosaik in der Kirche San Vitale in Ravenna.

Quellen und Literatur:

Bringmann, Klaus: Justinian. In: Manfred Clauss (Hrsg.): Die römischen Kaiser. Zweite Auflage. Beck. München 2001, Seite 431-450.

Brockhaus Universal Lexikon von A-Z in 26 Bänden. Herausgegeben und bearbeitet von der Brockhaus-Lexikonredaktion, Band 11. F.A. Brockhaus. Leipzig, Mannheim 2003, Seite 3534.

Browning, Robert: Byzanz. Roms goldene Töchter. Die Geschichte des Byzantinischen Weltreiches. Gustav Lübbe. Bergisch Gladbach 1982.

Browning, Robert: Justinian and Theodora. Herrscher in Byzanz. Deutsch von Dieter Eibach. Pawlak. Herrsching 1992.

Deißler, Johannes: Die Spätantike von Constantin bis Justitian (Grundzüge der römischen Geschichte, Teil 3). Wissenschaftliche Buchgesellschaft. Darmstadt 2003.

Evans, James A. S.: The Age of Justinian. The Circumstances of Imperial Power. Routledge. London, New York 1996.

Evans, James A. S.: The Emperor Justinian and the Byzantine Empire. Greenwood Press. Westport, Connecticut 2005.

Haeser, Heinrich: Geschichte christlicher Kranken-Pflege und Pflegerschaften. Hertz. Berlin 1857 (Unveränderter Nachdruck: Antiquariat Rudolf Kleinert. Bad Reichenhall 1966), Seite 17-18.

Matschke, Klaus-Peter / Tinnefeld, Franz: Die Gesellschaft im späten Byzanz. Gruppen, Strukturen, Lebensformen. Böhlau. Köln, Weimar, Wien 2001.

Meier, Mischa: Justinian. Herrschaft, Reich und Religion (Beck Wissen). Beck. München 2004.

Norwich, John Julius: Byzanz. Der Aufstieg des oströmischen Reiches. Econ. Düsseldorf, München 1993.

Prokop, Caesariensis: Perserkriege. Übersetzt von Otto Veh. Heimeran. München 1970, Seite 355-367.

Rubin, Berthold: Das Zeitalter Justinians. Herausgegeben von Carmelo Capizzi. De Gryter. Berlin, New York 1960.

Ruffié, Jacques / Sournia, Jean-Carles: Die Seuchen in der Geschichte der Menschheit. Aus dem Französischen von Brunhild Seeler. Klett-Cotta im Deutschen Taschenbuch Verlag. München 1992, Seite 25-26.

Seibel, Valentin: Die große Pest zur Zeit Justinians I. und die ihr voraus und zur Seite gehenden ungewöhnlichen Naturereignisse. Mit besonderer Berücksichtigung der attischen Pest. Kränzle. Dillingen 1857.

Tinnefeld, Franz: Die frühbyzantinische Gesellschaft. Struktur, Gegensätze, Spannungen (Kritische Information, Band 67). Fink. München 1977.

Vasold, Manfred: Pest, Not und schwere Plagen. Seuchen und Epidemien vom Mittelalter bis heute. C. H. Beck. München 1991, Seite 23-28.

Veh, Otto: Lexikon der römischen Kaiser. Von Augustus bis Iustinianus I. 27 v. Chr. Bis 565 n. Chr. Artemis & Winkler. Düsseldorf, Zürich 1998, Seite 67-71.

Wolf, Horst-Peter / Wolff, Jutta: Geschichte der Krankenpflege. Recom. Basel, Eberswalde 1994, Seite 71.

www.mittelalter-genealogie.de/_byzanz/j/justinian-1-kaiser.html.

www.de.wikipedia.org/wiki/Justinian_I.html.

Bildquelle: Brockhaus Universal Lexikon von A-Z in 26 Bänden. Herausgegeben und bearbeitet von der Brockhaus-Lexikonredaktion, Band 11. F.A. Brockhaus. Leipzig, Mannheim 2003, Seite 3534.

Hubert Kolling

KRACKER VON SCHWARTZEN-FELDT, Ingrid

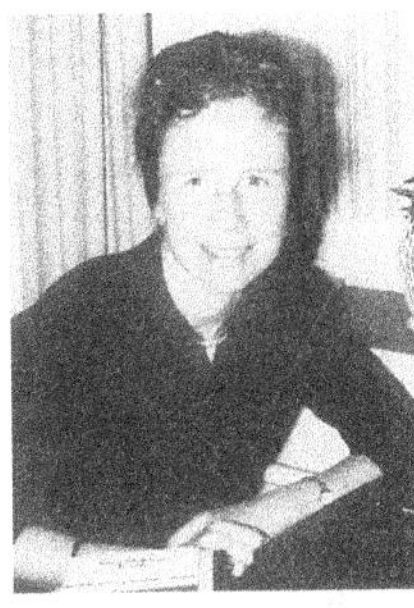

Die Germanistin war von 1955 bis 1988 Archivarin und Bibliothekarin im Evangelischen Diakonieverein in Berlin. Anlässlich des 75-jährigen Bestehens des Evangelischen Diakonievereins veröffentlichte sie 1969 eine Geschichte des Vereins unter dem Titel „Auftrag und Wagnis. Der Weg des Evangelischen Diakonievereins 1894-1969". 1975 folgte ihr zweites Buch „Lebensbilder aus dem Evangelischen Diakonieverein". Dabei handelt es sich um zwei auf archivalische Primärquellen, Primär- und Sekundärliteratur gestützte Bücher. Auf das Setzen von Fußnoten hat die Verfasserin allerdings verzichtet. Die Bücher sollten ja von einem größeren Kreis von nicht akademisch gebildeten Schwestern gelesen werden. Sie forschte zur Pflegegeschichte zur selben Zeit in Berlin wie Anna Sticker (1902-1995) ➔① in Düsseldorf-Kaiserswerth. Für die erst später von der älteren Liselotte Katscher (geb. 1915) in vier Bänden vorgelegte Geschichte der Schwesternschaft des Evangelischen Diakonievereins hat sie eine bisher nicht angemessen gewürdigte Vorarbeit geleistet.

Ingrid Kracker von Schwartzenfeldt wurde 1930 in Breslau (Wrocław) geboren. Nach dem frühen Tod ihrer Mutter entwickelte sie eine enge Bindung an ihren Vater, Dr. Christoph-Johann Kracker von Schwartzenfeldt. Er war Jurist und Oberkirchenrat. Als er 1964 verstarb, blieb sie in der bis dahin geteilten Wohnung allein zurück. Mit ihrem Vater war sie 1945 aus Schlesien nach Berlin gekommen, wo sie das Gymnasium besuchte. Nach dem Abitur studierte sie an der Freien Universität Berlin Germanistik und promovierte hier zur Dr. phil. Durch Vermittlung von Oberkonsistorialrat Dr. Walter Schwarz in Göttingen, dem Bevollmächtigten der Schwesternschaft des Evangelischen Diakonievereins in Westdeutschland, kam sie 1955 zum Evangelischen Diakonieverein mit dem Auftrag, das Archiv aufzubauen und die Bibliothek zu ordnen. Ihre ständige Mitarbeiterin war die Diakonieschwester Maria Lotte Maurenbrecher. Neben ihrer Archiv- und Bibliotheksarbeit erteilte sie Literaturunterricht an der Diakonieschule und der Schwesternhochschule der Diakonie, die später aufgelöst und in die Evangelische Fachhochschule Berlin überführt wurde. Beliebt waren ihre Nachbesprechungen der in Berlin gemeinsam besuchten Theateraufführungen. In einem Text zu ihrer Verabschiedung in den Ruhestand schrieb Reinhard Neubauer, der damalige, inzwischen verstorbene Vorstandspastor des Diakonievereins, dass Kursteilnehmerinnen aus den Stunden mit Ingrid Kracker von Schwartzenfeldt am meisten Gewinn mit nach Hause genommen hätten.

Sie identifizierte sich hoch mit dem Evangelischen Diakonieverein und schrieb ihre Texte „pro domo". Trotzdem ließ sie schon 1969 eine gewisse Distanz erkennen, als sie in ihrer Geschichte des Ev. Diakonievereins und 1975 in den Lebensbildern, wenn auch noch defensiv, erwähnte, dass an den Diakonieseminaren, den Krankenpflegeschulen der Schwesternschaft des Ev. Diakonievereins, in der NS-Zeit auch Schülerinnen der NS-Schwesternschaft ausgebildet worden seien bzw. ausgebildet werden mussten. Wie übermittelt wird, befand sich allein am Danziger Diakonieseminar unter Oberin Hedwig Bitterling (1890-1975) schon 1937 eine Gruppe von dreißig NS-Schwesternschülerinnen. Sonst wurden aber offenkundige Einflüsse der NS-Ideologie auf die Schwesternschaft, wie sie etwa in der von Hanna Erckel (1900-1972) ➔① herausgegebenen Broschüre „Aus dem Leben der Diakonieschwester" (1937) durchscheinen, auch von Ingrid Kracker von Schwartzenfeldt elegant übergangen. Trotz dieser Lücken könnten die von ihr verfassten Lebensbilder wegen der darin enthaltenen, sonst schwer zugänglichen Daten nicht nur in der Biographieforschung der Pflegegeschichte genutzt werden. In jedem Einzelfall bliebe dann zu prüfen, wie sich eine beschriebene Person in der NS-Zeit verhalten hat. I. v. K.

(ihr eigenes Kürzel) hat das Buch der Lebensbilder systematisch gegliedert. In einem schnörkellosen, ästhetisch ansprechenden Stil beschreibt sie:
1. Lebensbilder aus dem Vorstand (10 Beiträge)
2. Oberinnen der großen Diakonieseminare für Krankenpflege in städtischen Häusern (14 Beiträge)
3. Oberinnen in der Kinderheilanstalt Dresden (2 Beiträge)
4. Oberinnen in Diakonieseminaren für Krankenpflege in nichtstädtischen Häusern (4 Beiträge)
5. Oberinnen in Diakonieseminaren für Erziehungsarbeit (4 Beiträge)
6. Prägende Persönlichkeiten im Heimathaus (3 Beiträge).
Das Buch ist mit einer Auswahl von Porträts der biographierten Persönlichkeiten sehr gut bebildert. In der Vereinszeitschrift „Die Diakonieschwester“ schrieb I. v. K. unter der Rubrik „Das Gute erhaltet“ eine Reihe von biographischen Beiträgen.
Eine schleichende Krankheit machte sich bereits 1971 bemerkbar, die sie schließlich 1988 zwang, in den Ruhestand zu gehen. Sie verstarb am 7. April 1993 in Berlin und wurde auf dem Friedhof an der Onkel-Tom-Straße in Berlin-Zehlendorf in der Grabstätte ihres Vaters beigesetzt. Für die Geschichte der Pflege hat sie eine wertvolle Ordnungsaufgabe, in der beruflichen Vor- und Weiterbildung von Diakonieschwestern eine wichtige Allgemeinbildungsaufgabe wahrgenommen.

Quellen und Literatur:

Erckel, Hanna (Hrsg.): Aus dem Leben der Diakonieschwester. Verlag des Evangelischen Diakonievereins. Berlin-Zehlendorf 1937.
Kracker von Schwartzenfeldt, Ingrid: Auftrag und Wagnis. Der Weg des Evangelischen Diakonievereins 1894-1969. Christlicher Zeitschriftenverlag. Berlin 1969.
Kracker von Schwartzenfeldt, Ingrid: Lebensbilder aus dem Evangelischen Diakonieverein. Christlicher Zeitschriftenverlag. Berlin 1975.
Nachruf auf Ingrid Kracker von Schwartzenfeldt. In: Die Diakonieschwester, 89. Jg., 1993, Heft 5, Seite 114.
Neubauer, Reinhard: Wir danken unserer Frau Doktor [Kracker von Schwartzenfeldt]. In: Die Diakonieschwester, 84. Jg., 1988, Heft 7/8, Seite 142.
Wolff, Horst-Peter, Jutta Wolff: Krankenpflege: Einführung in das Studium ihrer Geschichte. Mabuse, Frankfurt am Main 2007.
Bildquelle: Neubauer, Reinhard: Wir danken unserer Frau Doktor. In: Die Diakonieschwester, 84. Jg., 1988, Heft 7/8, Seite 142.

Karin Wittneben

KREMEIR, Nany

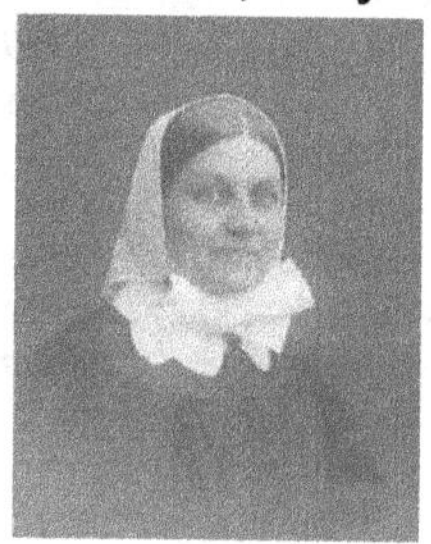

Die österreichische Diakonisse Nany (eigentlich Anna) Kremeir wurde am 30. Mai 1862 in Axberg, Gemeinde Thening (Oberösterreich) geboren. Sie stammte, wie die meisten der ersten Gallneukirchner Diakonissen, aus einfachen bäuerlichen Verhältnissen. Sechs Jahre lang besuchte sie in der Evangelischen Schule in Thening mit sehr gutem Erfolg die Volksschule. Dankbar erinnerte sie später daran, dass sie von ihren Eltern, trotz einer liebevollen Beziehung, fromm und in Zucht erzogen wurde. Tiefere religiöse Einblicke erhielt sie im Konfirmandenunterricht, so dass sie, wie sie in ihrem Lebenslauf als 22-jährige junge Frau festhielt, schon damals gelobte, „dem Herrn zu dienen, mein Leben lang.“ Zunächst aber kam sie nach Absolvierung ihrer Schulpflicht in ein benachbartes Bauernhaus zu einer frommen Bauersfrau in Stellung.
Von geradezu lebensbestimmender Bedeutung wurde für die damals junge Nany Kremeir die Teilnahme am Jahresfest der in der Nähe gelegenen Gallneukirchner Diakonissenanstalt 1883, insbesondere aber der Anblick der vielen Hilfsbedürftigen. Darüber schrieb sie in ihrem Lebenslauf: „Da war ich nun ganz ergriffen, als ich die Hilfsbedürftigen alle sah und in meinem Innern lautete es immer wieder: Prüfe dich, ob du nicht auch in diesen Dienst treten kannst. Ich sagte es meinen lieben Eltern, die gaben mir aber an-

fangs ihre Einwilligung nicht dazu. Mir war dies recht schwer, denn ich dachte, ich müsse dieses mein Vorhaben wieder ganz beiseite lassen.“ Gestärkt durch einen Aufruf der Diakonissenanstalt Gallneukirchen, in der die dort kurz zuvor erst gegründete Schwesternschaft um Schwestern warb und der ihr durch Zufall in die Hände fiel, fasste sie neuerlich Mut, trat vor ihre Eltern hin und trug ihnen erneut ihren Herzenswunsch vor. „Als ich sie wieder um ihren Willen bat, ließen sie mich und befahlen mich dem Schutze Gottes.“ Daraufhin trat sie als fünfte Schwester 1884 in das noch junge und kleine Gallneukirchner Diakonissenhaus ein. Gleichzeitig trat sie in das Stuttgarter Diakonissenmutterhaus ein, um ihre Ausbildung zur Krankenpflege zu absolvieren.

1885 kehrte sie wieder in die Diakonissenanstalt Gallneukirchen zurück und war in der Privatpflege in Gallneukirchen und Thening, Gmunden und anderen Orten tätig. Weitere Schwestern, die in Gallneukirchen wirkten, waren etwa Charlotte von François (1898-1966) ➔④, Margit Frankau (1889-1944) ➔⑤, Margit Grivalsky (1915-2002) ➔④, Martha Lucke (1882-1965) ➔⑤, Marie Meier (1888-1955) ➔④, Freda Freiin von Schacky (1883-1960) ➔⑤, Elsa von Tiesenhausen (1890-1979) ➔⑤, Elise Lehner (1847-1921) ➔④, Anna Köhnen (1889-1983) ➔④ und Aenne Wiedling (1905-1978) ➔④.

In Wien hatte sich in dieser Zeit der „Verein für die evangelische Diakonissensache“ gebildet, der 1883 die ersten zwei Gallneukirchner Schwestern erhielt. 1886 wurde auch Schwester Nany nach Wien geholt, wo sie zunächst in der Krankenpflege (Armenpflege) mithalf. 1888 wurde sie in Gallneukirchen eingesegnet. Sie blieb in Wien, wurde Oberschwester (1891) und zum Schluss (1930) auch noch mit dem (ungeliebten) Amt der Oberin betraut.

In Wien selbst betrat sie praktisch Neuland: Krankenpflege in den Wohnungen der Kranken. „Hauskrankenpflege“, würde man heute dazu sagen. Es war eine kleine, sehr tapfere und mutige Schar von Schwestern, die damals unter Leitung von Schwester Nany den Kampf gegen Not und Elend der Großstadt aufnahm. Eine bescheiden eingerichtete Mietwohnung im 7. Bezirk, Bernardgasse 7, wurde das „Schwesternheim“. Die Wohnungsverhältnisse und die hygienischen Zustände – man vergegenwärtige sich dabei das Wiener Großstadtelend des auslaufenden 19. Jahrhunderts – waren unglaublich. Es galt daher nicht nur die Kranken zu pflegen, sondern oft genug mussten die Schwestern zuerst einmal die notwendige Sauberkeit herstellen, Bettzeug und Wäsche besorgen, um die Kranken in eine halbwegs menschenwürdige Lage zu versetzen.

Um diese schwere Arbeit bewältigen zu können, zog Schwester Nany außer ihren Schwestern auch Studenten und Kandidaten der Theologie zur Mitarbeit vor allem in der Krankenseelsorge heran. s war unvermeidlich, dass sich der Dienst an völlig mittellosen Kranken so auch zu Armenfürsorge ausdehnte. Jahrzehntelang hatte sie mit ihren Schwestern und einer Anzahl mithelfender Damen ungezählte Wege kreuz und quer durch Wien, treppauf und treppab gemacht, um immer wieder die erforderlichen, nicht unbedeutenden Geldmittel zsammen zu bekommen. Meist waren es etwa 200 Kinder, die zu Weihnachten eingekleidet wurden. Dazu kamen die evangelischen Pfleglinge der beiden „Versorgungshäuser“ Währing und Liesing, die beschert und 20 bis 30 arme alleinstehende Familien, denen ein Christbaum und kleine Geschenke in ihre armseligen Wohnungen getragen wurden. Auch noch in den späteren Jahren war der Weihnachtstisch von Schwester Nany für 60 bis 80 Familien gedeckt. Das „Schwesternheim“ in der Bernardgasse entwickelte sich immer mehr zum Mittelpunkt der Inneren Mission. Pfarrer und Studenten hielten dort ihre Bibelstunden ab. Hier sammelte Schwester Nany auch 50 bis 60 Mädchen, die unter unmenschlichen Bedingungen ihr Dasein als Bedienerinnen fristen mussten, zu einem „Mädchenkränzchen.“

Von Anfang an blieb das Ziel des Wiener Diakonissenvereins die Errichtung eines eigenen Diakonissenmutterhauses mit einem angeschlossenen Krankenhaus für die Heranbildung von Diakonissen. Diesem Ziel war man aber erst dann näher gekommen als die (kleine) Mietwohnung in der Bernardgasse bei weitem nicht mehr genügte und der Vereinsvorstand deshalb 1895 das Zinshaus Wien 18, Canongasse 11, samt Gartengrundstück ankaufte. Damit bekamen die Schwestern nun ihr eigenes Heim. Bald hatte Schwester Nany dort im zweiten Stock ein Damenheim für etwa ein Dutzend Frauen eingerichtet. Wenige Jahre danach gelang es dem Verein, auch das Haus in der Hans-Sachs-Gasse 12 zu erwerben, das mit seinem Garten an das früher angekaufte Grundstück angrenzte. Nach Überwindung vieler Schwierigkeiten seitens des Wiener Magistrats konnte dort 1901 das Evangelische Krankenhaus mit 45 Betten errichtet werden. Da war Schwester Nany nun in ihrem wahren Element und war mehr als 30 Jahre lang als Oberschwester in diesem Krankenhaus tätig. Der Wirkungskreis der Oberschwester vergrößerte sich abermals, als 1906 auch das dem Krankenhaus benachbarte Zinshaus, Schopenhauerstraße 18, hinzugekauft und somit das Krankenhaus beträchtlich erweitert werden konnte.

Oft und gerne kehrte sie im Mutterhaus in Gallneukirchen ein. Sie war auch mit den dortigen Schwestern herzlich verbunden. Als die Oberin 1916 jedoch schwer erkrankte und sich schließlich gezwungen sah, krankheitshalber das Amt der Diakonissenoberin niederzulegen, wurde Oberschwester Nany Kremeir aus der Arbeit in Wien herausgeholt und zur Unterstützung ins Gallneukirchner Mutterhaus gebeten, denn dort hatte man sie längst schon als die zukünftige Gallneukirchner Oberin ins Auge gefasst. So übernahm sie vorübergehend auch die Leitung der Schwesternschaft, lehnte aber die Oberinnenstelle ab, zu sehr war sie in die Wiener Arbeit eingewurzelt. 1917 jedoch konnte die Nachfolge in Gallneukirchen dauerhaft geregelt werden, womit „dieser Kelch, den liebe Menschen in Gallneukirchen ihr zudachten“, nun endgültig an ihr vorüberging.

Das höchste Ziel, das sich die Gründer der Wiener Inneren Mission 1883 gesetzt hatten, die Gründung eines eigenen Diakonissenmutterhauses in Wien, konnte aber nur vorübergehend erreicht werden. Als wichtigstes Ereignis des Jahres 1930 sah daher der Vorstand des Diakonissenvereins die Gründung eines selbstständigen Wiener Mutterhauses an. Als Gallneukirchen seine Schwestern aus Wien daraufhin zurückrief, stand Schwester Nany vor der schweren Entscheidung, ob sie nun dem Hause in Wien oder weiterhin der Diakonissenanstalt Gallneukirchen angehören wolle. Schließlich fiel die Entscheidung zugunsten von Wien und Diakonisse Nany Kremeir musste schweren Herzens auch noch die Stelle der Oberin des jetzt selbstständigen Diakonissenmutterhauses Wien antreten.

Die letzten beiden Jahre im Leben von Oberin Nany Kremeir waren durch schweres körperliches Leiden gekennzeichnet, so dass sie bereits nach einem Jahr Dienst im neu geschaffenen Amt um Entlastung ersuchen musste. Am 5. März 1933 verstarb sie und wurde auf dem Evangelischen Friedhof Simmering, der sich an den Wiener Zentralfriedhof anschließt, beigesetzt. 1939, im Zuge der Neuordnung der Inneren Mission in der „Ostmark“, wurde die Wiener Diakonissen in das Gallneukirchner Mutterhaus eingegliedert und 1968 aus Wien abgezogen. Die Arbeit wurde ab den 1970er Jahren in der Hans-Sachs-Gasse als „Evangelisches Krankenhaus, Abteilung Chirurgie“ zusammen mit der „Abteilung Interne“ an der Rossauerlände 37 vom Evangelischen Krankenhausverein Wien weitergeführt. Heute ist das Evangelische Krankenhaus in Wien eines der modernsten Privatspitäler Europas. In den 1990er Jahren wurde es durch einen Neubau völlig neu gestaltet und auf 280 Betten erweitert. Der Schwerpunkt liegt auf der orthopädischen Chirurgie, erst jüngst kam auch eine Herz- und Gefäßabteilung hinzu.

Quellen und Literatur:

Fürstler, Gerhard: „Prüfe dich, ob du nicht auch in diesen Dienst treten kannst.“ Nany Kremeir, Diakonisse (1862-1933). In: Fürstler, Gerhard: Der Glaube, der durch die Liebe tätig ist. Die Lebensgeschichten von 19 Schwestern aus dem Diakonissen-Mutterhaus in Gallneukirchen. Medieninhaber und Herausgeber: Evangelisches Diakoniewerk Gallneukirchen. Eigenverlag. Gallneukirchen 2006, Seite 146-160.

Bildquelle: Fürstler, Gerhard: Der Glaube, der durch die Liebe tätig ist. Eigenverlag. Gallneukirchen 2006, Seite 146.

Gerhard Fürstler

KRÜGELSTEIN, Franz Christian Carl

Franz Christian Carl Krügelstein wurde am 20. Oktober 1779 in Ohrdruf bei Gotha als zweites von elf Kindern des Arztes Johann Friedrich Krügelstein (1738-1813) und seiner Ehefrau Johanne Charlotte Wilhelmine Kromayer geboren. Der schwächliche Junge besuchte zunächst das Gymnasium seiner Heimatstadt; 1790 musste ihn sein Vater aber von der Schule nehmen und drei Jahre lang selbst unterrichten. 1793 setzte er dann seinen Schulbesuch in Prima fort. Zunächst lange unschlüssig, welches Studium er ergreifen sollte, wählte er – gegen den Wunsch seines Vaters – die Medizin. Seit 1798 studierte er in Jena, war im Winter 1800 ein halbes Jahr zu Hause, ging dann Ostern 1801 wieder nach Jena und 1802 nach Würzburg. Danach schrieb er zu Hause seine Dissertation („Diss. Inaug. Chirurgico-obstetricia, qua probatur, forcipem in paragomphosi partus duplicati praestare uncis"), ging 1803 erneut nach Jena zum Examen und promovierte dort am 5. März 1803. Im Jahre 1804 erhielt er die Erlaubnis zur ärztlichen Praxis im Herzogthum Gotha und ließ sich in Ohrdruf nieder. 1812 heiratete Krügelstein seine Cousine Auguste Sophie Kromayer. Nach dem Tod seines Vaters (1813) erhielt er die Stelle als Amts- und Stadt-Physikus in Ohrdruf, im Amte Georgenthal, den Obergleichischen Dorfschaften und den Gerichten in Elgersburg, Liebenstein und Gräfenroda und wurde am 23. Oktober 1813 in Gotha als Physikus verpflichtet. Damit verbunden waren die Übernahme von zwei österreichischen Lazarethen, das eine im Spittel und das andere im Schießhause. In ersteren lagen 70 und im letzteren 120 Typhuskranke. Trotz intensiver praktischer und literarischer Tätigkeit hatte Krügelstein in den folgenden Jahren Mühe, sich finanziell über Wasser zu halten, insbesondere in den „Hungerjahren" 1816 und 1817. So bestanden beispielsweise im Juni 1817 seine ganzen Einnahmen in 18 Groschen. Später besserte sich seine ökonomische Situation zusehends. Seit 1. Juli 1830 wurde er Amtsphysikus des Justizamtes Georgenthal. Da er in hohem Maße das Vertrauen der Regierung in Gotha genoss, wurden ihm wiederholt die Prüfungen von Apothekern und Chirurgen übertragen; zudem wurde er zum Medizinalrat ernannt. Im Oktober 1836 erhielt er das Diplom als korrespondierendes Mitglied der badischen Medizinalbeamten zur Förderung der Staatsarzneikunde. Am 5. März 1853 feierte er sein 50-jähriges Doktor-Jubiläum, zu dem ihm von der Stadt Ohrdruf ein Ehrenbecher und von der Universität Jena das „Jubel-Doktor-Diplom" überreicht wurde. Am 26. Juni 1856 war es ihm schließlich vergönnt, sein 50-jähriges Jubiläum als Amts- und Stadt-Physikus zu begehen, wozu ihm die Stadt Ohrdruf und die Herzogliche Landesregierung in Gotha herzlich gratulierten. Nach kurzem Krankenlager starb Krügelstein am 21. November 1864 in Gotha, wo er seit einigen Jahren wohnte.

Krügelstein veröffentlichte eine Reihe medizinischer Schriften und eine Fülle von Beiträgen in medizinischen Fachzeitschriften, unter anderem in Johann Heinrich Gottlieb Schlegel´s Materialien für die Staatsarzneiwissenschaft und praktische Heilkunde, in Hufeland´s Journal der Heilkunde, in Pierer´s Allgemeine Medizinische Annalen und Rust´s Magazin für die gesamte Heilkunde. Für die Krankenpflege ist Krügelstein vor allem bedeutsam, weil er 1807 ein „Handbuch der allgemeinen Krankenpflege. Zum Gebrauch für Aerzte und Familienväter" (Erfurt und Gotha) veröffentlichte, in welchem er Ärzte, Pfarrer, Dorflehrer, Hebammen und Familienoberhäupter anspricht, sich mit der „Krankenwartung" besser vertraut zu machen. Er gibt darin eine gute Anleitung zur Krankenbeobachtung und zu ordentlicher Pflege mit praktischen Beispielen. Krügelstein vertritt darin auch die Ansichten des „Turnvaters" Friedrich Ludwig Jahn (1778-1852) und redet jeder Bewegung in freier Luft das Wort.

Das für die damalige Zeit sehr verdienstvolle Buch mit einem Umfang von 436 Seiten enthält neben der Anweisung zur allgemeinen Krankenpflege auch eine Vielzahl diätetischer und physikalischer Vorschriften. Nach der Einleitung, „Von den Pflichten und Eigenschaften der Krankenwärter“ (Seite 1), werden in 16 Kapiteln ausführlich abgehandelt: 1. Wie der Krankenwärter die Zufälle der Kranken beobachten und solche dem Arzte berichten soll (Seite 17); 2. Wie sich die Krankenwärter vor der Ansteckung sichern sollen (Seite 28); 3. Von dem Einnehmen der Arzneien (Seite 38); 4. Von den Bädern, Klystiren, Umschlägen, Salben und Reibungen (Seite 49); 5. Von der Reinigung der Kranken und vom Wechsel der Wäsche (Seite 93); 6. Speisung der Kranken (Seite 100); 7. Von der Unterhaltung der Kranken und vom Wechsel der Wäsche (Seite 154); 8. Von der Bewegung der Kranken (Seite 161); 9. Von Krankenzimmern, deren Lage, Heizung und Reinigung (Seite 197); 10. Von Betten, Stühlen und Tischen für Kranke (Seite 234); 11. Von der besten Stellung der Betten und Krankenstühle (Seite 304); 12. Von der Lage der Kranken und Hilfe bei der Leibesöffnung (Seite 314); 13. Von der Schlaflosigkeit und dem Wundliegen der Kranken (Seite 329); 14. Von der Rettung der Verunglückten und vom Transport der Kranken (Seite 340); 15. Von der Pflege der Wiedergenesenden (Seite 371); 16 Von der Wartung der Ohnmächtigen, Schein- und wirklichen Toten (Seite 385).

Entsprechend dem Zielpublikum und aus der Überzeugung heraus, dass es niemals genügend qualifizierte Krankenwärter geben werde, gibt Krügelstein in seinem Buch sehr viele und detaillierte Anweisungen, die durch acht Tafeln mit 50 Abbildungen illustriert werden (zum Beispiel moderne Krankenbetten mit eingesetzten Steckbecken; Krankenstühle; Betten, die in Krankenstühle umzuwandeln sind; Nachtstühle mit Wasserspülung; Krankentragekörbe). Die Veröffentlichung wurde zeitgenössisch stark beachtet. So finden sich zum Teil ausführliche Rezensionen in der Medizinisch-chirurgischen Zeitung (Bd. 1, Nr. 10, Seite 177-186), in Pierer´s Allgemeinen Medizinischen Annalen 1808 (März, Seite 278), in der Leipziger Literatur-Zeitung (März 1809), in den Heidelberger Jahrbücher für Medizin (1809, Heft 6) und der Hallischen Literatur-Zeitung (1809, Nr. 215).

Der Aufbau und Inhalt des Buches ist ähnlich wie die 1784 von dem Arzt Franz Anton Mai (1742-1814) ➔① vorgelegte Veröffentlichung „Unterricht für Krankenwärter zum Gebrauch für öffentliche Vorlesungen“ (Mannheim). Im Unterschied zu diesem schreibt Krügelstein aber auch über die Bewegung der Kranken, über die Rettung Verunglückter und über den Krankentransport. Unter „Krankenwärtern“ verstand Krügelstein keine spezielle Berufsgruppe, die die Krankenpflege zum Broterwerb ausübte, sondern jeden, „der aus Notwendigkeit, am liebsten aber den, der aus innerem Trieb dies Geschäft bei den Krankheiten seiner Verwandten übernimmt.“ Wenngleich er sich einen eigenen Stand der Krankenwärter wünschte, sah er zu dessen Realisierung kaum Chancen: „Denn nur in größeren Städten würde eine sehr kleine Zahl von Krankenwärtern ihren sichern Erwerb finden. Bei häufigen Krankheiten aber würde ihre Zahl zu klein und ihr Nutzen also sehr eingeschränkt sein. Es bleibt also nichts übrig, als dass jeder Hausvater und jede Hausmutter sich diejenigen Kenntnisse zu erwerben suche, die ihm bei Krankheiten zur Pflege und Wartung nützlich sein können. [...] Auch müssten die Wundärzte und Hebammen eigens darin unterrichtet und vor ihrer Anstellung darüber examiniert werden.“ Darüber hinaus betont Krügelstein auch die Rolle des Krankenwärters als „Mittelsmann zwischen dem Arzt und dem Kranken, der treue Dolmetscher der Zufälle, die der Kranke und seine Verwandten aus Unachtsamkeit und Bestürzung übersehen oder aus falscher Scham verschweigen. Er soll gewissermaßen ein lebendiges Tagebuch sein.“

Wenngleich sich Johann Friedrich Diefenbach (1792-1847) ➔① bei seiner „Anleitung zur Krankenwartung“ (Berlin 1832) stark an dem Lehrbuch „Unterricht für Krankenwärter“ des Wiener Professors Maximilian Florian

Schmidt (1784-1846) ➔① orientierte, das 1831 erschienen war, gibt es gewisse Parallelen auch zu dem entsprechenden Werk von Krügelstein.
Mit seinem „Handbuch der allgemeinen Krankenpflege" gehört Franz Christian Carl Krügelstein in die Reihe der Autoren, die zwischen dem Ende des 18. und frühen 20. Jahrhundert – wie etwa 1794 Christian August Struve (1767-1807) ➔②, 1837 Carl Emil Gedicke (1797-1867) ➔①, 1837 Johann Ferdinand Martin Heyfelder (1798-1869) ➔①, 1845 Conrad Josef Haus (1799-1873) ➔⑤, 1851 Friedrich Wilhelm Theodor Ravoth (1816-1878) ➔①, 1866 Ferdinand Battlehner (1824-1906) ➔③, 1876 Joseph Sprengler (1812-1884) ➔④, 1881 Theodor Billroth (1829-1894) ➔①, 1884 Paul von Sick (1836-1900) ➔② oder 1902 Julius Fessler (1862-1937) ➔② – neben ihrem ärztlichen Wirken auch der Krankenpflege widmeten und hierzu ein entsprechendes Lehrbuch publizierten.

Quellen und Literatur:

Bauer, Franz: Geschichte der Krankenpflege. Handbuch der Entstehung und Entwicklung der Krankenpflege von der Frühzeit bis zur Gegenwart (Schriftenreihe zur Theorie und Praxis der Krankenpflege. Herausgegeben vom Deutschen Zentralblatt für Krankenpflege, Band 1). Baumann. Kulmbach 1965, Seite 175.

Biographisches Lexikon der hervorragenden Ärzte aller Zeiten und Völker. Herausgegeben von August Hirsch. Zweite Auflage. Dritter Band. Urban und Schwarzenberg. Berlin / Wien 1931, Seite 617-618.

Hamberger, Georg Christoph / Meusel, Johann Georg: Das Gelehrte Teutschland oder Lexicon der jetzt lebenden Teutschen Schriftsteller. Band 23. Fünfte, durchaus vermehrte und verbesserte Auflage. Verlag der Meyerschen Hof-Buchhandlung. Lemgo 1834, Seite 285-286.

Heim, Urs F.A.: Leben für Andere. Die Krankenpflege der Diakonissen und Ordensschwestern in der Schweiz. Schwabe, Basel 1998, Seite 226-227.

Krügelstein, Franz Christian Carl (Hrsg.): Promptuarium medicinae forensis oder Realregister über die in die gerichtliche Arznei-Wissenschaft einschlagenden Beobachtungen, Entscheidungen und Vorfälle. Ein Hülfsbuch für gerichtliche Aerzte. Henning. Gotha (ohne Jahresangabe).

Krügelstein, Franz Christian Karl: Handbuch der allgemeinen Krankenpflege. Zum Gebrauch für Aerzte und Familienväter. Henning. Erfurt und Gotha 1807.

Krügelstein, Franz Christian Karl (Hrsg.): Die Schule der Wundarzneikunst. Ein Leitfaden zum zweckmäßigen Unterricht der Lehrlinge. Henning. Gotha (ohne Jahresangabe).

Schuchardt, Bernhard: Carl Krügelstein. Arzt und Physikus zu Ohrdruf bei Gotha (1779-1864) und die Ärzte-Familie Krügelstein überhaupt. In: Korrespondenz-Blatt des ärztlichen Vereins von Thüringen 1901, [Teil 1] Seite 374-377 und [Teil 2 und Schluss] Seite 425-432.

Sticker, Anna: Die Entstehung der neuzeitlichen Krankenpflege. Kohlhammer. Stuttgart 1960, Seite 85-88.

Hubert Kolling

LINDE, Irmgard

Im Jahre 2001 feierte die Deutsche Vereinigung für den Sozialdienst im Krankenhaus (DVSK) – seit 2003 DVSG (Deutsche Vereinigung für Sozialarbeit im Gesundheitswesen – ihr 75-jähriges Bestehen. Die Geschichte der Sozialen Arbeit im Krankenhaus ist freilich schon über 100 Jahre alt. Bereits um die Jahrhundertwende sind in einzelnen Städten des Deutschen Reiches Aktivitäten erkennbar, die zur Entwicklung und Ausbreitung der Sozialen Krankenhausfürsorge führten. Die ersten Bemühungen für Menschen in Krankenhäusern, neben der Hilfe durch Mediziner und Pflegekräfte, auch Hilfe durch Sozialarbeiter zu leisten, erbrachten seit 1896 die Mitglieder der Berliner „Mädchen- und Frauengruppe für soziale Hilfsarbeit" unter der Leitung von Lina Basch (1851-1920) ➔③, die somit wohl als die erste Krankenhaussozialarbeiterin in Deutschland bezeichnet werden kann. Die Initiative ging häufig von einzelnen Persönlichkeiten aus, wobei hierbei in Deutschland insbesondere Paula Ollendorf (1860-1938) ➔②, Alice Salomon (1872-1948) ➔①, Anna Tüllmann (1875-1958) ➔②, Hedwig Landsberg (1879-1967) ➔② und Hans Carls (1886-1952) ➔③ sowie Richard Clarke Cabot (1868-1939) ➔⑤ in Amerika zu nennen sind. Bedeutend für die „Soziale Krankenhausfürsorge" in Deutschland waren aber auch das Wirken von Bertha Pappenheim (1859-1936) ➔②, Paula

Ollendorf (1860-1938) ➔②, Hermann Weber (1867-1944) ➔⑤, Alfred Goldscheider (1858-1935) ➔③, Clara Schlossmann (1870-1926) ➔④, Elsa Strauss (1875-1945) ➔④, Kurt von Hugo (1877-1947) ➔⑤, Gertrud Finckh (1887-1956) ➔④, Ilse Güssefeld (1887-1967) ➔⑤, Franz Klose (1887-1978) ➔④, Margret Mehs (1929-1999) ➔④ und Irmgard Linde.

Die Deutsche Vereinigung für den Sozialdienst im Krankenhaus ernannte durch ein einstimmiges Votum ihrer Mitgliederversammlung am 28. Oktober 1976 in Mainz aus Anlass ihres 50-jährigen Gründungsjubiläums ihr langjähriges Mitglied, Irmgard Linde aus Freiburg im Breisgau, zum Ehrenmitglied. Die DVSK bekundete damit einer Persönlichkeit ihre Verehrung, Hochachtung und Dankbarkeit, deren Leben so eindrucksvoll für die Sozialarbeit im Krankenhaus bestimmt und bestimmend war.

Geboren am 16. August 1903 in Berlin-Charlottenburg besuchte Irmgard Linde – versehen mit dem Abschlusszeugnissen des Bismark-Lyzeums Berlin-Grünewald, der Höheren Handelsschule Berlin-Charlottenburg und verschiedenen Zertifikaten über erfolgreiche Kurse in Hauswirtschaft, Säuglings- und Krankenpflege, in Sprache, Literatur und Kunstgeschichte sowie in Schreibmaschinenschreiben – die staatlich anerkannte Wohlfahrtsschule der Inneren Mission in Berlin und bestand als Beste von 54 Schülerinnen im Herbst 1927 das Staatsexamen im Hauptfach Wirtschafts- und Berufsfürsorge. Im darauffolgenden Jahr legte sie dann eine Ergänzungsprüfung im Fach „Jugendwohlfahrt“ ab und erhielt am 28. Januar 1929 die staatliche Anerkennung als Wohlfahrtspflegerin.

Da sie nach Abschluss der Höheren Handelsschule das sogenannte „praktische Jahr“ im Büro des Vereins „Soziale Krankenhausfürsorge der Berliner Universitätskliniken außerhalb der Charité“ absolviert hatte, führte sie ihr Weg zielstrebig nach dem Staatsexamen als Wohlfahrtspflegerin im Jahre 1927 in die Sozialarbeit im Krankenhaus, die damals in Berlin unter der Leitung von Hedwig Landsberg und Anna Tüllmann im Rahmen des oben erwähnten Vereins systematisch auf- und ausgebaut wurde. Seit 1928 betreute Irmgard Linde vor allem Krebskranke und Schwangere. Mit Bezug auf die zuerst genannte Gruppe sah sie die Aufgabe der Sozialarbeiterin vor allem in der Vermittlung wirtschaftlicher Hilfe für die Patienten und ihre Angehörigen, aber auch in der „irdischen Seelsorge“. Nach ihrem 1929 in der Fachzeitschrift „Fortschritte der Gesundheitsfürsorge veröffentlichten Beitrag „Die Psyche des Kranken“ sollte die Sozialarbeiterin versuchen, alle psychischen Hemmungen, die den Krankheitsverlauf störend beeinflussen können, zu beseitigen oder wenigstens zu mildern und die Patienten im positiven Sinne pädagogisch zu beeinflussen. Nach ihren Erfahrungen bei der Betreuung Krebskranker sollten unter anderen folgende psychosoziale Aspekte Beachtung finden:

Das Verhalten des Kranken im Krankenhaus.

Sein Verhalten zur Krankheit selber.

Sein Verhalten zur Umwelt.

Die häufig beobachtete Reizbarkeit des Patienten; wie weit ist sie durch das chronische Leiden selbst, durch die Operation oder durch die Bestrahlungsbehandlung bedingt.

Das Verhalten der Umwelt (zum Beispiel Familie, Freundinnen) zum Kranken. Diese wären oft „roh“ und verständnislos. Die Krankheit sei für sie oft schwer zu ertragen, beispielsweise bei körperlichen Entstellungen, durch die schwer belastende Pflege. Die Angehörigen müssten viele Handreichungen vollbringen und viel Trost spenden.

Die wirtschaftlichen Probleme, die sowohl den Kranken als auch die Angehörigen belasteten.

Eheberatungsstellen, die bei auftretenden Eheschwierigkeiten helfen könnten. Andere Dienste („Geschwulstfürsorgestellen der Krankenkassen“, Gesundheitsämter, niedergelassene Ärzte) wären für Hilfsangebote einzuschalten. Der Arzt sollte gerade auch hier „Seelenarzt“ sein und die Patienten auf die schwere Operation vorbereiten und ihnen nicht die Hoffnung nehmen.

Die Beschäftigung des Patienten während des Krankenhausaufenthaltes im Sinne einer Stärkung des Gesundheitswillens wäre sinnvoll.
Nach einem von Irmgard Linde 1929 vorgelegten „Bericht über die Fürsorge in der Universitäts-Frauenklinik“ Berlin erhielten die Schwangeren und Wöchnerinnen, die in Berliner Krankenhäusern seit 1914 / 1915 schwerpunktmäßig durch den „Sozialdienst“ beraten und betreut wurden, damals vier Merkblätter ausgehändigt: Informationen über Säuglingspflege, Wichtigkeit der natürlichen Ernährung, Vermeidung von körperlichen ‚Verbildungen', Schutz der Kinder vor Tuberkulose und den Gefahren des Alkohols.
Bereits Ende der 1920er Jahre machte Irmgard Linde auf die Notwendigkeit von „Büchereien für Patienten von Krankenanstalten“ aufmerksam. Hierzu veröffentlichte sie einen entsprechenden Beitrag 1929 in der „Zeitschrift für das gesamte Krankenhauswesen“ sowie 1930 in dem Band „Handbücherei für das gesamte Krankenhauswesen. Sondereinrichtungen im Krankenhaus“. In diesen Arbeiten legte sie nicht nur die theoretischen Grundlagen und Erkenntnisse über die Bedeutung des Lesens für Krankenhauspatienten dar, sondern auch eine empirische Untersuchung über die Ausstattung der Büchereien und die Lesegewohnheiten der Patienten in Deutschland. Hierzu hatte sie Ende 1928 an alle 57 Berliner Krankenhäuser und an weitere 89 mit mehr als 150 Betten in Breslau, Dresden, Düsseldorf, Essen, Frankfurt am Main, Hamburg, Köln, Leipzig und München einen Fragebogen gesandt, von denen 114 antworteten. Danach hatten alle 95 städtischen Krankenhäuser eine Bibliothek; ohne Bücherei waren 19 Krankenhäuser der freien Wohlfahrtspflege oder Universitätskliniken. In ihrem grundlegenden Aufsatz „Bücherei für Krankenhauspatienten oder Krankenversorgung mit Büchern“, der 1930 in dem von Heinrich Braun, Karl Wilhelm Clauberg und Franz Goldmann herausgegebenen Band „Handbücherei für das gesamte Krankenhauswesen. Sondereinrichtungen im Krankenhaus“ erschien, formulierte Irmgard Linde ihre Zielvorstellungen wie folgt: „Die Krankenhausbücherei soll ihre Leser anregen, unterhalten, bildend, erzieherisch wirken, um ihr Ziel, als ein therapeutischer Faktor unter anderen dem Kranken möglichst bald zur Gesundung zu verhelfen, erfüllen zu können.“ Sorgfältige Auswahl der Bücher sei wichtig. Wirkungen des Lesens in Zeiten der Krankheit oder Rekonvaleszenz gelte es zu beachten: „Ein aufregendes Buch, das sonst höchstens ein leichtes Unbehagen erzeugt, kann dann bedenklich werden, die Fieberkurve beziehungsweise den Gesundheitszustand ungünstig beeinflussen.“ Die Büchereikraft sollte die Einstellungen, den Bildungsstand, die Wünsche der Patienten kennen, selbst literaturkundig sein und Interesse für Bücherfragen haben.
Irmgard Linde war von Beginn an Mitglied in der Vorgängereinrichtung der DVSK. Ihr in Ausbildung und Praxis erworbenes Wissen gab sie seit 1930 als Dozentin an der „Deutschen Gesundheitsfürsorgeschule“ in Berlin-Charlottenburg für die Lehrgebiete „Die Arbeit der Krankenhausfürsorgerin in der Schwangeren-, Wöchnerinnen- und Säuglingsfürsorge und ihre Zusammenarbeit mit entsprechenden Einrichtungen“ sowie für das Thema „Einrichtung von Krankenhausbüchereien“ weiter.
Am 1. April 1937 erhielt Irmgard Linde als erste Krankenhausfürsorgerin in Berlin einen staatlichen Anstellungsvertrag durch die Universitätskliniken. In den von Anna Tüllmann herausgegebenen „Mitteilungen“ heißt es dazu: „Der Reichserziehungsminister verfügte die Anstellung einer eigenen, gemeinsamen Fürsorgerin für die Universitäts-Frauenklinik Berlin, Artillerie-Strasse 8, und III. Medizinische Poliklinik und ‚Institut für natürliche Heil- und Lebensweise', hauptamtlich dem Stab des Krankenhauses angehörend als staatliche Angestellte.“
Im Juni 1946 zog Irmgard Linde mit ihrer Familie aus der zerstörten Stadt Berlin nach Freiburg im Breisgau. In den dortigen Universitätskliniken fand sie ab August 1946 bis September 1954 zunächst für drei Jahre als Sekretärin in der Augenklinik, ab 1951 im Sekretariat der Frauenklinik ein Betätigungsfeld, das sie mit der ihr eigenen Dynamik und aufgrund ihrer besonderen Kenntnisse aus-

füllte und ausbaute. In Zusammenarbeit mit Ärzten der Frauenklinik richtete sie hier auch die „Beratungsstelle für Geschwulstkranke“ und regelmäßige Nachuntersuchungssprechstunden für Krebskranke ein.
Erst im Oktober 1954 wurde Irmgard Linde wieder im Zuge einer Erweiterung der Planstellen im Sozialdienst des Klinikums Freiburg als Fürsorgerin für die Frauenklinik beschäftigt. Dieses Amt hatte sie bis zu ihrer Pensionierung im Dezember 1968 inne. Gleichzeitig leitete sie die Arbeitsgemeinschaft Südbaden für den Sozialdienst im Krankenhaus in den Jahren 1955 bis 1968 und gehörte von 1960 bis 1967 als Mitglied dem Bundesvorstand der DVSK an. Irmgard Linde, die die Sozialarbeit mit Krebskranken in Deutschland maßgeblich mitgeprägt hat, starb am 3. Juni 1993 kurz vor ihrem 90. Geburtstag.
Hinter diesen eher nüchternen Lebensdaten verbirgt sich, wie Margret Mehs 1976 anlässlich der Ernennung von Irmgard Linde als Ehrenmitglied der DVSK in einem Überblick über ihr Leben treffend festhält, „ein ungemein bewegtes, interessante, ideenreiches Berufsleben im Krankenhaus-Sozialdienst.“ Den Kranken, vor allem den krebskranken Frauen, galt danach ihre ganze, ungeteilte, helfende Zuwendung. Irmgard Linde selbst bekennt: „Ich selbst wählte meinen Beruf nach langem Überlegen, da ich ihn klassenverbindend fand. Meine größte Freude, die sogenannten ‚verschämten Armen’ zu erfassen, den Gesundungswillen der Kranken zu stärken, sie hygienisch zu belehren und an erster Stelle die psychologische, jeweilige Situation des Patienten zu durchleuchten und dem Arzt die soziale Anamnese klar zu machen. Die Freude am Erwerb und Interesse für medizinische Dinge und möglichst eingehende Kenntnisse der verschiedenen Krankheitsbilder, das Anpassen und dabei Mitbestimmen der klinischen Atmosphäre, die gute Zusammenarbeit mit Ärzten, Schwestern, Verwaltung und dem gesamten Klinikpersonal halte ich für unerlässlich als Grundlage einer erfolgreichen Arbeit.“
Nach Ansicht von Margret Mehs liegen das hervorragende Verdienst und die Originalität der Leistungen von Irmgard Linde darin, „dass sie es in vorbildlicher Weise verstanden hat, das Wesen der Sozialarbeit im Krankenhaus, die seelisch-soziale Hilfe für den Kranken und Behinderten, nicht nur in einem Übermaß an täglicher Arbeit, insbesondere mit Schwangeren und krebskranken Frauen, beispielhaft zu praktizieren, sondern dass sie es gleichzeitig verstand, insbesondere bei Ärzten, Pflegepersonal und bei maßgeblichen Persönlichkeiten aus dem Bereich der Sozialversicherung Verständnis und Beachtung für psycho-soziale Faktoren im Krankheitsgeschehen zu wecken.“
Darüber hinaus entwickelte Irmgard Linde in zahlreichen Vorträgen und Veröffentlichungen eigenständige Gedanken, Initiativen und Anregungen und leistete dadurch einen wesentlichen gesellschaftspolitischen Beitrag. Ihre Persönlichkeit sei gekennzeichnet gewesen durch ein vornehmes, sensibles, zugleich offen zugewandtes, liebenswürdiges Wesen und eine alle Krisen und Wandlungen der Sozialarbeit durch kritisches, konstruktives Nachdenken bewältigende souveräne Haltung.

Quellen und Literatur:

Deutsche Vereinigung für den Sozialdienst im Krankenhaus e.V. [Hrsg.]: Festschrift 1926-1976. [Selbstverlag]. Mainz 1977.
Deutsche Vereinigung für den Sozialdienst im Krankenhaus e.V. (Hrsg.): Dokumentation „Tradition hat Zukunft“. Stationen zur Entwicklung der Sozialarbeit im Krankenhaus und der „Deutschen Vereinigung für den Sozialdienst im Krankenhaus e.V.“. Selbstverlag. Mainz 2001, Seite 24.
Linde, Irmgard: Tagung für Krankenhausfürsorge. In: Rundschreiben des Verbandes der evangelischen Wohlfahrtspflegerinnen Deutschlands (Berufsarbeiterinnen der Inneren Mission) e.V., 14. Jg. Nr. 5/1928.
Linde, Irmgard: Büchereien für Patienten von Krankenanstalten. In: Zeitschrift für das gesamte Krankenhauswesen, 25. Jg., Heft 17/1929, Seite 471-476.
Linde, Irmgard: Die Krankenhausfürsorgerin. In: Berliner Lokalanzeiger vom 18. August 1929.
Linde, Irmgard: Die Psyche des Kranken. In: Fortschritte der Gesundheitsfürsorge, 3. Jg., Nr. 1/1929, Seite 3-7.
Linde, Irmgard: Bericht über die Fürsorge in der Universitäts-Frauenklinik. In: 12. Jahresbericht der Sozialen Krankenhausfürsorge der Berliner Universitätskliniken außerhalb der Charité e.V.

mit Einzelberichten über die Fürsorge in verschiedenen Kliniken für das Jahr 1929. [Ohne Verlagsangabe]. Berlin-Charlottenburg 1929, Seite 8.
Linde, Irmgard: Bücherei für Krankenhauspatienten oder Krankenversorgung mit Büchern. In: Braun, Heinrich / Clauberg, Karl Wilhelm / Goldmann, Franz (Hrsg.): Handbücherei für das gesamte Krankenhauswesen. Sondereinrichtungen im Krankenhaus. Band III. Julius Springer. Berlin 1930, Seite 207-218.
Mehs, Margret: Irmgard Linde: Überblick über ein Leben für die Sozialarbeit im Krankenhaus. In: Deutsche Vereinigung für den Sozialdienst im Krankenhaus e.V. [Hrsg.]: Festschrift 1926-1976. [Selbstverlag]. Mainz 1977, Seite 129-133.
Reinicke, Peter: Pionierin der Sozialarbeit für Krebskranke. Irmgard Linde sah ihre Arbeit als „irdische Seelsorge". In: Forum Sozialarbeit und Gesundheit, Heft 4/2004, Seite 12.
Reinicke, Peter: Krankenhaus. Sozialarbeiter als Partner in der Gesundheitsversorgung. Eine Einführung (Berufsfelder Sozialer Arbeit, Band 12). Beltz. Weinheim, Basel 1994, Seite 20.
Reinicke, Peter: Pioniere der Sozialarbeit im Krankenhaus. In: Reinicke, Peter (Hrsg.): Soziale Arbeit im Krankenhaus – Vergangenheit und Zukunft. Herausgegeben im Auftrag der Deutschen Vereinigung für den Sozialdienst im Krankenhaus. Lambertus. Freiburg im Breisgau 2001, Seite 215-228, hier Seite 222.
Reinicke, Peter: Soziale Krankenhausfürsorge in Deutschland. Von den Anfängen bis zum Ende des Zweiten Weltkriegs (Focus Soziale Arbeit, Grundwissen Band 2). Leske und Budrich. Opladen 1998, Seite 189-190.

Hubert Kolling

LINSY, Christine

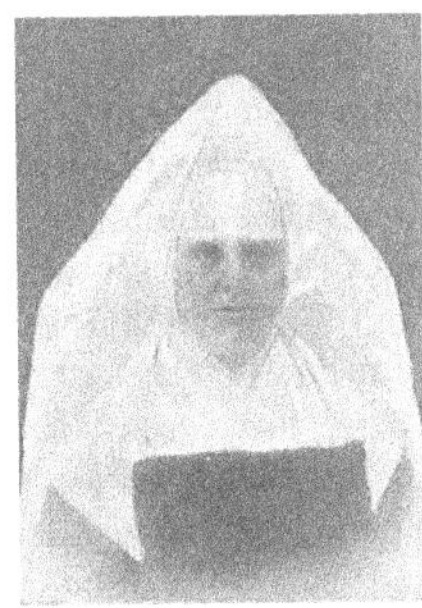

Das Mutterhaus der Barmherzigen Schwestern von Straßburg kann als die wichtigste Keimzelle der vom heiligen Vinzenz von Paul (1581-1660) ➔① und seiner engsten Mitarbeiterin, der heiligen Louise de Marillac (1591-1660) ➔① gegründeten vinzentinischen Pflegegemeinschaften in den deutschen Ländern betrachtet werden. In den ersten zwei Jahrzehnten nach der Einrichtung des Mutterhauses in Straßburg (1823) nahm die Kongregation etwa 250 Bewerberinnen auf und ließ sich in 14 Hospitälern nieder. Darunter befanden sich auch viele kleine Hospitäler im ländlichen Bereich, deren Aufgabenbereich sich neben der Krankenpflege auch auf die Versorgung von Alten, Armen und Waisen erstreckte. Außerdem übernahmen die Schwestern seit 1833 die Betreuung von weiblichen Strafgefangenen in Gefängnissen (in Straßburg, Hagenau, Colmar, Metz und Zabern), die Krankenpflege in den Siechenanstalten Hoerdt, Gorze und Colmar sowie die stationäre Pflege von Geisteskranken in den Heil- und Pflegeanstalten von Stephansfeld (1835), Saargemünd (1880), Rufach (1908) und Lörchingen (1926). Während der 55-jährigen Amtszeit (1813-1868) der Generaloberin Schwester Vinzenz Sultzer (1778-1868) ➔② gelangte die Kongregation zu einer bemerkenswerten Entfaltung. Neben den zahlreichen elsässischen Filialen wurde das Straßburger Mutterhaus zum Ursprungsort folgender Schwesterninstitute im deutschsprachigen Raum: Zams (1823) mit Generaloberin Schwester Xaveria Strasser (1801-1868) ➔⑤, München (1832) mit Generaloberin Schwester Ignatia Jorth (1780-1845) ➔①, Fulda (1834), Paderborn (1841), Freiburg (1846) mit Generaloberin Rosa Weber (Schwester Gebhard Weber) (1823-1884) ➔⑤ und Schwäbisch Gmünd (1858) mit Generaloberin Schwester Arkadia Scholl (1848-1900) ➔⑤.

Nach Schwester Vinzenz Sultzer, Angélique (Angelika) Arth (Schwester Angélique Arth) (1821-1881) ➔④ und Schwester Marie-Ange Spitz (1830-1905) war am 2. Mai 1905 mit 73 von 79 Stimmen Christine Linsy (Schwester Eugénie Linsy) zur Generaloberin der Barmherzigen Schwestern von Straßburg gewählt worden.

Christine Linsy wurde am 14. Januar 1851 in Mulhouse geboren. Am 4. Dezember 1873 trat sie ins Straßburger Mutterhaus der Barmherzigen Schwestern ein und legte – als Schwester Eugénie – am 2. Februar 1876 ihre Gelübde ab. Nachdem sie zunächst im Straß-

burger Hospital gearbeitet hatte, wurde sie 1892 Oberin des Städtischen Waisenhauses in Straßburg, bevor sie 1903 als Oberin ins Bürgerspital nach Colmar ging. Nach Ablauf ihrer zweiten Amtsperiode als Generaloberin musste Schwester Eugénie wegen eines hartnäckigen Leidens, das sie seit Jahren an das Krankenbett fesselte, 1920 auf eine Widerwahl verzichten. „Fünfzehn Jahre hindurch", hieß es später in einem Nachruf, „verwaltete sie ihr verantwortungsvolles Amt mit großer Hingabe und seltener, mit Klugheit gepaarter Energie. Sie war mit außergewöhnlichen Talenten, großer Lebhaftigkeit und einem staunenswerten Gedächtnis begabt. Sie kannte jede Schwester bis ins einzelne und wusste sie durch große Herzensgüte, die sie oft mit einer gewissen Strenge verband, zu gewinnen."
Christine Linsy (Schwester Eugénie Linsy) starb am 28. Januar 1927 im Alter von 76 Jahren, von denen sie 54 als Barmherzige Schwester zugebracht hatte. Beerdigt wurde sie auf dem Friedhof Saint-Charles in Schiltigheim. Zu ihren Nachfolgerinnen im Amt waren am 5. Mai 1920 Ernestine Weber (Schwester Marie-Armand Weber) (1861-1925) ➔⑤ und am 5. August 1925 Schwester Marie-Alfred Renaut gewählt worden.

Quellen und Literatur:

Congregation des Soeurs de la Charite de Strasbourg, 15 rue de la Toussaint, F-67000 Strasbourg: Schriftliche Mitteilung an den Verfasser vom 15. Februar 2005.
Frings, Hermann Josef: Die Vinzentinerinnen als Wegbereiterinnen der neuzeitlichen Krankenpflege im deutschen Sprachgebiet (1832-1900). Medizinische Dissertation. [Selbstverlag]. Köln 1994.
Katholisches Charitas-Sekretariat zu Straßburg (Hrsg.): Die katholischen Wohlthätigkeits-Anstalten und Vereine sowie das katholisch-soziale Vereinswesen in der Diözese Straßburg (Charitas-Schriften, 3. Heft). Verlag des Charitasverbandes für das katholische Deutschland. Freiburg im Breisgau 1900.
Marie-Alfred, Mère: La Congrégation des Sœurs de la Charité de Strasbourg. Petit Apercu historique. Maison-Mère de la Toussaint. Strasbourg 1945, Seite 232-236.
Richartz, Alfonsa: Loderndes Feuer. Vinzenz von Paul. Edition du Signe. Straßburg 1995.
Scherer, Emil Clemens: Die Kongregation der Barmherzigen Schwestern von Straßburg. Ein Bild ihres Werdens und Wirkens von 1734 bis zur Gegenwart (Forschungen zur Kirchengeschichte des Elsaß, Band 2). Colportage Catholique. Saaralben (Lothringen) 1930, Seite 370.
Bildquelle: Scherer, Emil Clemens: Die Kongregation der Barmherzigen Schwestern von Straßburg. Colportage Catholique. Saaralben (Lothringen) 1930, Seite 370.

Hubert Kolling

LOHRMANN, Anna

Anna Lohrmann wurde als Tochter eines Schuhmachers am 20. Mai 1841 in Kettwig in der Nähe von Essen geboren. Durch eine Kaiserswerther Diakonisse, die als Gemeindeschwester tätig war, kam sie in ihrer Jugend erstmals in Kontakt mit dem Diakonissenamt. Nach mehrjähriger Tätigkeit als Dienstmädchen entschloss sie sich im Jahr 1862 zum Eintritt als Probeschwester. Nach einer Krankenpflegeausbildung erfolgte am 29. Januar 1865 ihre Einsegnung als Diakonisse. In der Folgezeit war sie in unterschiedlichen Positionen tätig, so unter anderem als Gemeindeschwester in Langenberg, Trier, Bonn und Krefeld. Von 1881 bis 1892 arbeitete sie im Altenheim Paul-Gerhard-Stift in Kaiserswerth, anschließend für neun Jahre im Krankenhaus in Dortmund. Von 1901 bis 1907 leitete sie als vorstehende Schwester das Johanniter-Krankenhaus in Dierdorf / Selters. Ihren Ruhestand verbrachte Diakonisse Anna Lorhmann ab 1908 bei ihrer Schwester in Kettwig, wo sie 30.Januar 1911 verstarb.
Besondere Bewährungsproben hatte sie bei der Versorgung von Verwundeten im Deutsch-Französischen Krieg von 1870/71 und als leitende Schwester beim Einsatz von Kaiserswerther Diakonissen in der Cholerapflege in Hamburg im Jahr 1892 zu bestehen. Rückblickend schrieb sie 1893: „Die schreckliche Zeit von [18]70 und 71 hat so viel verwandtes mit der Cholerazeit; Letztere ist ja für die Schwestern gefährlicher." Aus Hamburg, der „Stadt des großen Elends", berichtete sie in regelmäßigen Briefen an den Kaiserswerther Vorstand. Die Interpretation ihres Mutterhauses aufnehmend, sah sie in der Cholera eine Strafe Gottes für die sündige

Menschheit, die durch Buße wieder zum Glauben zurück finden solle. Dies diente nicht zuletzt dem Selbstschutz der mit unvorstellbarem menschlichen Elend konfrontierten Schwestern. Gleichzeitig plädierte sie für eine professionelle Pflege durch ausgebildete und belastbare Pflegekräfte, die sie insbesondere in den Diakonissen verkörpert sah. Entsprechend dem beruflichen Selbstverständnis der auch seelsorgerlich ausgebildeten Diakonissen lag auf diesem Gebiet ein Schwerpunkt ihrer Arbeit. Dies erschöpfte sich nicht im Verteilen von religiöser Literatur sondern schloss insbesondere das gemeinsame Gebet und den Gesang von Kirchenliedern mit ein. Insbesondere bei den religiös kaum vorgebildeten Kindern im weitgehend kirchenfernen Hamburg versuchten Anna Lohrmann und ihre Mitschwestern seelsorgerlichen Einfluss auf die häufig todgeweihten zu nehmen, um ihr Seelenheil zu retten. Ihr politisches Ressentiment machte es den Diakonissen in Hamburg zusätzlich schwer: „Schrecklich anzusehen war es, wie die Socialdemokraten bei all dem Jammer doch noch Zeit und Muße fanden, die Särge ihrer Anhänger, wenn es ihnen irgend möglich war, mit roten Schleifen u. Kränzen, an denen breite, rote Schleifen befestigt waren, zu verzieren."

Quellen und Literatur:

Archiv der Fliedner-Kulturstiftung Kaiserswerth (Geschwister-Aufricht-Straße 3, D–40489 Düsseldorf): Bestand 4-1 Schwesternakten, Signatur 176.

Archiv der Fliedner-Kulturstiftung Kaiserswerth (Geschwister-Aufricht-Straße 3, D–40489 Düsseldorf): Bestand 2-1 Diakonissenanstalt 405: Schwesternbriefe und zusammenfassender Bericht von Anna Lohrmann über den Einsatz in der Cholerapflege in Hamburg 1892 (Der Bericht ist auszugsweise abgedruckt in: Der Armen- und Krankenfreund, Heft September / Oktober 1892, Seite 140-144).

Archiv der Fliedner-Kulturstiftung Kaiserswerth (Geschwister-Aufricht-Straße 3, D–40489 Düsseldorf): Bestand 2-1 Diakonissenanstalt DA 404: Rückblickende Berichte der Schwestern aus der Cholerapflege 1893.

Büttner, Annett: »Nachricht aus der Stadt des großen Elends»: Die Pflege von Cholerakranken in Hamburg im Jahr 1892 durch Kaiserswerther Diakonissen. In: Braunschweig, Sabine (Hrsg.): Pflege – Räume, Macht und Alltag (7. Internationaler Kongress zur Geschichte der Pflege am 17. März 2006 an der Universität Basel; Kongressband). Chronos Verlag. Zürich 2006, Seite 261-270.

Büttner, Annett: Kommentar Quelle III,19. In: Hähner-Rombach, Sylvelyn (Hrsg.) unter Mitarbeit von Christoph Schweikardt: Quellen zur Geschichte der Krankenpflege. Mit Einführungen und Kommentaren. Mabuse. Frankfurt am Main 2008, Seite 307-313.

Annett Büttner

LÖNNBECK, Anna

Nachdem Wilhelm Conrad Röntgen (1845-1923) im Jahre 1895 in Würzburg die Röntgenstrahlen entdeckt hatte, wurden in etlichen in- und ausländischen Krankenhäusern sogenannte Röntgenabteilungen eingerichtet. Die mit der Anwendung der Röntgen- und Radiumstrahlen in der Heilkunde verbundenen Gefahren wurden freilich erst allmählich erkannt. So kam es in den ersten Jahrzehnten des 20. Jahrhunderts dazu, dass zahlreiche Pioniere der Röntgenologie und Radiologie – Mediziner, Physiker, Techniker und nicht zuletzt Krankenpflegepersonal – bei ihrer Arbeit so schwere Schäden erlitten, dass sie nach oft jahrelangen, qualvollen Leiden daran starben. Zu den frühen Opfern der Röntgenwissenschaft beziehungsweise den Menschen, die zum Wohle ihrer Mitmenschen ihr Leben ließen, gehört auch Anna Lönnbeck.

Anna Lönnbeck wurde 1856 in Finnland geboren. Nach ihrem Examen als Krankenschwester arbeitete sie vom Jahre 1900 an als Röntgenassistentin in der Chirurgischen Universitätsklinik in Helsingfors, wo sie besonders viel mit Durchleuchtungen beschäftigt war. Nach sechs Jahren trat eine Röntgendermatitis auf, die 1912 zu einem großen Ulkus des rechten Handrückens führte und sehr starke Schmerzen verursachte. Obwohl das Ulkus wieder heilte, musste ihr 1914 der rechte Mittelfinger amputiert werden. Kurze Zeit später trat ein neues Geschwür am rechten Daumen auf. Ihr gesundheitlicher Zustand wurde allmählich schlechter, die Schmerzen nahmen zu, und am Daumen entwickelte sich im Jahre 1917 ein typisches Röntgenkarzinom. Die ihr vorgeschlagene Amputation des Daumens lehnte Anna Lönnbeck ab. Infolge

ihrer Erkrankung konnte sie seit 1919 ihren Beruf nicht mehr ausüben. Ihr Gesundheitszustand verschlimmerte sich rasch, im Juli 1920 hatte sie bereits Metastasen in der Achselhöhle. Im Alter von 64 Jahren starb Anna Lönnbeck im Herbst 1920.
Im „Ehrenbuch der Radiologen aller Nationen“, das rund 400 Röntgen- und Radiumopfer von der ganzen Welt enthält, findet sich neben M. van Roost (1880-1924) ➔④ aus Belgien, Agnes Elisabeth Raadchou-Nielsen (1876-1935) ➔⑤ aus Dänemark, Paul Tafelmeyer (1868-1934) ➔⑤ und Maria Ridder (1871-1916) ➔⑤ aus Deutschland, Henri Bourdon (1887-1930) ➔④ aus Frankreich, Marie Leontina Mikýsková (1896-1942) ➔④ und Fulgencie Šumšalová (1882-1936) ➔④ aus Tschechien, Zora Zec (1895-1947) ➔⑤ aus Kroatien sowie Helga Schumacher (1885-1930) ➔⑤ aus Dänemark auch der Name Anna Lönnbeck.

Quellen und Literatur:

Wetterstrand, Helsingfors: Anna Lönnbeck. In: Ehrenbuch der Radiologen aller Nationen. Dritte, erweiterte Auflage. Herausgegeben von W[erner] Molineus, H[ermann] Holthusen und H[ans] Meyer. Blackwell Wissenschaft. Berlin 1992, Seite 79.

Hubert Kolling

LUCKE, Martha

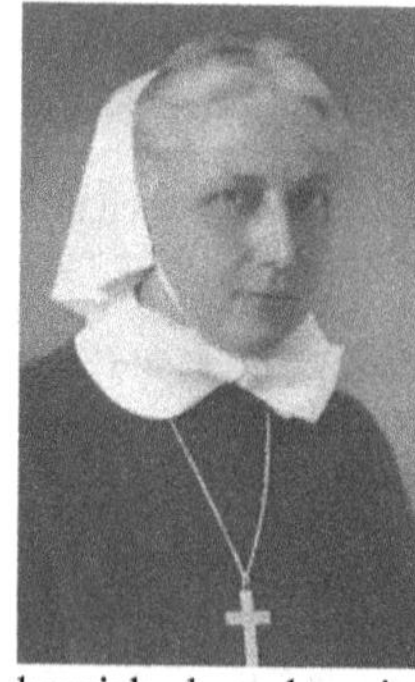

Die österreichische Diakonisse Martha Lucke wurde am 3. Dezember 1882 in Koethen-Anhalt geboren, wo ihr Vater Lehrer an der Mädchen-Bürgerschule war. Ihre Kindheit verlebte sie im Eltenhause. Vom sechsten bis zum sechzehnten Lebensjahr besuchte sie in Koethen die „Herzogliche Höhere Töchterschule.“ Durch den Tod ihres geliebten Vaters (1895) hart getroffen, verband sie zeitlebens eine umso innigere Beziehung mit ihrer Mutter, die auch bis zu ihrem Tode stets in ihrer unmittelbaren Umgebung lebte. 1898 wurde Martha Lucke konfirmiert und verließ die Koethener Schule. Danach trat sie in das Dessauer Lehrerinnenseminar ein und bestand 1903 das Staatsexamen. Noch im selben Jahr wurde sie als Hilfslehrerin an den Schulen zu Güsten in Anhalt angestellt. Früh schon kam sie mit kirchlichen Kreisen in Kontakt und entschied sich im Laufe der Zeit Diakonisse werden. Dafür war sie bereit, ihren Beruf als Lehrerin aufzugeben. 1903 trat sie in das Deutsche Prager Diakonissenmutterhaus ein und kam zunächst an das Mutterhaus Leipzig-Lindenau, wo sie vor allem in der praktischen Krankenpflege tätig war. Sie kehrte nach Prag zurück und wurde dort bis 1905 wieder in der Privatpflege eingesetzt. 1905 folgte ein kurzer Dienst in der Gemeindepflege in Dresden.
1905 kam Schwester Martha Lucke als Gemeindeschwester nach Graz (Steiermark) und lernte das Elend der vielen alten Menschen, die mit der kaum ausreichenden Armenunterstützung auskommen mussten, kennen. Auch die Not der vielen kinderreichen Familien, die besonders bei Krankheit und Arbeitslosigkeit viel Unterstützung brauchten, blieb ihr infolge ihrer Tätigkeit nicht verborgen. Oft ging es ja überhaupt nur darum, diesen Familien wenigstens das Geld für eine Polenta (ein Maisgericht) oder das Frühstück für die hungrigen Kinder zu sichern.
1912 folgte sie im Alter von nur 30 Jahren dem Ruf ihres Mutterhauses als Oberin nach Prag zurückzukehren. Gleichzeitig übernahm sie die pflegerische Leitung des dem Mutterhaus angeschlossenen Sanatoriums. 1919 kam es zur Teilung des Mutterhauses und zur Verlegung eines Teils der Schwesternschaft nach Graz. Dies führte sie nun endgültig in die steirische Landeshauptstadt, wo sie das neue Grazer Diakonissenmutterhaus („Gesundbrunnen“) bis zu seiner Eingliederung in das Gallneukirchner Diakonissenmutterhaus (1934) als Oberin führte. Danach war sie bis zu ihrem Eintritt in den Feierabend (Ruhestand), Oberschwester des in der Zwischenzeit zum „Diakonissen-Privatkrankenhaus“ umgewandelten Evangelischen Pflegeheimes. Um die pflegerische Leitung übernehmen zu

können, besuchte sie 1939 in Berlin den eigens eingeführten viermonatigen „Nachschulungslehrgang“ für Krankenpflege und beendete diese Ausbildung mit dem „Ausweis über die Erlaubnis zur berufsmäßigen Ausübung in der Krankenpflege“.

Bedauerlicherweise arrangierte sie sich aber genau in dieser Zeit mit der mit dem NS-Regime kooperierenden Leiterin der Diakoniegemeinschaft, Auguste Mohrmann, mit der sie schon als Oberin bis 1945 regelmäßig zu tun hatte. In der Folge brachte sie sich als verantwortliche Berichterstatterin des Gaues Steiermark, der auch für die Diakoniegemeinschaft für Kärnten zuständig war, in der Zeitschrift „DIE DEUTSCHE SCHWESTER" bis 1944 völlig regimekonform ein. Dies belegt auch einer ihrer ersten bereits im November 1939 veröffentlichen Berichte: „Am 5. Dezember 1938 trafen sich unter Führung von Oberin Auguste Mohrmann die Schwestern aus den drei Mutterhäusern der Ostmark im Gesundbrunnen in Graz. Unsere Herzen sind ja so voll Lob und Dank, daß wir nun zum großdeutschen Vaterland gehören, und aus dankbarem und treuem Herzen grüßten wir den Führer.“

Auch nach der Eingliederung der Grazer Schwesternschaft in die von Gallneukirchen – weitere Schwestern dieser Einrichtung waren etwa Charlotte von François (1898-1966) ➔④, Margit Frankau (1889-1944) ➔⑤, Margit Grivalsky (1915-2002) ➔④, Nany Kremeir (1862-1933) ➔⑤, Marie Meier (1888-1955) ➔④, Freda Freiin von Schacky (1883-1960) ➔⑤, Elsa von Tiesenhausen (1890-1979) ➔⑤, Elise Lehner (1847-1921) ➔④, Anna Köhnen (1889-1983) ➔④ und Aenne Wiedling (1905-1978) ➔④ – wurde sie weiterhin respektvoll mit „Frau Oberin“ angesprochen. 1953 durfte sie ihr 50-jähriges Schwesternjubiläum begehen und 1961 wirkte sie im Alter von fast 80 Jahren neben ihrer Tätigkeit als Oberschwester im „Diakonissen-Privatkrankenhaus“ auch in der Leitung des in unmittelbarer Nachbarschaft neu erbauten Evangelischen Altenheimes mit. Erst 1962 begab sie sich in die Stille des Feierabends (Ruhestandes), den sie abwechselnd in Gallneukirchen und in Graz verbrachte. Nach nur drei Jahren verstarb sie am 14. Juni 1965 nach kurzer, schwerer Krankheit in Graz und wurde auf dem Evangelischen Friedhof in Graz-Neuhart beigesetzt.

Quellen und Literatur:

Fürstler, Gerhard: „Da ich große Liebe zum Diakonissenberuf habe, gebe ich meinen jetzigen Beruf auf.“ Martha Lucke, Diakonisse (1882-1965). In: Fürstler, Gerhard: Der Glaube, der durch die Liebe tätig ist. Die Lebensgeschichten von 19 Schwestern aus dem Diakonissen-Mutterhaus in Gallneukirchen. Medieninhaber und Herausgeber: Evangelisches Diakoniewerk Gallneukirchen. Eigenverlag. Gallneukirchen 2006, Seite 192-201.

Bildquelle: Fürstler, Gerhard: Der Glaube, der durch die Liebe tätig ist. Eigenverlag. Gallneukirchen 2006, Seite 192.

Gerhard Fürstler

MANGOLD, Erhard

In der Krankenpflege war die Wirksamkeit von Franz Anton Mai (1742-1814) ➔①, der 1781 in Mannheim die erste deutsche Krankenpflegeschule eröffnete und für deren Zöglinge ein Lehrbuch unter dem Titel „Unterricht für Krankenwärter zum Gebrauche öffentlicher Vorlesungen“ veröffentlichte, bahnbrechend. Wenngleich die Mannheimer Schule für Krankenwärter ebenso wieder erlosch wie sein 1801 in Heidelberg gestarteter Versuch einer „Schule für Gesundheits- und Krankenwärterlehre für weibliche Zöglinge“, hatte seine Initiative in Deutschland Signalwirkung, indem sich immer mehr Ärzte der Heranbildung von geschultem Pflegepersonal widmeten. Zu nennen sind in diesem Zusammenhang etwa Johann Gottfried Pfähler und seine Veröffentlichung „Unterricht für Personen, welche Kranke warten“ (Riga 1793), Johann Andreas Garn (1755-1809) ➔⑤ mit seinem Buch „Unmasgebliche Vorschläge zur Errichtung einer öffentlichen Krankenpflege für Arme jeden Orts und zur Abstellung der Kuren durch Afterärzte” (Wittenberg 1789) und Ernst Schwabe (1754-1824) ➔⑤ mit seiner “Anweisung zu den Pflichten und Geschäften eines Stadt- oder Land-Physikus“ (Erfurt 1786).

Zu Beginn des 19. Jahrhunderts wurden dann mehrere Lehrbücher der Krankenpflege veröffentlicht, so etwa von dem Arzt Franz Christian Carl Krügelstein (1779-1864) ➔⑤ das „Handbuch der allgemeinen Krankenpflege" (Erfurt 1807); bereits ein Jahr zuvor (1806) hatte der Theologe Erhard Mangold in Bamberg seinen „Katechismus für Krankenwärterinnen" herausgebracht. Im Jahre 1813 erörterte der Mediziner Franz Xaver Häberl (1759-1846) ➔④ dann die Frage, welches der beiden Geschlechter sich mehr für den Krankenpflegedienst eignet, 1857 legte der Verwaltungsdirektor Carl Heinrich Esse (1808-1874) ➔⑤ schließlich unter der Überschrift „Die Krankenhäuser, ihre Einrichtung und Verwaltung" einen umfassenden Entwurf zu einer Dienstanweisung für Krankenhauswärter und -wärterinnen vor.

Über Erhard (Erhardus) Mangold ist wenig bekannt. Geboren am 3. Mai 1770 in Hassfurt (Franken) studierte er nach dem Schulbesuch Theologie und wurde Priester. Seit 1796 wirkte er als Kaplan, zunächst in Falkenstein, seit 1799 in Hassfurt und seit 1800 als Stadtkaplan in Haug (bei Würzburg). Eines seiner wichtigsten Werke war der 1806 veröffentlichte „Katechismus für Krankenwärterinnen" im Umfang von 95 Seiten. Darin schreibt er in seiner Vorrede zunächst grundlegend über die Bedeutung der Krankenpflege: „Kranken beystehen, ihnen Wartung und Pflege leisten, ist ein edler, heiliger wichtiger und wohlthätiger Dienst. Er ist edel und heilig; denn was kann edler und heiliger seyn, als der leidenden Menschheit dienen, ihr Hilfe und Erquickung verschaffen? Es ist wichtig und wohlthätig; denn von guter Pflege und Wartung hängt größtentheils die Erleichterung und Wiedergenesung des Kranken ab. Was kann ohne dieselbe auch der geschulteste Arzt ausrichten?"

In seinen weiteren Ausführungen begründet er die Herausgabe seiner Schrift und die damit verbundenen Absichten wie folgt: „So wichtig und wohlthätig dieser Dienst [der Krankenpflege] ist, so wichtig und wohlthätig ist dann auch die Person, die ihn leistet – die Krankenwärter, oder die Krankenwärterin. Allein zur guten Krankenwärterin gehören (außer dem guten Willen, der überall das herrlichste Gut ist, den man nicht durch Unterricht erhalten kann, sondern den man vorzüglich zu dem Krankendienst mitbringen sollte) gewisse Fertigkeiten und Kenntnisse, die man durch Anweisung und Unterricht erlangen kann. Darum wäre es recht sehr gut, wenn immerdar im Staate zum Krankendienst wohlunterrichtete und gebildete Personen vorhanden wären, und auch dafür gesorgt würde, daß es daran nicht fehle. [...] Um dazu beyzutragen, ist diese kleine Schrift verfertigt. Sie heißt Katechismus, wegen der Einkleidung in Frag- und Antworten. [...] Die Schrift ist besonders für Krankenwärterinnen bestimmt; denn das andere Geschlecht [Frauen] ist offenbar seines sanftern, geschmeidigen Charakters, und seines Berufes wegen, für die innere häuslichen Geschäfte, für die Ordnung und Reinlichkeit zu sorgen, zum Krankendienst mehr geeigenschaftet, und berufen, als das männliche Geschlecht."

Im einzelnen beschäftigt sich Erhard Mangold, gegliedert in 16 Kapitel, mit den folgenden Themen: 1. Eigenschaften und Pflichten einer Krankenwärterin, 2. Notwendige Beschaffenheit eines Krankenzimmers, 3. Lebensordnung der Kranken (Beschaffenheit der Luft, Speiß und Trank, zweckmäßige Bewegung, Schlaf und Wachen, natürliche Ausleerung, Leidenschaften), 4. Anzuwendende Beobachtungen am Krankenbett und Vorsicht bei Anwendung der Arzneimittel (flüssige und feste Arzneien), 5. Abführungs-, Brechmittel und Klistiere, 6. Baden des Kranken, 7. Senfteig- und Blasenpflaster, 8. Umschläge und Einreiben mit Salben, 9. Schwachheiten, Ohnmachten und Nasenbluten, 10. Rheumatismus und Wundwerden durchs Bettliegen, 11. Getränke des Kranken, ihre Zubereitung, 12. Pflege der Wiedergenesenden, 13. Vorsichtsregeln, wenn der Kranke die heiligen Sakramente empfängt und demselben vorgebetet wird, 14. Scheinbare und wahre Kennzeichen des Todes, 15. Gesundheitsregeln für Krankenwärterinnen, 16. Salben gegen das Wundliegen, Zubereitung von reizenden und schmerzlindernden Klistieren, Aufgüsse, Übergüsse und Tee, Abkochungen, Zubereitung eines Gift- oder Pestessigs.

Erhard Mangold forderte von einer geschickten Krankenwärterin „natürlich- und sittlichgute Eigenschaften". Dieselbe sollte zunächst „einen gesunden, kraftvollen, nicht ungestalteten, reinlichen Körper haben", ferner durfte „sie auch nicht zu jung, und nicht zu alt seyn." In diesem Zusammenhang forderte er vom männlichen Pflegepersonal, dass es „sich bey der Krankenwart des Toback-Rauchens entweder ganz" enthalte, oder, wenn dies nicht möglich sei, „wenigstens nicht sobald, nachdem sie geraucht haben, in das Krankenzimmer treten" und, „ehe sie sich dem Krankenzimmer nähern, ihre Kleider wechseln, und den Mund wohl ausspülen." Zu jung und zu alt sollten die Krankenwärterinnen nicht sein, weil bei ihnen entweder „Leichtsinn" oder „Trägheit, Vergessenheit und Gleichgültigkeit" zu befürchten sei. Eine „sittlich-gute" Krankenwärterin war nach Mangold „1. getreu und redlich, 2. nüchtern, 3. menschenliebend, 4. aufmerksam auf die Kranken, 5. gewissenhaft in Befolgung der ärztlichen Vorschriften, 6. geduldig, 7. verschwiegen, 8. reinlich ohne Eckel, und 9. nicht abergläubisch."

Darüber hinaus legte Erhard Mangold wert auf die Allgemeinbildung, insbesondere Schreiben und Lesen. Hierzu schreibt er: „Es wäre sehr gut, und jeder Krankenwärterin anzurathen, sich im Schreiben und Lesen zu üben; denn ohne diese Fertigkeit wird sie kaum eine vernünftige und sorgfältige Beobachterin des Kranken seyn, und dem Arzte über alle Erscheinungen der Krankheit einen genauen Bericht abstatten können. Es ist daher sehr zu rathen, daß eine Krankenwärterin alles, was sie in der Krankheit bemerkt, richtig aufschreibe; und dies ist vorzüglich notwendig in Krankenhäusern, wo mehrere Arzneyen für eine große Anzahl von Kranken zu gewissen Stunden, und auf verschiedene Art gereicht werden müssen [...]".

Beachtenswert ist auch, dass Erhard Mangold dem Thema „Wundliegen" besondere Beachtung schenkt und – in Kapitel 15 – dem Pflegepersonal umfangreiche Hinweise zum Schutz ihrer eigenen Gesundheit gibt. Danach sollte die Krankenwärterin unter anderem nur mäßig essen und trinken; nicht in einem solchen Krankenzimmer essen und schlafen, wo Ausdünstungen des Kranken gefährlich sein könnten; vor dem Essen den Mund mit Wasser und Essig ausspülen; stets für reine Zugluft sorgen und dem Atem des Kranken ausweichen; sowie die eigene Kleidung lüften und die Hände mit Seife waschen.

Im Jahre 1909, kurz vor seinem frühen Tod, veröffentlichte Erhard Mangold, der 1813 ins „Allgemeine Gelehrten-Lexicon" als „ein um die Gelehrsamkeit verdienter Franke" einging, die beiden Bücher „Katechismus oder leichtfaßlicher Unterricht für Kinderwärterinnen" und „Lesebuch für Lehrjungen und Gesellen". Bei dem zuerst genannten Werk, das den Untertitel „Auch allen guten Aeltern gewidmet, denen daran gelegen ist, nicht nur gesunde, sondern auch gutgeratene Kinder um sich zu haben" trägt und einen Umfang von 152 hat, ist freilich weniger ein Erziehungsratgeber als vielmehr „Pflegeratgeber". Für Erhard Mangold ist der Beruf der Kinderwärterin, wie er in seiner Vorrede schreibt, „ein wichtiger, theuerer Beruf für die Menschheit." Von daher fordert er von der Kinderwärterin, dass sie „natürlich- und sittlich-gute Eigenschaften" besitzt. Darunter verstand er, dass sie „fromm und gottesfürchtig" war, „die Kinder liebreich und freundlich" behandelt, „geduldig" war, „Reinlichkeit an sich und an ihrem Kinde" liebte, „arbeitsam" war und „Alles abergläubische" meidet. Dieselbe sollte ferner „nicht zu jung und nicht zu alt" sein sowie „eine gute deutliche Aussprache" haben. Mangold unterteilt seine Schrift in zwei große Kapitel: Körperliche und geistige Erziehung. In ersterem behandelt er unter anderem die Themen Nahrung des Kindes, Luft im Kinderzimmer, Ruhe und Schlaf des Kindes, Wiegen der Kinder, die Kleidung der Kinder, Reinlichkeit der Kinder (Waschen und Baden), Bewegung der Kinder sowie die Behandlung kranker Kinder (Blattern, Schwämmchen und Zahnen). Bei der „geistigen Erziehung" wendet er sich der Sprache (stottern, lallen, stammeln) sowie verschiedenen Leidenschaften der Kinder zu. Ergänzt wird seine Darstellung unter anderem durch einen Anhang mit Hinweisen auf die Eigen-

schaften der Ammen sowie eine „Gesundheitslehre in Geschichten für Kinder“.
Erhard Mangold starb am 26. Mai 1809 im Alter von 39 Jahren. Anlässlich seines Todes veröffentlichte Balthasar Rieger die Schrift „Elegie auf den frühen Tod unsers allgeliebten Stadtkaplans Erhard Mangold, allen seinen Verehrern gewidmet“.

Quellen und Literatur:

Fischer, Alfons: Geschichte des deutschen Gesundheitswesens, Band II: Von den Anfängen der hygienischen Ortsbeschreibungen bis zur Gründung des Reichsgesundheitsamtes (Das 18. und 19. Jahrhundert). Georg Olms. Hildesheim 1965, Seite 403.

Hamberger, Georg Christoph / Meusel, Johann Georg: Das gelehrte Teuschland oder Lexikon der jetzt lebenden teutschen Schriftsteller, Band 14. 5., durchgesehene vermehrte und verbesserte Ausgabe. Meyersche Buchhandlung. Lemgo 1810.

Hannbaum, Philippus / Mangold, Erhardus: Conspectus logicae purae, quem cum positionibus ex historia philosophiae et mathesi propugnabunt. Nitribitt. Wirceburgi 1790 (16 Seiten).

Jöcher, Christian Gottlieb (Hrsg.): Allgemeines Gelehrten-Lexicon. Darinne die Gelehrten aller Stände sowohl männ- als weiblichen Geschlechts, welche von Anfange der Welt bis auf ietzige Zeit gelebt [...]. Fortsetzungen und Ergänzungen, Band 4. Unveränderder Nachdruck der Ausgabe Bremen 1813. Olms. Hildesheim 1961.

Mangold, Erhard: Katechismus für Krankenwärterinnen. Joseph Anton Göbhardt. Bamberg, Würzburg 1806 (95 Seiten).

Mangold, Erhard: Katechismus oder leichtfasslicher Unterricht für Kinderwärterinnen. Auch allen guten Aeltern gewidmet, denen daran gelegen ist, nicht nur gesunde, sondern auch gutgeratene Kinder um sich zu haben. Joseph Anton Göbhardt. Bamberg, Würzburg 1809 (152 Seiten).

Mangold, Erhard: Lesebuch für Lehrjungen und Gesellen. Joseph Anton Göbhardt. Bamberg, Würzburg 1809 (Neue Auflage, 1812).

Mangold, Erhard: Katalog der Büchersammlung des ehemaligen Stadt-Kaplans zu Haug, Herrn Erhard Mangold, welche den 28. August [...] verauktioniert wird. Würzburg 1809 (32 Seiten).

Rieger, Balthasar: Elegie auf den frühen Tod unsers allgeliebten Stadtkaplans Erhard Mangold, allen seinen Verehrern gewidmet; im Jahre 1809 am 27ten des maymonats. Würzburg 1809.

Wolff; Horst-Peter / Wolff, Jutta: Zur Geschichte der ärztlichen Krankenpflegeschulen an der Wiener Universität (1812 bis 1848) und am Königlichen Charité-Krankenhaus in Berlin seit 1832. In: Wolff, Horst-Peter (Hrsg.): Studien zur deutschsprachigen Geschichte der Pflege. Mabuse. Frankfurt am Main 2002, Seite 61-75.

Hubert Kolling

MARIE von Waldeck-Pyrmont

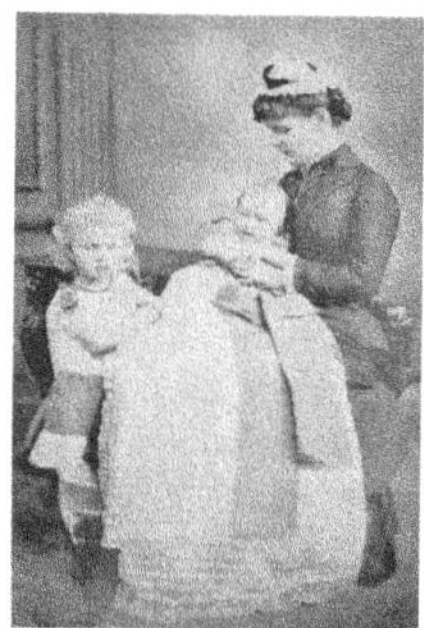

Marie von Waldeck-Pyrmont, die spätere Prinzessin von Württemberg, wurde am 23. Mai 1857 in Arolsen (Hessen) geboren. Sie war die Tochter von Prinz Georg-Viktor von Waldeck-Pyrmont und Helene, geborene Prinzessin von Nassau. Mit knapp zwanzig Jahren, am 15. Februar 1877, heiratete sie König Wilhelm von Württemberg (1848-1921) (seit 1918 Herzog von Württemberg). Noch im selben Jahr kam die Tochter Pauline (1877-1965) zur Welt. Der 1880 geborene Sohn Ulrich lebte nur fünf Monate. Im April 1882 gebar sie als drittes Kind eine tote Tochter. An den Folgen dieser Geburt starb Marie Prinzessin von Württemberg im Wochenbett – keine 25 Jahre alt – am 30. April 1882 in Ludwigsburg. Beigesetzt wurde sie auf dem Alten Friedhof Ludwigsburg.
Im Rahmen ihres sozialen Engagements gründete Marie von Waldeck-Pyrmont zusammen mit dem Arzt August Hermann Werner (1808-1882) in Ludwigsburg das Maria-Martha-Stift, eine Ausbildungsstätte für behinderte Kinder, und ein Kinderspital, die sogenannte Wener´sche Kinderheilanstalt, in der innerhalb von zwanzig Jahren mehr als 10.000 Kinder medizinisch und pflegerisch betreut wurden.

Quellen und Literatur:

Belschner, Christian (Hrsg.): Württembergs geliebter Herr. Festschrift zur Feier der 25-jährigen Regierungstätigkeit König Wilhelm II. von Württemberg. Union Deutsche Verlagsgesellschaft. Stuttgart 1916.

Beschreibung der Festlichkeiten bei der Vermählung Ihrer hochfürstlichen Prinzessin Marie zu Waldeck und Pyrmont mit seiner königlichen Hohheit dem Prinzen Wilhelm von Württemberg zu Arolsen am 13., 14. und 15. Februar 1877, sowie der Einzugsfeier in Stuttgart. Friedländer. Brilon 1877.
Gerrok, Karl: Dem Gedächtnis ihrer Königlichen Hoheit, der früh-vollendeten Frau Prinzessin Wilhelm von Württemberg. Neubert. Ludwigsburg 1883.
Lipp, Anne: Marie, Prinzessin von Württemberg. In: Sönke, Lorenz / Mertens, Dieter / Press, Volker (Hrsg.): Das Haus Württemberg. Ein biographisches Lexikon. Kohlhammer. Stuttgart, Berlin, Köln 1997, Seite 335.
Neeff, Adolf: A. H. Werner, ein Arzt, ein Christ, ein Kinderfreund (Höhenweg-Bücherei). Quell. Stuttgart 1929.
Riehm, Maria: Lebensbild von August Hermann Werner in Ludwigsburg. Zu seinem hunderjährigen Geburtstage am 21. Juni 1908. Werner-Riehm. Basel 1908.
Schuster, Otto: August Hermann Werner, der barmherzige Samariter und Kinderfreund. Quell. Stuttgart 1949.
Werner, August Hermann: Worte am Sarg und Grabe von August Hermann Werner, Medicinalrath, Gründer und Vorstand der Kinderheilanstalten zu Ludwigsburg, Wildbad und Jagstfeld und des Maria-Martha-Stifts. Greiner & Ungeheuer. Ludwigsburg 1882.
Bildquelle: Sönke, Lorenz / Mertens, Dieter / Press, Volker (Hrsg.): Das Haus Württemberg. Ein biographisches Lexikon. Kohlhammer. Stuttgart, Berlin, Köln 1997, Seite 335.

Hubert Kolling

MECHTHILD von Magdeburg

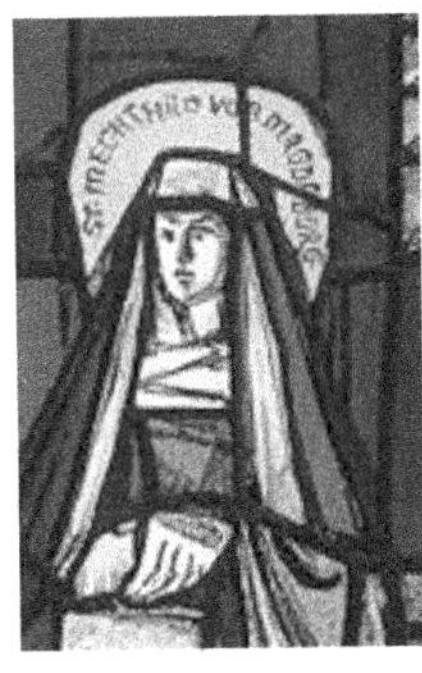

Im Mittelalter wurde die Krankenpflege außer den geistlichen Orden und den Ritterorden auch von einer großen Zahl weltlicher Pflegegemeinschaften ausgeübt, von denen die sogenannten Beginen (auch Beghinen, Beguinen) hervorgehoben werden können. Bei ihnen handelte es sich um Vereinigungen von Mädchen und Frauen, die erstmalig im 12. Jahrhundert in den Niederlanden auftraten. Ihre Gründung durch Lambert de Bégue (?-1187), den Bischof von Lüttich, ist nicht sicher verbürgt. Ohne ein Klostergelübde abzulegen, vereinigten sich die Beginen unter einer frei gewählten Vorsteherin zu Übungen der Andacht und Wohltätigkeit, wobei sie gemeinsam in Beginenhöfen wohnten. Diese waren anfangs außerhalb der Städte, dann innerhalb derselben angelegt und bestanden aus einzelnen Wohnhäusern mit Kirche, Krankenhaus und Herberge. In Entsprechung zu dieser besonderen Lebensform für Frauen gab es auch einen männlichen Zweig, die Begarden.

Ihre Blütezeit hatten die Beginen, die von Adam Wienand zurecht als „der mittelalterliche Typ der Barmherzigen Schwester“ bezeichnet wurden, im 13. Jahrhundert, in dem sie sich in den Niederlanden, Frankreich und Deutschland weit verbreiteten; um das Jahr 1300 wird ihre Gesamtzahl auf etwa 200.000 geschätzt. Frankfurt am Main etwa soll 57 solcher Beginenhöfe mit insgesamt 200, Straßburg 60 mit 600 und Köln 141 mit 2.000 Beginen gehabt haben. Am längsten erhielten sie sich in Deutschland, wo sie neben der Betreuung von Hospitaliten vor allem auch die Hauskrankenpflege in den Städten ausübten. Eine herausragende Persönlichkeit war dabei Mechthild von Magdeburg.

Mechthild von Magdeburg, als eine der bekanntesten Mystikerinnen und nicht zuletzt große Schriftstellerin zu Beginn der deutschen Literaturgeschichte, wurde um das Jahr 1207 auf einer Burg in der Diözese Magdeburg in Sachsen-Anhalt geboren. Sie wuchs als Kind wohlhabender Eltern auf und genoss eine sehr gute weltliche Bildung. Mit 12 Jahren erlebte sie ihre erste tiefgreifende Gotteserfahrung. Um 1230 verließ sie das Elternhaus, um in Magdeburg – rund 40 Jahre lang – anonym ein asketisches, geistliches Leben als Begine nach der Regel des heiligen Dominikus zu führen. Entsprechend dem damaligen Frömmigkeitsverständnis unterwarf sie ihren Körper harten Bußübungen, um den Weg der inneren Läuterung zu gehen und die Einformung des eigenen Willens in den Willen Gottes zu erlangen. Zugleich erachtet sie es aber auch als ihren Auftrag, aktiv am Leben und Geschehen der Kirche teilzunehmen. Von daher kümmerte sie sich um arme Kinder, stand kranken und alten Menschen bei.

Etwa 1250 begann Mechthild von Magdeburg auf Geheiß ihres Beichtvaters, des Dominikaners Heinrich von Halle, in Versen und Hymnen ihre Visionen schriftlich fest zu halten. In ihrem unter anderem von Hildegard von Bingen (1098-1179) ➔① beeinflussten Werk „Das fließende Licht der Gottheit", das aus insgesamt sieben Büchern besteht und als die erste deutsche Aufzeichnung der Mystik gilt, gibt sie Einblick in das innere Leben des frühen Beginentums. In dichterisch-visionärer Schau ruft sie aus: „Ich sehe es mit den Augen meiner Seele und höre es mit den Ohren meines ewigen Geistes [...], Herr, Du bist mein Trost, mein Begehren, mein fließender Brunnen, meine Sonne, und ich bin Dein Spiegel."

Da Mechthild von Magdeburg darin auch den Reichtum einiger Kleriker brandmarkte und das Domkapitel scharf kritisierte, bekam sie alsbald Schwierigkeiten. Dies mag der Grund dafür gewesen sein, dass sie sich 1270 – schwer erkrankt – in das 1234 gegründete Zisterzienserinnenkloster von Helfta bei Eisleben in Sachsen-Anhalt zurückzog, wo sie gemeinsam mit Mechthild von Hackeborn (1241-1299), Autorin der „Visionen und Offenbarungen", und Gertrud die Grosse (1256-1302), Verfasserin des „Legatus divinae pietatis" („Gesandter der göttlichen Liebe"), die letzten Jahre ihres Lebens verbrachte.

Mechthild von Magdeburg starb hochbetagt um das Jahr 1282 im Ruf der Heiligkeit. Bereits kurz nach ihrem Tod wurde sie als Selige verehrt. Ihr katholischer Gedenktag ist der 15. August, ihr evangelischer Gedenktag der 26. Februar und ihr anglikanischer Gedenktag der 19. November. 2007 feierte das Bistum Magdeburg ihr 800-jähriges Jubiläum mit einem „Mechthildjahr", nicht nur, um Mechthild von Magdeburg wieder zu entdecken, sondern vor allem, um ihre Sicht auf die Dinge, ihren Mut zu alternativen Lebensentwürfen und ihr soziales Engagement als Anspruch und Vorbild zu nehmen. Dabei war sie mit ihrem karitativen Wirken sicher kein Einzelfall. Unter ihren Zeitgenossinnen und Zeitgenossen lassen sich viele andere finden, die ihr weltliches Gut hingaben und ihre Familien verließen, um sich der praktischen Nächstenliebe beziehungsweise Krankenpflege zu widmen. Neben den Beginen Maria von Oignies (1177-1213) ➔④ und Christina von Stommeln (1242-1212) ➔⑤ mögen Personen wie Franz von Assisi (1182-1228) ➔①, Elisabeth von Thüringen (1207-1231) ➔①, Agnes von Böhmen (1211-1282) ➔③, Gertrud von Thüringen (1227-1297) ➔③ und Elisabeth von Portugal (1269-1336) ➔③ als Beispiele dienen.

Quellen und Literatur:

Andersen, Elizabeth: The voices of Mechthild of Magdeburg. Lang. Oxford, Bern, Berlin, Bruxelles, Frankfurt am Main, New York, Wien 2000.

Bosl, Karl (Bearbeiter): Biographisches Wörterbuch zur deutschen Geschichte, Band 2. 2., völlig neubearbeitete und stark erweiterte Auflage. Franke. München 1974.

Buholzer, Sonja A.: Studien zur Gottes- und Seelenkonzeption im Werk der Mechthild von Magdeburg (Europäische Hochschulschriften: Reihe 20, Philosophie, Band 234). Lang. Bern, Frankfurt am Main, New York, Paris 1988.

Dienst, Karl: Mechthild von Magdeburg. In: Biographisch-Bibliographisches Kirchenlexikon, Band V. Begründet und herausgegeben von Friedrich Wilhelm Bautz. Fortgeführt von Traugott Bautz. Traugott Bautz. Herzberg 1993, Spalte 1146-1147.

Driller, Josephine: „O du gießender Gott in deiner Gabe!" Gaben und Gegengaben im werk der Mechthild von Magdeburg. Dissertation. Universität Paderborn 2005.

Gnädinger, Louise (Hrsg.): Deutsche Mystik. Hildegard von Bingen, Mechthild von Magdeburg, Meister Eckhart, Johannes Tauler, Rulman Merswin, Heinrich von Nördlingen, Margaretha Ebner, Heinrich Seuse, Christine Ebner. Ausgewertet, übertragen und eingeleitet von Louise Gnädinger. 2. Auflage. Manesse-Verlag. Zürich 1994.

Greven, Joseph: Die Anfänge der Beginen. Ein Beitrag zur Geschichte der Volksfrömmigkeit und des Ordenswesens im Hochmittelalter. Aschendorff. Münster 1912.

Grundmann, Herbert: Religiöse Bewegung im Mittelalter. Untersuchungen der geschichtlichen Zusammenhänge zwischen der Ketzerei, den Bettelorden und der religiösen Frauenbewegung im 12. und 12. Jahrhundert und über die

geschichtlichen Grundlagen der Mystik. Reprographischer Nachdruck der 1. Auflage, Berlin 1935. Wissenschaftliche Buchgesellschaft. Darmstadt 1970.
Hauck, Albert: Realencyklopädie für protestantische Theologie und Kirche. Begründet von J. J. Herzog, Band 12. 3., verbesserte und vermehrte Auflage. Hinrichs. Leipzig 1903.
Heimbach-Steins, Marianne: Mechthild von Magdeburg. In: Lexikon für Theologie und Kirche, 7. Band. Begründet von Michael Buchberger. Dritte, völlig neu bearbeitete Auflage. Herausgegeben von Walter Kasper. Herder. Freiburg, Basel, Rom, Wien 1998, Spalte 25-26.
Heimbucher, Max: Die Orden und Kongregationen der katholischen Kirche. Erster Band. 4. Auflage, Nachdruck der 3., größtenteils neubearbeiteten Auflage von 1933. Ferdinand Schöningh. Paderborn, München, Wien 1980, Seite 362.
Jendrzejzyk, Jürgen: Mystik und Meditation am Beispiel der Mechthild von Magdeburg. Edition Löwengasse. Stockach 1992.
Keul, Hildegund: Verschwiegene Gottesrede. Die Mystik der Begine Mechthild von Magdeburg (Innsbrucker theologische Studien, Band 69). Tyrolia-Verlag. Innsbruck, Wien 2004.
Keul, Hildegund: Mechthild von Magdeburg. Poetin – Begine – Mystikerin. Herder. Freiburg im Breisgau 2007.
Keul, Hildegund (Hrsg.): Lebensorte – Lebenszeichen. Auf den Spuren von Mechthild von Magdeburg und Elisabeth von Thüringen. Matthias-Grünewald. Ostfildern 2007.
Kolling, Hubert: „Die Sorge für die Kranken steht vor und über allen anderen Pflichten“ – die mittelalterlichen Wurzeln der Krankenpflege. In: Aumüller, Gerhard / Grundmann, Kornelia / Vanja, Christina (Hrsg.): Der Dienst am Kranken. Die Krankenversorgung zwischen Caritas, Medizin und Ökonomie vom Mittelalter bis zur Neuzeit (Veröffentlichungen der Historischen Kommission für Hessen, Bd. 68). Marburg 2007, S. 65-85.
Morel, Gall (Hrsg.): Offenbarungen der Schwester Mechthild von Magdeburg oder Das fließende Licht der Gottheit. Unveränderter reprografischer Nachdruck der Ausgabe Regensburg 1869. Wissenschaftliche Buchgesellschaft. Darmstadt [1989].
Neumann, Hans (Hrsg.): Das fließende Licht der Gottheit. Nach der Einsiedler Handschrift in kriotischem Vergleich mit der gesamten Überlieferung (Münchener Texte und Untersuchungen deutscher Literatur des Mittelalters). Artemis. München 1990.
Reimers, Gabriele: Das Leiberleben in der mystischen Erfahrung bei Mechthild von Magedeburg, Mechthild von Hackborn und Gertrud von Helfta. Dissertation. Universität Tübingen 1989.
Rubbert, Hans Jürgen: Der Weg aus dem Zwielicht. Eine Sinndeutung Mechthilds von Magdeburg. Hopfer. Burg 1936.
Schmidt, Margot: Mechthild von Magdeburg, „Das fliessende Licht der Gottheit“. Eingeleitet von Margot Schmidt. Benzinger. Einsiedeln 1955.
Schönfeld, Walther: Frauen in der abendländischen Heilkunde vom klassischen Altertum bis zum Ausgang des 19. Jahrhunderts. Ferdinand Enke. Stuttgart 1947, Seite 58.
Taddey, Gerhard (Hrsg.): Lexikon der Deutschen Geschichte. Personen, Ereignisse, Institutionen. 2., überarbeitete Auflage. Kröner. Stuttgart 1983.
Vierhaus, Rudolf (Hrsg.): Deutsche Biographische Enzyklopädie (DBE). Band 6. 2., überarbeitete und erweiterte Ausgabe. K. G. Saur. München 2005, Seite 837.
Wienand, Adam (Hrsg.): Das Wirken der Orden und Klöster in Deutschland. Zweiter Band. Die weiblichen Orden, Kongregationen und Klöster. Wienand-Verlag. Köln 1964, Seite 133.
Wilpert, Gero von: Deutsches Dichterlexikon. Biographisch-bibliographisches Handwörterbuch zur deutschen Literaturgeschichte. 3., erweiterte Auflage. Kröner. Stuttgart 1988.
Wolters, Max: Einfach da sein. 150 Jahre Genossenschaft der Cellitinnen nach der Regel des heiligen Augustinus Köln / Severinstraße. Parzeller. Fulda 1988, Seite 20-29.
www.de.wikipedia.org/wiki/Mechthild_von_Magdeburg [12.06.2007].
www.bonifatiuswerk.de/bonifatiuswerk/aktuelles.../2006_11_08_Elisabethbuch.ph [12.06.2007].
www.frauenseelsorge.de/htdocs/index.php [12.06.2007].
www.heiligenlexikon.de/BiographienM/Mechthild_von_Helfta.html [12.06.2007].
www.kath.ch/skz-1998/leit/le46.htm [12.06.2007].
www.kloster-helfta.de/seiten/19.htm [12.06.2007].
www.mechthild-von-magdeburg.de [12.06.2007].
www.perlentaucher.de/autoren/14331.html [12.06.2007].
www.sankt-mechthild.de/mechth.html [12.06.2007].

Bildquelle: www.bonifatiuswerk.de/bonifatiuswerk/aktuelles.../2006_11_08_Elisabethbuch.ph [12.06.2007].

Hubert Kolling

MEIER, Änne

In der Zeit des Nationalsozialismus war die Gesundheitspolitik, als Erb- und Rassenpolitik naturwissenschaftlich eingekleidet, Teil eines Herrschaftskonzepts, das die deut-

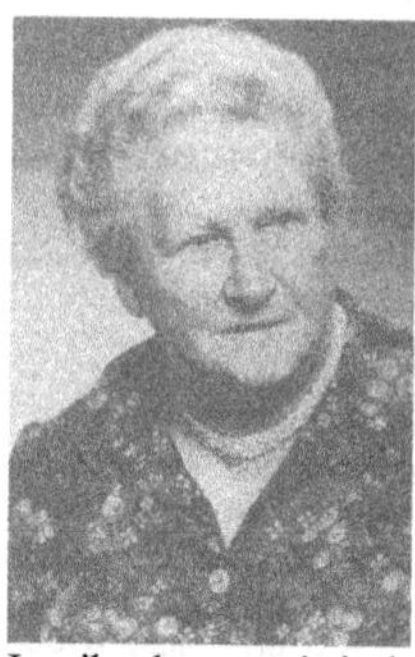

sche Bevölkerungs-, Wirtschafts- und Sozialpolitik zur Erreichung eines Zieles – die „Endlösung der sozialen Frage“ – vereinte. Die Vernichtung „lebensunwerten Lebens“, die sogenannte „Euthanasie“, lag dabei in der Logik des rassistischen Nationalismus der Nazis. Mit Datum vom 1. September 1939 hatte Adolf Hitler (1889-1945) den Befehl unterzeichnet, unheilbar Kranke zu töten. Diesem Euthanasieprogramm fielen bis 1945 mehrere hunderttausend Menschen zum Opfer, nachdem zuvor bereits Zehntausende sterilisiert beziehungsweise unfruchtbar gemacht worden waren. Zu den wenigen Amtspersonen, die offenen Widerstand gegen die Sterilisationspolitik der Nationalsozialisten leisteten, gehörte die Fürsorgerin Änne Meier, eine der ersten hauptberuflichen Fürsorgerinnen im Saargebiet.

Änne Meier wurde am 3. Januar 1896 als fünftes von sieben Kindern im saarländischen Baltersweiler, einem kleinen Bauerndorf nahe der Domstadt St. Wendel, in einem katholischen Elternhaus geboren. Ihr Vater war der Bäcker und Landwirt Johann Meier. Nachdem sie – vermutlich als erstes Mädchen im Dorf – die „Höhere Mädchenschule“ in St. Wendel besucht hatte, ermöglichten ihr die Eltern auch den Besuch des Lehrerinnenseminars in Saarburg, wo sie 1917 ihr Examen abgelegte. Ihre erste Anstellung fand Änne Meier als junge Aushilfslehrerin in Brücken bei Birkenfeld. Doch schon bald wurde sie arbeitslos, da die aus dem Ersten Weltkrieg (1914-1918) heimkehrenden Lehrer wieder in ihre alten Stellungen gesetzt wurden. Eine willkommene Alternative fand sie in dem damals neu aufgekommenen Beruf der „Fürsorgerin“, der ihrem sozialen Wollen und Streben entgegenkam. Kurzentschlossen begann sie an der katholischen sozialen Frauenschule in Heidelberg ein Studium der Sozialpädagogik, um den neu entstandenen Beruf einer Fürsorgerin ausüben zu können. Nach dem Abschluss ihres Studiums fand sie 1921 als eine der ersten Fürsorgerinnen des Saarlandes Arbeit und Anstellung beim Kreiswohlfahrtsamt Homburg; 1925 wechselte sie zum Kreiswohlfahrtsamt St. Ingbert, an dessen Aufbau sie führend beteiligt war. Als Fürsorgerin kümmerte sie sich um bedürftige Familien, half Kranken, Behinderten, Menschen in finanziellen Notlagen, vermittelte Kuren und Beihilfen und machte Hausbesuche.

Neben ihrer beruflichen Tätigkeit engagierte Änne Meier, die schon in den 1920er Jahren aus beruflichen Gründen den Führerschein erworben hatte und einen eigenen Wagen besaß, sich in der liturgischen Erneuerungsbewegung und in der katholischen Jugendarbeit. Hierbei fand sie ihre Vorstellungen am ehesten bei den Pfadfinderinnen verwirklicht, von denen sich seit 1931 im Saargebiet mehrere Gruppen des „Bundes katholischer Pfadfinderinnen in Deutschland“ gegründet hatten. Änne Meier wurde „Gaufeldmeisterin“ der Pfadfinderinnenstämme in der Saarpfalz.

Aufgrund ihrer religiösen Orientierung und Erziehung erkannte Änne Meier schon früh die vom Nationalsozialismus ausgehende Gefahr. Die Lektüre von Adolf Hitlers „Mein Kampf“ bestärkte sie dabei in ihrer ablehnenden Haltung. Neben mehreren katholischen Zeitschriften bezog sie ab 1934 die „Neue Saar-Post“. In der von Johannes Hoffmann herausgegebenen Zeitung wurde eingehend über die Zustände im Reich berichtet. Die übrigen saarländischen Zeitungen waren zu diesem Zeitpunkt schon mehr oder weniger gleichgeschaltet. Bei der Volksabstimmung vom 13. Januar 1935 bezüglich der Rückkehr des Saargebiets zum Deutschen Reich stimmte Änne Meier für „Status Quo“ (das heißt, für eine weitere Völkerbundverwaltung des Saargebiets und Aussicht auf eine spätere Abstimmung). Die Parole „Für Deutschland – gegen Hitler“ bot für sie die Möglichkeit, die Freiheit des Glaubens zu sichern und deutsch zu bleiben. Hiermit geriet sie jedoch in Konflikt zur Amtskirche, die sich offen für die Rückgliederung einsetzte.

Der Aufforderung, Mitglied der „NS-Frauenschaft“ und der NSV (der „Nationalsozialistischen Volkswohlfahrt") zu werden, widersetzte sie sich erfolgreich. Hierdurch hatte sie zunehmend mit beruflichen Schwierigkeiten zu kämpfen. Im Rahmen ihrer Tätigkeit hatte sie seit Beginn der 1930er Jahre aus persönlichem Interesse damit begonnen, die Stammbäume von Familien aus ihrem Bezirk aufzuzeichnen, in denen Tuberkulose und andere Krankheiten gehäuft auftraten. Als ihre Vorgesetzten nach der Rückgliederung des Saarlandes nach Deutschland im März 1935 beziehungsweise nach der Einführung der eugenischen Gesetze, „Gesetz zur Verhütung erbkranken Nachwuchses" vom 14. Juli 1933 und „Gesetz zum Schutze der Erbgesundheit des Deutschen Volkes" (Ehestandsgesetz vom 18. Oktober 1935), Interesse an ihren erbbiologischen Forschungen zeigten, verweigerte sie aus „Gewissensgründen" – trotz massiven Drucks – die Herausgabe dieser Unterlagen, da sie mit Recht befürchtete, dass dieses Material bei der Verfolgung von angeblich „erbkranken" Menschen eingesetzt werden könnte.

Im Rahmen der glaubensfördernden „Katholischen Aktion", deren Berliner Wortführer Dr. Erich Klausener (1885-1934) im Zuge der sogenannten Röhm-Morde 1934 erschossen worden war, verbreitete Änne Meier in ihrem Wirkungsbereich auch „Rundbriefe", die gegen das NS-Regime gerichtet waren. Dabei handelte es sich um religiöse Schriften, Hirtenbriefe und andere oppositionelle Zeugnisse, darunter auch die Predigten des Münsteraners Bischofs Clemens August Graf von Galen (1878-1946) gegen die „Euthanasie". Dies sollte ihr zum Verhängnis werden. Am Abend des 21. Januar 1942 wurde die Fürsorgerin in ihrer St. Ingberter Wohnung von der Geheimen Staatspolizei (Gestapo) verhaftet und ins Gefängnis Lerchesflur nach Saarbrücken gebracht. Am nächsten Morgen kam es zu einem zweistündigen Verhör bei der Gestapo-Stelle am Saarbrücker Schlossplatz. Dabei ging es um die „Rundbriefe", die man bei ihr gefunden hatte, um ihre Gesinnungsfreunde und um ihre Haltung zu Staat und Kirche. Ob sie zuerst katholisch sei und dann erst deutsch, wurde sie gefragt? Ihre Antwort: „Wie meinen Sie das? Ich bin ja nicht geteilt, oben katholisch, unten deutsch, sondern ich bin nur eine Wesenheit. Ich bin so katholisch, wie ich deutsch, und so deutsch, wie ich katholisch bin." Als der Gestapo-Beamte wissen wollte, ob sie sich zuerst für die Kirche und dann erst für den Staat einsetzen würde, antwortete sie: „Ich bin von Geburt dem Staat zugehörig und als getaufter und gefirmter Mensch bin ich auch Kirche. Aber Kirche ist ja nicht das Haus von Stein, sondern Kirche bin ich selbst, eben als getaufter und gefirmter Mensch. Und beides bin ich von der Haarspalte bis zur Zehenspitze." Als man sie weiter bedrängte, wer die erbeuteten „Rundbriefe" vervielfältigt und wem sie diese weitergegeben habe, entgegnete die Befragte unerschrocken: „Erwarten Sie nicht, daß ich auch nur einen verrate. Sie haben mich, das mag genügen. Sie haben Zeit, Geld und Menschen, alles ausfindig zu machen. Ich bin hier. Machen Sie mit mir, was sie wollen. Stellen Sie mich an die Wand und knallen Sie mich nieder oder sperren Sie mich lebenslänglich ein!"

Da Änne Meier nach Ansicht der Nationalsozialisten gegen den „Heimtücke-Paragraphen" verstoßen hatte, kam sie zunächst für zehn Wochen in strenge Einzelhaft. Anfang April 1942 wurde sie – ohne Prozess und Verurteilung – „auf Transport" gesetzt, der im Frauen-Konzentrationslager Ravensbrück (in der Nähe von Potsdam gelegen) endete. Über ihre dortige Zeit berichtete sie später: „Ich war sehr oft krank. Ich hatte mal Ruhr, Typhus nicht, aber ähnliche Symptome und große Mangelerscheinungen – Ödeme, auch eine Nieren- und Nierenbeckenentzündung. Ich hatte 14 Tage lang Fieber, und als es nicht zurückging, wurde ich auf dem berüchtigten Block 10, dem Vernichtungsblock, eingeliefert. Ich war zum Sterben ausgeliefert. Ich lag im Koma, neben mir auf dem Strohsack lag eine Tote. Die Blockälteste – eine Holländerin – rettete mich dann durch [das Vitaminpräparat] Vigantol. Ich mußte nach zehn Wochen wieder gehen lernen; die Holländerin und die Generaloberin haben mir dabei geholfen."

Bis zum Ende des Zweiten Weltkrieges (1939-1945) blieb Änne Meier in Ravensbrück inhaftiert. Mitte Juli 1945 kehrte sie in ihren saarländischen Heimatort zurück, teils zu Fuß, teils mit der Eisenbahn oder auf Lastwagen – und völlig erschöpft. Am 1. Oktober 1945 nahm Änne Meier dann wieder ihre Tätigkeit im St. Ingberter Landratsamt auf. Im Jahre 1958 trat sie in den Ruhestand. Nach ihrer Haftzeit arbeitete sie in zahlreichen Organisationen mit, so in der „Lagergemeinschaft Ravensbrück", in der „Pax-Christi-Bewegung" und in der „Vereinigung der Verfolgten des Naziregimes" (VVN), wo sie sich bis zu ihrem Lebensende für Versöhnung einsetzte. So war sie auch Mitbegründer des „Adolf-Bender-Zentrums", einem eingetragenen „Verein zur Förderung demokratischer Traditionen" in St. Wendel.

Eine Ehrung für die Widerstandskämpferin ließ lange auf sich warten. So wurden weder die Pläne zur Verleihung des Ehrenbürgerrechts der Stadt St. Ingbert noch die Initiative zur Benennung einer Straße nach ihrem Namen umgesetzt. Am 26. Mai 1988 bekam Änne Meier schließlich – auf Vorschlag des damaligen Ministerpräsidenten Oskar Lafontaine – für ihr vorbildhaftes Eintreten als Widerstandskämpferin aus christlicher Überzeugung das Bundesverdienstkreuzes 1. Klasse verliehen. In der Begründung hieß es, sie habe den Mut aufgebracht, unter Einsatz ihrer Person und in Befolgung ihrer Gewissenspflicht christliche Überzeugung und demokratische Rechtsstaatlichkeit gegen die Flut der nationalsozialistischen Gewaltherrschaft in Beruf und Ehrenamt zu verteidigen. – Ein Verhalten, das man sich auch bei vielen anderen Berufsgruppen, insbesondere Krankenschwestern und Krankenpflegern, gewünscht hätte. Auch wenn die mehr als dreijährige Lagerhaft von Änne Meier keine unmittelbare Folge ihrer Weigerung war, Informationen über Kranke und Behinderte weiterzugeben, so resultierten doch die Umstände, die zu ihrer Verhaftung führten, und ihr Widerstand gegen die Sterilisationspolitik aus der gleichen Grundhaltung: Nämlich aus ihrer religiös fundierten Überzeugung, dass jedes menschliche Leben unverfügbar ist und eine unveräußerliche Würde besitzt.

Änne Meier, deren Lebensweg eher untypisch war für eine Frau zu Beginn des 20. Jahrhunderts, starb am 20. Juli 1989 im Alter von 93 Jahren. Anlässlich des 50. Jahrestages des Hitler-Attentats vom 20. Juli 1944 zeigte das Adolf-Bender-Zentrum e.V. St. Wendel 1994 die Ausstellung „„Die Hoffnung stirbt zuletzt' – Änne Meier, ein Beispiel von Widerstand und Verfolgung während der NS-Zeit im Saarland". Im selben Jahr setzte ihr auch der Ortsrat von Baltersweiler ein Denkmal durch die Umbenennung ihrer Schule für Geistigbehinderte in „Änne-Meier-Schule". 1995 gedachte ihr die Stadt St. Ingbert mit der erwähnten Ausstellung im Foyer ihres Rathauses.

Quellen und Literatur:

Änne Meier – „Ich wusste, daß ich das Kreuz mittrage". Ein Beispiel von Widerstand und Verfolgung während der NS-Zeit. Ausstellungskatalog. Redaktion: Dieter Wirth. Herausgegeben vom Adolf-Bender-Zentrum e.V. St. Wendel. Dengmerter Heimatverlag. St. Ingbert 1995.

Braß, Christoph: Zwangssterilisation und „Euthanasie" im Saarland 1933-1945. Ferdinand Schöningh. Paderborn, München, Wien, Zürich 2004, Seite 177-178.

Bock, Gisela: Zwangssterilisation im Nationalsozialismus. Studien zur Rassenpolitik und Frauenpolitik (Schriften des Zentralinstituts für Sozialwissenschaftliche Forschung der Freien Universität Berlin, Band 48). Westdeutscher Verlag. Opladen 1986.

Burleigh, Michael: Tod und Erlösung. Euthanasie in Deutschland 1900-1945. Aus dem Englischen von Christoph Münz. Pendo. Zürich, München 2002.

Elling, Hanna: Frauen im deutschen Widerstand 1933-1945. Röderberg. Frankfurt am Main 1978 (Vierte Auflage 1986).

Kraus, Albert H.V.: „Stellen Sie mich an die Wand und knallen Sie mich nieder!". Die katholische Widerstandskämpferin Änne Meier (1896-1989). In: Saarpfalz. Blätter für Geschichte und Volkskunde, Nr. 47 (1995/4). Homburg (Saar) 1995, Seite 33-37.

Mallmann, Klaus-Michael / Paul, Gerhard: Das zersplitterte Nein. Saarländer gegen Hitler. Dietz. Bonn 1989.

Paul, Gerhard: „Deutsche Mutter – heim zu Dir! Warum es misslang, Hitler an der Saar zu schlagen. Der Saarkampf 1933-1935. Bund. Köln 1984.

Wenke, Bettina: Interviews mit Überlebenden. Verfolgung und Widerstand in Südwestdeutschland. Theiss. Stuttgart 1980.

Bildquelle: Änne Meier – „Ich wusste, daß ich das Kreuz mittrage". Dengmerter Heimatverlag. St. Ingbert 1995, Seite 13.

Hubert Kolling

METTEGANG, Meta

Der Bayerische Frauenverein vom Roten Kreuz existierte gerade drei Jahre, als er beschloss, in Befolgung einer Anregung der 2. internationalen Rotkreuzkonferenz in Berlin, in München eine eigene Pflegeanstalt zu errichten. 1872 wurden hierzu in der Maistraße 64 entsprechende Räume gemietet, „zu ebener Erde und im ersten Stock", später in der Salvatorstraße 16 ein eigenes Haus erworben und eingerichtet. Die praktische Ausbildung der Krankenpflegeschülerinnen erfolgte zunächst im Städtischen Krankenhaus Rechts der Isar. 1882 wurde ein größeres Haus in der Türkenstraße 35 erworben und entsprechend für Kranke und Schwestern ausgebaut und eingerichtet. Da die „Pflegerinnenanstalt" zu diesem Zeitpunkt bereits 36 Schwestern und vier Schülerinnen zählte, wurde auch dieses Haus bald zu klein. 1887 erwarb man daher ein Bauplatz in Neuhausen an der Nymphenburger Straße, auf dem 1890 der Grundstein zu einem neuen Rotkreuzkrankenhaus gelegt wurde, das am 24. Mai 1892 feierlich seinen Betrieb aufnahm.

Im Jahre 1894 ernannte die bayerische Königin Marie-Therese (1825-1889) ➔③, als Protektorin des Bayerischen Frauenvereins vom Roten Kreuz, Clementine von Wallmenich (1849-1908) ➔① aus Bamberg zur Oberin der Schwesternschaft und des Krankenhauses. Sie war wirtschaftlich, verwaltungsmäßig und technisch gleichermaßen begabt und verfügte über ein großes Organisationstalent. Ganz besonders nahm sie sich der Ausbildung der Schwestern an, erarbeitete einen strengen, einjährigen Lehrplan mit 500 Unterrichtsstunden in Theorie und Praxis, den sie später auf eineinhalb Jahre erweiterte und strebte eine staatliche Anerkennung dieser Ausbildung an. Da dies damals noch nicht möglich war, führte sie ein Hausexamen ein, vor einer eigens dazu bestimmten Kommission. Die Ausbildungsstätte hatte bald einen guten Ruf. Erste Schulleiterin beziehungsweise Unterrichtsschwester wurde 1905 Oberschwester Meta Mettagang, die ein eigenes Lehrbuch „Für den Unterricht der Bayerischen Schwestern vom Roten Kreuz" verfasste.

(Meta) Wilhelmine Florentine Karoline Mettegang, wie ihr vollständiger Name hieß, wurde am 10. Oktober 1852 in Frankfurt am Main geboren. Ihre Eltern waren der aus Soest in Westfalen stammende Kaufmann Wilhelm Mettegang und dessen Ehefrau Adolphine Friederike Antonia Sophie Maria Wilhelmine, geborene von Nostitz-Jackowski. Über ihre Kindheit und Jugend ist nichts bekannt, ebenso wenig über ihre Gründe, im Alter von 30 Jahren in die Krankenpflege zu gehen. Im Herbst 1882 – fünf Jahre früher als Agnes Karll (1868-1927) ➔① – begann sie jedenfalls in der von Olga Freiin von Lützerode (1836-1917) ➔① in Hannover gegründeten Schwesternschaft Clementinnenhaus e.V., einer selbständigen Schwesternschaft vom Deutschen Roten Kreuz, mit der Ausbildung zur Krankenschwester und nannte sich seither Meta.

Nachdem sie insgesamt neun Jahre in Hannover gearbeitet hatte, trat sie am 24. Februar 1891 – ohne dass die Gründe hierfür bekannt sind – in die Schwesternschaft München vom Bayerischen Roten Kreuz ein. Zunächst arbeitete sie zwölf Jahre in der praktischen Krankenpflege auf verschiedenen Außenstationen: drei Jahre in einer Privatklinik in Nürnberg, dann siebeneinhalb Jahre im Mutterhaus (Krankenhaus) in München, dann zwei Jahre im Bezirkskrankenhaus Homburg und schließlich – seit dem Jahre 1905 – wiederum im Mutterhaus in München. Hier oblag ihr bis zu ihrer Versetzung in den Ruhestand 1919 die Ausbildung der Krankenschwestern, die sie „mit grösstem Verständnis, Hingabe und Geduld [durchführte], verehrt und geschätzt von allen."

Ihre Kenntnisse fasste Meta Mettagang zirka 1910 in einem Lehrbuch zusammen, „das sich der grössten Beliebtheit und Nachfrage erfreute." Das zunächst unter dem Titel „Fragen und Antworten: Für den Unterricht der Bayerischen Schwestern vom Roten Kreuz" erschienene Buch hatte einen Umfang von rund 200 Seiten, der sich bis zur dritten Auflage (1920) bereits auf über 400 Seiten ausgeweitet hatte und seither unter dem Titel „Wegweiser in der Krankenpflege und Ratgeber in der Familie. Zum Unterricht der bayerischen Schwestern vom Roten Kreuz in Fragen und Antworten" erschien. Bis zur fünften Auflage 1930 hatte der Umfang wiederum um 50 Seiten zugenommen.

Der Band, der sich über ein alphabetisch geordnetes Wortverzeichnis leicht erschließen lässt, gliedert sich in die folgenden Kapitel: Anatomie; Allgemeine Lehre von den Erkrankungen, ihre Erscheinungen und Ursachen; Wundkrankheiten; Allgemeines über Krankenpflege; Krankenernährung; Kostformen und Speisezettel; Krankenbeobachtung und Ausführung ärztlicher Verordnungen; Wundbehandlung (Chirurgie); Hilfeleistung bei Krankheitserscheinungen verschiedener Art; Stuhl, Urin- und Blutuntersuchungen; Innere Krankheiten; Desinfektion; Wochenpflege; Säuglingsernährung; Gefahren des Alkohols; Pflege Geisteskranker; Pflege Sterbender; Gesundheitliche Fürsorge; Gesetzliche Bestimmungen; Verpflichtungen, Verhalten und Eigenschaften einer Schwester; Geschichte der Krankenpflege; Geschichte des Roten Kreuzes; Geübte Verbände.

Die von Meta Mettegang aufgestellten „Verpflichtungen, Verhalten und Eigenschaften einer Schwester", die in insgesamt 14 Fragen beziehungsweise Antworten formuliert sind, erinnern stark an die Vorstellungen, die der Arzt Georg Körting (1844-1919) ➔④ in seinem wenige Jahre zuvor (1907) veröffentlichten „Unterrichtsbuch für die weibliche freiwillige Krankenpflege" auflistet, das er „Im Auftrag des Zentralkomitees des Preußischen Landesvereins vom Roten Kreuz nach dem Unterrichtsbuch für freiwillige Krankenpfleger von 1903" bearbeitet hatte. So lautet etwa die richtige Antwort auf die Frage nach den „Haupteigenschaften, die eine Schwester besitzen muß": „Furchtlosigkeit und Gottvertrauen, Pflichttreue, Wahrheitsliebe, Verschwiegenheit, Gehorsam, Geduld, Freundlichkeit, Bescheidenheit, Ordnungsliebe, Reinlichkeit, auch Fügsamkeit in Verhältnisse, welche der Schwester nicht zusagen."

Nach Ansicht von Wilhelmine Mettegang sollte sich die Schwester frisch und gesund halten durch „peinliche Sauberkeit an sich selbst; Ausnutzen der freien Zeit zu Schlaf und Bewegung in frischer Luft, kräftige Ernährung und durch genügend warme Kleidung." Auf die Frage, wie die Schwester ihren Dienst ansehen und ausüben soll und worauf sich die persönliche Pflege eines Kranken erstreckt gibt sie die Antwort: „Sie soll ihren Dienst als Gottesdienst ansehen, den Kranken mit Sorgfalt und Liebe pflegen, die ärztlichen Verordnungen pünktlich und gewissenhaft ausführen; sie soll den Kranken selbst, sowie alles, was zu der Pflege nötig ist, stets sehr sauber halten; ebenso soll die Schwester für zweckentsprechende Nahrung für den Kranken sorgen, wie überhaupt für das leibliche und geistige Wohl desselben, soviel ihr immer möglich ist." Dem Kranken gegenüber sollte sich die Schwester „entgegenkommend, freundlich, taktvoll" verhalten und „auch, die nicht ausgesprochenen Wünsche des Kranken zu erraten und möglichst bald zu erfüllen" suchen. Den Angehörigen der Patienten gegenüber sollte die Schwester sich „freundlich, bescheiden und zuvorkommend" benehmen; „sie soll sich in die bestehenden Verhältnisse fügen, auch wenn dieselben nicht angenehmer Art sind; sie soll sich streng an die Anordnungen des Arztes halten und sich nicht zu davon abweichenden Handlungen bestimmen lassen." Welche Stellung hatte die Schwester dem Arzt gegenüber? „Sie ist seine Gehilfin, muß ihn aber stets als ihren Vorgesetzten im Dienst respektieren; sie muß seine Anordnungen pünktlich und gewissenhaft ausführen; sie soll nichts vergessen und alles in ein Notizbuch aufschreiben; der Arzt muß unbedingtes Vertrauen in sie setzen können."

Meta Mettegang starb nach kurzer Krankheit am 1. August 1937 im 85. Lebensjahr. Ihre letzte Ruhestätte fand sie auf der „Schwestern-Grabstätte" im Münchener Westfriedhof. In einem Nachruf ihrer Schwesternschaft heißt es: „Schwester Meta war ganz durchdrungen von ernster, idealer Berufsauffassung, selbstlos und edel veranlagt. Besondere Verehrung hat sie sich während ihrer 14-jährigen Tätigkeit als Unterrichtsschwester erworben. Ein treues, liebes Gedenken bleibt ihr gesichert."

Quellen und Literatur:

[Bayerisches Rotes Kreuz] BRK-Schwesternschaft München e.V., München: Schriftliche Mitteilungen an den Verfasser vom 6. und 11. April 2005.

Engelmaier, Werner: 125 Jahre im Dienste des Nächsten. Seit 125 Jahren gibt es Rotkreuzschwestern in Bayern. In: Chiemgau-Blätter. Traunstein 1997, Seite 4-5.

100 [Hundert] Jahre Rotkreuzkrankenhaus München. Herausgegeben von der Schwesternschaft München vom Bayerischen Roten Kreuz. München 1992.

Krammer, Liselotte: Festschrift zum 125. Jubiläum der Rotkreuzschwestern in Bayern. Herausgegeben von der Schwesternschule München vom Bayerischen Roten Kreuz e.V. [Selbstverlag]. München 1997, Seite 67.

Mettegang, Meta: Fragen und Antworten: Für den Unterricht der Bayerischen Schwestern vom Roten Kreuz. 2., vermehrte Auflage. München (ohne Jahr).

Mettegang, Meta: Wegweiser in der Krankenpflege und Ratgeber in der Familie. Zum Unterricht der bayerischen Schwestern vom Roten Kreuz in Fragen und Antworten. Carl Aug. Seyfried & Comp. (C. Schnell u. Söhne). 3. Auflage. München [1920] (4. Auflage [1925], 5. Auflage [1930]).

Schwesternschaft München vom Bayerischen Roten Kreuz, München (Hrsg.): 100 Jahre Rotkreuzkrankenhaus München. [Selbstverlag]. München 1992, Seite 16.

Hubert Kolling

MEYER, Ilse Lilly

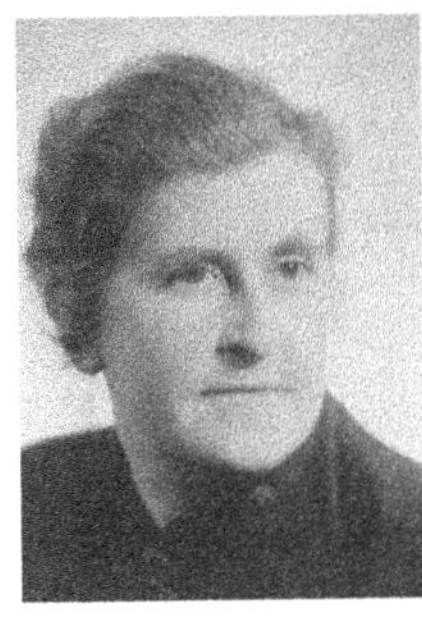

Während in der Vergangenheit eine Reihe von Biographien von Persönlichkeiten erforscht werden konnten, die sich insbesondere um die professionell und institutionell betriebene Krankenpflege verdient gemacht haben, ist bislang vergleichsweise wenig über solche Personen bekannt, die etwa durch die Herausgabe entsprechender Schriften die Krankenpflege im häuslichen Bereich nachhaltig geprägt haben. Eine jener Personen ist zweifelsohne Ilse Lilly Meyer, die im Göttinger Verlag Vandenhoeck & Ruprecht drei einschlägige Veröffentlichungen publizierte, die alle sehr hohe Auflagen erreichten und große Verbreitung fanden. 1949 erschien von ihr „Kleine häusliche Krankenpflege", 1951 „Kleine Säuglingspflege" und 1953 „Kleine Gesundheitslehre".

Ilse Lilly Meyer erblickte am 25. März 1912 in Düsseldorf als einziges Kind des Lehrers Wilhelm Meyer und dessen Ehefrau Elisabeth geborene Schultze das Licht der Welt. Nach dem Besuch der Volksschule in ihrer Heimatstadt (1918-1922) besuchte sie das Lyzeum (Luisenschule, Düsseldorf) von 1922 bis 1926 und die dortige Studienanstalt von 1926 bis 1931, bevor sie zur Frauenoberschule (St. Anna-Schule der Schwestern vom Armen Kinde Jesus, Düsseldorf) wechselte und dort 1934 ihr Abitur ablegte. Vom 1. April 1934 bis 1. April 1935 folgten verschiedene Praktika, im Säuglingsheim in Düsseldorf („Auguste-Viktoria-Stift", Blumenthalstraße), in der Großküche der privaten Kochschule Faustmann-Schmitz, in einem Privathaushalt, in der Fabrik Henkel und im Wohlfahrtsamt. Vom 24. April 1935 an absolvierte Ilse Lilly Meyer dann einen Haushaltspflegerinnen-Lehrgang an der Staatlichen Handels- und Gewerbeschule für Mädchen in Potsdam, den sie am 20. März 1936 mit der Prüfung als Haushaltspflegerin (mündliche Fächer: Berufs- und Volksgemeinschaftskunde, Hauswirtschaftliche Naturkunde, „Erblehre") abschloss. Danach wechselte sie zum Städtischen Berufspädagogischen Institut Berlin, Abteilung Köln, wo sie am 12. April 1938 die staatliche Prüfung für das Gewerbelehramt, Fachrichtung Hauswirtschaft, ablegte. Ihre Prüfungsfächer waren dabei Gewerbelehre, Pädagogik, Staatsbürgerkunde, Volks- und Betriebswirtschaftslehre sowie – in den Nebenfächern – Nahrungszubereitung, Haushaltspflege und Nadelarbeit. Ferner musste sie eine wissenschaftliche Arbeit in Volkswirtschaftslehre schreiben, in der sie sich mit der

„Erhaltung und Pflege von Sitte und Brauchtum in der Großstadt“ beschäftigte. Nachdem sie seit 1938 ein praktisches pädagogisches Jahr in Dramburg (Ostpommern) absolviert hatte, erhielt sie am 16. Mai 1939 ihre „Anstellungsfähigkeit“ als Gewerbelehrerin. Anschließend trat sie sogleich ihre erste Stelle im Berufsschuldienst in Erfurt an, wo sie bis zum 1. April 1946 verblieb. Nachdem sie sich am 23. Oktober 1945 von Erfurt aus nach Düsseldorf beworben hatte, erhielt sie hier am 16. Juli 1946 ein Anstellung an der „Städtischen Bildungsanstalt für Frauenberufe“, die 1965 in „Elly-Heuss-Knapp-Schule, städtische Bildungsanstalt für Frauenberufe“ (heute: „Berufskolleg der Stadt Düsseldorf“) umbenannt wurde. Als „Gewerbeoberlehrerin“, später dann als Oberstudienrätin, erteilte sie nun Unterricht in Deutsch, Kunstgeschichte, Geschichte, Bürgerkunde und Sozialkunde.

In einem befürwortenden Antrag zu ihrer Anstellung als Beamtin auf Lebenszeit schrieb die damalige Schuldirektorin am 28. März 1947 unter anderem: Meyer ist „sehr vielseitig zu verwenden [...], methodisch besonders geschickt [...]. Sie ist führend beteiligt in der Arbeitsgemeinschaft für bürgerkundlichen Unterricht.“ Der Antrag wurde nicht genehmigt, da der entsprechende Paragraph des Beamtengesetzes durch den alliierten Kontrollrat außer Kraft gesetzt worden war. Nach einem erneuten Antrag vom 2. Dezember 1948, der von der Direktion ebenfalls sehr befürwortet wurde („eine außerordentlich befähigte, tüchtige Lehrkraft“) erfolgte am 23. Februar ihre Ernennung als Beamtin auf Lebenszeit, 1958 zur Gewerbeoberlehrerin und 1965 zur Oberstudienrätin. Auf eigenen Antrag wurde sie am 1. August 1974 in den Ruhestand versetzt, nachdem sie am 24. Januar 1974 zur „Studiendirektorin als pädagogische Fachleiterin an einer berufsbildenden Schule“ ernannt worden war. Auch hier war die voraus gegangene Stellenbewerbung von der Schulleitung befürwortet worden. Demnach war Ilse Lilly Meyer eine „verdienstvolle Kollegin, die in der langen Zeit ihrer Tätigkeit wertvolle Beiträge für das Schulwesen erbracht hat. [...] Aufbau der Schülerbücherei ist ein besonderes Tätigkeitsgebiet der letzten Jahre, hier hat sie eine wertvolle Vorarbeit auch für die sozialpädagogische Abteilung geleistet.“

Die letzte Wohnanschrift von Ilse Lilly Meyer war seit 1968 Mühltaler Straße 26 in Düsseldorf-Bilk, wo sie unverheiratet und kinderlos am 15. November 1995 starb. Eine Todesanzeige in den Düsseldorfer Zeitungen („Rheinische Post“, „Düsseldorfer Nachrichten“) ist nicht erschienen, zumal es keine weiteren Familienangehörigen mehr gab; die Mutter war 1931 und der Vater 1965 verstorben.

Im Vorwort ihres 1949 veröffentlichten Heftes „Kleine häusliche Krankenpflege“ (2. Auflage 1951, 3. Auflage 1951, 4. Auflage 1952, 5. Auflage 1953, 6. Auflage 1954, 7. Auflage 1955, 8. Auflage 1956, 9. Auflage 1957, 10. Auflage 1959, 11. Auflage 1963, 12. Auflage 1966) schreibt Ilse Lilly Meyer: „Dieses Büchlein [...] ist für die Hand der Berufsschülerin gedacht. Es soll keine wissenschaftliche Arbeit sein, sondern es verdankt seiner Entstehung einer Notlage. Es fehlen den Schülerinnen jegliche Lernmittel. Den Zeitverhältnissen entsprechend muß das Büchlein im Umfang begrenzt und im Preis erschwinglich sein, um die Anschaffung für jede Schülerin möglich zu machen.“

Inhaltlich geht die Autorin in ihrer 50 Seiten starken Veröffentlichung zunächst auf das „Krankwerden“ ein und beschreibt dann in einzelnen Kapiteln das Krankenzimmer und dessen Pflege, das Krankenbett, den Besuch des Arztes, die tägliche Körperpflege des Kranken, Beobachtungen und Hilfeleistungen am Krankenbett, die Ausführung ärztlicher Verordnungen (Arzneien und Heilmittel, Umschläge und Packungen). Weitere Kapitel beschäftigen sich sodann mit dem kranken Kind, Desinfektionsmitteln, der Hausapotheke, der Ersten Hilfe bei Unfällen, dem Transport Verletzter, dem Anlegen von Verbänden, der Krankenkost, den „Volkskrankheiten“ und der Genesung. Quellen- und Literaturangaben werden lediglich für die Abbildungen gegeben, die sich an die Werke von Franz König (1832-1910) ➔③ „Ratgeber in gesunden und kranken Tagen“ (Leipzig 1909) und Anna Fischer-Dückelmann „Die Frau als Hausärztin. Unterrichtsbuch für die weiblichen Hilfs-

kräfte der deutschen Frauenvereine vom Roten Kreuz“ (München 1913) anlehnen.
In den weiteren Auflagen fehlt das erwähnte Vorwort. Dafür vermittelt Ilse Lilly Meyer – quasi einleitend – der Leserschaft ihr Bild der Krankenpflege, wenn sie schreibt: „Seit Menschengedenken liegt die Krankenpflege in den Händen der Frau. Ihr mitfühlendes Herz, ihre leichte Hand, ihre Ausdauer und Geduld im Ertragen von Unangenehmem machen die Frau für das Amt der Krankenpflegerin besonders geeignet, ob sie es nun im Beruf ausübt oder in der eigenen Familie. Aber diese Eigenschaften allein machen sie noch nicht fähig für die vielen Aufgaben, die in der Krankenpflege an sie herantreten. Sie darf nicht nur aus dem Gefühl heraus handeln, sondern sie muß ihr Aufgabengebiet überblicken und ihre Verantwortung kennen. Um dies zu können, muß sie sich bestimmte Kenntnisse erwerben. Sie muß am Krankenbett selbständig beobachten können. Sie muß den Arzt ergänzen und muß fähig sein, in seinem Sinne den Kranken zu betreuen. Einen Kranken zu pflegen erfordert viel Liebe und Geduld und eine gute Beobachtungsgabe. Der Patient leidet nicht nur körperlich, sondern auch seelisch; er ist deshalb empfindlicher als der Gesunde und empfänglicher für eine liebevolle Pflege und Fürsorge.“
Über die zwölfte Auflage des Heftes urteilte 1966 das „Amtliche Schulblatt“ (Aachen) wie folgt: „Das Büchlein ist in erster Linie für den Unterricht an Berufsschulen gedacht. Es bringt aber so wertvolle Ratschläge über Krankenpflege, Hilfeleistung und die Ausführung ärztlicher Verordnungen, daß es jeder Schule willkommen ist.“
Zwei Jahre nach der „Kleinen häuslichen Krankenpflege“ legte Ilse Lilly Meyer 1951 ihre „Kleine Säuglingspflege“ vor, die ebenfalls mehrere Auflagen erfuhr (2. Auflage 1951, 3. Auflage 1952, 4. Auflage 1953, 5. Auflage 1954, 6. Auflage 1954, 7. Auflage 1955, 8. Auflage 1955, 9. Auflage 1957, 10. Auflage 1958, 11. Auflage 1960, 12. Auflage 1962, 13. Auflage 1965, 14. Auflage 1968). Darin schreibt die Autorin einleitend: „Ein Kind wird erwartet. Voller Freude beginnt die Mutter, sich äußerlich und innerlich auf dieses wichtige Ereignis vorzubereiten, aber sehr häufig tut sie das in einer falschen Art und Weise, obwohl sie es so gut meint. Oft führt sie das Leben einer Kranken, verändert ihre Lebensgewohnheiten und schont sich, soweit sie es kann. Immer wieder muß es gesagt werden, daß die Zeit, in der eine Frau ein Kindchen erwartet, die Schwangerschaftsperiode, keine Krankheit ist, wenn sie auch durch die starke Umstellung des Körpers manche Erscheinungen mit sich bringt, die darauf hindeuten könnten [...].“
Quellen- und Literaturangaben finden sich in dem 45 Seiten starken Heft ebenso wenig wie Hinweise auf die zahlreichen Abbildungen.
Wiederum zwei Jahre später (1953) veröffentliche Ilse Lilly Meyer schließlich das 56 Seiten starke Heft „Kleine Gesundheitslehre“, das wiederum zahlreiche Auflagen erfuhr (2. Auflage 1954, 3. Auflage 1956, 4. Auflage 1957, 5. Auflage 1959, 6. Auflage 1963, 7. Auflage 1966). Wie die Autorin im Vorwort schreibt, verdankt das Werk seine Entstehung dem an sie herangetragenen Wunsch nach einer „Kleinen Gesundheitslehre“, „die verständlich und preiswert genug ist, um sie den Schülerinnen der Berufsschulen, der Berufsfach- und Fachschulen in die Hand zu geben.“ Diesem Wunsch sei sie gerne nachgekommen.
Einleitend – „Ein Wort an unsere Schülerinnen“ – schreibt Ilse Lilly Meyer darin: „Sehr gut und nützlich ist es, etwas über Krankheiten, Krankenpflege und erste Hilfe zu wissen, besser und nützlicher aber, seinen Körper so zu behandeln und zu pflegen, daß Krankheiten gar nicht erst entstehen. Sicher ist das nicht immer möglich. Aber jeder Mensch hat viel mehr Einfluß auf seinen Körper, als er im Allgemeinen ahnt. Eins jedoch ist notwendig, wenn man dafür sorgen will, daß man gesund bleibt, man muß seinen Körper genau kennen.“ Und weiter schreibt sie: „Wir vergessen oft, daß unser menschlicher Körper ein Wunderwerk ist, das kennen zu lernen nicht nur interessant, sondern von höchstem Nutzen ist. Niemand sollte vergessen, daß seine Gesundheit ein kostbareres Gut ist als alle anderen Schätze dieser Welt, mit denen man sich keine Gesundheit erkaufen kann. [...] Geord-

nete Lebensverhältnisse, gesunde Ernährung, sorgfältige Körperpflege und die Kenntnis deines Körpers werden dich zu dem Ziel führen, ein gesunder und darum ein glücklicher Mensch zu sein."
Inhaltlich bietet die Autorin in einzelnen kurzen Kapiteln einen Überblick über die Zellen, das Knochengerüst, die Zähne, die Muskeln, das Blut, das Herz und den Blutkreislauf, die Atmung, die Verdauung und den Nahrungsbedarf, die Harnorgane, die „weiblichen Geschlechtsorgane" (!), die Haut, das Nervensystem und die Sinnesorgane und die Hormone.
Über die siebte, verbesserte Auflage der „Kleinen Gesundheitslehre" schreibt der von Michael Fischer (1887-1948) ➔② beziehungsweise Hubert Reinartz (1889-1953) ➔② und Bernhard Rüther (1913-1980) ➔② herausgegebene „Krankendienst. Zeitschrift für katholische Krankenhäuser und Pflegekräfte" 1966: „Das Büchlein redet in einer allgemeinverständlichen, sehr ansprechenden Weise über die Dinge, die zur Pflege des Körpers und der Gesundheit gehören. Das Heft eignet sich gut für den häuslichen Gebrauch, aber auch als Ergänzung für den Anfangsunterricht der Krankenpflegeschülerinnen."

Quellen und Literatur:

Elly-Heuss-Knapp-Schule, Berufskolleg der Stadt Düsseldorf: Schriftliche Mitteilung an den Verfasser vom 25. Januar 2005 und 3. Februar 2005.
Meyer, I[lse] L[illy]: Kleine häusliche Krankenpflege. Vandenhoeck & Ruprecht. Göttingen 1949 (2. Auflage 1951, 3. Auflage 1951, 4. Auflage 1952, 5. Auflage 1953, 6. Auflage 1954, 7. Auflage 1955, 8. Auflage 1956, 9. Auflage 1957, 10. Auflage 1959, 11. Auflage 1963, 12. Auflage 1966).
Meyer, I[lse] L[illy]: Kleine Säuglingspflege. Vandenhoeck & Ruprecht. Göttingen 1951 (2. Auflage 1951, 3. Auflage 1952, 4. Auflage 1953, 5. Auflage 1954, 6. Auflage 1954, 7. Auflage 1955, 8. Auflage 1955, 9. Auflage 1957, 10. Auflage 1958, 11. Auflage 1960, 12. Auflage 1962, 13. Auflage 1965, 14. Auflage 1968).
Meyer, I[lse] L[illy]: Kleine Gesundheitslehre. Vandenhoeck & Ruprecht. Göttingen 1953 (2. Auflage 1954, 3. Auflage 1956, 4. Auflage 1957, 5. Auflage 1959, 6. Auflage 1963, 7. Auflage 1966).
Stadtarchiv der Landeshauptstadt Düsseldorf: Personalakte Ilse Lilly Meyer (Bestand V 70516). Schriftliche Mitteilung an den Verfasser vom 21. Januar 2005.
www.elly-bk.de.
Bildquelle: Bildarchiv Hubert Kolling, Bad Staffelstein.

Hubert Kolling

MEYER, Raphael

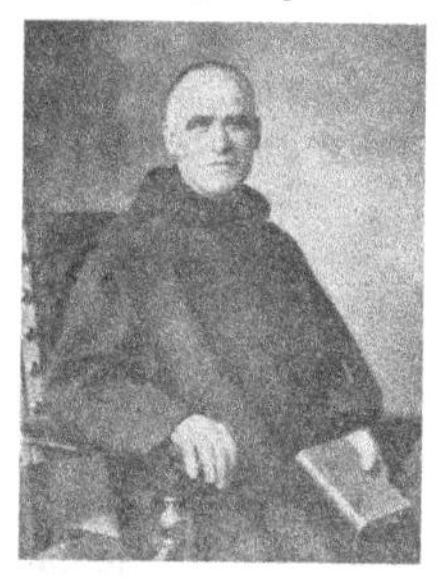

Der im 16. Jahrhundert von Johannes von Gott (1495-1550) ➔① gegründete Orden der Barmherzigen Brüder, der sich primär der Krankenpflege widmet, wurde alsbald zum Schrittmacher der Entwicklung des Krankenhauswesens und der Geisteskrankenpflege in Europa. Die Hospitalität des heiligen Johannes von Gott bestand darin, „im Kranken seinen Bruder und Nächsten zu sehen und zu dienen. Seine Hauptsorge war, den Kranken alles Notwendige für Leib und Seele zu beschaffen. [...] Dem Herrn seine Liebe in den Armen und Kranken zu erweisen, erfüllte ihn mit grenzenloser Freude." Während zu Beginn des 17. Jahrhunderts der Orden nicht nur in Spanien und Italien zur Blüte kam, sondern auch in Frankreich (1602), im Deutschen Reich (1605) und in Polen (1609) Eingang fand, ließen sich die Brüder darüber hinaus auch in Mittel- und Südamerika (1602), in Afrika (1681), in Indien (1685) und auf den Philippinen (1618) nieder. Der Orden war bis zum Jahr 1600 in Spanien und Italien auf 52 Hospitäler mit zirka 1.100 Betten angewachsen. In die Reihe bedeutender Vertreter der Glaubensgemeinschaft gehört etwa neben Pedro Soriano (1515-1588) ➔⑤, Gabriel Graf von Ferrara (1545-1627) ➔③, Eberhard Hack (1768-1845) ➔⑤, Paul de Magallon (1784-1859) ➔④, Franz-Xaver Markmiller (1800-1879) ➔③, Angelo Ercole Menni (1841-1914) ➔③ und Josef Kugler (1867-1946)

➔③ auch Raphael Meyer, Generalvikar in den Jahren 1921 bis 1922 und 41. General des Ordens, gewählt am 7. Mai 1922.
Raphael Meyer wurde am 5. Juli 1864 als Sohn von Johannes und Maria Ehrhard in Germersheim im Elsaß (Diözese Straßburg) geboren und in der dortigen Pfarrkirche auf den Namen Josef getauft. Über seine Kindheit ist nichts bekannt. Am 28. Juni 1878 trat er, im Alter von 14 Jahren, in Lyon in den Orden der Barmherzigen Brüder (Französische Ordensprovinz) ein und wurde am 25. Juli 1880 als Postulant und am 17. Dezember desselben Jahres als Novize eingekleidet. Die einfache Profess legte er am 8. September 1882 ab. Seit 1885 studierte er (katholische) Theologie und legte am 25. August 1889 die feierliche Profess ab. Schließlich wurde er am 21. September 1890 in der Kirche des Konventspitals in Lyon zum Priester geweiht.
Nach seiner Ordination blieb er zunächst in Lyon als Magister der Postulanten, 1893 wurde er zum Novizenmeister in Lyon gewählt, 1911 zum Provinzial der französischen Provinz, nachdem er zuvor bereits mehrere Jahre Provinz-Definitor war. Im Jahre 1914 wurde er erneut zum Provinzial gewählt, 1919 dann zum 1. Rat und Generalprokurator. Durch päpstliches Dekret wurde er am 2. August 1921 zum Generalvikar ernannt und schließlich am 7. Mai 1922 zum 41. General des Ordens gewählt.
Als Generalprokurator veröffentlichte er 1925 ein Verzeichnis der Generaloberen des Ordens („Cenni biografici die Superiori Generali"), ein wichtiges Dokument zur Geschichte der sich der Krankenpflege verschriebenen Glaubensgemeinschaft. 1927 gab er eine "Kurzgefaßte Abhandlung über die hauptsächlichsten Pflichten, die der Religiose aus dem Orden des hl. Johannes von Gott am Tage der Gelübde-Ablegung auf sich nimmt" heraus. Im Hinblick auf die Krankenpflege ist dabei insbesondere „Das Gelübde der Hospitalität oder Gastfreundschaft" von besonderer Bedeutung. Es lautet: „Durch dieses Gelübde verspricht man Gott, für die Zeitdauer der Gelübde unter der Leitung der Oberen des Ordens die in unseren Spitälern befindlichen Kranken zu pflegen oder in solchen, die unseren Orden anvertraut sind. [...] Wichtige Anmerkung: Auch jene Religiosen, die nicht direkt in den Krankensälen beschäftigt sind, müssen regelmäßig, wenn sie nicht genügend entschuldigt sind, an allen Arbeiten in den Krankenabteilungen oder in den Gastzimmern teilnehmen. So z.B. bei der Speisung der Kranken, der Reinigung der Säle, beim Abwaschen des Geschirrs, bei Nachtwachen u.a.m.".
Raphael Meyer, der bis 1928 das Amt des Generalpriors in seinem Orden bekleidete, starb am 29. Mai 1953 in Lyon im 88. Lebensjahr und im 70. Jahr seiner Profess.

Quellen und Literatur:

Barmherzige Brüder, Provinzialat, München: Schriftliche Mitteilung an den Verfasser vom 14. August 2006.
Meyer, Raphael: Cenni biografici die Superiori Generali. Rom 1925.
Meyer, Raphael: Die hauptsächlichsten Verpflichtungen des Barmherzigen Bruders. Als Manuskript gedruckt. Gerin. Wien (ohne Jahr).
Schwab, Gregor (Hrsg.): Kurze Lebensgeschichten heiliger und verdienstvoller Männer aus dem Hospital-Orden des heiligen Johannes von Gott. I. Bändchen. Gebrüder Geiselberger. Altötting 1927, Seite 218-222.
www.barmherzige.de.
Bildquelle: Schwab, Gregor (Hrsg.): Kurze Lebensgeschichten heiliger und verdienstvoller Männer aus dem Hospital-Orden des heiligen Johannes von Gott. Altötting 1927, Seite 219.

Hubert Kolling

MOSER, Leonie

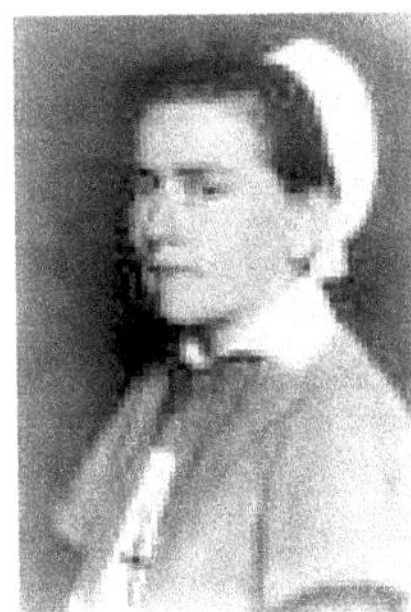

Die Geschichte der Radiologie ist reich an Opfern des Berufes. In dem „Ehrenbuch der Röntgenologen und Radiologen aller Nationen" werden bis 1947 169 Namen und bis 1959 weitere 190 an Strahlenschäden verstorbene Mediziner, Krankenschwestern und Techniker genannt, darunter auch M. van Roost (1880-1924) ➔④ aus Belgien, Agnes Elisabeth Raadchou-Nielsen (1876-1935) ➔⑤ und Helga Schumacher (1885-1930) ➔⑤ aus Dänemark, Maria Ridder (Schwester Blandina) (1871-1916) ➔⑤ und Paul Tafelmeyer (1868-1934) ➔⑤ aus Deutschland, Anna Lönnbeck (1856-1920) ➔⑤ aus Finnland, Henri Bourdon (1887-1930) ➔④ aus Frankreich, Marie Leontina Mikýsková (1896-1942) ➔④ und Fulgencie Šumšalová (1882-1936) ➔④ aus Tschechien sowie Zora Zec (1895-1947) ➔⑤ aus Kroatien.

Im Garten des Krankenhauses St. Georg in Hamburg befindet sich ein Gedenkstein, auf dem die Namen von 180 Röntgenärzten und -Schwestern eingemeißelt sind, die an den Folgen von Röntgenstrahlen verstarben. In diese Reihe gehört auch die am 16. November 1897 geborene Leonie Moser, die Krankenschwester war und im Alter von 21 Jahren ihre Ausbildung zur Röntgenschwester begann. Sicherheitsstandards zur Bedienung von Röntgenröhren existierten um 1918 noch nicht, so dass die Belichtungszeiten und Strahlenexposition mehr oder weniger der Erfahrung und dem Zufall überlassen wurden. Leonie Moser selbst schreibt, wie sie nur durch die Fluoreszenz und das Knistern der Röntgenröhre feststellen konnte, wann eine Aufnahme genügend „hart“ oder „weich“ war.

Was Leonie Moser aus der Röntgenschwesternschaft heraus hob, war ihre dichterische Ader. So schrieb sie unter anderem: „Röntgenröhren sind wie Frauen. Niemals darfst Du ihnen trauen. Manchmal sind sie weich und gut. Manchmal zittern sie vor Wut“. Die Hautverbrennungen durch Röntgenstrahlen sehr wohl kennend und um die germinativen Schäden wissend, kommentiert Schwester Leonie die Verbesserung der Röhren durch Bleiummantelung wie folgt: „Bleiglas reichlich angewandt. Schützet uns vor Röntgenbrand. Auch hat man nun das Wohlgefühl. Es wird jetzt keiner mehr steril“.

Am 17. März 1959 starb Leonie Moser im Alter von 61 Jahren in Zürich an Leukozytose, Anämie, Aszites, Pleuritis und Kachexie – einer typischen Strahlenkrankheit. Sie stellte ihren Leichnam dem Anatomischen Institut der Universität Zürich zur Verfügung. Ihr Skelett war jedoch aufgrund der strahlenbedingten hochgradigen Osteomalazie und Osteoporose nicht mehr zur Lehre geeignet und wurde eingeäschert. Ein Jahr vor ihrem qualvollen Tode hatte Leonie Moser noch gedichtet: „Naht einst der Tod, ich will ihm sagen: Du kannst mich nicht ins Finstre tragen. Die Strahlen, die ich aufgenommen, Sie sind noch lange nicht verglommen. Kein Vorwurf soll euch jemals treffen, Denn nie kann ich es euch vergessen: Ihr habt mein Leben ganz erfüllt!“

Quellen und Literatur:

Walther, Kurt M (Hrsg.): Ein Leben mit Röntgenstrahlen – Röntgenschwester Leonie Moser und ihre Lebenserinnerungen. Mittwalddruck. Espelkamp 1967.

www.akisrx.com/roentgen/leoniemoser1897.gif

www.diss.fu-berlin.de/2003/165/kap3.pdf.

Bildquelle:

www.akisrx.com/roentgen/leoniemoser 1897.gif.

Volker Klimpel

MÜSSIG, Markus

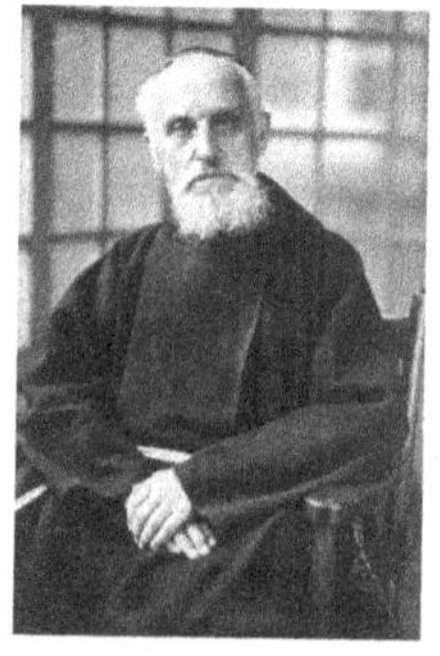

Auf Anregung von Stadtrat Dr. Max Flesch wurde im Jahre 1892 in Frankfurt am Main der erste selbständige Hauspflegeverein gegründet. Ihm folgten alsbald weitere in Berlin, Danzig, Gotha, Hamburg, Dresden, Mainz, Düsseldorf und Köln. Auf einer Konferenz des im Jahre 1908 gegründeten „Verbandes der Hauspflege“ in Düsseldorf am 10. Juni 1926 waren dann bereits 33 Städte vertreten. Aufgabe der besagten Vereine war laut ihrem Programm „die Hilfeleistung in den unbemittelten Familien, wenn die Hausfrau durch Wochenbett, Krankheit oder deren Folgen verhindert ist, ihren häuslichen Aufgaben nachzukommen. Es werden für die Hausarbeiten meistens ältere Frauen aus dem Arbeiterstand gegen Bezahlung herangezogen, welche für die Zeit

der Not die ganze Sorge für das Hauswesen übernehmen." Für die Krankenpflege wurden darüber hinaus in den meisten Fällen „ausgebildete Pflegerinnen" angestellt.
Im Jahre 1911 entwickelte sich auch in Krefeld – aus der Not der Zeit heraus – durch die Initiative des Kapuziners Pater Markus Müssig die Gemeinschaft der Franziskus-Schwestern vom Dritten Orden des heiligen Franziskus [Franz von Assisi (1182-1228) ➔①] (heute: Franziskanische Gemeinschaft; früher auch: Terziaren des hl. Franziskus), die Apostolat und Karitas als ihre Wesensaufgabe betrachten. Vorrangige Aufgabe der Schwestern mit ihrem Mutterhaus in Krefeld (heutiger Name: Franziskusschwestern der Haus- und Krankenpflege) war und ist die Haus- und Familienpflege, der Besuch von Kranken und Einsamen sowie die ambulante Krankenpflege.
Markus Müssig wurde am 28. April 1875 in Dieburg (Hessen) geboren und auf den Namen Georg getauft. Seine Eltern waren der Schumachermeister Jakob Müßig und dessen Ehefrau Katharina, geborene Kern. Nach dem erfolgreichen Besuch der Volksschule und des Gymnasiums trat er – im Alter von 17 Jahren – am 24. September 1892 in den Kapuzinerorden ein. Ein Jahr später (1893) legte er die einfache Profess und am 27. September 1896 die ewigen Gelübde ab. Nach philosophischen und theologischen Studien mit Abschluss in Münster / Westfalen wurde er am 29. Juni 1899 in der Kapuzinerkirche in Krefeld zum Priester geweiht. Am 2. Juli 1899 feierte er in der Gnadenkapelle in Dieburg seine Primiz, wozu er sich folgenden Spruch ausgesucht hatte: „Das ist die Liebe Gottes, dass Jesus sein Leben für uns dahingegeben hat. So müssen auch wir das Leben hingeben für die Brüder" (1 Joh. 3,16).
Am 10. Oktober 1911 gründete Markus Müßig in Krefeld die „Hauspflege des 3. Ordens des Hl. Franziskus". Bis zum 1. Mai 1912 hatte er 46 opferfrohe Helferinnen gewonnen. „Echte Hauspflege" war für ihn, wie er in seinem 1927 veröffentlichten Buch „Die Hauspflege des Dritten Ordens des hl. Franziskus" schreibt, „Mutterhilfe, Mutter-Ersatz in möglichster Allgemeinheit der Mütterlichkeit". Die „Hauspflegerinnen" sollten „wie eine Mutter der Familie der kranken Frau alle häuslichen Sorgen" abnehmen, Küche und Schlafzimmer, Wäsche und Kleider ordnen, „Herd und Krankenbett" besorgen, mit einem Wort alles tun, „was sonst die Frau getan hat – und zwar mit ganz frohem Herzen und heiterem Wesen."
Zur Hauspflege rechnete Markus Müßig dabei nur diejenigen Fälle, „in denen wegen einer Erkrankung oder eines Wochenbettes der Mutter eine helfende, den Haushalt versorgende Kraft eingestellt werden muß. Wir rechnen aber zu unserer Hauspflege auch diejenigen Fälle, in denen alte Ehepaare oder auch alleinstehende Personen sich in ihrem Hauswesen nicht mehr selbst oder nicht genügend helfen können, also für die notwendigen kleinen Hausarbeiten – wenigstens für die eine oder andere Arbeit – der helfenden Liebe und Dienstwilligkeit bedürfen."
Durch tatkräftigen Eifer konnte Markus Müßig die Zahl der freiwilligen Helferinnen in den darauffolgenden Jahren bis auf 120 erhöhen. Hierbei handelte es sich um Frauen und Mädchen aus verschiedenen Gesellschaftsschichten und Berufen, die ihre freien Tage und Stunden unentgeltlich für die Hauspflege zur Verfügung stellen. Ein Grundelement bei der Organisation der Hauspflege war die Aufgliederung nach Pfarreien, wobei in jeder Pfarrei eine bestimmte Gruppe von Helferinnen tätig war.
Bis 1919 arbeitete die „Hauspflege" der Krefelder Drittordensgemeinde fast nur mit freiwilligen Kräften. Seit 1. Dezember 1914 an war lediglich zeitweise eine Berufsschwester mit tätig. Trotz der zahlreichen Mitarbeiterinnen erwies sich der Aufbau einer effektiven Hauspflege mit nur freiwilligen Helferinnen als unzulässig. Deshalb bemühte sich Markus Müssig, aus der Schar der Helferinnen und aus anderen Kreisen voll verfügbare Hauspflegerinnen zu gewinnen. Und es gelang ihm. Am 1. Mai 1919 konnte er sechs Hauspflegeschwestern des Dritten Ordens hauptberuflich anstellen. Diese wohnten bis zum 1. August 1920 bei ihren Eltern oder in gemieteten Zimmern, danach bezogen sie eine gemeinsame Mietwohnung. Damit hatte er zu-

gleich eine neue Schwesternvereinigung des Dritten Ordens mit der einzigen Aufgabe der Hauspflege gegründet. Beide Gruppen, die beruflichen Hauspflegeschwestern und die Helferinnen, arbeiteten eng zusammen und bildeten die Krefelder Hauspflege des Dritten Ordens.

Das von Markus Müssig in seiner Drittordensgemeinde organisierte Werk der Hauspflege war für viele andere Gründungen der Hauspflegevereinigungen bahnbrechend und richtungsweisend, vor allem für die Drittordensgemeinden der Rheinisch-Westfälischen Kapuzinerprovinz. So entstanden Hauspflegevereinigungen des Dritten Ordens 1920 in Aachen und Koblenz, 1921 in Mainz und Bocholt, 1923 in Dieburg, 1925 in Karlsruhe, Kleve, Oberhausen-Sterkrade und Werne an der Lippe.

Vom 8. bis 10. November 1924 waren auf Anregung von Markus Müssig die Drittordensdirektoren, in deren Gemeinden eine Hauspflege bestand, zu einer Konferenz zusammengetreten, um der Hauspflege, die an verschiedenen Orten entstanden war, eine möglichst einheitliche Gestaltung zu geben. Auf der Konferenz, an der auch die leitenden Schwestern der Hauptstationen teilnahmen, wurden Bestimmungen aufgestellt, die nach Genehmigung des Provinzialates der Rheinisch-Westfälischen Kapuzinerprovinz als feste Normen galten. Danach war das Hauptgebiet der karitativen Tätigkeit der Drittordensgemeinde „die Hauspflege. Sie übernimmt die Sorge für die Familien, in denen die Mutter durch Wochenbett, Krankheit oder sonst wie an der Erfüllung ihrer häuslichen Aufgaben verhindert ist. Außerdem übernimmt sie die Sorge für alleinstehende und gebrechliche Leute. Diese Tätigkeit der Hauspflege gilt grundsätzlich zunächst den Armen und Minderbemittelten – ohne Rücksicht auf die Konfession. Die eigentliche Krankenpflege fällt nicht in ihr Arbeitsgebiet, ausgenommen wenn sonst keine anderen Pflegekräfte zur Verfügung stehen. An dieser Tätigkeit beteiligen sich in irgendeiner Weise alle Mitglieder der Drittordensgemeinde, besonders freiwillige Helferinnen und berufliche Schwestern."

Die beruflichen Schwestern führten zunächst den Namen „Karitasschwestern vom Dritten Orden des heiligen Franziskus" und hatten als solche eine eigene Tracht, die gesetzlich geschützt war. Brosche und Haubenstreifen trugen das „Braune Kreuz" und das Wappen des Franziskusordens: Den Arm des Gekreuzigten, verbunden mit dem Arm des heiligen Franziskus. Die gewählte Tracht sollte verdeutlichen, dass es sich bei ihren Trägerinnen einerseits nicht um Klosterfrauen, andererseits aber um Mitglieder einer fest organisierten Schwesternschaft handelte. Als „Karitasschwestern" wurden nur „unbescholtene, gesunde weibliche Personen von gediegenem Charakter und guter Bildung – im Alter von zwanzig bis dreißig Jahren" angenommen, welche die Absicht hatten, „die Ausübung der Karitas im Geiste des heiligen Franziskus als Lebensberuf zu wählen."

Besonderen Wert legte Markus Müssig auf eine gute Schulung des Personals. Deshalb sorgte er dafür, dass die Schwestern im Mutterhaus, aber auch außerhalb desselben, durch Schwestern, Ärzte, Lehrer und Wohlfahrtsbeamte ausgebildet wurden. Die in der Kranken-, Wochen- und Säuglingspflege eingesetzten Schwestern sollten durch Schulungen in Krankenhäusern und Säuglingsheimen dabei wenigstens „soweit ausgebildet sein, daß sie sich ähnlich wie die Landkrankenpflegerinnen [Matthias Kinn (1847-1918) ➔①] zu helfen und dem Arzt beizustehen wissen." Hierbei kam insbesondere in Betracht: „Einrichtung des Krankenzimmers und dessen Lüftung; Bett, Waschung, Lagerung, Umbettung des Kranken; Atmungs-, Temperatur-Herztätigkeitsbeobachtung; Packungen, Einläufe, Spritzen; Verbände, Kennzeichen der am häufigsten vorkommenden Krankheiten, Erklärung der gebräuchlichsten Medikamente; Krankenkost."

In Wöchnerinnen-, Säuglings-, Kleinkinder- und Krankenpflegeschulen wurden nur solche Schwestern geschickt, die sich in der Hauspflege bewährt hatten. Vor dem Eintritt in eine entsprechend Schule musste sich die betreffende Schwester dazu verpflichten, nach dem Examen „zwei Jahre (Pflichtdienstjahre)" in der Hauspflege zu bleiben.

Auf Anregung von Ferdinand Busch (1833-1957) ➔④, Pater Guardian des Kapuzinerklosters Spyck, hatte Markus Müssig am 15. Januar 1925 auch die Franziskusschwestern mit dem Mutterhaus Kleve gegründet. Um deren Arbeit abzusichern, wurde am 15. Oktober 1926 der „Verein für Haus- und Krankenpflege e.V. Kleve" gegründet. In den ersten zehn Jahren nach der Gründung wuchs die Schwesterngemeinschaft schnell. 1936 gab es schon 38 Franziskusschwestern in Kleve, die neben dem Mutterhaus in neun Niederlassungen tätig waren. Zu der ursprünglichen Tätigkeit der ambulanten Haus- und Krankenpflege kam alsbald die Aufgabe der Alten- und Kinderpflege in speziell dafür bestimmten Heimen hinzu. Heute sorgt der Verein dafür, dass alte Menschen geeignete Lebensmöglichkeiten behalten. In drei Einrichtungen, in Kleve, Kevelaer und Xanten, gibt es insgesamt 234 Heimplätze. Kurzzeitpflege, Tagespflege, betreutes Wohnen und Altenwohnungen sind im Laufe der Jahre hinzu gekommen. Ein Fachseminar für Alten- und Familienpflege in Kleve – seit dem Jahr 2000 heißt es offiziell „Caritas-Fachseminar für Altenpflege des Vereins für Haus- und Krankenpflege in Kleve" – vervollständigt seit 1967 das Angebot. Die erste Oberin war von 1925 bis 1969 Clara Werkmann (1896-1969) ➔⑤; ihr folgten von 1969 bis 1980 Maria Uebing (1897-1981) ➔④ und von 1980 bis 1992 Maria Odental (1905-1992) ➔⑤ im Amt.

Neben verschiedenen Tätigkeiten, unter anderem als Dozent für Philosophie in Kleve und Krefeld (1902-1917) und „Drittordens-Kommissar", war Markus Müssig von 1919 bis 1932 und von 1946 bis 1951 auch geistlicher Direktor der Franziskus-Schwestern in Krefeld.

Im Jahre 1946 schlossen sich die bis dahin eigenständigen Häuser in Aachen (mit neun Niederlassungen), Bocholt (mit sieben Niederlassungen), Oberhausen-Sterkrade und Werne (mit einer Niederlassung) an das Mutterhaus Krefeld an, das zu diesem Zeitpunkt bereits 20 Niederlassungen hatte. In jenem Jahr kam es auch zu einer Namensänderung der „Karitas-Schwestern". Hierzu schreibt Markus Müssig: „Am 13. Juli [1946] wurde ich vom Bischof von Aachen zum Direktor der Schwesternschaft ernannt [...] mit den Weisungen [...], eine gründliche, einheitliche Schulung einzurichten [...] und einen neuen Satzungsentwurf baldigst einzureichen. Den Namen der Caritasschwestern mußten wir ändern, um eine Verwechslung mit den ‚freien' Caritasschwestern zu vermeiden [...]; der Bischof wählte den Namen ‚Franziskusschwestern der Haus- und Krankenpflege' [...]. Die Zahl unserer Stationen beträgt 38. Die Zahl der Schwestern 168."

Markus Müssig, der am 24. September 1942 sein goldenes Ordens-Jubiläum und am 29. Juni 1949 sein goldenes Priester-Jubiläum im Kapuzinerkloster Kleve feierte, starb am 1. Januar 1952 in Kleve. Seine letzte Ruhestätte fand er in Krefeld.

Im Jahre 2003 lebten und arbeiteten im Mutterhaus Krefeld noch 13 Franziskusschwestern (Altenheim, ambulanter Haus- und Krankenpflege) und im Elisabethheim in Bocholt 5 Franziskusschwestern, ebenfalls im Altenheim sowie der Haus- und Krankenpflege.

Quellen und Literatur:

Baak, Bernhard: Fünfzig Jahre im Dienste des Nächsten 1923-1973. Franziskanische Caritas in Kleve. Herausgegeben vom Verein für Haus- und Krankenpflege e.V. Kleve. Boss. Kleve 1973.

Bericht über die Verwaltung und den Stand der Gemeindeangelegenheiten der Stadt Cleve für die Zeit vom 1. April 1910 bis zum 31. März 1926. Bösmann. Cleve 1926.

Flesch, Max: Die Hauspflege. Ihre Begründung und Organisation in Hauspflege-Vereinen. Fischer. Jena 1901.

Hauser, Wilhelm / Düttmann, August Bernhard Th.: Die Kranken- und Hauspflege auf dem Lande (Schriften des Deutschen Vereins für Armenpflege und Wohltätigkeit, Band 44). Duncker & Humblot. Leipzig 1899.

Hollander, Eduard von / Samter, Hans / Waldschmidt, Julius: Die Fürsorge für Erhaltung des Haushalts, insbesondere der Hauspflege (Schriften des Deutschen Vereins für Armenpflege und Wohltätigkeit, Band 55). Duncker & Humblot. Leipzig 1901.

Lenz, Gerhard: Die Gründung einer „Hauspflege-Schwesternschaft" durch den Kapuzinerpater Markus Müßig. Darstellung der Ideen und Pläne von Markus Müßig und deren Umsetzung in die Praxis sowie eine kurze Darstellung des

Gründungsverlaufes dokumentiert anhand von Quellen im Archiv der Rheinisch-Westfälischen Kapuziner in Koblenz-Ehrenbreitstein. [Unveröffentlichte] Schriftliche Hausarbeit im Fach Ordensgeschichte. Koblenz 2005.
Müßig, Markus: Die Hauspflege des Dritten Ordens des heiligen Franziskus (Drittordensbücherei. Sammlung populärer Schriften zur Förderung des Dritten Ordens, Nr. 23). Hermann Rauch. Wiesbaden 1927.
Provinzialat der Kapuziner, Koblenz: Schriftliche Mitteilung an den Verfasser vom 24. Februar 2003 sowie 19. und 21. Juli 2005.
Regeln und Konstitutionen der Kongregation der St. Franziskusschwestern. [Selbstverlag]. Bad Kissingen 1930.
Ricking, Ephrem: Die Familienpflege vom Dritten Orden, Mutterhaus Essen. Carl Fr. Fleischer. Werl i. W. 1926 (2. verbesserte Auflage 1928; 3. verbesserte Auflage 1929).
Satzungen der Familienpflege vom Dritten Orden des hl. Franziskus. Sachs. Werl i. W. 1921.
Schneiderwirth, Matthaeus: Der Dritte Orden des heiligen Franziskus. Festschrift zum 700 jährigen Jubiläum seiner Gründung. Herausgegeben im Auftrag des Zentralausschusses des Dritten Ordens. L. Schwann. Düsseldorf 1921.
Schnütgen, Wiltrud: 75 Jahre Klever Franziskusschwestern. Herausgegeben vom Verein für Haus- und Krankenpflege e.V. Kleve. [Selbstverlag]. Kleve 2001.
Schnütgen, Wiltrud: Mutter Clara gründete das Klever Mutterhaus der Franziskusschwestern. In: Lesebuch zur Geschichte der Klever Frauen. Herausgegeben von der Projektgruppe Frauengeschichte der VHS Kleve. Redaktion: Claudia Scholtyssek. [Selbstverlag]. Kleve 2004, Seite 129-131.
Statuten der Karitasschwestern vom Dritten Orden des Hl. Franziskus e.V. Sitz Koblenz – auch „Franziskusschwestern" genannt. Görres. Koblenz 1931.
www.versanet.de~p-christian/orden/frauen.htm.
Bildquelle: Provinzialat der Kapuziner, Koblenz: Akte Nr. 237, 2 (Pater Markus Müßig).

Hubert Kolling

NARDINI, Paul Josef

Paul Josef Nardini wurde am 25. Juli 1821 in Germersheim am Rhein als nichteheliches Kind geboren und wuchs in der Familie einer Großtante auf. Sein Vater war ein namentlich nicht bekannter österreichischer Militäringenieur, der von Verona nach Germersheim gekommen war, um dort an einem beabsichtigten Festungsbau mitzuarbeiten, seine Mutter Margaretha Lichtenberger, eine Germersheimer Bürgerstochter, die sich nicht um ihr Kind gekümmert und heimlich davon gemacht hatte. Paul Josef, der seinem Schicksal zum Trotz ein fröhlicher und aufgeweckter Junge wurde, erhielt den Namen „Nardini" von seinem Adoptivvater, dem Schuhmachermeister Joseph Anton Nardini. Nach dem Besuch der Volksschule sollte er dem Wunsch seines Pflegevaters entsprechend das Schusterhandwerk erlernen, doch wegen seiner besonderen Begabung durfte er 1834 die Lateinschule in Germersheim besuchen. 1838 wechselte er auf das Gymnasium in Speyer und wurde 1840 in das neu eröffnete bischöfliche Konvikt aufgenommen. Nach dem Abitur, das er am 18. August 1841 mit ausgezeichnetem Zeugnis ablegte, begann er mit seinen philosophischen Studien in Speyer, die er schon zwei Jahre später abschließen konnte. Auch hier bestand er die Abschlussprüfung mit Auszeichnung: das nichteheliche Kind, in einem Kleinhandwerkerhaushalt aufgewachsen, erreichte in allen 14 zur Beurteilung anstehenden Fächern die Note „vorzüglich", das Beste, was man zu vergeben hatte. Anschließend ging Nardini zum Studium der katholischen Theologie nach München, wo er am 25. Juli 1846 (seinem 25. Geburtstag) mit einer Arbeit über „Die Dämonen des Neuen Testaments" zum Dr. theol. promovierte. Auch hier war es ihm wiederum gelungen, in fast allen Fächern „ausgezeichnet" zu erhalten.

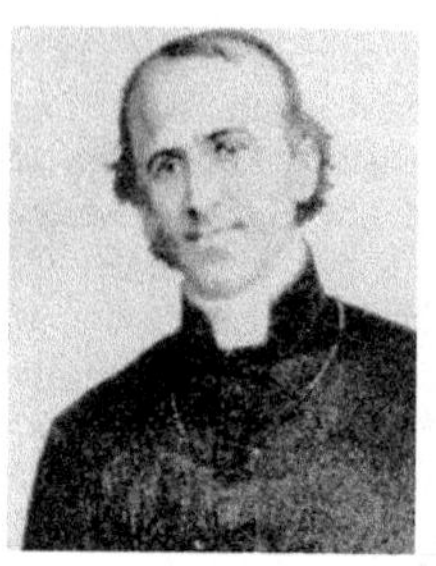

Bereits am 22. August 1846 wurde er – nach kurzer Vorbereitungszeit im Priesterseminar in Speyer – im Dom zu Speyer von Bischof Nikolaus von Weis zum Priester geweiht und zwei Tage später zum Stadtkaplan in Frankenthal ernannt. Schon am 1. Dezember 1846 wurde Nardini dann zum Präfekt im bischöflichen Konvikt in Speyer ernannt. Während der Revolutionsjahre, in denen die Kirchenfeindlichkeit immer stärker zugenommen hatte, warb er als begeisternder Redner und als Meister des geschriebenen Wortes unermüdlich für die Piusvereine, die sich die Erhaltung der kirchlichen Rechte und Freiheiten auf die Fahnen geschrieben hatten. Dennoch füllte ihn diese Arbeit nicht aus; stattdessen wollte er viel lieber in der Pfarrseelsorge wirken. Am 11. April 1850 entsprach der Bischof seinem langgehegten Wunsch und bestellte ihn zum Pfarrverweser in Geinsheim und am 17. Februar 1851 – also schon zehn Monate später – zum Pfarrer in der damals 1.800 Katholiken zählenden Diasporagemeinde in Pirmasens. In der jungen, grenznahen Industriestadt herrschten damals große Not und bitteres Elend, die Nardini sehr zu Herzen gingen. Um Abhilfe bei den sozialen Missständen zu schaffen, richtete er eine Niederlassung der Niederbronner Schwestern aus dem Elsaß ein, die sich vor allem um die Kranken, Alten, Armen und Kinder kümmerten. Täglich speisten sie 30 bis 40 Kinder, pflegten 16 bis 20 gebrechliche, kranke Leute, kleideten verwahrloste Kinder, besuchten arme Familien und pflegten Hauskranke. Die Stadtverwaltung verweigerte unterdessen ihre Unterstützung, weil sie befürchtete, dass durch das Wirken katholischer Ordensschwestern der religiöse Friede in der protestantischen Stadt gestört würde. Ebenso lehnte auch der protestantische Geistliche Nardinis Werk rundweg ab mit dem Hinweis, er wolle keine Barmherzigen Schwestern am Krankenbett eines Protestanten sehen. Nachdem im Winter Typhus ausgebrochen war, pflegten die Schwestern Tag und Nacht die Kranken, bis sich einige schließlich selbst infiziert hatten, wodurch es zum Konflikt mit den Oberen in Niederbronn kam. Da die Schwestern zudem als Ausländerinnen galten und von der Ausweisung bedroht waren, löste Nardini die Niederlassung auf und gründete am 2. März 1855 eine neue Schwesterngemeinschaft, die er „Arme Franziskanerinnen von der heiligen Familie" nannte. Er unterstellte sie dem Schutz der Heiligen Familie, „weil sie selbst eine heilige Familie bilden soll und die Heilung der Familien besonders durch Kranken- und Armenpflege und Kindererziehung zu ihrem heiligen Zwecke hat". Nardini selbst übernahm die geistliche Leitung; strenge Tagesordnung regelte das gemeinsame Leben. Erste Generaloberin wurde Agatha Schwarz (vom 2. März 1855 bis zum 8. Januar 1864) aus Geinsheim. Das Werk zog junge Menschen an wie ein Magnet, und uneigennützige Helfer aus allen gesellschaftlichen Schichten förderten die junge Kongregation durch milde Gaben, so dass die junge Genossenschaft rasch wuchs. Neue Filialen mussten gegründet werden. Nicht nur überall in der Pfalz, auch in Bayern verlangte man nach den „Pirmasenser Schwestern" zur Armen- und Krankenpflege sowie zur Erziehung verwahrloster Kinder. Doch der bayerische Staat und der Speyerer Bischof Nikolaus von Weis, der sich bei der Gründung übergangen gefühlt hatte, versagten Nardinis Werk zunächst die Anerkennung; erst am 10. März 1857 genehmigte der Bischof die Statuten, die Regeln der neuen Gemeinschaft. Nach Ausbruch des Krieges zwischen Österreich und Frankreich im Mai 1859 machte das Pirmasenser Mutterhaus Kaiser Franz Joseph das Angebot, verwundete Soldaten in einem Spital zu pflegen. Zu diesem Zweck reiste bereits am 8. Juli die Generaloberin mit 18 der kräftigsten Schwestern von Pirmasens nach Verona. Nachdem die dortigen Kranken nach Tirol verlegt wurden, übernahmen die Schwestern den Pflegedienst in den Spitälern in Bozen und Fiecht bei Innsbruck. Hier pflegten sie durchschnittlich 200 Verwundete, bei denen es sich größtenteils um italienische und ungarische Soldaten handelte. Am 24. September 1859 konnten die Schwestern wieder nach Pirmasens zurückkehren. Während sich Nardini um die staatliche Genehmigung seiner Kongregation bemühte, erkrankte er zu Beginn des Jahres 1862 an einer heftigen Lungenentzündung, von der er sich nicht wieder erholte. Er starb am 27. Januar 1862 im Alter von 40 Jahren und wurde drei Tage später in der Klosterkapelle (des „Nardinihauses") in Pirmasens vor dem Hochaltar beigesetzt. Die junge Schwesterngemeinschaft zählte damals 220 Schwestern in 36 Niederlassungen.

Das Lebenswerk von Nardini, der sich dem Dritten Orden des heiligen Franz von Assisi (1182-1228) ➔① angeschlossen hatte und sich gern Franziskus nannte, entwickelte sich in den darauf folgenden Jahren stetig weiter. Das Mutterhaus in Pirmasens wurde für die immer weiter wachsende Zahl von Schwestern zu klein. Da eine bauliche Erweiterung nicht möglich war, Pirmasens außerdem keine Bahnstation hatte und 90 Prozent aller Niederlassungen in Bayern lagen, entschloss man sich zur Verlegung des Mutterhauses von der Pfalz nach Bayern. 1869 erwarb die Schwesterngemeinschaft einen Teil der 1803 säkularisierten Benediktinerabtei Mallersdorf bei Landshut (Niederbayern) und verlegte das Mutterhaus dorthin, was schließlich auch zu der Bezeichnung „Mallersdorfer Schwestern" geführt hat. Auch im deutsch-französischen Krieg (1870/71) erklärte sich das Mutterhaus auf Anfrage der bayerischen Militärverwaltung sofort bereit, eine Anzahl von Schwestern zur Pflege verwundeter und erkrankter Soldaten zur Verfügung zu stellen. 36 Schwestern wurden in Feldlazarette entsandt, 22 Schwestern begleiteten Lazarettzüge und zahlreiche andere widmeten sich der Krankenpflege von Verwundeten in den heimatlichen Lazaretten und Krankenhäusern. Ebenso engagierten sich Schwestern im Ersten Weltkrieg (1914-1918) in der Kriegskrankenpflege. Neben 77 in Feldlazaretten eingesetzten Schwestern arbeiteten 196 in Reservelazaretten und eine Vielzahl im „Mutterhauslazarett". Die Kongregation, deren Wahlspruch „Charitas Christi urget nos" („Die Liebe drängt uns") lautet, zählte 1933 rund 3.650 Mitglieder.

Die erste ausländische Niederlassung wurde 1864 im damals ungarischen Siebenbürgen in Hermannstadt gegründet. In der Region, die später zu Rumänien kam, entstand eine blühende Ordensprovinz, der die politischen Machthaber 1948 ein jähes Ende setzten. 1955 konnte die Kongregation acht Schwestern nach Südafrika senden, die in der Krankenpflege und der Ausbildung von einheimischen Krankenschwestern arbeiteten. 1960 wirkten „Arme Franziskanerinnen" in 107 Krankenhäusern, vier Tuberkulose-Heilstätten, zwei Kinderkrankenhäusern und 82 Altersheimen sowie in 136 Einrichtungen der ambulanten Krankenpflege. Heute leben etwa 1.200 „Mallersdorfer Schwestern", die nach wie vor in der stationären und ambulanten Krankenpflege, in Altersheimen sowie in Kindergärten und Kindertagesstätten arbeiten, in 160 Niederlassungen nicht nur in Deutschland, sondern auch in Rumänien und Südafrika. In der Diözese Speyer gibt es derzeit 13 Niederlassungen mit 155 Schwestern.

Die berufliche Ausbildung des Ordensnachwuchses erfolgt noch immer zum großen Teil in Mallersdorf: Der Orden unterhält hier eine vierstufige Realschule für Mädchen mit Internat („Nardini-Realschule"), eine Fachakademie für Sozialpädagogik zur Ausbildung für Erzieherinnen und leitet die Krankenpflegeschule am Kreiskrankenhaus. Eine besondere Aufgabe sieht die Schwesterngemeinschaft darin, dem Leben zu dienen in allen Stadien seiner Existenz. Um diesen verantwortungsvollen Aufgaben gerecht zu werden, wird auf eine gediegene Ausbildung der Krankenschwestern an ihren Krankenpflegeschulen großer Wert gelegt.

1990 wurde auf Bitte des von ihm gegründeten Ordens vom Speyerer Bischof Dr. Anton Schlembach das Verfahren zur Seligsprechung Nardinis eröffnet. Papst Benedikt XVI. unterzeichnete am 19. Dezember 2005 das Dekret über den heroischen Tugendgrad Nardinis und schloss nach der Anerkennung der nicht erklärbaren Heilung von Schwester Stephana als Wunder durch die Kongregation für die Selig- und Heiligsprechungen mit Dekret vom 26. Juni 2006 das Verfahren ab. Am 22. Oktober 2006 wurde Paul Josef Nardini durch den Münchener Kardinal Friedrich Wetter im Dom von Speyer selig gesprochen. Damit fand zugleich erstmals in Deutschland eine Seligsprechung in einer Diözese vor Ort statt. Paul Josef Nardini ist der erste Pfälzer überhaupt, der vom Papst seliggesprochen wurde. Sein kirchlicher Gedenktag ist der 27. Januar.

Quellen und Literatur:

Ammerich, Hans: Paul Josef Nardini. In: Biographisch-Bibliographisches Kirchenlexikon. Begründet und herausgegeben von Friedrich

Wilhelm Bautz. Fortgeführt von Traugott Bautz. Traugott Bautz. Herzberg 1993, Seite 461-462.
Ammerich, Hans: Paul Josef Nardini (Das Bistum Speyer und seine Geschichte, Heft 7). Sadifa Media Verlag. Kehl am Rhein 2006.
Ammerich, Hans: Paul Josef Nardini. In: Neue Deutsche Biographie. Herausgegeben von der Historischen Kommission bei der Bayerischen Akademie der Wissenschaften. Achtzehnter Band. Duncker und Humblot. Berlin 1997, Seite 735-736.
[Bauer, M. Radegund:] Auf dass es brenne. Dr. Paul Josef Nardini. Ein Lebensbild zum hundertsten Todestag am 27. Januar 1962. Mallersdorf 1962.
Bauer, M. Radegund: Dr. Paul Josef Nardini (1821-1862). Sein Leben und Werk damals und heute. [Selbstverlag]. Mallersdorf-Pfaffenberg 1990.
Bauer, M. Radegund: Dr. Paul Josef Nardini. Ein Lebensbild. Herausgegeben vom Bischöflichen Ordinariat Speyer. [Selbstverlag]. Speyer 1995.
Beaugrand, Günter (Hrsg.): Die neuen Heiligen. Große Christen auf dem Weg zur Heilig- oder Seligsprechung. Pattloch. Augsburg 1991, Seite 201-211.
Gegen die Not. DVD. Pilger-Verlag. Speyer 2006.
Ordensgründer wird selig gesprochen. In: Fränkischer Tag, 173. Jg., Nr. 241 vom 19. Oktober 2006, Seite 4.
Rönn, Norbert: Josef Nardini (1821-1862), Vater der Armen und Verlassenen. In: Beaugrand, Günter (Hrsg.): Die neuen Heiligen. Große Christen auf dem Weg zur Heilig- oder Seligsprechung. Pattloch. Augsburg 1990, Seite 201-211.
Schranz, Ludwig: Die Kongregation der Armen Franziskanerinnen von Mallersdorf (1855-1925). Verlag des Mutterhauses Mallersdorf. Regensburg 1925.
Sinnigen, Ansgar: Katholische Frauengenossenschaften Deutschlands (Deutsche Schwestern-Genossenschaften). Zweite Auflage. Rhenania-Verlag Th. P. Braun. Düsseldorf 1933, Seite 124-130.
Städele, Elisabeth: Das Ordenskreuz einer „armen" Franziskanerin. Freiwilliger Beitrag zur Chronik des Klosters Pirmasens-Mallersdorf. Von Schwester Maria Johanna von Kreuz, geborene Elisabeth Städele. Irlbacher. München 1872.
Wienand, Adam (Hrsg.): Das Wirken der Orden und Klöster in Deutschland. Zweiter Band. Die weiblichen Orden, Kongregationen und Klöster. Wienand. Köln 1964, Seite 397-402.
www.mallersdorfer-schwestern.de.
www.seliger-nardini.de.
www.nardinihaus.de/html/start.html.
Bildquelle: Sinnigen, Ansgar: Katholische Frauengenossenschaften Deutschlands Rhenania-Verlag Th. P. Braun. Düsseldorf 1933, Seite 124.

Hubert Kolling

NASEAU, Marguerite (Margarete)

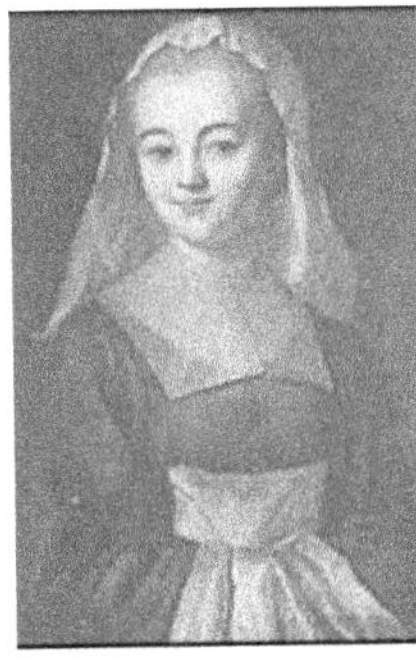

In Innsbruck (Rennweg 40) gibt es seit 2002 den Kleinkonvent „Margarete Naseau", in dem vier Schwestern unter Leitung von (der Krankenschwester) Schwester Anna Elise – getrennt vom Großkonvent – in einem kleinen Haus hinter dem Mutterhaus der Barmherzigen Schwestern vom heiligen Vinzenz von Paul (1581-1660) ➔① leben. Die Gemeinschaft (Kongregation) hat ihren Namen nach der ersten Barmherzigen Schwester Marguerite (Margarete) Naseau. Ihrer Namenspatronin folgend, möchten die Schwestern die „Zeichen der Zeit" wahrnehmen. Im Haus „Margarete Naseau" werden Gäste aufgenommen, die Ruhe und Einkehr suchen. Hierbei wird eine Atmosphäre angestrebt, in der Leben, Entfaltung, Ruhe, Besinnung und Orientierung gefördert und ermöglicht werden.

Am 29. November 1633 hatte Vinzenz von Paul mit Unterstützung von Luise le Gras (1591-1660) ➔① in Frankreich die Pflegegemeinschaft der Filles de la Charité, die „Töchter der christlichen Liebe" gegründet, die 1655 vom Papst als katholische Krankenpflege-Kongregation anerkannt wurde.

Die „Barmherzigen Schwestern" oder auch kurz „Vinzentinerinnen", wie sie späterhin genannt wurden, pflegten zunächst in der Stadt und auf dem Land die armen Kranken in den Wohnungen, und nach und nach, der Notwendigkeit entsprechend, auch die Kranken in den Spitälern; darüber hinaus unterrichteten sie junge Mädchen, betreuten Findelkinder, Galeerensträflinge, verwundete

Soldaten, Flüchtlinge, alte und gebrechliche Menschen, Geisteskranke und andere.
Die Kongregation erfuhr im Laufe der Zeit eine starke Ausbreitung und ist heute in vielen Ländern der Welt verbreitet. Zu ihr gehören derzeit mehr als 23.000 Schwestern, womit sie zugleich der größte Frauenorden der katholischen Kirche ist. Als erste „Barmherzige Schwester" gilt Marguerite Naseau.
Geboren am 6. Juli 1594 in Suresne (in der Nähe von Paris / Frankreich) galt Marguerite, das älteste von neun Kindern, als kluges Mädchen, das sich beim Kühehüten selbst das ABC lehrte. Nachdem sie „Wanderlehrerin" geworden war, wurde sie bei einer Volksmission bei Villepreux 1617 mit Vinzenz von Paul bekannt, an den sie sich mit folgenden Worten gewandt haben soll: „Gnädiger Herr, ich habe gehört, daß sie ein paar kräftige Arme gebrauchen können. [...] Ich bin nicht besonders gebildet, aber ich fürchte mich nicht vor der Arbeit. [...] Wenn Sie möchten, bin ich bereit, den Armen zu helfen."
Marguerite, die mit Freude und Dankbarkeit als Helferin der Armen angenommen wurde, widmete sich fortan in Paris mit großer Hingabe den undankbarsten und schwierigsten Aufgaben, der Pflege der Schwerkranken. Über ihren Schützling hält Vinzenz von Paul fest: „Marguerite Naseau, aus Suresne, ist die erste Schwester, die das Glück hatte, den anderen den Weg zu zeigen, sowohl die jungen Mädchen zu unterrichten wie den armen Kranken beizustehen, obwohl sie gewissermaßen keinen anderen Lehrmeister und keine andere Lehrmeisterin hatte als Gott. Sie war eine arme Kuhhirtin ohne jeden Unterricht. [...] Sobald sie erfahren hatte, daß es in Paris ein Liebeswerk für die armen Kranken gäbe, ging sie dorthin von dem Wunsch getrieben dort beschäftigt zu sein [...]; und Gott wollte es so, daß sie die erste Barmherzige Schwester und Dienerin der armen Kranken in Paris wurde. Sie zog andere Mädchen dahin, denen sie geholfen hatte. [...] Jeder liebte sie, weil es nichts in ihr gab, was nicht liebenswert gewesen wäre. Ihre Nächstenliebe war so groß, daß sie sich den Tod holte, daß sie bei einem armen pestkranken Mädchen schlief."

Marguerite (Margarete) Naseau starb am 24. Februar 1633 im Alter von 39 Jahren in Paris. Kurz zuvor hatte sie in einer kalten Nacht ein obdachloses Mädchen bei sich aufgenommen, das, wie sich herausstellte, pestkrank war.

Quellen und Literatur:

Charpy, Elisabeth [Hrsg.]: La Compagnie des Filles de la Charité aux origines. Dokuments. Compagnie des Filles de la Charité. [Paris] 1989.
Editions du Signe (Hrsg.): Loderndes Feuer – Vinzenz von Paul. (Deutsche Bearbeitung: Sr. Alfonsa Richartz). Strasbourg 1995.
Kofler, Reinhard: Lazaristen und Barmherzige Schwestern – Ihre kirchenrechtlichen Beziehungen zueinander. Ausgewählte Aspekte. Diplomarbeit zur Erlangung des Akademischen Grades „Magister der Theologie" an der Katholisch-Theologischen Fakultät der Karl-Franzens-Universität Graz. Graz 1999, Seite 12-14 (Veröffentlicht unter: www.lazaristen.at/vinziwiki/index.php/Kirchenrechtliche_Beziehung_zwischen_Lazaristen_und_Barmherzigen) [12. Juni 2007].
Schmidthüls, Karlheinz (Hrsg.): Des heiligen Vinzenz von Paul Gespräche über das Leben und die Tugenden der ersten Barmherzigen Schwestern. Herausgegeben und übertragen von Karlheinz Schmidthüls. Herder. Freiburg im Breisgau 1941 (2. Auflage 1947), Seite 14-17.
Tüchle, Hermann: Die Barmherzigen Schwestern von Untermarchtal. Zur 125-jährigen Tätigkeit der Vinzentinerinnen im Bistum Rottenburg-Stuttgart. Herausgegeben von der Kongregation der Barmherzigen Schwestern in Untermarchtal. Schwabenverlag. Ostfildern 1983.
www.barmherzige-schwestern.at/orden/luise.html [14. Juni 2007].
www.canisius.at/pages/veranstaltungen/veranstalter.php [12. Juni 2007].
www.dioezese-innsbruck.at/index.php [12. Juli 2007].
www.dioezese-linz.or.at/kirchenzeitung/asp/view.asp [12. Juni 2007].
www.editionschwarze.de/Der_heilige_Vinzenz/der_heilige_vinzenz.html [12. Juni 2007].
www.johnfreund.net/Naseau.html [14. Juni 2007].
www.vinzentinnerinnen.de/marguerite_naseau.html [14. Juni 2007].
Bildquelle: Tüchle, Hermann: Die Barmherzigen Schwestern von Untermarchtal. Schwabenverlag. Ostfildern 1983, Seite 15.

Hubert Kolling

NIERHAUS, Emmi

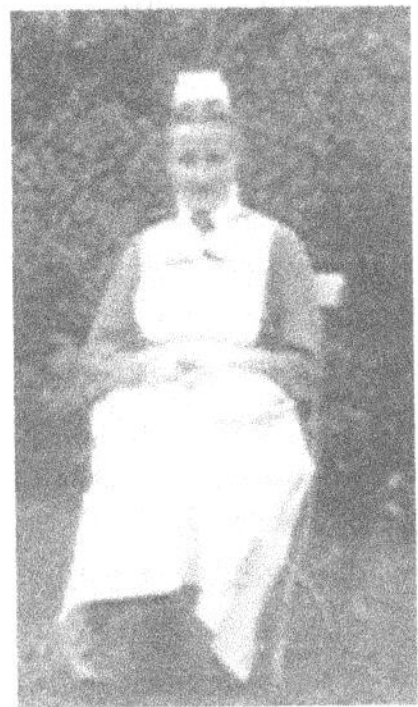

Im Nationalsozialismus (1933-1945) hofften viele Krankenschwestern und Pfleger, wie die Angehörigen anderer Berufsgruppen auch, vom neuen Staat persönlich profitieren zu können. So be-gründete zum Beispiel die Krankenschwester Emmi Donner in dem Propaganda-Film „Helfen und Vernichten" ihre Entscheidung, NS-Schwester zu werden, damit, dass sie dort „etwas werden konnte".
Dabei wurde nicht selten die berufliche Ethik des Helfens verletzt und sich der nationalsozialistischen Menschenverachtung unkritisch angepasst. So beantragte Pflegepersonal rassistisch motivierte Zwangssterilisationen, assistierte bei den Operationen zur Sterilisation oder tötete Patienten und Häftlinge in Heil- und Pflegeanstalten oder Konzentrationslagern beziehungsweise schuf die Voraussetzungen dafür. Diese (Mit-) Täterschaft stabilisierte das NS-Unrechtssystem und war eine konstitutive Bedingung für die Durchführung der Politik von „Auslese und Ausmerze". In die nationalsozialistische Rassepolitik war auch die Krankenschwester Emmi Nierhaus vom Evangelischen Diakonieverein Berlin-Zehlendorf verstrickt.
Völlig unbefangen vermerkte 1937 Oberin Hanna Erckel (1900-1972) ➔① in ihrer im Auftrag der Schwesternschaft des Evangelischen Diakonievereins herausgegebenen Broschüre „Aus dem Leben der Diakonieschwester": „Im Institut für Erbbiologie [und Rassenhygiene] in Frankfurt am Main, im Hirnforschungsinstitut Buch und mancher ähnlichen Arbeit stehen Diakonieschwestern in der Pflege, Beobachtung und als Helferin bei wissenschaftlicher Arbeit" (S. 43).
Emmi Nierhaus wurde am 10. November 1908 in Essen geboren. Über ihre Kindheit und Jugend ist nichts bekannt. Von Oktober 1927 bis September 1928 war sie Haushaltsschülerin in der Nordheimstiftung Cuxhaven-Sahlenburg, bevor sie von März 1929 bis März 1931 im Städtischen Krankenhaus Bielefeld Krankenschwester lernte. Nachdem sie vier Monate in derselben Einrichtung aushilfsweise beschäftigt war, trat sie in den Evangelischen Diakonieverein Berlin-Zehlendorf ein und machte seit November 1931 eine einjährige Ausbildung zur Säuglingsschwester in der Säuglings-Heil- und Pflegeanstalt in der Karl-Schrader-Straße in Berlin-Zehlendorf. Von Januar 1933 bis September 1936 arbeitete sie im Krankenhaus Stargard (Pommern), danach bis zum September 1937 im Bürgerhospital Frankfurt am Main. Von Oktober 1937 bis September 1939 war sie Leitende Schwester am Institut für Erbbiologie und Rassenhygiene der Johann Wolfgang Goethe- Universität in Frankfurt am Main. Als Direktor des zum 1. April 1935 neugegründeten Instituts war Professor Otmar Freiherr von Verschuer (1896-1969) berufen worden, der sich insbesondere der Zwillingsforschung und Erbpathologie widmete. Eine Bettenstation ermöglichte die stationäre Aufnahme der Forschungsobjekte. Deren Leitung hatte Emmi Nierhaus vom Evangelischen Diakonie-Verband, die den Rassenbiologen Verschuer auch bei dessen Reisen zur erbbiologischen Erfassung der Bevölkerung in der oberhessischen Schwalm begleitete. 1938 meldete dieser: „Die Untersuchung der lebenden Bevölkerung in den Schwalmdörfern ist zum Abschluß gebracht. Die Kirchenbücherauszüge sind zu Sippentafeln zusammengestellt. Die Identifizierung der Krankheitskartei ist durchgeführt." Erfasst worden waren dabei folgende Personengruppen: Paare mit Gelenkrheumatismus, angeborene und erworbene Herzfehler, Staublunge, pernizöse Anämie (Blutarmut), Leukämie, Magenulkus, allergische Krankheiten, Blutersippen, Zuckerkranke, Bechterewsche Krankheit, Asthmatiker, Kleinwuchs. Erschreckend dabei war, dass nahezu alle Behinderungen, selbst Krankheiten wie Staublunge oder Berufsunfälle, als erbbedingt qualifiziert wurden. Hierzu Verschuer – den eine tiefe Freundschaft mit Eugen Fischer (1874-1967), dem „Bahnbrecher" für die wissenschaftliche

Unterbauung der Erb- und Rassenpflege des nationalsozialistischen Staates und seit 1942 ordentliches Mitglied des wissenschaftlichen Senats des Heeres-Sanitätswesens, verband – im Jahre 1938 auf dem VIII. Internationalen Kongress für Unfallmedizin und Berufskrankheiten in Frankfurt am Main: „Die Annahme einer Hervorrufung lediglich durch eine äußere Einwirkung (Unfall oder Berufsschädigung) kann nur bei den selteneren Erkrankungen infrage kommen. [...] Sonst werden Unfall und Berufsschädigung ursächlich gegebenenfalls nur die Rolle einer Mitursache spielen, die ein Erbleiden hervorruft. [...] In Deutschland sind die Ergebnisse der erbbiologischen Forschung bereits in die Maßnahmen der Volksgesundheitspflege eingebaut worden. Die Prophylaxe der Erbkrankheiten durch Sterilisierung, Eheverbot und Eheberatung ist in besonderen Gesetzen geregelt."

In diesem Zusammenhang sei daran erinnert, dass die Untersuchungen zu Erbfragen als Begründung für die sofort nach der faschistischen Machtübernahme einsetzenden restriktiven Maßnahmen hinsichtlich der Lebensrealisierung chronisch Kranker missbraucht wurden. Denn nach dem „Gesetz zur Verhütung erbkranken Nachwuchses" vom 14. Juni 1933 mussten mit einer erblichen Krankheit behaftete Personen zur Sterilisierung gemeldet werden. Das „Gesetz zum Schutze der Erbgesundheit des deutschen Volkes" vom 18. Oktober 1935 sprach darüber hinaus ein Eheverbot für schwer chronisch Kranke aus.

Als 1939 das erwähnte Institut für Erbbiologie und Rassenhygiene in Frankfurt am Main vorübergehend geschlossen wurde, arbeite Emmi Nierhaus für kurze Zeit in Potsdam und im Reserve-Lazarett Berlin-Charlottenburg, bevor sie im Januar 1940 „gern [...] dem erneuten Ruf zur Mitarbeit am Erbbiologischen Institut" in Frankfurt folgte. Von dort aus wechselte sie im Oktober 1942 als Leitende Schwester ans Kaiser-Wilhelm-Institut (KWI) für Anthropologie in Berlin-Dahlem, wo sie als „rechte Hand" ihres früheren Chefs – Professor Otmar Freiherr von Verschuer – nicht nur die Institutsverwaltung übernahm, sondern auch die erbbiologische Untersuchungsstelle bis Februar 1945 pflegerisch betreute.

Am 13. des Monats ließ Verschuer das Inventar seines Instituts auf seinen Familiensitz Solm bei Bebra bringen; für Emmi Nierhaus ließ er ein Arbeitsraum im dortigen Gemeindesaal des Pfarrhauses einrichten.

Auch nach dem Krieg arbeitete Emmi Nierhaus als Assistentin Verschuers weiter, von Juni 1947 bis Juni 1948 offiziell im Hilfswerk der Evangelischen Kirche in Deutschland, Hauptbüro für Nassau-Hessen. Nach einer längeren, krankheitsbedingten Pause fand sie im Dezember 1951 eine Anstellung im Städtischen Krankenhaus Oldenburg. Im Mai 1952 ging sie dann als Leitende Schwester wieder zu Verschuer ans Institut für Humangenetik der Universität Münster, wo sie bis zu ihrem Tod am 13. September 1968 blieb. Ihr dortiges Aufgabengebiet geht aus einem Schreiben Verschuers aus dem Jahre 1952 an die damalige Oberin des Evangelischen Diakonievereins Berlin-Zehlendorf, Emy Sprenger (1906-1973) ➔⑤, vom 26. Februar 1952 hervor: „Ich würde gerne Schwester Emmi wiederum denselben Pflichtenkreis zuweisen, den sie bei mir früher in Frankfurt und danach in Berlin in so vorzüglicher Weise versehen hat: es ist mir sehr daran gelegen, daß diejenigen Menschen, die zur wissenschaftlichen Untersuchung (z.B. Zwillinge), zur Begutachtung (z.B. Vaterschaftsgutachten) oder zur eigenen Beratung und Untersuchung (z.B. Eheberatung) zu uns kommen, schwesterlich betreut werden. Die schwesterliche Hilfe bei diesen laufenden Untersuchungen des Instituts würde somit an erster Stelle stehen. Hinzu käme die wirtschaftliche Leitung und Verwaltung des Institutes mit vielen damit zusammenhängenden Einzelaufgaben, in welchen Schwester Emmi sich in ganz besonderer Weise früher bewährt hat." In einem in der Zeitschrift „Die Diakonieschwester" (64. Jg., Nr. 10, Seite 205) erschienenen Nachruf heißt es, Professor Verschuer habe, als er in den Ruhestand ging, „seiner Mitarbeiterin in besonders herzlicher Weise seine dankbare Anerkennung ausgesprochen." Ihre letzte Ruhestätte fand die im Alter von 59 Jahren verstorbene Emmi Nierhaus auf dem Nordfriedhof in Essen-Altenessen neben dem Grab ihrer Mutter.

Anhand von sehr umfangreichen und detaillierten Materials hat unlängst Hans-Walter Schmuhl in seinem Buch „Grenzüberschreitungen. Das Kaiser-Wilhelm-Institut für Anthropologie, menschliche Erblehre und Eugenik 1927-1945 (Geschichte der Kaiser-Wilhelm-Gesellschaft im Nationalsozialismus, Band 9)" auf die Verzahnung der Institution mit dem NS-Staat einschließlich diverser Verbindungen des KWI zu Verantwortlichen der „Euthanasie"-Aktionen und Vernichtungslager aufmerksam gemacht. Die verantwortlichen Wissenschaftler stellten nicht nur bereitwillig ihre Forschung in den Dienst der nationalsozialistischen Politik, sondern nutzen darüber hinaus auch die Verbrechen für ihre Zwecke. So ist belegt, dass Kinder in Konzentrationslagern bewusst getötet wurden, um ihre Organe der erbbiologischen Forschung des KWI zuzuführen. Somit überschritt das „rein theoretische Institut zur Erforschung der Natur des Menschen", wie es sich bei der Gründung darstellte, nicht nur die Grenzen zwischen den Wissenschaften beziehungsweise zwischen „wertfreier" Wissenschaft und politisch-ideologischer Betätigung, sondern auch massiv ethische Grenzen. Gegen den Vorwurf, Emmi Nierhaus – scheinbar die einzige Schwester des Evangelischen Diakonievereins Berlin-Zehlendorf, die während der NS-Zeit im KWI beschäftigt war – sei „Mittäterin" der genannten Verbrechen gewesen, hat sich jüngst Hildegard Rüsen, Archivschwester der Schwesternschaft des Evangelischen Diakonievereins, verwehrt. Nach einer von ihr in der Zeitschrift „Die Diakonieschwester" (101. Jg., 2006, Heft 1, Seite 19) veröffentlichten Rezension des Buches von Hans-Walter Schmuhl war Emmi Nierhaus lediglich „möglicherweise ‚Mitwisserin'".

Quellen und Literatur:

Erckel, Hanna: Aus dem Leben der Diakonieschwester. Ein Bilderbuch für alle, die am Schwesternleben teilnehmen. Herausgegeben im Auftrag der Schwesternschaft des Ev. Diakonievereins. Berlin-Zehlendorf 1937, Seite 43.

Evangelischer Diakonieverein Berlin-Zehlendorf e.V.: Schriftliche Mitteilung an den Verfasser vom 25. September 2003.

Gaida, Ulrike: Zwischen Pflegen und Töten. Krankenschwestern im Nationalsozialismus. Einführung und Quellen für Unterricht und Selbststudium. Mabuse. Frankfurt am Main 2006.

Klee, Ernst: Auschwitz, die NS-Medizin und ihre Opfer. Überarbeitete Neuausgabe. S. Fischer. Frankfurt am Main 2001, Seite 452.

Koch, Gerhard: Humangenetik und Neuro-Psychiatrie in meiner Zeit (1932-1978). Jahre der Entscheidung. Palm & Enke. Erlangen, Jena 1993, Seite 83.

[Nachruf] Emmi Nierhaus. In: Die Diakonieschwester. Neue Folge der Blätter aus dem Evangelischen Diakonieverein und dem Zehlendorfer Verband für evangelische Diakonie, 64. Jg., Nr. 10, Oktober 1968, Seite 205.

Rüsen, Hildegard: [Rezension des Buches] Hans-Walter Schmuhl, Grenzüberschreitungen. Das Kaiser-Wilhelm-Institut für Anthropologie, menschliche Erblehre und Eugenik 1927-1945 (Geschichte der Kaiser-Wilhelm-Gesellschaft im Nationalsozialismus, Band 9). Wallstein. Göttingen 2005. In: Die Diakonieschwester, 101. Jg., 2006, Heft 1, Seite 19.

Schmuhl, Hans-Walter: Grenzüberschreitungen. Das Kaiser-Wilhelm-Institut für Anthropologie, menschliche Erblehre und Eugenik 1927-1945 (Geschichte der Kaiser-Wilhelm-Gesellschaft im Nationalsozialismus, Band 9). Wallstein. Göttingen 2005, Seite 372-373.

Statistik des Evangelischen Diakonievereins Stand am 11. April 1934. In: Blätter aus dem Evangelischen Diakonieverein unter Schriftleitung des Vereinsdirektors Pastor Gottlob Großmann, 38. Jahrgang, Verlag des Evangelischen Diakonievereins e.V. Berlin-Zehlendorf, 1934, Seite 114-126, hier Seite 123.

Bildquelle: Evangelischer Diakonieverein Berlin-Zehlendorf e.V.

Hubert Kolling

NIKOLAJEWNA, Olga

In der Liste der deutschen Orden, Ehrenzeichen und Abzeichen findet sich auch der sogenannte Olga-Orden aus Württemberg, der am 27. Juni 1871 von König Karl von Württemberg (1823-1891) zur „Belohnung freiwillig helfender Liebe in Krieg und Frieden" gestiftet wurde. Er hat nur eine Klasse und kann an „Männer, Frauen und Jungfrauen" verliehen werden. Das Ordenszeichen ist ein mattsilbernes Kreuz mit in Kleeblattform auslaufenden Armen und aufgelegtem rotem Kreuz. Auf dem Avers des

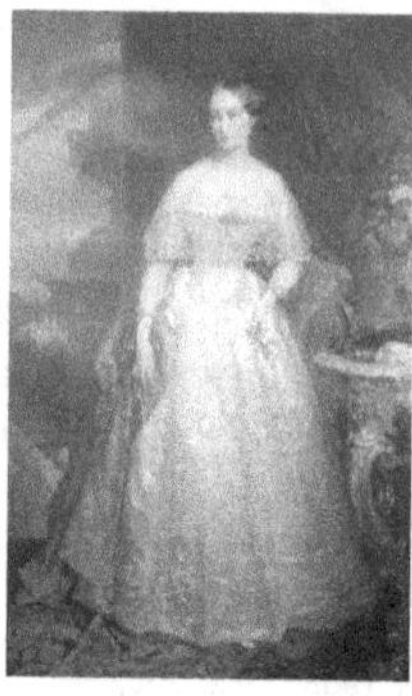

Mittelschildes stehen verschlungen die Anfangsbuchstaben der Namen des Königs und der Königin: „K.O." (Karl Olga), auf dem Revers „1870-71". Das Band ist schwarz moiriert und kaminrot eingefasst. Benannt ist der Orden, der auch in der sogenannten Kriegskrankenpflege eine Rolle spielte, nach Olga Nikolajewna.

Großfürstin Olga Nikolajewna, die Tochter von Zar Nikolaus I. von Russland (1796-1855) und Alexandra Feodorowna, geborene Prinzessin Charlotte von Preußen, erblickte am 11. September 1822 in Peterhof (Russland) das Licht der Welt. Sie wuchs am St. Petersburger Hof ihres 1825 zur Regierung gekommenen Vaters gemeinsam mit ihren zwei Schwestern und ihren vier Brüdern, darunter der spätere Zar Alexander II., auf. Unterricht erhielt sie von Hauslehrern, wobei ein Schwerpunkt auf den Fremdsprachen lag.

Während eines Aufenthalts in Palermo 1846, wo ihre kränkelnde Mutter Erholung suchte, verlobte sich die inzwischen 23-jährige Großfürstin mit dem Sohn von König Wilhelm I. (1781-1864), dem württembergischen Thronfolger und späteren König Karl I., einem Großneffen ihrer Großmutter Zarin Maria Feodorowna (1759-1828). Nach der Hochzeit in St. Petersburg, die nach griechisch-orthodoxem, anschließend im Ritus der württembergischen evangelischen Landeskirche gefeiert wurde, zog das Paar am 23. September 1846 unter begeisterter Anteilnahme der Bevölkerung in Stuttgart ein. Olga von Württemberg, nicht zu verwechseln mit Olga Konstantinowa von Griechenland (1851-1926) ➔③ blieb bei ihrem orthodoxen Glauben und feierte den Gottesdienst in einer Kapelle im Neuen Schloss sowie in der für die Angehörigen der russischen Gesandtschaft gebauten Kapelle.

Die ersten Jahre nutzte das Paar intensiv zu Reisen durch ganz Europa. Im Laufe der Zeit wurde die Kinderlosigkeit des Kronprinzen- und seit 1864 Königspaares zu einem ernsten Problem für die Ehe. „Kuren sollten helfen, die Quellen von Bad Liebenzell. Aber nichts tat sich, und die Hoffnung schwand von Jahr zu Jahr." Im Jahre 1870 adoptierte das Königspaar Olgas Nichte Wera Konstantinowna (1854-1912), eine Nichte der Königin. Dies war ein ungewöhnlicher Akt für ein Herrscherpaar, denn das württembergische Staats- und Hausrecht wurde durch die Adoption nicht berührt, lediglich das umfangreiche persönliche finanzielle Erbe Olgas fiel Wera Konstantinowna zu.

Bereits seit ihrer Ankunft im Königreich Württemberg engagierte sich Olga auf sozialem Gebiet. So übernahm sie 1847 das Protektorat über die Blindenschule und die Kinderheilanstalt in Stutgart. 1856 gründete sie die „Stiftung Nikolauspflege", benannt nach ihrem Vater, Zar Nikolaus I., die sich der beruflichen Ausbildung von Kriegsblinden annahm. Seit 1864 Königin, unterstützte sie die Gründung sozialer Einrichtungen, die teilweise heute noch in Stuttgart Bestand haben: das „Olga-Kinderspital", das „Olga-Krankenhaus" und das „Karl-Olga-Krankenhaus". Desweiteren bestätigte sie bestehende soziale Einrichtungen, weitete die Krankenpflege und die Betreuung behinderter Menschen aus. So richtete unter ihrem maßgeblichen Einfluss die Zentralleitung des Wohltätigkeitsvereins von Württemberg zusammen mit dem Württembergischen Sanitätsverein 1872 im Städtischen krankenhaus Heilbronn eine Krankenpflegeschule ein, aus der die nach der Königin benannte evangelische Olgaschwesternschaft hervorging. Die sogenannten Olgaschwestern übernahmen die Krankenpflege in Krankenhäusern, in Gemeinden und im Kriege.

Ein besonderes Anliegen war der Königin, die als intelligent, selbstsicher und sehr gut aussehend beschrieben wird, auch die Erziehung und (Aus-) Bildung der weiblichen Jugend. So übernahm sie beispielsweise 1883 das Protektorat über die „Frauenarbeitsschule des Schwäbischen Frauenvereins". Während und nach dem Preußisch-Österreichischen Krieg 1866, an dem Württemberg an der Seite

Österreichs teilnehmen musste, sorgte sie sich um die Kriegsverwundeten, für deren Versorgung sie eine eigene Organisation schuf. Als König Karl 1870 eine Auszeichnung für soziales Engagement in Kriegs- und Friedenszeiten stiftete, gab er ihr den Namen „Olga-Orden". Ausgezeichnet damit wurden etwa Wilhelmine Canz (1815-1901), die Schöpferin der evangelischen Kleinkinderpflege, ebenso wie Mathilde Weber (1829-1901) ➔⑤ für ihr Engagement in der Kriegskrankenpflege, über das sie in ihrem 1888 vorgelegten Buch „Lazarettbilder. Aus dem Tagebuch der Vorsteherin eines Sanitätsvereins im Kriegsjahr 1870/71" (3. Auflage 1914) berichtete.

Die letzten Lebensjahre der Königin waren geprägt durch einen Skandal und schwere Krankheit. 1888 sorgte die homophile Neigung ihres Ehemannes für Fourore, König Karl hatte seinen amerikanischen Freund zum Kammerherrn ernannt, ja sogar in den Adelsstand erhoben. Ende November trennte sich der König aufgrund öffentlicher Kritik in Nizza von seinem Freund. Nach langer schwerer Krankheit starb die Königin am 30. Oktober 1892 auf Schloss Friedrichshafen am Bodensee. Ihre letzte Ruhestätte fand sie neben ihrem Gemahl in der Gruft der Schlosskirche im Alten Schloss von Stuttgart. Bis heute erinnern in Städten und Gemeinden des ehemaligen Königreichs Württemberg unter anderem Krankenhäuser, Straßen, Erziehungs- und Bildungseinrichtungen an Olga Nikolajewna von Russland, Königin von Württemberg.

Quellen und Literatur:

Berger, Manfred: Olga Nikolajewna. In: Biographisch-Bibliographisches Kirchenlexikon, Band XXIV. Begründet und herausgegeben von Friedrich Wilhelm Bautz. Fortgeführt von Traugott Bautz. Traugott Bautz. Herzberg 2005, Spalte 1140-1144.

Gaertringen, Friedrich Freiherr Hiller von: Olga Nikolajewna. In: Sönke, Lorenz / Mertens, Dieter / Press, Volker (Hrsg.): Das Haus Württemberg. Ein biographisches Lexikon. Kohlhammer. Stuttgart, Berlin, Köln 1997, Seite 323-325.

Hackländer, Friedrich W.: Das Caroussel welches am 27. Oktober 1846 aus Veranlassung der Vermählung des Kronprinzen Karl von Württemberg mit der Großfürstin Olga Nikolajewna in Stuttgart abgehalten wurde. Autenrieth. Stuttgart 1846.

Hähner-Rombach, Sylvelyn: „Erhöhte Bildung des weiblichen Geschlechts". Die Geschichte des Schwäbischen Frauenvereins. Silberburg-Verlag. Tübingen 1998.

Merkle, I.: Segensreiche Wirksamkeit durch vier Generationen. Vier Lebensbilder in Vorträgen: Dorothea, Herzogin von Württemberg, 1736-1798. Maria Fedorowna, Kaiserin von Russland, 1759-1828. Katharina Pawlowne, Königin von Württemberg, 1788-1819. Olga Nikolajewna, Königin von Württemberg, 1822-1892. Stuttgart 1893.

Mescerskij, Vladimir P.: Olga Nikolajewna´s Tagebuch. Erlebnisse einer Dame der hohen Russischen Aristokratie. Deutsche Ausgabe von F. Leoni [das ist Francisca Lortsch]. Verlag von A. Deubner. Berlin 1886.

Meyers Konversationslexikon, Band 12. Verlag des Bibliographischen Instituts. Leipzig 1888, Seite 373.

Podewils, Sophie Dorothee (Hrsg.): Traum der Jugend goldener Stern. Aus den Aufzeichnungen der Königin Olga von Württemberg. Neske. Pfullingen 1955.

Sachs-Collignon, Jetta: Königin Olga von Württemberg. Historischer Roman. Stieglitz-Verlag. Mühlacker 1991

Sachs-Collignon, Jetta: Königin Olga von Württemberg. In: Noelle-Neumann, Elisabeth (Hrsg.): Baden-Württembergische Portraits. Deutsche Verlagsanstalt. Stuttgart 1999, Seite 128 ff.

Sönke, Lorenz / Mertens, Dieter / Press, Volker (Hrsg.): Das Haus Württemberg. Ein biographisches Lexikon. Kohlhammer. Stuttgart, Berlin, Köln 1997

Thomsen, Sabine: Die württembergischen Königinnen. Charlotte Mathilde, Katharina, Pauline, Olga, Charlotte – ihr Leben und Wirken. Silberburg. Tübingen 2007, Seite 176-237.

Waitzmann, Carl: Hochzeitsgedanken eines schwäbischen Landsmannes bei der feierlichen Rückkehr des Kronprinzen Carl Friedrich Alexander von Württemberg mit Olga Nikolajewna von Russland. Stuttgart 1846.

www.de.wikipedia.org/wiki/Olga_Nikolajewna_Romanowa [11.12.2006].

www.nikolauspflege.de [11.12.2006].

Bildquelle: Sönke, Lorenz / Mertens, Dieter / Press, Volker (Hrsg.): Das Haus Württemberg. Kohlhammer. Stuttgart, Berlin, Köln 1997, Seite 324.

Hubert Kolling

NISCH, Franziska

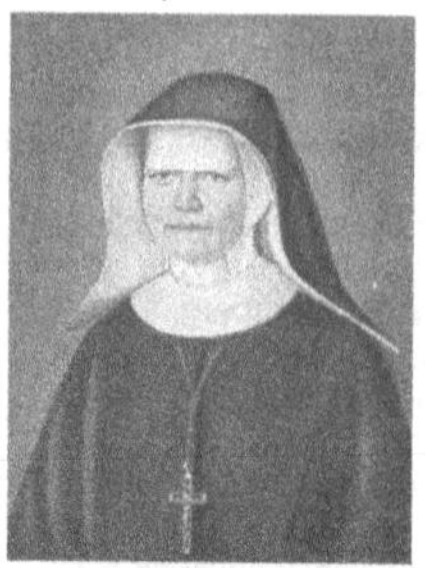

Franziska Nisch wurde am 18. September 1882 in Mittelbiberach-Oberdorf, einem kleinen Dorf im schwäbischen Oberland, „unehelich" geboren. Hier wurde sie auf den Namen ihrer Mutter Klothilde Dettenrider in das Geburtsregister eingetragen und auf den Namen ihrer Großmutter getauft. Zunächst wuchs Franziska im Haus der Großeltern auf. Ein Jahr nach der Geburt von Franziska heiratete ihre Mutter den Rossknecht und Tagelöhner Ulrich Nisch aus Unterstadion, der die Vaterschaft von Franziska anerkannte und ihr seinen Namen gab. Mit sechs Jahren kam Franziska zu ihren Eltern nach Unterstadion, um hier die Volksschule zu besuchen. Ihre Leistungen in der Schule waren nicht über dem Durchschnitt, aber auch nicht schlecht. Von ihren zwölf Geschwistern, mit denen sie nun zusammenlebte, erreichten nur fünf ein höheres Alter.

Nach der Schulzeit arbeitete Franziska als Dienstmädchen in verschiedenen Stellungen, zuletzt – seit 1901 – in Rorschach in der Schweiz. Dort erkrankte sie 1904 schwer. Sie bekam „Gesichtsrose" in solch starkem Maße, dass die Ärzte um ihr Leben bangten. Im Spital wurde Franziska von sogenannten Kreuzschwestern aus dem Mutterhaus Ingenbohl gepflegt. Hierbei hatte sie Gelegenheit, barmherzige Schwestern aus der Nähe kennen zu lernen, ihr opfervolles Dienen bei den Kranken zu beobachten und ihren Geist der völligen Hingabe an Gott zu studieren. Während ihrer langen und schweren Krankheit reifte in ihr der Entschluss, ebenfalls ins Kloster zu gehen.

Sie besprach sich mit ihrem Beichtvater, der sie in ihrem Vorhaben, Kreuzschwester zu werden, bestärkte. Er riet ihr jedoch, nicht im Mutterhaus in Ingenbohl einzutreten, sondern sich der badischen Provinz der Kreuzschwestern anzuschließen, deren Provinzhaus erst wenige Jahre zuvor in Hegne am Bodensee, an der Straße von Radolfzell nach Konstanz, gegründet worden war. Katechet Helg selbst vermittelte bei der damaligen Provinzoberin, Schwester Konrada Bilger, Franziskas Aufnahme, die ihr trotz ihrer Armut gerne und sofort gewährt wurde.

Die Kongregation, der Franziska Nisch sich am 17. Oktober 1904 anschloss, war im Jahre 1856 von dem Schweizer Kapuziner Pater Anton Crispin Florintöni (1808-1865) ➔② und Katharina Scherer (1825-1888) ➔② gegründet worden. Am 5. Mai 1905 wurde Franziska nach Zell-Weierbach bei Offenburg geschickt, da die dortige Oberin der Privatpflege, Schwester Eleutheria, herzkrank war und dringend Unterstützung brauchte. Hierbei zeigte sie in der Krankenpflege besonderes Geschick. Der Überlieferung nach verstand sie es besonders gut, die Kranken zufrieden zu stellen und ihre eigene innere Haltung auf diese zu übertragen: „Alles dem Heiland zu lieb!" Als sie ins Provinzhaus zurückgerufen wurde, konnten es die Kranken angeblich kaum fassen, dass die gute Kandidatin nicht mehr zu ihnen kam. Ihre Nachfolgerin, Schwester Siena, soll einmal gesagt haben: „Ich möchte nur wissen, was die Kandidatin Franziska den Kranken Besonderes getan hat. Ich meine, ich mache es auch recht. Aber immer sprechen sie mit Begeisterung von der Kandidatin Franziska und sind voll des Lobes über sie. Ja, die Franziska, das gibt mal eine gute, gute Schwester."

Am 24. April 1906 wurde Franziska eingekleidet und erhielt – nach ihrem Vater Ulrich – den Namen Ulrika. Ein Jahr später, am 24. April 1907 legte sie dann die Ordensgelübde (Profess) ab. Anschließend arbeitete sie im Spital in Bühl in der Küche. Im Herbst 1908 wurde sie als „zweite Küchenschwester" nach Baden-Baden in das St. Vinzentiushaus versetzt. Auch hier tat sie ihren Dienst nach dem Programm der Kreuzschwestern: „Ganz dem Gekreuzigten und darum ganz dem Nächsten, der Liebe Christi Stellvertreterin".

An Tuberkulose schwer erkrankt musste sie am 15. Juli 1912 ins Schwestern-Krankenhaus nach Hegne zurückkehren. Auch als Patientin soll sie sich „vorbildlich und Tugendhaft" verhalten haben: „Es drängte sie, ihre schwindenden Kräfte aus Liebe im Dienst für die Kranken Mitschwestern zu verzehren. Eine Schwester litt an Kehlkopfschwindsucht, hatte große Atemnot und war ziemlich schwermütig. Sie mußte sich wegen ihrer Krankheit immer allein aufhalten, da sie nicht sprechen durfte und einen sehr auffallend pfeifenden Atem hatte. Schw[ester] Ulrika ging öfters zu dieser Schwester, um sie zu trösten und ihr Mut zuzusprechen. Wenn sie bemerkte, dass die Mitschwester wieder einen Hustenanfall hatte, ging sie sofort zu ihr, nahm sie liebevoll in die Armee, richtete sie auf und war ihr behilflich, bis der böse Anfall vorüber war. Sie war wie eine gute Mutter zu ihrem Kind."

Erst 31 Jahre alt, starb Schwester Ulrika am 8. Mai 1913 und wurde auf dem Klosterfriedhof in Hegne beerdigt. Zeitgenossen beschrieben sie mit den folgenden Wesenszügen: „Einfachzeit, Gelassenheit, Freude, Güte, Demut, vom Gebet durchdrungenes Arbeiten, Verständnis für die Not anderer, Autorität durch überzeugendes Leben." Am 1. November 1987 wurde sie von Papst Johannes II. selig gesprochen. Seit 1991 ruhen ihre sterblichen Überreste in der Krypta der Klosterkirche in Hegne. Ihr katholischer Gedenktag ist der 8. Mai.

Das Geburtshaus von Franziska Nisch ist seit März 2000 Zufluchtstätte und Heimat junger werdender Mütter. Im „Ulrika-Nisch-Haus", das von der katholischen Kirchengemeinde Mittelbiberach, der Bischöflichen Aktion „Wir helfen weiter" und der Caritas getragen wird, können hilfesuchende Frauen in Schwangerschaftskonflikten unabhängig von Konfession und Nationalität in vier kleinen Appartements mit Kochnische und Bad Aufnahme finden.

Quellen und Literatur:

Bühlmann, Walbert: Er hat auf meine Niedrigkeit geschaut. Der weg von Schwester Ulrika Nisch, Kreuzschwester von Hegne, Mutterhaus Ingenbohl / Schweiz. Beuroner Kunstverlag. Beuron 1987 (2 Auflage 1987, 3. Auflage 1990).

Die Seligsprechung von Schwester Ulrika Nisch. Erzbischöfliches Ordinariat. Freiburg 1988.

Eckardt, Maternus: Im Kreuz ist Heil. Lebensbild der Dienerin Gottes Schwester Ulrika Nisch. Kreuzschwester von Hegne aus der Kongregation der Barmherzigen Schwestern vom heiligen Kreuz Mutterhaus Ingenbohl (Schweiz). Beuroner Kunstverlag. Beuron / Hohenzollern 1952.

Erzbischöfliches Seelsorgeamt, Abteilung Gemeindepastoral, Freiburg (Hrsg.): Schwester Ulrika Nisch. Erzbischöfliches Seelsorgeamt. Freiburg 1987.

Groß, Werner-Egon: Selige Schwester Ulrika Nisch. „Der Mächtige hat Großes an mir getan". Ihre persönlichen Aufzeichnungen aus den Jahren 1910 und 1911. Krusedruck. Philippsburg 1989.

Hemmerle, Klaus: Die leise Stimme. Ulrika Nisch, ihr Weg und ihre Botschaft. Dritte Auflage. Herder. Freiburg im Breisgau 1988.

Henze, Barbara: Ulrika Nisch. In: Lexikon für Theologie und Kirche. Siebter Band. Begründet von Michael Buchberger. Dritte, völlig neu bearbeitete Auflage. Herausgegeben von Walter Kasper mit Konrad Baumgartner [u.a.]. Herder. Freiburg, Basel, Rom, Wien 1998, Spalte 878.

Rothert, Paula: „Ich will eine Liebe, die allen alles ist." Schwester Ulrika Nisch von Hegne; Barmherzige Schwester vom Hl. Kreuz. Beuroner Kunstverlag. Beuron 1987.

Wallhof, Hans: Die Heilige an den Kochtöpfen – Ulrika Nisch. Lahn-Verlag. Limburg 1988.

Wetzel, Jacobe: Neuntägige Andacht zu Ehren der seligen Ulrika von Hegne. Herausgegeben von Theodor Hogg. Beuroner Kunstverlag. Beuron 1988.

www.heiligenlexikon.de/BiographienU/Ulrika_Franziska_Nisch.html.

www.katolsk.no/biografi/unisch.htm.

www.kirchen.de/pressestelle/info/nisch0812.htm.

www.kloster-hegne.de/ulrika-von-hegne.htm.

www.mittelbiberach.de/ulrikanisch.html

www.selige-ulrika.de/Schwester_Ulrika/body_schwester_ulrika.html.

Bildquelle: Eckardt, Maternus: Im Kreuz ist Heil. Beuroner Kunstverlag. Beuron / Hohenzollern 1952, Seite 2.

Hubert Kolling

ODENTAL, Maria

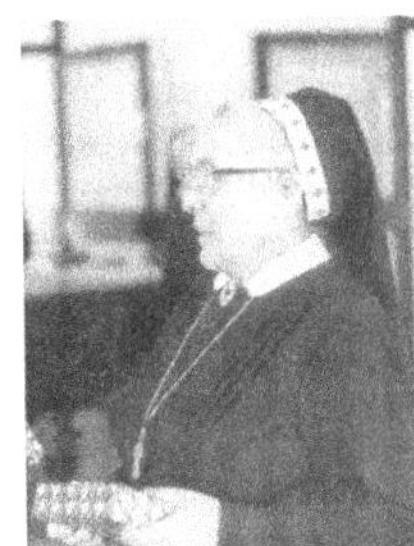

Auf Anregung von Stadtrat Dr. Max Flesch wurde im Jahre 1892 in Frankfurt am Main der erste selbständige Hauspflegeverein gegründet. Ihm folgten alsbald weitere in Berlin, Danzig, Gotha,

Hamburg, Dresden, Mainz, Düsseldorf und Köln. Auf einer Konferenz des im Jahre 1908 gegründeten „Verbandes der Hauspflege“ in Düsseldorf am 10. Juni 1926 waren dann bereits 33 Städte vertreten. Aufgabe der besagten Vereine war laut deren Programm „die Hilfeleistung in den unbemittelten Familien, wenn die Hausfrau durch Wochenbett, Krankheit oder deren Folgen verhindert ist, ihren häuslichen Aufgaben nachzukommen. Es werden für die Hausarbeiten meistens ältere Frauen aus dem Arbeiterstand gegen Bezahlung herangezogen, welche für die Zeit der Not die ganze Sorge für das Hauswesen übernehmen.“ Für die Krankenpflege wurden darüber hinaus in den meisten Fällen „ausgebildete Pflegerinnen“ angestellt.

Im Jahre 1911 entwickelte sich auch in Krefeld – aus der Not der Zeit heraus – durch die Initiative des Kapuziners Pater Markus Müssig (1875-1952) ➔⑤ die Gemeinschaft der Franziskus-Schwestern vom Dritten Orden des heiligen Franziskus [Franz von Assisi (1182-1228) ➔①] (heute: Franziskanische Gemeinschaft; früher auch: Terziaren des hl. Franziskus), die Apostolat und Karitas als ihre Wesensaufgabe betrachten. Vorrangige Aufgabe der Schwestern mit ihrem Mutterhaus in Krefeld (heutiger Name: Franziskusschwestern der Haus- und Krankenpflege) war und ist die Haus- und Familienpflege, der Besuch von Kranken und Einsamen sowie die ambulante Krankenpflege.

Auf Anregung von Ferdinand Busch (1833-1957) ➔④, Pater Guardian des Kapuzinerklosters Spyck, hatte Marks Müssig am 15. Januar 1925 auch die Franziskusschwestern mit dem Mutterhaus Kleve gegründet. Um die Arbeit der Franziskusschwestern abzusichern, war am 15. Oktober 1926 der „Verein für Haus- und Krankenpflege e.V. Kleve“ gegründet worden. In den ersten zehn Jahren nach der Gründung wuchs die Schwesterngemeinschaft schnell. 1936 gab es schon 38 Franziskusschwestern in Kleve, die neben dem Mutterhaus in neun Niederlassungen tätig waren. Die Franziskusschwestern, die sich zunächst „Karitas-Schwestern“ nannten, änderten 1946 ihren Namen in „Franziskusschwestern der Haus- und Krankenpflege“, weil es immer wieder zu Verwechselungen mit den „freien“ Caritasschwestern (vom Deutschen Caritas-Verband, Freiburg) gekommen war.

Zu der ursprünglichen Tätigkeit der ambulanten Haus- und Krankenpflege war alsbald die Aufgabe der Alten- und Kinderpflege in speziell dafür bestimmten Heimen hinzu gekommen. Heute sorgt der Verein dafür, dass alte Menschen annehmbare Lebensmöglichkeiten behalten. In drei Einrichtungen, in Kleve, Kevelaer und Xanten, gibt es insgesamt 234 Heimplätze. Kurzzeitpflege, Tagespflege, betreutes Wohnen und Altenwohnungen sind im Laufe der Jahre hinzu gekommen. Ein Fachseminar für Alten- und Familienpflege in Kleve – seit dem Jahr 2000 heißt es offiziell „Caritas-Fachseminar für Altenpflege des Vereins für Haus- und Krankenpflege in Kleve“ – vervollständigt seit 1967 das Angebot.

Die erste Oberin der „Franziskusschwestern der Haus- und Krankenpflege“ in Kleve war von 1925 bis 1969 Clara Werkmann (1896-1969) ➔⑤; der von 1969 bis 1980 Maria Uebing (1897-1981) ➔④ und von 1980 bis 1992 Maria Odental (1905-1992) ➔⑤ im Amt folgten.

Maria Odental wurde am 10. März 1905 in Remscheid geboren und trat am 7. Mai 1932 als Schwester Reinhilde in die Gemeinschaft der Franziskusschwestern ein. 1935 legte sie in Krefeld ihr Examen als Krankenschwester ab, ehe sie in den schweren Jahren des Nationalsozialismus, des Zweiten Weltkrieges (1939-1945) und des Wiederaufbaus in der Haus- und Familienpflege tätig wurde. Im Jahre 1950 wurde sie Oberin von Haus Gnadenthal (seit 1946 Altenheim) bei Donsbrüggen, 1977 übernahm sie die Leitung des neuen Franziskus-Hauses (Altenheim) in Kleve. Ihr goldenes Ordensjubiläum feierte sie 1982, zehn Jahre später die 60-jährige Zugehörigkeit zu den Franziskusschwestern. Am 1. März 1980 hatte sie die Gemeinschaft zur „Mutter Oberin“ gewählt, ein Amt, das sie bis zu ihrem Tode am 24. September 1992 ausübte. Von 1980 bis 1991 war Maria Odental auch 2. Vorsitzende des Vereins für Haus- und Krankenpflege in Kleve. Ihre Nachfolgerin im Amt wurde am 7. Oktober 1992 Schwester Hedwig, die am 6. März 1929 als Elisabeth Scheithauer in Beuthen geboren worden und am 1. August 1949 in die Gemeinschaft der Franziskusschwestern eingetreten war.

Quellen und Literatur:

Baak, Bernhard: Fünfzig Jahre im Dienste des Nächsten 1923-1973. Franziskanische Caritas in Kleve. Herausgegeben vom Verein für Haus- und Krankenpflege e.V. Kleve. Boss. Kleve 1973.

Bericht über die Verwaltung und den Stand der Gemeindeangelegenheiten der Stadt Cleve für die Zeit vom 1. April 1910 bis zum 31. März 1926. Bösmann. Cleve 1926.

Flesch, Max: Die Hauspflege. Ihre Begründung und Organisation in Hauspflege-Vereinen. Fischer. Jena 1901.

Hauser, Wilhelm / Düttmann, August Bernhard Th.: Die Kranken- und Hauspflege auf dem Lande (Schriften des Deutschen Vereins für Armenpflege und Wohltätigkeit, Band 44). Duncker & Humblot. Leipzig 1899.

Hollander, Eduard von / Samter, Hans / Waldschmidt, Julius: Die Fürsorge für Erhaltung des Haushalts, insbesondere der Hauspflege (Schriften des Deutschen Vereins für Armenpflege und Wohltätigkeit, Band 55). Duncker & Humblot. Leipzig 1901.

Müßig, Markus: Die Hauspflege des Dritten Ordens des heiligen Franziskus (Drittordensbücherei. Sammlung populärer Schriften zur Förderung des Dritten Ordens, Nr.23). Hermann Rauch. Wiesbaden 1927.

Regeln und Konstitutionen der Kongregation der St. Franziskusschwestern. [Selbstverlag]. Bad Kissingen 1930.

Ricking, Ephrem: Die Familienpflege vom Dritten Orden, Mutterhaus Essen. Carl Fr. Fleischer. Werl i. W. 1926 (2. verbesserte Auflage 1928; 3. verbesserte Auflage 1929).

Satzungen der Familienpflege vom Dritten Orden des hl. Franziskus. Sachs. Werl i. W. 1921.

Schneiderwirth, Matthaeus: Der Dritte Orden des heiligen Franziskus. Festschrift zum 700-jährigen Jubiläum seiner Gründung. Herausgegeben im Auftrag des Zentralausschusses des Dritten Ordens. L. Schwann. Düsseldorf 1921.

Schnütgen, Wiltrud: 75 Jahre Klever Franziskusschwestern. Herausgegeben vom Verein für Haus- und Krankenpflege e.V. Kleve. [Selbstverlag]. Kleve 2001.

Schnütgen, Wiltrud: Mutter Clara gründete das Klever Mutterhaus der Franziskusschwestern. In: Lesebuch zur Geschichte der Klever Frauen. Herausgegeben von der Projektgruppe Frauengeschichte der VHS Kleve. Redaktion: Claudia Scholtyssek. [Selbstverlag]. Kleve 2004, Seite 129-131.

Statuten der Karitasschwestern vom Dritten Orden des Hl. Franziskus e.V. Sitz Koblenz – auch „Franziskusschwestern" genannt. Görres. Koblenz 1931.

www.versanet.de~p-christian/orden/frauen.htm.

Bildquelle: Schnütgen, Wiltrud: 75 Jahre Klever Franziskusschwestern. Herausgegeben vom Verein für Haus- und Krankenpflege e.V. Kleve. [Selbstverlag]. Kleve 2001, Seite 38.

Hubert Kolling

OHL, Otto

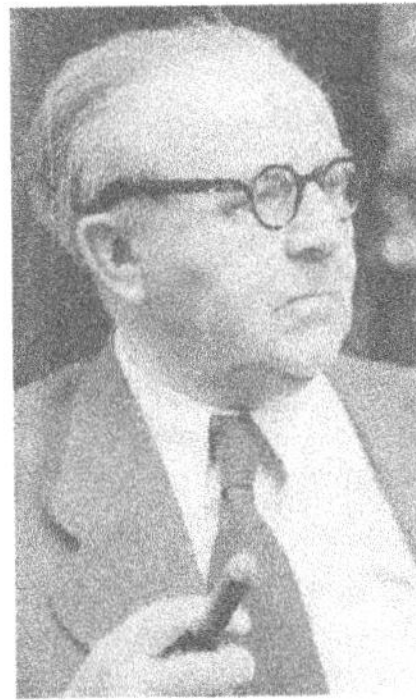

Im Jahre 2001 feierte die Deutsche Vereinigung für den Sozialdienst im Krankenhaus (DVSK) – seit 2003 DVSG (Deutsche Vereinigung für Sozialarbeit im Gesundheitswesen – ihr 75-jähriges Bestehen. Die Geschichte der Sozialen Arbeit im Krankenhaus ist freilich schon über 100 Jahre alt. Bereits um die Jahrhundertwende sind in einzelnen Städten des Deutschen Reiches Aktivitäten erkennbar, die zur Entwicklung und Ausbreitung der Sozialen Krankenhausfürsorge führten. Die ersten Bemühungen für Menschen in Krankenhäusern, neben der Hilfe durch Mediziner und Pflegekräfte, auch Hilfe durch Sozialarbeiter zu leisten, erbrachten seit 1896 die Mitglieder der Berliner „Mädchen- und Frauengruppe für soziale Hilfsarbeit" unter der Leitung von Lina Basch (1851-1920) ➔③, die somit wohl als die erste Krankenhaussozialarbeiterin in Deutschland bezeichnet werden kann. Die Initiative ging häufig von einzelnen Persönlichkeiten aus, wobei hierbei in Deutschland insbesondere Paula Ollendorf (1860-1938) ➔②, Alice Salomon (1872-1948) ➔①, Anna Tüllmann (1875-1958) ➔②, Hedwig Landsberg (1879-1967) ➔② und Hans Carls (1886-1952) ➔③ sowie

Richard Clarke Cabot (1868-1939) ➔⑤ in Amerika zu nennen sind. Bedeutend für die „Soziale Krankenhausfürsorge“ in Deutschland waren aber auch das Wirken von Bertha Pappenheim (1859-1936) ➔②, Paula Ollendorf (1860-1938) ➔②, Hermann Weber (1867-1944) ➔⑤, Alfred Goldscheider (1858-1935) ➔③, Clara Schlossmann (1870-1926) ➔④, Elsa Strauss (1875-1945) ➔④, Kurt von Hugo (1877-1947) ➔⑤, Gertrud Finckh (1887-1956) ➔④, Ilse Güssefeld (1887-1967) ➔⑤, Franz Klose (1887-1978) ➔④, Irmgard Linde (1903-1993) ➔⑤, Margret Mehs (1929-1999) ➔④ und Pastor Otto Ohl.

Hedwig Landsberg und Anna Tüllmann hatten schon frühzeitig versucht, die Sozialarbeiterinnen der „Sozialdienste“ im Krankenhaus innerhalb Deutschlands organisatorisch zusammenzufassen. So gelang es ihnen 1922, gemeinsam mit dem Arzt Bruno Harms, eine Arbeitsgemeinschaft aller „Groß-Berliner Krankenhausfürsorgerinnen“ zu bilden. Vier Jahre später (1926) wurde dann auf der „Gesolei“ (Ausstellung Gesundheit, Soziales, Leibesübungen) in Düsseldorf die „Deutsche Vereinigung für den Fürsorgedienst im Krankenhaus“, die spätere DVSK beziehungsweise heutige DVSG, gegründet. Hierzu war am 25. Oktober 1926 folgender Presseaufruf erschienen: „In Würdigung der großen Bedeutung, die dem Fürsorgedienst im Krankenhaus (Soziale Krankenhausfürsorge) für die Volksgesundheit und Volkswirtschaft zukommt, beabsichtigen die Unterzeichneten die Begründung einer Vereinigung für den Fürsorgedienst im Krankenhaus. Die Vereinigung soll in erster Linie als Studiengesellschaft arbeiten und Erfahrungen aus dem In- und Ausland sammeln, bearbeiten und vermitteln. [...] Wir bitten alle Behörden, Körperschaften und Personen, die sich für den Aufgabenbereich des Fürsorgedienstes im Krankenhaus interessieren, unserer Vereinigung beizutreten.“ Unterzeichnet wurde der Aufruf unter anderem auch Otto Ohl.

Otto Ohl wurde am 28. Juli 1886 in Duisburg geboren, wo sein Vater Gustav Ohl (1846-1911) von 1876 bis 1910 in der Diakonenanstalt als zweiter Pfarrer und Inspektor tätig war. Aufgewachsen mit seinen beiden Geschwistern Adele und Wilhelm in einem Milieu liberalen rheinischen Kulturprotestantismus besuchte er in seiner Vaterstadt das Gymnasium und studierte danach an den Universitäten Tübingen, Berlin und Bonn evangelische Theologie. In Koblenz legte er im April 1908 die Erste Theologische Prüfung ab, um anschließend in dem 1833 in Hamburg von Johann Hinrich Wichern (1808-1881) ➔② gegründeten „Rauhen Haus“ tätig zu werden. Nach Ableistung des Militärdienstes absolvierte er das vorgeschriebene Vikariatsjahr am Domkandidatenstift in Berlin und legte im Mai 1911 die Zweite Theologische Prüfung ab. Im August 1911 wurde er als Hilfsgeistlicher der evangelischen Kirchengemeinde Essen-Rüttenscheid ordiniert. Fünf Jahrzehnte lang – von 1912 bis 1962 – war er dann in Langenberg (Rheinland) Geschäftsführender Direktor des „Rheinischen Provinzialausschusses“, der 1849 gegründet, 1954 in „Landesverband Innere Mission Rheinland“ umbenannt und 1963 mit dem „Hilfswerk“ zum „Diakonischen Werk der Evangelischen Kirche im Rheinland“ vereinigt wurde.

Ein wesentlicher Teil der Arbeit von Otto Ohl lag auf dem Gebiete des Krankenhauswesens. Im Jahre 1946 gründete er zusammen mit Dr. van Aubel und Prälat Dr. Franz Müller die „Krankenhausgesellschaft für die britische Zone“, die Keimzelle der im Jahre 1949 ins Leben gerufenen „Deutschen Krankenhausgesellschaft“ (DKG). Von Anfang an Mitglied des Vorstandes war Ohl von 1956 bis 1960 Präsident (später: Ehrenpräsident) der bis heute bestehenden Vereinigung, wobei er in dieser Eigenschaft „eine außergewöhnliche Arbeitsleistung im Dienste des Wiederaufbaus des deutschen Krankenhauswesens“ bewältigte.

Unter seiner maßgeblichen Mitwirkung und unter der Trägerschaft der Deutschen Krankenhausgesellschaft, des Verbandes der leitenden Krankenhausärzte Deutschlands, der Vertretung der Deutschen Schwesternverbände und der Fachvereinigung der Verwaltungsleiter deutscher Krankenanstalten kam es 1953 zur Gründung des „Deutschen Kran-

kenhausinstituts", ebenso wie im gleichen Jahr zur Gründung der „Arbeitsgemeinschaft Deutsches Krankenhaus".
Ganz besonders engagierte sich Otto Ohl für die evangelischen Krankenhäuser. Unter seinem maßgeblichen Einfluss gelang im Jahre 1951 die Rekonstituierung des 1926 gegründeten „Deutschen Evangelischen Krankenhausverbandes" (DEKV), dessen Arbeit Otto Ohl von 1951 bis 1968 als Erster Vorsitzender verantwortete. Vorsitzende des DEKV waren zuvor von 1926 bis 1932 Pfarrer D. Johannes Thiel (1889-1962) ➔④ und Pastor Constantin Frick (1877-1949) ➔⑤. Die erste Frau, die seit 1954 Sitz und Stimme im Vorstand des DEKV hatte, war Ursula von Dewitz (1918-1991) ➔③ vom Evangelischen Diakonieverein, Oberin an den Ferdinand-Sauerbruch-Krankenanstalten in Wuppertal-Elberfeld. Nach Pfarrer Dr. Dr. Helmut Hochstetter (1968-1975) übernahm 1975 mit Oberin Annemarie Klütz (1925-2004) ➔④ vom Evangelischen Diakonieverein Berlin-Zehlendorf erstmals eine Frau die Spitze des DEKV.
Bereits die erste Mitgliederversammlung des DEKV, die am 30. Juni 1927 in Köln stattfand, befasste sich eingehend mit der sozialen Krankenhausfürsorge. Auf der Grundlage zweier Referate von Otto Ohl sowie Dr. med und Dr. phil. Hans Harmsen (1899-1989) ➔③ verabschiedete die Versammlung „Richtlinien für die evangelische soziale Krankenhausfürsorge", in denen die Notwendigkeit der sozialen Krankenhausfürsorge in den evangelischen Krankenhäusern ausdrücklich anerkannt wurde. Ihre wichtigsten Grundsätze waren nach Ohl, „daß man der Massennot nur begegnen kann durch eine individuelle Methode für den Einzelfall des Befürsorgten. Angewandt auf die Krankenpflege bedeutet das, daß der Kranke nicht eine Nummer, auch nicht nur ein medizinischer Fall, sondern eine Persönlichkeit ist. Diese Arbeitsauffassung liegt ja unseren evangelischen Kreisen besonders nahe."
Zu den Aufgaben des „Sozialdienstes" gehörten seiner Meinung nach die Vermittlung „geistlicher und geistiger Fürsorge am Kranken" wie beispielsweise Seelsorge, die Einrichtung einer Krankenhausbücherei, die Herstellung beziehungsweise die Erhaltung der Beziehungen zwischen dem Kranken und seiner Familie, zum Beispiel durch Wiederherstellung der Kontakte, Veranlassung von Besuchen, Beratung in Notlagen. Weitere Aufgaben wären die Beachtung der Rechte des Kranken gegenüber den Berufs- und Privatkassen und der öffentlichen und privaten Fürsorge. Der Bereich des Arbeitsplatzes solle ebenfalls einbezogen werden.
Von den weiteren wichtigen Ämtern, die Otto Ohl bekleidete, seien hier noch genannt: Aufsichtsratsvorsitzender des Wirtschaftsbundes gemeinnütziger Wohlfahrtseinrichtungen Deutschlands (Wibu), geschäftsführendes Vorstandsmitglied des Kuratoriums Deutsche Altenhilfe, Vorstandsmitglied im Deutschen Verein für öffentliche und private Fürsorge und Leiter des Fachausschusses Altenhilfe sowie von 1950 bis 1965 Bevollmächtigter des Vorstandes des Evangelischen Diakonievereins für die westlichen Gebiete.
Seine Verdienste um das deutsche Krankenhauswesen wurden unter anderem dadurch anerkannt, dass Otto Ohl – außer seinem theologischen Ehrendoktorat – im Jahre 1961 von der Medizinischen Akademie Düsseldorf die Würde eines Ehrendoktors der Medizin verliehen wurde. Anlässlich seines 40-jährigen Dienstjubiläums als Direktor des Landesverbandes der Inneren Mission Rheinland wurde ihm im Jahre 1952 das Bundesverdienstkreuz I. Klasse und aus Anlass seines 70. Geburtstages (1956) das Große Bundesverdienstkreuz verliehen. Am 2. Oktober 1963 bekam er schließlich „in Anerkennung der um das Volk und Staat erworbenen besonderen Verdienste" das Große Verdienstkreuz mit Stern des Verdienstordens der Bundesrepublik Deutschland verliehen.
Otto Ohl hielt zeitlebens zahlreiche Vorträge und veröffentlichte eine Vielzahl von Beiträgen, so beispielsweise 1927 über den „Evangelischen Fürsorgedienst im Krankenhaus" in den „Mitteilungen des Deutschen Evangelischen Krankenhausverbandes". Genannt werden muss auch die Veröffentlichung „150 Jahre Innere Mission am Rhein" im „Nachrichtenblatt" von 1963, in der er unter ande-

rem die Verdienste von Theodor Fliedner (1800-1864) ➔① würdigte, ebenso wie „40 Jahre Deutscher Evangelischer Krankenhausverband“ in der Fachzeitschrift „Die evangelische Krankenpflege“, in der er einen Rückblick und Ausblick auf die Vereinigung gibt. Otto Ohl, der die Entwicklung sowie Lebens- und Arbeitsbedingungen in den (evangelischen) Krankenhäusern maßgeblich mit beeinflusste, starb am 23. Februar 1973 im Alter von 86 Jahren, unverheiratet und kinderlos, in Langenberg. Seine letzte Ruhestätte fand er im Familiengrab auf dem städtischen Friedhof am Sternbuschhof in Duisburg.

Quellen und Literatur:

Archiv des Diakonischen Werkes der Evangelischen Kirche im Rheinland e.V., Düsseldorf: „Bestand Ohl“ und „Nachlass Ohl“.

Beck, Georg: Berufsarbeiter der Inneren Mission. Ein biographischer Versuch über das Leben des Mannes Otto Ohl. In: Witschke, Reinhard (Hrsg.): Diakonie bewegt. 150 Jahre Innere Mission und Diakonie im Rheinland. Rheinland. Köln 1999, Seite 399-432.

Diakonisches Werk der Evangelischen Kirche von Westfalen, Münster: Schriftliche Mitteilung an den Verfasser vom 7. Dezember 2004.

Gerhardt, Martin: Ein Jahrhundert Innere Mission. Die Geschichte des Central-Ausschusses für die Innere Mission der Deutschen Evangelischen Kirche. 2. Teil: Hüter und Mehrer des Erbes. C. Bertelsmann. Gütersloh 1948, Seite 345-362.

Ohl, [Otto]: Evangelischer Fürsorgedienst im Krankenhaus. In: Mitteilungen des Deutschen Evangelischen Krankenhausverbandes, 1. Jg., Heft 6-8/1927, Seite 86-88.

Ohl, [Otto]: 150 Jahre Innere Mission am Rhein. In: Innere Mission und Hilfswerk der evangelischen Kirche im Rheinland Nachrichtenblatt, Heft 5, Oktober / November 1963, Seite 8-21.

Ohl, Otto: 40 Jahre Deutscher Evangelischer Krankenhausverband – Rückblick und Ausblick. In: Die evangelische Krankenpflege, 16. Jg. / 1966, Seite 92-105.

[Ohne Verfasser:] Pfarrer D.Dr. med. h.c. Ohl vollendet sein 80. Lebensjahr. In: Krankenhaus Umschau, 7. Juli 1966, Seite 706.

[Ohne Verfasser:] [Nachruf] Pfarrer i.R. D.Dr. Otto Ohl. In: Diakonie. Mitteilungen aus dem Diakonischen Werk der Evangelischen Kirche im Rheinland, Heft 1-2/1973, Seite 64.

[Ohne Verfasser:] [Nachruf] D.Dr. Otto Ohl. In: Die Diakonieschwester. Neue Folge der Blätter aus dem Evangelischen Diakonieverein und dem Zehlendorfer Verband für evangelische Diakonie, 69. Jg., Nr. 4, April 1973, Seite 83.

Reinicke, Peter: Soziale Krankenhausfürsorge in Deutschland. Von den Anfängen bis zum Ende des Zweiten Weltkriegs (Focus Soziale Arbeit, Grundwissen Band 2). Leske und Budrich. Opladen 1998, Seite 211-213.

Schmuhl, Hans-Walter: Evangelische Krankenhäuser und die Herausforderung der Moderne. 75 Jahre Deutscher Evangelischer Krankenhausverband (1926-2001). Herausgegeben für den DEKV und mit einem Beitrag versehen von Wolfgang Helbig. Evangelische Verlagsanstalt. Leipzig 2002.

Werk und Weg. Erstrebtes und Erreichtes aus dem Arbeitsfeld der Inneren Mission. Festschrift für D. Otto Ohl, dargebracht von seinen Freunden zum vierzigsten Jahrestag seines Dienstes in rheinischer Liebesarbeit. Lichtweg. Essen 1952.

Bildquelle: Schmuhl, Hans-Walter: Evangelische Krankenhäuser und die Herausforderung der Moderne. Leipzig 2002, Seite 246.

Hubert Kolling

OSIUS, Rudolf

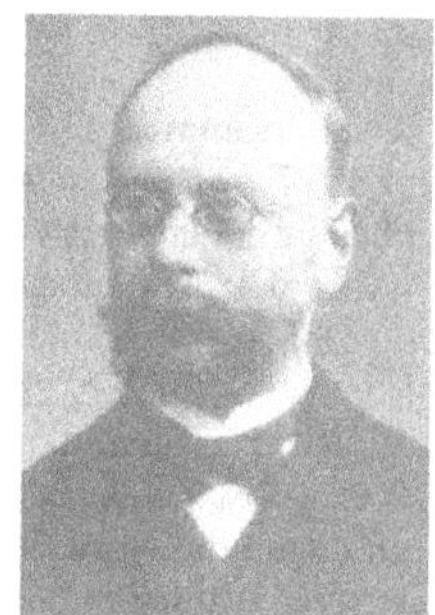

Rudolf Osius war 22 Jahre ehrenamtlich sowohl für das Rote Kreuz in Kassel als auch auf nationaler Verbandsebene tätig. In Kassel war er ein enger Mitarbeiter von Sophie Henschel (1841-1915) ➔④, der langjährigen Vorsitzenden des Vaterländischen Frauenvereins zu Cassel. Im Jahr 1887 übernahm Landesbankrat Osius das aufwändige Amt des Schriftführers dieses Frauenvereins, und er behielt es bis 1909. Damit war er auch verantwortlich für die Darstellung des Kasseler Frauenvereins in der Öffentlichkeit. Insbesondere galt seine Aufmerksamkeit der Verwaltung der vom Vaterländischen Frauenverein in Kassel gebauten und geführten Krankenpflegeanstalten und der Professionalisierung der Ausbildung der Rot-Kreuz-Schwesternschaften. Zunächst war dies die erste Krankenpflegeanstalt des Roten Kreuzes in Kassel, die „Kaiserin-Augusta-Stiftung“ [Augusta Marie Luise Katharina von Sachsen-Weimar (1811-1890) ➔①] am Königsthor, die am 21. Oktober 1882 eröffnet worden war. Anschließend kümmerte Osius sich intensiv um den Neubau einer neuen „Krankenpflegeanstalt Rotes Kreuz", die südlich der Wilhelmshöher Allee in der Hansteinstraße entstehen sollte. Diese „Krankenpflegeanstalt Rotes Kreuz nebst Schwesternhaus und staatlicher anerkannter Krankenpflegeschule" wurde am 2. November 1908 eingeweiht.

Nimmt man seine Ausführungen von 1894 über „Die versuchsweise Einführung des hauswirtschaftlichen Unterrichts in die Mädchenvolksschule zu Kassel" noch hinzu, wird deutlich, dass sich Rudolf Osius als Sozialreformer auf pädagogischem Feld für die Verbesserung der schulischen Ausbildung von Mädchen einsetzte. Mit berufspolitischem Engagement setzte er sich für die Ausweitung der Berufsmöglichkeiten und für eine gründliche berufliche Qualifizierung von Frauen ein. Betrachtet man seinen Einsatz, Frauen auf ihrem Weg in das öffentlich bestellte Ehrenamt zu unterstützen, so ist erkennbar, dass diese Bemühungen nicht nur eine berufliche, sondern auch eine wesentlich emanzipationspolitische Seite hatte. Denn den Frauen das bürgerliche Ehrenamt zuzugestehen, bedeutete, dass sich der gesamte politische Raum neu ordnen würde: Ein wichtiger Schritt auf dem Weg der Erringung politischer Rechte wäre (und wurde) damit gemacht.

Auf nationaler Ebene war Rudolf Osius sieben Jahre lang tätig als erster Vorsitzender des „Verbandes Deutscher Krankenpflege-Anstalten vom Rothen Kreuz", der am 28. September 1894 im Saal des Schwesternhauses des Vaterländischen Frauenvereins zu Cassel gegründet wurde, der – der Name macht dies nicht deutlich – der Verband der Schwesternschaften vom Deutschen Roten Kreuz war. Der neu ins Leben gerufene Verband Deutscher Krankenpflege-Anstalten vom Rothen Kreuz stellte sich die Aufgabe, wie es 1919 in einem Beitrag der Fachzeitschrift „Die Schwester vom Roten Kreuz" heißt, den „interkonfessionellen Schwestern vom Roten Kreuz nicht bloß technische und ethische Ausbildung zu verschaffen, sondern auch wirtschaftliche Sicherheit und volle Gleichberechtigung neben den katholischen barmherzigen und evangelischen Diakonissen, gegenüber Erwerbs-Pflegerinnen."

Rudolf Osius' Name muss auch in einen Zusammenhang mit der Entwicklung der Armenpflege gestellt werden, setzte er sich doch im Rahmen des Deutschen Vereins für Armenpflege und Wohlthätigkeit für die Frauen als Armenpflegerinnen ein. Hierzu publizierte er 1896 gemeinsam mit dem Juristen Paul Chuchul (1847-1921) „Die Heranziehung von Frauen zur öffentlichen Armenpflege".

Rudolf Osius wurde am 9. Mai 1847 in Hanau geboren und starb siebenundsiebzigjährig am 7. September 1924 in Kassel. Er gehörte der evangelischen Konfession an. Im Jahr 1866 begann er mit dem Studium der Rechte und der Staatswissenschaften in Heidelberg, wo er auch Mitglied des Corps Suevia war. In Heidelberg wurde er auch zum „Dr. jur." promoviert. Am Krieg 1870/71 nahm er als Soldat teil. Sein Beruf führte Rudolf Osius ein erstes Mal im Jahr 1876 nach Kassel: Er war als Assistent zum Amtsgericht I versetzt worden. Zuvor (1875) war er Gerichtsassistent beim Amts- und Kreisgericht Fulda gewesen. Anschließend an Kassel wurde er Amtsrichter in Volkmarsen (1877) und dann in Werden / Ruhr. Seine zweite Station in Kassel begann im Jahr 1882, denn er wurde hier Mitglied der Landeskreditkasse. Das blieb er zehn Jahre, wurde in dieser Zeit (1896) zum Landesbankrat befördert. Seine berufliche Laufbahn setzte er ab 1902 beim hessischen Bezirksverband – ein kommunalständischer Verband, der mit Verordnung vom 16. September 1887 auf der Basis des ehemaligen kurhessischen Staatsschatzes in Höhe von 5,5 Millionen Taler errichtet worden war – als Landesrat fort, wo er bis zu seiner Pensionierung im Jahr 1910 blieb. Beim Bezirksverband war er Dezernent für die Landesbibliotheken und für die Fürsorgeerziehung Minderjähriger. Befasst war er auch mit der Förderung von Kunst und Wissenschaft, was seine Mitgliedschaft in der Bezirkskommission zur Erforschung und Erhaltung der Denkmäler innerhalb des Regierungsbezirkes Kassel widerspiegelt. 1905 erhielt er den Titel Geheimer Regierungsrat. Im Ersten Weltkrieg (1914-1918) kehrte er in seinen Beruf zurück und übernahm für zwei Jahre erneut den Posten des Landesrates.

Man darf vermuten, dass Rudolf Osius' Verbindung zum Vaterländischen Frauenverein zu Cassel durch die Familie seiner Frau hergestellt worden ist. Im Jahr 1877 hatte er Ernestine Adele Schotten (1855-1938) geheiratet. Diese war die Tochter des Kasseler Obermedizinalrates Dr. Ludwig Friedrich Theodor Schotten (1819-1884), praktischer Arzt, Wundarzt und Augenarzt, und seiner Ehefrau Berthel, geborene Schäfer (1828-1897). Berthel Schotten war Mitglied im Vorstand des Vaterländischen Frauenvereins. In dieser Eigenschaft unterzeichnete sie einen Aufruf des Vaterländischen Frauenvereins, anlässlich der Goldenen Hochzeit von Kaiser Wilhelm I. und Kaiserin Augusta eine Sammlung zu veranstalten, die zum Grundstock für den Bau des ersten Krankenpflegeinstituts des Vaterländischen Frauenvereins werden sollte. Der Schwager von Rudolf Osius, Dr. Ernst Schotten (1851-1925), war wie sein Vater Mediziner – praktischer Arzt, Medizinalrat und Kreisarzt. Auch er war Mitglied des Vaterländischen Frauenvereins, und zwar im Vorstand von dessen Sektion II „Krankenpflege". Den Verwaltungsberichten des Frauenvereins kann man entnehmen, dass er „spezieller Dirigent" des Krankenpflegeinstitutes war. Mit einem weiteren Arzt bot er in der in der Krankenpflegeanstalt eingerichteten Poliklinik Sprechstunden für „unbemittelte Kranke" an, die für diese unentgeltlich waren.

Der Vorgänger von Osius im Amt des Schriftführers war Paul Chuchul gewesen, der am 1. Oktober 1879 als junger Staatsanwalt nach Kassel versetzt worden war. 1887 wurde Paul Chuchul dann zum Ersten Staatsanwalt in Lissa in Posen, anschließend in Frankfurt an der Oder und später zum Geheimen Oberjustizrat und Landgerichtspräsidenten erst in Meseritz und dann in Stendal befördert. Chuchul sollte bis zu seinem Tod zentrale Funktionen in verschiedenen Gremien des Deutschen Roten Kreuzes einnehmen, etwa als Mitglied im deutschen und preußischen Zentralkomitee vom Roten Kreuz, im Hauptvorstand des Vaterländischen Frauenvereins und im Vorstand des Volksheilstätten-Vereins vom Rothen Kreuz. Darüber hinaus wurde er von 1902 bis 1919 Vorsitzender des „Verbandes Deutscher Krankenpflege-Anstalten vom Rothen Kreuz", den er 1882 maßgeblich mit auf den Weg gebracht hatte. Als Rudolf Osius seine Aufgabe in Kassel übernahm, konnte er an die vertrauensvolle Zusammenarbeit zwischen Chuchul und Sophie Henschel anknüpfen und zahlreiche bahnbrechende zukunftsweisende Projekte, die die beiden auf den Weg gebracht hatten, fortführen. Zu diesen Pionierprojekten zählt als prominentestes Beispiel die Zusammenarbeit des Vaterländischen Frauenvereins mit der Armenpflege der Stadt Kassel. Diese Kooperation ging unter dem Namen „Kasseler Modell" in die Literatur des kommunalen Armenwesens ein. Erstmals und vorerst einmalig für ganz Deutschland waren im Jahr 1881 in Kassel Frauen des Vaterländischen Frauenvereins als ehrenamtliche Armenpflegerinnen in die öffentliche Armenpflege einbezogen worden. Die Übernahme des Amtes einer Armenpflegerin war auf der Basis eines bahnbrechenden Vertrages zwischen Frauenverein und Stadt geregelt worden. Die Stadt Kassel war die erste Stadt Deutschlands, die Frauen gleichberechtigt mit den Männern zur Mitarbeit in der städtischen Armenpflege berief. An der Verwirklichung dieses Ziels hatte Osius gemeinsam mit Chuchul gearbeitet. Sie warben mit diesem Modell auch bei den skeptisch gesinnten Geschlechtsgenossen und suchten hauptsächlich Vertreter anderer Städte davon zu überzeugen. Gemeinsam traten sie auf dem Kongress des Deutschen Vereins für Armenpflege und Wohlthätigkeit 1885 in Bremen auf. Osius trat Vorurteilen gegenüber Frauen entgegen und griff die Tendenzen an, die Zulassung der Frauen zum Ehrenamt zu verhindern. Er formulierte, dass ein gedeihliches Zusammenwirken beider Geschlechter in der Armenpflege nur „auf der Basis der vollständigen Gleichberechtigung aufgebaut" werden könne: „Wir geben den Frauen, wenn wir sie zur öffentlichen Armenpflege heranziehen, wichtige bürgerliche Ehrenämter. Wir geben ihnen damit äußerlich die Stellung, die sie durch Bethätigung einer edlen hilfreichen Gesinnung, einer reinen Menschenliebe verdienen. Wir geben sie ihnen nicht umsonst, sie sollen sie erwerben durch angestrengte aufopfernde Tätigkeit.“

Wie sehr sich Osius um die Qualifizierung der Schwestern vom Roten Kreuz bemühte, zeigte sich in seiner Bereitschaft, den Vorsitz des „Verbandes Deutscher Krankenpflege-Anstalten vom Rothen Kreuz“ zu übernehmen. Schon der von Chuchul 1882 vorgelegte Entwurf eines vorläufigen Verbandsstatus hatte im Paragraphen 3 den Zweck des Verband umschrieben: Erfahrungsaustausch, Normierung der Aufnahme, Ausbildung und Anstellung von Krankenpflegerinnen unter dem Roten Kreuz, Errichtung einer Altersversorgung und Krankheitsversicherung der Schwestern. Der Verband sollte die Fürsorge für die Schwesternschaft und ihre professionelle Ausbildung sichern. Dies blieb Thema für viele Jahre. Auf einer Verbandstagung im Jahr 1900 unterstrich Osius: „Die Ausbildung unserer Schwestern wird das ständige Thema unserer Sitzungen bleiben und können wir hierin nie genug tun.“ In Kassel übernahm er den ethischen Unterricht für die Schwestern, stellte Unterrichtsmaterialien zusammen, beschäftigte sich mit der Konzeption des Unterrichts und veröffentlichte hierzu 1912 die 125 Seiten starke Schrift „Unterrichtsstunden (ethischer Unterricht) für die Schwestern vom Roten Kreuz“, die 1913 in zweiter und 1918 in dritter Auflage erschien.

Rudolf Osius publizierte nicht nur zahlreiche Artikel über die Tätigkeit des Kasseler Vaterländischen Frauenvereins in der Verbandszeitschrift „Deutscher FrauenVerband“ und eine Reihe Abhandlungen zur Armenpflege und zum Bildungswesen, sondern ebenfalls auch Schriften zur Fürsorgeerziehung und zum Justizwesen.

Als seine Hauptwerke können genannt werden: Praktisches Handbuch für Amtsrichter, Gerichtsassessoren, Referendare (1881); Praktisches Handbuch für Rechtsanwälte (1882); Das Strafgesetzbuch. Kommentar (1883); Geschichte der Landeskreditkasse Kassel (1885); Die kommunalständische Landeskreditkasse zu Kassel, ihre Geschichte und Organisation, in: (Schmollers) Jahrbuch für Gesetzgebung, Verwaltung und Volkswirtschaft, 9. Jg., 1885, Seite 75-125 und die Unterrichtsstunden (ethischer Unterricht) für die Schwestern vom Roten Kreuz (1912).

Sein umfangreiches Engagement wurde mit vielen Auszeichnungen gewürdigt: Er war Träger des Preußischen Roten Adlerordens 3. Klasse, des Preußischen Kronenordens 3. Klasse, der Preußischen Rot-Kreuzmedaille 2. Klasse, der Landwehr-Dienstauszeichnung 2. Klasse und des Württembergischen Olgaordens [Olga Nikolajewna (1822-1892) ➔⑤]. Sein Ausscheiden als Schriftführer wurde 1909 mit großem Bedauern im „Verwaltungs-Bericht des Vaterländischen Frauenvereins in Cassel“ veröffentlicht: „Durch überhandnehmende Dienstgeschäfte und gebotene Rücksicht auf seine Gesundheit veranlasst, legte Geheimrat Osius sein 21 Jahre lang verwaltetes Amt nieder. Seine aufopfernde Tätigkeit, sein nimmermüdes Interesse an der Fortentwicklung unseres Vereins werden stets die Zeit seiner Amtstätigkeit unvergessen sein lassen.“ Zum Dank wurde er zum Ehrenmitglied des Vaterländischen Frauenvereins ernannt.

Quellen und Literatur:

Die Schwester vom Roten Kreuz, 26/1919.

Chuchul, Paul: Über die Thätigkeit der Frauen, insbesondere des vaterländischen Frauenvereins, in der öffentlichen Armenpflege. Sittenfeld. Berlin 1885.

Corps Suevia zu Heidelberg 1810-1935. Zum 125. Stiftungsfeste Juni 1935. Lange. Duisburg 1935.

Kürschner, Joseph (Hrsg.): Kürschners Deutscher Gelehrten-Kalender. Bio-bibliographisches Verzeichnis deutschsprachiger Wissenschaftler der Gegenwart, herausgegeben von Hans Strodel, begründet von Joseph Kürschner. Jahrgang 1 ff. de Gryter. Berlin.

Münsterberg, Emil: Generalbericht über die Thätigkeit des deutschen Vereins für Armenpflege und Wohlthätigkeit, während der ersten Jahre seines Bestehens 1880-1895 (Schriften des deutschen Vereins für Armenpflege und Wohlthätigkeit, 24. Heft). Duncker & Humblot. Leipzig 1896.

Osius, Rudolf: Die versuchsweise Einführung des hauswirtschaftlichen Unterrichts in die Mädchenvolksschule zu Kassel. [ohne Orts- und Jahresangaben] [Kassel 1894].

Osius, Rudolf: Unterrichtsstunden (ethischer Unterricht) für die Schwestern vom Roten Kreuz. E.S. Mittler & Sohn. Kassel 1912 (2. vermehrte und verbesserte Auflage 1913; 3. Auflage 1918).
Osius, Rudof / Chuchul, Paul: Die Heranziehung von Frauen zur öffentlichen Armenpflege. Zwei Berichte erstattet im Auftrage des Vereins (Schriften des deutschen Vereins für Armenpflege und Wohlthätigkeit, 25. Heft). Duncker & Humblot. Leipzig 1896.
Stadtarchiv Kassel: Meldekarten des Einwohnermeldeamtes 1877 (Rudolf Osius).
Verband der Schwesternschaften vom Deutschen Roten Kreuz e. V. (Hrsg.): Hundert Jahre Verband der Schwesternschaften vom Deutschen Roten Kreuz 1882-1982. Text: Sigrid Schmidt-Meinecke. [Selbstverlag]. Bonn 1982.
Wörner-Heil, Ortrud: Sophie Henschel (1841-1915). Lokomotivfabrikantin und Stifterin. Euregioverlag. Kassel 2004.
Bildquelle: Verband der Schwesternschaften vom Deutschen Roten Kreuz e. V. (Hrsg.): Hundert Jahre Verband der Schwesternschaften vom Deutschen Roten Kreuz 1882-1982. Bonn 1982. Seite 6.

Ortrud Wörner-Heil

PFLEGER, Robert

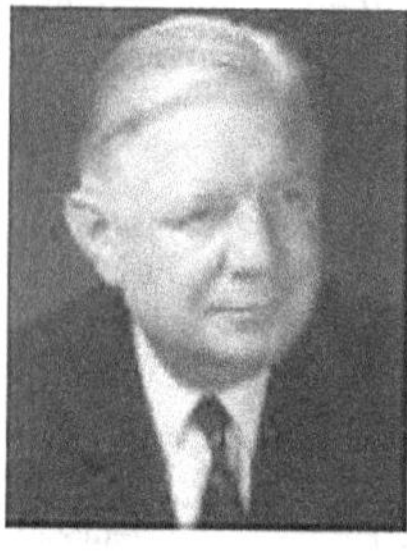

Vor gut einem Jahrhundert, im Jahre 1906, wurde Professor Dr. Robert Pfleger geboren. Der Unternehmer aus dem oberfränkischen Bamberg verfügte in seinem handschriftlichen Testament vom 19. Juli 1970, dass die von ihm hinterlassenen Vermögenswerte – einschließlich seiner Arzneimittelfabriken in Bamberg und in Berlin – in eine zu errichtende, gemeinnützige Stiftung fließen sollten. Durch sein Vermächtnis zeigte er ein letztes Mal, wie sehr ihm das Gemeinwohl am Herzen lag. So sollten ein Teil der jährlichen Erträgnisse des bedeutenden Nachlasses der medizinischen Forschung und ein anderer Teil der Wohltätigkeit, den bedürftigen, insbesondere alten Menschen zugute kommen. Denn unabhängig von seiner wissenschaftlichen Schaffenskraft und seinem unternehmerischen Geschick war Pfleger tief davon überzeugt, dass er mit seinem Unternehmen, mit seinem Eigentum auch Verantwortung für die Gesellschaft, für die Mitmenschen zu tragen habe.

Vermögensgrundlage der Doktor-Robert-Pfleger-Stiftung ist dabei die von ihm 1945 gegründete pharmazeutische Fabrik. Mit diesem mittelständischen Unternehmen im Hintergrund schafft es die Stiftung, bedeutende Summen für die Grundlagenforschung bereitzustellen – auf pharmakologischem, toxikologischem und klinischem Gebiet. Alle zwei Jahre wird zudem der „Robert-Pfleger-Forschungspreis“ für herausragende Ergebnisse in der medizinischen Forschung vergeben. Gleichzeitig fördert die Stiftung karitative Projekte, um soziale Notlagen zu lindern. Dabei liegt ein Schwerpunkt – ganz nach dem Willen des Stifters – auf Projekten für die Betreuung und Pflege älterer und bedürftiger Menschen (zum Beispiel das Dr.-Robert-Pfleger-Rehabilitations- und Altenpflegezentrum St. Otto in Bamberg oder das Seniorenzentrum St. Kilian in Hallstadt), für geistig und körperlich Behinderte sowie für Kinder und Jugendliche (zum Beispiel der Dr.-Robert-Pfleger-Kinderhort in Bamberg). Knapp zwölf Millionen Euro an Stiftungsgelder sind so seit Bestehen der Stiftung alleine für den sozial-karitativen Zweck ausgeschüttet worden. Für ihr überdurchschnittliches soziales Engagement in der Region Bamberg wurde die Dr.-Robert-Pfleger-Stiftung im Jahre 2004 mit dem Sozialpreis der Wohlfahrtsverbände ausgezeichnet. Bei diesem Anlass stellte Prof. Dr. Johann Engelhard, der derzeitige Vorsitzende der Stiftung, fest: „Robert Pfleger hat nicht nur auf sich selbst geschaut; die Idee der Eigennutzmaximierung war nicht seine Maxime.“ Vielmehr habe er stets verantwortungsvoll gegenüber der Familie, der Belegschaft und der Gemeinschaft gehandelt. Eine bewusste und gewollte Praxis der Sozialpflichtigkeit des Eigentums an Produktionsmitteln seien für ihn ein Lebensfundament und die Basis inneren Friedens gewesen.

Robert Pfleger wurde am 15. Juli 1906 in Berlin geboren. Sein aus Frankfurt stammender Vater war der Jurist Dr. Otto Pfleger, seine Mutter Eusebia, geborene Rudel, stammte aus Happertshausen in Unterfranken. Nach dem Besuch der Volksschule legte Robert Pfleger 1924 das Abitur am Humanistischen Gymnasium Berlin-Steglitz ab und studierte dann Chemie an der Friedrich-Wilhelm-Universität in Berlin. Dort lernte er auch den späteren Nobelpreisträger Boris Chain kennen, mit dem er Zeit seines Lebens eng befreundet war. Beide waren in Berlin unter anderem Schüler von Professor Dr. Otto Hahn. Im Jahre 1927 legte Robert Pfleger das Examen in anorganischer, organischer und physikalischer Chemie ab. Anschließend promovierte er am 5. März 1929 im Alter von 22 Jahren am Kaiser-Wilhelm-Institut für Chemie bei Prof. Fritz Micheel zum Dr. phil. mit einer Arbeit „Über die Einwirkung von Bromwasserstoff-Acetylbromid auf Zellulose und Zellobiose".

Zu Beginn seiner beruflichen Laufbahn war Dr. Pfleger zunächst zwei Jahre als wissenschaftlicher Assistent am Kaiser-Wilhelm-Institut für Chemie in Berlin tätig. Danach kam er zu der bekannten pharmazeutischen Firma Gehe & Co. AG in Dresden. Wieder zurück in Berlin wurde er Betriebsleiter und Leiter der wissenschaftlichen Abteilung bei der Firma Dr. Oehren & Co. Gleichzeitig war er wissenschaftlicher Mitarbeiter am Chemischen Institut der Charité sowie am Pharmakologischen Institut der Berliner Universität. Von 1937 bis 1938 betätigte er sich als Chemiker zur Ausarbeitung von Verfahren bei der Firma Krienitz & Co. Mit Beginn des Zweiten Weltkrieges (1939-1945) wurde er zur Wehrmacht eingezogen. Gegen Ende des Krieges flüchtete Dr. Pfleger mit seiner Familie, er war seit 1933 mit Elisabeth Struthmann verheiratet und hatte drei Kinder, nach Bamberg. Hier begann er mit dem Aufbau eines eigenen pharmazeutischen Betriebes, der sich rasch zu einer blühenden Firma entwickelte. Eine erste Unterkunft zur Miete fand sich in der Ludwigstraße 15 für Verwaltung und Forschungslaboratorien und in der Klarissenkaserne als Produktionsstätte.

Im Wintersemester 1945/46 hielt Dr. Pfleger als Lehrbeauftragter Vorlesungen für Pharmazeuten an der Philosophisch-Theologischen Hochschule Bamberg und an der Universität Erlangen. Im Herbst 1946 habilitierte er sich mit einer Arbeit über „Neue Wege in der Arsentherapie". Ein Jahr später wurde er kommissarischer Leiter des Instituts für Angewandte Chemie der Universität Erlangen, am 9. Juni 1947 Privatdozent der Naturwissenschaftlichen Fakultät und am 17. Juli 1958 außerplanmäßiger Professor an derselben Universität. Während seines Lebens veröffentlichte Dr. Pfleger immer wieder wissenschaftliche Artikel und über 30 Patente im In- und Ausland.

Robert Pfleger war sowohl als Wissenschaftler als auch als Praktiker eine hoch angesehene und höchst erfolgreiche Persönlichkeit. Viele Jahre leitete er die Dr. R. Pfleger GmbH. Der große Erfolg seines Unternehmens, zu dem zwischen 1955 und 1973 weitere Betriebsstätten in Bamberg-Hallstadt und Berlin-Zehlendorf hinzukamen, kam mit der Entwicklung und der Herstellung des Spasmolytikums „Spasmex", das seit 1968 auf dem Markt ist. Weitere wichtige Produktentwicklungen sind das Schmerz- und Fiebermittel „Godamed" und das Antimykotikum „Biofanal". Bereits früher, nämlich zwischen 1952 und 1957, erreichten unter den rezeptfreien Produkten das Schmerzmittel „Neuralgin" und das Anti-Erkältungspräparat „Ipalat" hohen Bekanntheitsgrad.

Prof. Dr. Robert Pfleger wird von allen, die ihn kannten, als gütiger Mensch beschrieben, der beseelt war von der sozialen Verantwortung für seine Mitarbeiter und Mitbürger. Seine Kollegen erinnern sich an ihn als einen Menschen, der offen, ehrlich und stets freundlich war. Robert Pfleger starb am 19. Oktober 1971 in Bamberg. Anlässlich seines 100. Geburtstages veranstaltete die Stiftung 1996 einen Festakt.

Quellen und Literatur:

Holler, Gottfried / Pfleger, Robert /Scholl, Friedrich: Spezielle Symtomatologie und Diagnose innerer Erkrankungen in zwei Bänden. Mit einem röntgenologischen Anhang von Rudolf Pape. Urban und Schwarzenberg. Berlin 1939. (Fünfte, durchgesehene Auflage 1947).

Lehmann, Jakob: 25 Jahre Doktor-Robert-Pfleger-Stiftung Kompetenz und Verantwortung. Eine

Rückbesinnung. Doktor-Robert-Pfleger-Stiftung. Bamberg 1999.
Litzfelder, Matthias: Vor 100 Jahren geboren: Robert Pfleger. Soziales Engagement. In: Fränkischer Tag (Ausgabe A), 173. Jg., Nr. 161 vom 15. Juli 2006, Seite 32.
Nogaller, Alexander: Mit „Spasmex" kam der große Erfolg. In: Fränkischer Tag (Ausgabe A), 173. Jg., Nr. 161 vom 15. Juli 2006, Seite 32.
Pfleger, Robert: Über die Einwirkung von Bromwasserstoff-Acetylbromid auf Zellulose und Zellobiose. Dissertation. [Selbstverlag]. Berlin 1929.
www.dr-pfleger-stiftung.de/pages/stifter.htm.
www.dr-pfleger-stiftung.de/pages/sozialpreis.htm.
www.joseph-stiftung.de/index.php?id=460.
www.dr-pfleger.de/pages/deutsch/unternehmen/geschichte.html.
www.caritas-amberg.de/einrichtungen/altenheime/ah-st-otto.html.
Bildquelle: www.pfleger-stiftung.de.

Hubert Kolling

PIENITZ, Ernst Gottlob

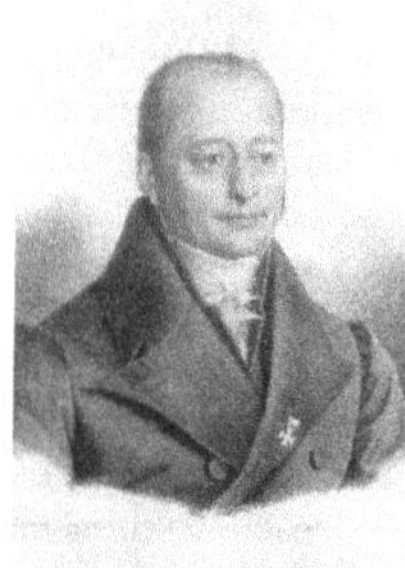

Der Name klingt vertrauenserweckend für eine Heil- und Pflegeanstalt: Pirna-Sonnenstein. Und schon kurz nach der Gründung 1811 wurde er zum Synonym für eine fortschrittliche Psychiatrie, die sich eine humanere Betreuung und die Heilung der Patienten statt der bloßen Verwahrung zum Ziel gesetzt hatte. Doch 1940 und 1941 stand Pirna-Sonnenstein für Menschenverachtung und Tod. Damals wurden auf dem Gelände der kurz zuvor geschlossenen Anstalt etwa 15.000 Kinder, Frauen und Männer vergast. Ermordet wurden vor allem psychisch Kranke und geistig Behinderte, aber auch Häftlinge aus Konzentrationslager; der Sonnenstein gehörte im Nationalsozialismus zu den sechs Tötungsanstalten im Rahmen der sogenannten Aktion T 4.

Zurück ins 19. Jahrhundert. Die Eröffnung der „Königlich Sächsischen Heil- und Verpflegungsanstalt Sonnenstein" am 8. Juli 1811 war sichtbarer Ausdruck der Reformbestrebungen des „Irrenwesens" in Sachsen. Als eine der ersten Einrichtungen in Deutschland war die Anstalt ausschließlich für heilbare Geisteskranke bestimmt, die damit aus der undifferenzierten Unterbringung in den Zucht-, Waisen- und Armenhäusern herausgelöst wurden. Erster Direktor der am 8. Juli 1811 neu eröffneten Heilanstalt wurde Dr. Ernst Gottlob Pienitz, der erstmals die Heilung von Geisteskranken zum Ziel hatte und sich für einen gemäßigten Gebrauch der damals üblichen Zwangsmittel zugunsten von Beschäftigung, Zerstreuung und geregelter Lebens- und Ernährungsweise einsetzte. Zu seinen bevorzugten Behandlungsmethoden gehörte die Anwendung von Bädern; Exerzierübungen sollten der moralisch-erzieherischen Beeinflussung dienen. Zur Entlassung bestimmte Patienten kamen in ein „Genesungshaus" außerhalb der Anstalt, was psychiatriehistorisch als der Anfang einer rehabilitativen Übergangseinrichtung angesehen werden kann. Genesene, bei denen die Rückkehr zur Familie oder die Gründung eines Haushaltes nicht möglich war, nahm Pienitz auf deren Wunsch „als Hausarbeiter oder bezahlte Krankenwärter" an. Erst 1828 gelang es ihm, die Königliche Kommission zu überzeugen, dass die bis dahin für die Betreuung der Geisteskranken eingesetzten Sträflinge (mit leichteren Vergehen) ungeeignet seien. Durch die für die damalige Zeit außergewöhnlichen Heilerfolge wurde die Fachwelt bald auf die Einrichtung aufmerksam, die in den ersten dreißig Jahren ihres Bestehens als „die" europäische Musteranstalt galt. In einem zeitgenössischen Bericht schreibt Benjamin Appert im Jahre 1851 über den Sonnenstein: „Dasselbe wird durchgehends nach wissenschaftlichen und humanen Prinzipien geleitet; an die Stelle finsterer Kerker, schwerer Ketten, harter Behandlung und rauer Gewalt tritt hier Arbeit in freier Luft, eine dem geistigen Zustande des Kranken angemessene Freiheit, gesunde und luftige Wohnungen und die sorgfältige Pflege. Alles dies zusammengenommen bietet in den meisten Fällen ein treffliches Heilmittel, oder doch wenigstens einen kräftigen Trost, welcher die

physischen Leiden vermindert und dabei gleichzeitig den moralischen Zustand verbessert."
Ernst Gottlob Pienitz, der als „einer der hervorragendsten deutschen Irrenärzte" in die Geschichte einging, wurde am 20. August 1777 in der sächsischen Kleinstadt Radeberg bei Dresden als drittes von elf Kindern geboren. Sein Vater, der praktische Arzt und „Amtschirurg" Johann Christian Gotthelf Pienitz (1741-1788), der 1771 mit seiner Kompanie des Regiments Garde du Corps nach Radeberg gekommen war, verstarb bereits 1788. Nach dem Schulbesuch in Radeberg ging Ernst Gottlob Pienitz mit 15 Jahren nach Dresden, um „die Chirurgie zu erlernen". Nachdem er zunächst durch Privatunterricht die lateinische Sprache erlernt hatte, besuchte er 1795 und 1796 in Dresden das Collegium Medico-Chirurgicum, eine angesehene Chirurgenschule mit hohem Ausbildungsniveau. Nach bestandenem Examen als „Wundarzt" diente er von 1797 bis 1800 in Dresden als Militärchirurg beim Sächsischen Artillerie-Corps. Am 12. März 1801 immatrikulierte sich Ernst Gottlob Pienitz an der Medizinischen Fakultät der Universität Leipzig, an der er bis Ende 1803 studierte. Im Januar 1804 brach Pienitz nach Wien auf, wo sich mit dem 1784 eröffneten Allgemeinen Krankenhaus das zu dieser Zeit in Europa modernste Krankenhaus befand. Nachdem er dort ein Jahr lang praktiziert hatte, setzte Pienitz im Februar seine Reise über Landshut, München und Straßburg nach Paris fort, wo er die Bekanntschaft mit dem berühmten Psychiater Philippe Pinel (1744-1826) suchte. Dieser hatte durchgesetzt, dass einem Großteil der Geisteskranken Zwangsmaßnahmen wie Ketten und Kerker erspart blieben und damit für eine menschenwürdige Behandlung der Geisteskranken gesorgt. Zusammen mit Christian August Fürchtegott Hayner (1775-1837), den zweiten bedeutenden Arzt der sächsischen „Irrenreform", besuchte Ernst Gottlob Pienitz zudem die Pariser medizinischen Anstalten, Versorgungshäuser, Armeninstitute und Gefängnisse. Im März 1806 verließ Pienitz Paris und kehrte über Brüssel, Köln und Mainz nach Leipzig zurück, um dort am 8. Mai sein medizinisches Examen zu absolvieren. Noch im selben Monat trat er eine Assistenzstelle bei Johann Friedrich Michaelis (1743-1814) am „Armen- und Waisen-, auch Zucht- und Arbeitshause zu Torgau" an. Im September 1806 heiratete er in Paris Juliane Baudon und promovierte im selben Jahr in Leipzig mit einer Arbeit über die Behandlung Geisteskranker („De animi motibus et causis symtomatibus et remediis morborum mentis humanae, particula").
Am 8. Juli 1811 wurde die „Irrenheilanstalt" Sonnenstein eröffnet und der damals 33-jährige Ernst Gottlob Pienitz zu ihrem ersten „Hausarzt" beziehungsweise ärztlichen Direktor bestellt. Er leitete den Umbau und die Einrichtung der Räumlichkeiten der vorwiegend aus dem 17. und 18. Jahrhundert stammenden Festungsgebäude für die neuen Zwecke. Gleichzeitig war er für die theoretische und praktische Ausbildung seiner Mitarbeiter – 11 Beamte und 10 „Krankenwärter" – zuständig. Über die Persönlichkeit von Ernst Gottlob Pienitz heißt es in einem zeitgenössischen Bericht aus dem Jahre 1812: „Mit aller Kunde seines Faches, mit Liebe für die Kunst, mit Muth und Geduld, mit einem sanften Charakter und unermüdeter Thätigkeit ausgerüstet, steht diesem Posten [des Direktors] Pienitz mit Würde vor."
Von Anfang an betrieb Ernst Gottlob Pienitz auf dem Sonnenstein auch eine ihm für maximal 20 Patienten gestattete „Privatanstalt für Herstellung der Gemüthskranken", in der hauptsächlich Patienten aus reichen Familien Aufnahme fanden. Nach einem zeitgenössischen Bericht von Benjamin Appert aus dem Jahre 1851 zählte die „Anstalt, welche auf das Zweckmäßigste, ja man möchte beinahe sagen, luxuriös eingerichtet ist, stets eine beträchtliche Anzahl von Pensionären aus allen Gegenden und namentlich aus dem Norden Deutschlands. Jeder Kranke erhält zwei schön möblierte Zimmer, von denen das eine als kleiner Salon und Speisesaal, das andere als Schlafgemahl dient; in dem letztern stehen zwei Betten, eines für den Kranken, das andere für den Aufseher, der ihn gleichzeitig zu überwachen und zu bedienen hat. In der Regel

wird eine monatliche Bezahlung von 50 Thalern entrichtet. Was die Kost, die Reinlichkeit der Wäsche, die Spaziergänge in dem an die Anstalt stoßenden geräumigen Garten und die ärztliche Pflege betrifft, läßt die Anstalt nichts zu wünschen übrig und gewährt die tröstende Hoffnung, daß die Genesung der Irrsinnigen, wenn diese anders nicht schon unheilbar sind, hier auf dem zweckmäßigsten Wege und in kürzester Zeit vor sich gehe. [...] Mit einem Worte, es ist hier alles vereint, was der menschliche Verstand bei tiefer Erkenntnis der Natur und reicher Erfahrung im Gebiete der Geisteskrankheiten, als der Heilung derselben förderlich bezeichnet."

Nach der Verleihung des Ritterkreuzes des Civil-Verdienst-Ordens im Juni 1828 und der Ernennung zum Hofrat im Oktober 1841 wurde der damals 73-jährige Ernst Gottlob Pienitz mit der Ernennung zum Geheimen Medizinalrat zum 1. Februar 1851 von seinen Pflichten als Leiter der Sonnensteiner Anstalt entbunden und in den Ruhestand versetzt. Am 30. Mai 1853 verstarb er „an Entkräftung" im 76. Lebensjahr in seinem Pirnaer Haus in der Lauterbachstraße und wurde auf dem Sonnensteiner Anstaltsfriedhof im Familiengrab beerdigt.

Ernst Gottlob Pienitz, dessen Wirken im In- und Ausland viel Beachtung und Anerkennung fand, veröffentlichte die „Resultate der Heil- und Verpflegungsanstalt auf dem Sonnenstein im Verlaufe dreier Jahre, 1814 bis Ende 1816" in Nasse´s Zeitschrift für psychiatrische Aerzte (Band 1, 1818), den „Jahresbericht über die Irrenanstalt auf dem Sonnenstein nebst einigen Krankengeschichten" (ebenda), zwei Beiträge in der von Gottlob Adolf Ernst von Nostitz und Jänckendorf herausgegebenen „Beschreibung der Königlich Sächsischen Heil- und Verpflegungsanstalt Sonnenstein" (Dresden 1829) sowie „Einige Worte über die Nothwendigkeit der Irrenanstalten und die Behandlung der Seelenkranken vor Versetzung in dieselben: für Nichtärzte" (Leipzig 1839). Gerade das zuletzt genannte Werk verdient besondere Beachtung, beschäftigt sich der Autor darin doch insbesondere mit Behandlungs- und Betreuungsmöglichkeiten durch die Angehörigen in ihrem häuslichen Milieu.

Wohl zu Recht stand als Kernaussage im Nekrolog dieses hervorragenden psychiatrischen Organisators und Praktikers: „Humanität war in seiner Krankenbehandlung leitender Grundsatz." Sein Vermächtnis bewahren in Pirna die Förderschule für geistig behinderte Kinder und Jugendliche, die seit Oktober 1992 auch seinen Namen trägt, und die Behindertenwerkstatt der Arbeiterwohlfahrt auf dem Sonnenstein.

Quellen und Literatur:

Allgemeine Deutsche Biographie. Sechsundzwanzigster Band. Herausgegeben durch die historische Commission bei der königlichen Akademie der Wissenschaften. Duncker & Humblot. Leipzig 1888, Seite 112.

Appert, [Benjamin]: Die Gefängnisse, Spitäler, Schulen, Civil- und Militär-Anstalten in Oesterreich, Baiern, Preußen, Sachsen, Belgien. Nebst einer Widerlegung des Zellensystems. Zweiter Band. Leopold Sommer. Wien 1851, 56-61.

Biographisches Lexikon der hervorragenden Ärzte aller Zeiten und Völker, herausgegeben von August Hirsch. Zweite Auflage, durchgesehen und ergänzt durch W. Haberling, F. Hübotter, H. Vierordt. Vierter Band. Urban & Schwarzenberg. Berlin 1932, Seite 601-602.

Böhm, Boris: Ernst Gottlob Pienitz (1777-1853) – der erste Direktor der Heilanstalt Sonnenstein. In: Kuratorium Altstadt Pirna e.V. (Hrsg.): Pirnaer Hefte. Beiträge zur Stadt- und Regionalgeschichte, Baugeschichte und Denkmalpflege. Heft 5. [Ohne Verlagsangabe]. Pirna 2003, Seite 134-149.

Brdiczka, Peter Karl: Ernst Gottlob Pienitz (1777-1853) und seine Verdienste für die Gründung und Ausformung der Heilanstalt Pirna-Sonnenstein. Medizinische Dissertation. Dresden 2003.

Brdiczka, Peter Karl: Ernst Gottlob Pienitz (1777-1853). Biografie, Wirken und therapeutisches Konzept des ersten Direktors der Heilanstalt Sonnenstein. In: Kuratorium Gedenkstätte Sonnenstein e.V. (Hrsg.): Sonnenstein. Beiträge zur Geschichte des Sonnensteins und der Sächsischen Schweiz, Heft 5. [Ohne Verlagsangabe]. Pirna 2004, Seite 55-72.

Deutsche Biographische Enzyklopädie (DBE). Herausgegeben von Walther Killy und Rudolf Vierhaus. Band 7. K. G. Saur. München 1998, Seite 666.

Dietrich, Anton: Nekrolog Dr. Ernst Gottlob Pienitz. In: Allgemeine Zeitschrift für Psychiatrie und psychisch-gerichtliche Medizin, Band 11. W. de Gruyter & Co. Berlin 1854, Seite 468-476.

Illberg, Georg: Ernst Pienitz 1777-1853. In: Kirchhoff, Theodor (Hrsg.): Deutsche Irrenärzte. Einzelbilder ihres Lebens und Wirkens. Band 1. Springer. Berlin 1921, Seite 99-103.
Meusel, Johann Georg: Das gelehrte Teutschland im neunzehnten Jahrhundert nebst Supplementen zur fünften Ausgabe. Siebenter Band. Bearbeitet von Johann Wilhelm Sigismund Lindner und herausgegeben von Johann Samuel Ersch. Meyersche Hof-Buchhandlung. Lemgo 1823, Seite 136-137.
Pienitz, Ernst Gottlob: Kurze Andeutung der in der Heilanstalt Sonnenstein vom Endesunterzeichneten befolgten psychischen (moralischen) und somatischen (physischen) Behandlungsweise der Seelenkranken. In: Nostitz und Jänckendorf, Gottlob Adolf Ernst von: Beschreibung der Königlich Sächsischen Heil- und Verpflegungsanstalt Sonnenstein, 1. Theil, 2. Abtheilung. Walther. Dresden 1829, Seite 109-120.
Pienitz, Ernst Gottlob: Darstellung von zweiundzwanzig in der Heil- und Verpflegungsanstalt zu Sonnenstein vorgekommene Krankheitsfällen aus dem Zeitraume vom Jahre 1812 bis zum Schlusse des Jahres 1826. In: Nostitz und Jänckendorf, Gottlob Adolf Ernst von: Beschreibung der Königlich Sächsischen Heil- und Verpflegungsanstalt Sonnenstein, 1. Theil, 2. Abtheilung. Walther. Dresden 1829, Seite 184-231.
Pienitz, Ernst: Einige Worte über die Nothwendigkeit der Irrenanstalten und die Behandlung der Seelenkranken vor Versetzung in dieselben: für Nichtärzte. Fleischer. Leipzig 1839.
Pienitz, Ernstus: De animi motibus et causis symtomatibus et remediis morborum mentishumanae, particula. Medizinische Dissertation. Ackermann. Leipzig 1807.
Schilter, Thomas: Unmenschliches Ermessen. Die nationalsozialistische „Euthanasie"-Tötungsanstalt Pirna-Sonnenstein 1940/41. Gustav Kiepenheuer. Leipzig 1998.
Schröter, Sonja: Psychiatrie in Waldheim / Sachsen von ihren Anfängen bis zum Ende des zweiten Weltkrieges (1716-1946). Ein Beitrag zur Geschichte der Forensischen Psychiatrie in Deutschland. Medizinische Dissertation. Leipzig 1994.
www.awo-sonnenstein.de.
www.pirna.de.
www.psychiatriemuseum.de.
www.wikipedia.org/wiki/ernst_Gottlob_Pienitz.de.
www.wikipedia.org/wiki/Schloss_Sonnenstein.de.
Bildquelle: Kuratorium Altstadt Pirna e.V. (Hrsg.): Pirnaer Hefte. Heft 5. Pirna 2003, Seite 134.

Hubert Kolling

POERSCH, Bruno

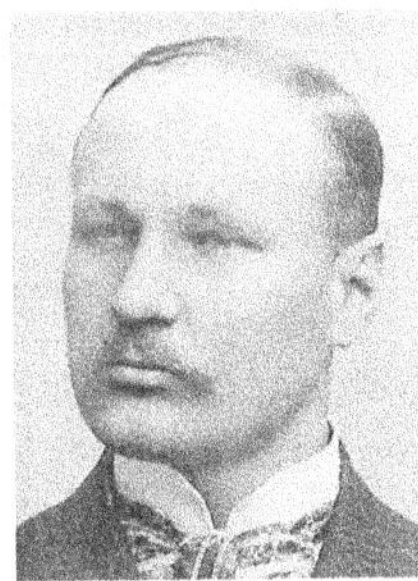

Die „Reichssektion Gesundheitswesen im Verband der Gemeinde- und Staatsdiener" in Berlin, die mitgliederstärkste Organisation der nicht von Mutterhäusern und traditionellen Schwesternverbänden vertretenen freien beruflichen Pflegekräften, wurde während der Weimarer Republik von dem hauptberuflichen Gewerkschaftsfunktionär Paul Schulz (1873-1953) ➔② geleitet. In zweiter Ehe hatte dieser am 17. Mai 1924 Marie Friedrich-Schulz (1878-1967) ➔④ geheiratet, die seit 1911 als Angestellte in der Berliner Ortsverwaltung mit Anton Rochowski (1887-1957) ➔③ und Paul Levy (1886-1958) ➔② und seit April 1920 als Sekretärin im Vorstand der „Reichssektion Gesundheitswesen" wirkte.

In ihrer 1928 vorgelegten Schrift „Werden und Wirken der Reichssektion Gesundheitswesen im Verband der Gemeinde- und Staatsarbeiter", die einen fundierten Überblick über die Geschichte der „Reichssektion Gesundheitswesen" einschließlich der 1928 gegründeten „Schwesternschaft der Reichssektion Gesundheitswesen" bietet, würdigte Marie Friedrich-Schulz neben dem sozialdemokratischen Reichstagsabgeordneten Otto Friedrich Wilhelm Antrick (1858-1924) ➔① auch die „mühevolle und damals außerordentlich undankbare Pionierarbeit" der Gewerkschaftsfunktionäre Oskar Riedel (1876-1918) ➔②, Christian-Heinrich Bürger (1867-1910) ➔④ und Bruno Poersch.

Bruno Poersch wurde am 16. Januar 1872 in Korschen (Ostpreußen) als Sohn eines Lokomotivführers geboren. Seit seinem zweiten Lebensjahr lebte er mit seinen Eltern in Königsberg, wo er nach dem Besuch der Volksschule den Beruf des Sattlers und Tapeziers erlernte. Nachdem er am 5. Januar 1891 seine Gesellenprüfung abgelegt hatte, arbeitete er zwei Jahre in Berlin, bevor er 1893 nach Königsberg zurückkehrte. Poersch, der seit 1890 Mitglied des „Allgemeinen deutschen Sattlervereins“ und der SPD war, wurde 1893 zum Mitglied der gewerkschaftlichen Agitationskommission in Königsberg gewählt. Seit dieser Zeit war er auch Mitarbeiter der sozialdemokratischen Königsberger „Volkszeitung“ und dem „Sozialpolitischen Centralblatt“ (später: Soziale Praxis. Centralblatt für Sozialpolitik). 1895 siedelte er nach Berlin über und trat als „Hilfsarbeiter“ in den Dienst der Berliner Gewerkschaftskommission. Poersch, der in seinen gewerkschaftspolitischen und sozialpolitischen Ansichten deutlich von der englischen Gewerkschaftsbewegung beeinflusst war, wurde am 4. Oktober 1896 zum 1. Vorsitzenden des Verbandes der „Arbeiter in Gasanstalten, auf Holz- und Kohlenplätzen und sonstiger Arbeitsleute“ gewählt.

Zugleich besorgte Bruno Poersch Redaktion, Verlag und Expedition der „Gewerkschaft“, die sich auf der Titelseite bereits im ersten Jahrgang (seit der Nr. 12) als „Organ für die Interessen der Arbeiter in städtischen Betrieben (Gasanstalten, Straßenreinigungs-, Kanalisations-, Wasserwerke, Elektrizitätswerke, Abfuhrwesen, Park- und Gartenanlagen, Schlacht- und Krankenhäuser usw.)“ bezeichnete. Hierzu schrieb später (1928) Marie Friedrich-Schulz: „Damit ist der Beweis erbracht, daß die städtischen Arbeiter Berlins bereits im Jahre 1897 beabsichtigten, die [Gewerkschafts-] Bewegung auch auf die Krankenanstalten auszudehnen. Sie hatten sich damit eine Aufgabe gestellt, an deren Durchführung sie in der Folge oftmals verzweifelten.“

Nach Angaben von Rüdiger Zimmermann, der die gewerkschaftliche Arbeit von Bruno Poersch ausführlich dokumentiert hat, entwickelte Poersch in den ersten Jahren seiner Organisationstätigkeit „eine eigenständige Gewerkschaftstheorie und eigenständige sozialpolitische Vorstellungen, die er im eigenen Verbandsorgan, der ‚Sozialen Praxis‘, der ‚Neuen Zeit‘ und den ‚Sozialistischen Monatsheften‘ popularisierte.“ Streiks in lebenswichtigen kommunalen Betrieben wollte er nur „als allerletztes Mittel“ einsetzen. Die Hauptwaffen einer Gewerkschaft seien für ihn öffentliche Petitionen, die Beschwerde sowie das Ausschöpfen der gesetzlichen Möglichkeiten und der Gewerbegerichte gewesen. Revolutionär, so Zimmermann, war seine Forderung nach einem Soziallohn, der Dienstalter und Kinderzahl berücksichtigen sollte und im krassen Gegensatz zur Theorie des Leistungslohnes der großen Berufsgewerkschaften stand.

Im Januar 1906 trat Bruno Poersch in Düsseldorf eine neue Stellung als Redakteur der „Westdeutschen Abendpost“ an. Im gleichen Jahr legte er die Denkschrift „Die Gewerkvereine und das Unternehmen. Ein Beitrag zur Frage ‚Harmonie oder Interessengegensatz‘“, vor, in dem er den Streik für die liberalen Gewerkschaften als „unbedingt notwendiges Mittel“ beschreibt, um die Arbeitgeber der Privatindustrie zum Einlenken zu bewegen. Seit Juli 1908 arbeitete Poersch als Redakteur bei der „Hessischen Landeszeitung“ in Marburg, wo er auch am 8. November 1911 Stadtverordneter und am 1. April 1916 Magistratsmitglied wurde. Von 1924 an arbeite Bruno Poersch bis zu seinem Tode am 12. März 1929 in Marburg als Leiter des Kreisarbeitsamtes in Marburg.

Quellen und Literatur:

Friedrich-Schulz, Marie: Werden und Wirken der Reichssektion Gesundheitswesen im Verband der Gemeinde- und Staatsarbeiter (Schriften zur Aufklärung und Weiterbildung, Nr. 40). [Verlag] Verband der Gemeinde- und Staatsarbeiter. Berlin 1928, Seite 5-6.

Poersch, Bruno: Woran krankt die deutsche Gewerkschaftsbewegung? Ein zeitgemäßes Wort mit besonderer Berücksichtigung der Arbeitslosen-Unterstützungsfrage. J. Sassenbach. Berlin 1897 (31 Seiten).

Poersch, Bruno: Gewerkschaftsbewegung und Gewerkschaftskämpfe in Deutschland. In: Ethische Kultur. Wochenschrift zur Verbreitung ethischer Bestrebungen, 5. Jg., 1897, Heft 10, Seite 78-80 und Heft 11, Seite 6-87.

Poersch, Bruno: Locale oder centrale Gewerkschaftsorganisation? In: Sozialistische Monatshefte, 1900, Heft 3, Seite 131-134.

Poersch, Bruno: Die Bewegung der städtischen Arbeiter. 1900 bis ultimo Dezember 1902; Geschäftsbericht des Verbandes der in Gemeinden beschäftigten Arbeiter und Unterangestellten. Erstattet vom Verbandssekretär Bruno Poersch. [Verlag] Verband der in Gemeindebetrieben be-

schäftigten Arbeiter und Unterangestellten. Berlin 1903 (88 Seiten).
Poersch, Bruno: Unsere Grenzstreitigkeiten und gewerkschaftliche Taktik. Herausgegeben vom Verband der in Gemeinde- und Staatsbetrieben beschäftigten Arbeiter und Unterangestellten. [Verlag] Verband der in Gemeindebetrieben beschäftigten Arbeiter und Unterangestellten. Berlin 1904 (26 Seiten).
Poersch, Br[uno]: Die Gewerkvereine und das Unternehmen. Ein Beitrag zur Frage „Harmonie oder Interessengegensatz". Westdeutsche Verlagsanstalt. Düsseldorf 1906 (23 Seiten). www.library.fes.de/fulltext/bibliothek/tit00205/00205i10.htm [16.05.2007].
Zimmermann, Rüdiger: 100 Jahre ÖTV. Biographien. Herausgegeben von der Gewerkschaft Öffentliche Dienste, Transport und Verkehr. Union-Druckerei und Verlagsanstalt. Frankfurt am Main 1996, Seite 179-182.
Bildquelle: Zimmermann, Rüdiger: 100 Jahre ÖTV. Frankfurt am Main 1996, Seite 179.

Hubert Kolling

PREISINGER, Magdalena Ursula

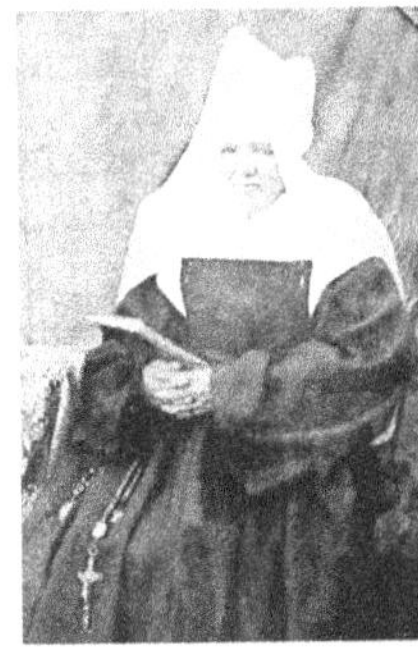

Bereits seit über 150 Jahren gibt es zur Betreuung alter, kranker und behinderter Menschen die Barmherzigen Schwestern vom heiligen Vinzenz von Paul (1581-1660) ➔① auch in Salzburg. Als Antwort auf die wachsende Not der Zeit schickte der junge Fürsterzbischof Friedrich Kardinal von Schwarzenberg Salzburger Bürgerstöchter zur Ausbildung zu den Vinzentinerinnen nach München ins Allgemeine Krankenhaus links der Isar, wo zu jener Zeit Schwester Ignatia Jorth (1780-1845) ➔① als 1. Generaloberin wirkte. Den zurückkehrenden Schwestern, unter denen auch Magdalena Ursula Preisinger (Schwester Ambrosia) war, übergab er am 20. August 1844 die Kranken- und Versorgungsanstalt, die er in Schwarzach (bei St. Johann im Pongau) im ehemaligen Missionshaus der Benediktiner errichtet hatte. Schwester Aloysia Aigner, bisher Novizenmeisterin in Innsbruck, wurde von Schwester Ignatia zur ersten Oberin der neuen Gründung ernannt. 1845 wurde Schwester Ambrosia Novizenmeisterin, und – nachdem Schwester Aloysia Aigner am 9. März 1847 nach München zurückgekehrt war – am 25. März 1847 zur ersten „Frau Mutter und Oberin" (Generaloberin) gewählt. Damals zählte Schwarzach bereits drei auswärtige Filialen, nämlich ein neu gegründetes Irrenhaus in Schernberg, ein Spital in Kufstein und eine Schule in Kössen.

Im Revolutionsjahr 1848 zitterte die junge Ordensgemeinschaft um ihren Fortbestand. 1849 reisten fünf Schwestern zur Pflege verwundeter Soldaten nach Ruma im südlichen Teil Kroatiens(nahe bei Belgrad), wobei zwei von ihnen als „Opfer der Nächstenliebe" an Typhus starben. 1851 zogen erstmals Schwestern in die Landeshauptstadt Salzburg zur Pflege in der Privat-Augenklinik von Dr. Hornung. Auf Wunsch der Kaiserin Karolina Augusta von Österreich (1792-1873) ➔③, der vierten Gattin von Kaiser Franz (1768-1835) und einer großen Wohltäterin der Vinzentinerinnen, übernahmen sie 1852 auch die Anstalt zur Erziehung weiblicher Dienstboten in Salzburg-St. Sebastian, zu deren Oberin Maria Praxmarer (Schwester Vinzentia) (1822-1903) ➔④ gewählt wurde; in den darauffolgenden Jahren übernahmen die Schwestern die Krankenpflege unter anderem 1853 im Schifferspital in Oberndorf, 1855 im St. Johann-Spital in Salzburg und im Spital in Kitzbühl, 1856 in der Irrenanstalt in Mülln, 1857 im Leprosenhaus in Mülln, 1858 im Waisenhaus in Mülln, 1862 im Waisenhaus Mariatal bei Rattenberg, 1866 im Spital in Rattenberg, 1871 im Armenhaus in Zell am See, 1874 im Armenhaus Kitzbühl, 1875 im Waisenhaus Kitzbühl, 1875 im St. Anna-Spital in Gnigl sowie 1879 im Spital in Markt Werfen.

Zu der Provinzgemeinschaft der Barmherzigen Schwestern in Salzburg gehören heute 1. das Provinzhaus mit einem angeschlossenen Exerzitienhaus und einer Essensausgabe an Obdachlose und andere Arme, 2. Das Krankenhaus Schwarzach, das als Betriebsgesellschaft geführt wird und mit 500 Betten ein

Schwerpunktkrankenhaus mit einer angeschlossenen Krankenpflegeschule ist, 3. das Pensionistenheim Herz-Jesu-Asyl Riedenburg in der Stadt Salzburg, in dem rund 140 Pensionäre Aufnahme und Pflege finden, 4. das St. Vinzenz-Heim Schernberg (Heim für mehrfach Behinderte), das rund 200 Schwerstbehinderten eine Betreuung nach den modernsten Erkenntnissen ermöglicht. Außerdem wirken Schwestern in Kindergärten sowie der ambulanten Alten- und Krankenpflege. Als geistliche Gemeinschaft fühlten sich die (Salzburger) Vinzentinerinnen herausgefordert, der versachlichten Struktur der modernen Gesellschaft, aber auch der großen Orientierungslosigkeit unserer Zeit ideelle Werte und religiöse Grundausrichtung gegenüberzustellen. Ihr Dienst an den Armen soll menschlich-persönliche Züge tragen.

Magdalena Ursula Preisinger (Ordensname Schwester Ambrosia) wurde am 24. Juni 1810 in Salzburg als Tochter des Kammmachers Stephan Preisinger und dessen Ehefrau Ursula, geborene Paul, geboren und laut Taufschein „am 24. Juny 1810 vom H. Stadtkooperator Anton Bauer im Beysein der b. Zirkelschneidermeisterin Magdalena Schweitzer nach christlich katholischem Ritus in der Pfarrkirche St. Blasius feyerlich getauft." Magdalena besuchte die Volksschule der Ursulinen im Kloster, das ihrem Elternhaus in der Gstättengasse gegenüberlag, und verließ sie mit besten Noten am 24. Oktober 1825.

Am 8. Dezember 1840 reiste Magdalena mit ihrer Gefährtin Katharina Königsberger zur spirituellen Formung (Postulat und – seit 8. Mai 1841 – Noviziat) und zur beruflichen Ausbildung in der Krankenpflege zu den Barmherzigen Schwestern nach München. Am 16. Dezember 1841 erfolgte ihre Einkleidung, wobei die Novizin Magdalena Preisinger den Namen Schwester Ambrosia erhielt. Am 14. Dezember 1843 legte sie zum ersten Mal die Ordensgelübde ab, womit auch ihre Ausbildungszeit zu Ende war. Im August 1844 nach Salzburg beziehungsweise Schwarzach zurückgekehrt wurde sie 1845 Novizenmeisterin und am 25. März 1847 erste Generaloberin. Da die Gemeinschaft schnell wuchs, kauften die Vinzentinerinnen 1859 den Marchandhof in Salzburg-Mülleg, wohin auch das Mutterhaus am 25. Mai 1863 übersiedelte. Die Krankenpflege-Ausbildung war zu dieser Zeit noch „mündliche und praktische Weitergabe, getragen von der Liebe zu den Armen und Kranken im Geist des heiligen Vinzenz."

Zum 25-jährigen Jubiläum ihrer Gemeinschaft schrieb „Mutter Ambrosia" im Jahre 1869: Die Geschichte des Ordens in diesen 25 Jahren gleicht einem schwachen Fahrzeug auf wogenden Gewässern, welche das Schifflein auf und nieder schleudern und mit dem Untersinken bedrohen. Schmerzen und Freuden, Leiden und Tröstungen, gute weniger, mehr schlechte Aussichten für die Zukunft waren in stetem Wechsel. Oft drohte der Untergang von verschiedenen Seiten, von geistlichen und weltlichen Obern, doch unverkennbar war das Walten der göttlichen Vorsehung, es wuchs die Zahl der Ordensmitglieder trotz der vielen teils oft empfindlichen Verluste der hoffnungsvollsten Ordensmitglieder. [...] Es entstanden neue Filialen, wenn auch arm und klein, und es befestigten sich die schon bestehenden. Es wuchs das Vertrauen und schwanden die Anfeindungen mehr und mehr. Gott sei in allem gepriesen!"

Magdalena Ursula Preisinger (Schwester Ambrosia) starb am 2. Mai 1879 an einem Krebsleiden im Alter von 69 Jahren. Ihre letzte Ruhestätte fand sie auf dem Friedhof in Schwarzach. Bereits fünf Tage später übernahm die bereits erwähnte Maria Praxmarer (Schwester Vinzentia) das Amt der Generaloberin; ihre Nachfolgerinnen im Amt wurden 1902 Flora Franziska Mathilde Gräfin Fries (Schwester Serafina) (1841-1929) ➔⑤, 1925 Schwester Anna Bertha Königsegg (1883-1948) ➔① und 1949 Antonia Herzog (Schwester Katharina) (1901-1977) ➔⑤. Am 1. August 1882 schloss sich die Salzburger Kongregation – die zu jener Zeit 289 Schwestern in 47 Häusern zählte – unter Beteiligung von Maria Josefa Brandis (1815-1900) ➔③ an das Zentralmutterhaus der Pariser Vinzentinerinnen, der Genossenschaft der Töchter der christlichen Liebe, an, wo zu jener Zeit Marie Derieux (1815-1905) ➔⑤ Generaloberin war.

Quellen und Literatur:

Barmherzige Schwestern vom heiligen Vinzenz von Paul, Salzachgässchen 3, A-5020 Salzburg: Schriftliche Mitteilung an den Verfasser vom 25. Februar 2005.
Der heilige Vinzenz von Paul in der Erzdiözese Salzburg. 1844-1882 Gründung und Ausbreitung der „Kongregation der Barmherzigen Schwestern vom hl. Vinzenz von Paul" in Salzburg, 1882-1982 Vereinigung mit den „Töchtern der christlichen Liebe" und weitere Geschicke der nunmehrigen „Provinz" der weltweiten Genossenschaft. Gestaltung und Produktion: W.H-Grafik, Wilhelm Hasenauer, Schwarzach. Baur-Offset. St. Johann 1982.
Ein Gedenkblatt zur Renovierung der Liebfrauenkirche in Schwarzach und zum 50jährigen Jubiläum der Congregation der Barmherzigen Schwestern des heiligen Vincenz von Paul in der Erzdiözese Salzburg, Schwarzach. Styria. Graz 1895.
Festgedicht, welches aus Anlass der 50jährigen Jubiläums-Feier der Gründung und Einführung des Institutes der Barmherzigen Schwestern in der Erzdiöcese Salzburg zu Schwarzach im Pongau am 20. August 1894 vorgetragen wurde. Selbstverlag. Schwarzach im Pongau 1894.
Frings, Hermann Josef: Die Vinzentinerinnen als Wegbereiterinnen der neuzeitlichen Krankenpflege im deutschsprachigen Sprachgebiet (1832-1900). Medizinische Dissertation. Selbstverlag. Köln 1994.
Gattringer, Franz: Geschichte der Kongregation der Mission und der Barmherzigen Schwestern in Österreich-Ungarn. Verlag der Missionspriester. Graz 1912.
Richartz, Alfonsa: Loderndes Feuer. Vinzenz von Paul. Edition du Signe. Straßburg 1995.
Scherer, Emil Clemens: Die Kongregation der Barmherzigen Schwestern von Straßburg. Ein Bild ihres Werdens und Wirkens von 1734 bis zur Gegenwart (Forschungen zur Kirchengeschichte des Elsaß, Band 2). Colportage Catholique. Saaralben (Lothringen) 1930, Seite 222-224, 299.
Bildquelle: Der heilige Vinzenz von Paul in der Erzdiözese Salzburg. St. Johann 1982, Seite 7.

Hubert Kolling

RAADCHOU-NIELSEN, Agnes Elisabeth

Nachdem Wilhelm Conrad Röntgen (1845-1923) im Jahre 1895 in Würzburg die Röntgenstrahlen entdeckt hatte, wurden in etlichen in- und ausländischen Krankenhäusern sogenannte Röntgenabteilungen eingerichtet. Die mit der Anwendung der Röntgen- und Radiumstrahlen in der Heilkunde verbundenen Gefahren wurden freilich erst allmählich erkannt. So kam es in den ersten Jahrzehnten des 20. Jahrhunderts dazu, dass zahlreiche Pioniere der Röntgenologie und Radiologie – Mediziner, Physiker, Techniker und nicht zuletzt Krankenpflegepersonal – bei ihrer Arbeit so schwere Schäden erlitten, dass sie nach oft jahrelangen, qualvollen Leiden daran starben. Zu den frühen Opfern der Röntgenwissenschaft beziehungsweise den Menschen, die zum Wohle ihrer Mitmenschen ihr Leben ließen, gehört auch Agnes Elisabeth Raadchou-Nielsen.

Die dänische Krankenschwester Agnes Elisabeth Raadchou-Nielsen wurde am 21. Januar 1876 in Sandby (Kreis Maribo) als Tochter von Christen Lundsgaard Nielsen (1836-1909) und dessen Ehefrau Elisabeth Raaschou (1841-1894) geboren. Nach Einsätzen unter anderem als Rot-Kreuz-Schwester im Balkankrieg 1912 auf griechischer Seite, auf dem Flussboot „La Danoise" in Frankreich, später in Serbien und 1919 in Petrograd (USA), fand sie eine Anstellung an der Radiumstation im Reichshospital in Kopenhagen. Hier widmete sie sich als „Oberkrankenschwester" den Rest ihres Lebens diesem Zweig der Krankenpflege.

Im Verlauf von 14 Jahren war sie täglich mit Radium tätig und besonders während der ersten Jahre einer schädlichen Radiumstrahlung ausgesetzt. Wenngleich sich bereits mehrere Jahre an ihren Händen deutliche Merkmale einer Radiumdermatitis zeigten und sich eine leichte Anämie mit Leukopenie ausbildete, hatte sie eine ungeschwächte Arbeitskraft. 1935 entwickelte sie eine aplastische Anämie, an der sie nach einem siebenmonatigen Krankenlager – im Alter von 59 Jahren – am 4. August 1935 in Kopenhagen starb. Von einem unverwüstlichen Willen zum Leben getragen, soll sie sich mit bewundernswerter Geduld ihrer langen Krankheit und der Behandlung unterworfen haben.

Nach einem Bericht des Arztes Dr. Jens Nielsen fiel es ihr – einem alten kultivierten Hause entstammend und im Besitze reicher Erfahrung und Menschenkenntnis – leicht, mit Menschen aller gesellschaftlichen Schichten umzugehen. Hierbei hätten ihre freundliche Autorität und ihr lebhaftes Interesse für die Kranken in Verbindung mit einem ausgeprägten Sinn für Humor ihr die Liebe der Patienten erworben und sie bei den Ärzten und Krankenschwestern beliebt gemacht.

Im „Ehrenbuch der Radiologen aller Nationen", das rund 400 Röntgen- und Radiumopfer von der ganzen Welt enthält, findet sich neben Helga Schumacher (1885-1930) ➔⑤ aus Dänemark, Zora Zec (1895-1947) ➔⑤ aus Kroatien, Maria Ridder (1871-1916) ➔⑤ und Paul Tafelmeyer (1868-1934) ➔⑤ aus Deutschland, Anna Lönnbeck (1856-1920) ➔⑤ aus Finnland, Henri Bourdon (1887-1930) ➔④ aus Frankreich, Marie Leontina Mikýsková (1896-1942) ➔④, Fulgencie Šumšalová (1882-1936) ➔④ aus Tschechien sowie M. van Roost (1880-1924) ➔④ aus Belgien auch der Name von Agnes Elisabeth Raadchou-Nielsen.

Quellen und Literatur:

Nielsen, J[ens]: Agnes Elisabeth Raadchou-Nielsen. In: Ehrenbuch der Radiologen aller Nationen. Dritte, erweiterte Auflage. Herausgegeben von W[erner] Molineus, H[ermann] Holthusen und H[ans] Meyer. Blackwell Wissenschaft. Berlin 1992, Seite 15.

www.kvinfo.dk/side/170/bio/1651 [18. Januar 2006].

www.ssa5.tripod.com/id17.html [18. Januar 2006].

Hubert Kolling

RANSENBERG, Irma

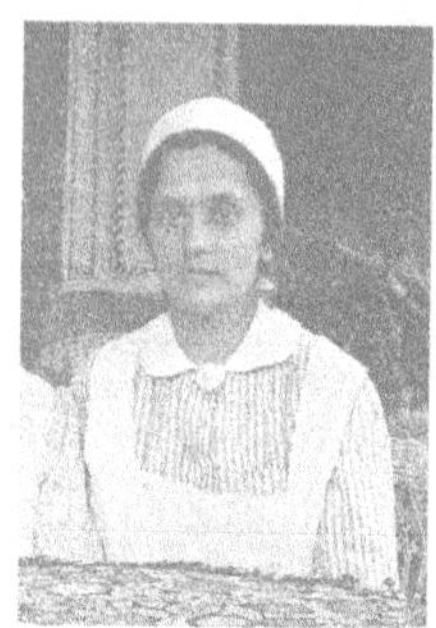

Das 1869 eingeweihte jüdische Krankenhaus in Köln gehörte zu den modernsten Anstalten seiner Zeit. Zunächst im Severinsviertel zwischen Silvan- und Annostrasse gelegen, genoss das jüdisch gestiftete, aber überkonfessionell ausgerichtete „Israelitische Asyl für Kranke und Altersschwache" eine große Wertschätzung auch bei Nichtjuden. Sie machten um die Jahrhundertwende rund achtzig Prozent der Patienten aus. Nachdem trotz zweimaliger Erweiterung die Gebäude mehr als ausgelastet waren, ging man in den 1890er Jahren an die Konzeption eines Neubaus. Nach einer wiederum großzügigen Schenkung 1908 auf einem weitläufigen Areal an der Ottostraße im Stadtteil Ehrenfeld eröffnet, entsprachen dessen Einrichtungen laut dem langjährigen leitenden Arzt Dr. Benjamin Auerbach (1855-1940) ➔④ „den höchsten Anforderungen der zeitgenössischen Medizin an Technik und Hygiene". Zudem blieb das Asyl mit seinem Kranken- und Infektionshaus, Alters- und Schwesternheim sowie Wirtschafts- und anderen Gebäuden „wichtigste Instanz jüdischer Selbsthilfe in Köln" bis zum 1. Juni 1942, wo es von den städtischen Behörden beschlagnahmt und geräumt wurde. Das jüdische Personal, jüdische, teils schwerkranke Patienten und betagte Bewohner inhaftierte man zunächst im Lager Müngersdorf. Von dort wurden sie deportiert; fast niemand überlebte.

Nach langer Diskussion innerhalb der jüdischen Gemeinden und Verbände über die Notwendigkeit einer speziellen Heranbildung jüdischen Pflegepersonals war es 1893 in Frankfurt am Main zur Gründung des ersten Vereins für jüdische Krankenpflegerinnen in Deutschland gekommen. Noch im gleichen Jahr nahm Benjamin Auerbach, der sich ebenso wie Dr. Fritz Cahen (1861-1929) ➔⑤ und sein Stuttgarter Kollege Dr. Gustav Feldmann (1872-1947) ➔② aktiv für die Ausbildung von jüdischen Krankenschwestern einsetzte, Kontakt mit dem Frankfurter Verein auf, um mit ihm über eine Zusammenarbeit zu verhandeln. Das Kölner Asyl war damit eine der ersten jüdischen Anstalten, die bereit waren, das neue Angebot zu nutzen. Tatsächlich kam es innerhalb kurzer Zeit zu einer Einigung. Der Frankfurter Verein empfahl 1893 eine seiner Schwestern – Frieda

Brüll (1866-1942) ➔④ – an das Kölner Asyl, die dort als Oberin die gesamte Leitung von Pflege, Wirtschaft und Hausverwaltung übernehmen sollte.
Zugleich mit Frieda Brüll wurden weitere Schwestern des Frankfurter Vereins beschäftigt, so dass in den folgenden Jahren kontinuierlich fünf bis sechs Schwestern aus Frankfurt am Kölner Asyl arbeiteten, unter ihnen Julie Strauss, die als Stellvertreterin Frieda Brülls amtierte. Verbunden mit der Übernahme von Schwestern aus Frankfurt am Main erklärte sich das Kuratorium bereit, dem Frankfurter Verein das Kölner Asyl als Ausbildungsstätte für Pflegerinnen zur Verfügung zu stellen, eine Aufgabe, die man als gleichermaßen bedeutsam für die Krankenpflege ansah wie für „die sociale Förderung jüdischer Mädchen." 1893 nahm man zwei, Anfang 1894 eine weitere Schülerin auf, denen das Kuratorium „Lerneifer", „Dienstbeflissenheit" und „Gewissenhaftigkeit" in der Krankenpflege bescheinigte. Der Beginn dieser Ausbildungstätigkeit war bereits mit weitergehenden Vorstellungen verknüpft. Man dachte daran, die Zahl der jüdischen Pflegerinnen rasch zu erhöhen, und äußerte schon 1894 die Hoffnung, „dass in nicht zu ferner Zeit [...] jüdische Krankenschwestern auch in unserer Stadt zur Pflege Kranker jeder Confession bereit stehen" könnten.
Da sich mit dem geplanten Neubau die pflegerische Arbeit ausweitete, überlegte das Kuratorium Ende 1898 konkrete Schritte, um in Verbindung mit dem Asyl einen Kölner Vereins für jüdische Krankenpflegerinnen zu gründen. Der Erfolg der jüdischen Krankenpflegevereine in Frankfurt am Main und Berlin ermutigte die Kölner Planung, denn beide Organisationen standen, wie Auerbach feststellte, „in blühender Wirksamkeit" und widerlegten Befürchtungen, die häufig in Hinblick auf die Akzeptanz jüdischer Pflegeorganisationen geäußert wurden. Ihre Tätigkeit zeige zum einen, dass es eine ausreichende Zahl jüdischer Frauen gab, die bereit waren, „freudig den ehrenvollen, aber auch schweren Beruf der Krankenpflege zu ihrer Lebensaufgabe" zu wählen, zum anderen, dass sie dabei den „Wettbewerb mit den Krankenschwestern der anderen Confessionen" aufnehmen konnten und schließlich, dass das Angebot jüdischer Krankenpflege von Gemeinden und Institutionen rasch angenommen wurde, sich inzwischen sogar ein starkes Bedürfnis nach jüdischen Krankenpflegerinnen bemerkbar machte.
Die Schwierigkeiten, die Auerbach für die neue Organisation erwartete, waren nicht gering. Es mussten Frauen gefunden werden, die sich dem Beruf aus „idealen Beweggründen" zuwandten und die nötigen „körperlichen und moralischen Fähigkeiten" besaßen; die Ausbildung hatte „technisch und ethisch" alle an sie gestellten Anforderungen zu erfüllen; die Schwestern mussten materiell versorgt und bei Krankheit und im Alter abgesichert werden. Angesichts dieser Probleme warnte er davor, „im Rausche erster Begeisterung" jüdische Pflegerinnenvereine zu gründen, wenn nicht gleichzeitig die dafür notwendigen Rahmenbedingungen geschaffen werden konnten. Vor allem sprach er sich dagegen aus, Frauen ausbilden zu lassen, die später als allein stehende Pflegerinnen, ohne Anbindung an einen Verband, arbeiten sollten. Im Einklang mit den in Hinblick auf Ausbildung und Ethos von Krankenpflegerinnen vorherrschenden zeitgenössischen Ansichten, erklärte er, alle Sachverständigen seien sich in der Erkenntnis einig, „daß eine gedeihliche und den hohen Anforderungen des Berufs genügende Thätigkeit der Schwestern nur im Rahmen einer festen Organisation, eines Schwesternverbandes, der sich an ein Krankenhaus anlehnt, denkbar ist. Nur ein solcher Verband kann auf Grund der in ihm gepflegten Berufserziehung und des in ihm herrschenden Geistes die Sicherheit gewährleisten, dass jedes Mitglied mit dem Gefühl der Zugehörigkeit und stets der moralischen Verpflichtungen eingedenk bleibt, die mit dem Bewusstsein der Verantwortlichkeit die besten Stützen in diesem schweren Berufe sind."
Man entschloss sich in Köln schließlich zur Gründung eines Schwesternverbandes, der zugleich Ausbildung, Fortbildung, Leitung, Beaufsichtigung und materielle Versorgung der Schwestern leisten sollte. Um die Zielsetzung des geplanten Vereins vorzustellen,

luden das Kuratorium des Asyls und die jüdische Gemeinde gemeinsam für Anfang Januar 1899 zu einer Versammlung in der Rheinlandloge ein. Nachdem man hierbei die Vereinsgründung beschlossen hatte, begannen sogleich die Beratungen für einen Vereinsstatus. Gleichzeitig setzte man auch Bestimmungen für eine Pensions-Stiftung fest, mit der die Altersversorgung der zukünftigen Krankenpflegerinnen gesichert werden sollte. In einem noch im gleichen Monat versandten Rundbrief stellte der neue Verein seine Ziele potentiellen Förderern vor. Dabei wurde nicht nur die Notwendigkeit jüdischer Krankenpflegerinnen für das Kölner Asyl betont, sondern auf einen allgemeinen Bedarf an jüdischem Pflegepersonal verwiesen. Aufgabe des Vereins sei es deshalb, so bald wie möglich Schwestern „überall in die westlichen Provinzen Deutschlands zur Dienstleistung" zu entsenden. Entsprechend dem Konzept Auerbachs wollte der Verein also grundsätzlich neben lokalen Zielen auch überregionale Aufgaben verfolgen. Zu den Krankenschwestern, die aus dem jüdischen Krankenhaus in Köln zu einer anderen Einrichtung wechselten, gehörte auch Irma Ransenberg.

Geboren 1893 in Neuwied arbeitete sie seit 1912 im Kölner Asyl. Ob die damals gerade 19-jährige dort auch ihre Ausbildung absolvierte, ist nicht bekannt. Ebenso ist die Quellenlage für die Entwicklung des Asyls während des Ersten Weltkrieges (1914-1918) insgesamt wenig ergiebig. Jahresberichte haben sich für diesen Zeitraum scheinbar nicht erhalten. Der Kölner Verein für jüdische Krankenpflegerinnen veröffentlichte während der Kriegsjahre jedenfalls keine Jahresberichte, zum einen, wie er erklärte, „wegen Kostenersparnis", zum andern weil man „bei der Allgemeinheit, die durch die Flut der sich überstürzenden Ereignisse und die eigenen Sorgen genug in Anspruch genommen war, eine besondere Teilnahme für die einzelnen Vorgänge in unserem Verein nicht erwarten" durfte. Um so bedeutender sind daher eine Reihe von – im Nachlass Rosa Rauner (1889-1972) und Irma Ransenberg – erhalten gebliebenen Fotografien und Unterlagen aus dem Asyl der damaligen Zeit, die über 25 Jahre hinweg insbesondere den Alltag der Krankenschwestern dokumentieren.

Im Jahre 1819 verließ Irma Ransenberg das Kölner Asyl und arbeitete in den folgenden Jahren als Krankenschwester für die jüdische Gemeinde in Essen. Nachdem die Nationalsozialisten das jüdische Altenheim Rosenau in Essen-Werden im November 1938 beschlagnahmt und die Bewohner in ein Ghettohaus zwangseingewiesen hatten, übernahm Irma Ransenberg die Betreuung der alten Menschen. Am 21. Juli 1942 wurde sie zusammen mit 37 Bewohnern des Altenheims in das Konzentrationslager Theresienstadt deportiert, von dort am 15. Oktober 1944 ins Vernichtungslager Auschwitz. Dort verliert sich ihre Spur; Irma Ransenberg gilt seit 1944 als verschollen beziehungsweise verstorben. Damit hatte sie das gleiche Schicksal wie etwa ihre Kolleginnen Ruth Sophie Lilienfeld (1917-1944) ➔④ und Sophie Sondhelm (1887-1944) ➔④.

Quellen und Literatur:

Auerbach, Benjamin: Israelitisches Asyl für Kranke und Altersschwache, Silvanstrasse 12/14. In: Köln in hygienischer Beziehung. Festschrift für die Teilnehmer an der XXIII. Versammlung des Deutschen Vereins für öffentliche Gesundheitspflege, herausgegeben von Eduard von Lent. Verlag Dr. von M. Dumont Schauberg. Köln 1898, Seite 302-303.

Auerbach, Benjamin: Vereine für Krankenschwestern. In: Allgemeine Zeitung des Judentums, 64. Jg., Nr. 47 vom 23. November 1900, Seite 560-561.

Auerbach, Benjamin: Das Israelitische Asyl für Kranke und Altersschwache. In: Naturwissenschaft und Gesundheitswesen in Cöln. Festschrift für die Teilnehmer an der 80. Versammlung der Gesellschaft Deutscher Naturforscher und Ärzte in Cöln, herausgegeben von Peter von Krautwig. Bachem. Cöln 1908, Seite 466-477.

Auerbach, Benjamin: Jüdische Krankenhäuser. In: Der Orden Bne Briss. Mitteilungsblatt der Großloge für Deutschland VIII UOBB, Festnummer zum Ordenstage Oktober 1928, Seite 159-162.

Becker-Jákli, Barbara: Das jüdische Krankenhaus in Köln. Die Geschichte des Israelitischen Asyls für Kranke und Altersschwache 1869 bis 1945 (Schriften des NS-Dokumentationszentrums der Stadt Köln, Band 11). Emons. Köln 2004.

Israelitisches Asyl für Kranke und Altersschwache zu Köln. Bericht über die Jahre 1874-1905. Köln 1875-1906.

Israelitisches Asyl für Kranke und Altersschwache zu Köln. Bericht über die Wirksamkeit während des 25jährigen Bestehens und Rechnungs-Ablage pro 1893. Köln 1894.

Steppe, Hilde: „... den Kranken zum Troste und dem Judentum zur Ehre..." Zur Geschichte der jüdischen Krankenpflege in Deutschland. Mabuse. Frankfurt am Main 1997.

Verein für jüdische Krankenpflegerinnen zu Köln. Bericht über die Jahre 1899-1918. Köln 1900-1919.

Bildquelle: Becker-Jákli, Barbara: Das jüdische Krankenhaus in Köln. Die Geschichte des Israelitischen Asyls für Kranke und Altersschwache 1869 bis 1945. Emons. Köln 2004, Seite 206.

Hubert Kolling

RAUNER, Rosa

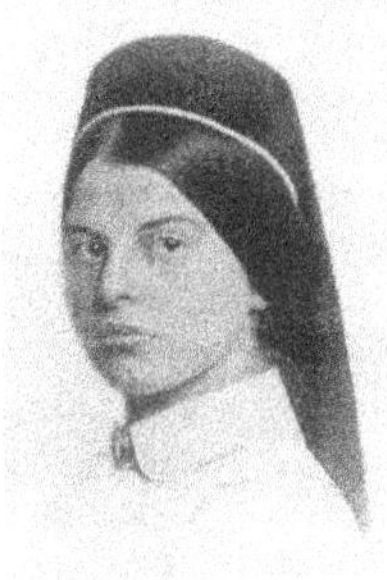

Das 1869 eingeweihte jüdische Krankenhaus in Köln gehörte zu den modernsten Anstalten seiner Zeit. Zunächst im Severinsviertel zwischen Silvan- und Annostrasse gelegen, genoss das jüdisch gestiftete, aber überkonfessionell ausgerichtete „Israelitische Asyl für Kranke und Altersschwache" eine große Wertschätzung auch bei Nichtjuden. Sie machten um die Jahrhundertwende rund achtzig Prozent der Patienten aus. Nachdem trotz zweimaliger Erweiterung die Gebäude mehr als ausgelastet waren, ging man in den 1890er Jahren an die Konzeption eines Neubaus. Nach einer wiederum großzügigen Schenkung 1908 auf einem weitläufigen Areal an der Ottostraße im Stadtteil Ehrenfeld eröffnet, entsprachen dessen Einrichtungen laut dem langjährigen leitenden Arzt Dr. Benjamin Auerbach (1855-1940) ➔④ „den höchsten Anforderungen der zeitgenössischen Medizin an Technik und Hygiene". Zudem blieb das Asyl mit seinem Kranken- und Infektionshaus, Alters- und Schwesternheim sowie Wirtschafts- und anderen Gebäuden „wichtigste Instanz jüdischer Selbsthilfe in Köln" bis zum 1. Juni 1942, wo es von den städtischen Behörden beschlagnahmt und geräumt wurde. Das jüdische Personal, jüdische, teils schwerkranke Patienten und betagte Bewohner inhaftierte man zunächst im Lager Müngersdorf. Von dort wurden sie deportiert; fast niemand überlebte.

Nach langer Diskussion innerhalb der jüdischen Gemeinden und Verbände über die Notwendigkeit einer speziellen Heranbildung jüdischen Pflegepersonals war es 1893 in Frankfurt am Main zur Gründung des ersten Vereins für jüdische Krankenpflegerinnen in Deutschland gekommen. Noch im gleichen Jahr nahm Benjamin Auerbach, der sich ebenso wie Dr. Fritz Cahen (1861-1929) ➔⑤ und sein Stuttgarter Kollege Dr. Gustav Feldmann (1872-1947) ➔② aktiv für die Ausbildung von jüdischen Krankenschwestern einsetzte, Kontakt mit dem Frankfurter Verein auf, um mit ihm über eine Zusammenarbeit zu verhandeln. Das Kölner Asyl war damit eine der ersten jüdischen Anstalten, die bereit waren, das neue Angebot zu nutzen. Tatsächlich kam es innerhalb kurzer Zeit zu einer Einigung. Der Frankfurter Verein empfahl 1893 eine seiner Schwestern – Frieda Brüll (1866-1942) ➔④ – an das Kölner Asyl, die dort als Oberin die gesamte Leitung von Pflege, Wirtschaft und Hausverwaltung übernehmen sollte.

Zugleich mit Frieda Brüll wurden weitere Schwestern des Frankfurter Vereins beschäftigt, so dass in den folgenden Jahren kontinuierlich fünf bis sechs Schwestern aus Frankfurt am Kölner Asyl arbeiteten, unter ihnen Julie Strauss, die als Stellvertreterin Frieda Brülls amtierte. Verbunden mit der Übernahme von Schwestern aus Frankfurt am Main erklärte sich das Kuratorium bereit, dem Frankfurter Verein das Kölner Asyl als Ausbildungsstätte für Pflegerinnen zur Verfügung zu stellen, eine Aufgabe, die man als gleichermaßen bedeutsam für die Krankenpflege ansah wie für „die sociale Förderung jüdischer Mädchen." 1893 nahm man zwei, Anfang 1894 eine weitere Schülerin auf, denen das Kuratorium „Lerneifer", „Dienstbeflissenheit" und „Gewissenhaftigkeit" in der Krankenpflege bescheinigte. Der Beginn dieser Ausbildungstätigkeit war bereits mit wei-

tergehenden Vorstellungen verknüpft. Man dachte daran, die Zahl der jüdischen Pflegerinnen rasch zu erhöhen, und äußerte schon 1894 die Hoffnung, „dass in nicht zu ferner Zeit [...] jüdische Krankenschwestern auch in unserer Stadt zur Pflege Kranker jeder Confession bereit stehen“ könnten.
Da sich mit dem geplanten Neubau die pflegerische Arbeit ausweitete, überlegte das Kuratorium Ende 1898 konkrete Schritte, um in Verbindung mit dem Asyl einen Kölner Vereins für jüdische Krankenpflegerinnen zu gründen. Der Erfolg der jüdischen Krankenpflegevereine in Frankfurt am Main und Berlin ermutigte die Kölner Planung, denn beide Organisationen standen, wie Auerbach feststellte, „in blühender Wirksamkeit“ und widerlegten Befürchtungen, die häufig in Hinblick auf die Akzeptanz jüdischer Pflegeorganisationen geäußert wurden. Ihre Tätigkeit zeige zum einen, dass es eine ausreichende Zahl jüdischer Frauen gab, die bereit waren, „freudig den ehrenvollen, aber auch schweren Beruf der Krankenpflege zu ihrer Lebensaufgabe“ zu wählen, zum anderen, dass sie dabei den „Wettbewerb mit den Krankenschwestern der anderen Confessionen“ aufnehmen konnten und schließlich, dass das Angebot jüdischer Krankenpflege von Gemeinden und Institutionen rasch angenommen wurde, sich inzwischen sogar ein starkes Bedürfnis nach jüdischen Krankenpflegerinnen bemerkbar machte.
Die Schwierigkeiten, die man für die neue Organisation erwartete, waren nicht gering. Es mussten Frauen gefunden werden, die sich dem Beruf aus „idealen Beweggründen“ zuwandten und die nötigen „körperlichen und moralischen Fähigkeiten“ besaßen; die Ausbildung hatte „technisch und ethisch“ alle an sie gestellten Anforderungen zu erfüllen; die Schwestern mussten materiell versorgt und bei Krankheit und im Alter abgesichert werden. Im Einklang mit den in Hinblick auf Ausbildung und Ethos von Krankenpflegerinnen vorherrschenden zeitgenössischen Ansichten, war man sich einig, „daß eine gedeihliche und den hohen Anforderungen des Berufs genügende Thätigkeit der Schwestern nur im Rahmen einer festen Organisation, eines Schwesternverbandes, der sich an ein Krankenhaus anlehnt, denkbar ist. Nur ein solcher Verband kann auf Grund der in ihm gepflegten Berufserziehung und des in ihm herrschenden Geistes die Sicherheit gewährleisten, dass jedes Mitglied mit dem Gefühl der Zugehörigkeit und stets der moralischen Verpflichtungen eingedenk bleibt, die mit dem Bewusstsein der Verantwortlichkeit die besten Stützen in diesem schweren Berufe sind.“
Man entschloss sich daher in Köln schließlich zur Gründung eines Schwesternverbandes, der zugleich Ausbildung, Fortbildung, Leitung, Beaufsichtigung und materielle Versorgung der Schwestern leisten sollte. Um die Zielsetzung des geplanten Vereins vorzustellen, luden das Kuratorium des Asyls und die jüdische Gemeinde gemeinsam für Anfang Januar 1899 zu einer Versammlung in der Rheinlandloge ein. Nachdem man hierbei die Vereinsgründung beschlossen hatte, begannen sogleich die Beratungen für einen Vereinsstatus. Gleichzeitig setzte man auch Bestimmungen für eine Pensions-Stiftung fest, mit der die Altersversorgung der zukünftigen Krankenpflegerinnen gesichert werden sollte. In einem noch im gleichen Monat versandten Rundbrief stellte der neue Verein seine Ziele potentiellen Förderern vor. Dabei wurde nicht nur die Notwendigkeit jüdischer Krankenpflegerinnen für das Kölner Asyl betont, sondern auf einen allgemeinen Bedarf an jüdischem Pflegepersonal verwiesen. Aufgabe des Vereins sei es deshalb, so bald wie möglich Schwestern „überall in die westlichen Provinzen Deutschlands zur Dienstleistung“ zu entsenden. Entsprechend dem Konzept Auerbachs wollte der Verein also grundsätzlich neben lokalen Zielen auch überregionale Aufgaben verfolgen. Zu denjenigen, die im Kölner Asyl eine Ausbildung absolvierten, gehörte auch Rosa Rauner.
Rosa Rauner erblickte am 5. Mai 1889 in Hargesheim bei (Bad) Kreuznach als Tochter des Kaufmanns Michael Rauner und dessen Ehefrau Theresia geborene Kahn das Licht der Welt. Nach dem Ende ihrer Schulzeit 1903 war sie einige Jahre lang an verschiedenen Orten als Putzarbeiterin und Putzverkäu-

ferin tätig. Im Jahre 1911/12 begann sie eine Ausbildung zur Krankenschwester im Israelitischen Asyl in Köln, wo sie im April 1913 ihr Examen ablegte. In den folgenden Jahren war Rosa Rauner als Stations- und Operationsschwester am Asyl tätig. Für ihre Leistungen während des Ersten Weltkrieges (1914-1918) wurde ihr im August 1917 die Rote Kreuz Medaille III. Klasse verliehen.
Die Quellenlage für die Entwicklung des Asyls während des Ersten Weltkriegs ist insgesamt wenig ergiebig. Jahresberichte haben sich für diesen Zeitraum scheinbar nicht erhalten. Der Kölner Verein für jüdische Krankenpflegerinnen veröffentlichte damals jedenfalls keine Jahresberichte, zum einen, wie er erklärte, „wegen Kostenersparnis", zum andern weil man „bei der Allgemeinheit, die durch die Flut der sich überstürzenden Ereignisse und die eigenen Sorgen genug in Anspruch genommen war, eine besondere Teilnahme für die einzelnen Vorgänge in unserem Verein nicht erwarten" durfte. Um so bedeutender sind daher eine Reihe von – im Nachlass von Irma Ransenberg (1893-1944) ➔⑤ und Rosa Rauner – erhalten gebliebenen Fotografien und Unterlagen aus dem Asyl der damaligen Zeit, die über 25 Jahre hinweg insbesondere den Alltag der Krankenschwestern dokumentieren.
Seit 1929 war Rosa Rauner leitende Operationsschwester. Im Gegensatz zu ihren Kolleginnen Ruth Sophie Lilienfeld (1917-1944) ➔④ und Sophie Sondhelm (1887-1944) ➔④ emigrierte sie während der Zeit des Nationalsozialismus 1939 nach Großbritannien und arbeitete dort ab Juni 1940 wieder als Krankenschwester. Von 1940 bis Anfang 1943 stand Rosa Rauner mit ihren ehemaligen Kolleginnen in Köln im Briefwechsel. Die erhaltenen Dokumente vermitteln ein eindringliches Bild von ihren Ängsten um die in Deutschland Zurückgebliebenen, vor allem aber von der Entwicklung am Asyl, der Bedrängnis und dem Mut der Schwestern in Köln. Nach ihrer Auswanderung 1947 in die USA, war sie als Schwester im Jewish Sanatorium and Hospital in Brooklyn, New York, tätig. Im Jahre 1956, nach ihrer Pensionierung, zog sie nach Israel, wo sie im November 1972 starb.

Quellen und Literatur:

Auerbach, Benjamin: Israelitisches Asyl für Kranke und Altersschwache, Silvanstrasse 12/14. In: Köln in hygienischer Beziehung. Festschrift für die Teilnehmer an der XXIII. Versammlung des Deutschen Vereins für öffentliche Gesundheitspflege, herausgegeben von Eduard von Lent. Verlag Dr. von M. Dumont Schauberg. Köln 1898, Seite 302-303.
Auerbach, Benjamin: Vereine für Krankenschwestern. In: Allgemeine Zeitung des Judentums, 64. Jg., Nr. 47 vom 23. November 1900, Seite 560-561.
Auerbach, Benjamin: Das Israelitische Asyl für Kranke und Altersschwache. In: Naturwissenschaft und Gesundheitswesen in Cöln. Festschrift für die Teilnehmer an der 80. Versammlung der Gesellschaft Deutscher Naturforscher und Ärzte in Cöln, herausgegeben von Peter von Krautwig. Bachem. Cöln 1908, Seite 466-477.
Auerbach, Benjamin: Jüdische Krankenhäuser. In: Der Orden Bne Briss. Mitteilungsblatt der Großloge für Deutschland VIII UOBB, Festnummer zum Ordenstage Oktober 1928, Seite 159-162.
Becker-Jákli, Barbara: Das jüdische Krankenhaus in Köln. Die Geschichte des Israelitischen Asyls für Kranke und Altersschwache 1869 bis 1945 (Schriften des NS-Dokumentationszentrums der Stadt Köln, Band 11). Emons. Köln 2004.
Israelitisches Asyl für Kranke und Altersschwache zu Köln. Bericht über die Jahre 1874-1905. Köln 1875-1906.
Israelitisches Asyl für Kranke und Altersschwache zu Köln. Bericht über die Wirksamkeit während des 25jährigen Bestehens und Rechnungs-Ablage pro 1893. Köln 1894.
NS-Dokumentationszentrum der Stadt Köln: Materialien Rauner.
Steppe, Hilde: „... den Kranken zum Troste und dem Judentum zur Ehre..." Zur Geschichte der jüdischen Krankenpflege in Deutschland. Mabuse. Frankfurt am Main 1997.
Verein für jüdische Krankenpflegerinnen zu Köln. Bericht über die Jahre 1899-1918. Köln 1900-1919.
Bildquelle: Becker-Jákli, Barbara: Das jüdische Krankenhaus in Köln. Die Geschichte des Israelitischen Asyls für Kranke und Altersschwache 1869 bis 1945. Emons. Köln 2004, Seite 187.

Hubert Kolling

REBUSCHINI, Enrico

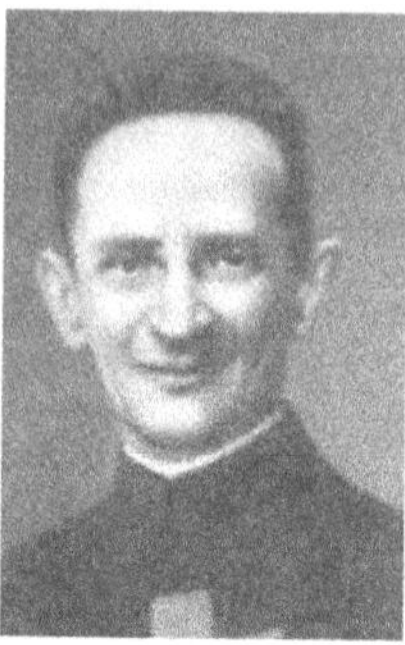

Enrico Rebuschini wurde am 28. April 1860 in Gravedona in der Nähe des Sees von Como (Italien) geboren. Er kam aus einer bürgerlichen Familie und sollte eigentlich einen kaufmännischen Beruf erlernen. In der Tat arbeitete er nach dem Militärdienst auch zwei Jahre als Buchhalter in der Fabrik seines Schwagers. Sein Herzenswunsch war dies freilich nicht. Und so begann er im Jahre 1884 – gegen den Willen seines Vaters – das Studium der Theologie an der römischen Gregoriana-Universität. Aufgrund einer „schweren Depression" musste er 1886 sein Studium abbrechen und nach Hause zurückkehren. Vor dem Hintergrund einer soliden religiösen Erziehung fand er für sich selbst Hilfe im Gebet und in der Ausrichtung auf Gott. Wieder gesund besuchte er Krankenhäuser, tröstete Kranke und half ihnen, mit ihrer Situation fertig zu werden. Noch immer hatte er den Wunsch, Priester zu werden. In dieser Situation wies ihn sein geistlicher Begleiter auf den Heiligen Kamillos von Lellis (1550-1614) ➔① und die Kamillianer hin. Er wagte den Schritt. Nach einer Vorbereitungszeit begann er 1889 in Verona das zweijährige Noviziat und empfing 1889 die Priesterweihe.

In den Jahren 1891 bis 1899 wirkte Pater Enrico Rebuschini in Verona zunächst im Militär- und dann im Zivilkrankenhaus. Anschließend war er von 1903 bis 1937 in Cremona Verwalter der neuen Klinik St. Camillus. Mit Eifer und großer Zuverlässigkeit versah er die ihm aufgetragenen Dienste als Krankenseelsorger, Krankenhausverwalter, geistlicher Begleiter der „Töchter des Hl. Kamillus" [Luigi Tezza (1841-1923) ➔③, Giuseppina G. Vannini (1859-1911) ➔①] und nicht zuletzt als Beichtvater. Im weiteren Leben blieben ihm dunkle Stunden freilich nicht erspart, die Depression flackerte gelegentlich wieder auf. Aus seiner tiefen und lebendigen Beziehung zu Gott konnte er die Probleme, mit denen er konfrontiert war, jedoch erfolgreich überwinden. Für seine Zeitgenossen wurde er in Cremona zum „Heiligen Pater" (Padrino santo). Gerade aus seiner eigenen Schwächlichkeit, gepaart mit Einfühlsamkeit und tiefer Religiosität, wurde er vielen zur Stärke. Enrico Rebuschini starb am 10. Mai 1938 an einer Lungenentzündung. Vielen Kranken war er in seiner Krankheit zum Vorbild geworden. Am 4. Mai 1997 wurde er durch Papst Johannes Paul II. feierlich zum Seligen erklärt. Sein kirchlicher Festtag ist der 10. Mai.

Quellen und Literatur:

Deutsche Ordensprovinz der Kamillianer e.V., Essen: Schriftliche Mitteilung an den Verfasser vom 11. Juni 2003.

Deutsche Ordensprovinz der Kamillianer e.V., Essen (Hrsg.): Informationen der Kamillianer für die Freunde des Ordens, 16. Jg., Ausgabe I/2003, Seite 9.

www.abbaye-saint-benoit.ch/hagiographie/r/rebuschini.htm.

www.katolsk.no/biografi/hrebusch.htm.

Bildquelle: Deutsche Ordensprovinz der Kamillianer e.V., Essen (Hrsg.): Informationen der Kamillianer für die Freunde des Ordens, 16. Jg., Ausgabe I/2003, Seite 9.

Hubert Kolling

REUTER, Paul

Während der nationalsozialistischen Gewaltherrschaft (1933-1945) beteiligten sich nicht nur Mediziner, wie beispielsweise Werner Catel (1894-1981) ➔④, Ernst Grawitz (1899-1945) ➔④, Siegfried Handloser (1885-1954) ➔⑤, Eva Justin (1909-1966) ➔② oder Herbert Linden (1899-1945) ➔④, direkt oder indirekt an der Tötung von geistig und körperlich behinderten, kranken und alten Menschen, sondern auch Krankenschwestern und Krankenpfleger. Angehörige des Pflegepersonals begleiteten Vernichtungstransporte, verabreichten im Auftrag von „Euthanasie"-Ärzten tödliche Injektionen und Medikamente oder ließen ihre Schutzbefohlenen langsam verhungern; schließlich töteten sie auch aktiv

und ohne direkte Anweisung ihre Patientinnen und Patienten.
Obwohl mittlerweile einige Arbeiten vorliegen, so etwa von Angelika Ebbinghaus (1987), Ulrike Gaida (2006), Mathias Hamann (1987), Franz Koch (1985), Hilde Steppe (2001) und Antje Wettläufer (2003), die sich kritisch mit dem Pflegepersonal in der NS-Zeit auseinandersetzen, wissen wir noch immer viel zu wenig über diesen dunkelsten Teil pflegerischer Geschichte. Ungeklärt ist etwa, wie viele Krankenschwestern und -pfleger insgesamt beim Morden geholfen oder sogar selbst gemordet haben. Fest steht aber zweifelsfrei, worauf Hilde Steppe (1947-1999) ➔② zurecht hinwies, dass die Pflege als ausführendes Organ an allen Umsetzungsphasen der systematischen Vernichtung beteiligt war.
Wenngleich es auch vorbildliche Beispiele des Widerstandes, der Menschlichkeit und der Fürsorge gab, wie beispielsweise Elsa Eberlein (1910-1979) ➔①, Helene Kafka (1894-1943) ➔①, Anna Bertha Königsegg (1883-1948) ➔②, Sara Nussbaum (1868-1957) ➔① und Gertrud Seele (1916-1945) ➔①, stellt sich die Frage, wie es geschehen konnte, dass im Nationalsozialismus Pflegepersonal zum Mörder wurde? Warum haben sich damals Frauen und Männer konträr zu ihrem eigentlichen Berufsethos des Pflegens und Heilens verhalten? Zur Rechenschaft für ihr Handeln gezogene und des Mordes angeklagte Schwestern und Pfleger waren nach dem Ende des Zweiten Weltkrieges (1939-1945) zum überwiegenden Teil fest davon überzeugt, „nur ihre Pflicht" getan zu haben.
Von zahlreichen namentlich bekannten Täterinnen und Täter, wie beispielsweise Luise Erdmann (1901-?), Agnes Kappenberg (1907-?), Pauline Kneissler (1900-?), Edith Korsch (1914-?), Maria Müller (1907-?), Lydia Thomas (1910-?), Anna Wrona (1907-?), Christel Zielke (1913-?), die an den Mordaktionen im Rahmen der sogenannten „T4" (benannt nach der Berliner Zentrale in der Tiergartenstraße 4) beteiligt waren, konnten die Sterbedaten aus Datenschutzgründen bislang nicht erforscht werden. Lediglich in einigen Fällen ist es gelungen, diese für die jeweilige Biographie wichtigen Daten in Erfahrung zu bringen. Neben Margarete Borkowski (1894-1948) ➔④, Käthe Gumbmann (1898-1985) ➔④, Irmgard Huber (1901-1974) ➔⑤, Heinrich Ruoff (1887-1946) ➔⑤, Helene Schürg (1904-1975) ➔⑤, Karl Willig (1894-1946) ➔④ und Minna Zachow (1893-1977) ➔⑤ gehört hierzu auch Paul Reuter.
Paul Reuter wurde am 18. Juni 1907 in Wolfenhausen bei Weilmünster geboren. Nach der Schulzeit machte er eine Ausbildung zum Gärtner. Am 3. März 1925 meldete er sich von Wolfenhausen kommend in Hadamar an, wo er als Knecht in der Landwirtschaft arbeitete. Von Juni bis Dezember 1930 und erneut ab 1933 war er Mitglied der Nationalsozialistischen Deutschen Arbeiterpartei (NSDAP) (Mitglieds-Nr. 262.532), später Blockleiter. 1935 wurde er Mitglied der SA (Sturmabteilung) und DAF (Deutsche Arbeitsfront). Im Juni 1936 kam er zum Bezirksverband Nassau als Lernpfleger in die Landesheilanstalt (LHA) Weilmünster (zeitweise in die LHA Herborn), in der er nach bestandener Abschlussprüfung als Pfleger verblieb. 1939 wurde er (rückwirkend für 1938) – als „alter Kämpfer" – verbeamtet. Von Juni bis Oktober 1940 leistete er den Kriegsdienst bei der Wehrmacht, bevor er im Oktober 1940 eine UK-Stellung (Unabkömmlichkeitsstellung) für die LHA Weilmünster erhielt. Am 28. Juli 1941 wurde er zur LHA Hadamar versetzt, wo er bis Juli 1942 an „T4"-Aktionen beteiligt war. Zwischenzeitlich – zirka Januar bis März 1942 – nahm er auch am sogenannten „T4"-Osteinsatz in Minsk, zuvor und danach auch in der LHA Eichberg teil. Ab zirka August 1942 wieder in der LHA Hadamar, wurde er im Februar 1943 zur Wehrmacht eingezogen.
Im Juli 1945 wurde er aus politischen Gründen aus dem Pflegedienst entlassen; seit 7. März 1946 saß er in Untersuchungshaft. Nachdem im April 1946 Anklage gegen ihn erhoben worden war, wurde er im März 1947 wegen „Beihilfe zum Morde in einer unbestimmten Anzahl von Fällen" von der 4. Strafkammer in Frankfurt am Main – im sogenannten Hadamar-Prozess Frankfurt – zu

4 Jahren und 6 Monaten Zuchthaus wegen „Beihilfe zum Mord“ verurteilt; zugleich wurden ihm die bürgerlichen Ehrenrechte auf die Dauer von 3 Jahren aberkannt.

Das Gericht sah es als erwiesen an, dass Reuter unter anderem zwei Transporte von Weilmünster und Köln nach Hadamar begleitet, nach diesen und anderen Transporten eine nicht festgestellte Zahl von Kranken entkleidet und anderem Personal übergeben hatte, welches die Kranken in die Gaszelle führte, was Reuter bekannt war. Außerdem waren die Richter überzeugt davon, dass er an mindestens 100 Gas- und 10 Giftmorden in der LHA Hadamar beteiligt war. Wie andere Täter hatte sich der Angeklagte auf die eigene „untergeordnete“ Rolle berufen und auf die Verantwortlichkeit des nächsthöheren Befehlsgebers verwiesen: „Erstens habe ich mich über die Handlungsweise nicht verantwortlich gefühlt, sondern gedacht, daß derjenige, der den Befehl gibt, auch dafür verantwortlich ist. Diese Ansicht vertrete ich noch heute.“

Bei der Urteilsfindung wurde der Einwand des fehlenden Unrechtsbewusstseins, des Rechtsirrtums, des tatsächlichen oder vermeintlichen Befehlsnotstands nicht anerkannt. Die Angeklagte sei zwar zur strengen Verschwiegenheit verpflichtet gewesen und deshalb sogar vereidigt und mit schweren Strafen bedroht worden, wenn er dagegen verstoßen hätte, von einem Befehlsnotstand könnte aber keine Rede sein. So seien etwa Anträge auf Arbeitsplatzwechsel, wenn nicht aus anderen Gründen Bruch der Verschwiegenheit zu befürchten war, nicht abgelehnt worden, wie mehrere Beispiele belegten. Allenfalls sei, wer ausscheiden wollte, auf die allgemein bestehende Arbeitspflicht hingewiesen, aber nicht bedroht worden. Nur wer durch aktives Handeln die Fortsetzung der Morde behindert hätte, habe mit Bestrafung rechnen müssen.

Bei der Strafzumessung berücksichtigten die Richter, dass Reuter „geistig von besonderer Einfachheit“ und nach dem Urteil des Sachverständigen in besonderem Maße ohne eigene Urteilsfähigkeit war. Seine einfache, fast primitive Natur hätte es ihm nicht ermöglicht, selbständige oder gar schwere Entscheidungen zu treffen. Hinzu komme, dass sein Leumund feststellte, dass er trotz seiner Parteizugehörigkeit in frühen Jahren nicht als das anzusehen war, was unter einem Nationalsozialisten zu verstehen sei. Zeugen hätten auch bekundet, dass Reuter auch seine kirchlichen Pflichten stets erfüllt und trotz Schwierigkeiten treu zu seiner Religion gestanden habe. Andererseits wurde bei ihm strafschärfend berücksichtigt, dass er in beiden Phasen der Tötungsaktion in Hadamar mitgewirkt hatte, und dass es ihm möglich gewesen wäre, aus der Anstalt herauszukommen, wenn er sich zur Wehrmacht gemeldet hätte.

Am 20. Oktober 1948 erfolgte die Verurteilung von Paul Reuter in der 2. Instanz durch das Oberlandesgericht (OLG) Frankfurt am Main „statt wegen Beihilfe zum Morde in einer unbestimmten Anzahl von Fällen: wegen Mordes in 10 Fällen und wegen Beihilfe zum Morde in einer unbestimmten Anzahl von Fällen“, wobei das Strafmaß beibehalten wurde. Ob er nach Verbüßung seiner Haftstrafe nochmals beruflich in der Pflege arbeitete, ist nicht bekannt. Paul Reuter starb am 22. Januar 1995 in Weilmünster im Alter von 87 Jahren.

Quellen und Literatur:

Aly, Götz (Hrsg.): Aktion T4. 1939-1945. Die Euthanasie-Zentrale in der Tiergartenstr. 4. Hentrich. Berlin 1987 (2. Auflage 1989).

Boberach, Heinz: Die strafrechtliche Verfolgung der Ermordung von Patienten in nassauischen Heil- und Pflegeanstalten nach 1945. In: Landeswohlfahrtsverband Hessen, Kassel (Hrsg.): Euthanasie in Hadamar. Die nationalsozialistische Vernichtungspolitik in hessischen Anstalten. Begleitband. Eine Ausstellung des Landeswohlfahrtsverbandes Hessen. Leitung, Konzeption und Texte der Ausstellung: Christina Vanja (Historische Schriftenreihe des Landeswohlfahrtsverbandes Hessen, Kataloge Band 1). Kassel 1991, Seite 165-174.

Der Magistrat der Stadt Hadamar, Stadtbüro / Meldewesen: Schriftliche Mitteilungen an den Verfasser vom 5. März 2003 und 9. April 2003.

Ebbinghaus, Angelika (Hrsg.): Opfer und Täterinnen. Frauenbiographien des Nationalsozialismus (Schriften der Hamburger Stiftung für Sozialgeschichte des 20. Jahrhunderts, Band 2). Franz Greno. Nördlingen1987, Seite 218-247.

Gaida, Ulrike: Zwischen Pflegen und Töten. Krankenschwestern im Nationalsozialismus. Einfüh-

rung und Quellen für Unterricht und Selbststudium. Mabuse. Frankfurt am Main 2006.
Greve, Michael: Die organisierte Vernichtung „lebensunwerten Lebens“ im Rahmen der „Aktion T4“. Dargestellt am Beispiel des Wirkens und der strafrechtlichen Verfolgung ausgewählter NS-Tötungsärzte (Reihe Geschichtswissenschaft, Band 43). Centaurus. Herbolzheim 2006.
Kintner, Earl W. (Hrsg.): The Hadamar Trial (War Crimes Trials, Band 4). London, Edingburgh, Glasgow. Hodge 1949.
Koch, Franz: Die Beteiligung von Krankenschwestern und Krankenpflegern an Massenverbrechen im Nationalsozialismus. In: Krankenpflege im Nationalsozialismus. Versuch einer kritischen Aufarbeitung. Herausgegeben von der AG Krankenpflegegeschichte. (1. Auflage 1984). Zweite, erweiterte Auflage. Mabuse. Frankfurt am Main 1985, Seite 25-67.
Landeswohlfahrtsverband (LWV) Hessen, Archiv, Ständeplatz 6-10, 34117 Kassel: Schriftliche Mitteilung an den Verfasser vom 28. Januar 2003.
Marktflecken Weilmünster, Standesamt, Rathausplatz 8, 35789 Weilmünster: Schriftliche Mitteilung an den Verfasser vom 15. April 2003.
Mitscherlich, Alexander / Mielke, Fred (Hrsg.): Medizin ohne Menschlichkeit. Dokumente des Nürnberger Ärzteprozesses. Fischer-Taschenbuch. Frankfurt am Main 1960 (16. Auflage 2004).
Rüter, Christian Frederick / Rüter-Erlemann, Adelheid L.: Justiz und NS-Verbrechen. Sammlung deutscher Strafurteile wegen nationalsozialistischer Tötungsverbrechen 1945-1999. APA Holland Univ. Press Amsterdam und Saur. Amsterdam und München 1968-1999.
Sandner, Peter: Verwaltung des Krankenmordes. Der Bezirksverband Nassau im Nationalsozialismus (Historische Schriftenreihe des Landeswohlfahrtsverbandes Hessen, Hochschulschriften Band 2). Psychosozial. Gießen 2003, Seite 739.
Standesamt I in Berlin, Rückerstraße 9, 10119 Berlin: Schriftliche Mitteilung an den Verfasser vom 31. März 2003.
Steppe, Hilde: „Mit Tränen in den Augen haben wir dann diese Spritzen aufgezogen“. Die Beteiligung von Krankenschwestern und Krankenpflegern an den Verbrechen gegen die Menschlichkeit. In: Steppe, Hilde (Hrsg.): Krankenpflege im Nationalsozialismus. 9. Auflage. Mabuse. Frankfurt am Main 2001, Seite 137-174.
Steppe, Hilde / Ulmer, Eva-Maria (Hrsg.): "Ich war von jeher mit Leib und Seele gerne Pflegerin." Über die Beteiligung von Krankenschwestern an den „Euthanasie“-Aktionen in Meseritz-Obrawalde (Bericht der studentischen Projektgruppe im Nationalsozialismus an der Fachhochschule Frankfurt / Main 1998 / 1999). (1. Auflage 1999). Zweite Auflage. Mabuse. Frankfurt am Main 2001.
Wettlaufer, Antje: Die Beteiligung von Schwestern und Pflegern an den Morden in Hadamar. In: Roer, Dorothee / Henkel, Dieter (Hrsg.): Psychiatrie im Faschismus. Die Anstalt Hadamar 1933-1945. Dritte, unveränderte Auflage. Mabuse. Frankfurt am Main 2003, Seite 283-330.
www.1.jur.uva.nl/junsv/Excerpts/017a001.htm. [10.01.2003]

Hubert Kolling

RIDDER, Maria

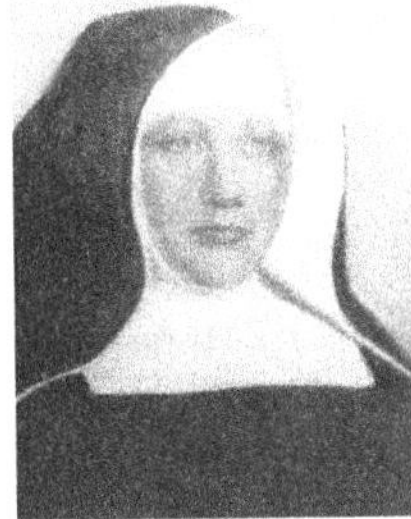

Nachdem Wilhelm Conrad Röntgen (1845-1923) im Jahre 1895 in Würzburg die Röntgenstrahlen entdeckt hatte, wurden in etlichen in- und ausländischen Krankenhäusern sogenannte Röntgenabteilungen eingerichtet. Die mit der Anwendung der Röntgen- und Radiumstrahlen in der Heilkunde verbundenen Gefahren wurden freilich erst allmählich erkannt. So kam es in den ersten Jahrzehnten des 20. Jahrhunderts dazu, dass zahlreiche Pioniere der Röntgenologie und Radiologie – Mediziner, Physiker, Techniker und nicht zuletzt Krankenpflegepersonal – bei ihrer Arbeit so schwere Schäden erlitten, dass sie nach oft jahrelangen, qualvollen Leiden daran starben. Zu den frühen Opfern der Röntgenwissenschaft beziehungsweise den Menschen, die zum Wohle ihrer Mitmenschen ihr Leben ließen, gehört auch Maria Ridder, die Ordensschwester Blandina.
Maria Ridder wurde am 4. Mai 1871 in Anreppen bei Büren in Westfalen geboren. Mit 18 Jahren, am 18. Mai 1889, trat sie in die Genossenschaft der Cellitinnen nach den Regeln des heiligen Aurelius Augustinus (354-430) ➔② auf der Severinstraße in Köln ein. Nach ihrer Einkleidung am 14. Juni 1890 legte sie am 2. Juli 1892 ihre erste Profess und am 27. August 1898 ihre ewige Profess ab. Seit dieser Zeit arbeitete Schwester Blandine – ihr Name bedeutet im Latei-

nischen soviel wie „die Freundliche / die Schmeichlerin“ – in der neu errichteten Röntgenabteilung der Chirurgischen Klinik von Geheimrat Bardenheuer im Bürgerhospital der Stadt Köln als erste „Röntgenschwester“. Um brauchbare Aufnahmen zu erzielen, waren wegen der noch sehr unvollkommenen Apparate lange Einwirkungszeiten notwendig. Den jeweiligen Härtegrad der Röhre prüfte sie mit der Hand. Während der Aufnahme hielt Schwester Blandine die Patienten, vor allem Kinder, mit ungeschützten Händen fest. Schon nach 18-monatiger Tätigkeit stellten sich an ihren Händen starke Rötungen und Schwellungen ein, bald bildeten sich Blasen und Eiterungen an beiden Handrücken. Nachdem eine Probeexzession unzweifelhaft Röntgenkarzinom ergeben hatte, folgten Jahre unvorstellbarer Qualen. Zunächst die Amputation der schlimmsten Finger der linken Hand, dann der ganzen Hand und des Daumens der rechten Hand. Als sich keine Besserung abzeichnete, wurde 1909 der linke Arm bis zur Oberarmmitte amputiert.

Trotz ihrer Erkrankung bestand Schwester Blandine darauf, weiter im Röntgeninstitut beschäftigt zu werden. Mit Hilfe einer Prothese und mit den vier Fingern der rechten Hand arbeitete sie jetzt in der Photoabteilung, wo sie in den Jahren des Ersten Weltkrieges (1914-1918) wertvolle Hilfe leistete, indem sie Aufnahmen, Kopien und Diapositive von Verwundeten für wissenschaftliche Zwecke mit großem Geschick anfertigte.

Allmählich stellten sich aber immer stärkere Atembeschwerden ein, und auf der ganzen linken Brust- und Rückenhälfte bildete sich eine große Wunde. Der Überlieferung nach ertrug sie alle Schmerzen „mit bewunderungswerter Geduld und heldenhafter Ergebung in Gottes Willen“. Schwester Blandine (Maria Ridder) starb mit 45 Jahren am 23. Oktober 1916 in Köln. Ein mit ihr in der Röntgenabteilung tätiger Arzt, Dr. med. Lohmüller, schrieb später (1937): „Und wenn heute Kranke, Ärzte und Röntgenschwestern durch sichere Schutzvorrichtungen vor Röntgenschädigungen bewahrt bleiben und die Röntgenstrahlen sich immer mehr zum Segen für die Menschheit ausgewirkt haben, so verdanken wir es den Pionieren und früheren Opfern der Röntgenwissenschaft, zu denen nicht zuletzt auch die tapfere Ordensschwester *Blandina* gehört, die im Kampfe mit den damals noch wenig erforschten und geheimnisvollen Strahlen in vorderster Reihe gefallen ist.“

Im „Ehrenbuch der Radiologen aller Nationen“, das rund 400 Röntgen- und Radiumopfer von der ganzen Welt enthält, findet sich neben M. van Roost (1880-1924) ➔④ aus Belgien, Agnes Elisabeth Raadchou-Nielsen (1876-1935) ➔⑤ aus Dänemark, Paul Tafelmeyer (1868-1934) ➔⑤ aus Deutschland, Anna Lönnbeck (1856-1920) ➔⑤ aus Finnland, Henri Bourdon (1887-1930) ➔④ aus Frankreich, Marie Leontina Mikýsková (1896-1942) ➔④ und Fulgencie Šumšalová (1882-1936) ➔④ aus Tschechien, Zora Zec (1895-1947) ➔⑤ aus Kroatien und Helga Schumacher (1885-1930) ➔⑤ aus Dänemark auch der Name Maria Ridder (Schwester Blandina).

Die großen Verdienste von Maria Ridder wurden aber auch durch die Eintragung auf dem von der Deutschen Röntgen-Gesellschaft in Hamburg errichteten Denkmal gewürdigt. Das am 4. April 1936 enthüllte Denkmal vor dem Allgemeinen Krankenhaus St. Georg enthält die Namen der „Märtyrer der Wissenschaft unter den Röntgenologen und Radiologen aller Nationen“ welche ihr Leben zum Opfer brachten im Kampf gegen die Krankheiten ihrer Mitmenschen ließen. In dankbarer Erinnerung an Schwester Blandine wurde im Jahre 1953 die Schule im Krankenhaus Köln-Merheim als „Schwester Maria-Ridder-Schule“ benannt. Ihr katholischer Gedenktag ist der 22. Oktober.

Quellen und Literatur:

Genossenschaft der Cellitinnen nach der Regel des hl. Augustinus, Provinzialat, Severinstraße, Köln: Schriftliche Mitteilung an den Verfasser vom 8. Februar 2006.

Lohmüller,-: Schwester Blandina. In: Ehrenbuch der Radiologen aller Nationen. Dritte, erweiterte Auflage. Herausgegeben von W[erner] Molineus, H[ermann] Holthusen und H[ans] Meyer. Blackwell Wissenschaft. Berlin 1992, Seite 22-23.

Meyer, Hans (Hrsg.): Ehrenbuch der Röntgenologen und Radiologen aller Nationen (Sonder-

bände zur Strahlentherapie, Bd. 22). Urban und Schwarzenberg. Berlin 1937.
[Ohne Verfasser] Röntgenschwester durchlitt heroisches Opferleben. Vor 75 Jahren starb Schwester Blandina aus Anreppen: Verewigt auf einem Denkmal in Hamburg. In: Westfälisches Volksblatt vom 19. Oktober 1991.
Sauser, Ekkart: Blandina (Maria) Ridder. In: Biographisch-Bibliographisches Kirchenlexikon. Begründet und herausgegeben von Friedrich Bautz. Fortgeführt von Traugott Bautz. Band XV. Traugott Bautz. Herzberg 1999, Spalte 1204.
Torsy, Jakob: Der Große Namenstagskalender. Aktualisierte und erweiterte Neuausgabe, herausgegeben von Hans-Joachim Kracht. Herder. Freiburg, Basel, Wien 1997, Seite 289
Wolters, Max: Einfach da sein – 150 Jahre Genossenschaft der Cellitinnen nach der Regel des hl. Augustinus – Köln / Severinstraße. Parzeller. Fulda 1988, Seite 109-110.
www.ssa5.tripod.com/id17.html [18. Januar 2006].
www.erzbistum-koeln.de/erzbistum/orden/Frauenorden/cellit_augustin_koeln.html.
www.heiligenlexikon.de/BiographienB/Blandina_Ridder.html.
www.stephanscom.at/heilige/articles/before/2002/12/a1497.
Bildquelle: Ehrenbuch der Röntgenologen und Radiologen aller Nationen. Urban und Schwarzenberg. Berlin 1937.

Hubert Kolling

RIES (REESE), Nathan Michael

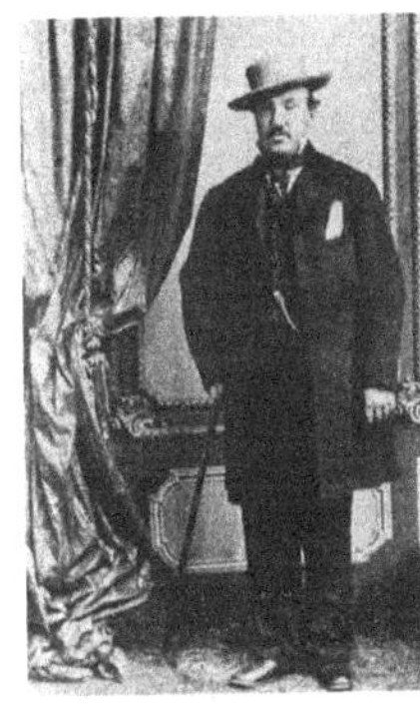

In Chicago ist ein Krankenhaus nach ihm benannt; vor diesem ist ihm ein Denkmal errichtet worden und ein gewaltigeres Grabmal als seines in Wallerstein findet sich auf keinem anderen jüdischen Friedhof in Schwaben. Die Rede ist von Nathan Michael Ries – Michael Reese – aus Hainsfarth (Landkreis Donau-Ries), einer unter ungezählten Schwaben, die im 19. Jahrhundert ausgewandert sind, um ihr Glück im Land der scheinbar unbegrenzten Möglichkeiten zu machen.

Nathan Michael Ries, der sich später Michael Reese nannte, wurde am 11. Juni 1815 in Hainsfarth geboren. Er war das älteste Kind des Handelsmannes Mendel Joseph Ries und dessen ebenfalls aus Hainsfarth stammenden Ehefrau Gala Lazarus. Dank des 1813 erlassenen „Edikts, die Verhältnisse der jüdischen Glaubensgenossen im Königreich Bayern betreffend“, das Juden den Zugang zum zünftigen Handwerk eröffnete, konnte Nathan Michael Ries in München eine Ausbildung als Gerber und „Lederzurichter“ machen. Da das erwähnte Judenedikt aber auch erhebliche Einschränkungen mit sich brachte, entschloss sich Ries im Alter von 18 Jahren nach Amerika (Baltimore / Maryland) auszuwandern. Da er auf dem Segelschiff, mit dem er in die Neue Welt reiste, an Pocken erkrankt war, landete Ries zuerst im sogenannten Pesthaus. Danach arbeitete er für einige Zeit als Gerber, war anschließend zwei Jahre lang Hausierer und machte sich schließlich als Geschäftsmann selbständig. In New York gründete er 1842 erfolglos eine Importfirma, so dass er anschließend erneut Hausierhandel betreiben musste. Später ging er im Mittleren Westen Grundstücksgeschäften nach. Dabei kaufte und verkaufte er einen großen Teil von dem Grund und Boden, auf dem die heutigen Zwillingsstädte St. Paul und Minneapolis emporwuchsen. Wenngleich Michael Ries – den Vornamen Nathan benutzte er nun nicht mehr – damals eine Menge Geld verdiente, zog es ihn in den Jahren des Goldfiebers in den Westen. Am 24. Juni 1850 kam er in San Francisco an, wo er nach einigen Rückschlägen schließlich als Grundstücksmakler steinreich wurde. Dabei galt Michael Ries als exzentrischer Millionär. Er pflegte meist zu Fuß mit einem Butterbrot in der Papiertüte zur Börse zu kommen. Von sich selbst sagte er: „Meine Liebe zum Geld ist ein Leiden. Meine Sucht, es zusammenzusparen und es zu horten, ist irrational [...]. Mein Vergnügen an der Anhäufung von Besitz ist pathologisch [...]. Es ist eine Art von Krankheit, und sie ist unheilbar.“

Schon bald nachdem er in die Vereinigten Staaten ausgewandert war, ließ Ries seine Geschwister nachkommen – den Bruder

Samuel, die Schwester Ella, Mariam, Hanna, Henriette sowie die Halbschwestern Dolz (= Therese) und Lena – und half ihnen beim Aufbau einer eigenen Existenz. Michael Ries blieb Zeit seines Lebens Junggeselle. Aus einer nichtehelichen Verbindung mit einer aus der Schweiz stammenden Amerikanerin, hatte er ein Kind, Alma Michaela, die bei Pflegeeltern in Hamburg aufwuchs und später von diesen adoptiert wurde. Im Jahre 1878 brach Ries zu einer Europareise auf, von der er nicht mehr zurückkehren sollte. Von Hamburg aus, wo er zunächst seine Tochter besucht hatte, reiste er nach Karlsbad, um Mineralbäder zu nehmen. Am 2. August 1878 besuchte er das Grab seiner Mutter auf dem jüdischen Friedhof in Wallerstein. Als er mittags von dort zurückkehrte, erlag er mitten auf der Judengasse vor Haus 188 einem Herz- oder Gehirnschlag. Ein herbeigerufener Arzt konnte nur noch den Tod feststellen. Seine letzte Ruhestätte fand Michael Ries unter einem gewaltigen Sarkophag auf dem Friedhof in Wallerstein neben dem Grabstein seiner Mutter.

Persönlich von äußerster Sparsamkeit war Michael Ries ein Wohltäter für soziale Einrichtungen, indem er beträchtliche Teile seines riesigen Vermögens Kranken- und Waisenhäusern vermachte. In San Francisco bedachte er die Pacific Hebrew Orphan Asylum and Home Society, in New York das berühmte Mount Sinai Hospital und das Hebrew Orphan Asyl. Freunden und Verwandten vermachte er ebenfalls Geld mit der Auflage, es wohltätigen Einrichtungen zukommen zu lassen. So wurde mit den 200.000 Dollar, die er seinem Schwager Jacob Rosenfeld und seiner Schwester Henriette überließ, in Chicago das 1871 abgebrannte jüdische Krankenhaus aufgebaut, das heute „Michael Reese Hospital & Medical Center“ heißt. Es ist eine überkonfessionelle Klinik, in der Menschen unabhängig von ihrem Glauben oder ihrer Nationalität behandelt werden. „Jedermann im Süden Chicagos – und in der Medizin der Vereinigten Staaten – weiß, was Michael Reese bedeutet: Ein erstklassiges Krankenhaus-Center, das sowohl zahllose Bedürftige wie auch zahlende Patienten behandelt“, schrieb 1955 das Magazin „Time“. Geplant wurde die Allgemein medizinische und Chirurgische Klinik, die noch heute weithin hoch angesehen ist, von Ernst Schmidt, dem späteren Chefarzt, der ebenfalls ein jüdischer Auswanderer aus Bayern war.

Auf ähnliche Weise unterstützte Michael Ries mit 30.000 Dollar in San Francisco ein Altersheim, eine Findelanstalt und ein Entbindungsheim sowie mit 50.000 Dollar ein Waisenhaus in Cleveland. Mehrfach hatte er betont, dass seine Mittel ohne Ansehen der Religion für die bedürftigen Menschen eingesetzt werden müssten. Schließlich entstand in der Universität von Kalifornien mit 50.000 Dollar, die er hinterlassen hatte, die Michael-Reese-Bibliothek.

Quellen und Literatur:

Hamm, Margot / Henker, Michael / Brockhoff, Evamaria (Hrsg.): Good Bye Bayern – Grüß Gott America. Auswanderung aus Bayern nach Amerika seit 1683. Katalog zur Ausstellung. (Veröffentlichungen zur Bayerischen Geschichte und Kultur, Band 48/04). Haus der Bayerischen Geschichte. Augsburg 2004, Seite 171.

Römer, Gernot: Nathan Michael Ries. In: Lebensbilder aus dem Ries vom 13. Jahrhundert bis zur Gegenwart. Herausgegeben von Wulf-Dietrich Kavasch, Günter Lemke und Albert Schlagbauer. Rieser Kulturtage. Nördlingen 2002, Seite 418-424.

Röner, Gernot: Schwäbische Juden. Leben und Leistungen aus zwei Jahrhunderten in Selbstzeugnissen, Berichten und Bildern. Presse-Druck. Augsburg 1990, Seite 18-26.

Seitz, Reinhard H.: Nathan Michael Ries / Michael Reese (1815-1878), ein amerikanischer Pionier aus Hainsfarth. In: Geschichte und Kultur der Juden in Bayern, Lebensläufe. Herausgegeben von Manfred Treml und Wolf Weigand unter Mitarbeit von Evamaria Brockhoff (Veröffentlichungen zur Bayerischen Geschichte und Kultur, Band 18/88). Haus der Bayerischen Geschichte. München 1988, Seite 135-142.

Wallersteiner Kalender auf das Jahr 1983. [Herausgegeben vom Fürstlichen Brauhaus Wallerstein. Gestaltung und Text: Volker von Volckamer]. Wallerstein 1983 [Blatt Oktober, Rückseite].

www.usnews.com/usnews/health/hospitals.html.

www.hospital-data.com/hospitals/COLUM.thml.

www.ilohwy.com/m/md140075.html.

www.alemannia-judaica.de/wallerstein_friedhof.html.

www.alemannia-judaica.de/hainsfarth_synagoge.html.

www.michaelreese.com.
Bildquelle: Lebensbilder aus dem Ries vom 13. Jahrhundert bis zur Gegenwart. Herausgegeben von Wulf-Dietrich Kavasch, Günter Lemke und Albert Schlagbauer. Rieser Kulturtage. Nördlingen 2002, Seite 418.

Hubert Kolling

RIESER, Catharine

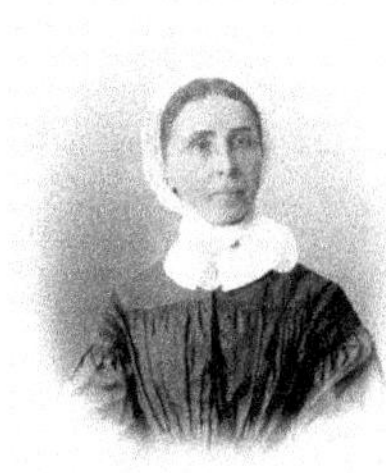

Im Diakonissenverzeichnis Nr. I der von Theodor Fliedner (1800-1864) ➔① gegründeten Einrichtung in Kaiserswerth, das die Eintritte in chronologischer Reihenfolge von 1836 bis 1876 dokumentiert und welches in der Fachbibliothek für Frauendiakonie beziehungsweise im Fliednerarchiv in Kaiserswerth einzusehen ist, ist folgendes aufgeführt: Catharine Rieser (eigentlich Katharina; häufig wurden die Namen in der Schweiz nach französischer Schreibart buchstabiert, so bezeichnete sie sich auch als Diaconissin, nicht als Diakonisse); fortlaufende Nummer: 514; Wohnort, Eltern etc.: geboren am 21. März 1847 zu Wetzikon in der Schweiz, aufgewachsen in Pfäffikon, Kanton Zürich. Vater: Rudolf Rieser, Landwirt, gestorben in Zürich im März 1871; Mutter: Anna, geb. Wolf, gestorben in Zürich im April 1878; empfohlen von Pfr. D. Ziegler in Pfäffikon; Tag des Eintritts in Kaiserswerth: 08.07.1867; eingesegnet: 11. September 1871; Arbeitsstätten: Zur Pflege von Frau Elsberg nach Iserlohe 09. Dezember 1867 bis 09. April 1868; ins Erziehungshaus nach Duisburg 23.04.1868, zurück 03.04.1871; nach Haus Wallbaum (Kinderheim) in Hattingen als Hausmutter 26.08.1874; ins Krankenhaus Solingen als Vorsteherin (Oberin) 27.November 1881 bis 1894; in das evangelische Krankenhaus Düsseldorf als Vorsteherin (Oberin) 15. Oktober 1894 bis 01. Mai 1912; zwischenzeitlich zur Kur in Wiesbaden und (vom 11. September bis 14. Dezember 1901) Salem (einem zum Diakoniewerk gehörendes Mehrzweckerholungshaus in der Nähe von Kaiserswerth). Aus verschiedenen Unterlagen wird ersichtlich, dass Catharine sich wiederholt zur Erholung auch in ihre heimische Gegend in der Schweiz zurückzog. Am 01. Mai 1912 definitive Rückkehr nach Männedorf am Zürichsee, um ihren Lebensabend bei den Ihren (bei Schwester Anneliese Kägi-Rieser und beim Neffen Henry Kägi im benachbarten Meilen) zu verleben. Von Herbst 1914 bis 1915 kam sie für 1 Jahr zurück nach Kaiserswerth, um im Stammhaus (Altersheim) während des Ersten Weltkrieges zu helfen und die Leiterin, Sr. Natalie als Oberin zu vertreten. Catharine Rieser starb am 30. Januar 1917 in Männedorf, nach längerer Magenkrankheit (damals ein möglicherweise psychosomatisch begleitetes Leiden).

Catharine Rieser schaffte eine bemerkenswerte Karriere in einer Zeit, in welcher die meisten Frauen noch am Herd zu stehen hatten. In einer üppigen Laudatio berichtete der Oberbürgermeister von Düsseldorf im November 1909 über das Ausmass ihrer „reinster Nächstenliebe, edler Selbstverleugnung und vollster Uneigennützigkeit, Barmherzigkeit, Hilfsbereitschaft und Herzensgüte“. Danach hatte Catharine ihre „zielbewussten und weitblickenden Geisteskräfte entfaltet und durch nur auf das Wohl des Hauses bedachte Tätigkeit dem evangelischen Krankenhaus Düsseldorf zu grossem Ruhm verholfen.“ Dank Catharine Riesers intensiven Kontakten zum Grossbürgertum, welche vor allem über die Mitglieder des Krankenhauskuratoriums geknüpft wurden, konnten erhebliche finanzielle Mittel für Neubauten gewonnen werden.

Das Diakoniewerk Neumünster - Zollikerberg in Zürich war – nach der 1842 gegründeten Institution des Diaconesses de Saint-Loup [Louis Germond (1796-1868) ➔②], dem 1844 gegründeten Diakonissenhaus Bern [Margarete Bollinger (1846-1914) ➔①] und dem 1852 gegründeten Diakonissenhaus Riehen [Christian Friedrich Spittler (1782-1867) ➔②; Katharina (Trinette) Bindschedler (1825-1879) ➔②] – im Jahre 1858 als vierte schweizerische Diakonissenanstalt [Margarete Bollinger (1846-1914) ➔①, Friedrich Brunner (1858-1940) ➔④] gegründet worden. Der Grund, weshalb sich Catharine, sie war das jüngste von fünf Kindern, nicht für diese Institutionen entschied, ist darauf zurückzuführen, dass eine Diakonisse aus ihrem Wohnort Pfäffikon ihr dazu riet, nach Kaiserswerth zu gehen. Es handelt sich dabei um Wilhelmine Schellenberg, welche von 1856 bis 1898 Kaiserswerther Diakonisse war. Es ist zudem zu vermuten, dass ihr Sehnen nach der Ferne eine Rolle spielte.

In dem Empfehlungsschreiben für Catharine, welches Pfarrer Diethelm Ziegler in Pfäffikon am 8. Mai 1867 an die Direktion der Diakonissenanstalt in Kaiserswerth schrieb, heißt es unter anderem: „Den Trieb, sich in unmittelbarer Weise dem Dienste des Herrn zu widmen, spürte sie schon lange. Jetzt aber ist er so stark geworden, dass sie den Wunsch wagt, bei Ihnen anzuklopfen, um zu hören, ob sie aufgenommen werden könne. Sie hat gute geistige Anlagen, viel Gemüth, etwas Entschlossenes in ihrem Wesen, aber eine geringe Schulbildung, da sie nur bis ins 12. Jahr damals in gar ärmlichen Verhältnissen eine tägliche Schule besuchte. Sie ist unentschlossen, welche Arbeit besser für sie tauge, ob Krankendienst oder Kleinkinderlehrberuf oder irgend etwas anderes. Sie wünscht sich, dass sie sich gerne in der Anstalt darüber nähere Weisung geben lasse. In leiblicher Beziehung ist sie von jeher gesund gewesen, wie sie denn gut gewachsen ist und ein blühendes Aussehen hat."

In Kaiserswerth wurden Catharine schon früh selbstständige Funktionen anvertraut. So übernahm sie 1874, also als 27 Jährige und sieben Jahre nach ihrem Eintritt in Kaiserswerth eine Position als Hausmutter im Hause Wallbaum. Im evangelischen Krankenhaus Solingen wirkte sie als Vorsteherin von 1881 bis 1894. Ihre Stellung als Vorsteherin (Oberin) im evangelischen Krankenhaus Düsseldorf (EVK) von 1894 bis 1912 war freilich ihre wesentlichste Lebensaufgabe. Sie pflegte wichtige Beziehungen zum Kuratorium und zu Personen in der Bürgerschaft, was sich bezüglich eines sich anhäufenden Spezialfonds durch Spendengelder für Erweiterungsbauten am EVK als äusserst wertvoll erwies. Das von Catharine dank ihren Beziehungen gesammelte Geld floss nicht nach Kaiserswerth, sondern in die Schatulle des EVK beziehungsweise in die Schwester Catharine Rieser-Stiftung. In deren langen Gönnerliste sind Namen von Personen aus dem Düsseldorfer Grossbürgertum zu finden, mit denen Catharine direkte freundschaftliche Kontakte pflegte. Anlässlich ihres Rücktrittes als Oberin aus dem EVK war die besagte Stiftung derart umfangreich, dass das EVK einen Spitalerweiterungsbau und später das Catharina-Rieser-Haus (Kronenstrassenflügel) bauen und 1914 eröffnen konnte. Dieser Bau mit 55 Betten diente unter anderem als Isolierstation, ein Hinweis dafür, dass Infektionskrankheiten, im Besonderen die Tuberkulose, weiterhin ein erhebliches medizinisches Problem darstellten. Catharine erhielt in der Zeit bis 1912 zahlreiche Laudationes, unter anderem auch eine Medaille von der Deutschen Kaiserin Auguste Victoria (1858-1921) ➔⑤.

Catharine Rieser kam bei Kriegsbeginn 1914 nochmals für ein Jahr als Vertreterin der Oberin in das Stammhaus nach Kaiserswerth zurück, um die dortigen Schwestern zu entlasten. Dies war angesichts ihres Alters ebenfalls eine aussergewöhnliche Leistung. Bemerkenswert ist, dass Catharine gegenüber der pointierten Kaiserswerther Frömmigkeit ein distanziertes rationales Verhältnis behielt. So hat sie scheinbar nie die ihr von Kolleginnen anlässlich der Einsegnung 1871 geschenkte Büchlein „Geistliches Blumengärtlein für innige Seelen" und „Der Frommen Lotterie" (Gerhard Tersteegen) angerührt, sowenig sie den ersten Band über das Leben von Theodor Fliedner, geschrieben von dessen Sohn Georg Fliedner (1908), je angefasst hat. Zum mindesten sind diese beiden Bücher aus dem Nachlass derart makellos intakt, als wenn sie direkt aus der Druckerei stammen würden. Catharine scheint sich an eine rationale „zweckmässige" Norm der religiösen Korrektheit gehalten zu haben. Zeichen dafür sind auch die in korrekter

Sprache stets hochachtungsvoll gehaltenen Schreiben an die Pastoren in Kaiserswerth.

Quellen und Literatur:

Ackermann, Helmuth: Ich bin krank gewesen..., das Evangelische Krankenhaus (EVK) Düsseldorf. Grupello Verlag. Düsseldorf 1999.

Archiv der Fliedner-Kulturstiftung Kaiserswerth (Geschwister-Aufricht-Straße 3, D-40489 Düsseldorf): Personalakte und Briefe von Catharine Rieser.

Felgentreff, Ruth: Das Diakoniewerk Kaiserswerth 1836-1998. Von der Diakonissenanstalt zum Diakoniewerk – ein Überblick (Kaiserwerther Beiträge, Band 2). Heimat- und Bürgerverein Kaiserswerth. Kaiserswerth 1998.

Heim, Urs F.A.: Leben für andere. Die Krankenpflege der Diakonissen und Ordensschwestern in der Schweiz. Schwabe & Co. Basel 1998.

Jehle-Wildberger, Marianne: Adolf Keller (1872-1963). Pionier der ökonomischen Bewegung. Theologischer Verlag. Zürich 2008.

Meyers Großes Konversations-Lexikon. Ein Nachschlagewerk der allgemeinen Wissens. 6., gänzlich neubearbeitete und vermehrte Auflage. Bibliographisches Institut. Leipzig 1906.

Nachlass von Catharine Rieser im Besitze der Familien Kägi-Rieser in Meilen am Zürichsee-Schweiz.

Wildberger, Hannes: Catharine Rieser (Unveröffentlichtes Manuskript 2009).

Bildquelle: Hannes Wildberger

Hannes Wildberger

ROTHSCHILD, Louise von

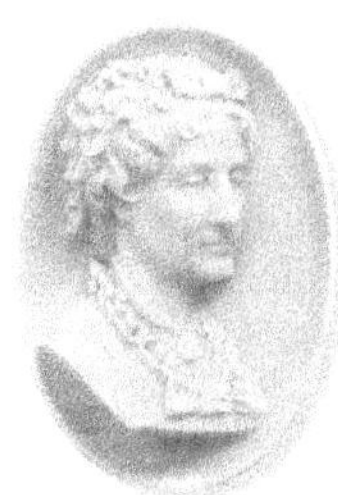

Wohltätigkeit (hebr.: Zedaka) ist in der jüdischen Tradition von jeher tief verankert. Vom Eigenen abzugeben, um keinen Mitmenschen darben zu lassen, gehört zur jüdischen Ethik und ist sowohl im biblischen als auch im rabbinischen Schrifttum durch alle Zeiten und Epochen des Judentums hindurch von eminenter Bedeutung. Das soziale Verantwortungsbewusstsein galt dabei – trotz leidvoller, Jahrhunderter alter gemeinsamer Erfahrung von Diskriminierung, Neid und Verfolgung – nicht nur dem eigenen, jüdischen Umfeld. Spätestens seit dem 19. Jahrhundert und der gesellschaftlichen und rechtlichen Emanzipation, in der Juden wie Nichtjuden vollberechtigte Staatsbürger mit gleichen Rechten und Pflichten sein sollten, konzentrierte sich die großzügige Unterstützung durch wirtschaftlich erfolgreiche Juden auf das Gemeinwohl desjenigen Landes, dessen Bürger sie geworden waren. So gehen viele noch heute existierende öffentliche Einrichtungen in größeren deutschen Städten auf jüdische Gründer zurück. Ein besonders bekanntes Beispiel für großzügige und gezielte Wohltätigkeit stellt die Bankhaus-Familie Rotschild dar. Die zahlreichen, Projekte in vielen Ländern umfassenden Wohltätigkeitswerke der Rotschilds, dieser „europäischen Familie", wie die große Ausstellung des Jüdischen Museums in Frankfurt am Main 1994 titelte, sind kaum vollständig darzustellen. Etwa 20 Rotschild-Stiftungen gab es allein in Frankfurt am Main; eine von ihnen war das „Clementine-Mädchen-Spital" (seit 1928 Clementine Kinderhospital), das im Jahr 2000 sein 125-jähriges Bestehen feierte.

Zum Andenken an ihre früh verstorbene Tochter Clementine (1845-1865) wurde es von Freifrau Louise von Rotschild gestiftet und am 15. November 1875 seiner Bestimmung übergeben: Mit einem 10.000 qm großen, damals noch etwas außerhalb der Stadt gelegenen Grundstück an der Bornholmer Landwehr 110 und einem Grundkapital von 800.000 Goldmark. Laut Satzung hatte es Mädchen aller Konfessionen und aller Stände zwischen 5 und 15 Jahren kostenlos aufzunehmen und medizinisch zu behandeln; es war also ausdrücklich auf die Überwindung konfessioneller und gesellschaftlicher Schranken hin konzipiert.

In Anlehnung an englische Vorbilder und unter Zuziehung englischer Fachleute für „hygienetechnische Probleme" war das für 18 bis 20 Betten berechnete Krankenhaus „nach Art des Pavillonsystems" (das heißt mit Krankensälen, die in der von Norden nach Süden verlaufenden Längsachse liegen und Fenster nach Osten und Westen haben) von dem Frankfurter Architekten Mylius & Bluntschli erbaut worden.

Freifrau Louise von Rotschild, jüngste Tochter des nach London ausgewanderten Nathan Rothschild (1777-1836) hatte – entsprechend der Heiratspolitik des Hauses Rotschild – im Jahre 1842 ihren Vetter, den Frankfurter Bankier und späteren Abgeordneten Mayer Carl von Rothschild (1820-1886) geheiratet. Ab 1846 bewohnte das Paar das Palais am Untermainkai, in dem sich heute das Jüdische Museum der Stadt Frankfurt am Main befindet. Mayer Carl und Louise von Rothschild hatten sieben Kinder, ausschließlich Mädchen. Clementine, am 14. Juni 1845 als dritte der sieben Töchter geboren, starb bereits 18. Oktober 1865, nachdem sie in diesen 20 Jahren nur bedingt das normale Leben eines gesunden jungen Mädchens hatte führen können, denn ein frühes, bleibendes Leiden hatte sie immer mehr an das Krankenbett gefesselt.
Freifrau Louise von Rotschild hat nicht nur das „Clementine-Mädchen-Spital" gegründet, sondern auch eine Fülle weiterer Einrichtungen unterschiedlichster Art und Zielsetzung gestiftet, zu gründen mitgeholfen oder unterstützt – vom Frankfurter „Stadtbad Mitte" bis hin zu einem Lazarett, das sie 1870 für verwundete Soldaten des deutsch-französischen Krieges (1870/71) einrichtete und dem sie, zusammen mit ihren Töchtern, viel Zeit und Aufmerksamkeit schenkte.
Ihre Ansichten über die im jüdischen Glauben wurzelnde Verpflichtung zur „Wohlthätigkeit" und andere „Gegenstände der Religion und Sittlichkeit, dem Lebens- und Gedankenkreise der Kindheit entnommen", hat sie schriftlich festgehalten und zunächst in London veröffentlicht; unter dem Titel „Gedanken einer Mutter über biblische Texte in Reden an ihre Kinder" wurde der schmale Band 1861 von Leopold Stein in seiner deutschen Übersetzung herausgegeben.
Louise von Rotschild starb im Dezember 1894 im Alter 74 Jahren. Bei ihrer Beisetzung hielt Rabbiner Dr. Plaut die Leichenrede, wobei er unter anderem ausführte: „Die edle Verblichene hat für die Menschheit gelebt und allem geistig und sittlich Hohem ihr Streben geweiht. In fortschreitender Bildung und Erkenntnis suchte sie bis in die letzten Tage ihres geistesfrischen und geistesklaren Lebens sich zu vollenden. Dabei bewährte sie gern lichte Seelengröße und übte gern echte Menschentugend, in welcher sie die schönste Aufgabe ihres Daseins erkannte. [...] In der Kinderheilstätte, welche sie zum Andenken an ein eignes, frühvollendetes Kind errichtet hatte, waren die armen kranken Kinder der Gegenstand ihrer rührendsten Fürsorge und Aufmerksamkeit. Dieselbe opferwillige Liebe und Barmherzigkeit beseelte sie auch gegen die verwaisten Mädchen des israelitischen Frauenvereins dahier, dem sie Jahrzehnte lang als pflichtbewusste und pflichteifrige Vorsteherin angehörte."
Das „Clementine-Mädchen-Spital", das viele Jahre unter der ärztlichen Leitung von Geheimrat Johann Jakob de Bary (1840-1915) und ab 1910 unter der seines Sohnes August de Bary (1874-?) stand, ging am 1. Januar 1930 in den Besitz des „Vaterländischen Frauenvereins vom Deutschen Roten Kreuz" über, dessen Schwestern schon früher dort die Pflege übernommen hatten. Nach der Übernahme wurde die Einrichtung durch bauliche Änderungen und Erneuerungen von Grund auf modernisiert, erhielt eine Säuglingsabteilung, in der außer kranken Kindern und Säuglingen auch deren Angehörigen untergebracht werden konnten.
Während der NS-Zeit (1933-1945) wurde die Rotschild´sche Stiftung 1938 aufgelöst und das Hospital bei einem Luftangriff zerstört. Nach dem Zweiten Weltkrieg (1939-1945) gelang es, die Stiftung wieder in ihre Rechte einzusetzen, das Grundstück an die Stadt zu verkaufen und das Gelände der 1845 gegründeten Dr. Christ´schen Stiftung – mit ebenfalls zerstörtem Kinderhospital und Entbindungshaus – zu pachten. Der Gebäudekomplex wurde wieder aufgebaut und 1954 ein modernes Kinderkrankenhaus eröffnet.
Im Jahre 1975 schlossen sich beide Stiftungen zum heutigen „Clementine Kinderhospital Dr. Christ´schen Stiftung" zusammen. Ihre wichtigste Aufgabe sieht die heutige Stiftung, entsprechend ihrer Tradition, in der wohnortnahen Versorgung von stationär behandlungsbedürftigen Kindern – vom Neugeborenen bis zum Jugendlichen. Darüber hinaus bietet das Krankenhaus für das gesamte

Rhein-Main-Gebiet wichtige medizinische Schwerpunkte an. Dafür stehen ihm heute, nach etlichen Sanierungs- und Erweiterungsmaßnahmen, vier Stationen mit insgesamt 75 Betten, eine Tagesklinik mit vier Behandlungsplätzen, eine Kinderkrankenpflegeschule und ein Schwesternwohnhaus zur Verfügung.

Quellen und Literatur:

Arnsberg, Paul: Die Geschichte der Frankfurter Juden seit der Französischen Revolution. Herausgegeben vom Kuratorium für Jüdische Geschichte e.V., Frankfurt am Main. Bearbeitet und vollendet durch Hans-Otto Schembs. Roether. Darmstadt 1983.

Bary, J[akob] de: Clementine-Mädchen-Spital. Berichte, Sammelband Clementine Mädchen-Hospital 1-7 (1875-1899). Mahlau und Waldschmidt. Frankfurt am Main 1899.

Clementine von Rotschild 1845-1865. Full of talent and grace. Zum 125-jährigen Bestehen des Clementine-Kinderhospitals. Herausgegeben vom Vorstand Clementine Kinderhospital Dr. Christ´schen Stiftung. Redaktion: Barbara Reschke. Societäts-Verlag. Frankfurt am Main 2000.

[Festschrift] 100 Jahre Clementine Kinderkrankenhaus heute Clementine-Kinderhospital Dr. Christ`sche Stiftung. [Ohne Verlagsangabe]. Frankfurt am Main 1975.

Festschrift zum 150-jährigen Jubiläum des Clementine Kinderhospitals – Dr. Christ´sche Stiftung 1845-1995. Redaktion: Roland Wönne. [Ohne Verlagsangabe]. Frankfurt am Main 1996.

Heuberger, Georg (Hrsg.): Die Rothschilds. Anläßlich der Ausstellung „Die Rotschilds – Eine europäische Familie" im Jüdischen Museum der Stadt Frankfurt am Main, 11. Oktober 1994 – 27. Februar 1995. Thorbecke. Sigmaringen 1994.

Kallmorgen, Wilhelm: Siebenhundert Jahre Heilkunde in Frankfurt am Main (Veröffentlichungen der historischen Kommission der Stadt Frankfurt am Main, Band XI.)Moritz Diesterweg. Frankfurt am Main 1936, Seite 102 und Seite 136-137.

Lustiger, Arno (Hrsg.): Jüdische Stiftungen in Frankfurt am Main. Kramer. Frankfurt am Main 1988 (Nachdruck. Thorbecke. Sigmaringen 1994).

Rede zur Einweihung des, zum Gedächtnis der verewigten Fräuöein Clementine v. Rotschild s.A., von Freifrau Carl v. Rotschild gestifteten Clementinen-Mädchen-Spitales zu Frankfurt a.M. Gehalten im Auftrage der Stifterin von Rabbiner Dr. Leopold Stein (Montag, 15. November 1875). Mahlau und Waldschmidt. Frankfurt am Main 1875.

Rotschild, Clementine von: Briefe an eine christliche Freundin über die Grundwahrheiten des Judenthums. Von Clementine von Rotschild s.A. Mit einem biographischen Vorwort von Leopold Stein. Reinhold Baist. Frankfurt am Main 1867.

Rothschild, Louise von: Thougts suggested by Bible texts. Adressed to my children. C. Whiting. London 1857.

Stein, Leopold: Gedanken einer Mutter über biblische Texte. In Reden an ihre Kinder. Aus dem zu London 1859 erschienen Originale ins Deutsche übertragen und herausgegeben von Leopold Stein. J.P. Streng. Frankfurt am Main 1861.

Bildquelle: Clementine von Rotschild 1845-1865. Societäts-Verlag. Frankfurt am Main 2000, Seite 6.

Hubert Kolling

RUER, Julius Wilhelm

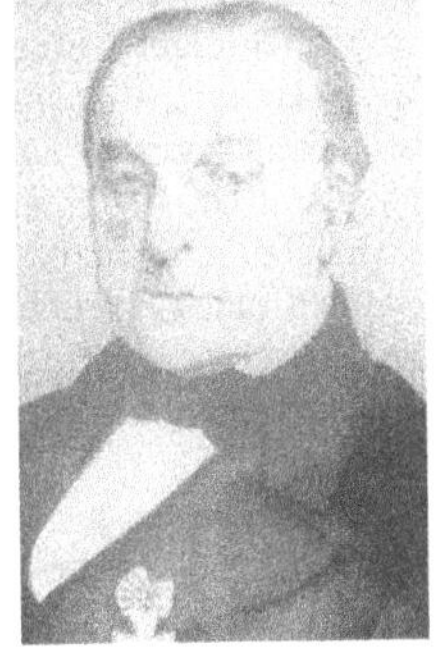

Die „Westfälische Klinik für Psychiatrie und Psychotherapie Marsberg", eine moderne Fachklinik in Trägerschaft des Landschaftsverbandes Westfalen-Lippe, in der die gesamte Bandbreite psychiatrischer Krankheitsbilder behandelt wird, konnte im Jahre 1989 ihr 175-jähriges Jubiläum feiern. Als die Anstalt 1814 eröffnet wurde, nannte man sie „Landeshospital Marsberg". 1816 erhielt sie den Namen „Provinzial-Irrenanstalt Marsberg", 1902 „Provinzial-Heilanstalt Marsberg", 1954 „Landesheilanstalt", 1960 „Westfälisches Landeskrankenhaus Marsberg" und 1988 „Westfälische Klinik für Psychiatrie". Erster Direktor der Einrichtung, der bereits im Jahre 1819 eine „Wärterschule" gründete, war der Arzt und Sanitätsrat Dr. Julius Wilhelm Ruer.

Julius Wilhelm Ruer wurde als Sohn eines Arztes 1784 in Meschede in Westfalen geboren, wo sein Vater seinen Wohnsitz hatte. Nach dem Studium der Medizin erhielt er 1806 seine Approbation als Arzt. Später wurde er hessen-darmstädtischer Amtsarzt in Stadtberge, dem heutigen Marsberg. Am 27. Juli 1813 wurde Ruer „im Vertrauen auf seinen Eifer für das Beste des Instituts" die

Direktion der neu zu errichtenden Marsberger Irrenanstalt provisorisch übertragen. Der um die Gründung und die erste Entwicklung der Anstalt Marsberg verdiente damalige Regierungs- und Medizinalrat Dr. Stoll in Arnsberg stellte an den Direktor einer derartigen Einrichtung die Anforderungen, „daß er von imponierender Figur, groß, von starker Muskelkraft und durchaus gesund sei, eine furchtlose Miene und starke Stimme, viele Kenntnisse in der empirischen Psychologie und eine große Menschenkunde und Menschenliebe habe."
Am 14. Oktober 1814 wurde Julius Wilhelm Ruer zum Direktor der am 10. November 1814 eröffneten Anstalt ernannt, ein Amt, das er 37 Jahre lang ausübte. Am 1. Oktober 1850 wurde er auf seinen eigenen Wunsch in den Ruhestand versetzt. Seine Nachfolger wurden 1850 Sanitätsrat Dr. Heinrich-Joachim Knabbe, 1859 Sanitätsrat Dr. Friedrich Koster, 1887 Geheimer Sanitätsrat Dr. Ferdinand Rubarth und 1912 Provinzial-Obermedizinalrat Dr. Ferdinand Schulte. Nach vorübergehendem Aufenthalt in Düsseldorf eröffnete Ruer – bereits im vorgerückten Alter – am 17. Februar 1860 eine Privatanstalt für Gemütskranke in Hamm (Westfalen), die er bis zu seinem Tode am 17. Dezember 1864 leitete.
Hinsichtlich der Persönlichkeit von Julius Wilhelm Ruer und dessen Verdienste um die „öffentliche Fürsorge für die Geisteskranken" schreibt Heinrich Damerow 1840 in seinem Buch „Über die relative Verbindung der Irren-Heil- und Pflegeanstalten in historisch-kritischer, so wie in moralischer, wissenschaftlicher und administrativer Beziehung. Eine staatswissenschaftliche Abhandlung": „Ruer, schon Arzt an der seit 1814 bestehenden Kranken- und Irrenanstalt (Landeshospital) zu Marsberg und Direktor der 1835 eröffneten Provinzialheilanstalt hat alle Entwicklungsstufen seit 25 Jahren nicht nur mit durchgemacht, sondern durchgearbeitet. Wie sehr dieser, der Dauer seiner Wirksamkeit nach älteste Irrenanstaltsarzt Preußens, ja einer der ältesten Deutschlands, für Ausbildung der noch nicht vollendeten Organisation der Irrenanstalt und des Irrenwesens der Provinz, von welchem die eine Provinzial-Heil- und Pflegeanstalt der natürliche Mittelpunkt ist, tätig ist, beweist dem, der sonst nichts davon weiß, seine [1837 veröffentlichte] Irrenstatistik der Provinz Westphalen [mit Hinweisung auf die medicinisch-topographischen Verhältnisse sämmtlicher einzelnen Kreise derselben]."
Das erwähnte Buch gehört der zu jener Zeit beliebten Gattung der medizinischen Topographien an, die nicht nur für den Mediziner, sondern auch für den Sozialhistoriker eine wahre Fundgrube bildet, da sie zahlreiche Angaben zu den Lebensverhältnissen gerade auch des einfachen Volkes enthalten. So gibt Ruer für jeden Kreis der Provinz Westfalen nach einem festen Schema Informationen zur Fläche, Bevölkerungszahl (einschließlich der religiösen Gliederung), den geographischen und klimatischen Gegebenheiten sowie zu den Lebensverhältnissen der Bevölkerung im Hinblick auf Ernährung, Kleidung, Wohnverhältnisse, Erwerbsmöglichkeiten, Bildung, Sittlichkeit, Gesundheit und vieles andere mehr.
Im Jahre 1845 berichtete der Arzt Dr. Michael von Viszánik (1792-1872) in seinem Buch über „Die Irrenheil- und Pflegeanstalten Deutschlands [...]" auch über die Irrenanstalt (Landeshospital) in Marsberg wie folgt: „Die gegenwärtig 280 Kranke fassende Anstalt bietet von außen und innen durchaus nichts Auffallendes, Thurm- oder Gefängnisartiges dar, sondern hat das Ansehen eines gewöhnlichen Wohnhauses." Die Grundsätze, die bei der Eröffnung der Einrichtung aufgestellt wurden, haben zum Teil heute noch Gültigkeit. Sie lassen erkennen, dass man die mannigfachen Aufgaben mit großer Einsicht und fortschrittlichem Geist auffasste. Einige der Grundsätze waren: „Jeder Patient soll individuell behandelt werden. Dabei soll eine äußerst humane Behandlung im Vordergrund stehen. Jedem Kranken soll möglichst viel persönliche Freiheit gestattet werden. Die Kranken sollen sich körperlich in Haus, Hof und Garten beschäftigen."
Die von Julius Wilhelm Ruer angewandte ärztliche Behandlung entsprach im Allgemeinen der seiner Zeit herrschenden, philosophierenden Betrachtungsweise über das Wesen der Geistesstörungen. Zwangsmittel waren bei

ihm zwar auch in Gebrauch, jedoch redete er schon verhältnismäßig früh einer freieren Behandlung das Wort. So äußerte er sich 1820 in seinem Beitrag „Uebersicht über die in der Irren-Anstalt zu Marsberg im Jahr 1819 behandelten Kranken, nebst beigefügten Bemerkungen und Krankengeschichten" dahingehend, dass die Zwangsmittel äußerst selten angewendet würden. Das Bestreben des psychischen Arztes müsse nicht gerade dahingehen, „den Apparat der Zwangsmittel zu vermehren, sondern diese Mittel durch sein eigenes, dem jedesmaligen Zustande des Irren angemessenes Benehmen, durch das Einwirkenlassen seines unerschütterlichen, festen und kräftigen Willens, so wie durch das Benehmen des gehörig qualifizierten und unterrichteten Dienstpersonals entbehrlicher zu machen."

In seinen „Nachrichten über die Irrenanstalt zu Marsberg im Herzogtum Westphalen; nebst Bemerkungen über die Behandlung der Irren", die Julius Wilhelm Ruer 1818 in Friedrich Nasse´s Zeitschrift für psychische Ärzte veröffentlichte, berichtet er unter anderem auch über die Auswahl und Schulung des „Wartungspersonals". Hierzu führte er aus: „Das Wartungspersonale wird vor seiner förmlichen Anstellung erst einige Zeit hindurch vom Arzte der Anstalt unterrichtet, und alsdann nach vollendetem Unterricht von demselben im Beiseyn sämmtlicher Mitglieder eines für die Anstalt angeordneten Verwaltungsrathes, bestehend aus dem vorschlägigen Polizeibeamten, dem Direktor und Arzt, den Oekonomen und Rechnungsführer (die sich halbjährlich fürs Beste der Anstalt vorschriftsmäßig versammeln) geprüft, und darauf förmlich für seinen Dienst verpflichtet. Das über die Prüfung abgehaltene Protokoll muß sodann mit Bericht an die Regierung eingesendet werden."

Ruer hatte 1819 in Marsberg eine Wärterschule gegründet, in der er mit Unterstützung eines Arztes täglich zu bestimmten Stunden die Krankenwärter und Krankenwärterinnen über die Pflege der Siechen, der Kranken und besonders der an „Geisteszerrütung Leidenden zweckmäßig" unterrichtete und diesen Unterricht solange fortsetzte, bis sie nach seiner Überzeugung eine strenge Prüfung zu bestehen vermochten. Ein „Protocollum speziale", das Ende Mai 1822 bei der Prüfung des neuen „Wartungspersonals" aufgenommen wurde, weist achtzehn Fragen auf. Sie beziehen sich vor allem auf eine menschenwürdige Behandlung. Hierzu ein Auszug: „Wie hat sich der Wärter gegen Irre überhaupt zu betragen? – Menschenfreundlich. Wie muß der Wärter die ihm anvertrauten Irren betrachten? – Er muß sie als seine ihm anvertrauten ungezogenen Kinder betrachten. Welches sind die besten Zwangsmittel zur Bändigung Tobsüchtiger? – Die Zwangsweste, da Ketten sie nur beschädigen und sie, weil sie dann glauben würden, man hielte sie für Verbrecher, nur noch mehr empören würde. Darf der Wärter die Irren auch durch Schläge zur Ruhe bringen? – Nein, weil sie dadurch nur boshafter und misstrauischer werden. Wie muß der Wärter sich rächen, wenn ihn die Irren beleidigen, beschimpfen usw.? – Man muß sich dann so benehmen, als wenn man das nicht hörte, und sie auch dann als unvernünftige Kinder behandeln."

Laut Konferenzbeschluss der Ständigen Kommission vom 1. August 1869 wurde die weibliche Krankenpflege in der Heilanstalt Marsberg den Barmherzigen Schwestern vom Heiligen Vinzenz von Paul (1581-1660) ➔① aus dem Paderborner Mutterhause übergeben. Am 1. Januar 1871 wurden daraufhin durch „Mutter Hilaria" die ersten sechs Schwestern (unter ihnen Schwester Cäcilia als Vorsteherin) eingeführt.

Julius Wilhelm Ruer, der Mitarbeiter der Zeitschrift für psychische Ärzte, Ausschussmitglied der deutschen Gesellschaft für Psychiatrie und gerichtliche Psychologie, Herausgeber der Vaterländischen Blätter des Herzogtums Westfalen und Inhaber des Roten Adlerordens III. Klasse war, wandte auch schon früh seine Aufmerksamkeit der Fürsorge für außerhalb der Anstalt befindliche Kranke zu. Hierzu entwarf er im Jahre 1840 eine populäre Anweisung über die Behandlung Geisteskranker außerhalb der Anstalt, insbesondere bei Verbringung in die Anstalt und bei Entlassung und Beurlaubung der Genesenen, worüber ein Auszug in den Amtsblättern der Provinz erschien. 1842 schlug er die Gründung von Vereinen vor, welche die Verbesserung entlassener Geisteskranker zum Zwecke haben sollten.

Quellen und Literatur:

Damerow, Heinrich: Über die relative Verbindung der Irren-Heil- und Pflegeanstalten in historisch-kritischer, so wie in moralischer, wissenschaftlicher und administrativer Beziehung. Eine staatswissenschaftliche Abhandlung. Wigand. Leipzig 1840.

Fabry, Rudolf: 150 Jahre Westfälisches Landeskrankenhaus Marsberg. In: Landschaftsverband Westfalen-Lippe (Hrsg.): Westfälisches Landeskrankenhaus Marsberg. Fachkrankenhaus für Psychiatrie 1814-1964. Redaktion: Karl-Heinz Henkel. [Selbstverlag]. Marsberg 1964, Seite 1-19.

Höll, Thomas / Schmidt-Michel, Paul-Otto: Irrenpflege im 19. Jahrhundert. Die Wärterfrage in der Diskussion der deutschen Psychiater (Werkstatthefte zur Sozialpsychiatrie, Band 44). Psychiatrie-Verlag. Bonn 1989, Seite 38.

Koster, Friedrich / Tigges, Wilhelm: Geschichte und Statistik der westfälischen Provinzial-Irrenanstalt Marsberg mit Rücksicht auf die Statistik anderer Anstalten (Allgemeine Zeitschrift für Psychiatrie und psychisch-gerichtliche Medicin; 24. Band, Supplement-Heft). August Hirschwald. Berlin 1867.

Laehr, Heinrich: Gedenktage der Psychiatrie und ihrer Hilfsdisciplinen in allen Ländern. Vierte, vermehrte und umgearbeitete Auflage. E. Reimer. Berlin 1893, Seite 160-161 (1. Auflage 1885).

Landschaftsverband Westfalen-Lippe, Westfälisches Archivamt, Jahnstraße 26, 48147 Münster: Schriftliche Mitteilung an den Verfasser vom 21. Oktober 2003.

Landschaftsverband Westfalen-Lippe, Westfälische Klinik für Psychiatrie und Psychotherapie Marsberg, Stabsabteilung Planung & EDV-Organisation, Postfach 1151, 34418 Marsberg: Schriftliche Mitteilungen an den Verfasser vom 26. und 29. September 2003.

Mattusch, Werner: Die Behandlung Geisteskranker vor 150 Jahren. In: Landschaftsverband Westfalen-Lippe (Hrsg.): Westfälisches Landeskrankenhaus Marsberg. Fachkrankenhaus für Psychiatrie 1814-1964. Redaktion: Karl-Heinz Henkel. [Selbstverlag]. Marsberg 1964, Seite 21-36.

Ruer, Wilhelm: Nachrichten über die Irrenanstalt zu Marsberg im Herzogtum Westphalen; nebst Bemerkungen über die Behandlung der Irren. In: [Friedrich Nasse´s] Zeitschrift für psychische Ärzte 1818,Band 2, Heft 1, Seite 72-104.

Ruer, [Wilhelm]: Uebersicht über die in der Irren-Anstalt zu Marsberg im Jahr 1819 behandelten Kranken, nebst beigefügten Bemerkungen und Krankengeschichten. In: [Friedrich Nasse´s] Zeitschrift für physische Aerzte. 1820, Seite 725-756.

Ruer, Julius Wilhelm: Irrenstatistik der Provinz Westphalen mit Hinweisung auf die medicinisch-topographischen Verhältnisse sämtlicher einzelnen Kreise derselben. Verlag von Th. Chr. Fr. Enslin. Berlin 1837 (172 Seiten).

Schulte, [Ferdinand]: Wilhelm Ruer 1784-1864. In: Kirchhoff, Theodor (Hrsg.): Deutsche Irrenärzte. Einzelbilder ihres Lebens und Wirkens. Herausgegeben mit Unterstützung der Deutschen Forschungsanstalt für Psychiatrie in München, sowie zahlreicher Mitarbeiter von Theodor Kirchhoff, Erster Band. Julius Springer. Berlin 1921, Seite 131-133.

Viszánik, Michael von (Hrsg.): Die Irrenheil- und Pflegeanstalten Deutschlands, Frankreichs, sammt der Cretinen-Anstalt auf dem Abendberge in der Schweiz mit eigenen Bemerkungen. Gerold. Wien 1845, Seite 122-142.

Westfälische Klinik für Psychiatrie (Hrsg.): 175 Jahre Westfälische Klinik für Psychiatrie Marsberg 1814-1889. Ansprachen zum Festakt der Jubiläumsfeier am 25. Oktober 1989. Selbstverlag. Marsberg 1990.

Westfälische Klinik für Psychiatrie (Hrsg.): 175 Jahre Westfälische Klinik für Psychiatrie Marsberg 1814-1889 [Festschrift]. Selbstverlag. Marsberg 1989.

www.marsberg.de [18.03.2003].

Bildquelle: Westfälische Klinik für Psychiatrie (Hrsg.): 175 Jahre Westfälische Klinik für Psychiatrie Marsberg 1814-1889. Selbstverlag. Marsberg 1989, Seite 19.

Hubert Kolling

RUOFF, Heinrich

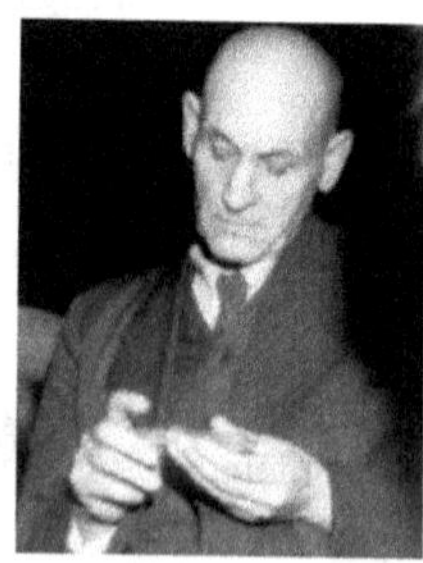

Während der nationalsozialistischen Gewaltherrschaft (1933-1945) beteiligten sich nicht nur Mediziner, wie beispielsweise Werner Catel (1894-1981) ➔④, Ernst Grawitz (1899-1945) ➔④, Siegfried Handloser (1885-1954) ➔⑤, Eva Justin (1909-1966) ➔② oder Herbert Linden (1899-1945) ➔④, direkt oder indirekt an der Tötung von geistig und körperlich behinderten, kranken und alten

Menschen, sondern auch Krankenschwestern und Krankenpfleger. Angehörige des Pflegepersonals begleiteten Vernichtungstransporte, verabreichten im Auftrag von „Euthanasie“-Ärzten tödliche Injektionen und Medikamente oder ließen ihre Schutzbefohlenen langsam verhungern; schließlich töteten sie auch aktiv und ohne direkte Anweisung ihre Patientinnen und Patienten.

Obwohl mittlerweile einige Arbeiten vorliegen, so etwa von Angelika Ebbinghaus (1987), Ulrike Gaida (2006), Mathias Hamann (1987), Franz Koch (1985), Hilde Steppe (2001) und Antje Wettläufer (2003), die sich kritisch mit dem Pflegepersonal in der NS-Zeit auseinandersetzen, wissen wir noch immer viel zu wenig über diesen dunkelsten Teil pflegerischer Geschichte. Ungeklärt ist etwa, wie viele Krankenschwestern und -pfleger insgesamt beim Morden geholfen oder sogar selbst gemordet haben. Fest steht aber zweifelsfrei, worauf Hilde Steppe (1947-1999) ➔② zu Recht hinwies, dass die Pflege als ausführendes Organ an allen Umsetzungsphasen der systematischen Vernichtung beteiligt war.

Wenngleich es auch vorbildliche Beispiele des Widerstandes, der Menschlichkeit und der Fürsorge gab, wie beispielsweise Elsa Eberlein (1910-1979) ➔①, Helene Kafka (1894-1943) ➔①, Anna Bertha Königsegg (1883-1948) ➔②, Sara Nussbaum (1868-1957) ➔① und Gertrud Seele (1916-1945) ➔①, stellt sich die Frage, wie es geschehen konnte, dass im Nationalsozialismus Pflegepersonal zum Mörder wurde? Warum haben sich damals Frauen und Männer konträr zu ihrem eigentlichen Berufsethos des Pflegens und Heilens verhalten? Zur Rechenschaft für ihr Handeln gezogene und des Mordes angeklagte Schwestern und Pfleger waren nach dem Ende des Zweiten Weltkrieges (1939-1945) zum überwiegenden Teil fest davon überzeugt, „nur ihre Pflicht“ getan zu haben.

Von zahlreichen namentlich bekannten Täterinnen und Täter, wie beispielsweise Luise Erdmann (1901-?), Agnes Kappenberg (1907-?), Pauline Kneissler (1900-?), Edith Korsch (1914-?), Maria Müller (1907-?), Lydia Thomas (1910-?), Anna Wrona (1907-?), Christel Zielke (1913-?), die an den Mordaktionen im Rahmen der sogenannten „T4“ (benannt nach der Berliner Zentrale in der Tiergartenstraße 4) beteiligt waren, konnten die Sterbedaten aus Datenschutzgründen bislang nicht erforscht werden. Lediglich in einigen Fällen ist es gelungen, diese für die jeweilige Biographie wichtigen Daten in Erfahrung zu bringen. Neben Margarete Borkowski (1894-1948) ➔④, Käthe Gumbmann (1898-1985) ➔④, Irmgard Huber (1901-1974) ➔⑤, Paul Reuter (1907-1995) ➔⑤, Helene Schürg (1904-1975) ➔⑤, Karl Willig (1894-1946) ➔④ und Minna Zachow (1893-1977) ➔⑤ gehört hierzu auch Heinrich Ruoff.

Heinrich Ruoff wurde am 21. Juli 1887 in Aachen geboren. Bereits 1896 zog er – vermutlich mit den Eltern – nach Hadamar. Nachdem er seit 1909 hautsächlich als Maurer und Anstreicher gearbeitet hatte, trat er am 10. August 1926 beim Bezirksverband Nassau als Pfleger in der Landesheilanstalt (LHA) Hadamar ein. Am 15. Oktober 1936 (anderen Angaben zufolge am 1. Januar 1938) avancierte er zum Oberpfleger. Am 1. April 1933 wurde er Mitglied der SA (Sturmabteilung), ab 1933 der Nationalsozialistische Betriebszellenorganisation (NSBO) (ab 15. Mai 1933 Betriebszellenobmann, nach 1941 Betriebsobmann), ab 1933 der Deutschen Arbeitsfront (DAF), ab 1. März 1937 der Nationalsozialistischen Deutschen Arbeiterpartei (NSDAP) (Mitglied-Nr. 8.870.179), ab 1937 der Nationalsozialistischen Volkswohlfahrt (NSV).

Vom 8. bis 15. Oktober 1945 hatten sich sieben ehemalige Angestellte der Landesheil- und Erziehungsanstalt Hadamar in einem von den amerikanischen Besatzungsbehörden durchgeführten Militärgerichtsverfahren zu verantworten, zu denen – neben Dr. Adolf Wahlmann (1876-?), Pfleger Karl Willig (1894-1946), Verwaltungsangestellter Adolf Merkle, Oberschwester Irmgard Huber, Verwaltungsdirektor Alfons Klein (1909-1945) sowie Friedhofswärter und Telefonist Philipp Blum – auch Oberpfleger Heinrich Ruoff gehörte, der 1945 durch die amerikanische Militärregierung verhaftet worden war. In dem Prozess (Hadamar-Prozess Wiesbaden – Kriegsverbrecherprozess), der im Landeshaus in Wiesbaden stattfand, wurde den Angeklagten die „Verletzung des internationalen Rechts“ zur Last gelegt, insbesondere, dass sie „gemeinsam handelnd und in Verfolgung einer gemeinschaftlichen Absicht und für und im Namen des damaligen Deutschen Reiches vom 1. Juli 1944 bis ungefähr zum 1. April 1945 in Hadamar, Deutschland, vorsätzlich, bedachtsam und unrechtmäßig beim Mord von Menschen polnischer und russischer Nationalität halfen, diesen begünstigten und daran teilnahmen, am Mord von Menschen, deren exakte Namen und deren Anzahl, die sich aber ungefähr auf über 400 beläuft, unbekannt sind und die damals und dort durch das damalige Deutsche Reich in Ausübung der kriegsführenden Macht eingesperrt wurden.“

Über die Vorfälle sagte der Angeschuldigte aus: „Jeden Morgen war in der Anstalt eine Konferenz, bei welcher Dr. [Adolf] Wahlmann, Oberpflegerin [Irmgard] Huber und ich [Heinrich Ruoff] dabei waren. Wenn ich nicht da war, ist [Karl] Willig bei der Konferenz gewesen. In diesen Konferenzen unterzeichnete Dr. [Adolf] Wahlmann die Todesurkunden der Polen und Russen, und wir stimmten ab, welche deutsche Patienten an diesem Tage die Einspritzung bekommen sollten.“

Über die Ankunft der Polen und Russen in der LHA Hadamar sagte Pfleger Karl Willig aus: „Ihre Papiere wurden sofort in das Büro gebracht und [Alfons] Klein und [Adolf] Merkle übergeben. Dann pflegte ich oder [Heinrich] Ruoff oder die Schwestern sie in die kleinen Zimmer im Parterre zu bringen. Dort wurden ihnen sofort Einspritzungen gemacht, weil Klein die Anordnung gegeben hatte, daß Polen und Russen nicht in der Anstalt behalten werden dürften.“

In dem Prozess wurde am 8. Oktober 1945 auch Schwester Minna Zachow befragt. In ihrer Vernehmung gab sie zu Protokoll: „Was wurde gemacht, nachdem sie (die Frauen und Kinder) die Schlafräume erreicht hatten? – Wir Schwestern sagten, daß sie zu Bett gehen sollten. Es war Nacht, und wir schickten sie ins Bett. Dann kam Herr [Heinrich] Ruoff hoch [...] Betrat Heinrich Ruoff den Raum an diesem Abend? – Ja. Das einzige, was ich sah, war, dass Herr [Heinrich] Ruoff mit einer Spritze in den Raum kam und diesen Menschen Injektionen verabreichte. Weiter passierte nichts; nur wurden sie später weggeschafft. Als sie weggeschafft wurden, waren sie tot oder lebend? – Sie waren tot. [...] Wurde an diesem Abend jede Person aus dem Schlafraum herausgeschafft? – Ja, alle von ihnen wurden herausgeschafft.“

Ebenso wurde Schwester Margarete Borkowski am 8. Oktober 1945 als Zeugin vernommen. Hierbei sagte sie im Verhör durch den Ankläger folgendes aus: „Nachdem nun diese Frauen und die zwei kleinen Kinder zu Bett gebracht worden waren, kam irgend jemand in den Raum? – Ja, Heinrich Ruoff. Als er hereinkam, hatte er da irgendwelche Instrumente bei sich? – Ja, eine Spritze. Hörten Sie, ob er etwas zu den Menschen in dem Schlafraum sagte, als er hereinkam? – Herr [Heinrich] Ruoff sprach sehr freundlich mit ihnen und sagte, daß sie gegen Infektionskrankheiten geimpft würden. Sahen Sie, daß Heinrich Ruoff diese sogenannte Impfung vornahm? – Ja. Überlebten die Patienten diese Impfung? – Nein. Was passierte mit diesen Frauen und den zwei Kindern? – Sie erhielten Injektionen und schliefen dann langsam ein. Den ewigen Schlaf? – Ja. Nachdem sie die Injektion erhalten haben, wie lange dauerte es, bis diese Frauen und kleinen Kinder starben? – Zwanzig Minuten bis anderthalb Stunden.“

Bei Misshandlungen von Patienten taten sich offensichtlich die Pfleger Karl Willig und Heinrich Ruoff besonders negativ hervor. Von der Gemeindeschwester wurden beide als „brutale und herzlose Menschen“ beschrieben. Das amerikanische Militärgericht, das aus fünf Obristen und einem Oberstleutnant bestand, befand alle Angeklagten der Verletzung des Völkerrechts schuldig, weil sie „willentlich, vorsätzlich und unrechtmäßig bei der Tötung von Menschen halfen, sie billigten oder förderten. Es verurteilte Heinrich Ruoff am 15. Oktober 1945 wegen mindestens 400 Giftmorden an Zwangsarbeitern zum Tode durch Erhängen; das Urteil wurde am 14. März 1946 in der Justizvollzugsanstalt Bruchsal vollstreckt.

Wie andere Täter und Täterinnen hatte sich auch Heinrich Ruoff auf die eigene „untergeordnete“ Rolle berufen und auf die Verantwortlichkeit des nächsthöheren Befehlsgebers verwiesen. Zugleich besaß er die Unverfrorenheit, die ermordeten Opfer als Entlastungszeugen zu benennen: „I regret that I did not go into the Army at that time. Then I would habe been saved great suffering. On the other hand, I would still have my position and my pension; and here I am now a sick man, an aged man, when I have always been honest. I never did anything wrong. You can ask all the patients. That ist all.”

Quellen und Literatur:

Aly, Götz (Hrsg.): Aktion T4. 1939-1945. Die Euthanasie-Zentrale in der Tiergartenstr. 4. Hentrich. Berlin 1987 (2. Auflage 1989).

Boberach, Heinz: Die strafrechtliche Verfolgung der Ermordung von Patienten in nassauischen Heil- und Pflegeanstalten nach 1945. In: Landeswohlfahrtsverband Hessen, Kassel (Hrsg.): Euthanasie in Hadamar. Die nationalsozialistische Vernichtungspolitik in hessischen Anstalten. Begleitband. Eine Ausstellung des Landeswohlfahrtsverbandes Hessen. Leitung, Konzeption und Texte der Ausstellung: Christina Vanja (Historische Schriftenreihe des Landeswohlfahrtsverbandes Hessen, Kataloge Band 1). Kassel 1991, Seite 165-174.

Bundesarchiv, Postdamer Straße 1, 56075 Koblenz: Schriftliche Mitteilung an den Verfasser vom 17. März 2003.

Der Magistrat der Stadt Hadamar, Stadtbüro / Meldewesen: Schriftliche Mitteilungen an den Verfasser vom 5. März 2003 und 9. April 2003.

Ebbinghaus, Angelika (Hrsg.): Opfer und Täterinnen. Frauenbiographien des Nationalsozialismus (Schriften der Hamburger Stiftung für Sozialgeschichte des 20. Jahrhunderts, Band 2). Franz Greno. Nördlingen1987, Seite 218-247.

Gaida, Ulrike: Zwischen Pflegen und Töten. Krankenschwestern im Nationalsozialismus. Einführung und Quellen für Unterricht und Selbststudium. Mabuse. Frankfurt am Main 2006.

Greve, Michael: Die organisierte Vernichtung „lebensunwerten Lebens“ im Rahmen der „Aktion T4“. Dargestellt am Beispiel des Wirkens und der strafrechtlichen Verfolgung ausgewählter NS-Tötungsärzte (Reihe Geschichtswissenschaft, Band 43). Centaurus. Herbolzheim 2006.

Hamann, Matthias: Die Morde an polnischen und sowjetischen Zwangsarbeitern in deutschen Anstalten. Beispiel Hadamar. In: Aussonderung und Tod. Die klinische Hinrichtung der Unbrauchbaren (Beiträge zur nationalsozialistischen Gesundheits- und Sozialpolitik, Band 1). Mit Beiträgen von Götz Aly [und anderen]. Herausgegeben vom „Verein zur Erforschung der nationalsozialistischen Gesundheits- und Sozialpolitik e.V. (1. Auflage 1985). Zweite Auflage. Rotbuch. Berlin 1987, Seite 121-187.

Kintner, Earl W. (Hrsg.): The Hadamar Trial (War Crimes Trials, Band 4). London, Edingburgh, Glasgow. Hodge 1949.

Klee, Ernst: Was sie taten – Was sie wurden. Ärzte, Juristen und andere Beteiligte am Kranken- und Judenmord. Fischer. Frankfurt am Main 1988, Seite 190 und Seite 325.

Koch, Franz: Die Beteiligung von Krankenschwestern und Krankenpflegern an Massenverbrechen im Nationalsozialismus. In: Krankenpflege im Nationalsozialismus. Versuch einer kritischen Aufarbeitung. Herausgegeben von der AG Krankenpflegegeschichte. (1. Auflage 1984). Zweite, erweiterte Auflage. Mabuse. Frankfurt am Main 1985, Seite 25-67.

Landeswohlfahrtsverband (LWV) Hessen, Archiv, Ständeplatz 6-10, 34117 Kassel: Schriftliche Mitteilung an den Verfasser vom 28. Januar 2003.

Mitscherlich, Alexander / Mielke, Fred (Hrsg.): Medizin ohne Menschlichkeit. Dokumente des Nürnberger Ärzteprozesses. Fischer-Taschenbuch. Frankfurt am Main 1960 (16. Auflage 2004).

Roer, Dorothee / Henkel, Dieter (Hrsg.): Psychiatrie im Faschismus. Die Anstalt Hadamar 1933-1945. Dritte, unveränderte Auflage. Mabuse. Frankfurt am Main 2003, Seite 305.

Rüter, Christian Frederick / Rüter-Erlemann, Adelheid L.: Justiz und NS-Verbrechen. Sammlung deutscher Strafurteile wegen nationalsozialistischer Tötungsverbrechen 1945-1999. APA Holland Univ. Press Amsterdam und Saur. Amsterdam und München 1968-1999.

Sandner, Peter: Verwaltung des Krankenmordes. Der Bezirksverband Nassau im Nationalsozialismus (Historische Schriftenreihe des Landeswohlfahrtsverbandes Hessen, Hochschulschriften Band 2). Psychosozial. Gießen 2003, Seite 739.

Stadt Aachen, Stadtverwaltung, Ordnungsamt-Einwohnermeldeabteilung, 52058 Aachen: Schriftliche Mitteilung an den Verfasser vom 4. April 2003.

Steppe, Hilde: „Mit Tränen in den Augen haben wir dann diese Spritzen aufgezogen“. Die Beteiligung von Krankenschwestern und Krankenpflegern an den Verbrechen gegen die Menschlichkeit. In: Steppe, Hilde (Hrsg.): Krankenpflege im Nationalsozialismus. 9. Auflage. Mabuse. Frankfurt am Main 2001, Seite 137-174.

Steppe, Hilde / Ulmer, Eva-Maria (Hrsg.): "Ich war von jeher mit Leib und Seele gerne Pflegerin." Über die Beteiligung von Krankenschwestern an den „Euthanasie“-Aktionen in Meseritz-

Obrawalde (Bericht der studentischen Projektgruppe im Nationalsozialismus an der Fachhochschule Frankfurt / Main 1998 / 1999). (1. Auflage 1999). Zweite Auflage. Mabuse. Frankfurt am Main 2001.
Wettlaufer, Antje: Die Beteiligung von Schwestern und Pflegern an den Morden in Hadamar. In: Roer, Dorothee / Henkel, Dieter (Hrsg.): Psychiatrie im Faschismus. Die Anstalt Hadamar 1933-1945. Dritte, unveränderte Auflage. Mabuse. Frankfurt am Main 2003, Seite 283-330.
www.nurseweek.com/news/Features/04-10/Third Reich.asp [8. März 2007].

Bildquelle:
www.nurseweek.com/news/Features/04-10/Third Reich.asp.

Hubert Kolling

SCHACKY, Freda Freiin von

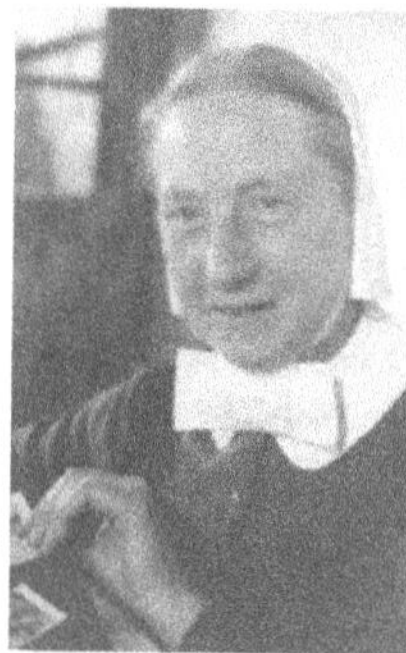

1960 verstarb in der österreichischen Diakonissenanstalt Gallneukirchen (Oberösterreich) Oberin Freda Freiin von Schacky. Kaum jemand (in Gallneukirchen) kennt heute noch ihren Namen und doch tritt dem Leser mit ihrer Lebensgeschichte die kurze, dafür aber umso lebendigere Geschichte der siebenbürgisch-sächsischen Mutterhausdiakonie vor Augen. Sie begann 1929, als die in Gallneukirchen 1931 zum Amt der Diakonisse eingesegnete Freda Freiin von Schacky die Führung und Leitung der in Kronstadt in Siebenbürgen gelegenen Gallneukirchner Station übernahm. Aus dieser Arbeit entwickelte sich ein kleines Diakonissenhaus, zu dessen Oberin sie ein Jahr später eingesegnet wurde. Oberin Freda von Schacky ertrug es „mit einem Pietismus der besten Art“, als die siebenbürgisch-sächsische Mutterhausdiakonie 1944 ein schlagartiges Ende fand, weil die Ereignisse des Zweiten Weltkrieges (1939-1945) eine weitere Entwicklung des Kronstädter Diakonissenhauses unmöglich machten.

Freda Freiin von Schacky wurde am 1. Oktober 1883 in Offendorf (Bayern) geboren. 1889 übersiedelte die Familie nach Neulände in Posen (Norddeutschland), wo Freda von Schacky ihre Kindheit verbrachte. Wie damals bei adeligen Familien so üblich, besuchte sie keine öffentlichen Schulen, sondern wurde zu Hause von Privatlehrern unterrichtet. 1899 in Altenburg konfirmiert, schloss sie nach zwei Jahren Unterricht ihre höhere Schulbildung mit dem Abitur ab. Mit 21 Jahren verlor sie ihre Mutter, mit 30 ihren Vater. Das ließ sie, wie sie in ihrem Lebenslauf schrieb, „heimatlos werden“ und für kurze Zeit nach Breslau (Polen) übersiedeln, wo ihr jüngerer Bruder wohnte. 1914 fasste sie eine Weltreise ins Auge und fuhr zu ihrem ältesten Bruder nach New York, der dort als Kaufmann tätig war. Nach dem Ausbruch des Ersten Weltkrieges (1914-1918) musste sie, auf Grund der Nachricht von der schweren Verwundung ihres jüngeren Bruders, nach Deutschland zurückkehren und ihre Reisepläne aufgeben. 1915 folgte sie einem Ruf des Deutschen Roten Kreuzes und wurde Leiterin der Jugendhilfe. Eine schwere Ischiaserkrankung, die sie sich auf einer Dienstreise nach Ostpreußen zugezogen hatte, zwang sie jedoch 1916, diese Arbeit aufzugeben. Zwischen 1916 und 1917 war sie Sekretärin von Professor Karl Heim (1874-1958), einem bekannten evangelischen Theologen, der später an der Universität Tübingen systematische Theologie lehrte. 1917 ging sie nach Dänemark, wo ihr die Leitung der evangelisch dänisch-kirchlichen Hilfsorganisation übertragen wurde, die tausenden deutschen hungernden Kindern während des Ersten Weltkrieges Aufnahme in Dänemark ermöglichte und ihnen die so dringend benötigte Erholung bot. Über diese Aufgabe hinaus, organisierte sie Erholungsurlaube für viele hungernde Berliner Diakonissen, das war ihre erste Begegnung mit der Diakonie. Ein Nervenzusammenbruch, von dem sie sich erst nach monatelangem Aufenthalt im Tropengenesungsheim in Tübingen erholte, zwang sie 1921, auch diese mit Freuden geleistete Aufgabe zu beenden. 1922 stieg sie in die Gutsverwaltung des Besitzes ihres Bruders

ein, bis sie 1925 nach Berlin ging, um sich der sozialen Betreuung junger Mädchen zu widmen. Von dort aus trat sie in die Bibelschule Malche (Berlin) ein und erhielt eine gründliche theoretische Ausbildung in den biblischen-diakonischen Fächern.
„In klarer Führung ging“ dann ihr „Weg nach Gallneukirchen“. Sie entschloss sich, Diakonisse zu werden. 1928 trat sie ins Mutterhaus Gallneukirchen ein – wo unter anderem auch Charlotte von François (1898-1966) ➔④, Margit Frankau (1889-1944) ➔⑤, Margit Grivalsky (1915-2002) ➔④, Nany Kremeir (1862-1933) ➔⑤, Martha Lucke (1882-1965) ➔⑤, Marie Meier (1888-1955) ➔④, Elsa von Tiesenhausen (1890-1979) ➔⑤, Elise Lehner (1847-1921) ➔④, Anna Köhnen (1889-1983) ➔④ und Aenne Wiedling (1905-1978) ➔④ wirkten – und war zunächst in der praktischen Krankenpflege tätig. Aber schon ein Jahr später sandte sie das Mutterhaus nach Kronstadt in Siebenbürgen, „um dort die wirtschaftliche und geistliche Leitung“ der kleinen Außenstation mit vier in Gallneukirchen ausgebildeten Schwestern zu übernehmen. Gleichzeitig, so ihr Auftrag, sollte sie darauf hinwirken, dass „diese vom Gallneukirchner Mutterhaus allzu weit entfernt gelegene Station, mit ihren ganz anderen Anforderungen und Gegebenheiten nach Möglichkeit selbständig werde.“ Diese enorme Herausforderung nahm sie kurzerhand an und unter ihrer Leitung entfaltete sich dort ein Ort gelebter Mutterhausdiakonie.
Die Wurzeln des nunmehrigen Diakonissenmutterhauses Kronstadt gehen jedoch auf den Kronstädter Frauenverein zurück, der schon 1884 ein „Schwesternheim für Privatpflege“ gründete. Die Schwestern wurden von einem kirchlichen, aus dem Roten Kreuz hervorgegangenen Mutterhaus in Hermannstadt (Siebenbürgen) gestellt. Als sie 1919 zurückgezogen werden mussten, sah sich die Gemeinde Kronstadt vor die schwierige Aufgabe gestellt, eigene Schwestern auszubilden. Man trat mit dem Diakonissenmutterhaus Gallneukirchen in Verbindung, das dann auch die ersten Siebenbürgerinnen in die Schwesternausbildung übernahm. Zu einer Außenstation der Diakonissenanstalt Gallneukirchen wurde das Schwesternheim in Siebenbürgen jedoch erst, als 1929 mit der Gallneukirchner Diakonisse Freda von Schacky auch die wirtschaftliche und geistliche Leitung übernommen wurde.
Am 14. März 1931 wurde Freda von Schacky in Gallneukirchen eingesegnet und schon 1932 erfolgte die Gründung des „Diakonissenmutterhauses zu Kronstadt in Siebenbürgen“ als Verein, dem der ehemalige Kronstädter Pfarrer und spätere Bischof Dr. Viktor Glondys (1882-1949) vorstand; gleichzeitig wurde Diakonisse Freda Freiin von Schacky in das Amt der Oberin eingesegnet. Die Adresse lautete: „Evangelisches Diakonissenhaus ‚Bethanien', Kronstadt-Brasov, Strada Obert 2.“
Die Finanzierung des jungen Diakonissenhauses übernahm der Kronstädter Frauenortsverein für Krankenpflege, doch blieb die pekuniäre Lage (finanzielle Schwierigkeiten) bis zuletzt gespannt. Die Kronstädter Schwestern wurden weiterhin zur Ausbildung in das Diakonissenmutterhaus Gallneukirchen gesandt, zum Teil lag diese aber auch in Händen von Oberin von Schacky vor Ort. Die Mehrheit der Schwestern arbeitete weiterhin als Angestellte der Gemeinde Kronstadt in der Privatpflege, deren Einnahmen inklusive der Stationsgelder, neben den Spenden und dem Zuschuss der Kirche einen Teil der Finanzierung des Diakonissenhauses ausmachten.
Oberin von Schacky führte das Diakonissenhaus ganz im Sinne Gallneukirchens, setzte aber auch eigene Akzente. So schrieb sie 1940 nach Gallneukirchen, dass „Diakonie nicht als starre Form übernommen werden kann, sondern sich den jeweiligen Verhältnissen anzupassen hat, und gerade den Dienst tun muß, der hier am gebotensten erscheint.“ Für Kronstadt hieß das weiterhin „Privatpflege“, aber die Not und das Elend der behinderten Menschen in Siebenbürgen blieben ihr deswegen nicht verborgen. Sie drängte die Verantwortlichen in Kronstadt, am Diakonissenhaus den pflegebedürftigen Kindern und Kranken ein solches Heim zu bauen, „für welche wir in Siebenbürgen keinerlei deutsche Anstalt besitzen. Denn, so lange Siebenbürgen zu Österreich-Ungarn gehörte, konn-

ten alle derartigen Kranken nach Gallneukirchen überwiesen werden. Das ist seit der Grenzziehung 1918 unmöglich geworden, und so ist das Elend der Unversorgten, Blinden, geistig und körperlich ‚Unentwickelten' unendlich groß." Pläne zur Erweiterung des Diakonissenhauses in Kronstadt, durchaus auch ‚kühne', gab es also, nur gelangten sie aus finanziellen Gründen nie zur Ausführung. Auch die Suche nach einem schöneren und größeren Haus als neues Mutterhaus blieb erfolglos. 1939 jedoch wurde der Antrag um Aufnahme in die Kaiserswerther Generalkonferenz [Theodor Fliedner (1800-1864) ➔①] gestellt.

Im August 1944 befand sich Oberin Schacky auf Urlaub und ahnte in diesem Augenblick wohl noch nicht, dass sie nie mehr nach Kronstadt zurückkehren werde, denn die politischen Machtverhältnisse in Rumänien änderten sich in der Zwischenzeit schon wieder: Rumänien, das 1941 an der Seite des Deutschen Reiches in den Zweiten Weltkrieg eingetreten war, brach nun die diplomatischen Beziehungen zum Deutschen Reich im August 1944 ab und erklärte, nachdem Hitler am 24. August 1944 die Bombardierung der Hauptstadt Bukarest angeordnet hatte, Deutschland den Krieg. Die neue rumänische Regierung enteignete alle siebenbürgisch-sächsischen Bauern, Institutionen und alle größeren Hausbesitzer, Industrie- und Handelsunternehmen und ordnete die Deportation aller arbeitsfähigen Siebenbürger Sachsen zur Zwangsarbeit in die UdSSR an.

Unter solch politischen Bedingungen konnte Oberin von Schacky „nicht mehr nach Kronstadt zurückkehren." Innere Mission und diakonische Arbeit in Kronstadt kamen augenblicklich zum Erliegen. 1948 wurden von der rumänischen Regierung alle siebenbürgisch-sächsischen Einrichtungen und Institutionen verstaatlicht, die 20 Jahre zuvor so viel versprechend und hoffnungsvoll begonnene Mutterhausdiakonie zu Kronstadt in Siebenbürgen war endgültig beendet. Im Herbst 1944 kehrte Oberin von Schacky in die Gallneukirchner Schwesternschaft zurück, von der sie einst ausgegangen war. Nun wurde ihr die verantwortliche Führung und Leitung eines evangelischen Flüchtlingsheimes anvertraut, danach war sie in Salzburg wiederum an Flüchtlingen seelsorgerlich tätig und unterrichtete bis 1952 an der Evangelischen Salzburger Missionsschule das Fach „Missionsgeschichte".

Ende 1952 trat Oberin von Schacky ihren Feierabend an und übersiedelte wieder nach Gallneukirchen in das Feierabendhaus der Diakonissen. Sie erkrankte schwer an Parkinson, den sie aber mit großer Geduld ertrug. Einige Jahre noch konnte sie täglich etwa drei bis vier Stunden aufstehen und im Stuhl sitzen. So weit es ihre Augen zuließen, las sie, hörte Radio und empfing Besuch. 1960 verstarb sie nach langen Leiden und wurde auf dem Evangelischen Friedhof in Gallneukirchen beigesetzt.

Quellen und Literatur:

Fürstler, Gerhard: „In klarer Führung ging mein Weg dann nach Gallneukirchen und von dort nach Kronstadt-Siebenbürgen!". Diakonisse Freda Freiin von Schacky. In: Fürstler, Gerhard: Der Glaube, der durch die Liebe tätig ist. Die Lebensgeschichten von 19 Schwestern aus dem Diakonissen-Mutterhaus in Gallneukirchen. Medieninhaber und Herausgeber: Evangelisches Diakoniewerk Gallneukirchen. Eigenverlag. Gallneukirchen 2006, Seite 204-217.

Bildquelle: Fürstler, Gerhard: Der Glaube, der durch die Liebe tätig ist. Eigenverlag. Gallneukirchen 2006, Seite 204.

Gerhard Fürstler

SCHAEFFER, Marta

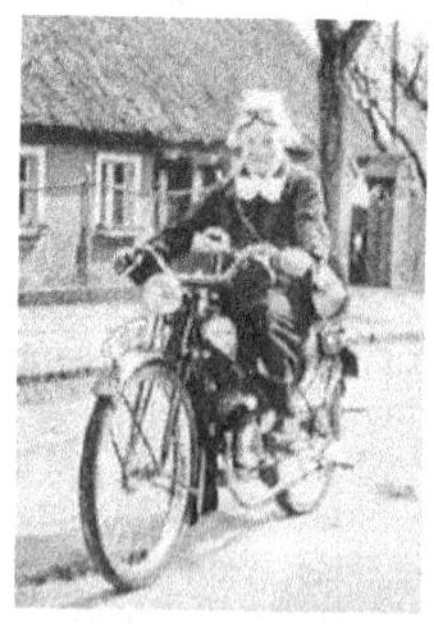

Marta Schaeffer wurde am 6. Juni 1901 in Liedolsheim bei Karlsruhe als Tochter eines Arztes geboren und wuchs mit mehreren Geschwistern auf. Im Alter von 24 Jahren trat sie 1925 in das Diakonieseminar des 1894 von Friedrich Zimmer (1855-1919) ➔① gegründeten Evangelischen Diakonievereins (EvDV) ein. Nachdem sie unter Anna Margarete van

Delden (1858-1938) ➔② in Wuppertal-Elberfeld die Ausbildung zur Krankenschwester absolviert hatte, arbeitete sie dort zunächst als Aushilfe, bevor sie ab November 1927 im Frankfurter Bürgerhospital Schülerin der „Wochenpflege" wurde. „Um eine ganz andere Gegend von Deutschland kennen zu lernen", schreibt Marta Schaeffer 1974 in ihren „Erinnerungen", meldete sie sich im April 1928 nach Danzig. Nach zwei Jahren wurde ihr dort die Führung der Tuberkulosestation übertragen. Kurze Zeit später, im Oktober 1930 wurde sie nach Ilmenau (Thüringen) berufen. „Der Schrecken war groß", schreibt sie rückblickend, „als ich erfuhr, dass ich im Operationssaal arbeiten sollte. Dies war eine Arbeit, in die ich wohl in der Schülerinnenzeit einen Einblick gewonnen hatte, aber auch zu der Erkenntnis gekommen war, dass ich nicht dafür geeignet war. Ich hatte zu ungeschickte Finger. Es ging dann schlecht und recht und war durch die Geduld und Freundlichkeit der Ärzte erträglich."

Von Oktober 1932 bis März 1933 besuchte Marta Schaeffer in Berlin-Steglitz einen halbjährigen Gemeindeschwester-Lehrgang, bei dem sie Kontakte mit Oberin Hanna Erckel (1900-1972) ➔② hatte. Anschließend arbeite sie wiederum zur Aushilfe im Städtischen Krankenhaus Rathenow, bis sie im Oktober als „Gemeindeschwester" nach Essen-Altessen kam. Seit März 1934 arbeite sie in gleicher Funktion in Woltersdorf. Die Gemeindearbeit war für sie „die Krone der Schwesterntätigkeit. [...] Man lebt in der Welt und trägt Leid und Freud der Familien mit, während man im Krankenhaus immer nur eine kurze oder längere Zeit das Leben eines Menschen begleitet und ihn dann wieder aus den Augen verlieren muss. Die Arbeit wird nie eintönig. Alle Fähigkeiten die man besitzt, werden gefordert."

Aus dieser Zeit stammt auch ihr Foto mit dem Motorrad, das in die Geschichte der Schwesternschaft des EvDV einging. Zu dem Vorgang hielt sie 1974 in der Erinnerung fest: „Die Wege waren weit und beschwerlich durch den vielen Sand. Ich beantragte deshalb ein Motorrad, was schließlich bewilligt wurde. Es war im Jahre 1936 noch eine Seltenheit. Eine Schwester auf dem Motorrad. So habe ich viele diesbezügliche Bemerkungen einstecken müssen und zum Anfang viel Aufsehen erregt."

Am 1. April 1938 wurde Marta Schaeffer vertretungsweise als „Hausschwester" (Oberin) ins Städtische Krankenhaus nach Cottbus berufen. Während des Zweiten Weltkrieges (1939-1945) arbeitete sie in Cottbus von September 1939 bis Mai 1943 in einem Lazarett. Nach fünfmonatigem Einsatz als „Hausmutter" in Zinnowitz leitete sie von 1943 bis 1945 sogenannte „Jungschwesternkurse" in Kassel, Lobnitz und Bielitz (Schlesien).

Von Februar 1945 bis Juni 1960 war Marta Schaeffer als „Reiseschwester" im Heimathaus Berlin-Zehlendorf beschäftigt. Über das Kriegende schreibt sie 1974 rückblickend: „In den letzten Apriltagen 1945 hatte ich Nachtwache. Mir wurde an einem Abend gesagt, dass die Russen in der Nacht zu erwarten seien, man habe sie schon auf den Straßen gesehen. Ich war in jener Nacht nicht allein. Im Wechsel von zwei Stunden wachte noch eine Heimathausschwester mit mir. [...] Mit mir zusammen wachte Schwester Annemarie Ritter, als die Russen mitten in der Nacht mit ihren Gewehrkolben an die Haustür klopften. [...] Die drei oder vier Russen verlangten zunächst Uhren. Wir hatten einige alte schon bereitgelegt. Sie nahmen sich unsere Taschenlampen, verlangten nach Schnaps, den wir auch in kleinen Mengen bereitgestellt hatten Die Krankenbetten standen auf dem Flur, da noch ständig geschossen wurde. Außerdem hatten wir auch Infektionskranke und ließen das in russischer Sprache an die Tür schreiben. So hatten die Russen doch wohl etwas Angst vor Ansteckung und verlangten nicht, durch das ganze Haus gehen zu können. Die anderen Patienten lagen im Kellerflur. Dorthin gingen die Russen zwar, schauten die Handtaschen durch, ließen aber die Patienten in Ruhe. Diese erste Begegnung verlief ohne große Zwischenfälle. Die nächsten Tage waren voller Spannung und Ängste. Eine Anordnung löste die andere ab."

Im Juli 1945, gleich nach der Übernahme des südlichen Teils von Berlin durch amerikanische Besatzungstruppen, wurde von der Militärbehörde die Weisung ausgegeben, dass alle Parteimitglieder aus leitenden Stellungen zu entfernen seien. Daraufhin bat Oberin Hanna Erckel, ohne sich mit den beiden Vorstandsmitgliedern Paul Pilgrim (1877-1947) und Maria von Scheven (1888-1969) ➔⑤ – letztere war den Sommer über in Mecklenburg und Pommern unterwegs – in Verbindung setzen zu können, Hanna Schomerus (1897-1998) ➔⑤ als politisch Unbelastete, die Leitung der Schwesternschaft zu übernehmen. Sie selbst trat zur gleichen Zeit von ihrem Amt als Landesoberin zurück und arbeitete als „Verwaltungsschwester" weiter, da sie ebenfalls Mitglied der NSDAP gewesen war. Nachdem sich Hanna Schomerus bereit erklärte, in dieser Notsituation um des Erhalts der Schwesternschaft willen das Vorstandsamt auszuüben, betraute sie der Verwaltungsausschuss des EvDV in seiner Sitzung vom 9. Juli 1945 stellvertretend mit dem Amt der satzungsmäßigen Vorstandsoberin. Die erste Oberinnenkonferenz im Berliner Heimathaus im November 1945 – bei der acht Oberinnen aus Berlin und der Sowjetisch besetzten Zone (SBZ) anwesend waren –, bestätigte Hanna Schomerus als kommissarische Vorstandsoberin. Im Auftrag des Vorstandes unternahm Marta Schaeffer im Dezember 1945 den Versuch, Pastor Werner Bellardi (1904-?) in Schlesien aufzusuchen. Sie musste aber wieder umkehren, da es ihr in Görlitz nicht gelang, über die Neiße zu kommen.

Von Juli 1960 bis zur Pensionierung 1967 wirkte Marta Schaeffer im Heimathaus Berlin-Zehlendorf als sogenannte „Büroschwester". Über diese Zeit schreibt sie 1974 in ihren Erinnerungen: „In der Besetzung des Heimathauses kamen einschneidende Veränderungen. Frau Oberin [Ursula] von Dewitz [(1918-1991) ➔③] kam 1956 in die Vorstandsarbeit und Frau Oberin Schomerus siedelte nach Wolfsburg über als Vorsitzende des Hauptschwesternrates. 1963 starb Pfarrer [Fritz] Mieth [(1997-1963)], und Herr Pfarrer Bellardi übernahm die Vertretung des Direktors bis zum Kommen von Herrn Pfarrer Warns 1965. Pfarrer Bellardi ging in den Ruhestand, und Pfarrer Neubauer kam als zweiter Pfarrer hierher. 1966 kam Frau Oberin [Annemarie] Klütz [(1925-2004) ➔④] als zweite Vorstandsoberin in die Heimathausarbeit."

Ihren Ruheabend verbrachte Marta Schaeffer im Johanniterwohnheim in Berlin-Lichterfelde. Seit April 1991 war sie Patientin in der Van-Delden-Klinik, wo sie auch ihren 90. Geburtstag – nun im Rollstuhl sitzend – feierte. Das letzte halbe Jahr ihres Lebens wurde sie im Friedrich-Zimmer-Haus gepflegt. Bereits 1967 hatte sie in ihrem Testament verfügt, dass sie keine künstliche Verlängerung ihres Lebens durch Ärzte oder Medikamente haben wollte, wenn sie nicht mehr fähig sei, eine Entscheidung zu treffen.

Marta Schaeffer verstarb am 29. Dezember 1997 im Friedrich-Zimmer-Haus Berlin-Zehlendorf, wo sie auch auf dem Onkel-Tom-Friedhof beigesetzt wurde. Die Trauerfeier, gehalten von Pastor Henckel, stand unter dem Wort, das Marta Schaeffer selbst ausgesucht hatte: „In der Welt habt ihr Angst; aber seid getrost, ich habe die Welt überwunden" (Joh. 16,33).

Quellen und Literatur:

Evangelischer Diakonieverein Berlin Zehlendorf e. V.: Schriftliche Mitteilung an den Verfasser vom 8. Dezember 2004.

Katscher, Liselotte: Krankenpflege und Zweiter Weltkrieg. Der Weg der Schwesternschaft des Evangelischen Diakonievereins 1939-1944. Verlagswerk der Diakonie. Stuttgart 1992, Seite 233.

Katscher, Liselotte: Krankenpflege und das Jahr 1945. Der Zusammenbruch und seine Folgen am Beispiel der Schwesternschaft des Evangelischen Diakonievereins. Diakonie. Reutlingen 1993, Seite 260.

Schaeffer, Marta (1901-1997). Erinnerungen aus meinem Schwesternleben [Unveröffentlichtes Manuskript. Berlin, 1974]. In: www.ev-diakonieverein.de/diakonieverein/personen04.html [2.11.2006].

Kracker von Schwarzenfeldt, Ingrid: Auftrag und Wagnis. Der Weg des Evangelischen Diakonievereins 1894-1969. Christlicher Zeitschriftenverlag. Berlin [1969].

Kracker von Schwarzenfeldt, Ingrid: Lebensbilder aus dem Evangelischen Diakonieverein. Christlicher Zeitschriftenverlag. Berlin 1975

[Ohne Verfasserangabe] Nachruf für Marta Schaeffer. In: Die Diakonieschwester, 94. Jg., 1998.

www.ev-diakonieverein.de/diakonieverein/personen.html [2.11.2006].
Bildquelle: www.ev-diakonieverein.de/diakonieverein/personen04.html.

Hubert Kolling

SCHEVEN, Maria von

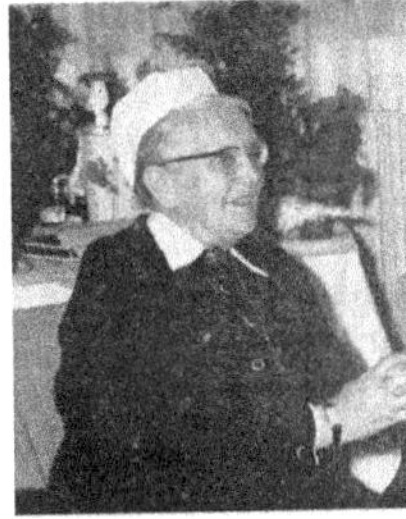

Maria von Scheven wurde 1888 als Tochter eines Pastors in Pommern geboren. Nach dem frühen Tode ihres Vaters siedelte die Mutter mit fünf Kindern im Jahre 1901 nach Stettin über. Eine Ausbildung zur Lehrerin musste Maria von Scheven nach anderthalb Jahren wegen Krankheit abbrechen. Nach der Gesundung arbeitete sie zwei Jahre als Erzieherin auf einem Gut. Im Jahre 1909 trat sie in das Diakonissenseminar im Städtischen Krankenhaus Stettin ein und machte eine Ausbildung zur Krankenschwester. In ihrem Aufnahmegesuch schrieb sie damals: „Ich hoffe, daß ich mit Gottes Hilfe meinen Beruf ausführen kann." 1911 legte sie ihr Krankenpflegexamen ab und arbeitete anschließend ein halbes Jahr im Städtischen Krankenhaus Stettin. Nachdem der Evangelische Diakonieverein mit dem Vorstand des „Vereins zur Bekämpfung der Tuberkulose" in Stettin zum 1. März 1912 einen Schwesterngestellungsvertrag abgeschlossen hatte, half Maria von Scheven Professor Dr. Hermann Braeuning (1880-1946) beim Auf- und Ausbau der Tuberkulosefürsorgestelle in Stettin, die richtungsweisend für die Bekämpfung dieser damals weit verbreiteten und gefürchteten Volkskrankheit in Deutschland werden sollte. 1914 war die Arbeit so angewachsen, dass drei Schwestern für sie nötig waren. Im Jahre 1917 übernahm Maria von Scheven die Leitung des inzwischen auf fünf Schwestern angewachsenen Kreises, der sich in den folgenden Jahren weiter vergrößerte; 1920 wurde ihr die staatliche Anerkennung als Fürsorgerin zugesprochen.

Nach dem Tode von Oberin Elisabeth Henriette Becker (1869-1922) ➔② wurde Maria von Scheven mit Schwester Margarete Czwalina (1870-1959) ➔⑤ am 1. Februar 1922 in den Vorstand des 1894 von Friedrich Zimmer (1855-1919) ➔① gegründeten Evangelischen Diakonievereins (EvDV) gewählt. So kam sie am 14. August 1922 nach Zehlendorf. Im April 1923 stimmte die Oberinnenkonferenz ihrer Ernennung zur Bezirksoberin des Bezirkes Berlin zu. Sie übernahm die Leitung des Heimathauses sowie die Verantwortung für Kursusarbeit und den sogenannten Bezirk Diaspora, nachdem Oberin Czwalina als wiedergewählte Vorsitzende des Hauptschwesternrates 1926 zurückgetreten war. Im Jahre 1927 nahm sie an einer Tagung des ICN (International Council of Nurses), dem Weltbund der Krankenpflegerinnen, in Genf teil, wobei sie zwei Referate über Ausbildungsfragen hielt. Auch 1937 nahm sie an der Tagung des Weltbundes – es war dessen letzte Zusammenkunft vor dem Zweiten Weltkrieg (1939-1945) – in London teil.

In der Weimarer Republik hatte Preußen 1921 neue Vorschriften erlassen, nach denen die Krankenpflegeausbildung zwei Jahre dauerte. 1925 wurde im Evangelischen Diakonieverein eine dreijährige Ausbildung diskutiert. In diesem Zusammenhang schrieb Maria von Scheven am 31. August 1925 an die Seminaroberinnen, ob es nicht an der Zeit sei, „einmal gründlich zu beraten, ob und inwiefern die Ausbildung unserer Schwestern vielleicht einer Umformung bedarf, um den neuzeitlichen Anforderungen der Krankenpflege gerecht zu werden." Die Oberin befürwortete bereits zu dieser Zeit, eine Schwester hauptamtlich für die Ausbildung der Schülerinnen einzusetzen. Dabei orientierte sie sich an dem Vorbild der sogenannten „Probemeisterin" im „Kaiserswerther Verband deutscher Diakonissen-Mutterhäuser" (KWV). Maria von Scheven forderte auch, „Schülerinnen als Schülerinen zu werten, nicht (als) Arbeitskräfte". Darüber hinaus legte sie neben der praktisch-theoretischen Ausbildung außerordentlichen Wert auf die charakterliche Bil-

dung der Schülerinnen. Ferner machte sie auf die Notwendigkeit von Fort- und Weiterbildung aufmerksam. Ihre Vorstellung von der Krankenpflegeausbildung brachte Maria von Scheven auch in der 1929 gegründeten „Arbeitsgemeinschaft der weiblichen Krankenpflegeorganisationen in Deutschland" ein, wo sie bis zu dessen Auflösung 1933 intensiv mitarbeitete.
Im Sommer 1933 hatte die Diakonisse und leitende Schwester in der Nervenklinik in Berlin Buch, Martha Wilkens (1895-1983) ➔③, dem Vorstand des Evangelischen Diakonievereins ihre Kritik an dessen Stellung zum Nationalsozialismus mitgeteilt, indem sie schrieb: „Das allerdings ist richtig, daß ich nicht alles ohne Kritik hinnehme, daß deshalb mich zwei Punkte quälen und ich mich mit ihnen nicht abzufinden vermag, die Judenfrage und die Kirchenfrage." Gleichzeitig teilte sie ihre Absicht mit, den EvDV zu verlassen. Oberin von Scheven konnte sie aber in einem persönlichen Gespräch veranlassen, ihr Austrittsgesuch zurückzunehmen und erhielt damit der Schwesternschaft für die Zukunft eine ihrer profiliertesten Oberinnen, die auch in den darauffolgenden Jahren dem Nationalsozialismus kritisch und distanziert gegenüber stand.
Bereits im Jahre 1924 hatte Maria von Scheven den „Schwesternkursus" beziehungsweise „Diakoniekursus" eingeführt, wodurch die Fortbildung der ausgebildeten Schwestern einen festen Platz in der Schwesternschaft erhielt. Im Jahre 1934 führte sie dann erstmals Bürobesprechungen ein, in denen jede Heimathausschwester von den Ereignissen in ihrem Ressort zu berichten hatte. Eine wichtige Neuerung waren schließlich auch ihre Arbeitsfeldbesuche. Sie besuchte vor allem die Seminare, um die Schwestern in ihrer Arbeit zu sehen und Einblick in die Arbeitsbedingungen und in die Zusammensetzung der Schwesternkreise zu erhalten.
Nachdem 1935 Professor Dr. Hermann Braeuning – mittlerweile Direktor des 1915 erbauten pommerschen Tuberkulosekrankenhauses Hohenkrug bei Stettin, Leiter der Fürsorgestelle für Lungenkranke in Stettin sowie Vertrauensarzt und Mitglied des Verwaltungsrates des EvDV – die gesundheitliche Überwachung der Diakonieschwestern in dem neu erbauten ägyptischen Krankenhaus „Al Mosassat" in Alexandrien übernommen hatte, reiste er noch im selben Jahr zusammen mit Maria von Scheven dort hin. Von 1935-1939 lag die Leitung des dortigen Krankenhauses in Händen der Diakonieschwester Lisa Weise (1896-1983) ➔⑤.
Anfang 1936 wurden die fünf damals anerkannten Schwesternorganisationen – die NS-Schwesternschaft, der Reichsbund der freien Schwestern und Pflegerinnen, das Deutsche Rote Kreuz, die Diakoniegemeinschaft und der Caritasverband – im „Fachausschuß für Schwesternwesen in der Arbeitsgemeinschaft der freien Wohlfahrtspflege" zusammengeschlossen. Seine Leitung übernahm Erich Hilgenfeldt (1897-1945) ➔② als Leiter der Arbeitsgemeinschaft der freien Wohlfahrtspflege, zu seiner ständigen Vertretung wurde Reichsfrauenführerin Gertrud Scholtz-Klink (1902-1999) ➔⑥ ernannt. Die Geschäftsführung wurde einer Krankenschwester, Oberin Karin Huppertz (1894-1978) ➔②, übertragen. Im Fachausschuss war jeder Schwesternverband mit zwei Oberinnen vertreten. Für die Diakoniegemeinschaft waren dies Oberin Mohrmann (1891-1967) ➔② und Oberin Maria von Scheven. Letztere, dem so genannten Bürgertum zuzurechnen, war nach 1933 der Nationalsozialistischen Deutschen Arbeiterpartei (NSDAP) beigetreten.
Während des Zweiten Weltkrieges stellte der Diakonieverein Schwestern für über 60 Lazarette, die über ganz Deutschland verteilt lagen. Allein in Berlin arbeiteten die Schwestern in acht Lazaretten mit nahezu 3.000 Betten. In Paragraph 2 der „Dienstordnung für Krankenschwestern, Schwesternhelferinnen und Helferinnen der Wehrmacht bei besonderem Einsatz" heißt es: „Für die Dauer des besonderen Einsatzes in der Wehrmacht ist der Chefarzt Gefolgschaftsführer der Krankenschwester usw. Die Krankenschwestern usw. haben während dieser Zeit nur den Anordnungen des Chefarztes, seiner Beauftragten und der übergeordneten militärischen Stellen Folge zu leisten." Paragraph 3 regelte

eine verschärfte Schweigepflicht: „Die Krankenschwestern usw. sind verpflichtet, über die ihnen durch ihre Tätigkeit in Wehrmachtslazaretten usw. bekannt gewordenen Angelegenheiten Verschwiegenheit gegen jedermann zu bewahren. Dies Verpflichtung besteht auch nach Beendigung des Beschäftigungsverhältnisses in Wehrmachtslazaretten usw. fort.“ Um den Schwestern die Bedeutung dieses Paragraphen eindrücklich vor Augen zu führen, sandte Maria von Scheven – mittlerweile Mitglied der NSDAP – ein Rundschreiben an „die leitenden Schwestern und Truppführerinnen der Lazarette“, in welchem sie diesen unter anderem den vollen Wortlaut der harten, strafgesetzlichen Bestimmungen bekannt gab, die bei Verrat von Staatsgeheimnissen Anwendung fanden.
Die Arbeit in den Frontlazaretten war zunächst ausschließlich den DRK-Schwestern und den von ihnen ausgebildeten DRK-Schwesternhelferinnen vorbehalten. Mit Beginn des Russlandfeldzuges ab 1941 wurden hierzu auch Diakonieschwestern des EvDV, mit dem besonders über die Wernerschule [Otto Werner (1847-1924 ➔①] vom DRK gute Beziehungen bestanden, herangezogen. Hierzu berichte Maria von Scheven in der Oberinnenkonferenz vom 8. September 1941: „Wir sind vom Roten Kreuz aufgefordert worden, Schwestern zum Sondereinsatz zu geben als Kriegsschwestern. Wir wußten sofort, daß wir einen solchen Antrag nicht ablehnen können; wenn der Krieg ruft, so müssen wir da sein. 6 Schwestern sind einem Bremer Mutterhaus vom Roten Kreuz zur Verfügung gestellt worden, von dort als Bereitschaftsschwestern eingekleidet worden und in den Dienst gestellt. Alle 6 sind mit größter Begeisterung und Freude an die neuen Aufgaben gegangen. [...] Über diesen Sondereinsatz unserer Schwestern und die Verabredungen mit dem Roten Kreuz darf nicht gesprochen werden, sondern es muß, wie alle militärischen Dinge, geheim gehalten werden.“
In ihrem 1992 veröffentlichten Buch „Krankenpflege und Zweiter Weltkrieg. Der Weg der Schwesternschaft des Evangelischen Diakonievereins 1939-1944“ gibt die Diakonisse vom Evangelischen Diakonieverein Liselotte Katscher – von 1961 bis zu ihrer Pensionierung im Frühjahr 1983 Leiterin der Schwesternhochschule der Diakonie in Berlin-Grunewald – die Zahl der Diakonieschwestern, die im Laufe der Kriegsjahre verschiedenen Schwesternschaften des Roten Kreuzes zur Verfügung gestellt wurden, mit 26 an. Zu ihnen gehörten etwa Lotte Eisfeld (1914-1989) ➔⑤ und Asta von Lindeiner-Wildau (1902-1987) ➔①.
Der Krieg hatte freilich auch massive Auswirkungen auf die zivilen Krankenhäuser. Unter stetem Ansporn von Oberin Maria von Scheven fügten sich die Schwesternkreise in die Notwendigkeit, mit weniger Schwestern und mehr kurz ausgebildeten oder nur angelernten Hilfen, die immer schwieriger werdende Arbeit zu tun. Hierzu wurde im Protokoll der Oberinnenkonferenz vom April 1942 festgestellt: „Die leitenden Schwestern müssen sich und den Schwestern in den Zivilkrankenhäusern immer wieder sagen, daß es zur rechten Auffassung der Mitarbeit in der deutschen Krankenpflege gehört, heute zu anderen Besetzungsmaßstäben unserer Stationen zu kommen. Die Schwester darf heute nur Kopf und Rückgrat des Pflegedienstes sein. Wir dürfen keine Station mit friedensmäßiger Besetzung haben.“
Als der „totale Krieg“ propagiert wurde, war Oberin von Scheven zum totalen Einsatz bereit und konnte scheinbar nicht verstehen, dass andere dies nicht auch waren. So heißt es in der Niederschrift über die Bezirksoberinnenkonferenz im Heimathaus in Berlin-Zehlendorf am 3. September 1941: „Die Jungschwestern, die jungen Stationsschwestern machen uns Not. Sie haben nicht das Gefühl dafür, daß sie jetzt im Kriege stehen, haben nicht die Opferbereitschaft, sie fordern und danken nicht.“
Auf einer Seminarleiterinnentagung, die in Kassel vom 9. bis 13. April 1943 stattfand, wurden die Ausführungen der Oberin Maria von Scheven folgendermaßen zusammengefasst: „Unsere Schwesternschaft hat als Gruppe innerhalb der anderen Schwesternverbände ihren Sonderauftrag. Es ist ihr aufgegeben, zu der Form der christlichen

Führerinnenschaft zu erziehen. Auch von uns Frauen wird heute militärische Ein- und Unterordnung verlangt. Was auf den Lehrgängen als Planung, als Rahmengesetz gesagt wird, muß auf den Arbeitsfeldern, der Situation angepaßt, durchgeführt werden. Dazu brauchen wir ein Führerkorps, in das auch die Stationsschwestern hineinzunehmen sind, damit sie, durchdrungen von unserem Auftrag, ihre Aufgabe erfüllen, daß es höchste Leistungen sind." Wie diese Aufgabe aussah, sprach sie ebenfalls wiederholt klar aus: „Wir sind im Evgl. [Evangelischen] Diakonieverein eine Erziehungs- und Lebensgemeinschaft. Die einheitliche Ausrichtung haben wir in Christus, der unser Eckstein ist. Unsere Festigkeit liegt nicht in der äußeren Existenzsicherheit, sondern im Glauben." In diesem Zusammenhang waren „Gehorsam und Zucht" oft von ihr gebrauchte Begriffe.
Die Diakonieschwestern im Städtischen Krankenhaus in Danzig hatten schon frühzeitig die Wende im Kriegsgeschehen zugunsten der sowjetischen Armeen zu spüren bekommen. So erlebte die Stadt 1942 und 1943 schwere Luftangriffe. Oberin Maria von Scheven hatte Danzig wiederholt besucht, letztmalig im Dezember 1944. Über ihre damaligen Eindrücke notierte sie: „Das Haus ist überbelegt, z. Zt. [zur Zeit] wieder mit 1.300 Patienten ohne das Krankenhaus-Lazarett. Außerdem sind im Ausweichkrankenhaus Jenkau ca. 150-170 Patienten. [...] Auch die Kinderabteilung [in Danzig] war wieder mit 250 Betten belegt, obwohl Seeresen [einem neu errichteten Barackenkrankenhaus der „Aktion Brandt" bei Karthaus / Westpreußen] weiter Ausweichstelle für die Kinderklinik bleiben soll. Die Schwestern waren deshalb sehr beschäftigt. Ich hatte aber den Eindruck, daß sie trotzdem in einem guten Gesundheitszustand waren. Sie haben dort nicht oft Alarm. Jeden Abend kommen die Schwerkranken in den Keller, so daß in der Nacht keine Unruhe entsteht. Für die Typhusfälle haben sie allerdings gar keine Kellermöglichkeit."
Die Anforderungen, die der Bombenkrieg stellte und die Auswirkungen auf die Pflege beschrieb Maria von Scheven im März 1944 in einem Schreiben an die Schwestern im Sondereinsatz anlässlich des bevorstehenden 50-jährigen Jubiläums der Schwesternschaft: „Was dies bei den häufigen Angriffen und Alarmen bedeutet, wie schwierig die Aufgabe der Diakonieschwester durch diese Mehrbelastung geworden ist, das kann nur der ermessen, der es, wie ich, auf meinen Dienstreisen immer wieder erlebte. Wie schwer ist es, beim Terrorangriff die Patienten fest im Auge zu behalten, dabei mitzudenken und mitzuorganisieren bei den Bergungs- und Löscharbeiten. Wie schwierig ist es auch, in einem stark beschädigten Haus oft tagelang ohne Licht und Wasser die Pflegearbeit wie bisher weiterzutun, allen Anforderungen nachzukommen und daneben neu aufzubauen. Wir wollen uns nicht besonderer Dienste rühmen. Diese Mithilfe ist für jeden Menschen in der Heimat, an welchem Platz er auch steht, selbstverständlich geworden in Stunden der Gefahr, in denen die Heimat Front geworden ist, und ein jeder sich einsetzen muß. Auch an die Gemeindeschwestern ist zu denken, die manchmal selbst zum zweiten Mal alles verloren haben, aber nicht müde werden, wieder neu anzufangen, die zerstreuten Gemeindeglieder zu sammeln, und diejenigen, die Halt suchen, zu stärken und zu trösten."
Bereits 1942 hatte es zur Entlastung der Vorstandschaft eine Veränderung des Evangelischen Diakonievereins gegeben. Auf Initiative von Maria von Scheven traten am 19. Juni 1942 Hanna Erckel (1900-1972) ➔② – bis dahin Oberin des städtischen Krankenhauses Cottbus – und Emy Sprenger (1906-1973) ➔⑤ – bis dahin leitende Schwester in der Tbc-Fürsorgestelle in Stettin – als sogenannte „Landesoberinnen" neben die „Vorstandsoberin". Dabei wurde der Arbeitsbereich geografisch in zwei Hälften geteilt: Hanna Erckel war als Landesoberin für die „Osthälfte" (mit den Bezirken: Berlin I, Berlin II, Bernburg, Cottbus, Danzig, Dresden, Potsdam, Stettin) und Emy Sprenger für die „Westhälfte" (mit den Bezirken: Bielefeld, Düsseldorf, Elberfeld, Erfurt, Frankfurt, Kassel, Osnabrück, Magdeburg) verantwortlich. Daneben wurde eine dritte Position, die einer sogenannten

„Lazarettoberin“, geschaffen. In dieses Amt wurde, ebenfalls am 19. Juni 1942, Erna Middelkamp (1902-1989) – bis dahin Verwaltungsschwester im Heimathaus in Berlin-Zehlendorf – berufen. Seit dieser Zeit wurde Maria von Scheven „Generaloberin“ oder „Vorstandsoberin“ genannt.

Nachdem sie im Januar 1945 als Patientin im Städtischen Krankenhaus in Stettin gelegen war, kam Oberin Maria von Scheven am 8. März 1945 in Begleitung von Hanna Schomerus (1897-1998) ➔⑤ nach Göttingen. Dort richtete der Vorstand des Evangelischen Diakonievereins für den Fall, dass er durch die Verhältnisse an der Wahrnehmung seiner Aufgaben in Berlin gehindert werden sollte, einen „Stützpunkt“ beziehungsweise „Ausweichstelle“ ein. Als Pastor Paul Pilgram (1877-1947), ab 1910 im Vorstand des Evangelischen Diakonievereins und von 1935 bis 1946 dessen Direktor, dort mit seiner Frau und zwei weiteren „Heimathausschwestern“ am 3. April 1945 ankam, kehrte Maria von Scheven nach Berlin zurück, damit auch dort ein Vorstandsmitglied anwesend war. Sie benutzte, zusammen mit Hanna Schomerus und der Diakonieschwester Käthe König (1898-1973) ➔⑥, den letzten Zug, der vor der Kapitulation fuhr.

Den Sommer 1945 über reiste sie durch Mecklenburg und Pommern, im Juni noch einmal in Stettin. Sie war noch abwesend, als im Juli 1945, gleich nach der Übernahme des südlichen Teils von Berlin durch amerikanische Besatzungstruppen, von der Militärbehörde die Weisung ausgegeben wurde, dass alle Parteimitglieder aus leitenden Stellungen zu entfernen seien. Daraufhin bat Hanna Erckel, ohne sich mit den beiden Vorstandsmitgliedern Paul Pilgrim und Maria von Scheven in Verbindung setzen zu können, Hanna Schomerus als politisch Unbelastete und als Mitglied der Bekennenden Kirche, die Leitung der Schwesternschaft zu übernehmen. Sie selbst trat zur gleichen Zeit von ihrem Amt als Landesoberin zurück und arbeitete als „Verwaltungsschwester“ weiter, da sie ebenfalls Mitglied der NSDAP gewesen war. Nachdem sich Hanna Schomerus bereit erklärte, in dieser Notsituation um des Erhalts der Schwesternschaft willen das Vorstandsamt auszuüben, betraute sie der Verwaltungsausschuss des EvDV in seiner Sitzung vom 9. Juli 1945 stellvertretend mit dem Amt der satzungsmäßigen Vorstandsoberin. Die erste Oberinnenkonferenz im Berliner Heimathaus im November 1945 – bei der acht Oberinnen aus Berlin und der Sowjetisch besetzten Zone (SBZ) anwesend waren –, bestätigte Hanna Schomerus als kommissarische Vorstandsoberin. Diese ging von einer vorübergehenden Übernahme des Amtes aus, da Hanna Erckel schon seit längerem als zukünftige Vorstandsoberin galt.

Als Maria von Scheven nach Berlin-Zehlendorf zurückkehrte, sah sie sich vor die vollendete Tatsache ihrer Absetzung gestellt. Obwohl es ihr sehr schwer wurde, die Notwendigkeit dieses Schrittes anzuerkennen, legte sie am 8. August 1945 ihr Amt schriftlich nieder. Anschließend reiste sie nach Göttingen und übergab das entsprechende Schreiben an Paul Pilgram. Dieser schrieb hierzu am 10. November 1945: „Wir bedauern es unendlich, daß dieser Schritt im Interesse der Schwesternschaft nötig wurde, und danken Ihnen, daß sie ihn, wo er nun einmal unvermeidlich war, ohne Zögern getan haben.“

Nachdem Maria von Scheven zunächst über Winter im Paul-Gerhardt-Stift in Wittenberg in der Nachtwache gearbeitet hatte, führte sie 1946 in Ost und West sogenannte „Arbeitsfeldbesuche“ durch. Erst im Frühjahr 1947 sah sie sich gezwungen, in Pension zu gehen. Auf Anordnung der amerikanischen Militärbehörde hatte sie am 21. Januar 1947 Berufsverbot erhalten mit der Genehmigung, „daß sie in der einfachen Krankenpflege ohne Befehlsgewalt weiterhin beschäftigt werden kann“.

Bei einem Teil der kirchlichen Öffentlichkeit galt Maria von Scheven als „Exponent des Versuches einer nationalsozialistischen Assimilierung des Diakonievereins“ Zudem wurde ihr vorgeworfen, sie habe die Schwestern von der Bekennenden Kirche ferngehalten und den Eintritt in Parteiorganisationen befürwortet.

Hierüber zeigte sich Maria von Scheven „aufs Tiefste betroffen“ und wies die gegen sie erhobenen Vorwürfe aufs schärfste zurück. So heißt es in einem Brief an Schwester Elisabeth Grote (1898-1983) – nach einer Wirtschaftsausbildung 1932 in Berlin-Zehlendorf anschließend bis 1945 im alten Heimathaus mit der Leitung der Vorschule betraut – vom 30. Januar 1947, in welchem sie um eine „gutachterliche Äusserung über ihre positive christliche Führung der Schwesternschaft" bat: „Sie wissen um alles, was ich getan habe, um unsere Schwesternschaft durch die vergangenen Jahre nicht nur hindurchzuführen, sondern auch um ihre innere Einstellung zum diakonischen Dienst im Geist des Evangeliums zu vertiefen und um unsere Gemeinschaft gegen alle Anfechtungen zu festigen. [...] Ich brauche Ihnen nicht zu sagen, wie ich tatsächlich zur nat[ional]-soz[ialistischen] Weltanschauung stand, und wie ich nur der Partei beitrat, unter der bestimmten Zusage, daß mir und uns in unserer christlichen Haltung keine Schwierigkeiten gemacht würden: und daß ich andererseits wie andere Oberinnen Wege suchen mußte, um bestimmten Gefahren, die seitens der NS-Schwesternschaft unserem Verband drohten, besser begegnen zu können. [...] Es wäre auch wichtig, daß in dem Gutachten zum Ausdruck kommt, daß ich niemanden aus persönlicher, nationalsozialistischer Überzeugung veranlaßt habe, der Partei beizutreten, und daß ich auch bei der Auswahl der leitenden Schwestern solche Persönlichkeiten berief, die nicht der Partei angehörten. (Die Auswahl geschah nach den Gaben und nicht nach Parteizugehörigkeit). Sie wissen ja, wie ich mich gegen das Einströmen von NS-Schülerinnen in unsere Seminare wehren musste und welche erbitterten Kämpfe ich angefochten habe, um unsere evangelischen Ausbildungsstätten und Arbeitsfelder vor dem Zugriff der NS-Schwesternschaft zu bewahren." Handschriftlich fügte sie hinzu: „Der beste Beweis für mich ist wohl, daß unsere Schwesternschaft heute so geschlossen dasteht und ihren diakonischen Auftrag erfüllen kann."

Die Oberinnenkonferenz, die am 3. März 1947 gemeinsam mit dem Verwaltungsrat des EvDV tagte, wies den Vorwurf „des Versuches einer nationalsozialistischen Assimilierung des Diakonievereins" entschieden zurück, stimmte aber dem Vorschlag der Pensionierung von Maria von Scheven zu. Oberin Elisabeth von Cleve (1898-1987) schrieb ihr im Auftrag der 20 versammelten Oberinnen, unter denen nur Margarete Lohse (1905-1983) fehlte: Wir haben Ihre Angelegenheit in der Oberinnenkonferenz besprochen. Wir sind tief bewegt über alles, aber zu der Entscheidung gekommen, daß es das Richtige ist, Ihnen zu raten, Ihre Pensionierung zu beantragen. Oberin Ursula Sander (1897-1961), die am 1. Juli 1934 die Nachfolge von Anna Margarete van Delden (1858-1938) ➔② angetreten hatte, appellierte in einem persönlichen Brief vom 5. März 1945 an die von Maria von Scheven vorgelebte Haltung: „Sie haben uns gelehrt, daß der Dienst wichtiger ist als die Person – rechnen Sie es nun bitte so, daß wir Ihnen als unserer Lehrmeisterin die Ehre geben, nun nach Ihren Grundsätzen zu handeln und zu entscheiden. Sie sehen, daß wir nicht vergessen haben, was Sie uns gelehrt haben. Sie sollen aber wissen, daß wir von Ihnen dieselbe Größe und dasselbe Vorbild erwarten, das Sie uns immer gaben: selber zurückzutreten, wenn es heißt, dem Werk und seinem Auftrag zu dienen."

Letztlich fügte sich Oberin Maria von Scheven in ihr Schicksal. Von Greifswald aus telefonierte sie ihr Einverständnis zum Beginn des Ruhestandes am 1. April 1947. „Diese Entscheidung", schreibt Liselotte Katscher 1993 in ihrem Buch „Krankenpflege und das Jahr 1945. Der Zusammenbruch und seine Folgen am Beispiel der Schwesternschaft des Evangelischen Diakonievereins", „blieb bis an ihr Lebensende eine nie ganz verheilende Wunde."

In einem Schreiben vom 28. April 1947 an Bischof Dibelius, in welchem Kirchenrat Fritz Mieth (1897-1963), von 1946 bis 1963 Direktor des EvDV und Vorsitzender des Zehlendorfer Verbandes, die Einwilligung Oberin von Schevens in ihre Pensionierung mitteilte, wies dieser noch einmal energisch die Vorwürfe gegen den Evangelischen Diakonieverein und gegen Oberin von Scheven zurück: „Die Konferenz der Oberinnen [... hat] noch einmal genau geprüft, welchen Weg der Diakonieverein in den letzten Jahren genommen hat. Dabei ergab sich, dass, trotz des mannigfachen, schweren Druckes, der von nationalsozialistischer Seite auf unsere Schwestern in den städtischen Krankenhäusern ausgeübt wurde, die etwa 1930 einsetzende Verinnerlichung der Schwesternschaft stetig ihren Fortgang nahm. Gerade Oberin v. Scheven ist es gewesen, die sich die biblische Fundierung der schwesterlichen Gemeinschaft, den Ausbau der Schwesternfreizeiten in Richtung der Vertiefung des persönlichen Glaubenslebens und die Ausrichtung des Außendienstes im Sinne eines klaren Bekenntnisses zur kirchlichen Diakonie angelegen sein ließ."

Während dieser Ereignisse hatten Hanna Schomerus und Hanna Erckel Hand in Hand für die Weiterführung der Schwesternschaft gearbeitet. Letztere blieb weiter für die Belange der Schwestern zuständig, erstere vertrat die Schwesternschaft nach außen hin, vor allem dem „Central-Ausschuß der Inneren Mission" (CA) und der Kirchenleitung gegenüber. Neben Fritz Mieth und Lisbeth Wüllenweber (1888-1980) ➔⑤, der Vertreterin der Oberinnenkonferenz, war es in erster Linie Hanna Schomerus, die die Schwesternschaft, auch in ihrem Selbstverständnis, näher an die Kirche heranführte.

Wie Liselotte Katscher 1990 beziehungsweise 1994 in ihrem Buch „Krankenpflege und ‚Drittes Reich'. Der Weg der Schwesternschaft des Evangelischen Diakonievereins 1933-1939" schreibt, gibt es von Oberin Maria von Scheven keine schriftlich festgehaltenen Aussagen zur Politik. Ihre Einstellung zum Nationalsozialismus, so vermutet Katscher, sei „weitgehend von der Sorge um den Fortbestand der Schwesternschaft bestimmt" gewesen.

Seit sie in Ruhestand gegangen war, lebte Maria von Scheven zunächst bei ihren Angehörigen in Greifswald, seit 1956 in West-Berlin. Wie schon den 70., so feierte Maria von Scheven auch ihren 80. Geburtstag am 20. Juni 1968 im Margaretenhaus in Kassel-Wilhelmhöhe. Zu diesem Anlass veröffentlichte Ursula von Dewitz (1918-1991) ➔③ in der Fachzeitschrift „Die Diakonieschwester. Neue Folge der Blätter aus dem Evangelischen Diakonieverein und dem Zehlendorfer Verband für evangelische Diakonie" den Beitrag „Oberin Maria von Scheven. Ein Wort der Dankbarkeit", in dem sie unter anderem schreibt: „Wir alle, jung und alt, die wir jetzt in der Schwesternschaft leben und am Werk der Diakonie mitarbeiten, dürfen die Früchte des vielfältigen Samens ernten, den Sie während Ihrer langen Amtszeit mit Liebe und Geduld, oft weit vorausschauend, voll Entschlusskraft, manchmal gegen viel Widerstand, still und einsam und doch in mutiger Entscheidung ausgestreut haben und reifen ließen. [...] Vieles, was heute in unserer hektischen, nach Fortschritt strebenden Zeit in der Sozial-, Fürsorge- und Schwesternarbeit als selbstverständlich hingenommen wird, ist auch Ihrer Initiative, Ihrem Organisationstalent, sowie Ihrem immer wachen Verstand, Ihrer Geduld im Erproben einer Sache und der Menschen und der geraden Wegführung auf ein Ziel hin, zu danken."

Unter dem Hinweis, dass es unter anderem auch auf die Anregung von Maria von Scheven zurückging, einen für alle Krankenpflegeschulen des Evangelischen Diakonievereins verbindlichen Lehrplan auszuarbeiten, hält Ursula von Dewitz abschließend fest: „Einer ganzen Oberinnengeneration in unserer Schwesternschaft wurden Sie Lehrmeisterin. Viel Kraft, Zeit und so manche Nachtruhe haben Sie dem Gesamtwerkwerk der Schwesternschaft und jeder einzelnen unter uns geopfert, und wir können nur aus tiefstem Herzen sprechen: Wir danken Ihnen von Herzen, liebe, verehrte Frau Oberin von Scheven."

Nach kurzer Krankheit starb Maria von Scheven in Berlin am 10. April 1969 im 81. Lebensjahr in der Van-Delden-Klinik. Ihre letzte Ruhestätte fand sie auf dem Onkel-Tom-Friedhof in Berlin-Zehlendorf, wobei Pastor Hartmut Warns die Ansprache bei der Trauerfeier hielt. Die Bezirksoberinnen, mit denen sie eine enge, vertrauensvolle Zusammenarbeit aufgebaut hatte, sprachen nach ihrem Tode in ihren Erinnerungen voll Hochachtung von ihrer unermüdlichen Arbeitsfreudigkeit: „Sie war zum Regieren befähigt, versuchte aber herzliche Fürsorge walten zu lassen. – Es zeichneten sie aus: Bescheidenheit und Zurückhaltung, Anspruchslosigkeit, Selbstdisziplin, Pflichtgefühl, hohes Verantwortungsbewusstsein. Wenn sie sprechen musste, war alles sehr durchdacht und hinterließ großen Eindruck bei den Zuhörern. Großartige Erzieherin, verstand zur Mitarbeit heranzuziehen. – Sie hat Unbeschreibliches geleistet, ihre ganze Persönlichkeit ging im Amt auf."

Quellen und Literatur:

Brief aus Alexandrien [vom 1.1.1937 an Oberin von Scheven]. In: Blätter aus dem Evangelischen Diakonieverein, 41. Jg., Nr. 2, Februar 1937, Seite 25.

Dewitz, Ursula von: Oberin Maria von Scheven. Ein Wort der Dankbarkeit zum 80. Geburtstag am 20. Juni 1968. In: Die Diakonieschwester. Neue Folge der Blätter aus dem Evangelischen Diakonieverein und dem Zehlendorfer Verband für evangelische Diakonie, 64. Jg., Nr. 6, Juni 1968, Seite 117.

Katscher, Liselotte: Krankenpflege 1945-1965. Einige ihrer damaligen Probleme, dargestellt an der überverbandlichen Zusammenarbeit jener Zeit insbesondere der Arbeitsgemeinschaft Deutscher Schwesternverbände (ADS). In Erinnerung an Hanna Erckel, Oberin im Vorstand des EvDV von 1947-1967. Diakonie. Reutlingen 1997, Seite 50 und Seite 123.

Katscher, Liselotte: Krankenpflege und Zweiter Weltkrieg. Der Weg der Schwesternschaft des Evangelischen Diakonievereins 1939-1944. Verlagswerk der Diakonie. Stuttgart 1992, Seite 233.

Katscher, Liselotte: Krankenpflege und „Drittes Reich". Der Weg der Schwesternschaft des Evangelischen Diakonievereins 1933-1939. Diakonie. Reutlingen 1990 (Zweite Auflage 1994), Seite 270.

Katscher, Liselotte: Krankenpflege und das Jahr 1945. Der Zusammenbruch und seine Folgen am Beispiel der Schwesternschaft des Evangelischen Diakonievereins. Diakonie. Reutlingen 1993, Seite 261.

Klinckowstroem, Friedrich Ludwig Karl Ulrich Graf von: Ahnentafel der Stamm Eltern aller heute noch lebenden Grafen, Freiherren und Herren v. Klinckowstroem: Martin Klinkow – Maria v. Scheven. Niederdorf, Post Miltzow 1936.

Kracker, Ingrid von: Was wir ihnen danken (38) – Oberin Maria von Scheven. In: Die Diakonieschwester. Neue Folge der Blätter aus dem Evangelischen Diakonieverein und dem Zehlendorfer Verband für evangelische Diakonie, 69. Jg., Nr. 10, Oktober 1973, Seite 202-204.

Kracker von Schwartzenfeldt, Ingrid: Oberin Maria von Scheven 100. Geburtstag am 20. Juni. In: Die Diakonieschwester. Neue Folge der Blätter aus dem Evangelischen Diakonieverein und dem Zehlendorfer Verband für evangelische Diakonie, 84. Jg., Nr. 6, Juni 1988, Seite 119-121.

M. A.: Frau Oberin v. Schevens [50.] Geburtstag. In: Blätter aus dem Evangelischen Diakonieverein, 42. Jg., Nr. 7, Juli 1938, Seite 107-108.

[Nachruf] Maria von Scheven. In: Die Diakonieschwester. Neue Folge der Blätter aus dem Evangelischen Diakonieverein und dem Zehlendorfer Verband für evangelische Diakonie, 65. Jg., Nr. 5, Mai 1969, Seite 114.

Warns, H[artmut]: Oberin i.R. Maria von Scheven. Ansprache bei der Trauerfeier [...] am 10.4.1969. In: Die Diakonieschwester. Neue Folge der Blätter aus dem Evangelischen Diakonieverein und dem Zehlendorfer Verband für evangelische Diakonie, 65. Jg., Nr. 5, Mai 1969, Seite 105.

Wittneben, Karin: Ursula von Kobylinski. In: Wolff, Horst-Peter (Hrsg.): Biographisches Lexikon zur Pflegegeschichte. „Who was who in nursing history", Band 2.Urban & Fischer. München 2001, Seite 122-123.

www.ev-diakonieverein.de/diakonieverein/personen.html.

www.mlk-berlin.de/profil/geschichte.php.

Bildquelle: Die Diakonieschwester, 65. Jg., Nr. 5, Mai 1969, Seite 105.

Hubert Kolling

SCHOLL, Apollonia

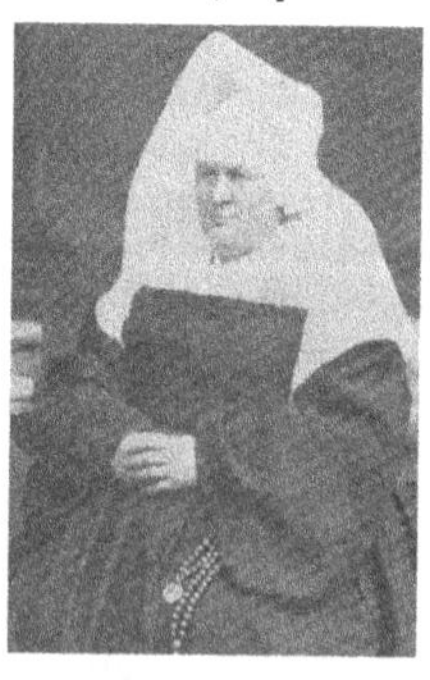

Das Mutterhaus der Barmherzigen Schwestern von Straßburg kann als die wichtigste Keimzelle der vom heiligen Vinzenz von Paul (1581-1660) ➔① und seiner engsten Mitarbeiterin, der heiligen Louise de Marillac (1591-1660) ➔① gegründeten vinzentinischen Pflegegemeinschaften in den deutschen Ländern betrachtet werden. In den ersten zwei Jahrzehnten nach der Einrichtung des Mutterhauses in Straßburg (1823) nahm die Kongregation etwa 250 Bewerberinnen auf und ließ sich in 14 Hospitälern nieder. Darunter befanden sich auch viele kleine Hospitäler im ländlichen Bereich, deren Aufgaben sich neben der Krankenpflege auch auf die Versorgung von Alten, Armen und Waisen erstreckten. Außerdem übernahmen die Schwestern seit 1833 die Betreuung von weiblichen Strafgefangenen in Gefängnissen (in Straßburg, Hagenau, Colmar, Metz und Zabern), die Krankenpflege in den Siechenanstalten Hoerdt, Gorze und Colmar sowie die stationäre Pflege von Geisteskranken in den Heil- und Pflegeanstalten von Stephansfeld (1835), Saargemünd (1880), Rufach (1908) und Lörchingen (1926). Während der 55-jährigen Amtszeit (1813-1868) der Generaloberin Schwester Vinzenz Sultzer (1778-1868) ➔② gelangte die Kongregation zu einer bemerkenswerten Entfaltung. Neben den zahlreichen elsässischen Filialen wurde das Straßburger Mutterhaus zum Ursprungsort folgender Schwesterninstitute im deutschsprachigen Raum: Zams (1823) mit Generaloberin Schwester Xaveria Strasser (1801-1868) ➔⑤, München (1832) mit Generaloberin Schwester Ignatia Jorth (1780-1845) ➔①, Fulda (1834), Paderborn (1841), Freiburg (1846) mit Generaloberin Rosa Weber (Schwester Gebhard Weber) (1823-1884) ➔⑤ und Schwäbisch Gmünd (1858) mit Generaloberin Apollonia Scholl (Schwester Arcadia Scholl).

Apollonia Scholl wurde am 18. Januar 1824 in Rüdesheim (Nassau) geboren. Am 28. Dezember 1847 trat ins Straßburger Mutterhaus der Barmherzigen Schwestern ein; seit ihre Einkleidung am 12. September 1848 trug sie den Namen Schwester Arcadia. Nachdem sie am 18. Juni 1851 ihre Profess abgelegt hatte, arbeitete sie im Pflege- und Wirtschaftsbereich verschiedener Einrichtungen in Colmar, Obernai und Baden.

In der Mitte des 19. Jahrhunderts beschäftigte sich die Stadtverwaltung von Schwäbisch Gmünd, damals die größte katholische Stadt der Diözese Rottenburg mit vielen alten Klöstern und kirchlichen sowie karitativen Einrichtungen, mit der Reform des Armenwesens, wobei insbesondere die beiden Spitäler zum heiligen Geist und zur heiligen Katharina verwaltungsmäßig vereinigt und Barmherzige Schwestern berufen werden sollten. Das Mutterhaus der Vinzentinerinnen in München konnte einer entsprechenden Bitte wegen zahlreicher Anforderungen nicht nachkommen und verwies auf das Mutterhaus in Straßburg. Dort sagte man 1850 zu, in einigen Monaten vier Schwestern zu schicken, sofern die Aussicht bestünde, ein selbständiges Mutterhaus zu gründen. Nachdem dies zugesagt wurde, trafen am 7. August 1852 vier Vinzentinerinnen – Schwester Luciana aus Überlingen (23 Jahre), Schwester Benigna aus Seligenstadt (25 Jahre) und Schwester Patrizia aus Binden / Baden (26 Jahre) – mit der 28-jährigen Schwester Arcadia Scholl als Oberin ein; am nächsten Tag wurden sie im Münster der Gemeinde vorgestellt, bevor sie im städtischen Spital zum heiligen Geist ihre Tätigkeit aufnahmen.

Nach den Statuten – Grundlage bildete die Straßburger Regel, die mit geringen Änderungen von Rottenburg übernommen wurde – war der „Orden der Barmherzigen Schwestern“ eine religiöse Gemeinschaft, aber ohne klösterliche Verfassung. Die kirchliche Oberaufsicht führte der Bischof von Rottenburg. Die wesentliche Aufgabe bestand in der Pflege der in den Krankenhäusern befindlichen Kranken beiderlei Geschlechts, doch war die Betreuung von Waisenkindern, Rettungsanstalten für verwahrloste Kinder und von Korrektionsanstalten für weibliche Sträflinge nicht ausgeschlossen. An der Spitze standen ein vom Bischof aufgestellter Superior und die Generaloberin, die alle drei Jahre von den Schwesternoberinnen gewählt wurde. Die Gelübde waren einfache und wurden jedes Jahr erneuert. Die kranken und alten Schwestern fanden Aufnahme und Verpflegung im Mutterhaus auf Lebensdauer aus den Mitteln des Ordens. Die Mitgift durfte 1.500 Gulden nicht übersteigen und musste der austretenden Schwester zurückerstattet werden, während der Orden das Recht hatte, die Zinsen davon zu genießen. Beim Tode fiel die Mitgift dem Orden zu. Jede Ordensschwester blieb erb- und testamentsfähig und konnte in ihrem Testament frei über ihr Vermögen verfügen.

Durch einen Hirtenbrief vom 19. Januar 1855 informierte Bischof Josef von Lipp (1795-1869) seine Diözese über die Gründung eines Mutterhauses der Genossenschaft der Barmherzigen Schwestern in Schwäbisch Gmünd. In einem zweiten Hirtenbrief vom 26. Oktober 1855 ordnete er für zwei Sonntage ein Kirchenopfer für das Mutterhaus an. Nachdem in der Karwoche 1857 eine weitere Kollekte erfolgt war, wurde 1858 in der Bocksgasse das Haus von Kaufmann Gerber für 15.000 Gulden als künftiges Mutterhaus erworben. Die Trennung von Straßburg erfolgte am 1. Juli 1858 vollständig; im Gegensatz zu Freiburg sollten die Schwestern nicht weiter in Straßburg ausgebildet werden. Während der Bischof den Kaplan Franz Sales Khuen als Superior bestimmte, wurde Schwester Arcadia Scholl, die sich „durch ihre geistigen Fähigkeiten und durch ihr Verwaltungstalent empfahl“, am 2. Juli 1858 zur Generaloberin gewählt.

Die Genossenschaft umfasste zu jener Zeit etwa 50 Schwestern, die in der stationären und ambulanten Krankenpflege in Stadt und Land wirkten. Große Anerkennung seitens der Regierung wie der Soldaten fand ihre Tätigkeit in den Kriegen 1866 und 1870/71. Im Jahre 1866 war das Schloss in Mergentheim zu einem Lazarett eingerichtet worden, in dem 20 Schwestern die verwundeten und kranken Soldaten pflegten. Zwei Schwestern waren auch in Großrinderfeld in der Nähe der Schlachtfelder bei Würzburg tätig. Schon am 20. Juli 1870 bot das Mutterhaus in Schwäbisch Gmünd mit Generaloberin Arcadia Scholl seine Dienste für den Fall des Krieges an. Das Kriegsministerium in Stuttgart nahm das Angebot freudig an und wünschte die Schwestern im Barackenlager (Reservelazarett) in Gotteszell, das später nach Gmünd selbst verlegt wurde. Soldaten wurden weiter verpflegt im Mutterhaus, im Gesellhaus und im Militärlazarett in Stuttgart, im Johanniterkrankenhaus in Plochingen und im Reservelazarett des Fürsten von Wolfegg in Kißlegg.

Die Kongregation wies unter Leitung von Generaloberin Arcadia Scholl ein bemerkenswertes Wachstum auf. Am 1. Juli 1883 waren es nach 25-jährigem Bestehen bereits 310 Professschwestern; zudem befanden sich damals im Noviziat 42 Schwestern und im Postulat 30 Kandidatinnen. Die Schwestern erfreuten sich fast überall hoher Achtung, auch beim Hofe, bei Königin Olga Nikolajewna (1822-1892) ➔⑤. Auf den ersten Hilferuf der von der Cholera bedrängten Stadt Heilbronn eilten 1873 sofort fünf Schwestern nach dem Schauplatz der Gefahr, um acht Wochen lang im Verein mit zehn Diakonissen unermüdlich die dortigen Kranken und Sterbenden zu pflegen. Ein Jahr später (1874) wurden zwei Schwestern nach Berlichingen gesandt, wo über 300 Personen an Typhus erkrankt waren. Eine gewisse Konkurrenz waren freilich die von Kapuzinerpater Anton Crispin Florintöni (1808-1865) ➔② gegründeten Kreuzschwestern von Ingenbohl, die ebenfalls in der Diözese mit Stationen für Hauskrankenpflege (so in Ravensburg 1853, in Weingarten 1854 und in Leutkirch 1859) Fuß zu fassen suchten.

Wenngleich die Statuten der Barmherzigen Schwestern die periodische Wahl der Generaloberin vorsahen, hatte Bischoff Lipp in den Anfangsjahren davon Abstand genommen, weil Schwester Arcadia Scholl als Generaloberin „für unentbehrlich galt und die junge Kongregation eine stabile Führung brauchte.“ Erst als eine „Zerklüftung und Entzweiung“ in der Kongregation drohte, ordnete Bischof Carl Joseph von Hefele (1809-1893) eine Neuwahl an, bei der am 1. Mai 1878 „die weitaus größte Zahl der Stimmen“ auf die bisherige Generaloberin fiel.

Nach Tiberius Revellio (1868-1872), Anselm Staiger (1872-1873) und Theodor Schray (1873-1878) übernahm 1878 Stadtpfarrer Joseph Eisenbarth (1844-1913) von Weißenstein das Amt des Superiors, der zunächst mit der Generaloberin gut auskam. So schrieb er in seiner Jubiläumsschrift aus dem Jahre 1883 über Schwester Arcadia Scholl, es sei eine seltene Gnade Gottes, dass diese zugleich ihr 25-jähriges Oberinjubiläum feiere. Das sei besonders hoch zu werten in einem so schweren Beruf, welcher die Kräfte früh aufreibe. Wörtlich fuhr er fort: „Die ganze Genossenschaft und die Diözese schuldet ihr viel Dank. Mit großer Umsicht und Klugheit, opferwilli-

ger Hingebung, rastloser Tätigkeit und mütterlicher Liebe zu den Kranken und Bedrängten hat sie die verschiedenen Anstalten im Verein mit den geistlichen Vorständen der Genossenschaft, unterstützt von der kirchlichen Oberbehörde und der Opferwilligkeit unseres Volkes, ins Leben gerufen, erweitert und befestigt. Möge der Herr die ehrwürdige Jubilarin noch viele Jahre der Genossenschaft erhalten."

In den darauffolgenden Jahren kühlte das Verhältnis zwischen den beiden dann merklich ab. Seit 1885 beklagte sich Eisenbarth zunehmend über die Generaloberin. Dabei kritisierte er insbesondere „ihr ungezügeltes Temperament, ihr hastiges, vorschnelles Urteilen und Handeln, ihr heftiges, gewaltiges Auftreten und rasches Abfertigen der Schwestern, ihre Empfindsamkeit, ihr Misstrauen gegen den Superior und die ihn besuchenden Schwestern sowie ihre nervöse Geschäftigkeit und Betriebsamkeit".

Der Überlieferung nach war Schwester Arcadia Scholl „eine Herrschernatur" und gewohnt gewesen, jahrzehntelang zu herrschen und allein zu entscheiden. Als 1886 erstmals sogenannte „Ratsschwestern", die in alle Verhältnisse der Kongregation eingeweiht waren und die Generaloberin entlasten sollten, gewählt wurden, sträubte sie sich sehr lange dagegen. Dieses „parlamentarische" Wesen und das Zusammenarbeiten mit anderen Schwestern sowie dem Superior liebte sie nicht und stellte dieselben daher wiederholt vor vollendete Tatsachen.

Nachdem die Spannungen immer größer wurden, legte schließlich ein Erlass des Bischöflichen Ordinariats vom 8. Mai 1888 der Generaloberin „nach dreißig Jahren so versdienstvoller Amtstätigkeit" mit aller Deutlichkeit den Rücktritt nahe. Sie trage, hieß es darin, „den Anforderungen an eine Oberin nicht die nötige Rechnung, besitze nicht die erforderliche Beherrschung ihrer selbst." Deshalb sei „in der Person der Generaloberin ein Wechsel zur Notwendigkeit geworden". Den Wünschen wegen des künftigen Aufenthaltes wolle man bereitwillig entgegenkommen.

Tief getroffen von der Undankbarkeit der Schwestern, wie sie meinte, und nach einer Unterredung mit dem Bischof legte Schwester Arcadia Scholl im Juni 1888 ihr Amt als Generaloberin nieder und zog sich in das Mutterhaus nach Straßburg zurück, wo Bischof Hefele bereits um ihre Aufnahme nachgesucht und eine entsprechende Pension für die „Frau Mutter" in Aussicht gestellt hatte. Hier verbachte Schwester Arcadia Scholl noch zwölf Jahre, bevor sie am 30. April 1900 in der Santa Barbara Klinik verstarb. Ihre letzte Ruhestätte fand sie auf dem Straßburger Friedhof Saint Charles.

Welch große Verdienste sich die zurückgetretene Generaloberin um den Ausbau und die Festigung ihrer Kongregation erworben hatte, zeigt eine Übersicht über den Stand der Schwesterngemeinschaft um die Zeit ihres Wegganges nach Straßburg. Die Zahl der Schwestern war beträchtlich gestiegen. Im Mai 1888 wurde die 1.200. Bewerberin ins Postulat aufgenommen, 1878, zehn Jahre zuvor, waren es 720 gewesen. Die Zahl der lebenden Professschwestern betrug 413 gegenüber 244 (1878); den 44 Novizinnen von 1878 standen jetzt 58 gegenüber.

Der Generaloberin Schwester Arcadia Scholl folgten im Amt in den Jahren 1888-1893 Schwester Magdalena Knödler, 1893-1918 Schwester Margarita Linder, 1918-1923 Schwester Vinzentia Haas, 1923-1935 Schwester Liliosa König, 1935-1949 Schwester Euphemia Burger, 1949-1961 Schwester Johannella Poppen, 1961-1973 Schwester Engelharda Hager, 1973-1991 Schwester Adeltrudis Klinik und seit 1991 Schwester Marieluise Metzger. Im Jahre 2008 können die Barmherzigen Schwestern in der Diözese Rottenburg, die ihr Mutterhaus 1891 von Schwäbisch Gmünd nach Untermarchtal verlegten, ihr 150-jähriges Jubiläum feiern.

Quellen und Literatur:

Congregation des Soeurs de la Charite de Strasbourg, 15 rue de la Toussaint, F-67000 Strasbourg: Schriftliche Mitteilung an den Verfasser vom 25. Mai 2007.

Eisenbarth, Joseph: Das Mutterhaus der Barmherzigen Schwestern vom Heiligen Vinzenz von Paul in Schwäbisch Gmünd und dessen Wirksamkeit. Ein Gedenkblatt zum 25-jährigen Jubiläum desselben 2. Juli 1883 von Superior Joseph Eisenbarth. Jpf und Katholisches Wochenblatt. Bopfingen 1883.

[Evangelischer Bund zur Wahrung der deutsch-protestantischen Interessen]: Die barmherzigen Schwestern im Reich und in Württemberg (Mitteilungen über die Konfessionellen Verhältnisse in Württemberg, Heft 7). Striem. Halle an der Saale 1887.
Frings, Hermann Josef: Die Vinzentinerinnen als Wegbereiterinnen der neuzeitlichen Krankenpflege im deutschen Sprachgebiet (1832-1900). Medizinische Dissertation. [Selbstverlag]. Köln 1994.
Hagen, August: Die Genossenschaft der Barmherzigen Schwestern zu Untermarchtal. Ein geschichtlicher Abriß zu ihrem einhundertjährigen Bestehen. Schwabenverlag. Stuttgart [1958].
Kallee, Richard: Die Ausbreitung des römisch-katholischen Ordenswesens durch die Frauenklöster in Württemberg 1864 bis 1896. Nach amtlichen Quellen bearbeitet [im Auftrag des Württembergischen Hauptvereins des Evangelischen Bundes herausgegebene Denkschrift] (Flugschriften des Evangelischen Bundes, Heft 119/120; Flugschriften des Evangelischen Bundes: Reihe 10, Heft 11/12). Buchhandlung des Evangelischen Bundes. Leipzig 1896 (2., gänzlich umgearbeitete, vermehrte und verbesserte Auflage. Salzer. Heilbronn 1911).
Katholisches Charitas-Sekretariat zu Straßburg (Hrsg.): Die katholischen Wohlthätigkeits-Anstalten und Vereine sowie das katholisch-soziale Vereinswesen in der Diözese Straßburg (Charitas-Schriften, 3. Heft). Verlag des Charitasverbandes für das katholische Deutschland. Freiburg im Breisgau 1900.
Marie-Alfred, Mère: La Congrégation des Sœurs de la Charité de Strasbourg. Petit Apercu historique. Maison-Mère de la Toussaint. Strasbourg 1945.
Mutterhaus der Barmherzige Schwestern vom Hl. Vinzenz von Paul in Untermarchtal, Margareta-Linder-Straße 8, 89617 Untermarchtal: Schriftliche Mitteilung an den Verfasser vom 26. Mai 2007.
Richartz, Alfonsa: Loderndes Feuer. Vinzenz von Paul. Edition du Signe. Straßburg 1995.
Scherer, Emil Clemens: Die Kongregation der Barmherzigen Schwestern von Straßburg. Ein Bild ihres Werdens und Wirkens von 1734 bis zur Gegenwart (Forschungen zur Kirchengeschichte des Elsaß, Band 2). Colportage Catholique. Saaralben (Lothringen) 1930, Seite 248-251.
Sinningen, Ansgar: Katholische Frauengemeinschaften Deutschlands (Deutsche Schwestern-Genossenschaften). Zweite Auflage. Rheania-Verlag Th Braun. Düsseldorf 1933, Seite 332-334.
Tüchle, Hermann: Die Barmherzigen Schwestern von Untermarchtal. Zur 125-jährigen Tätigkeit der Vinzentinerinnen im Bistum Rottenburg-Stuttgart. Herausgegeben von der Kongregation der Barmherzigen Schwestern in Untermarchtal. Schwabenverlag. Ostfildern 1983.
Wienand, Adam (Hrsg.): Das Wirken der Orden und Klöster in Deutschland. Zweiter Band: Die weiblichen Orden, Kongregationen und Klöster. Wieand. Köln 1964, Seite 619-622.
Wopperer, Gertraud: Die neuen Formen sozial-karitativer Tätigkeit in der oberrheinischen Kirchenprovinz 1834-1870. Lambertus. Freiburg im Breisgau 1957, Seite 91-92.
www.untermarchtal.de [22.05.2007].
Bildquelle: Tüchle, Hermann: Die Barmherzigen Schwestern von Untermarchtal. Schwabenverlag. Ostfildern 1983, Seite 20.

Hubert Kolling

SCHOMERUS, Hanna

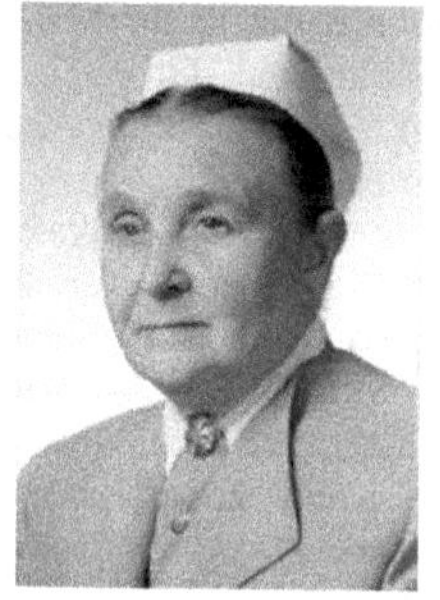

Hanna Schomerus, die am 26. Juli 1897 in Hage / Ostfriesland geboren wurde, war das ältestes Kind des Pastors und späteren Superintendenten Wilhelm Heinrich Schomerus und seiner Ehefrau Ida Ulrike, geborene Zelden. Aufgewachsen in einem großen Geschwisterkreis mit fünf Schwestern und drei Brüdern prägte sie der christliche Geist ihres Elternhauses tief und sollte ihr zeitlebens ein kostbares Erbe bleiben. Nach Abschluss der Höheren Töchterschule absolvierte sie, wie es damals für Bürgertöchter üblich war, eine Haushaltungsschule. Danach unterstützte sie zu Hause die Mutter im Haushalt sowie in der Erziehung der jüngeren Geschwister. Ferner betätigte sich sie ehrenamtlich in einem Kinderheim, wobei sie Säuglingspflege lernte und Johanna Mecke (1857-1926), einer der ersten Diakonieschwestern und ehemaligen Direktorin des Fröbelseminars in Kassel, begegnete. Auf Empfehlung einer Tante, die bereits selber Diakonieschwester gewesen war, wurde sie im Alter von 22 Jahren 1919 Schülerin für Erziehungsarbeit im Dorotheenheim in Düsseldorf, einer Fürsorgeerziehungsanstalt, wo sie auch von 1920 bis 1922 als Hilfsschwester und vom 1. April 1922 bis 22 Februar 1923 als Stationsschwester arbeitete. Nachdem sie knapp zwei Monate zur Aushilfe im Zehlendorfer Heimathaus des 1894 von Friedrich Zimmer (1855-1919) ➔① gegründeten Evangelische Diakonievereins (EvDV) verweilte, begann sie am 9. August 1923 eine Ausbildung zur Krankenschwester im Städtischen Krankenhaus in Stettin. Oberin Anni Bischoff (1885-1972) erkannte ihre besondere Befähigung zur Menschenführung und setzte sie darum am 1. Oktober 1925 als „Hausmutter" für die Betreuung des Personals ein, das damals noch im Krankenhaus wohnte.

Am 1. Oktober 1928 wurde sie von Oberin Maria von Scheven (1888-1969) ➔⑤ in den „Lehrschwester-Kurs" an der Werner-Schule [Otto Werner (1847-1923) ➔①] vom Deutschen Roten Kreuz (DRK) in Berlin-Lankwitz berufen, wie die Diakonieschwestern Martha Börns (1899-1936) 1933, Magdalene Buchheister (1903-1952) 1942/43, Asta von Lindeiner-Wildau (1902-1987) ➔① 1940, Lina Lingner (1884-1968) ➔④ 1928/29, Emy Sprenger (1906-1973) ➔⑤ 1938/39, Lisa Weise (1896-1983) ➔⑤ 1934 oder Lisbeth Wüllenweber (1888-1980) ➔⑤ 1940, um danach ab 1. Oktober 1929 wieder das Amt der Hausschwester im Krankenhaus Stettin zu übernehmen. Nachdem sie im Februar und März 1933 einen Krankenpflegekurs auf dem Rittergut Partzig in der Neumark geleitet hatte, arbeitete sie seit 8. Mai 1933 als Gemeindeschwester in Berlin-Zehlendorf, seit 1. April 1936 als Gemeindeaushilfe in Berlin-Wilmersdorf, ab 1. September 1936 als Gemeindeschwester in Berlin-Zehlendorf und vom 14. März bis 29. Januar 1945 als 1. Hausschwester im Heimathaus Berlin-Zehlendorf. Gemeindeschwesternarbeit umfasste damals alle in der Gemeinde anfallenden Aufgaben, von der Krankenpflege über den Besuchsdienst bis hin zur Mitarbeit und selbständigen Führung von Gemeindekreisen.

Während des Nationalsozialismus (1933-1945), in der auch in der Schwesternschaft des Evangelischen Diakonievereins eine schlimme geistige und geistliche Verblendung um sich griff, beispielsweise Oberin Maria von Scheven Mitglied der Nationalsozialistischen Deutschen Arbeiterpartei (NSDAP) wurde, trat Hanna Schomerus der Bekennenden Kirche bei. Ab 1942 unternahm sie dabei Außendienstvorträge in den evangelischen Kirchengemeinden unter der Überschrift „Die Diakonie lebt". Dabei zeigte sie Filme aus der Arbeit der Diakonieschwestern und verteilte Werbematerial, obwohl schon lange nicht mehr offiziell für den Evangelischen Diakonieverein (als auch für andere konfessionelle Schwesterngemeinschaften) geworben werden durfte.

Nach Aushilfe vom 30. Januar 1945 bis 6. März 1945 in Wittenberg reiste Hanna Schomerus in Begleitung von Maria von Scheven am 8. März 1945 nach Göttingen. Dort richtete der Vorstand des Evangelischen Diakonievereins für den Fall, dass er durch die Verhältnisse an der Wahrnehmung seiner Aufgaben in Berlin gehindert werden sollte, einen „Stützpunkt" beziehungsweise „Ausweichstelle" ein. Als Pastor Paul Pilgram (1877-1947), ab 1910 im Vorstand des Evangelischen Diakonievereins und von 1935 bis 1946 dessen Direktor, dort mit seiner Frau und zwei weiteren „Heimathausschwestern" am 3. April 1945 ankam, kehrten Hanna Schomerus und Maria von Scheven nach Berlin zurück, damit auch dort ein Vorstandsmitglied anwesend war. Sie benutzten zusammen mit der Diakonieschwester Käthe König (1898-1973) ➔⑥ den letzten Zug, der vor der Kapitulation fuhr. Seit 6. April 1945 arbeitete Hanna Schomerus als „Haus- und Büroschwester" im Heimathaus Berlin-Zehlendorf.

Im Juli 1945, gleich nach der Übernahme des südlichen Teils von Berlin durch amerikanische Besatzungstruppen, wurde von der Militärbehörde die Weisung ausgegeben, dass alle Parteimitglieder aus leitenden Stellungen zu entfernen seien. Daraufhin bat Oberin Hanna Erckel (1900-1972) ➔②, ohne sich mit den beiden Vorstandsmitgliedern Paul Pilgrim und Maria von Scheven – letztere war den Sommer über in Mecklenburg und Pommern unterwegs – in Verbindung setzen zu können, Hanna Schomerus als politisch Unbelastete, die Leitung der Schwesternschaft zu übernehmen. Sie selbst trat zur gleichen Zeit von ihrem Amt als Landesoberin zurück und arbeitete als „Verwaltungsschwester" weiter, da sie ebenfalls Mitglied der NSDAP gewesen war. Nachdem sich Hanna Schomerus bereit erklärte, in dieser Notsituation um des Erhalts der Schwesternschaft willen das Vorstandsamt auszuüben, betraute sie der Verwaltungsausschuss des EvDV in seiner Sitzung vom 9. Juli 1945 stellvertretend mit dem Amt der satzungsmäßigen Vorstandsoberin. Die erste Oberinnenkonferenz im Berliner Heimathaus im November 1945 – bei der acht Oberinnen aus Berlin und der Sowjetisch besetzten Zone (SBZ) anwesend waren – , bestätigte Hanna Schomerus als kommissarische Vorstandsoberin. Diese ging von einer vorübergehenden Übernahme des Amtes aus, da Hanna Erckel schon seit längerem als zukünftige Vorstandsoberin galt.

Am 15. Dezember 1945 kam der Leiter des Gesundheitswesens der Provinz Sachsen, gleichzeitig Chef des Städtischen Krankenhauses in Merseburg, nach Zehlendorf, um dem Vorstand des Evangelischen Diakonievereins zu raten, alle Oberinnen und leitenden Schwestern, die in der NSDAP oder einer ihrer Organisationen (zum Beispiel dem NS-Frauenschaft) gewesen waren, durch „unbelastete" Schwestern zu ersetzen. Er warnte, dass sonst die sowjetische Militär- und die deutsche Zivilregierung dies in Kürze in rücksichtsloser Weise tun werde und damit die Schwesternschaft als solche gefährde. Da sich der Vorstand dieser Warnung nicht verschließen konnte, schrieb Hanna Schomerus noch am selben Tag an Liesbeth Wüllenweber, die seit 1925 Oberin im Städtischen Krankenhaus in Magdeburg-Altstadt war und die, wie etliche Oberinnen und leitenden Schwestern des Evangelischen Diakonievereins, auf Anraten ihres Vorstandes meist um 1938 in die NSDAP eingetreten war: „Das ist uns natürlich ein ganz schwerer Schlag, das dies mehrere Schwestern trifft, und – das ist uns das Schwerste – auch sie selbst, liebe Schwester Lisbeth. [...] Wir sagten ihm [dem Leiter des Gesundheitswesens der Provinz Sachsen], daß sie als erfahrene Oberin kaum zu entbehren seien, und er hatte auch nichts gegen eine weitere Arbeit für den Bezirk oder dergleichen." Zugleich wurde daraufhin Asta von Lindeiner-Wildau (1902-1987) ➔① als Oberin nach Magdeburg berufen, die zuvor während des Zweiten Weltkrieges (1939-1945), wie etwa Lotte Eisfeld (1914-1989) ➔⑤, im sogenannten „Mobilen Einsatz" tätig war.

Von 1947 an gehörte Hanna Schomerus dann auch dem neu gewählten Vorstand an, zusammen mit Oberin Hanna Erckel und Pastor Werner Bellardi (1904-?). Hier war es ihre besondere Aufgabe, die geistlichen Grundlagen der Schwesternschaft neu zu erarbeiten. Die vertiefte Bindung des Evangelischen Diakonievereins und seiner Schwesternschaft an die Kirche, gipfelnd im Verständnis der Einsegnung als Einsegnung in ein kirchliches Amt, war vor allem ihr Werk. Auch die „innere Erneuerung" der Diakonieschwesternschaft, die sie als eine bewusst evangelische Lebens- und Erziehungsgemeinschaft verstand, lag ihr besonders am Herzen, so etwa wenn sie schreibt: „Diese Lebensgemeinschaft stellt sich dar in einer Wohn-, Tisch- und Arbeitsgemeinschaft und lässt jede Schwester Geborgenheit, frauliche Arbeit, Gemeinschaft mit Gleichgesinnten in Freud und Leid erleben. Dazu steht diese Gemeinschaft auf dem Boden des Evangeliums. Sie [die Diakoniegemeinschaft] nimmt die junge Schwester mit in die Hausgemeinde und lehrt sie, ihr Leben vom Worte Gottes her auszurichten. [...] Die evangelische Lebensgemeinschaft ist zugleich Erziehungsgemeinschaft. Das Ziel solchen Erziehens ist die evangelische Frau mit offenen Augen und weitem Herzen für die Mitmenschen, die ihr eigenes Leben von Gott geführt weiß und deshalb nicht unruhig um die Zukunft zu sein braucht, sondern im Dienst stehen und zugreifen kann, wo sie gerade gebraucht wird. Das ist das Erlebnis des Freiseins in der Gebundenheit der Schwesternschaft und lässt Frauen heranreifen, die mit dankbar fröhlichen Herzen und Händen wirken."

Da mit der Berufung von Oberin Ursula von Dewitz (1918-1991) ➔③ die Vorstandsarbeit gesichert war, ließ sich Hanna Schomerus 1958 zur Vorsitzenden des Hauptschwestern-

rates wählen. In dieser Funktion fand sie dann vom 1. Oktober 1958 an bis zu ihrer Pensionierung am 31. März 1963 gemeinsam mit ihrer „Büroschwester", Schwester Eva Mehlhorn (1901-1982), in Wolfsburg ein neues Domizil. In dem neuen Amt ging es ihr vor allem um die Stärkung der Mitverantwortung der einzelnen Schwester für die gesamte Schwesternschaft. Dabei wollte sie zur Mitgestaltung ermutigen und forderte immer neu dazu auf.
Mit Beginn ihres Ruhestandes lebte Hanna Schomerus im Emmausheim in Wolfsburg, wobei sie weiterhin regen Anteil an ihrer Schwesternschaft und allen Entwicklungen in Kirche und Diakonie nahm und sich öfters kenntnis- und hilfreich zu Wort meldete. Daneben unterrichtete sie in der Altenpflegeschule des Emmausheimes, wo sie auch regelmäßig Morgenandachten für die Bewohner hielt. Im Januar 1995, im Alter von knapp hundert Jahren, schrieb sie an den Vorstand und die Schwesternschaft des Evangelischen Diakonievereins Berlin-Zehlendorf: „Bevor mein Leben zu Ende geht, möchte ich nicht versäumt haben, mich vom Vorstand und der Schwesternschaft zu verabschieden. Ich bin in meinen Schwesternjahren sehr glücklich und froh gewesen und danke allen und vielen einzelnen Diakonieschwestern für alle Hilfe, alles Vertrauen, alle Liebe, die ich erfahren habe! Ich bitte alle um Vergebung, denen ich nicht gab, was sie von mir erwarteten! Unser ganzes geliebtes Werk befehle ich der Durchhilfe Gottes! Möchte Gott immer wieder viele junge Menschenkinder bereit machen, dem Zehlendorfer Diakonieverein ihre Kraft und Liebe zu schenken! Sie würden damit am meisten selbst beschenkt."
Anlässlich des 100. Geburtstags von Hanna Schomerus am 26. Juli 1997 ließ Oberin Annemarie Klütz (1925-2004) ➔④ ihren Lebensweg Revue passieren. Hanna Schomerus starb kurz vor ihrem 101. Geburtstag in der Nacht zum 16. Juli 1998. Ihre letzte Ruhestätte fand sie auf dem Waldfriedhof in Wolfsburg. Der Ansprache bei ihrer Trauerfeier, deren Ablauf sie selbst vorbereitet hatte, lag ein Wort aus Psalm 73,23.24 zugrunde: „Dennoch bleibe ich stets an dir; denn du hälst mich bei meiner rechten Hand, du leitest mich nach deinem Rat und nimmst mich endlich mit Ehren an." Am Grab erklang das Lied der Schwesternschaft „Bis hierher hat mich Gott gebracht".
In einem Nachruf für Vorstand und Schwesternschaft des Evangelischen Diakonievereins Berlin-Zehlendorf e.V. schieb Oberin Ellen Muxfeldt: „Ihre Tätigkeit in leitenden Ämtern des Ev[angelischen] Diakonievereins Berlin-Zehlendorf und seiner Schwesternschaft war geprägt durch bewusst übernommene Verantwortung für schwesternschaftliche Diakonie, aber ebenso durch persönliche Fürsorge für die einzelne Schwester. [...] Die Schwesternschaft verdankt ihr viel. Wir denken in Liebe an sie und danken Gott, dass er sie uns gab."
Hanna Schomerus, die als eine „große Persönlichkeit der Frauendiakonie des 20. Jahrhunderts" gilt, war schriftstellerisch überaus produktiv. So veröffentlichte sie seit 1934 immer wieder Beiträge in den „Blättern aus dem Evangelischen Diakonieverein" beziehungsweise deren Nachfolgeorgan „Die Diakonieschwester", so „Berliner Diakoniegemeinschaft" (38. Jg., 1934, Seite 82), „Die Kirchlichen Aufgaben der Schwester" (39. Jg., 1935, Seite 103 ff.), „Bericht über die Gemeinde- und Fürsorgeschwestern-Tagung" (39. Jg., 1935, Seite 167 ff.), „Lebendige Gliedschaft in der Kirche Christi und die Äußere Mission" (40. Jg., 1936, Seite 122 ff.), „Die ‚Ev. Frauenarbeit in Deutschland'" (47. Jg., 1951, Seite 74 f.), „Berufsbewusstsein der heutigen Jugend" (48. Jg. 1952, Seite 146 f.), „Katharina Wittenburg die erste Diakonieschwester (49. Jg., 1953, Seite 130 ff.), „Eine leuchtende Spur ... – Zum 25-jährigen Todestag von ‚Mutter Eva'" (51. Jg., 1955, Seite 105 f.), „Die junge Gemeinde und die junge Diakonieschwester" (51. Jg., 1955, Seite 142 ff.), „Friedrich Zimmer und sein Werk" (51. Jg., 1955, Seite 165 ff.), „Die Einsegnung der Diakonieschwester" (51. Jg., 1955, Seite 182 ff.), „Christus war ihr Leben" (51. Jg., 1955, Seite 209 f.), „Die Gemeindeschwesternstation" (52. Jg., 1956, Seite 48 ff.), „Neue Wege – Neue Verantwortung" (52. Jg., 1956, Seite 99 ff.), „Frau D. von Tiling 80

Jahre alt" (53. Jg., 1957, Seite 104 ff.), „Missionsdiakonie" (54. Jg., 1958, Seite 97), „40 Jahre ‚Evangelische Frauenarbeit in Deutschland'" (54. Jg., 1958, Seite 235 f.), „Erwerbsgesellschaft und Dienst am Menschen" (56. Jg., 1960, Seite 69 f.), „Die mündige evangelische Frau – Ein Wort zur Bezirksschwesternwahl" (59. Jg., 1963, Seite 172), „Evangelische Frauenarbeit in Deutschland – Ein geschichtlicher Rückblick" (61. Jg., 1965, Seite 84 f.), „Gedenkstunde im Emmaus-Heim" (61. Jg., 1965, Seite 95), „Alice Bühring +" (62. Jg., 1966, Seite 225), „Fünfzig Jahres Neues Heimathaus" (74. Jg., 1978, Seite 87 f.), „Eine Liedbetrachtung – Zwischen Epiphanias- und Passionszeit" (79. Jg., 1983, Seite 34 f.), „Grußwort von Oberin Schomerus" (90. Jg., 1994, Seite 140 f.).

Neben diesen zahlreichen Zeitschriftenbeiträge hatte Hanna Schomerus 1948 ein Heft über Friedrich Zimmer, der 1894 den Evangelischen Diakonieverein ins Leben gerufen hatte, vorgelegt. Für den von Kirchenrat Fritz Mieth (1897-1963), von 1946 bis 1963 Direktor des EvDV, 1954 herausgegebenen Band „Frauen in Dienst und Verantwortung. Der evangelische Diakonieverein und seine Schwesternschaft" steuerte sie den Aufsatz „Warum Schwesternschaft?" bei. Im Jahre 1961 legte sie schließlich das Buch „Diakonie im Aufbruch. Drei Lebensbilder aus den Anfängen des Ev. Diakonievereins und seiner Schwesternschaft" vor, in dem sie Leben und Werk von drei wichtigen Personen des Evangelischen Diakonievereins beschrieb: Friedrich Zimmer, Katharina Wittenburg (1866-1943) ➔②, unter anderem Leiterin des Töchterheims des EvDVs, und Anna Margaretha van Delden (1858-1938) ➔②, Oberin des ersten Diakonieseminars des Evangelischen Diakonievereins in Elberfeld.

Quellen und Literatur:

Berger, Manfred: Johanna (Hanna) Schomerus. In: Biographisch-Bibliographisches Kirchenlexikon, Band XXV. Begründet und herausgegeben von Friedrich Wilhelm Bautz. Fortgeführt von Traugott Bautz. Traugott Bautz. Herzberg 2005, Spalten 1309-1316.

Erckel, Hanna: Zum 70. Geburtstag von Oberin Schomerus. In: Die Diakonieschwester, 63. Jg., 1967, Seite 169-170.

Evangelischer Diakonieverein Berlin Zehlendorf e. V.: Schriftliche Mitteilung an den Verfasser vom 8. Dezember 2004.

Katscher, Liselotte: Krankenpflege und „Drittes Reich". Der Weg der Schwesternschaft des Evangelischen Diakonievereins 1933-1939. Diakonie. Reutlingen 1990 (Zweite Auflage 1994), Seite 270-271.

Katscher, Liselotte: Krankenpflege und Zweiter Weltkrieg. Der Weg der Schwesternschaft des Evangelischen Diakonievereins 1939-1944. Verlagswerk der Diakonie. Stuttgart 1992, Seite 233.

Katscher, Liselotte: Krankenpflege und das Jahr 1945. Der Zusammenbruch und seine Folgen am Beispiel der Schwesternschaft des Evangelischen Diakonievereins. Diakonie. Reutlingen 1993, Seite 261.

Katscher, Liselotte: Krankenpflege 1945-1965. Einige ihrer damaligen Probleme, dargestellt an der überverbandlichen Zusammenarbeit jener Zeit insbesondere der Arbeitsgemeinschaft Deutscher Schwesternverbände (ADS). In Erinnerung an Hanna Erckel, Oberin im Vorstand des EvDV von 1947-1967. Diakonie. Reutlingen 1997, Seite 123.

Klütz, Annemarie: Frau Oberin Schomerus feierte 90. Geburtstag. In: Die Diakonieschwester, 83. Jg., 1987, Seite 172.

Klütz, Annemarie: Zum 100. Geburtstag von Oberin Hanna Schomerus am 26. Juli 1997. In: Die Diakonieschwester, 93. Jg., 1997, Seite 150-152. (wieder veröffentlicht in: www.ev-diakonieverein.de/diakonieverein/personen05.html [2.11.2006]).

Kracker von Schwarzenfeldt, Ingrid: Auftrag und Wagnis. Der Weg des Evangelischen Diakonievereins 1894-1969. Christlicher Zeitschriftenverlag. Berlin (ohne Jahresangabe) [1969].

Kracker von Schwarzenfeldt, Ingrid: Lebensbilder aus dem Evangelischen Diakonieverein. Christlicher Zeitschriftenverlag. Berlin 1975, Seite 32.

[Ohne Verfasserangabe] Oberin i.R. Hanna Schomerus 80 Jahre. In: Die Diakonieschwester, 73. Jg., 1977, Seite 143.

[Ohne Verfasserangabe] Altoberinnen-Geburtstage. Die Diakonieschwester, 78. Jg., Nr. 7/8, Juli, August 1982, Seite 141.

[Ohne Verfasserangabe] 31. Juli 1919 bis 1994. Oberin Schomerus feiert ein doppeltes Fest. In: Die Diakonieschwester, 90. Jg., 1994, Seite 267.

[Ohne Verfasserangabe] Nachruf für Frau Oberin Hanna Schomerus. In: Die Diakonieschwester, 94. Jg., September 1998, Seite 223.

Schomerus, Hanna: Friedrich Zimmer (Hefte der Besinnung, Nr. 14). Christlicher Zeitschriftenverlag. Berlin 1948.

Schomerus, Hanna: Diakonie im Aufbruch. Drei Lebensbilder aus den Anfängen des Ev. Diakonievereins und seiner Schwesternschaft (Buch-

und Schriftenreihe aus der evangelischen Diakonie, Band 9). Christlicher Zeitschriftenverlag. Berlin [1961].
Schomerus, Hanna: Warum Schwesternschaft? In: Mieth, Fritz (Hrsg.): Frauen in Dienst und Verantwortung. Der evangelische Diakonieverein und seine Schwesternschaft (Die Schwesterngemeinde, Band 5). Christlicher Zeitschriftenverlag. Berlin 1954, Seite 53 ff.
www.ev-diakonieverein.de/diakonieverein/personen.html (2.11.2006).
Bildquelle: www.ev-diakonieverein.de/diakonieverein/personen05.html.

Hubert Kolling

SCHUMACHER, Helga

Nachdem Wilhelm Conrad Röntgen (1845-1923) im Jahre 1895 in Würzburg die Röntgenstrahlen entdeckt hatte, wurden in etlichen in- und ausländischen Krankenhäusern sogenannte Röntgenabteilungen eingerichtet. Die mit der Anwendung der Röntgen- und Radiumstrahlen in der Heilkunde verbundenen Gefahren wurden freilich erst allmählich erkannt. So kam es in den ersten Jahrzehnten des 20. Jahrhunderts dazu, dass zahlreiche Pioniere der Röntgenologie und Radiologie – Mediziner, Physiker, Techniker und nicht zuletzt Krankenpflegepersonal – bei ihrer Arbeit so schwere Schäden erlitten, dass sie nach oft jahrelangen, qualvollen Leiden daran starben. Zu den frühen Opfern der Röntgenwissenschaft beziehungsweise den Menschen, die zum Wohle ihrer Mitmenschen ihr Leben ließen, gehört auch Helga Schumacher.

Die Krankenschwester Helga Schumacher wurde am 26. Dezember 1885 in Dänemark geboren. Von 1918 bis 1929 arbeitete sie im Reichshospital in Kopenhagen auf der Radiumstation, wo sie täglich mit der Herstellung von Radiumpräparaten zu tun hatte. Aufgrund der schädlichen Radiumbestrahlung hatte sie schon mehrere Jahre die Symptome einer ausgesprochenen Radiumdermatitis der Finger. 1928 fing sie dann an sich matt und krank zu fühlen, setzte ihre Arbeit aber fort. Im September 1929 wurde eine myeloide Leukämie diagnostiziert, die nach einem 13 Monate langen, leidensvollen Krankenlager zum Tode führte. Helga Schumacher verstarb in ihrem 45. Lebensjahr am 22. Oktober 1930. Nach einem Bericht von Dr. Jens Nielsen, der die Krankengeschichte von Helga Schumacher 1932 ausführlich in der Fachzeitschrift „Acta radiologica" (Band 13, Seite 385-394) beschrieb, kennzeichneten „Sorgfalt und Pflichterfüllung" die Arbeit von „Fräulein Schumacher". Anstatt sich auf die Überwachung der Arbeit der häufig wechselnden Assistentinnen zu verlassen, fertigte sie meistens die Radiumpackungen eigenhändig an, was sie schließlich mit ihrem Leben bezahlen musste. Nach Angaben des erwähnten Arztes war Helga Schumacher „nicht nur eine ausgezeichnete Krankenschwester, sondern auch ein Mensch eigenen Gepräges mit einem starken Charakter. Ein tiefes Mitgefühl für die Kranken war ein Hauptzug ihres Charakters."

Im „Ehrenbuch der Radiologen aller Nationen", das rund 400 Röntgen- und Radiumopfer von der ganzen Welt enthält, findet sich neben M. van Roost (1880-1924) ➔④ aus Belgien, Agnes Elisabeth Raadchou-Nielsen (1876-1935) ➔⑤ aus Dänemark, Maria Ridder (1871-1916) ➔⑤ und Paul Tafelmeyer (1868-1934) ➔⑤ aus Deutschland, Anna Lönnbeck (1856-1920) ➔⑤ aus Finnland, Henri Bourdon (1887-1930) ➔④ aus Frankreich, Marie Leontina Mikýsková (1896-1942) ➔④ und Fulgencie Šumšalová (1882-1936) ➔④ aus Tschechien sowie Zora Zec (1895-1947) ➔⑤ aus Kroatien auch der Name von Helga Schumacher.

Quellen und Literatur:

Nielsen, J[ens]: Helga Schumacher. In: Ehrenbuch der Radiologen aller Nationen. Dritte, erweiterte Auflage. Herausgegeben von W[erner] Molineus, H[ermann] Holthusen und H[ans] Meyer. Blackwell Wissenschaft. Berlin 1992, Seite 15.
Nielsen, J[ens]: Chronic occupational ray poisoning; a discussion based on a case of leucemia in a radium worker. In: Acta radiologica. Oxford 1932, Band 13, Seite 385-394.
www.ssa5.tripod.com/id17.html [18. Januar 2006].

Hubert Kolling

SCHÜRG, Helene

Während der nationalsozialistischen Gewaltherrschaft (1933-1945) beteiligten sich nicht nur Mediziner, wie beispielsweise Werner Catel (1894-1981) ➔④, Ernst Grawitz (1899-1945) ➔④, Siegfried Handloser (1885-1954) ➔⑤, Eva Justin (1909-1966) ➔② oder Herbert Linden (1899-1945) ➔④, direkt oder indirekt an der Tötung von geistig und körperlich behinderten, kranken und alten Menschen, sondern auch Krankenschwestern und Krankenpfleger. Angehörige des Pflegepersonals begleiteten Vernichtungstransporte, verabreichten im Auftrag von „Euthanasie"-Ärzten tödliche Injektionen und Medikamente oder ließen ihre Schutzbefohlenen langsam verhungern; schließlich töteten sie auch aktiv und ohne direkte Anweisung ihre Patientinnen und Patienten.

Obwohl mittlerweile einige Arbeiten vorliegen, so etwa von Angelika Ebbinghaus (1987), Ulrike Gaida (2006), Mathias Hamann (1987), Franz Koch (1985), Hilde Steppe (2001) und Antje Wettläufer (2003), die sich kritisch mit dem Pflegepersonal in der NS-Zeit auseinandersetzen, wissen wir noch immer viel zu wenig über diesen dunkelsten Teil pflegerischer Geschichte. Ungeklärt ist etwa, wie viele Krankenschwestern und -pfleger insgesamt beim Morden geholfen oder sogar selbst gemordet haben. Fest steht aber zweifelsfrei, worauf Hilde Steppe (1947-1999) ➔② zu Recht hinwies, dass die Pflege als ausführendes Organ an allen Umsetzungsphasen der systematischen Vernichtung beteiligt war.

Wenngleich es auch vorbildliche Beispiele des Widerstandes, der Menschlichkeit und der Fürsorge gab, wie beispielsweise Elsa Eberlein (1910-1979) ➔①, Helene Kafka (1894-1943) ➔①, Anna Bertha Königsegg (1883-1948) ➔②, Sara Nussbaum (1868-1957) ➔① und Gertrud Seele (1916-1945) ➔①, stellt sich die Frage, wie es geschehen konnte, dass im Nationalsozialismus Pflegepersonal zum Mörder wurde? Warum haben sich damals Frauen und Männer konträr zu ihrem eigentlichen Berufsethos des Pflegens und Heilens verhalten? Zur Rechenschaft für ihr Handeln gezogene und des Mordes angeklagte Schwestern und Pfleger waren nach dem Ende des Zweiten Weltkrieges (1939-1945) zum überwiegenden Teil fest davon überzeugt, „nur ihre Pflicht" getan zu haben.

Von zahlreichen namentlich bekannten Täterinnen und Täter, wie beispielsweise Luise Erdmann (1901-?), Agnes Kappenberg (1907-?), Pauline Kneissler (1900-?), Edith Korsch (1914-?), Maria Müller (1907-?), Lydia Thomas (1910-?), Anna Wrona (1907-?), Christel Zielke (1913-?), die an den Mordaktionen im Rahmen der sogenannten „T4" (benannt nach der Berliner Zentrale in der Tiergartenstraße 4) beteiligt waren, konnten die Sterbedaten aus Datenschutzgründen bislang nicht erforscht werden. Lediglich in einigen Fällen ist es gelungen, diese für die jeweilige Biographie wichtigen Daten in Erfahrung zu bringen. Neben Margarete Borkowski (1894-1948) ➔④, Käthe Gumbmann (1898-1985) ➔④, Irmgard Huber (1901-1974) ➔⑤, Paul Reuter (1907-1995) ➔⑤, Heinrich Ruoff (1887-1946) ➔⑤, Karl Willig (1894-1946) ➔④ und Minna Zachow (1893-1977) ➔⑤ gehört hierzu auch Helene Schürg.

Helene Schürg wurde am 28. Juni 1904 in Karlsruhe geboren. Über ihre Kindheit und Jugend ist nichts bekannt. Ab 1924 arbeitete sie als Lernschwester im Diakonissenkrankenhaus Darmstadt, wo sie 1926 die staatliche Prüfung ablegte. Nach Tätigkeiten in verschiedenen Krankenhäusern, Kinderheimen und Privathaushalten in Darmstadt, im Odenwald und in Frankfurt am Main (unter anderem bei SS-Oberführer und Landeshauptmann Wilhelm Traupel) trat sie am 15. November 1933 beim Bezirksverband Nassau als Schwester in der Landesheilanstalt (LHA) Weilmünster ein; ab 1. Oktober 1937 war sie Oberschwester in der LHA Eichberg, Leiterin der NS-Frauenschaft-Ortsgruppe, SS-Fördermitglied sowie Mitglied in der Deutschen Arbeitsfront (DAF) und der Nationalsozialistischen Volkswohlfahrt (NSV).

Im Juli 1945 aus dem Dienst entlassen, erging am 14. Dezember 1945 Haftbefehl gegen Helene Schürg. Im sogenannten Eichberg-Prozess in Frankfurt am Main, in dem sie wegen Mordes im Rahmen des NS-Euthanasieprogramms angeklagt war, sagte Helene Schürg am 3. Mai 1946 unter anderem aus: „Bei einer ärztlichen Konferenz in der Zeit vor der Verlegung der Kranken hatte uns Dr. [Friedrich (Fritz)] Mennecke [1904-1947] unter dem Siegel größter Verschwiegenheit erzählt, daß die arbeitsunfähigen Kranken durch einen sanften Tod von ihren Leiden erlöst werden würden. Die Kranken würden in einen Raum gebracht werden, in dem zunächst durch eine Dusche Wasser herunterkommen würde, so daß die Kranken glauben würden, sie sollten baden. Dann würde ein geruchloses Gas in den Raum eingelassen werden, das die Kranken töte. Hierbei wurde angedeutet, daß dies in [der Landesheil- und Pflegeanstalt] Hadamar vor sich gehen würde. Dr. Mennecke wies noch auf die Folgen hin, die ein Bekanntwerden seiner Mitteilung für uns haben würde, wobei er erklärte, daß im Fall eines solchen Bekanntwerdens nur einer der Konferenzteilnehmer als Quelle in Betracht komme. Dem Pflegepersonal durfte über diesen wahren Zweck der Transporte nichts gesagt werden, vielmehr hatten wir dem übrigen Personal mitzuteilen, daß die abtransportierten Kranken entlassen würden. Ich habe dies auch entsprechend dem mir unterstellten weiblichen Pflegepersonal kurz eröffnet und dabei jegliche Erwiderung oder Diskussion abgeschnitten.“ Die Aussage belegt, dass das Pflegepersonal in denjenigen Anstalten, von denen aus die Patienten zur Ermordung verlegt wurden, über die Aktion informiert war.

Das Gericht befand Helene Schürg an der Beteiligung von mindestens 50 Giftmorden schuldig und verurteilte sie am 21. Dezember 1946 zu 8 Jahren Freiheitsentzug. Bei der Urteilsfindung erkannten die Richter den Einwand des fehlenden Unrechtsbewusstseins, des Rechtsirrtums, des tatsächlichen oder vermeintlichen Befehlsnotstands nicht an. Die Angeklagte sei zwar zur strengen Verschwiegenheit verpflichtet gewesen und deshalb sogar vereidigt und mit schweren Strafen bedroht worden, wenn sie dagegen verstoßen hätte, von einem Befehlsnotstand könnte aber keine Rede sein. So seien etwa Anträge auf Arbeitsplatzwechsel, wenn nicht aus anderen Gründen Bruch der Verschwiegenheit zu befürchten war, nicht abgelehnt worden, wie mehrere Beispiele belegten. Allenfalls sei, wer ausscheiden wollte, auf die allgemein bestehende Arbeitspflicht hingewiesen, aber nicht bedroht worden. Nur wer durch aktives Handeln die Fortsetzung der Morde behindert hätte, habe mit Bestrafung rechnen müssen.

Im August 1947 erfolgte die rechtskräftige Revisionsabweisung durch das Oberlandesgericht (OLG) Frankfurt am Main. Im Februar 1951 wurde Helene Schürg begnadigt und vorzeitig aus der Haft entlassen. Ob sie danach nochmals beruflich in der Pflege arbeitete, ist nicht bekannt. Helene Schürg starb am 17. September 1975 im Alter von 71 Jahren.

Quellen und Literatur:

Aly, Götz (Hrsg.): Aktion T4. 1939-1945. Die Euthanasie-Zentrale in der Tiergartenstr. 4. Hentrich. Berlin 1987 (2. Auflage 1989).

Boberach, Heinz: Die strafrechtliche Verfolgung der Ermordung von Patienten in nassauischen Heil- und Pflegeanstalten nach 1945. In: Landeswohlfahrtsverband Hessen, Kassel (Hrsg.): Euthanasie in Hadamar. Die nationalsozialistische Vernichtungspolitik in hessischen Anstalten. Begleitband. Eine Ausstellung des Landeswohlfahrtsverbandes Hessen. Leitung, Konzeption und Texte der Ausstellung: Christina Vanja (Historische Schriftenreihe des Landeswohlfahrtsverbandes Hessen, Kataloge Band 1). Kassel 1991, Seite 165-174.

Der Magistrat der Stadt Hadamar, Stadtbüro / Meldewesen: Schriftliche Mitteilungen an den Verfasser vom 5. März 2003 und 9. April 2003.

Ebbinghaus, Angelika (Hrsg.): Opfer und Täterinnen. Frauenbiographien des Nationalsozialismus (Schriften der Hamburger Stiftung für Sozialgeschichte des 20. Jahrhunderts, Band 2). Franz Greno. Nördlingen1987, Seite 218-247.

Gaida, Ulrike: Zwischen Pflegen und Töten. Krankenschwestern im Nationalsozialismus. Einführung und Quellen für Unterricht und Selbststudium. Mabuse. Frankfurt am Main 2006, Seite 48-49 und Seite 61.

Greve, Michael: Die organisierte Vernichtung „lebensunwerten Lebens“ im Rahmen der „Aktion T4“. Dargestellt am Beispiel des Wirkens und der strafrechtlichen Verfolgung ausgewählter NS-Tötungsärzte (Reihe Geschichtswissenschaft, Band 43). Centaurus. Herbolzheim 2006.

Kintner, Earl W. (Hrsg.): The Hadamar Trial (War Crimes Trials, Band 4). London, Edingburgh, Glasgow. Hodge 1949.

Klee, Ernst: Was sie taten – Was sie wurden. Ärzte, Juristen und andere Beteiligte am Kranken- und Judenmord. Fischer. Frankfurt am Main 1988, Seite 194 und Seite 327.
Koch, Franz: Die Beteiligung von Krankenschwestern und Krankenpflegern an Massenverbrechen im Nationalsozialismus. In: Krankenpflege im Nationalsozialismus. Versuch einer kritischen Aufarbeitung. Herausgegeben von der AG Krankenpflegegeschichte. (1. Auflage 1984). Zweite, erweiterte Auflage. Mabuse. Frankfurt am Main 1985, Seite 25-67.
Landeswohlfahrtsverband (LWV) Hessen, Archiv, Ständeplatz 6-10, 34117 Kassel: Schriftliche Mitteilung an den Verfasser vom 28. Januar 2003.
Mitscherlich, Alexander / Mielke, Fred (Hrsg.): Medizin ohne Menschlichkeit. Dokumente des Nürnberger Ärzteprozesses. Fischer-Taschenbuch. Frankfurt am Main 1960 (16. Auflage 2004).
Rüter, Christian Frederick / Rüter-Erlemann, Adelheid L.: Justiz und NS-Verbrechen. Sammlung deutscher Strafurteile wegen nationalsozialistischer Tötungsverbrechen 1945-1999. APA Holland Univ. Press Amsterdam und Saur. Amsterdam und München 1968-1999.
Sandner, Peter: Verwaltung des Krankenmordes. Der Bezirksverband Nassau im Nationalsozialismus (Historische Schriftenreihe des Landeswohlfahrtsverbandes Hessen, Hochschulschriften Band 2). Psychosozial. Gießen 2003, Seite 741.
Standesamt I in Berlin, Rückerstraße 9, 10119 Berlin: Schriftliche Mitteilung an den Verfasser vom 31. März 2003.
Stadt Karlsruhe, Standesamt, Kaiserallee 8, 76124 Karlsruhe: Schriftliche und mündliche Mitteilungen an den Verfasser vom 15. April 2003 und 23. November 2006.
Steppe, Hilde: „Mit Tränen in den Augen haben wir dann diese Spritzen aufgezogen". Die Beteiligung von Krankenschwestern und Krankenpflegern an den Verbrechen gegen die Menschlichkeit. In: Steppe, Hilde (Hrsg.): Krankenpflege im Nationalsozialismus. 9. Auflage. Mabuse. Frankfurt am Main 2001, Seite 137-174, hier Seite 148-149.
Steppe, Hilde / Ulmer, Eva-Maria (Hrsg.): "Ich war von jeher mit Leib und Seele gerne Pflegerin." Über die Beteiligung von Krankenschwestern an den „Euthanasie"-Aktionen in Meseritz-Obrawalde (Bericht der studentischen Projektgruppe im Nationalsozialismus an der Fachhochschule Frankfurt / Main 1998 / 1999). (1. Auflage 1999). Zweite Auflage. Mabuse. Frankfurt am Main 2001.
Wettlaufer, Antje: Die Beteiligung von Schwestern und Pflegern an den Morden in Hadamar. In: Roer, Dorothee / Henkel, Dieter (Hrsg.): Psychiatrie im Faschismus. Die Anstalt Hadamar 1933-1945. Dritte, unveränderte Auflage. Mabuse. Frankfurt am Main 2003, Seite 283-330.

Hubert Kolling

SCHWABE, Ernst

In der Krankenpflege war die Wirksamkeit von Franz Anton Mai (1742-1814) ➔①, der 1781 in Mannheim die erste deutsche Krankenpflegeschule eröffnete und für deren Zöglinge ein Lehrbuch unter dem Titel „Unterricht für Krankenwärter zum Gebrauche öffentlicher Vorlesungen" veröffentlichte, bahnbrechend. Wenngleich die Mannheimer Schule für Krankenwärter ebenso wieder erlosch wie sein 1801 in Heidelberg gestarteter Versuch einer „Schule für Gesundheits- und Krankenwärterlehre für weibliche Zöglinge", hatte seine Initiative in Deutschland Signalwirkung, indem sich immer mehr Ärzte der Heranbildung von geschultem Pflegepersonal widmeten. Zu nennen sind in diesem Zusammenhang etwa Johann Gottfried Pfähler und seine Veröffentlichung „Unterricht für Personen, welche Kranke warten" (Riga 1793), Johann Andreas Garn (1755-1809) ➔⑤ mit seinem Buch „Unmasgebliche Vorschläge zur Errichtung einer öffentlichen Krankenpflege für Arme jeden Orts und zur Abstellung der Kuren durch Afterärzte" (Wittenberg 1789) und Ernst Schwabe mit seiner "Anweisung zu den Pflichten und Geschäften eines Stadt- oder Land-Physikus" (Erfurt 1786).

Zu Beginn des 19. Jahrhunderts wurden dann mehrere Lehrbücher der Krankenpflege veröffentlicht, so etwa von Franz Christian Carl Krügelstein (1779-1864) ➔⑤ das „Handbuch der allgemeinen Krankenpflege" (Erfurt 1807); bereits ein Jahr zuvor (1806) hatte Erhard Mangold (1770-1809) ➔⑤ in Bamberg seinen „Katechismus für Krankenwärterinnen" vorgelegt. Im Jahre 1813 erörterte Franz Xaver Häberl (1759-1846) ➔④ dann die Frage, welches der beiden Geschlechter sich mehr für den Krankenpflegedienst eignet, 1857 legte Carl Heinrich Esse (1808-1874) ➔⑤ schließlich unter der

Überschrift „Die Krankenhäuser, ihre Einrichtung und Verwaltung“ einen umfassenden Entwurf zu einer Dienstanweisung für Krankenhauswärter und -wärterinnen vor.
Ernst Schwabe wurde am 17. November 1754 in Ilmenau (Thüringen) geboren. Er hatte drei Geschwister, zwei ältere Brüder (Friedrich Wilhelm Schwabe und Heinrich Elias Gottlob Schwabe) und eine jüngere Schwester (Charlotte Henriette Schwabe). Seine Eltern waren der Diakonus und Adjunktus Johann Wilhelm Schwabe und dessen Ehefrau Dorothea Elisabeth. Zunächst durch den Vater unterrichtet, besuchte er seit 1767 das Gymnasium in Schleusingen. 1773 legte er in Weimar das Abitur ab und begann noch im selben Jahr in Jena das Studium der Medizin. Nach dreieinhalb Jahren legte er dort auch das Examen ab und promovierte mit der Dissertation „de fluxu haemorrhoidali nimio, cum nimis diarrhoea conjuncto“ zum Doktor der „Arzneigelehrtheit und Chirurgie“. Anschließend praktizierte er als Arzt in seiner Vaterstadt Ilmenau. 1784 veröffentlichte er sein „Handbuch der Diätetik, oder Anweisung zu einer auf die Erhaltung unserer Gesundheit und Wiederherstellung derselben abzweckende Lebensordnung“ vor, 1786 (1. Teil) und 1787 (2. Teil) publizierte er seine “Anweisung zu den Pflichten und Geschäften eines Stadt- oder Land-Physikus“. Im ersten Teil des Buches legte er auch dar, dass es in großen und kleinen Städten öfter an geeignetem Krankenpflegepersonal fehlte. Vielfach bestehe bei der Bevölkerung eine Abneigung gegen die Krankenwärter; aber diese würde schwinden, wenn man sich überzeugt hat, dass die Wärter die erforderlichen Eigenschaften und Kenntnisse besitzen. Daher sei der Krankenwärterunterricht dringend notwendig. Der Physikus – im Sinne eines Staatsarztes – sollte feststellen, ob die Personen, die sich der Krankenpflege widmen wollen, hierfür auch eignen. Das weibliche Geschlecht passe für diese Tätigkeit besser als das männliche; aber auch beim weiblichen Geschlecht sei unter 30 kaum eine zum Krankenpflegedienst fähig. Die Krankenwärterin sollte nach Ansicht von Schwabe verheiratet oder verwitwet, in mittleren Jahren, gesund, verständig, mitleidig, wachsam, gewissenhaft und verschwiegen sein.
Seit 1788 wirkte Ernst Schwabe als ordentlicher Professor an der Universität Gießen, wo er zugleich auch Landphysikus wurde. Von seiner Frau, die er 1789 geheiratet hatte, lies er sich 1799 scheiden, weil sie seinen „literarischen Geschäften und Fortschritten so große Hindernisse entgegengesetzt hat.“ Am 2. November 1790 wurde Ernst Schwabe Mitglied der kaiserlichen Akademie der Naturforscher, am 18. Oktober 1791 wurde ihm der Titel Sachsen-Hildburghäuser Hofmedikus verliehen. Im Jahre 1798 wurde er von der Universität suspendiert, behielt aber den Titel eines Honorarprofessors. Im selben Jahr veröffentlichte er seinen „Katechismus der Geburtshülfe, für Hebammen, besonders auf dem Lande“, im Jahre 1803 legte er seine „Anweisung für gerichtliche Aerzte beym Unterricht der Hebammen“ vor.

Quellen und Literatur:

Fischer, Alfons: Geschichte des deutschen Gesundheitswesens, Band II: Von den Anfängen der hygienischen Ortsbeschreibungen bis zur Gründung des Reichsgesundheitsamtes (Das 18. und 19. Jahrhundert). Georg Olms. Hildesheim 1965, Seite 91.
Hamberger, Georg Christoph / Meusel, Johann Georg: Das gelehrte Teutschland oder Lexikon der jetzt lebenden teutschen Schriftsteller. Band 8. Bearbeitet von Johann Wilhelm Sigismund Lindner und herausgegeben von Johann Samuel Ersch. 5. durchaus vermehrte und verbesserte Ausgabe. Meyersche Buchhandlung. Lemgo 1825.
Schwabe, Ernst: De fluxu haemorrhoidali nimio, cum nimis diarrhoea conjuncto. Jenae 1776.
Schwabe, Ernst: Handbuch der Diätetik, oder Anweisung zu einer auf die Erhaltung unserer Gesundheit und Wiederherstellung derselben abzuweckende Lebensordnung. Hannover 1784.
Schwabe, Ernst: Anweisung zu den Pflichten und Geschäften eines Stadt- oder Land-Physikus. Teil 1. Keyser. Erfurt 1786 (274 Seiten).
Schwabe, Ernst: Anweisung zu den Pflichten und Geschäften eines Stadt- oder Land-Physikus. Teil 2. Keyser. Erfurt 1787 (352 Seiten).
Schwabe, Ernst: Zuruf an die Landleute, die Ruhr betreffend. Frankfurt am Main 1792.
Schwabe, Ernst: Katechismus der Geburtshülfe, für Hebammen, besonders auf dem Lande. Leipzig 1798.
Schwabe, Ernst: Anweisung für gerichtliche Aerzte beym Unterricht der Hebammen. Krieger. Gießen 1803.

Schwabe, Ernst: Vermischte Schriften veterinärischen Inhalts, 1. Heft. Krieger. Gießen 1804.
Schwabe, Ernst: Zeichenlehre oder Anweisung zur Kenntniß und Beurtheilung der vorzüglichsten Beschaffenheit eines Pferdes. Ein zu Vorlesungen bestimmter Entwurf. Krieger. Gießen 1804.
Schwabe, Ernst: Vermischte Schriften veterinärischen Inhalts, 2. Heft. Krieger. Gießen 1806.
Schwabe, Ernst: Anleitung zu den erforderlichen Kenntnissen und Obliegenheiten der Hebammen, besonders auf dem Lande. Frankfurt am Main 1818.
Strieder, Friedrich Wilhelm: Grundlage zu einer hessischen Gelehrten- und Schriftsteller-Geschichte seit der Reformation bis auf gegenwärtige Zeiten. Band 14. Cramer. Cassel 1804, Seite 91-110.
Strieder, Friedrich Wilhelm: Grundlage zu einer hessischen Gelehrten- und Schriftsteller-Geschichte seit der Reformation bis auf gegenwärtige Zeiten. Band 15. Griesbach. Cassel 1806.
Strieder, Friedrich Wilhelm: Grundlage zu einer hessischen Gelehrten- und Schriftsteller-Geschichte seit der Reformation bis auf gegenwärtige Zeiten. Band 16. Akademische Buchhandlung. Marburg 1812.

Hubert Kolling

SOPHIE von Sachsen-Weimar-Eisenach

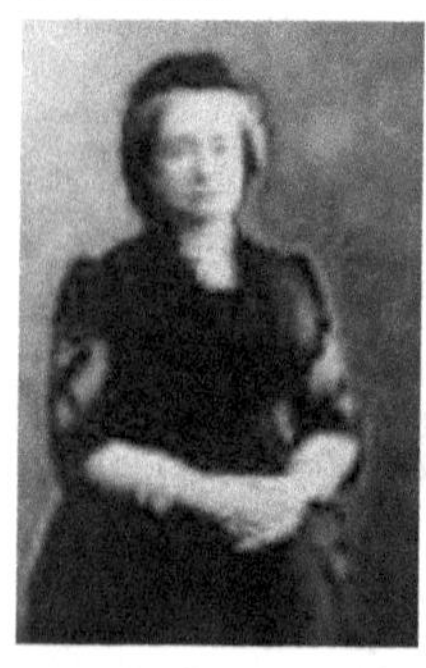

Hochwohlgeboren, wie man zu ihrer Zeit sagte, war sie, die Sophie Wilhelmine Luise Prinzessin der Niederlande. Als Tochter König Wilhelm II. der Niederlande (1792-1849) und der Großfürstin Anna Pawlowna von Russland (1795-1865) am 8. April 1824 in Den Haag geboren, von umfassender praktischer – so hatte sie in ihrer Jugend Melken, Buttern, Käsemachen, Backen, Kochen und sogar Spinnen gelernt – und literarischer Bildung, sprachgewandt und religiös, wurde sie am 8. Oktober 1842 in Den Haag dem Erbgroßherzog Carl Alexander von Sachsen-Weimar-Eisenach (1818-1901) angetraut. Ihr Sommersitz Schloss Ettersburg bei Weimar wurde zu einem Treffpunkt der deutschen Geisteswelt. Hier verkehren Johann Peter Eckermann (1792-1854), Hans Christian Andersen (1805-1875), Friedrich Hebbel (1813-1863), Franz Liszt (1811-1886), Jenny Lind (1820-1887), Fanny Lewald (1811-1889) und viele andere. Im Gegensatz zu Carl Alexander, der 1852 die Regierung übernommen hatte, galt Sophie als selbstsicher und durchsetzungsstark. Auf Sophie bezogen, sagte Otto von Bismarck (1815-1898) einmal: „Ja, es wäre freilich besser gewesen, wenn die Regierungsnachfolge in den Niederlanden auf die weibliche Linie übergegangen wäre“.

Mit praktischen Sinn und finanzieller Klugheit gründete und leitete sie 1854 eine „Anstalt zur Bildung und Erziehung Höherer Töchter“, das „Sophienstift“, unterstützte tatkräftig die private Blinden- und Taubstummenanstalt in Weimar und übernahm das Protektorat über die Sparkasse sowie über das „Patriotische Institut der Frauenvereine zur Wohlfahrtspflege“ im Großherzogtum. Sie machte sich Gedanken über die Einrichtung von Kindergärten und die Betreuung von Verwundeten.

Einem Aufruf ihrer Schwägerin, der deutschen Kaiserin Augusta (1811-1890), folgend, bewirkt Sophie 1871 den Anschluss des „Patriotischen Instituts an den Verband der deutschen Frauenvereine vom Roten Kreuz“ und die Ausbildung von Pflegerinnen in Jena. 1875 gründet Sophie eine eigene „Anstalt für die Privat- und Armenpflege“, ließ die Gemeindeschwestern-Stationen im Großherzogtum ausbauen und stiftete 1886 ein Mutterhaus für Krankenschwestern mit Kranken- und Lehrstation, das spätere „Sophienkrankenhaus“ in Weimar (heute „Diakonisches Zentrum“ mit Seniorenpflege, Kinder- und Jugendfürsorge, Behindertenhilfe und Pflegeschule). Aus der Pflegerinnengemeinschaft wurde die „Schwesternschaft des Sophienhauses“, die sich vom Roten Kreuz löste und sich mit dem Statut von 1892 zur evangelischen Kirche bekannte. Das Sophienmutterhaus verfügt 1883 auch über das Kinderheilbad „Sophie“ in Sulza und seit 1896 über die Lungenheilstätte „zur Abwendung der Invalidität“ bei Tuberkulosekranken auf der Harth nahe Bad Berka, die 1907 in den Besitz der Thüringer Versicherungs-Anstalt überging. Am 23. März 1897 verstarb Sophie, deren Name im geistesgeschichtlichen Bereich untrennbar mit den Begriffen „Shakespeare-Gesellschaft“, „Großherzogliches Museum“, „Goethe-Museum“ und „Goethe-Schiller-Archiv“ verbunden ist, in Weimar, für welches sie laut R. Wendt „ein Glücksfall war“.

Quellen und Literatur:

Allgemeine Deutsche Biographie. Band 54. Auf Veranlassung und mit Unterstützung Seiner Majestät des Königs von Bayern Maximilian II. herausgegeben durch die Historische Commission bei der Königlichen Akademie der Wissenschaften. Dunker & Humblot. Leipzig 1908, Seite 396-399.

Schlüter, Gisela: Sophie Wilhelmine Marie Luise von Sachsen-Weimar-Eisenach. In: Marwinski, Felicitas (Hrsg.): Thüringer Biographische Lexikon. Lebenswege in Thüringen. Zweite Sammlung. Selbstverlag der Historischen Kommission für Thüringen. Weimar 2002, Seite 212-217.

Wendt, R.: Gütiges Herz, wacher Verstand, soziales Engagement. In: Glaube und Heimat, 52. Jg., 1997, Nr. 12 vom 23. März 1997, Seite 9.

www.sophien-klinik.de/sophienklinik/ge schichte.php.

Bildquelle: www.sophien-klinik.de/sophien klinik/geschichte.php.

Volker Klimpel

SORIANO, Petro

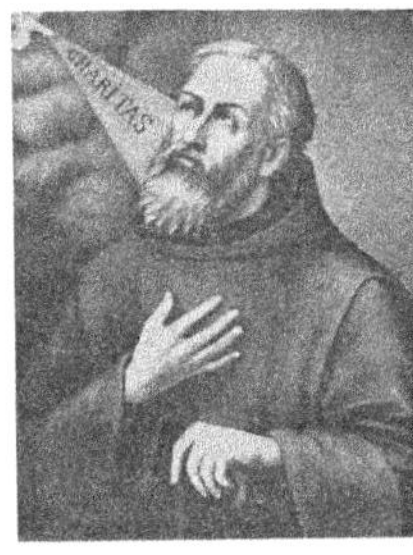

Der im 16. Jahrhundert von Johannes von Gott (1495-1550) ➔① gegründete Orden der „Hospitalbrüder“ („Barmherzige Brüder“), der sich primär der Krankenpflege widmet, wurde alsbald zum Schrittmacher der Entwicklung des Krankenhauswesens und der Geisteskrankenpflege in Europa. Die Hospitalität des heiligen Johannes von Gott bestand darin, „im Kranken seinen Bruder und Nächsten zu sehen und zu dienen. Seine Hauptsorge war, den Kranken alles Notwendige für Leib und Seele zu beschaffen. [...] Dem Herrn seine Liebe in den Armen und Kranken zu erweisen, erfüllte ihn mit grenzenloser Freude.“ Während zu Beginn des 17. Jahrhunderts der Orden nicht nur in Spanien und Italien zur Blüte kam, sondern auch in Frankreich (1602), im Deutschen Reich (1605) und in Polen (1609) Eingang fand, ließen sich die Brüder darüber hinaus auch in Mittel- und Südamerika (1602), in Afrika (1681), in Indien (1685) und auf den Philippinen (1618) nieder. Der Orden war bis zum Jahr 1600 in Spanien und Italien auf 52 Hospitäler mit zirka 1.100 Betten angewachsen. In die Reihe bedeutender Vertreter der Glaubensgemeinschaft gehört etwa neben Gabriel Graf von Ferrara (1545-1627) ➔③, Eberhard Hack (1768-1845) ➔⑤, Paul de Magallon (1784-1859) ➔④, Franz-Xaver Markmiller (1800-1879) ➔③, Angelo Ercole Menni (1841-1914) ➔③, Raphael Meyer (1864-1953) ➔⑤ und Josef Kugler (1867-1946) ➔③ auch der spanische Hospitalbruder Pedro Soriano, der 1. General des Ordens, gewählt am 23. Juni 1587.

Pedro (Petrus) Soriano wurde um das Jahr 1515 im spanischen Bujalance geboren. Die Namen seiner Eltern sind ebenso wenig überliefert wie Angaben über seine Kindheit und Jugend. Im Alter von etwa 40 Jahren beendete er seine militärische Laufbahn und trat in Granada dem Orden der Barmherzigen Brüder bei. Während dieser Zeit gab es in Granada den Aufstand der Mauren mit vielen kranken und verwundeten Soldaten, die von den Patres Sebastian Arias und Pedro Soriano gepflegt wurden.

Der Überlieferung nach entwickelte Pedro Soriano sich zu einem „tüchtigen Krankenpfleger und fähigen Chirurgen“. Der Pionier des jungen Ordens war dabei auch wesentlich am Aufbau der Krankenpflegeschule in Granada beteiligt und hatte aufgrund seiner Fähigkeiten die Organisation des Sanitätswesens bei der Seeschlacht von Lepanto (1571) inne.

Um 1570 wurden Sebastian Arias und Pedro Soriano im Auftrag von Pater Rodrigo de Siguenca, damals „Oberbruder“ in Granada, nach Rom gesandt, um bei Papst Pius V. (1504-1572) die Approbation des Ordens zu betreiben, was sie auch am 1. Januar 1571 erreichten. Während Sebastian Arias nach Granada zurückkehrte, ging Pedro Soriano zunächst nach Neapel, um dort auf Wunsch von Prinz Don Johann von Österreich ein Spital zu gründen, das erste des Ordens in Italien.

Im Jahre 1576 oder 1580 reiste Pedro Soriano erneut nach Rom und gründete am Steinplatz, Piazza di Petra, ein Spital für arme Kranke. Weil es aber viel zu klein war, kaufte er zum selben Zweck 1584 auf der „Tiberinsel“ – ein Platz, den bereits die alten Römer für besonders geeignet zur Unterbringung ihrer Kranken, insbesondere chronisch Kranken und Unheilbaren hielten – ein früheres Kloster der Benediktinerinnen. Auch hier legte er den Grund zu einer Schule für Krankenpfleger nach dem Muster jener in Granada. Von den italienischen Hospitalbrüdern, besonders von Gabriel Graf von Ferrara wurde sie dann den Erfordernissen entsprechend ausgebaut.

Vom 20. bis 29. Juni 1587 hielt der Orden in Rom sein erstes Generalkapitel ab, wobei am 23. Juni Pedro Soriano zum 1. General des Ordens des heiligen Johannes von Gott gewählt wurde. Neben den Konvent-Spitäler in Neapel und Rom gründete Pedro Soriano, der bei den Päpsten Pius V., Gregor XIII. (1502-1585) und Sixtus V. (1521-1590) hoch angesehen war, entsprechende Einrichtungen in Perugia und Mailand. Pedro Soriano erkrankte bei der Visitation der Ordenshäuser in Perugia und starb dort am 18. August 1588. Beerdigt wurde er auf Kosten des Adels und der frommen Bevölkerung von Perugia in der Kirche des Konvent-Spitals.

Der Ordensüberlieferung nach hat der heilige Kamillus von Lellis (1550-1614) ➔① – der den Pflegeorden der Kamillianer gründete – im Jahre 1582 um Aufnahme in den Orden der Barmherzigen Brüder nachgesucht. Beim Anblicke seiner schwachen Gesundheit glaubte aber Pedro Soriano ihn nicht aufnehmen zu können.

Quellen und Literatur:

Pazzini, Adalberto: Assistenza e ospedali nella storia die Fatebenefratelli. Stampa. Rom 1956.
Schwab, Gregor (Hrsg.): Kurze Lebensgeschichten heiliger und verdienstvoller Männer aus dem Hospital-Orden des heiligen Johannes von Gott. I. Bändchen. Gebrüder Geiselberger. Altötting 1927, Seite 30-40.
Strohmayer, Hermenegild: Krankenpflegeschulen im Hospitalorden des hl. Johannes von Gott. Johann von Gott. München 1988, Seite 50-51.
www.barmherzige.de.
Bildquelle: Strohmayer, Hermenegild: Krankenpflegeschulen im Hospitalorden des hl. Johannes von Gott. Johann von Gott. München 1988, Seite 40.

Hubert Kolling

SPRENGER, Emy

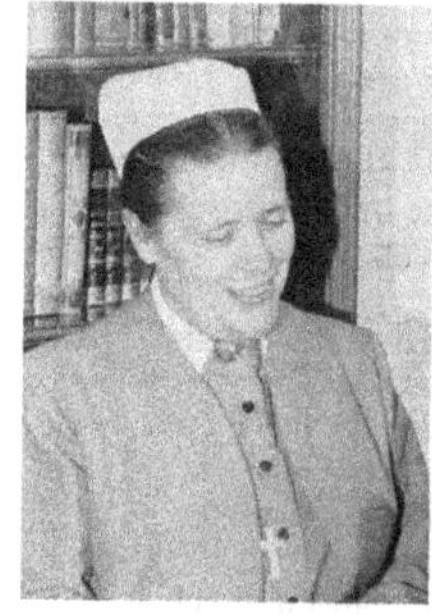

Emy Sprenger wurde am 8. November 1906 als Tochter eines Oberkirchenrates in Karlsruhe geboren. Nachdem sie eine evangelisch-soziale Frauenschule besucht hatte, trat sie am 1. August 1930 in das Diakonieseminar (Friedrich Zimmer [1855-1919] ➔①) im Städtischen Krankenhaus in Merseburg ein, und absolvierte eine Ausbildung zur Krankenschwester. Nach dem Krankenpflegeexamen besuchte sie 1933 noch die Oberstufe der Säuglingspflegeschule in der Kinderheilanstalt Dresden. Von 1934 bis 1938 arbeitete sie in der Tbc-Fürsorgestelle in Potsdam. Im Jahre 1938/39 besuchte sie, ähnlich wie die Diakonieschwestern Martha Börns (1899-1936) 1933, Magdalene Buchheister (1903-1952) 1942/43, Asta von Lindeiner-Wildau (1902-1987) ➔① 1940, Lina Lingner (1884-1968) ➔④ 1928/29, Hanna Schomerus (1897-1998) ➔⑤ 1928, Lisa Weise (1896-1983) ➔⑤ 1934 oder Lisbeth Wüllenweber (1888-1980) ➔⑤ 1940, die Wernerschule [Otto Werner (1847-1923) ➔①] vom Deutschen Roten Kreuz (DRK) in

Berlin-Lankwitz. Danach oblag ihr die Leitung der Vorschule im Städtischen Krankenhaus in Stettin. Von 1940 bis 1942 war sie leitende Schwester der Tbc-Fürsorgestelle in Stettin.
Im Jahre 1942 hatte es zur Entlastung der Vorstandschaft eine Veränderung des Evangelischen Diakonievereins gegeben. Auf Initiative von Maria von Scheven (1888-1969) ➔⑤ traten am 19. Juni 1942 Hanna Erckel (1900-1972) ➔②, bis dahin Oberin des städtischen Krankenhauses Cottbus, und Emy Sprenger als sogenannte „Landesoberinnen" neben die „Vorstandsoberin". Dabei wurde der Arbeitsbereich geografisch in zwei Hälften geteilt: Hanna Erckel war als „Landesoberin" für die „Osthälfte" (mit den Bezirken: Berlin I, Berlin II, Bernburg, Cottbus, Danzig, Dresden, Potsdam, Stettin) und Emy Sprenger für die „Westhälfte" (mit den Bezirken: Bielefeld, Düsseldorf, Elberfeld, Erfurt, Frankfurt, Kassel, Osnabrück, Magdeburg) verantwortlich. Daneben wurde eine dritte Position, die einer sogenannten „Lazarettoberin", geschaffen. In dieses Amt wurde, ebenfalls am 19. Juni 1942, Erna Middelkamp (1902-1989) ➔④ – bis dahin „Verwaltungsschwester" im Heimathaus in Berlin-Zehlendorf – berufen. Seit dieser Zeit wurde Maria von Scheven, die nach 1933 der Nationalsozialistischen Deutschen Arbeiterpartei (NSDAP) beigetreten war, „Generaloberin" oder „Vorstandsoberin" genannt.
Bereits Anfang 1936 waren die fünf damals anerkannten Schwesternorganisationen – die NS-Schwesternschaft, der Reichsbund der freien Schwestern und Pflegerinnen, das Deutsche Rote Kreuz, die Diakoniegemeinschaft und der Caritasverband – im „Fachausschuß für Schwesternwesen in der Arbeitsgemeinschaft der freien Wohlfahrtspflege" zusammengeschlossen worden. Seine Leitung übernahm Erich Hilgenfeldt (1897-1945) ➔②, zu seiner ständigen Vertretung wurde Reichsfrauenführerin Gertrud Scholtz-Klink (1902-1999) ➔⑥ ernannt. Die Geschäftsführung wurde einer Krankenschwester, Oberin Karin Huppertz (1894-1978) ➔②, übertragen. Im Fachausschuss war jeder Schwesternverband mit zwei Oberinnen vertreten. Für die Evangelische Diakoniegemeinschaft waren dies Auguste Mohrmann (1891-1967) ➔② und Maria von Scheven.
Über den „Auftrag der Diakonieschwesternschaft" äußerte sich Emy Sprenger während einem Fortbildungskurs für Bezirksoberinnen vom 4. bis 7. August 1942 entgegen der herrschenden Ideologie: „Unsere Haltung zeigt sich in der gewissenhaften, liebevollen Pflege auch der unheilbar Kranken." In ihrer Funktion als „Landesoberin West" richtete sie ihr Augenmerk unter anderem auf eine gründliche Ausbildung. Als sie etwa von entsprechenden Missständen an den Universitätskliniken Gießen erfuhr, meldete sie dies am 11. Juli 1944 an Karin Huppertz, der Geschäftsführerin im „Fachausschuß für Schwesternwesen". Wenig später, am 4. November 1944, hielt sie dann über einen Besuch in Gießen fest, „dass jetzt wieder ein Examen stattgefunden habe von über 10 Teilnehmerinnen, wobei u. a. eine Hausangestellte der Augenklinik, die dort stets Stationsdienst gemacht habe, ebenfalls ihre Prüfung ablegte, und so waren die anderen auch vorher in den einzelnen Kliniken eingesetzt, ohne irgendwie ausgetauscht zu werden oder in pflegerischer Arbeit eingesetzt gewesen zu sein. Theoretisch hätten sie gut gelernt und durchschnittlich gute Antworten gegeben, eine sei durchgefallen."
Nachdem Magdeburg in den letzten Jahren des Zweiten Weltkrieges (1939-1945) vermehrt unter Bombenangriffen zu leiden hatte, waren im Dezember 1943 ein Teil der Patienten mit Oberin Lisbeth Wüllenweber in die Heil- und Pflegeanstalt in Uchtspringe verlegt worden. Wie die Diakonisse vom Evangelischen Diakonieverein Liselotte Katscher, von 1961 bis zu ihrer Pensionierung im Frühjahr 1983 Leiterin der Schwesternhochschule der Diakonie in Berlin-Grunewald, in ihrem 1993 veröffentlichen Buch „Krankenpflege und das Jahr 1945. Der Zusammenbruch und seine Folgen am Beispiel der Schwesternschaft des Evangelischen Diakonievereins" schreibt, hatte es mit der auf dem Gelände bestehenden Anstalt für Geisteskranke angeblich „keinen Kontakt gegeben." Oberin Emy Sprenger habe lediglich

berichtet, dass sie bei einem Aufenthalt in Uchtspringe – einer sogenannten „Zwischenanstalt“ im Rahmen der NS-„Euthanasie“ – auch den Direktor der Heilanstalten besucht habe, „einen sehr wohlwollenden, freundlichen Herrn, dessen Frau Frauenschaftsführerin ist und menschlich etwas schwierig sein soll.“

Nach Kriegsende sah der Vorstand des Evangelischen Diakonievereins die Not der Krankenversorgung in der sowjetisch besetzten Zone (SBZ). Daher versuchte er seine dort tätigen Schwestern zu halten und auf der Flucht in den Westen Verschlagene zurückzuholen. In diesem Zusammenhang schrieb Emy Sprenger am 4. September 1945 an die leitende Schwester des Seehospitals in Sahlenburg-Cuxhausen: „Z.Z. sind wir dabei, die Schwestern herauszusuchen, die von sich aus ins russisch besetzte Gebiet zurück möchten. Wie Sie wohl schon gehört haben, werden wir ganz dringend um Hilfe gebeten. Hunderte von Diakonieschwestern werden erwartet. Wir haben die Aussicht in einem geschlossenen Transport in wenigen Wochen die Schwestern zurückzuführen, d.h. sie werden von Zehlendorf weiter dirigiert, da wir von hier aus über das einzelne östliche Arbeitsfeld ja keinen genauen Bescheid haben.“ Wenngleich es keine „Hunderte“ waren, die 1945 in den Osten zurückkehrten, kam aber eine stattliche Zahl zusammen, die sich im Laufe der nächsten Jahre zu einer Arbeit in einem östlichen Arbeitsfeld entschloss. So konnte etwa am 13. Oktober 1945 Oberin Lisbeth Wüllenweber beglückt schreiben: „Am letzten Sonntag kam Hanna Erckel mit 17 Schwestern aus dem Westen herüber. Zwei brachte sie mit nach Sudenburg.“

Obwohl die Übernahme neuer Arbeitsfelder des Evangelischen Diakonievereins in den Westzonen erst um 1950 einsetzte, so gab es doch schon im Jahr 1945 einige Anfänge. So war etwa Dora Kühne (1905-?) mit ihrem ursprünglich in Teupnitz, Kreis Teltow, befindlichen Reservelazarett nach Zwischenstationen in Bad Nauheim und Tübingen schließlich in der „Frauenarbeitsschule“ in Reutlingen gelandet. Am 10. Oktober 1945 schrieb Emy Sprenger an Dora Kühne: „Eines scheint festzustehen, dass Sie als Nichtschwäbin den Triumph davontragen, den Schwabentöchtern vielleicht den Uranfang eines heimatlichen Arbeitsfeldes geschaffen zu haben.“

Der Einrichtung des nach Martin Luther benannten und auf dem Gelände des Heimathauses des Evangelischen Diakonievereins Ende Januar 1945 eingerichteten Krankenhauses – die Diakonieschwestern sprachen vom „kleinen Luther“ – lag die Verpflichtung gegenüber den unversorgten Kranken in Berlin zugrunde. Rückblickend schrieb hierzu Oberin Hanna Erckel im Februar 1965 in der „Diakonieschwester“: „Schon Anfang 1945 war es Oberin Sprenger und mir klar, dass wir ein Krankenhaus gründen sollten, solange es noch Zeit war, damit wir Hilfe leisten konnten.“

Von 1945 an war Emy Sprenger Leiterin der Zweigstelle West in Göttingen, wobei zu ihren Aufgaben auch die Vorbereitung der ersten Einsegnungen für westdeutsche Schwestern in Göttingen und Kassel gehörte. Unterstützt wurde sie in der Arbeit durch Schwester Käthe Lettow (1898-1973) ➔⑥. Für den 1947 verstorbenen Pastor Paul Pilgram (1877-1947), der seit 1910 im Vorstand und von 1935 bis 1946 Direktor des Evangelischen Diakonievereins war, hielt Emy Sprenger am 26. August 1947 eine Gedenkrede, bei der sie unter anderem ausführte: „Als Direktor unseres großen Werkes hat er durch 37 Jahre seine reichen Gaben in den Dienst der Schwesternschaft gestellt und diese wachsen und sich festigen sehen. Sein Stolz und seine Freude sind bis zuletzt die großen Scharen seiner Diakonieschwestern gewesen. Mit seinem unerschütterlichen Glauben an unser Gottvertrauen, an unser Können im Beruf, an unsere Fröhlichkeit im Dienst, an unsere Treue im Alltag hat er uns angespornt und gehalten und umsorgt und stillschweigend immer wieder Mut gegeben, die Nöte zu überwunden.“

Zu der aufbauenden Verwaltungsarbeit trat für Oberin Sprenger bald die Lehr- und Unterrichtstätigkeit an der Diakonieschule in Kassel, die ihr sehr am Herzen lag. Seit Kriegsende arbeitete sie auch verantwortlich in überverbandlichen Gremien mit, zum Beispiel im Regionalen Schwesternberatungsausschuss Niedersachsen. Dem Deutschen Evangelischen Frauenbund gehörte sie lange Jahre als Vorstandsmitglied an (bis 1969). Dazu kam ihre Beteiligung an der Arbeit der Diakonischen Konferenz (seit 1957) und des Diakonischen Rates (seit 1964); beide Ämter legte sie erst 1970 nieder.

Der 1948 gegründeten Deutschen Schwesterngemeinschaft (DSG) gehörte Emy Sprenger von Seiten des Evangelischen Diakonievereins als Einzelmitglied an. Dieser Tätigkeit hatte der EvDV, der nicht Mitglied wurde, zugestimmt, „um mit den an der DSG beteiligten Verbänden zusammenzuarbeiten." Schwester Lieselotte Figge (1913-?) aus der Zweigstelle des EvDV in Göttingen wurde Schatzmeisterin der DSG. Bei der trizonalen Vereinigung kam von Seiten des EvDV noch Oberin Else Seipp (1908-?) vom Bürgerhospital in Frankfurt am Main hinzu, außerdem vom Zehlendorfer Verband Oberin Felicitas Hack (1906-1997) ➔② vom Hessisch-Rheinisch-Westfälischen Diakonieverein. Der Kaiserswerther Verband deutscher Diakonissenmutterhäuser (KWV) wurde durch Oberin Auguste Mohrmann (1891-1967) ➔② als Einzelmitglied vertreten. Oberin Elsbeth Heise, die Vorsitzende der DSG, hatte die Aufnahme von Oberin Auguste Mohrmann in den Vorstand vorgeschlagen, was aber ein Einspruch von Oberin Erna von Abendroth (1887-1959) ➔① verhinderte. Nach Gründung der Arbeitsgemeinschaft Deutscher Schwesternverbände (ADS) im Mai 1951 löste sich Emy Sprenger im Einvernehmen mit dem Vorstand des EvDV aus der DSG; Schwester Lieselotte Figge blieb noch wegen der Abwicklung der Kassengeschäfte bis 1953 Mitglied.

Mit dem 1. Januar 1972 begann für Emy Sprenger ihr Ruhestand, den sie in einer eigenen kleinen Wohnung in Kassel verbrachte. Bei ihrer Abschiedsrede sagte sie am 20. Januar 1972 unter anderem: „Ein Leben wie das meine, das bis zum Rand erfüllt verlaufen durfte, drängt mich heute am Tag des Rückblicks zu Lob und Dank gegen Gott. Dabei kann ich nicht leugnen, daß der Anfang meines aktiven Dienstes in der Schwesternschaft etwas dramatisch war. [...] Ich bin dankbar dafür, daß ich mich bereits in meinem ersten Schwesternkreis, in den ich als Pröbchen kam, und dann auch in all den anderen, durch die ich gewandert bin, immer schnell eingelebt und mich auch überall wohlgefühlt habe. [...] Immer habe ich gemeint, und das mag mein Leben geprägt haben, dass man, wenn man von Kindheit an von so viel Gnade Gottes begleitet wird, lebenslang auch die Verpflichtung hat, nicht trübsinnig, sondern zupackend und fröhlich seine Straße zu gehen."

Nach schwerer Krankheit, die eine stationäre Aufnahme in der Friedrich-Zimmer-Klinik in Göttingen notwendig machte, starb Emy Sprenger am 19. Mai 1973 im Alter von 66 Jahren. Ihre letzte Ruhestätte fand sie auf dem Göttinger Stadtfriedhof. Zu ihrer Beisetzung hatte sie sich das Singen vieler Osterlieder gewünscht und das Wort aus Matthäus 28, Vers 20, gewählt: „Christus spricht: Sie, ich bin bei euch alle Tage bis an der Welt Ende."

Quellen und Literatur:

Bellardi, Werner: Oberin Emy Sprenger (1906 bis 1973). Ein Wort des Dankes für und an eine Schwester. In: Die Diakonieschwester. Neue Folge der Blätter aus dem Evangelischen Diakonieverein und dem Zehlendorfer Verband für evangelische Diakonie, 69. Jg., Nr. 7/8, Juli / August 1973, Seite 135-136.

Bilder vom Jubiläum am 11. April 1969. In: Die Diakonieschwester. Neue Folge der Blätter aus dem Evangelischen Diakonieverein und dem Zehlendorfer Verband für evangelische Diakonie, 65. Jg., Nr. 6, Juni 1969, Seite 126.

Erckel, HannaDas Krankenhaus in und neben dem Heimathaus. In: Die Diakonieschwester. Neue Folge der Blätter aus dem Evangelischen Diakonieverein und dem Zehlendorfer Verband für evangelische Diakonie, 61. Jg., Nr. 2, Februar 1965.

Katscher, Liselotte: Krankenpflege und Zweiter Weltkrieg. Der Weg der Schwesternschaft des Evangelischen Diakonievereins 1939-1944. Verlagswerk der Diakonie. Stuttgart 1992, Seite 235.

Katscher, Liselotte: Krankenpflege und das Jahr 1945. Der Zusammenbruch und seine Folgen am Beispiel der Schwesternschaft des Evangelischen Diakonievereins. Diakonie. Reutlingen 1993, Seite 264.

Katscher, Liselotte: Krankenpflege 1945-1965. Einige ihrer damaligen Probleme, dargestellt an

der überverbandlichen Zusammenarbeit jener Zeit insbesondere der Arbeitsgemeinschaft Deutscher Schwesternverbände (ADS). Diakonie. Reutlingen 1997, Seite 124.
[Nachruf] Emy Sprenger. In: Die Diakonieschwester. Neue Folge der Blätter aus dem Evangelischen Diakonieverein und dem Zehlendorfer Verband für evangelische Diakonie, 69. Jg., Nr. 7/8, Juli / August 1973, Seite 163.
[Ohne Verfasserangabe] Zum Gedenken [an Oberin Emy Sprenger]. In: Die Diakonieschwester. Neue Folge der Blätter aus dem Evangelischen Diakonieverein und dem Zehlendorfer Verband für evangelische Diakonie, 77. Jg., Nr. 11, November 1981, Seite 220.
Sprenger, Emy: Wofür ich danke. Ausschnitte aus einer Ansprache anläßlich der Verabschiedungsfeier am 20. Januar 1972. In: Die Diakonieschwester. Neue Folge der Blätter aus dem Evangelischen Diakonieverein und dem Zehlendorfer Verband für evangelische Diakonie, 69. Jg., Nr. 7/8, Juli / August 1973, Seite 137.
Warns, [Hartmut]: [Ansprache bei der Trauerfeier in der St.-Jacobi-Kirche in Göttingen am 23. Mai 1973] Emy Sprenger. In: Die Diakonieschwester. Neue Folge der Blätter aus dem Evangelischen Diakonieverein und dem Zehlendorfer Verband für evangelische Diakonie, 69. Jg., Nr. 6, Juni 1973 (Sonderblatt).
www.ev-diakonieverein.de/diakonieverein/personen.html.
Bildquelle: Die Diakonieschwester, 69. Jg., Nr. 7/8, Juli / August 1973, Seite 135.

Hubert Kolling

STÄHLIN, Therese

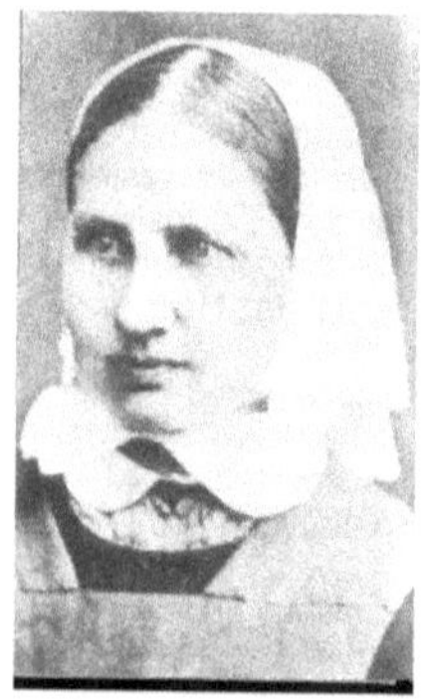

Die Diakonie Neuendettelsau bei Ansbach in Franken, die am 9. Mai 1854 von Johann Konrad Wilhelm Löhe (1808-1872) ➔② als Diakonissenanstalt gegründet wurde und im Jahre 2004 ihr 150-jähriges Jubiläum feierte, ist heute einer der größten unabhängigen diakonischen Träger in Deutschland und ein modernes Unternehmen mit Filialen in ganz Bayern. Dabei setzen sich nahezu 6.000 Mitarbeiterinnen und Mitarbeiter für die ihnen anvertrauten Menschen beispielsweise in Sozialstationen und in Krankenhäusern sowie in Wohn- und Pflegeeinrichtungen für alte Menschen ein. Das Alten- und Pflegeheim in Neuendettelsau trägt den Namen Therese Stählin, nach Amalie Rehm (1815-1883) ➔③ die zweite Oberin der Diakonissenanstalt Neuendettelsau.

Therese Stählin wurde am 22. Dezember 1839 in Westheim bei Oettingen (Mittelfranken) geboren. Ihr Vater, Pfarrer Martin Stählin (1781-1855), war in erster Ehe mit Sibylla Susanna Schäzler verheiratet. Aus der Ehe gingen zwei Kinder hervor, von denen eins bereits am Tage nach der Geburt starb. Nach dem Tod seiner Frau im Juni 1820 heiratete Martin Stählin im April 1821 in zweiter Ehe Juditha (Ida) Brack (1796-1885), die Tochter des Kantors an St. Martin in Memmingen. Aus dieser Ehe entstammten 13 Kinder, von denen Therese das 12. war. Aufgewachsen in einem kirchlich-konservativen Milieu kam Therese im Herbst 1852 zu ihrer verheirateten Schwester Ida Gürsching nach Augsburg, wo sie das über die Stadt hinaus bekannte „A. B. von Stetten´sche Institut" besuchte, um Lehrerin der französischen Sprache zu werden. Nachdem eine Freundin ihrer Schwester einen Besuch in Neuendettelsau gemacht hatte, zeigte sich Therese sehr beeindruckt. Über die Situation hielt sie später fest: „Sie kam, erfüllt von den dort empfangenen Eindrücken, zu meiner Schwester und sagte mit Bestimmtheit: Dorthin muß die Therese kommen. Meine Brüder erfassten den Gedanken und mein lieber Bruder Otto schrieb an Herrn Pfarrer Löhe. Dieser gewährte meine Aufnahme."

So kam sie am 30. Oktober 1855, im Alter von 16 Jahren, nach Neuendettelsau, wo sie eine gründliche, vielseitige Ausbildung in allen Bereichen der Diakonie erhielt. Mit dem Unterricht engstens verbunden war die „praktische Übung der Barmherzigkeit". Schon im Juli 1856 bekommt sie von Pfarrer Löhle die Erlaubnis, am Sonntag Kranke im Dorf zu besuchen." Hierzu schrieb sie: „Seit ich Krankenbesuche mache, freue ich mich noch mehr auf jeden Sonntag; denn es gibt nicht leicht ein Mittel, das unser inwendiges Leben so fördern kann. Das Wort Gottes, das wir den anderen sagen, erweist sich in seiner wunderbaren Kraft, indem es auf uns selbst zurückfällt." In einem anderen Brief schrieb Therese: „Als ich am vorigen Sonntag in Haag, einem kleinen Dörflein bei Dettelsau, von einem Krankenbett zum anderen ging und mit einer jungen Sterbenden so einfach über Tod und Ewigkeit reden durfte, da war ich glücklich."

Löhes ursprüngliche Konzeption der Diakonissenanstalt sah – im Gegensatz zu den in der Tradition Theodor Fliedners (1800-1864) ➔① stehenden Mutterhäusern – vor, dass die Diakonissen nach ihrer Ausbildung in Neuendettelsau zurück in die Gemeinden gingen um dort diakonisch tätig zu werden. Mit der Diakonissenanstalt in Neuendettelsau sollte weiterhin lediglich ein loser Kontakt bestehen. Im Jahre 1856 hatte sich Wilhelm Löhe auf Bitten der Schwestern dann doch entschlossen, auch ein Mutterhaus zu gründen, also die in Neuendettelsau ausgebildeten Schwestern zu einer Schwesterngemeinschaft zusammenzuschließen. Am 4. April 1857, im Alter von 17 Jahren, wurde Therese Stählin zum kirchlichen Amt der Diakonisse eingesegnet und zunächst als Klassenlehrerin der jüngeren Mädchen bestimmt. Über ihre Einsegnung berichtet sie freudig und ehrfurchtsvoll in einem Brief an ihre Mutter: „Meine liebe Mutter, ich bin nun schon über acht Tage eingesegnet und habe Ihnen noch gar nicht geschrieben, noch gar nichts erzählt von dem schönen Tage, fast dem schönsten meines Lebens. Nun beginnt ein neuer Lebensabschnitt für mich, eine Zeit des fröhlichen Dienens und Arbeitens im Herrn. [...] Ich hab mich nun mit allem, was ich bin und habe, in Seinen Dienst gestellt. All meine Arbeit ist nun ein Opfer, das ich Ihm bringe. Als Priesterin stehe ich vor meinem Gott und Tue mit allem, was ich tue, eitel priesterlich Werk. Meine Füße sind nun gestellt auf den schmalen Weg, solange ich lebe. Meine Seele habe ich schon verlobt, und Sein soll sie sein in Ewigkeit."

Da inzwischen viele Diakonissen, die sich nun „Schwestern" nannten und eine genaue Kleiderordnung einzuhalten hatten, außerhalb des Mutterhauses eingesetzt waren, wurden diese zu einem „Kapitel" zusammengeschlossen. Schwester Therese wurde zur Protokollführerin und am 1. April 1859 zur „Kapitels-Oberin" bestimmt. Gleichzeitig arbeitete sie in der Diakonissenschule.

Im Jahre 1865 schrieb Therese an ihre Schwester: „Ich soll mit Schwester Amalie in ungefähr 8 Tagen den Bettelsack umhängen und terminieren gehen. Es ist nämlich so: Herr Pfarrer hat immer neue, große Ideen. Das ist eine bekannte Sache. So will er nun, dass wir hier allen Kranken und Elenden unserer Gegend dienen und zwar unentgeltlich. Der ganze Distrikt Kloster Heilsbronn hat das Recht, seine armen Kranken hierher zu schicken ins Distrikthospital. Sie werden dann von uns gratis gepflegt. Dafür aber gehen zweimal jährlich zwei Diakonissen in all den Ortschaften herum (es sind über 100) und betteln, betteln aber nicht fürs Diakonissenhaus, sondern lediglich für die Armen und Kranken, die wir aufgenommen haben. Mit Kloster Heilsbronn wird angefangen und dazu sind wir einstweilen erkoren."

Nachdem Amalie Rehm am 11. März 1883 verstorben war, wurde am 7. April desselben Jahres mit überwiegender Mehrzahl Schwester Therese Stählin als Oberin gewählt und am 11. April 1883 feierlich in ihr Amt eingeführt. Die Diakonissenschaft bestand zu jener Zeit aus 221 Schwestern. Als sie ihr Amt 38 Jahre später aus Altersgründen abgab, hatte sich die Zahl der Schwestern versiebenfacht; entsprechend war auch die Zahl der auswärtigen Stationen und Arbeitsfelder angestiegen.

Als Therese Stählin Oberin wurde, war sie 44 Jahre alt. Von Schwester Selma Trautwein wurde sie später wie folgt beschrieben: „Würdig, Ehrerbietung erweckend war ihr Wesen und doch wieder so voller warmer, mütterlicher Güte, dass einem das Herz aufging in ihrer Nähe."

Im Januar 1921 schrieb Oberin Therese Stählin an Rektor Hans Lauerer: „Die zunehmenden Hemmnisse des Alters veranlassen mich, unseren hochwürdigen Herrn Rektor zu bitten, er wolle zu der Zeit, die ihm die geeignetste erscheint, und nach der Weise, die unserem Hause entspricht, die nötigen Schritte tun, dass das Amt der Oberin den alten, müden Händen abgenommen und in jüngere Hände gelegt werde – zum Wohle des Hauses. Gott sei Dank für alle Durchhilfe in langen Jahren!“ Therese Stählin war inzwischen 82 Jahre alt. Schon viele Jahre früher hatte sie wiederholt ihren Rücktritt angeboten, aber vom Rektor gehört: „Gott werde es zur rechten Stunde zeigen, wann es Zeit sei.“

Am 24. Februar 1921 wurde die Diakonisse Selma Haffner als Nachfolgerin berufen. Therese Stählin wurde nun „Frau Oberin-Mutter“ genannt. Ihren Lebensabend verbrachte sie im sogenannten „Feierabendhaus“ in Neuendettelsau, „zuerst noch in geistiger Frische an dem weitverzweigten Leben der großen Anstalt teilnehmend, dann bei allmählich schwächer werdender Kraft immer mehr in dem Gedanken an das bevorstehende Abscheiden!“ Als sie zuletzt besonderer Pflege bedurfte, war sie, wie die pflegende Schwester schrieb, „in allem so stille und demütig, geduldig und anspruchslos und immer voll Freundlichkeit und Dank.“ Nach kurzer Krankheit starb Therese Stählin am 22. April 1928.

Neben ihren veröffentlichten Briefen fand Therese Stählin als „überragende Persönlichkeit“ in den von Hans Lauerer zum 70-jährigen und 100-jährigen Bestehen der Diakonissenanstalt Neuendettelsau verfassten Chroniken sowie im Kaiserswerther Diakonissen-Lesebuch von 1927 und im Diakonissenbuch von 1935 eine ausführliche Würdigung.

Quellen und Literatur:

Berger, Manfred: Therese Stählin. In: Biographisch-Bibliographisches Kirchenlexikon, Band XXIV. Begründet und herausgegeben von Friedrich Wilhelm Bautz. Fortgeführt von Traugott Bautz. Traugott Bautz. Herzberg 2005, Spalte 1414-1420.

Geiger, E.: Therese Stählin (1839-1928) Oberin in Wilhelm Löhes Werk. In: Zimmerling, Peter (Hrsg.): Evangelische Seelsorgerinnen. Biographische Skizzen, Texte und Programme. Vandenhoeck & Ruprecht. Göttingen 2005, Seite 1955 ff.

Honold, Matthias: Der unbekannte Riese. Geschichte der Diakonie in Bayern (Hefte zur Bayerischen Geschichte und Kultur, Band 31). Herausgegeben vom Haus der Bayerischen Geschichte. Augsburg 2004, Seite 23-26.

Kaiserswerther Verband Deutscher Diakonissen-Mutterhäuser (Hrsg.): Diakonissen -Lesebuch. Berlin-Wilmersdorf 1927.

Lauerer, Hans: Die Diakonissenanstalt Neuendettelsau. Aus Geschichte und Gegenwart. Zweite Auflage. Buchhandlung der Diakonissenanstalt. Neuendettelsau 1928.

Lauerer, Hans: Die Diakonissenanstalt Neuendettelsau. 1854-1954. Verlag der Evangelisch-Lutherischen Diakonissenanstalt Neuendettelsau. Neuendettelsau 1954.

Leipziger, Karl (Hrsg.): Helfen in Gottes Namen. Lebensbilder aus der Geschichte der bayerischen Diakonie. Claudius. München 1986, Seite 106.

Meyer, Friedrich: Lebensläufe selig heimgegangener Schwestern des Diakonissenhauses Neuendettelsau. Ihren noch pilgernden Genossinnen zu Trost und Nacheiferung dargereicht. Nördlingen 1884.

Panzer, Marita A.: Therese Stählin (1839-1928). Oberin der Diakonissenanstalt Neuendettelsau. In: Panzer, Marita A. / Plößl, Elisabeth: Bavarias Töchter. Frauenportraits aus fünf Jahrhunderten. Pustet. Regensburg 1997, Seite 24 ff. (Durchgesehene Taschenbuchausgabe. Piper. München, Zürich 2005).

Ruckdäschel, Erika: Therese Stählin 1839-1928. Oberin in Neuendettelsau. In: Leipziger, Karl (Hrsg.): Helfen in Gottes Namen. Lebensbilder aus der Geschichte der bayerischen Diakonie. Claudius. München 1986, Seite 106-128.

Trautwein. Selma: Therese Stählin. In: Kaiserswerther Verband Deutscher Diakonissen-Mutterhäuser (Hrsg.): Diakonissenbuch. Buchhandlung der Diakonissen-Anstalt. Düsseldorf-Kaiserswerth 1935, Seite 166-172.

Trautwein. Selma: Therese Stählin. Zur Erinnerung an unsere Frau Oberin (Aus der Diakonissenanstalt Neuendettelsau, Band 7/9). Verlag der Diakonissenanstalt. Neuendettelsau 1931.

Stählin, Otto: Die Familie Stählin aus Memmingen. Degener. Neustadt an der Aisch 1959.

Stählin, Therese: Meine Seele erhebet den Herrn. Briefe von Frau Oberin Therese Stählin 1854-1883. Verlag der Diakonissenanstalt. Neuendettelsau 1957.

Stählin, Therese: Auf daß sie alle eins seien. Briefe von Frau Oberin Stählin 1883-1928. Verlag der Diakonissenanstalt. Neuendettelsau 1858.

Stählin, Therese: So wir im Lichte wandeln. Herausgegeben von Margarete Hoffmann. Verlag der Diakonissenanstalt. Neuendettelsau 1959.

www.de.wikipedia.org/wiki/Diakonie_Neuendettelsau-16k.
www.diakonieneuendettelsau.de.
Bildquelle: Leipziger, Karl (Hrsg.): Helfen in Gottes Namen. Claudius. München 1986, Seite 106.

Hubert Kolling

STAMFORD, Johann Ludwig Friedrich von

Mit dem Namen dieses Obervorstehers, der wie Heinz von Lüder (ca. 1490-1559) ➔④ und Wilhelm von Urff (1673-1762) ➔④ in den von Philipp dem Großmütigen (1504-1567) ➔④ gegründeten Hessischen Hohen Hospitälern wirkte, ist der Beginn einer an den philanthropischen Idealen der Spätaufklärung orientierten Versorgung und Pflege von Geisteskranken („Irrenpflege") in Hessen verbunden. 1738 auf Schloss Lorentzen im Unterelsass als Spross einer aus England im 17. Jahrhundert eingewanderten Familie geboren, studierte Stamford ab 1754 in Heidelberg Theologie und schlug 1757 eine Militärlaufbahn ein. Seit 1758 in hessischen Diensten, nahm er von 1776 bis 1782 als hessischer Offizier am amerikanischen Unabhängigkeitskrieg teil, wurde 1777 schwer verwundet und mit dem Orden „Pour la vertu militaire" ausgezeichnet. 1783 schied er wegen beginnender Ertaubung als Major aus dem Militärdienst aus und wurde nach kurzer Tätigkeit als Kriegsrat in Kassel ab 1786 Obervorsteher der Hessischen Hohen Hospitäler mit Sitz im Hospital Haina. 1795 starb dort seine Ehefrau Susanne, geborene Mutillet, mit der er seit 1763 verheiratet war, und der 1766 geborene einzige Sohn Hans-Ephraim fiel 1799 bei Alkmaar. In Haina bezog Stamford mit seiner Familie das geräumige und ansehnliche ehemalige Abtshaus, zu dem weitere Nebengebäude und Gartenland gehörten. Die Besoldung des Obervorstehers betrug 500 Reichstaler (Rthlr) an Geld, 350 Rthlr an Naturalien, freie Wohnung und Feuerung und weitere Einkünfte wie Diäten, Forstbußen etc., die einen adeligen Lebensstil zuließen. Rangmäßig gehörte der Obervorsteher wie die Inhaber der adeligen Erbämter zur zweiten von insgesamt acht Klassen der Hofordnung. Neben umfangreichen administrativen Aufgaben der Finanz- und Personalverwaltung und der Aufsicht über alle drei Hospitäler mit ihren ausgedehnten Landwirtschaften, Forsten, Hüttenwerken, Vogteien und Kapitalgeschäften hatte der Obervorsteher auch die Aufsicht über die Pflege und Versorgung der Patienten („Hospitaliten") und konnte neben den Landgrafen und der jährlich im Mai tagenden Visitationskommission auch selber Patienten aufnehmen beziehungsweise bei Fehlverhalten ausweisen. Darunter befanden sich Schwachsinnige, Depressive, Epileptiker, Menschen mit schwersten, gemeingefährlichen Erregungszuständen, Blinde, Taube, Stumme, Lahme, Altersschwache und Gebrechliche, die in ganz unterschiedlichen Räumlichkeiten untergebracht waren. Trotz massiver Probleme mit dem Hessen-Darmstädtischen Geheimrat Stockhausen und dem lutherischen Hospitalspfarrer Soldan setzte Stamford bereits zu Beginn seiner Tätigkeit eine verbesserte Unterbringung der Patienten mit schwersten Erregungszuständen („Rasenden") durch. Sie waren ursprünglich in kleinen, fensterlosen Holzverschlägen angekettet auf dem nackten Steinfußboden und fauligem Stroh untergebracht gewesen und erhielten nun neue größere Unterkünfte mit Fenstern, Ofenheizung und der Möglichkeit der raschen Reinigung der Zellen. Bei günstigem Wetter ließ er die Patienten auch in die von ihm auf eigene Kosten angelegte weitläufige Parkanlage bringen, wo sie, allerdings teilweise an Bäume oder Bänke angekettet, an der frischen Luft sein konnten. Mehrere zeitgenössische Reiseberichte heben die vergleichsweise humane Unterbringung der Schwerkranken und das philanthropische Engagement des Obervorstehers hervor, der mit verschiedenen Spätaufklärern in Kassel (Mauvillon) und Marburg (Justi, Robert) befreundet war. Offenbar bemühte er sich, auch mit der aktuellen Literatur der „Irrenheilkunde" Schritt zu halten. So findet sich in den Restbeständen der Hospital-Bibliothek unter anderem das Werk von Johann Christoph Hoffbauer „Naturlehre der Seele in Briefen"

(Halle 1796). Der wichtigste Beitrag Stamfords zur Pflege ist sicher seine an einem englischen Park orientierte Garten-Anlage, die in vielschichtigen Anspielungen die Tradition der Hohen Hospitäler mit seiner eigenen Vereinsamung und dem Verlust seiner Ehefrau und seines Sohnes und den täglich ihn umgebenden Schreckensbildern menschlicher Krankheit mit der Sehnsucht nach Frieden, Geborgenheit und dem Jenseits verband. Außer wenigen Parkresten ist von der ursprünglichen Ausstattung mit Tempeln, Altären, einer Einsiedelei und abwechslungsreichen Naturschauspielen nichts erhalten.

Quellen und Literatur:

Hoefer, Natascha: „Aber diese Faunengesichter...“. Theatrale Elemente und die Ästhetik des Schrecklichen im Garten des Narrenhospitals zu Haina. In: Friedrich, Arnd / Heinrich, Fritz / Holm, Christiane (Hrsg.): Johann Heinrich Wilhelm Tischbein (1751-1829). Das Werk des Goethe-Malers zwischen Kunst, Wissenschaft und Alltagskultur. Michael Imhof. Petersberg 2001, Seite 246-259.

Otto Kahm: Friedrich von Stamford. Obervorsteher der hessischen Samt-Hospitäler (Frankenberger Hefte, Band 5). Kahm. Frankenberg 1997.

Gerhard Aumüller

STÖRRING, Marie

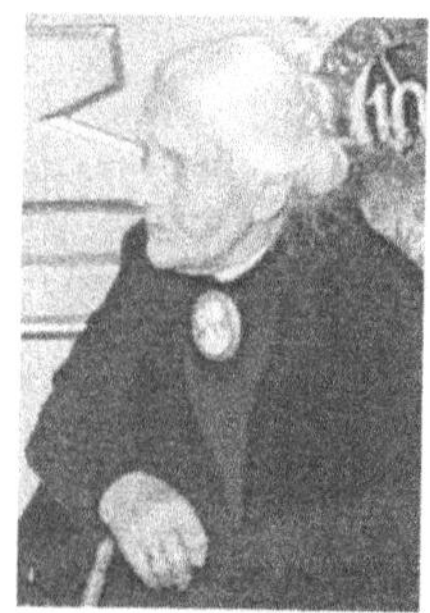

Maria Störring wurde am 27. März 1866 in Ostwethen bei Tilsit in Ostpreußen geboren. Ihre Vorfahren waren Landwirte, Handwerker und Lehrer. Marie strebte früh heraus aus der dörflichen Enge und ließ sich am 1868 gegründeten Berliner Augusta-Hospital in der Scharnhorststraße (viel später befanden sich hier das Regierungskrankenhaus der Deutschen Demokratischen Republik [DDR] und ein Krankenhaus der Bundeswehr) zur Krankenschwester ausbilden. Danach wurde sie Lehrschwester, Stationsschwester und Oberschwester, wobei Sorgfalt, Strenge und Güte in einem ausgewogenen Verhältnis standen. Ihr Weg führte Marie Störring schließlich auf die Position der Oberin der Universitäts-Nervenklinik in Leipzig, wo sie den sechs Jahre älteren Assistenzarzt von Paul Flechsig (1847-1929) Gustav Störring (1860-1946) kennen lernte und heiratete.

Beide gründeten 1897 in der Nähe von Leipzig ein psychiatrisches Privatsanatorium, das sie jedoch infolge der Berufung Professor Störrings zunächst auf den Lehrstuhl in Zürich, dann nach Straßburg und Bonn, aufgeben mussten. Marie Störring brachte vier Söhne und eine Tochter zur Welt. Die Söhne wurden alle Ärzte, drei davon Psychiater, unter ihnen Gustav Störring junior (1903-2000), Ordinarius in Düsseldorf und Kiel.

Die Mutter wurde als „lebenskräftige, vielseitig begabte, aufnahmefähige und gemütvolle Frau“ beschrieben. Sie galt als Intellektuelle in ihrem Berufsstand, lebte mit der Dichtung und der Wissenschaft und besaß ein außergewöhnlich gutes Gedächtnis, das es ihr gestattete, noch am Tage ihres 100. Geburtstages ein mehrstrophiges Gedicht Ludwig Uhlands auswendig vorzutragen. Marie Störring starb ohne langes Siechtum am 22. August 1966 im Alter von 100 Jahren an einer Embolie. An ihre Tochter schrieb sie noch 1961, 95-jährig, dass sie selber für sich sorgen könne und nicht in Abhängigkeit leben müsse. Und sie danke ihrem Schicksal dafür, dass ihr die geistige Fähigkeit und das Augenlicht erhalten geblieben seien und sie noch manches gute Buch lesen könne. Ihre bei Hans-Rudolf Wiedemann wiedergegebene, gut lesbare Handschrift zeigt noch im hohen Alter vitale Kraft, Disziplin und Lebensfreude – Eigenschaften, die sie vor vielen Jahrzehnten schon als Krankenschwester, Medizinpädagogin und Oberin auszeichneten.

Quellen und Literatur:

Wiedemann, Hans-Rudolf / Heberlein, Wolfgang: Langlebigkeit und geistige Vitalität. Vorbilder aus Vergangenheit und Gegenwart. 2, wesentlich erweiterte Auflage. Dräger. Lübeck 1997, Seite 25-29 (1. Auflage 1995).

Bildquelle: Wiedemann, Hans-Rudolf / Heberlein, Wolfgang: Langlebigkeit und geistige Vitalität. Dräger. Lübeck 1997, Seite 25.

Volker Klimpel

STRASSER, Xaveria

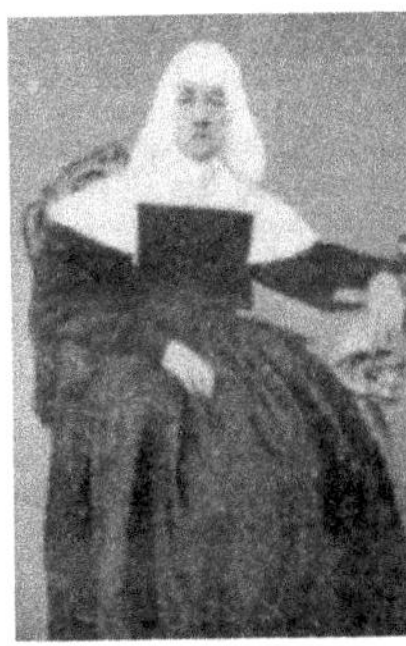

Gedrängt von der Not der Cholera und besorgt um das Seelenheil der Kranken, berief Domherr Graf Karl Coudenhove (1774-1838) ➔⑤ mit Unterstützung der Kaiserin Karolina Augusta von Österreich (1792-1873) ➔③ im Jahre 1832 Barmherzige Schwestern vom heiligen Vinzenz von Paul (1581-1660) ➔① nach Wien. Das Mutterhaus in Zams (Tirol) – der erste Ort, an dem die hauptsächlich der Krankenpflege widmete Kongregation sich in Österreich niedergelassen hatte – entsandte daraufhin am 2. März 1832 Katharina Lins (Schwester Josepha Nikolina) (1788-1836) ➔② mit drei Schwestern (Baronesse Sternbach, Xaveria Strasser und Seraphina Gräfin Sardentheim) sowie zwei Kandidatinnen nach Wien-Gumpendorf.

Als Besonderheiten in der Versorgung der Kranken ist zu bemerken, dass die Schwestern von Gumpendorf von Anfang an auch die ambulante Hauskrankenpflege ausübten, wozu anfangs 15 bis 18, später 30 Schwestern abgestellt wurden. Sie pflegten nicht nur Frauen, sondern auch Männer, was damals für geistliche Schwestern nicht üblich war. Auch in der medizinischen Fachwelt spielten die Barmherzigen Schwestern eine nicht unbeachtliche Rolle, da das Wiener Spital die einzige homöopathische Heil- und Lehranstalt der Stadt war, die als solche auch weit über die Grenzen des Kaiserreichs hinaus Bedeutung erlangte. In der Homöopathie erwarben sich die Schwestern einen guten Ruf – sechs Spitäler wurden von ihnen im Laufe der Zeit nach der Schule von Samuel Hahnemann (1755-1843) geführt: außer dem Spital in Gumpendorf waren dies die Spitäler in den Wiener Vorstädten Sechshaus und Leopldstadt (mit einer homöopathischen und einer allopathischen Abteilung) sowie die Krankenhäuser in Linz, Kremsier und Steyr.

Zu Beginn des Jahres 2000 gehörten der Kongregation knapp 400 Schwestern an. Zu den ordenseigenen Niederlassungen zählen heute unter anderem vier Krankenhäuser (Wien, Linz, Ried, Speising) und drei Altenheime (Wien, Baden, Maria Anzbach). In den Jahren 1998 und 1999 konnten zwei Niederlassungen in Tschechien eröffnet werden.

Nachdem die erste Oberin in das Mutterhaus von Zams zurückgekehrt war, wurde am 1. März 1836 „die außerordentlich begabte und tüchtige Schwester Xaveria Strasser“ zur 1. Generaloberin der Barmherzigen Schwestern in Wien und Graf Coudenhove zu deren Superior ernannt. Der Anstaltsarzt Dr. Wilhelm Friedrich Carl Fleischmann (1799-1868) würdigte 1839 die neue Oberin als „eine durch Umsicht und vorzügliche Kenntnisse der Krankenpflege ausgezeichnete Person.“ Zugleich berichtete er über die Berufsauffassung der Barmherzigen Schwestern, dass sie „nicht bloß die leibliche Pflege, sondern auch die geistliche Pflege – das Heil der Seele – mit weiser Bescheidenheit“ berücksichtigen sollten. Zudem erwähnt er hinsichtlich der Pflegeausbildung „Vorlesungen über die Krankenpflege“ für die Schwesternkandidatinnen.

Geboren am 2. Februar 1801 in Schwaz (Tirol) und Zögling der Ursulinen in Innsbruck, hatte Xaveria Strasser ihr Ordenskleid noch in Zams erhalten. Bereits drei Jahre nach ihrer Amtseinführung (1839) hatte sich die Zahl ihrer Schwestern außerordentlich vermehrt, neben 51 Professen und 33 Novizinnen waren 3 Kandidatinnen im Haus. Bereits ein Jahr später (1840) überschritt die Gesamtzahl der Professschwestern und Novizinnen bei weitem die Zahl 100.

Schwester Xaveria Strasser blieb bis zum 1. August 1842 Generaloberin in Wien-Gumpendorf. Ihre Nachfolgerinnen im Amt waren in den Jahren 1842-1845 Schwester

Leopoldine Kunst, 1845-1848 Schwester Friederike Baumgartner, 1848-1854 Schwester Hedwig Klausa, 1854-1863 Schwester Maximiliana Bernold, 1863-1872 Schwester Leopoldine Wagner (1822-1897) ➔④, 1872-1875 Schwester Benedikta Molterer, 1875-1896 Schwester Leopoldine Wagner, 1896-1910 Schwester Hildegard Tobich (1841-1910) ➔⑤ und 1910-1927 Schwester Gervasia Salzner (1865-1949) ➔④.

Von Wien aus wurde 1842 eine neue selbständige Kongregation der Barmherzigen Schwestern mit einem eigenen Mutterhaus in Szatmár in Ungarn (das spätere Satu Mare in Rumänien) gegründet. Am 21. August 1842 nahm Xaveria Strasser von Gumpendorf für immer Abschied und trat mit 6 Schwestern (Brigitte Koch, Beatrix Freiin von Duval, Stephanie Papp, Emmerika Pauer, Georgine von Juhas und Albertine Demel) sowie 3 Kandidatinnen die Reise nach Ungarn an, wo sie erneut das Amt der Generaloberin bekleidete. Neben der Kindererziehung war in Szatmár die Krankenpflege wesentliche Aufgabe des Ordens. Im Revolutionsjahr 1848 wurde Schwester Xaveria Strasser nach Budapest berufen, um an der Einrichtung von Verwundetenspitälern mitzuarbeiten. Als sie am 30. März 1868 in Szatmár im Alter von 67 Jahren starb, hatte ihre Kongregation bereits 15 Filialen und 250 Schwestern.

Quellen und Literatur:

Brentano, Clemens: Die barmherzigen Schwestern in Bezug auf Armen- und Krankenpflege, nebst einem Bericht über das Bürgerspital in Coblenz und erläuternden Beilagen. Hölscher. Koblenz 1831.

Fleischmann, W[ilhelm] F[riedrich] C[arl]: Das Wirken der barmherzigen Schwestern in Wien, nebst einer vorausgeschickten kurzen Lebensgeschichte ihres heiligen Stifters. J. P. Sollinger. Wien 1839, Seite 85-87.

Fleischmann, W[ilhelm] F[riedrich] C[arl]: Notizen über das Spital der barmherzigen Schwestern in Gumpendorf. Die Leistungen der Homöopathie in einer tabellarischen Übersicht der, vom Jahre 1835 bis Ende 1843 in demselben behandelten Kranken, nebst einigen Krankengeschichten. In: Österreichische Zeitschrift für Homöopathie, 1. Jg., 1844, Heft 1, Seite 176-203.

Frings, Hermann Josef: Die Vinzentinerinnen als Wegbereiterinnen der neuzeitlichen Krankenpflege im deutschsprachigen Sprachgebiet (1832-1900). Medizinische Dissertation. Selbstverlag. Köln 1994, Seite 15.

Gattringer, Franz: Geschichte der Kongregation der Mission und der Barmherzigen Schwestern in Österreich-Ungarn. Verlag der Missionspriester. Graz 1912.

Hlawati, Franz: Die Barmherzigen Schwestern von Wien-Gumpendorf 1832-1932. Selbstverlag der Kongregation der Barmherzigen Schwestern. Wien 1932.

Kongregation der Barmherzigen Schwestern vom heiligen Vinzenz von Paul, A-1062 Wien (Gumpendorfer Straße 108): Schriftliche Mitteilung an den Verfasser vom 16. Februar 2005.

Pesch, Heinrich: Die Wohlthätigkeitsanstalten der christlichen Barmherzigkeit in Wien. Herder. Freiburg im Breisgau 1891, Seite 16.

Richartz, Alfonsa: Loderndes Feuer. Vinzenz von Paul. Edition du Signe. Straßburg 1995.

Scherer, Emil Clemens: Die Kongregation der Barmherzigen Schwestern von Straßburg. Ein Bild ihres Werdens und Wirkens von 1734 bis zur Gegenwart (Forschungen zur Kirchengeschichte des Elsaß, Band 2). Colportage Catholique. Saaralben (Lothringen) 1930, Seite 192-197.

Wittelshöfer, L[eopold]: Wiens Heil- und Humanitätsanstalten, ihre Geschichte, Organisation und Statistik. Nach amtlichen Quellen. Seidel. Wien 1856, Seite 254-261.

www.barmherzigeschwestern-wien.at [29.11.2002].

www.bhs.at/orden/prodon.asp [29.11.2002].

Bildquelle: Hlawati, Franz: Die Barmherzigen Schwestern von Wien-Gumpendorf 1832-1932. Selbstverlag der Kongregation der Barmherzigen Schwestern. Wien 1932, S. 126.

Hubert Kolling

STREITEL, Franziska

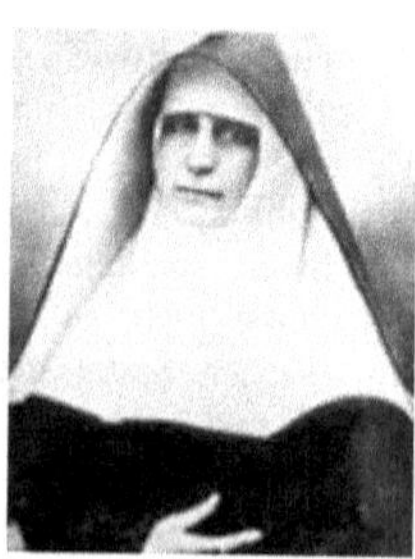

An ihren Namen erinnern Gebäude, Straßen und Plätze in Deutschland, Italien, den USA und in Brasilien. Die Rede ist von Amalia Franziska Rosa Streitel, die als „Maria Franziska vom Kreuz“ 1883 in Rom den Orden der „Schwestern von der Schmerzhaften Mutter“ (SSM) gründete, der bis heute noch in der Krankenpflege tätig ist.

Amalia Franziska Rosa Streitel, so ihr vollständiger Name, kam am 24. November 1844 als erstes von vier Kindern des Landgerichtsassessors und späteren Bezirkshauptmanns Adam Streitel und dessen Ehefrau Franziska Karolina, geborene Hörhammer, in Mellrichstadt in der fränkischen Rhön bei Würzburg zur Welt. Ihr Leben verlief in geordneten, gutbürgerlichen Bahnen, unauffällig im Schutz der anwachsenden Familie; 1846 und 1851 wurden ihre Brüder Adam und Hermann und 1853 ihre Schwester Hedwig geboren. Sie besuchte zunächst an ihrem Heimatort die Volksschule, zog später mit ihren Eltern nach Weyhers bei Fulda und war von 1858 bis 1862 Schülerin im Kloster „Maria Stern" in Augsburg. Nachdem sie dort ihr Lehrerinnen-Diplom abgelegt hatte, trat sie – im Alter von 22 Jahren – am 22. September 1866 im Augsburger Kloster „Maria Stern" in den Dritten Orden des heiligen Franz von Assisi (1182-1226) ➔① ein. Bei der Einkleidung erhielt sie den Namen „Schwester Maria Angela". Am 8. Juni 1868 legte sie ihre erste heilige Profess ab. Ihre Bitte, sich den Kranken widmen zu dürfen, wurde nicht gewährt. So wirkte sie von 1868 bis 1871 als Lehrerin in Nördlingen, anschließend kam sie als Oberin nach Altenmünster bei München und nach Würzburg, zuerst ins Elisabethen-Waisenhaus und später in die „Erziehungsanstalt" Sankt Maria.

Am 17. Januar 1882 erlaubte ihr der Bischof von Augsburg einen Wechsel ins Karmelitinnenkloster Himmelspforten in Würzburg. Dort trat sie am 25. Januar 1882 ein und erhielt – bei ihrer Einkleidung – den Namen „Schwester Petra". In der Abgeschiedenheit des Karmel wurde ihr klar, dass sie zur Gründung einer eigenen Ordensgründung berufen sei, die Beschauung und Tätigkeit zugleich anstrebt. Von daher verließ sie, der Überlieferung zufolge inneren Eingebungen gemäß, bereits am 13. Dezember 1882 Himmelspforten wieder und ging zunächst zu ihren Eltern, die damals in Bamberg wohnten.

Auf Rat ihres Beichtvaters reiste Franziska Streitel nach Rom, um in die 1881 von Pater Johann Baptist Jordan (1848-1918) ➔③ unter Mithilfe von Therese von Wüllenweber (1833-1907) ➔③ gegründete Kongregation der Salvatorianer, der „Gesellschaft des Göttlichen Heilands", Societas Divini Salvatoris (SDS), einzutreten beziehungsweise deren weiblicher Zweig zu gründen. Am 16. Februar 1883 kam sie in Rom an. Zwölf Tage später, am 18. März, legte sie ihre Gelübde ab und wählte den Namen „Schwester Maria Franziska vom Kreuz". Deutlich die sozialen Probleme des 19. Jahrhunderts vor Augen, verstand sie ihre Aufgabe als eine Doppelte. Hierzu schrieb sie am 16. Juli 1883: „Gebet und Arbeit sollen in gleichen Linien laufen und als Doppelschwestern an der Hebung des geistigen und sozialen Elends der Menschheit wirkend, derselben wieder lehren was es heißt, ‚beten und arbeiten'".

Am 17. September 1885 erhielt die kleine Klostergemeinschaft, die inzwischen um „Mutter Franziska" („Madre Francesca) entstanden war, den Namen „Suore dell Addolorata" („Schwestern von der Schmerzhaften Mutter"). Am 1. Dezember 1885, nach der Trennung von Pater Johann Baptist Jordan, übersiedelte die Klostergemeinschaft mit ihren inzwischen 36 Schwestern in ein größeres Haus in Rom, in der Straße „Borgo Santo Spirito", gegenüber vom Vatikan. Am 7. April 1887 legte „Mutter Franziska" ihre feierlichen Gelübde ab; bis zum Jahre 1896 war sie die Generaloberin ihrer Gemeinschaft. Die Schwestern betreuten wie zuvor arme Waisenkinder in ihrem Konvent und gingen zur Krankenpflege in die Wohnungen armer Leute.

Aus den sehr bescheidenen Anfängen entwickelte sich sehr bald eine internationale Gemeinschaft. Am 26. November 1889 erfolgte die Gründung der ersten Niederlassung in den USA, wo die Schwestern im Kranken- und Waisenhaus St. Franziskus in Wichita (Kansas) arbeiteten. Das St. Franziskus-Krankenhaus entwickelte sich im Laufe der Zeit zur größten katholischen Institution der Krankenpflege im Staat Kansas, das bis heute noch immer von den Schwestern geleitet wird. Ab Mai 1890 hatte deren Gründerin dort mehr als zehn Monate lang mit Rat und Tat mitgearbeitet und während dieser Zeit gleich mehrere Krankenhäuser in Menomonie, Marsh-

field und Oshkosh (Wisconsin) sowie zwei kleine Pfarrschulen, in Aleppo und in Ost (Kansas), gegründet.
Nach einer weiteren Reise in die Vereinigten Staaten im Juni 1891 eröffnete „Maria Franziska vom Kreuz“ im Dezember 1892 die erste Niederlassung in Wien-Simmering zur Ausübung der ambulanten Krankenpflege. Von 1894 bis 1899 leiteten die „Schwestern von der Schmerzhaften Mutter“ das „Maria-Theresia-Krankenhaus“ für Frauen in Wien. Während der Bedarf an Schwestern im Krankenpflege- und Schuldienst in den USA ständig größer wurde und sich diese Dienste dort sehr schnell institutionalisierten, übten die Schwestern in Rom weiterhin „nur“ Hauskrankenpflege aus und nahmen arme, verlassene und elternlose Kinder in ihr Haus auf.
Die Errichtung der ersten Filiale in ihrer deutschen Heimat durfte die Gründerin der Gemeinschaft nicht mehr erleben. Aber sie hatte sich auf ihrer Rückreise von Amerika nach Rom am 20. Oktober 1891 kurz im mittelfränkischen Abenberg bei Nürnberg aufgehalten, wobei sie das Grab von Stilla von Abenberg (um 1100 – um 1150) ➔④ besuchte und Verhandlungen mit der dortigen Stadtverwaltung und Pfarrei über den Erwerb des im Verfall begriffenen Augustinerklosters Marienburg führte. Erst neun Jahre nach ihrem Tod, im Juli 1920, konnten die Schwestern dort einziehen.
Im Mai 1893 übernahmen die Schwestern die Leitung eines Kinderheimes in Lussingrande Istria, auf der Insel Lussin im Adriatischen Meer. Im Juni 1893 wurde mit der Krankenpflege in Rhinelader (Wisconsin) begonnen und bei Wien ein weiteres Haus eröffnet. Im April 1895 kam eine neue Filiale in Kukus (Böhmen) dazu und im Mai 1895 das Kurheim St. Franziskus in Denville (New Yersey).
Am 7. August 1895 trat Franziska Streitel ihre dritte und letzte Reise in die USA an; Mitte März 1896 kehrte sie zurück. Nach Verleumdungen gab sie am 14. April 1896 ihr Amt als Generaloberin auf; am 14. April 1896 wurde Schwester M. Johanna Ankenbrand (1858-1955) – bislang ihre Stellvertreterin in Amerika – zu ihrer Nachfolgerin ernannt. Als einfache Schwester der von ihr gegründeten Kongregation blieb Franziska Streitel zunächst bis zum 2. Juli 1905 im Mutterhaus in Rom und lebte anschließend in „Castel Sant' Elia“, 30 Kilometer nördlich von Rom, wo sie vor allem kranke Kinder betreute. Der Überlieferung nach versorgte sie die „am wenigsten gepflegten Kinder [...] mit besonderer Liebe, ihren natürlichen Widerwillen gegen Ungeziefer und ekelerregende Hautkrankheiten überwindend.“ Am 6. März 1911, an dem Tag, an dem Papst Pius X. (1835-1914) ihre Kongregation für immer bestätigte, starb Franziska im Alter von 66 Jahren.
Im Jahre 1923 verlieh das Staatsministerium für Unterricht und Kultur der Gemeinschaft den Status einer Körperschaft des öffentlichen Rechts, was für den Abschluss von Verträgen wichtig war. Zu diesem Zeitpunkt zählte die Gemeinschaft 372 Schwestern. Das Mutterhaus der Kongregation ist heute noch in Rom; der Sitz der europäischen Ordensprovinz befindet sich seit 1920 in Abenberg im ehemaligen Kloster Marienburg. Zur Provinz gehören die Filialen in Deutschland, Österreich und Italien.
Unmittelbar nach dem Zweiten Weltkrieg (1939-1945) begannen die Schwestern in Abenberg wieder damit, die Krankenpflege auszuüben. Die zur Behandlung notwendigen Geräte wurden aus früheren Lazarettbeständen beschafft. Nicht zuletzt wegen der guten Pflege wurde das dortige Krankenhaus bald über seine nähere Umgebung hinaus bekannt und musste Ende der 1950er Jahre und 1969/70 baulich erweitert werden.
Am 12. November 1936 hatte der Diözesanbischof von Nepi, Luigi Olivares (1873-1943) erlaubt, den Diözesanprozess für die Seligsprechung von Franziska Streitel zu beginnen. Bei der ersten Sitzung am 5. April 1937 wurde ihr der Titel „Dienerin Gottes“ verliehen. Papst Pius XII. (1876-1958) genehmigte am 13. Juni 1947 den „Apostolischen Prozess“, der bis heute noch nicht abgeschlossen ist. Am 10. Mai 1949 wurden die Gebeine der „Dienerin Gottes“ in die Schwesternkapelle getragen, wo der Sarg in die Wand eingebettet wurde. An ihrem Geburtsort Mellrichstadt

erinnern heute das Franziska-Streitel-Altenheim, der „Franziska-Streitel-Platz" und die „Franziska-Streitel-Straße" an das Wirken der ungewöhnlichen Frau.

Quellen und Literatur:

Frank, Karl Suso: Franziska Streitel. In: Lexikon für Theologie und Kirche. Neunter Band. Begründet von Michael Buchberger. Dritte, völlig neu bearbeitete Auflage. Herausgegeben von Walter Kasper. Herder. Freiburg, Basel, Rom, Wien 2000, Spalte 1045.
Kuhn, Josef: Glaubenszeugen unserer Heimat. Christa Mock, die fränkische Maria Goretti; Franziska Streitel, Gründerin der „Schwestern von der Schmerzhaften Mutter". In: Heimat-Jahrbuch des Landkreises Rhön-Grabfeld, 13. Jg., 1991. Herausgegeben vom Landkreis Rhön-Grabfeld. Richard Mack. Mellrichstadt 1991, Seite 281-284.
Merkl, Robert / Sterzinger, Rudi: Das Kloster Marienburg und die Schwestern von der Schmerzhaften Mutter. Schwester Franziska Streitel und andere Ordensfrauen aus Mellrichstadt. In: 1250 Jahre Pfarrei Mellrichstadt 742-1992. Christliches Leben einst und jetzt. Herausgegeben vom Pfarrgemeinderat St. Kilian. Schriftleitung: Erwin Schwester. Richard Mack. Mellrichstadt 1992, Seite 178-183.
Müller, Therese M: Maria Franziska Streitel, eine Dienerin Gottes aus Franken. In: Fränkischer Hauskalender und Caritaskalender. Echter. Würzburg 1992, Seite 39-52.
Probst, Ernst: Superfrauen. 2. Religion. Verlag Ernst Probst. Mainz-Kostheim 2001, Seite 41-46.
Reif, Irene: Von Hexen und Heiligen. Fränkische Augenblicke. Bayerische Verlagsanstalt. Bamberg 1991, Seite 37-67.
Reichert, Aquilin: Mother Frances Streitel. Her life and work. Convent of the Sorrowful Mother. Milwaukee 1948.
Reichert, Aquilin: Ein kurzes Lebensbild der ehrwürdigen Mutter M. Franziska Streitel, Stifterin der Schwestern von der Schmerzhaften Mutter. Rom 1932.
Reichert, Aquilin: Heldenmutiger Einsatz für ideales Ordenleben der Dienerin Gottes Maria Franziska Streitel. 1940.
Sauser, Ekkart: Franziska Streitel: In: Biographisch-Bibliographisches Kirchenlexikon, Band XVIII. Begründet und herausgegeben von Friedrich Wilhelm Bautz. Fortgeführt von Traugott Bautz. Traugott Bautz. Herzberg 2001, Spalte 1350.
Torsy, Jakob: Der Grosse Namenstagskalender. 3720 Namen und 1560 Lebensbeschreibungen unserer Heiligen. Elfte Auflage. Herder. Freiburg, Basel, Wien 1985, Seite 85.
www.stephanscom.at/edw/orden/ssm2.html.
www.stephanscom.at/edw/orden/ssm3.html.
www.heiligenlexikon.deBiographienF/Franziska_Streitel.htm.
www.namenstage.ch/namen/f/franziska_st.htm.
www.kloster-abenberg.de/orden.htm.

Bildquelle:
www.stephanscom.at/edw/orden/ssm2.html.

Hubert Kolling

SVOBODA, Robert

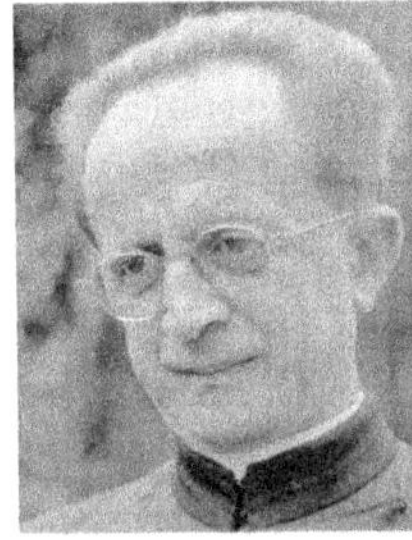

Zu der Gruppe aus dem Krankenpflegeorden der Kamillianer [Kamillus von Lellis (1550-1614) ➔①], die im Deutschen Caritasverband (DCV) in Breiburg im Breisgau seit dessen Gründung mitgearbeitet haben, zählt neben Michael Fischer (1887-1948) ➔②, Hubert Reinartz (1899-1953) ➔② und Bernhard Rüther (1913-1980) ➔② auch Robert Svoboda, der als „Manager der Nächstenliebe" in die Geschichte einging.

Geboren wurde er am 26. Mai 1904 in Wien und zwar als das älteste von acht Geschwistern, unter denen nur ein Mädchen war. Sein Vater Cyrill, Monteur von Beruf, verunglückte tödlich und wurde am Weihnachtsabend 1914 begraben. Für seine Mutter Maria, geborene Mateyka, war es nicht leicht, die große Kinderschar durchzubringen. Von 1910 bis 1915 besuchte er die Volksschule, dann ein Jahr das Staatliche Gymnasium in Wien. Da er Priester werden wollte, wechselte er zum Erzbischöflichen „Knabenseminar" nach Oberhollabrunn in Niederösterreich. Nachdem er sich entschlossen hatte „Ordensmann zu werden", ging er an Ostern 1920 zur Gymnasialen Lehranstalt der deutschen Kamillianer nach Neuss am Rhein, wo er im Herbst 1922 die Reifeprüfung bestand. Nach dem sich anschließenden Noviziat wurde er am 19. März 1924 in die Ordensgemeinschaft der „Kamillianer" aufgenommen. Danach studierte er zunächst im Noviziatshaus seines Ordens in Vaals bei Aachen ein Jahr Philosophie. Sein Studium setzte er danach in der

Philosophisch-Theologischen Lehranstalt in Münster (Westfalen) fort, wo er auch am 19. März 1927 die Profess ablegte und zwei Jahre später, am gleichen Tag, die Priesterweihe empfing.
Kurze Zeit später, am 1. Mai 1929, begann er seine Tätigkeit als Referent für Seelsorgehilfe am Deutschen Caritasverband in Freiburg im Breisgau. 1934 promovierte er an der dortigen Universität mit der pastoraltheologischen Arbeit „Querschnitt durch die Seelsorge von heute: Schichtenseelsorge“ zum Doktor der Theologie; seine Dissertation veröffentlichte er unter dem Titel „Das Einheitsprinzip in der katholischen Seelsorge und seine Differenzierung“ (Wien 1938).
Ende Januar 1935 wurde er als leitender Seelsorger in das Allgemeine Krankenhaus nach Wien versetzt, wo er sich neben der Krankenseelsorge vor allem auch um den Zusammenschluss der katholischen Schwesternschaften – insgesamt rund 40 Kongregationen – bemühte, indem er die „Katholische Schwesternschaft Österreichs“ ins Leben rief. Der Verband zählte Ende 1936 bereits 5.100 Mitglieder. Gleichzeitig sorgte er für einen längst fälligen neuen Lehrplan in der zentralen Pflegerinnenschule und für Kurse zur Weiterbildung des Pflegepersonals. Darüber hinaus war er geistlicher Berater in den Vereinigungen der Hauskrankenpflege, der Hebammen und der Ärzte. Im Auftrag von Kardinal Dr. Theodor Innitzer gründete er 1935 in der Erzdiözese Wien das „Krankenapostolat“ und das „Blindenapostolat Österreichs“. Letzteres war eine europaweite Gebetsgemeinschaft von Blinden, die aus Frankreich und der Schweiz nach Österreich gelangt war. Auf Initiative von Robert Svoboda findet seit 1938 jährlich in Wien das Krankenfest im Stephansdom statt.
Im Jahre 1939 wurde Robert Svoboda zum Provinzial der deutschen Kamillianer gewählt, ein Amt, das er bis 1949 ausübte. Während des Zweiten Weltkrieges (1939-1945) war er darüber hinaus auch Kommissar der Ordensprovinz in den Ländern Dänemark, Holland, Lothringen und Polen. Von 1946 bis 1949 war er Provinzial der neugegründeten österreichischen Provinz, in der er neben seiner Lehrtätigkeit an der philosophischen Lehranstalt der Provinz ein reges Wirken entfaltete.
Zum 1. September 1953 wurde Robert Svoboda als Leiter des Referates Seelsorgehilfe wiederum an den Deutschen Caritasverband nach Freiburg im Breisgau berufen, wo er sich vor allem der Kranken-, Gehörlosen- und Blindenseelsorge widmete. So geht die Gründung des Katholischen Blindenwerkes (1955) wesentlich auf seine Initiative zurück. Sein Aufruf für eine Hornhautspende fand in ganz Deutschland und darüber hinaus einen unerwarteten Widerhall. Als Geschäftsführer der Freien Vereinigung für Seelsorgehilfe und der Arbeitsgemeinschaft der deutschen Krankenapostolate bemühte er sich stets darum, das Los der Kranken zu erleichtern und ihnen den religiösen Sinn der Leiden zu erschließen.
1958 wurde Robert Svoboda von Kardinal Joseph Frings zudem zum Direktor der bischöflichen Hauptarbeitsstelle zur Bekämpfung der Suchtgefahren im Haus Hoheneck in Hamm berufen, wo er mit einem großen Mitarbeiterkreis im „Kreuzbund“ und in der „Aktion Jugendschutz“ sich intensiv um die soziale, pädagogische und seelsorgerliche Betreuung der Gefährdeten bemühte. Mit dem 65. Lebensjahr schied Robert Svoboda 1969 aus dem Dienst des Deutschen Caritasverbandes aus und kam in das neugegründete Kloster in Salzburg. Vom dort aus entfaltete er wiederum eine reiche Tätigkeit. Neben zahlreichen Vortragsreisen erfüllte er an der Universität Salzburg einen Lehrauftrag in „Pastoral für personale Seelsorge“, hielt am Sender Voralberg regelmäßig Vorträge für die Kranken und sprach auf vielen Tagungen und Bildungsveranstaltungen über die Kranken-, Schwestern- und Altenseelsorge. Darüber hinaus führte er Einkehrtage und Exerzitien durch. Nach einer kurzen, schweren Krankheit starb Robert Svoboda am 8. Juli 1970 im Krankenhaus in Wels an der Donau im Alter von 66 Jahren an den Folgen einer Gallenoperation. Beigesetzt wurde er in der Grabstätte der Kamillianer in Wien (XIII), auf dem Oberen-St.-Veiter Friedhof.
In Würdigung seiner Verdienste war Robert Svoboda als Consultor in die Konzilskongregation in Rom berufen worden. Laut Nachruf

seiner Ordensgemeinschaft war er „einfach und schlicht, ein vorbildlicher Ordensmann, ein guter und beliebter Mitbruder". Nach einem in der Zeitschrift „Sobrietas. Wissenschaftlich-praktische Vierteljahresschrift für Lebenserneuerung und Volksgesundheit" (Hoheneck-Verlag, Hamm) 1970 veröffentlichten Lebensbild war Robert Svoboda „zeitlebens der Rebell gegen satte und stumpfe Bürgerlichkeit und der Provokateur für die Sache Gottes, in dessen Auftrag er stets handeln wollte."
Mit unvorstellbarer Energie und Mobilität hatte Robert Svoboda in unzähligen Vorträgen und Konferenzen, in Referaten, Rundfunkansprachen sowie Publikationen und Fachbüchern, durch die er im gesamten deutschsprachigen Raum bekannt war, die Öffentlichkeit auf die Probleme der Krankenseelsorge, des Laienapostolats sowie der ethischen Bildung von Ärzten und Krankenschwestern, aber auch der Seelsorge im Fremdenverkehr und Gastgewerbe, der Erziehung der Jugend und Familie sowie der modernen Freizeitpädagogik aufmerksam gemacht. Er wirkte in mehreren Redaktionen von Zeitschriften mit, unter anderem der Österreichischen Caritas-Zeitschrift, der „Seelsorge-Korrespondenz", der „Sobrietas" sowie dem „Feierabend", und steuerte selbst regelmäßig für zirka 20 andere Zeitschriften Beiträge bei. Die von ihm 1935 bis 1938 herausgegebene Zeitschrift „Veronika. Zeitschrift der katholischen Schwesternschaft Österreichs" hatte 1.300 Abonnenten. Das zweite von ihm herausgegebene Blatt, der „Gruß ans Krankenbett", der seit 1939 im „Sonntagsgruß ans Krankenbett" aufging, existiert noch heute. Dieser Krankenbrief erschien wöchentlich in einer Auflage von 1.250 Stück. Unter dem Titel „Christus grüßt die Kranken" schrieb Robert Svoboda auch im „Wiener Kirchenblatt" regelmäßig Beiträge. Selbst im Radio war seine Stimme zu hören. Seine "Stunde der Kranken" wurde in den Jahren 1936 bis 1938 54 Mal gesendet. Von seinen zahlreichen Veröffentlichungen – über 80 Schriften mit über einer Million Auflage – verdienen im Hinblick auf die Krankenpflege vor allem seine Bücher „Ozanam und der Vinzenzverein" (1933) [Antoine-Fréderic Ozanam (1813-1853) ➔②], „Held und Heiliger vor der Not. Der hl. Kamillus von Lellis" (1947), „Krankenseelsorge" (1962) und „Berufsethik der katholischen Krankenpflege" (1967) besondere Beachtung.

Quellen und Literatur:

Archiv Deutscher Caritasverband, Freiburg im Breisgau: Personalakte Robert Svoboda (Signatur Nr. ADCV 131 / Svoboda, Fasz. 01).
Baumgärtner, Alfons / Svoboda, Robert: Die junge Kirche. Schriftenreihe über Fragen der Kinderseelsorge. Kepplerhaus. Stuttgart 1935.
Beaugrand, Günter: „Manager" der Nächstenliebe. Robert Svoboda OSC – ein Seelsorger unserer Zeit. In: Rheinischer Merkur vom 17. Juli 1964.
[Nachruf] Dr. Pater Robert Swoboda OSC. In: Mitteilungsblatt. Freier Katholischer Berufsverband für Krankenpflege e.V., Heft 4, Juli-August 1970, Seite 32.
[Nachruf] In memoriam P. Svoboda. In: Österreichische Caritas-Zeitschrift, 24. Jg., 1970, Heft 6, Seite 113.
Haschek, Paul: Pater Dr. Robert Svoboda zum Gedenken. In: [Zeitschrift] Feierabend, 20.Jg., Nr. 10, Oktober 1970.
Reisch, Erich: Frohe Zuversicht auf Gott. Ein Lebensbild von Pater Dr. Robert Svoboda. In: Sobrietas, Heft 3 / 1970.
Svoboda, Robert: Hoch unser Wochenend! (Liga-Broschüren, R 12). Missionsdruck. Steyl 1929.
Svoboda, Robert: Der heilige Kamillus (Kleine Lebensbilder; Band 37). Kanisiuswerk. Freiburg (Schweiz), Konstanz 1931.
Svoboda, Robert: Christus Herr der neuen Zeit. Von der Verwirklichung des Laienapostolates im katholischen Jugendreich. Freie Vereinigung für Seelsorgehilfe. Freiburg im Breisgau 1932.
Svoboda, Robert: Jugend hilft der Jugend. Kanisiuswerk. Freiburg (Schweiz), Konstanz 1932.
Svoboda, Robert: Ozanam und der Vinzenzverein. (Kleine Lebensbilder; Band 69). Kanisiuswerk. Freiburg (Schweiz), Konstanz 1933.
Svoboda, Robert: Lebensmüde? Kanisiuswerk. Freiburg (Schweiz), Konstanz 1933.
Svoboda, Robert (Hrsg.): Katholische Aktion und Kunst. Zeitgemäße Erwägungen und praktische Anregungen (Die katholische Aktion, Band 5). Kepplerhaus. Stuttgart 1934.
Svoboda, Robert: Predigten zur Zeit. Pustet. Regensburg 1934.
Svoboda, Robert: Unsere Pfarrgemeinde (Werkhefte für die katholische Pfarrgemeinde, Band 1). Butzon & Bercker. Kevelaer (Rheinland) 1935
Svoboda, Robert: Neue Kinderseelsorge (Die junge Kirche, Band 1). Keppelerhaus. Stuttgart 1935.

Svoboda, Robert: Gottes Wort im Heute. Zeitpredigten (Der Zeit ihre Predigt, Band 6). Seelsorger-Verlag. Wien 1937.
Svoboda, Robert: Das Einheitsprinzip in der katholischen Seelsorge und seine Differenzierung (Theologische Dissertation, Freiburg im Breisgau 1934). Mechitharisten-Buchdruck. Wien 1938
Svoboda, Robert: Große Kranke (Die Stunde der Kranken, Band 1). Fürlinger. Wien 1938.
Svoboda, Robert: Die Freuden der Kranken (Die Stunde der Kranken, Band 2). Schöningh. Paderborn; Beck. Zürich 1940
Svoboda, Robert: Das Sakrament der Kranken. Herder. Wien 1940.
Svoboda, Robert: Geweihtes Leid. Der heilig Kreuzweg. Regensbergsche Verlagsbuchhandlung. Münster 1940.
Svoboda, Robert: Christus und die Beladenen. 24 Kapitel von der Begegnung Christi mit den Notleidenden. Regensbergsche Verlagsbuchhandlung. Münster 1946.
Svoboda, Robert: Held und Heiliger vor der Not. Der hl. Kamillus von Lellis. Fünfte Auflage. Katholische Schriftenmission. Linz 1947.
Svoboda, Robert (Hrsg.): Die Liebe höret nimmer auf. Das Wirken unserer Ordensschwestern für Kranke, Arme und Kinder. Herder. Wien 1948.
Svoboda, Robert: Licht am Abend. Zur Besinnung in Alter und Krankheit. St. Benno. Leipzig 1960 (Lizenzausgabe des Verlag Herder, Freiburg im Breisgau, nur für die Verteilung innerhalb der DDR bestimmt).
Svoboda, Robert: Krankenseelsorge (Kleine Reihe für die Seelsorgepraxis). Auer-Cassianeum. Donauwörth 1962.
Svoboda, Robert: Wir wollen mit ihm gehen. Kreuzweg-Andacht für Kinder von 9-14 Jahren. Bilder: Johannes Hohmann. Hoheneck. Hamm 1966.
Svoboda, Robert (Hrsg.): Glauben sie? Hoheneck. Hamm (Westfalen) 1967.
Svoboda, Robert: Berufsethik der katholischen Krankenpflege. Herausgegeben vom Konvent der Kamillianer Freiburg. Butzon und Bercker. Kevelaer (Rheinland) 1967 (Zweite Auflage 1967).
Svoboda, Robert: Werkbuch für die Altenseelsorge. Don Bosco. München 1968.
Svoboda, Robert / Buchmann, Joseph (Hrsg.): Die Wende zum Gewissen. Hoheneck. Hamm (Westfalen) 1968.
Svoboda, Robert: Licht am Abend. Vom Sinn der späten Jahre. Butzon & Bercker. Kevelaer (Rheinland) 1969.
Svoboda, Robert: Wenn die Welt sich wandelt. Christsein im Umbruch. Hoheneck. Hamm (Westfalen) 1969.
Svoboda, Robert: Allgemeines Direktorium für die Touristenseelsorge. Motuproprio über die Errichtung der Päpstlichen Kommission für Auswanderer- und Touristenseelsorge. Kongregation für den Klerus. Von den deutschen Bischöfen approbierte Übersetzung. Eingeleitet von Robert Svoboda (Nachkonziliare Dokumentation, Band 22). Paulinus. Trier 1970.
www.kamillianer.at/oester/f_kapitel_4.htm.
Bildquelle: Bildarchiv Hubert Kolling, Bad Staffelstein.

Hubert Kolling

TAFELMEYER, Paul

Nachdem Wilhelm Conrad Röntgen (1845-1923) im Jahre 1895 in Würzburg die Röntgenstrahlen entdeckt hatte, wurden in etlichen in- und ausländischen Krankenhäusern sogenannte Röntgenabteilungen eingerichtet. Die mit der Anwendung der Röntgen- und Radiumstrahlen in der Heilkunde verbundenen Gefahren wurden freilich erst allmählich erkannt. So kam es in den ersten Jahrzehnten des 20. Jahrhunderts dazu, dass zahlreiche Pioniere der Röntgenologie und Radiologie – Mediziner, Physiker, Techniker und nicht zuletzt Krankenpflegepersonal – bei ihrer Arbeit so schwere Schäden erlitten, dass sie nach oft jahrelangen, qualvollen Leiden daran starben. Zu den frühen Opfern der Röntgenwissenschaft beziehungsweise den Menschen, die zum Wohle ihrer Mitmenschen ihr Leben ließen, gehört auch Paul Tafelmeyer.
Paul Tafelmeyer wurde am 24. Januar 1868 in Pasewalk (Mecklenburg-Vorpommern) geboren. Von 1897 bis 1911 arbeitete er „mit großem Eifer und Geschick“ als Pfleger, Heilgehilfe und Masseur in der Privatklinik von Sanitätsrat Dr. Boll in Berlin. Während dieser Zeit kam er immer wieder mit Röntgenstrahlung in Berührung. In der letzten Zeit seiner Tätigkeit in der genannten Klinik bildeten sich an der linken Hand Hyperkeratosen sowie Risse und Sprünge, die sehr schmerzhaft waren, so dass er ständig verbundene Finger hatte. Im Jahre 1911 wurde er auf Bitten seines Schwagers Karl Pralow Geschäftsführer in dessen Wirtschaftsbetrieb im Schlesischen Bahnhof in Berlin. Im Jahre 1921 übernahm er selbständig den Wartesaalbetrieb des Bahnhofs Charlottenburg, den er

im Jahre 1930 infolge seines inzwischen „immer weiter fortgeschrittenen Röntgenleidens“ aufgeben musste. In einer ersten Operation hatte ihm Prof. Dr. Krückmann in Berlin mehrere Finger der linken Hand abgenommen. Später, während er den Betrieb auf dem Bahnhof Charlottenburg hatte, musste der linke Arm abgenommen werden. Dann griff das Leiden auf die rechte Körperseite über. Im Jahre 1933 mussten die Achseldrüsen am rechten Arm entfernt und später auch hier mehrere Finger abgenommen werden. Die letzte Operation fand im April 1934 statt. Seit 1930 wohnte Paul Tafelmeyer in Pätz im Kreis Teltow, wo er sich – trotz seiner Leiden und Schmerzen – im Gemeinderat engagierte. Paul Tafelmeyer starb im Alter von 66 Jahren am 16. Juli 1934 in Pätz, wo er am 19. Juli 1934 auch begraben wurde.
Im „Ehrenbuch der Radiologen aller Nationen“, das rund 400 Röntgen- und Radiumopfer von der ganzen Welt enthält, findet sich neben M. van Roost (1880-1924) ➔④ aus Belgien, Agnes Elisabeth Raadchou-Nielsen (1876-1935) ➔⑤ aus Dänemark, Maria Ridder (1871-1916) ➔⑤ aus Deutschland, Anna Lönnbeck (1856-1920) ➔⑤ aus Finnland, Henri Bourdon (1887-1930) ➔④ aus Frankreich, Marie Leontina Mikýsková (1896-1942) ➔④ und Fulgencie Šumšalová (1882-1936) ➔④ aus Tschechien, Zora Zec (1895-1947) ➔⑤ aus Kroatien sowie Helga Schumacher (1885-1930) ➔⑤ aus Dänemark auch der Name von Paul Tafelmeyer.

Quellen und Literatur:

Tafelmeyer, Wilhelm: Paul Tafelmeyer. In: Ehrenbuch der Radiologen aller Nationen. Dritte, erweiterte Auflage. Herausgegeben von W[erner] Molineus, H[ermann] Holthusen und H[ans] Meyer. Blackwell Wissenschaft. Berlin 1992, Seite 64-65.

Hubert Kolling

TIESENHAUSEN, Elsa von

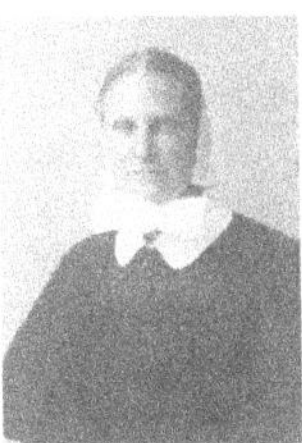

„Da ich kein Vermögen besitze, nur kleine Andenken und kaum was zu vermachen, gehört alles, was ich an privaten Sachen habe, ebenso an barem Gelde, die wenigen Schillinge, die noch verbleiben, außer Wäsche und Kleidung, die dem Mutterhause gehören, meiner geliebten mich so treu umsorgenden Kusine und Freundin, Frau Erna Folnesics, geb. v[on] Tiesenhausen, wohnhaft in Kitzeck.“ Dies hielt die österreichische Diakonisse Elsa von Tiesenhausen im Alter von 65 Jahren als ihr Testament fest. Seit fünf Jahren befand sie sich im Feierabend, den sie größtenteils in Kitzeck im südsteirischen Weinland verbrachte. Nichts deutet in diesen wenigen Zeilen darauf hin, dass die am Ende des 19. Jahrhunderts in St. Petersburg (Russland) geborene Schwester Elsa von Tiesenhausen in ein überaus privilegiertes und vermögendes Elternhaus hineingeboren wurde und dass ihr Vater damals eine hohe Stellung am russischen Zarenhof einnahm, die es ihm ermöglichte, ihr eine besondere Erziehung und Bildung zukommen zu lassen. Nichts deutet in ihrem letzten Willen auch darauf hin, dass durch einen kaiserlichen Erlass von 1856 es allen Mitgliedern des Geschlechts von Tiesenhausen gestattet worden war, sich „Baron und Baronin von Tiesenhausen“ zu nennen und dass sie selbst den Titel „Baronesse von Tiesenhausen“ führte.
Baronesse Elsa von Tiesenhausen wurde im „Winterpalais“ als Tochter des am kaiserlichen Hof in St. Petersburg tätigen Staatsrates Baron Gustav Wilhelm von Tiesenhausen am 31. März 1890 geboren. Bis zum zehnten Lebensjahr erhielt sie in St. Petersburg, Riga (ihre baltische Heimat) und auf dem elterlichen Besitz auf der Krim privaten Unterricht und trat in St. Petersburg in das Mädchen-Gymnasium ein, das sie nach acht Jahren 1908 mit der Reifeprüfung verließ. Anschließend besuchte sie das St. Petersburger Pädagogium und beendete dieses mit dem Staatsexamen, das sie zum Unterricht an russischen Gymnasien befähigte. Danach ging sie für ein halbes Jahr in die Schweiz, um die französische Sprache zu erlernen. Von dort aus kehrte sie in ihre baltische Heimat nach Riga und auf das elterliche Gut zurück. Den Ersten Weltkrieg (1914-1918) erlebte sie bis

zur Oktoberrevolution 1917 in Werro (estnisches Livland), von wo aus sie auch den Zusammenbruch des russischen und des deutschen Kaiserreichs mitverfolgte, der schließlich die deutsche Vormachtstellung in den baltischen Provinzen Estland, Livland und Kurland beendete. Während der nun folgenden blutigen russischen Offensive, die das Ziel hatte, das Baltikum endgültig unter kommunistische Herrschaft zu stellen, geriet sie in die Hände der Bolschewiki. Sie wurde vermutlich allein schon der hohen Stellung wegen, die ihr Vater unter Zar Nikolaus II. einnahm, kurzerhand zum Tode verurteilt, aber durch deutsche Besatzungstruppen gerettet. Es gelang ihr die Flucht nach Riga. Dort fiel sie den Bolschewiki ein zweites Mal in die Hände, wurde von diesen ein zweites Mal zum Tode verurteilt und im Zuge der Kämpfe um Riga durch das deutsche Baltenregiment, das mit der Baltischen Landeswehr gemeinsam gegen die Rote Armee kämpfte (1919), erneut gerettet. Nach ihrer Flucht nach Deutschland war eine Rückkehr in das nun kommunistisch gewordene und in die Sowjetunion einverleibte Baltikum nach Abzug der deutschen Besatzungstruppen nicht mehr möglich. Erst 1991 konnte sich das Baltikum aus der sowjetischen Umklammerung wieder lösen und die politische Unabhängigkeit erklären.

Noch im selben Jahr (1919) trat Elsa von Tiesenhausen in das evangelische Bibelhaus Malche (Berlin) ein und erhielt eine grundsolide biblische und diakonische Ausbildung, die sie 1920 abschloss. In diesem Jahr lernte sie auch die österreichische Diakonissenanstalt Gallneukirchen in Oberösterreich kennen, die ihr später den Verlust der baltischen Heimat ausgleichen sollte und in die sie zunächst für zwei Jahre als Bibelhausschwester zur pflegerischen Mitarbeit eintrat. 1922 ging sie nach Deutschland zurück und stand als Gemeindeschwester und Jugendpflegerin im Dienst der Evangelischen Gemeinde und der St. Jakobi Frauenhilfe Stralsund (Pommern), „wo sie sich ganz hervorragend bewährte", um sich dann bis 1929 ausschließlich der aufwändigen Betreuung ihrer kränkelnden Pflegemutter zu widmen. Zwischendurch freilich musste sie schon aus pekuniären (finanziellen) Gründen immer wieder in der Privatpflege arbeiten, für die ihr gleich in mehreren Zeugnissen Dank und Anerkennung ausgesprochen wurde. 1929 bot sich für sie die günstige Gelegenheit wiederum nach Berlin zu gehen, um dort die Ausbildung für die berufliche Krankenpflege nachzuholen, in der sie sich ja praktisch längst bewährt hatte. Ein Jahr später schloss sie diese mit der staatsgültigen Prüfung ab. In dieser Zeit entschloss sie sich dann endgültig nach Gallneukirchen zurückzukehren und trat 1931 im Alter von 41 Jahren in das Diakonissenmutterhaus Gallneukirchen ein und wurde 1933 eingesegnet. Weitere Diakonissinnen, die dort wirkten, waren etwa Charlotte von François (1898-1966) ➔④, Margit Frankau (1889-1944) ➔⑤, Margit Grivalsky (1915-2002) ➔④, Nany Kremeir (1862-1933) ➔⑤, Martha Lucke (1882-1965) ➔⑤, Marie Meier (1888-1955) ➔④, Freda Freiin von Schacky (1883-1960) ➔⑤, Elise Lehner (1847-1921) ➔④, Anna Köhnen (1889-1983) ➔④ und Aenne Wiedling (1905-1978) ➔④.

Nach einem mehrmonatigen Einsatz im Krankenhaus Asch (Böhmen) folgte sie im September 1931 dem Ruf, als „Reiseschwester" nach Kronstadt in Siebenbürgen zu gehen und sich in die schwierige Arbeit der dortigen „Dorfmission" zu stellen. Als 1938 die geänderten politischen Verhältnisse dieser Arbeit ein jähes Ende bereiteten, war auch ihr Dienst in Siebenbürgen beendet. Nachdem sie nach Gallneukirchen zurückgekehrt war, wurde sie im Mutterhaus und in der Gemeinde Gallneukirchen wieder in der „Privatpflege" eingesetzt.

1938 wurde – nach dem „Anschluss" Österreichs an das nationalsozialistische Deutschland – auch das deutsch besiedelte Randgebiet von Böhmen und Mähren Teil des „Großdeutschen Reiches." Die westlichen und nördlichen Teile wurden als der „Reichsgau Sudetenland" bezeichnet; der etwas schmälere Streifen im Süden „Nieder- und Oberdonau" angefügt. Die südböhmischen Gebiete im und am Rande des Böhmerwaldes waren nun Teil von Oberdonau; die dort ansässigen Evangelischen wurden daher der Muttergemeinde

Gallneukirchen angegliedert. Bisher hatten sie zur Pfarrgemeinde Budweis gehört, waren von dort aus aber nur mangelhaft geistlich versorgt worden. Bei dem Mangel an Geistlichen war es aber nicht mehr möglich, einen eigenen Pfarrer oder Vikar mit Wohnsitz in Krumau an der Moldau zu entsenden. So sollte wenigstens eine Gemeindeschwester dort stationiert werden. Das Diakonissenmutterhaus Gallneukirchen entschied sich dabei für Schwester Elsa von Tiesenhausen und versetzte sie im Juni 1941 dorthin. Die Kirchengemeinde Krumau erstreckte sich bis an die Grenze des Protektorates, das waren etwa 80 Kilometer.

In Krumau selbst erwartete Schwester Elsa von Tiesenhausen ein Bild des Verfalls. Der gemietete (sehr) kleine Betsaal war ebenso wüst, verschmutzt und fast ohne Einrichtung wie die kleine Wohnung, die sie beziehen sollte. Das Mutterhaus und einige Gemeindeglieder liehen das Nötigste an Bettzeug, Wäsche und Geschirr. Der Dienst verlangte körperliche Spannkraft und führte sie weit zu den kleinen, verstreut wohnenden Gruppen von Evangelischen, wobei sie Fußmärsche in acht bis zehn Kilometer entfernte Orte sowie sehr beschwerliche Autobusfahrten zu ertragen hatte. Es gelang ihr nur mit allergrößter Mühe, die Mitglieder der Evangelischen Gemeinde zu Bibelstunden und ihre Kinder zu Kindergottesdiensten zu sammeln. Immer wieder musste sie die Mutterpfarre Gallneukirchen bitten, einer der Pfarrer möge doch zum Gottesdienst kommen oder wenigstens die Amtshandlungen vornehmen. Als im Verlauf des Zweiten Weltkrieges (1939-1945) die Versorgung und die Fahrmöglichkeiten immer schlechter wurden, war Schwester Elsa dann überhaupt auf sich allein gestellt und hielt in Krumau Religions- und Konfirmandenunterricht, Gottesdienste und war für die gesamte seelsorgerliche Betreuung der Gemeinde verantwortlich. Seit Schwester Elsas Dienstantritt 1941 war die Filialgemeinde Böhmisch-Krumau gefestigt. Aber ihre Gesundheit hatte unter diesen schweren Bedingungen gelitten; nach einer schweren Lungenentzündung war ein Herzschaden zurückgeblieben. 1943 war sie am Ende ihrer körperlichen Kraft und musste abgelöst werden. Obwohl sie bereits schwer krank war, konnte sie die ärztlich angeordnete Ruhepause nicht einhalten und übernahm unmittelbar nach ihrer Tätigkeit in Krumau erneut die Stelle einer Gemeindeschwester. Sie kam in die nahe bei Gallneukirchen gelegene Evangelische Pfarrgemeinde Thening (Oberösterreich). Sie litt an einer chronischen Herzmuskelschädigung und an einer Coronarinsuffizienz und verspürte bei jeder körperlichen Belastung Atemnot. Da sich ihr Zustand infolge des mindestens so anstrengenden Dienstes in Thening weiter verschlechterte und sie schon bei geringer Anstrengung, beim rascheren Gehen und Steigen an schwerer Atemnot, Brustklemmen und an bereits in Ruhe auftretenden Schweißausbrüchen litt, schlug ihr Arzt 1945 in einem Gutachten „die Pensionierung“ vor. Begründung: „Dauernde Arbeitsunfähigkeit, da bei dem Alter mit einer Besserung nicht mehr zu rechnen ist.“

1946 musste sie zunächst in den dauernden Krankenstand gehen und 1950 durfte sie sich in den Feierabend (Ruhestand) begeben, in dem sie aber nach wie vor seelsorgerlich tätig blieb. 1979 erst verstarb Diakonisse Elsa von Tiesenhausen im Alter von 89 Jahren und wurde auf dem Evangelischen Friedhof St. Peter in Graz beigesetzt.

Quellen und Literatur:

Fürstler, Gerhard: „Und wurde zweimal durch dieselben zum Tode verurteilt.“ Elsa von Tiesenhausen, Diakonisse (1890-1979). In: Fürstler, Gerhard: Der Glaube, der durch die Liebe tätig ist. Die Lebensgeschichten von 19 Schwestern aus dem Diakonissen-Mutterhaus in Gallneukirchen. Medieninhaber und Herausgeber: Evangelisches Diakoniewerk Gallneukirchen. Eigenverlag. Gallneukirchen 2006, Seite 247-256.

Bildquelle: Fürstler, Gerhard: Der Glaube, der durch die Liebe tätig ist. Eigenverlag. Gallneukirchen 2006, Seite 246.

Gerhard Fürstler

TOBICH, Hildegard

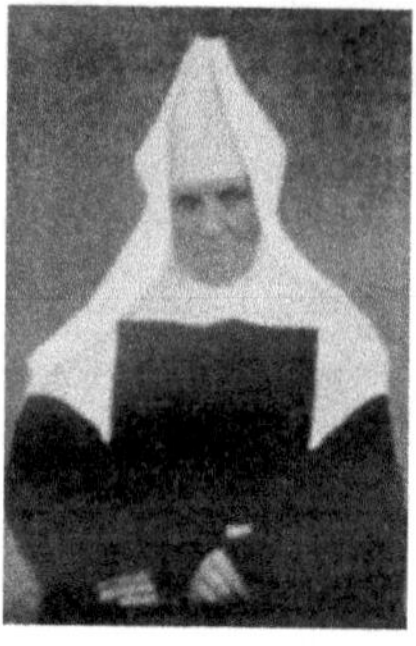

Gedrängt von der Not der Cholera und besorgt um das Seelenheil der Kranken, berief Domherr Graf Karl Coudenhove (1774-1838) ➔⑤ mit Unterstützung der Kaiserin Karolina Augusta von Österreich (1792-1873) ➔③ im Jahre 1832 Barmherzige Schwestern vom heiligen Vinzenz von Paul (1581-1660) ➔① nach Wien. Das Mutterhaus in Zams (Tirol) – der erste Ort, an dem sich die sich hauptsächlich der Krankenpflege widmete Kongregation in Österreich nieder gelassen hatte – entsandte daraufhin am 2. März 1832 Katharina Lins (Schwester Josepha Nikolina) (1788-1836) ➔② mit drei Schwestern (Baronesse Sternbach, Xaveria Strasser und Seraphina Gräfin Sardentheim) sowie zwei Kandidatinnen nach Wien-Gumpendorf.

Als Besonderheiten in der Versorgung der Kranken ist zu bemerken, dass die Schwestern von Gumpendorf von Anfang an auch die ambulante Hauskrankenpflege ausübten, wozu anfangs 15 bis 18, später 30 Schwestern abgestellt wurden. Sie pflegten nicht nur Frauen, sondern auch Männer, was damals für geistliche Schwestern nicht üblich war. Auch in der medizinischen Fachwelt spielten die Barmherzigen Schwestern eine nicht unbeachtliche Rolle, da das Wiener Spital die einzige homöopathische Heil- und Lehranstalt der Stadt war, die als solche auch weit über die Grenzen des Kaiserreichs hinaus Bedeutung erlangte.

In der Homöopathie erwarben sich die Schwestern einen guten Ruf – sechs Spitäler wurden von ihnen im Laufe der Zeit nach der Schule von Samuel Hahnemann (1755-1843) geführt: außer dem Spital in Gumpendorf waren dies die Spitäler in den Wiener Vorstädten Sechshaus und Leopldstadt (mit einer homöopathischen und einer allopathischen Abteilung) sowie die Krankenhäuser in Linz, Kremsier und Steyr.

Zu Beginn des Jahres 2000 gehörten der Kongregation knapp 400 Schwestern an. Zu den ordenseigenen Niederlassungen zählen heute unter anderem vier Krankenhäuser (Wien, Linz, Ried, Speising) und drei Altenheime (Wien, Baden, Maria Anzbach). In den Jahren 1998 und 1999 konnten zwei Niederlassungen in Tschechien eröffnet werden.

Nachdem in den Jahren 1836-1842 Schwester Xaveria Strasser (1801-1868) ➔⑤, 1842-1845 Schwester Leopoldine Kunst, 1845-1848 Schwester Friederike Baumgartner, 1848-1854 Schwester Hedwig Klausa, 1854-1863 Schwester Maximiliana Bernold, 1863-1872 Schwester Leopoldine Wagner (1822-1897) ➔④, 1872-1875 Schwester Benedikta Molterer und 1875-1896 wiederum Schwester Leopoldine Wagner das Amt der Generaloberin inne hatten, war Schwester Hildegard Tobich zur 9. Generaloberin der Barmherzigen Schwestern in Wien gewählt worden. Am 10. Juni 1841 in Partschendorf (Tschechien) geboren, war sie bis dahin bereits 32 Jahre Profess, wobei sie alle diese Jahre in Steyr zugebracht hatte. Zunächst im „Sondersiechenhause“ eingesetzt, war sie am 14. März 1864 in das dortige Armenhaus gekommen und 20 Jahre in demselben geblieben. Am 14. Mai 1884 wurde sie – an Stelle der langjährigen und von allen Kreisen der Bevölkerung ganz außergewöhnlich beliebten Schwester Alphonsa Döschl – Oberin von St. Anna, das von ihrer alten Wirkungsstätte nur wenige 100 Schritte entfernt lag. Der Überlieferung nach stand sie mit beiden Füßen fest auf dem Boden des praktischen Lebens. Als es darum ging, im Krankenhaus in Steyr eine Wasserleitung zu legen und einige Änderungen im Hause durchzuführen, fand ihr Urteil und ihre Entscheidung selbst bei den Beamten und Fachleuten Beachtung und Anerkennung; der Bürgermeister soll einmal nach einer längerer Auseinandersetzung mit dem Baumeister die Besprechung mit den Worten abgebrochen haben: „Überlassen wir das der ehrwürdigen Frau Oberin von St. Anna; die kennt sich besser aus als ein Ingenieur.“

Nachdem Hildegard Tobich am 14. März 1896 zur Generaloberin der Barmherzigen Schwestern gewählt worden war, besuchte sie in der Zeit zwischen dem 25. April und 5. Oktober 1896 eine Vielzahl der Filialen, von Friedek in Nordmähren und Chudenitz in Böhmen bis nach Sofia in Bulgarien und Paps-Kovácsi in Ungarn und verschaffte sich Einblicke in die Zustände von jedem Haus. In Folge der Visitationen kam es zu einer Reihe von Anordnungen im Allgemeinen und zu Verfügungen für einzelne Häuser, auch zu manchem Wechsel bei den Oberinnen. Ein messbarer Erfolg der Arbeit von „Mutter Hildegard Tobich" war das Anwachsen der Schwesternzahl. Führte sie beim Amtsantritt zusammen ungefähr 600 Professschwestern, war die Zahl in den 14 Jahren, in denen sie den Orden leitete, auf mehr als 800 angestiegen. Die Zunahme der Schwesternzahl ermöglichte die Eröffnung einer ganzen Reihe von neuen Häusern: Acht Krankenhäuser, drei Armenhäuser, zehn Kindergärten und vier sonstige Niederlassungen, zusammen also 25 neue Filialen, konnte Hildegard Tobich eröffnen.

Im Jahre 1907 bekam sie aus der Hand von Superior Dr. Josef Seywald, der unterdessen Domprälat geworden war, das Goldene Verdienstkreuz überreicht, welches Kaiser Franz Josef ihr verliehen hatte. Hildegard Tobich starb am 13. Januar 1910 in Linz. Zu ihrer Nachfolgerin im Amt 1910-1927 wurde Schwester Gervasia Salzner (1865-1949) →④ gewählt.

Quellen und Literatur:

Brentano, Clemens: Die barmherzigen Schwestern in Bezug auf Armen- und Krankenpflege, nebst einem Bericht über das Bürgerspital in Coblenz und erläuternden Beilagen. Hölscher. Koblenz 1831.

Fleischmann, W[ilhelm] F[riedrich] C[arl]: Das Wirken der barmherzigen Schwestern in Wien, nebst einer vorausgeschickten kurzen Lebensgeschichte ihres heiligen Stifters. J. P. Sollinger. Wien 1839, Seite 85-87.

Fleischmann, W[ilhelm] F[riedrich] C[arl]: Notizen über das Spital der barmherzigen Schwestern in Gumpendorf. Die Leistungen der Homöopathie in einer tabellarischen Übersicht der, vom Jahre 1835 bis Ende 1843 in demselben behandelten Kranken, nebst einigen Krankengeschichten. In: Österreichische Zeitschrift für Homöopathie, 1. Jg., 1844, Heft 1, Seite 176-203.

Frings, Hermann Josef: Die Vinzentinerinnen als Wegbereiterinnen der neuzeitlichen Krankenpflege im deutschsprachigen Sprachgebiet (1832-1900). Medizinische Dissertation. Selbstverlag. Köln 1994, Seite 15.

Gattringer, Franz: Geschichte der Kongregation der Mission und der Barmherzigen Schwestern in Österreich-Ungarn. Verlag der Missionspriester. Graz 1912.

Hlawati, Franz: Die Barmherzigen Schwestern von Wien-Gumpendorf 1832-1932. Selbstverlag der Kongregation der Barmherzigen Schwestern. Wien 1932, Seite 242-248, 309, 397, 435-439.

Kongregation der Barmherzigen Schwestern vom heiligen Vinzenz von Paul, A-1062 Wien (Gumpendorfer Straße 108): Schriftliche Mitteilung an den Verfasser vom 16. Februar 2005.

Pesch, Heinrich: Die Wohlthätigkeitsanstalten der christlichen Barmherzigkeit in Wien. Herder. Freiburg im Breisgau 1891, Seite 16.

Richartz, Alfonsa: Loderndes Feuer. Vinzenz von Paul. Edition du Signe. Straßburg 1995.

Scherer, Emil Clemens: Die Kongregation der Barmherzigen Schwestern von Straßburg. Ein Bild ihres Werdens und Wirkens von 1734 bis zur Gegenwart (Forschungen zur Kirchengeschichte des Elsaß, Band 2). Colportage Catholique. Saaralben (Lothringen) 1930, Seite 192-197.

Wittelshöfer, L[eopold]: Wiens Heil- und Humanitätsanstalten, ihre Geschichte, Organisation und Statistik. Nach amtlichen Quellen. Seidel. Wien 1856, Seite 254-261.

www.barmherzigeschwestern-wien.at [29.11.2002].

www.bhs.at/orden/prodon.asp [29.11.2002].

Bildquelle: Hlawati, Franz: Die Barmherzigen Schwestern von Wien-Gumpendorf 1832-1932. Selbstverlag der Kongregation der Barmherzigen Schwestern. Wien 1932, Seite 244.

Hubert Kolling

WARBURG, Charlotte Marie

Im Ersten Weltkrieg (1914-1918) und im Zweiten Weltkrieg (1939-1945) meldeten sich eine Vielzahl von Krankenschwestern, Hilfsschwestern und Helferinnen freiwillig zur Kriegskrankenpflege oder wurden von ihren Organisationen zur Verfügung gestellt und mit einem militärischen Befehl an ihre jeweiligen Einsatzorte in Marsch gesetzt. Sie arbeiteten offiziell in Reserve-, Kriegs- und Feldlazaretten in der Heimat und der Etappe.

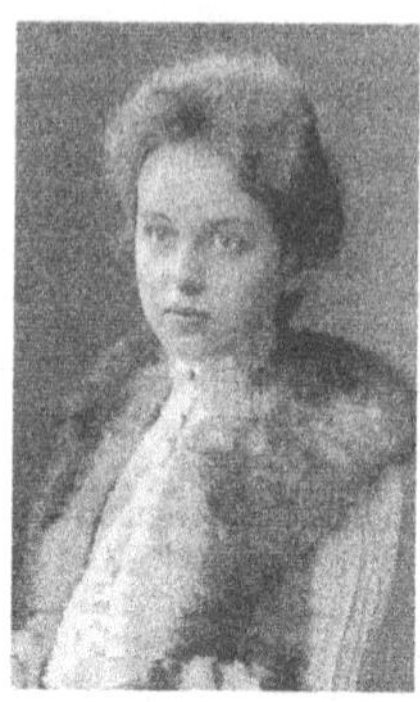

„Friedensengel" nannte man sie in der Tradition von Elsa Brändström (1888-1948) ➔①, zu „Frontschwestern" wurden sie erst in Nationalsozialismus erklärt. Die Soldaten nannten sie „Schwester" oder „Mutter" und als „Kameradin" fanden sie sich in den Romanen wieder. Gott, dem Vaterland und dem Kaiser beziehungsweise Führer sollten sie dienen, mit allen Schwierigkeiten fertig werden, das Elend ertragen und dabei noch Hoffnung verbreiten. Die Realität sah freilich oft anders aus, wie zeitgenössische Dokumente in Form von Briefen, Notizen, Tagebüchern und Lebenserinnerungen betroffener Krankenschwestern zeigen. Ähnlich wie etwa Margarethe Josephson (1886-1989) ➔⑤, Gräfin Nora Kinsky (1888-1923) ➔①, Cläre Port (1889-1987) ➔① oder Edith Stein (1891-1942) ➔② hat auch die Schriftstellerin Charlotte (Lotte) Marie Warburg ihre Erlebnisse in verschiedenen Kriegslazaretten zwischen 1914 bis 1918 in mehreren Kriegstagebüchern dokumentiert, die im Archiv ihres Sohnes Peter G. Meyer-Viol (Lanaken) zugänglich sind. Auszüge daraus hat Birgit Panke-Kochinke in ihren Büchern „Frontschwestern und Friedensengel" (Frankfurt am Main 2002) und „Unterwegs und doch daheim" (Frankfurt am Main 2004) publiziert.

Charlotte (Lotte) Marie Warburg erblickte am 20. November 1884 in Freiburg im Breisgau als Tochter des Professors für Physik Emil Gabriel Warburg (1846-1931) und dessen Ehefrau Elisabeth, geborene Gärtner (1861-1935), das Licht der Welt. Ihre Geschwister waren Käte (1882-1948), Otto Heinrich (1883-1970) und Gertrud (1886-1971). Lotte Warburg verbrachte ihre Kindheit in ihrem Geburtsort, wo sie auch die Schule besuchte. Als ihr Vater im Jahre 1895 Ordinarius der Physik an der Berliner Universität wurde, zog die Familie nach Berlin um. Nach Beendigung ihrer Schulzeit, die sie mit dem Abitur abschloss, heiratete sie am 21. Juni 1906 den Wiener Chirurgen Franz Schwarz, von dem sie sich aber bereits nach zehn Monaten wieder trennte.

Im Alter von 24 Jahren begann Lotte Warburg am 27. Oktober 1908 eine Ausbildung als Krankenschwester in der Badischen Schwesternschaft vom Roten Kreuz im Ludwig-Wilhelm-Krankenhaus in Karlsruhe. Nach den Tagen der Einführung wurde die Pflegeschülerin ab 1. November bereits mit einer ganzen Reihe von Hilfsarbeiten, aber auch mit verantwortungsvollen Tätigkeiten beschäftigt – in der Kinderaugenklinik. Um halb sechs begann ihr Tag; vor dem Frühstück um sieben mussten die Kinder gewaschen und gekämmt sein. Bereits nach kurzer Zeit hatte sie vier Operationen erlebt: „Zuerst sehr aufgeregt, dann schon ruhiger und mit vielem Interesse. Man graust sich und muß doch hinsehen, das Grauenvolle, was anzieht und abstößt, [wird] einmal in dieser Form genossen." Über ihre gemachten Erfahrungen notiert sie weiter: „Ich sah eine Kopf-Sektion eines Kindes, das auf meiner Abteilung gestorben war; zuerst fürchtete ich mich davor, doch als ich da stand und den gelben, steifen Leichnam sah, war mir gar nicht zu Mute, als läge da ein Mensch – so ganz etwas anderes war das, ein kaltes Stück Fleisch, was nicht das kleinste Gefühl in mir weckte. Nur das Wunderbare erfasste mich, daß diese Masse einmal rosig und frisch war, voll Bewegung, daß diese Lippen gelacht und dieses schöne, reinliche Gehirn einmal gedacht. Der Tod ist unfassbar."

In der praktischen Krankenpflege fühlte Lotte Warburg sich nicht sehr wohl. So kehrte sie bereits nach acht Monaten – ohne einen Abschluss vorweisen zu können – in ihr Elternhaus nach Berlin zurück. Dort besuchte sie nun zunächst medizinische und dann kunsthistorische Vorlesungen, insbesondere bei Heinrich Wölfflin (1864-1945).

Als der Krieg ausbrach, notierte Lotte Warburg am 3. August 1914 in ihr Tagebuch: „Krieg – und von etwas anderem spricht man nicht. [...] Alle Hotels werden Lazarette. Ich will auch pflegen gehen, sobald der erste

Ansturm von denen, die sich gemeldet haben, vorüber ist.“ Sie meldete sich erneut bei der Badischen Schwesternschaft und wurde seit Oktober 1914 als Rotkreuzschwester in verschiedenen Lazaretten in Danzig, dann Deutsch-Eylau (an der Grenze zwischen Westpreußen und Polen gelegen) eingesetzt. Ihre Erfahrungen und Erlebnisse notierte Lotte Warburg in Stenographie in ihrem Tagebuch und verarbeitete sie in einem kleinen Roman: „Schwester Martha und ich“. Bereits nach kurzer Zeit hält sie, reichlich desillusioniert, fest: „Sich das große Elend dieses großen Massenmordes zum Bewusstsein zu bringen, zu helfen, dazu sind wir da. Beim Anblick solcher ganz unsinnig grausamen Verletzungen stehe ich still wie ohne Verstand und die Worte des Alten in Maria Magdalena höre ich wieder: ‚Ich verstehe die Welt nicht mehr.‘ Wie entsetzlich ist das Elend des Einzelnen, wie erdrückend klein doch so verzweiflungsvoll groß.“

Eine Blinddarmreizung zwang Lotte Warburg zum Abbruch der Arbeit. Im Januar 1915 wurde sie erneut einberufen, diesmal nach Metz, auf eine Nervenstation. Im März 1915 folgte die Versetzung nach Labry in der Nähe von Metz – auf die Beobachtungsstation einer Nervenklinik. Über ihre dortige Tätigkeit schreibt sie: „Seit Wochen lebe ich hier unter Menschen, die meine ganze Kraft in Anspruch nehmen, unter Traurigen, die nicht mehr weinen können und lustig Tollen, die nicht mehr lachen, zwischen Epileptikern und Paralytikern, Deserteuren und Leuten, die sich selbst verstümmelt haben, um dem Grauen der Front zu entkommen. Dem einen muß man einen Brief an die Braut schreiben. Einem anderen ein Kissen unter den Kopf schieben, damit er sich bei seinem Anfall nicht verletzt, ein dritter ist auf den höchsten Baum im Hof gestiegen, wo er im Gipfel schaukelt und nicht mehr dazu zu bewegen ist herunter zu kommen, bis einer auf den glücklichen Gedanken kommt, die Essensglocke zu läuten. Da ist er auch schon unten. Ein Hysteriker springt aus dem Fenster zur größten Verwunderung der Ärzte, die behaupten, Hysteriker begehen keinen Selbstmord. Und an meinem Fenster steht den ganzen Tag ein Soldat und starrt nach dem Himmel, und wenn die Sonne scheint, sagt er: ‚Jetzt stinken die Leichen‘, und wenn es regnet: ‚Jetzt werden die Leichen naß‘. [...] Nein, die Heimkehr der Nervenkranken aus dem Feld ist nicht lustig. Man schafft sie in eine schmutzige Kaserne, und da werden sie eingesperrt bei schlechter Kost und schlechter Behandlung, denn Sie müssen wissen, die Nervenkranken sind sozusagen Patienten zweiter Klasse; sie bekommen auch keine Liebesgabenpakete und sind gewissermaßen verächtlich. Allein die Verwundeten sind die anerkannten Helden des Tages.“

Im selben Jahr 1915 kam Lotte Warburg erneut nach Belgien. Zunächst machte sie Bahnhofsdienst für Verwundete, dann arbeitete sie in einem Feldlazarett. Über ihre dortige Tätigkeit schreibt sie einem Bekannten: „Ich habe Nachtwache auf der Station der Schwerverwundeten und Operierten. [...] Jede Stunde nehme ich die Laterne zur Hand und ziehe durch die Säle, um nach den Leuten zu sehen. Dicke, übelriechende Luft schlägt einem entgegen, Luft nach eitrigen, selten verbundenen Wunden. Ich befühle die Hände der Gestauten, ob sie nicht blau und kalt sind und hebe die Decke, um eventuelle Blutungen zu unterbinden. Denn man muß sehr aufpassen, geht es doch immer gleich um Leben und Tod. Und hier gilt das Leben wieder etwas, ein paar Kilometer von der Front entfernt.“

Im März 1916 wurde Emil Warburg 70 Jahre alt, und die Tochter des berühmten Physikers bekam Urlaub. Im Juli meldete Lotte Warburg sich dann wiederum zum Kriegseinsatz, diesmal nach Warschau. Die Stadt – Etappenhauptort im Generalgouvernement in Polen – wird in den Tagebuchnotizen und Briefen von Lotte Warburg zu einem abschreckenden Beispiel dafür, was der Krieg in der Etappe bedeutet. Sie sieht Eigentümlichkeiten und Selbstbeweihräucherung bei den Diakonissen und ein Leben, das geprägt ist durch Vergnügungssucht, Ausschweifung und den Versuch aller, so viel wie möglich für sich selbst herauszuschlagen.

Im Frühjahr wurde Lotte Warburg dann nach Leffincourt in Frankreich (nordöstlich von Reims) in ein Feldlazarett versetzt. Jetzt erst war sie, ihren eigenen Ausdrücken folgend, „da, wo ich immer hin wollte: In einem Feldlazarett und zwar in der Lausechampagne, wie sie hier sagen, nicht weit von der Front, als Operations- und Norkoseschwester, eine anspannende und aufreibende Tätigkeit, aber, ‚es befriedigt arg'." Das besagte Lazarett war ein Kirchenschiff, der Operationssaal die Sakrestei. Am 1. August 1918 notierte Lotte Warburg in ihr Tagebuch: „Die ‚Offensive' ist hinter uns. Die Kirche hallte tagelang wider vom Schreien und Seufzen Schwerverwundeter und Sterbender. Ich stand von morgens bis nachts im Operationssaal, legte den Leuten die Maske aufs Gesicht und sagte: Nun zählen Sie einmal ganz langsam und atmen sie ganz ruhig, 1, 2, 3, etc. Und dann zählte er und atmete, und dann schlug er um sich, und dann wurde er festgehalten, und dann, wenn er anfing, falsch zu zählen, und aufhörte zu toben, nahm der Arzt das Messer und schnitt, und dann die Säge, und sägte, und Glied um Glied kam in den Eimer.[...] In der Eile vergaß man oft, es den Leuten vorher zu sagen. Als ein junger Leutnant erwachte, einer von westfälischem Adel, und seinen Stumpf neben sich liegen sah, den Stumpf des rechten Armes, sagte er nur: ‚Ach, das sieht bös aus.' – Und er hat recht. Jedes mal wenn sich beim Verbinden die Bettdecke hebt und solch ein Stumpf erscheint, zieht´s mir die Seele zusammen."

Nach dem Krieg kehrte Lotte Warburg wieder nach Berlin zurück. Am 15. Dezember 1919 heiratete sie dort Gottfried Meyer-Viol (1878-1944), einen gebürtigen Niederländer, der an der Technischen Hochschule in Charlottenburg studierte. Beide hatte zusammen zwei Kinder: 1920 wurde eine Tochter, 1924 ein Sohn geboren. Lotte Warburg war evangelisch aufgewachsen, bekam aber aus verschiedenen Gründen eine zunehmende Vorliebe für den Katholizismus – und zwar mehr für die katholische Kirche als für die katholische Lehre. Daher ließ sie ihre Kinder katholisch erziehen und konvertierte 1934 in Göttingen.

Im Jahre 1925 erwarb Gottfried Meyer-Viol das Gut Grunau bei Bayreuth in Oberfranken. Die Jahre von 1925 bis 1937 und von 1945 bis 1948 verbachte Lotte Warburg auf diesem Landgut. Sie erlebte dort den Aufstieg des Nationalsozialismus und auch das Ende des Hitlerstaates mit, wobei sie die Geschehnisse aktiv und kritisch verfolgte. Der Antisemitismus in all seinen offiziellen und inoffiziellen Erscheinungsarten beschäftigte sie als „Nichtarierin" – ihre Vorfahren waren jüdischer Herkunft – in hohem Maße. Tagebuchnotizen wie auch ihre in der „Neuen Züricher Zeitung", in den „Baseler Nachrichten" und in „Orell Füsslis Illustrierter Wochenschau" veröffentlichten Novellen waren für sie ein Ventil für ihre Abweisung, Entrüstung und Verzweiflung, außerdem auch für ihre Schamgefühle ihren vielen nicht-deutschen Freunden gegenüber. Im Jahre 1936 musste die Familie auswandern. Über die Schweiz zog sie in die Niederlande. 1945 war Lotte Warburg als Korrespondentin der dänischen Zeitung „Berlingske Tidende" bei den Nürnberger Prozessen gegen Kriegsverbrecher anwesend.

Im September 1947 begab sich Lotte Warburg in eine Klinik zur genauen Untersuchung ihrer seit Monaten auftretenden Kopfschmerzen. Ein Hirntumor wurde diagnostiziert; eine Operation war unter den damaligen Umständen nicht möglich. Charlotte Marie Warburg starb am 3. Januar 1948 im Alter von 63 Jahren in Bayreuth.

Quellen und Literatur:

Chernow, Ron: Die Warburgs. Odysee einer Familie. Wolf Jobst Siedler. Berlin 1994 (Taschenbuchausgabe 1996).

Koepke, Cordula: Lotte Warburg. „Unglaublich! Daß ich gelebt habe!" Eine Biographie. Iudicium. München 2000.

Meyer-Viol, Peter G.: Lotte Warburg. Biographisch-familiengeschichtlicher Essay. In: Müller, Margrit (Hrsg.): „Etwas für die Phantasie". Heinrich Wölfflins Briefwechsel mit „Züs Colonna". Mit Erinnerungen und Erzählprosa von Lotte Warburg. Herausgegeben und kommentiert von Heidy Margrit Müller. Mit einem Essay von Peter G. Meyer-Viol. Iudicium. München 1997, Seite 11-16.

Müller, Margrit (Hrsg.): „Etwas für die Phantasie". Heinrich Wölfflins Briefwechsel mit „Züs Colonna". Mit Erinnerungen und Erzählprosa von Lotte Warburg. Herausgegeben und kommentiert von Heidy Margrit Müller. Mit einem Essay von Peter G. Meyer-Viol. Iudicium. München 1997.

Panke-Kochinke, Birgit: Unterwegs und doch daheim. (Über-) Lebensstrategien von Kriegskrankenschwestern im Ersten Weltkrieg in der Etappe. Mabuse. Frankfurt am Main 2004.
Panke-Kochinke, Birgit / Schaidhammer-Placke, Monika: Frontschwestern und Friedensengel. Kriegskrankenpflege im Ersten und Zweiten Weltkrieg. Ein Quellen- und Fotoband. Mabuse. Frankfurt am Main 2002, Seite 94-98.
Rüskamp, Wulf (Hrsg.): Eine vollkommene Närrin durch meine ewigen Gefühle. Aus den Tagebüchern der Lotte Warburg 1925 bis 1947. Dr. Haus Bayreuth. Bayreuth 1989.
www.nernst.de/lotte-warburg.htm.
Bildquelle: Koepke, Cordula: Lotte Warburg. „Unglaublich! Daß ich gelebt habe!“ Eine Biographie. Iudicium. München 2000, Titelseite.

Hubert Kolling

WEBER, Ernestine

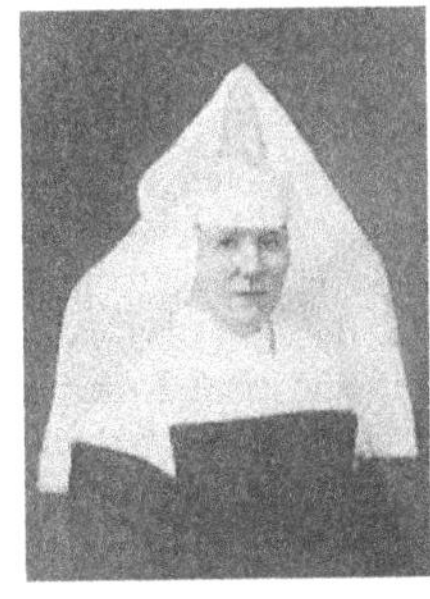

Das Mutterhaus der Barmherzigen Schwestern von Straßburg kann als die wichtigste Keimzelle der vom heiligen Vinzenz von Paul (1581-1660) ➔① und seiner engsten Mitarbeiterin, der heiligen Louise de Marillac (1591-1660) ➔① gegründeten vinzentinischen Pflegegemeinschaften in den deutschen Ländern betrachtet werden. In den ersten zwei Jahrzehnten nach der Einrichtung des Mutterhauses in Straßburg (1823) nahm die Kongregation etwa 250 Bewerberinnen auf und ließ sich in 14 Hospitälern nieder. Darunter befanden sich auch viele kleine Hospitäler im ländlichen Bereich, deren Aufgabenbereich sich neben der Krankenpflege auch auf die Versorgung von Alten, Armen und Waisen erstreckte. Außerdem übernahmen die Schwestern seit 1833 die Betreuung von weiblichen Strafgefangenen in Gefängnissen (in Straßburg, Hagenau, Colmar, Metz und Zabern), die Krankenpflege in den Siechenanstalten Hoerdt, Gorze und Colmar sowie die stationäre Pflege von Geisteskranken in den Heil- und Pflegeanstalten von Stephansfeld (1835), Saargemünd (1880), Rufach (1908) und Lörchingen (1926). Während der 55-jährigen Amtszeit (1813-1868) der Generaloberin Schwester Vinzenz Sultzer (1778-1868) ➔② gelangte die Kongregation zu einer bemerkenswerten Entfaltung. Neben den zahlreichen elsässischen Filialen wurde das Straßburger Mutterhaus zum Ursprungsort folgender Schwesterninstitute im deutschsprachigen Raum: Zams (1823) mit Generaloberin Schwester Xaveria Strasser (1801-1868) ➔⑤, München (1832) mit Generaloberin Schwester Ignatia Jorth (1780-1845) ➔①, Fulda (1834), Paderborn (1841), Freiburg (1846) mit Generaloberin Rosa Weber (Schwester Gebhard Weber) (1823-1884) ➔⑤ und Schwäbisch Gmünd (1858) mit Generaloberin Schwester Arkadia Scholl (1848-1900) ➔⑤.

Nach Schwester Vinzenz Sultzer, Angélique (Angelika) Arth (Schwester Angélique Arth) (1821-1881) ➔④, Schwester Marie-Ange Spitz (1830-1905) und Christine Linsy (Schwester Eugénie Linsy) (1851-1927) ➔⑤ war am 5. Mai 1920 Ernestine Weber (Schwester Marie-Armand Weber) zur Generaloberin der Barmherzigen Schwestern von Straßburg gewählt worden.

Ernestine Weber wurde am 31. März 1861 in Carspach geboren. Am 31. Juli 1888 trat sie ins Straßburger Mutterhaus der Barmherzigen Schwestern (Allerheiligenkloster) ein und legte – als Schwester Marie-Armand Weber – am 13. Mai 1890 ihre Gelübde ab. Da sie einer tiefgläubigen Lehrerfamilie entstammte und zunächst die Prüfung als Lehrerin abgelegt hatte, wurde sie nach ihrem Noviziat über viele Jahre hinweg mit der Erziehung der Kinder im Waisenhaus St. Charles beschäftigt. Fünfzehn Jahre wirkte sie dann im Städtischen Waisenhaus in Straßburg, davon die letzten neun Jahre (1900-1909) als Oberin. Im August 1904 hatte sich dort ein furchtbares Brandunglück ereignet, dem nicht nur das gesamte Waisenhaus, sondern auch die benachbarte Magdalenenkapelle zum Opfer fiel. Seit dem 6. Dezember 1909 arbeite Schwester Marie-Armand Weber als Oberin im Straßburger Bürgerspital. Von ihrer Wahl zur Generalobern 1920 hatte sie mit Rücksicht auf die Schwäche ihrer Gesundheit vergebens versucht Abstand zu nehmen. Einem zeitgenössischen Bericht zufolge war sie „das Ideal einer Ordensoberin. Ihr zugleich würdevolles und freundliches Wesen, ihre mit erleuchtender Klugheit gepaarte Willensstärke befähigten sie in hervorragendem Maße zur erfolgreichen Führung der Geschäfte der weitverzweigten Kongregation. Ihre Gewissenhaftigkeit und ihre Selbstbeherrschung ließ sie auch dann nicht vor treuester Pflichterfüllung zurückschrecken, wenn ihre angegriffene Gesundheit zur Schonung mahnte. [...] Stets war sie zur Verfügung ihrer Schwestern, hörte sie mit Verständnis, Liebe und Geduld ihre mannigfachen Anliegen vortragen und half ihnen mit Trost und Rat. Ihre natürliche Herzensgüte gewann alle, die sich ihr nahen durften. Und alle blickten zu ihr auf wie zu einer wahren Mutter."

Ernestine Weber (Schwester Marie-Armand Weber) starb am 30. Juni 1925. Zu ihrer Nachfolgerin im Amt wurde am 5. August 1925 die bisherige Assistentin, Schwester Marie-Alfred Renaut gewählt.

Quellen und Literatur:

Congregation des Soeurs de la Charite de Strasbourg, 15 rue de la Toussaint, F-67000 Strasbourg: Schriftliche Mitteilung an den Verfasser vom 15. Februar 2005.

Frings, Hermann Josef: Die Vinzentinerinnen als Wegbereiterinnen der neuzeitlichen Krankenpflege im deutschen Sprachgebiet (1832-1900). Medizinische Dissertation. [Selbstverlag]. Köln 1994.

Katholisches Charitas-Sekretariat zu Straßburg (Hrsg.): Die katholischen Wohlthätigkeits-Anstalten und Vereine sowie das katholisch-soziale Vereinswesen in der Diözese Straßburg (Charitas-Schriften, 3. Heft). Verlag des Charitasverbandes für das katholische Deutschland. Freiburg im Breisgau 1900.

Marie-Alfred, Mère: La Congrégation des Sœurs de la Charité de Strasbourg. Petit Apercu historique. Maison-Mère de la Toussaint. Strasbourg 1945, Seite 259-262.

Richartz, Alfonsa: Loderndes Feuer. Vinzenz von Paul. Edition du Signe. Straßburg 1995.

Scherer, Emil Clemens: Die Kongregation der Barmherzigen Schwestern von Straßburg. Ein Bild ihres Werdens und Wirkens von 1734 bis zur Gegenwart (Forschungen zur Kirchengeschichte des Elsaß, Band 2). Colportage Catholique. Saaralben (Lothringen) 1930, Seite 459.

Bildquelle: Scherer, Emil Clemens: Die Kongregation der Barmherzigen Schwestern von Straßburg. Colportage Catholique. Saaralben (Lothringen) 1930, Seite 459.

Hubert Kolling

WEBER, Hermann

Im Jahre 2001 feierte die „Deutsche Vereinigung für den Sozialdienst im Krankenhaus" (DVSK) – seit 2003 DVSG (Deutsche Vereinigung für Sozialarbeit im Gesundheitswesen – ihr 75-jähriges Bestehen. Die Geschichte der Sozialen Arbeit im Krankenhaus ist freilich schon über 100 Jahre alt. Bereits um die Jahrhundertwende sind in einzelnen Städten des Deutschen Reiches Aktivitäten erkennbar, die zur Entwicklung und Ausbreitung der Sozialen Krankenhausfürsorge führten.

Die ersten Bemühungen für Menschen in Krankenhäusern, neben der Hilfe durch Mediziner und Pflegekräfte, auch Hilfe durch Sozialarbeiter zu leisten, erbrachten seit 1896 die Mitglieder der Berliner „Mädchen- und Frauengruppe für soziale Hilfsarbeit" unter der Leitung von Lina Basch (1851-1920) ➔③, die somit wohl als die erste Krankenhaussozialarbeiterin in Deutschland bezeichnet werden kann. Die Initiative ging häufig von einzelnen Persönlichkeiten aus, wobei hierbei in Deutschland insbesondere Paula Ollendorf (1860-1938) ➔②, Alice Salomon (1872-1948) ➔①, Anna Tüllmann (1875-1958) ➔②, Hedwig Landsberg (1879-1967) ➔② und Hans Carls (1886-1952) ➔③ sowie Richard Clarke Cabot (1868-1939) ➔⑤ in Amerika zu nennen sind. Bedeutend für die „Soziale Krankenhausfürsorge" in Deutschland waren aber auch das Wirken von Bertha Pappenheim (1859-1936) ➔②, Paula Ollendorf (1860-1938) ➔②, Alfred Goldscheider (1858-1935) ➔③, Clara Schlossmann (1870-1926) ➔④, Elsa Strauss (1875-1945) ➔④, Kurt von Hugo (1877-1947) ➔⑤, Gertrud Finckh (1887-1956) ➔④, Ilse Güssefeld (1887-1967) ➔⑤, Franz Klose (1887-1978) ➔④, Irmgard Linde (1903-1993) ➔⑤, Margret Mehs (1929-1999) ➔④ und Hermann Weber.

Hedwig Landsberg und Anna Tüllmann hatten schon frühzeitig versucht, die Sozialarbeiterinnen der „Sozialdienste“ im Krankenhaus innerhalb Deutschlands organisatorisch zusammenzufassen. So gelang es ihnen 1922, gemeinsam mit dem Arzt Bruno Harms, eine Arbeitsgemeinschaft aller „Groß-Berliner Krankenhausfürsorgerinnen“ zu bilden. Vier Jahre später (1926) wurde dann auf der „Gesolei“ (Ausstellung Gesundheit, Soziales, Leibesübungen) in Düsseldorf die „Deutsche Vereinigung für den Fürsorgedienst im Krankenhaus“, die spätere DVSK beziehungsweise heutige DVSG, gegründet.

In den geschäftsführenden Ausschuss waren zehn Personen gewählt worden: Käte Buchrucker, Franz Goldmann, Alfred Goldscheider, Adolf Gottstein, Bruno Harms, Fanny von Kurowsky, Hedwig Landsberg, Otto Schwéers, Anna Tüllmann und Hermann Weber, alle aus Berlin. Während Hewig Landsberg und Anna Tüllmann die Geschäftsführung übernahmen, bestellte die Versammlung Prof. Dr. Hermann Weber zum Vorsitzenden. Er war Chefarzt im Lazarus-Kranken- und Diakonissenhaus Berlin und Vorsitzender des Vereins der Chefärzte Deutscher Krankenhäuser. Mit seinem im Jahre 1927 in der „Zeitschrift für Medizinalbeamte und Krankenhausärzte“ veröffentlichten Beitrag „Über soziale Krankenhausfürsorge“ half er mit, den Gedanken beziehungsweise die Anliegen der „Sozialen Krankenhausfürsorge“ zu verbreiten.

Hermann Weber, der im Jahre 1867 geboren wurde und 1944 starb, gab das Amt des Vorsitzenden der „Deutschen Vereinigung für den Fürsorgedienst im Krankenhaus“ aus nicht näher bekannten Gründen bereits wieder am 5. September 1927 in Berlin an Prof. Dr. Alfred Goldscheider ab. 1933 trat dieser den ersten Vorsitz an Prof. Dr. Fritz Rott (1878-1959) ab, der von 1911 bis 1934 Leiter des Organisationsamtes für Säuglings- und Kleinkinderschutz im Kaiser Auguste Victoria Haus Berlin war. In der Mitgliederversammlung am 8. September 1933 wurde in den Vorstand dann erneut auch wieder Hermann Weber gewählt.

Quellen und Literatur:

Deutsche Vereinigung für den Fürsorgedienst im Krankenhaus. In: Mitteilungen des Deutschen Evangelischen Krankenhausverbandes, 1. Jg., Heft 6-8/1927, Seite 120.

Reinicke, Peter: Soziale Krankenhausfürsorge in Deutschland. Von den Anfängen bis zum Ende des Zweiten Weltkriegs (Focus Soziale Arbeit, Grundwissen Band 2). Leske und Budrich. Opladen 1998, Seite 107.

Reinicke, Peter: Pioniere der Sozialarbeit im Krankenhaus. In: Reinicke, Peter (Hrsg.): Soziale Arbeit im Krankenhaus – Vergangenheit und Zukunft. Herausgegeben im Auftrag der Deutschen Vereinigung für den Sozialdienst im Krankenhaus. Lambertus. Freiburg im Breisgau 2001, Seite 215-228, hier Seite 226.

Reinicke, Peter: Rückblick auf die Entwicklung der Deutschen Vereinigung für den Sozialdienst im Krankenhaus (DVSK). In: Reinicke, Peter (Hrsg.): Soziale Arbeit im Krankenhaus – Vergangenheit und Zukunft. Herausgegeben im Auftrag der Deutschen Vereinigung für den Sozialdienst im Krankenhaus. Lambertus. Freiburg im Breisgau 2001, Seite 15-22, hier Seite 19.

Tüllmann, Anni: Mitgliederversammlung der Deutschen Vereinigung für den Fürsorgedienst im Krankenhaus am 8.9.1933. In: Zeitschrift für das gesamte Krankenhauswesen, 29. Jg., Heft 21/1933, Seite 452.

Weber, [Hermann]: Über soziale Krankenhausfürsorge. In: Zeitschrift für Medizinalbeamte und Krankenhausärzte, 40. Jg., Beilage Nr. 20/1927, Seite 127-130.

Hubert Kolling

WEBER, Mathilde

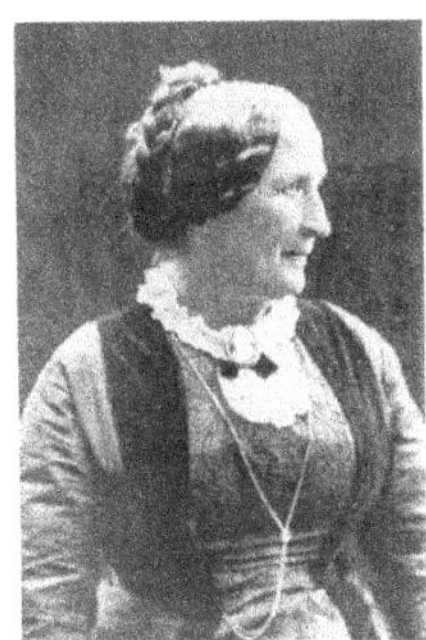

Im letzten Drittel des 19. Jahrhunderts war in Deutschland eine heftige öffentliche Debatte über das Diakonissenwesen entbrannt. Eine bedeutende Rolle spielten dabei auch kritische Lebensbeschreibungen ehemaliger Diakonissen, wie etwa das 1881 von Adelheid Louise Bandau (1847-1920) ➔② veröffentlichte Buch „Zwölf Jahre als Diakonissin“. In Reaktion auf die von

Elisabeth Malo (1855-1930) ➔② in der „Christlichen Welt" 1893 eindrucksvoll dargelegte Stellungnahme zur „Diakonissenfrage", welche Missstände in evangelischen Mutterhäusern ans Tageslicht förderte, meldete sich auch Mathilde Weber, langjähriges Vorstandsmitglied im Allgemeinen Deutschen Frauenverein, zu Wort. 1893 berichtete sie in den „Neue Bahnen", dem „Organ des allgemeinen deutschen Frauenvereins" (Band 28, Nr. 4 vom 13. Februar 1893), „Ueber die Ursache des Mangels an Diakonissen", 1894 legte sie hierzu eine 120 Seiten umfassende empirische Studie zur Lage von Frauen im Pflegeberuf unter dem Titel „Warum fehlt es an Diakonissinnen und Pflegerinnen?" vor.

Mathilde Weber war nicht nur Philantropin und Schriftstellerin, sondern auch eine der Pionierinnen der Frauenbewegung in Schwaben, rastlos im Einsatz für ein besseres Leben ihrer Geschlechtsgenossinnen. In vielen Büchern und Vorträgen widmete sie sich vor allem der Situation der erwerbstätigen Frau, deren Ausbeutung sie nicht tatenlos zusehen wollte.

Geboren am 16. August 1829 in Tübingen, wuchs die Tochter des Ökonomierates und späteren Direktors der Akademie in Hohenheim, Gustav Walz (1804-1876) und dessen Ehefrau Sophie Schurr (1806-1869), auf dem väterlichen Gut Schweizerhof bei Ellwangen zusammen mit den drei jüngeren Geschwistern Friedrich, Emma und Hedwig auf. Hier, im „schwäbischen Sibirien", erlebten die Kinder eine ungewöhnlich glückliche Kindheit, „ohne finsteren Druck, der so viele Kinderherzen trübt", wie Mathilde sich in der Lebensbeschreibung ihres Bruders dankbar äußerte. In dieser fragmentarischen Biographie schilderte sie ausführlich von ihrem Kindheitsparadies, „wo wir, die Kinder des Waldes, unser fürstliches Glück darin fanden, frei und unbeschränkt die riesigen Wälder durchstreifen zu dürfen, im kühlen Waldesbach uns zu baden, im klaren Silbersee zu rudern und auf der spiegelglatten Eisfläche pfeilgeschwind dahin zu fliegen. Die Tiere des Waldes waren unsere Freunde, die Köhler und Holzbauer unsere Beschützer, deren einfache Mahlzeiten uns herrlicher schmeckten als später alles Zuckerwerk der feinsten Gesellschaften."

Zunächst vom Vater unterrichtet, der zu diesem Zweck extra die Volksschullehrerprüfung abgelegt hatte, besuchte Mathilde Weber ab 1842 die Höhere Töchterschule in Ellwangen, wo sie ihre Mitschülerinnen durch ihre Zivilcourage und ihren Gerechtigkeitssinn tief beeindruckte. Am 15. Mai 1851 heiratete Mathilde im Alter von 22 Jahren den Nachfolger ihres Vaters als Leiter der Ellwanger Ackerbauschule, Dr. Heinrich Weber (1818-1890). Seit dessen Berufung zum Professor für Land- und Forstwissenschaft im Jahre 1854 in Tübingen pachtete das Paar das vor den Toren der Stadt gelegene kleine Gut Bläsiberg. Dort kümmerte sich Mathilde Weber um das Wohlergehen der zahlreichen Angestellten und ihrer Familien, setzte sich besonders in Krankheitsfällen für eine sofortige Betreuung ein, die sie oft auch selbst übernahm. Bei Krankenbesuchen auf dem Land sah sie das menschliche Elend um sich herum, erkannte die Unwissenheit und Unfähigkeit der einfachen Bevölkerung in allen medizinischen Dingen und suchte den Leuten helfend und belehrend die einfachsten Verhaltensregeln am Krankenbett beizubringen. Dabei wollte sie keineswegs den Arzt ersetzen, sondern im Gegenteil mit ihm zusammenarbeiten und ihn ergänzen. Schwer geprüft wurde ihre Tätigkeit, als ihr Bruder Friedrich im Verlauf einer Krankheit zu ihr zur Erholung kann und nach einer anfänglich heiteren Zeit hoffnungslos dahinsiechte. Dem „tiefen Schmerz und den Alterationen, die sie am Kranken- und Sterbebett des einzigen Bruders erlitt, folgten lange lange Wochen des Krankseins."

Während des Deutsch-Französischen Krieges 1870/71 gründete Mathilde Weber zusammen mit Professor Felix von Niemeyer (1820-1871) in Tübingen den ersten (württembergischen) Sanitätsverein. Unter ihrem Vorsitz richtete der Verein bei Kriegsausbruch in einem auf einer Anhöhe gelegenen Bretterhaus ein Lazarett mit 42 Betten ein. Das vordergründige Motiv ihres Handelns war dabei vaterländische Begeisterung, das Bemühen, „den hohen Heldenmut, das edle Dulden und die großartige Selbstbeherrschung der deutschen Heldensöhne“ mit einem eigenen bescheidenen Beitrag zu vergelten. Gegen alle Widerstände setzte sie durch, dass Frauen zum Pflegedienst im Lazarett zugelassen wurden. Diesen Schritt sah sie gerechtfertigt durch den „natürlichen Beruf“ der Hausfrauen, deren Tätigkeit ohnehin „die Organisation eines Haushaltes, den Krankenhausdienst, die Sorge für Betten, Weißzeug, Verbandszeug und Nahrungsmittel“ einschloss. Zudem konnte Mathilde Weber selbst jahrelange praktische Erfahrung in der Krankenpflege vorweisen. Einfach hatte sie es nicht, ihre Forderung durchzusetzen: „Recht viel Demütigendes und Kränkendes musste man damals erfahren,“ schrieb sie später in ihren Erinnerungen.

Mathilde Weber und ihre Mitstreiterinnen bewährten sich glänzend und ernteten allgemeine Zustimmung und Anerkennung. Wie sehr Mathilde im Krankendienst mitwirkte sieht man daran, dass sie sich mit einer schweren Diphterie ansteckte, die ihrer eigenen Pflegetätigkeit ein jähes Ende setzte. Am 8. November 1870 wurde das Lazarett aufgehoben, die Verwundeten in die Universitätsklinik verlegt oder in Privatpflege gegeben. In der Folge organisierte der Sanitätsverein eine „wohlgeordnete Krankenpflege.“ Er griff die Vorstellungen seiner Vorsitzenden über weibliche Pflegetätigkeit auf und richtete Schulungskurse für Tübinger Frauen und Mädchen ein. Bei der Ankündigung eines solchen Kurses unterzeichnete Mathilde Weber noch 1893 als Mitglied des Sanitätskomitees. Ihre im Sanitätsverein beziehungsweise Lazarettdienst gemachten Erfahrungen schilderte Mathilde Weber lebhaft und anschaulich in ihrem 1888 vorgelegten Buch „Lazarettbilder. Aus dem Tagebuch der Vorsteherin eines Sanitätsvereins im Kriegsjahr 1870/71“ (3. Auflage 1914), das ihr den nach Olga Nikolajewna (1822-1892) ➔⑤ benannten württembergischen „Olgaorden“ einbrachte. Einleitend schreibt sie darin: „Möchten diese Aufzeichnungen dazu beitragen, daß sich immer noch mehr Mädchen und Frauen, namentlich auch aus den höheren Ständen, dem ernsten aber erhebenden Dienste der Krankenpflege widmen wollen.“

Seit Mitte der 1860er Jahre in der Tübinger Neckarhalde in einem eigenen Haus – der sogenannten „Weißen Villa“ – wohnend, kam Mathilde Weber im Jahre 1869 in Kontakt mit der bürgerlichen Frauenbewegung. Sie war kinderlos und dürfte die „gute Hoffnung“ mittlerweile aufgegeben haben. Durch den Ehrenkodex ihrer Zeit zu Müßiggang verpflichtet, war sie aber voller Tatendrang. So besuchte sie, auf der Suche nach einem Tätigkeitsfeld und unterstützt durch ihren Mann Heinrich Weber, als erste Württembergerin die Jahresversammlung des 1865 in Leipzig gegründeten „Allgemeinen Deutschen Frauenvereins“. Sie wurde 1887 in den Vorstand gewählt und blieb bis 1900 Vorstandmitglied. Die seit 1890 verwitwete und zunehmend kränkelnde Frau gründete mehrere Vereine und rief Frauenheime und Frauenarbeitsschulen ins Leben, die zunächst als Ersatz für nicht vorhandene Bildungs- und Ausbildungsmöglichkeiten für Frauen unterschiedlicher Schichten dienen sollten. Zu den vor ihr gegründeten Einrichtungen zählte neben einem „Kranken- und Wöchnerinnenverein“ etwa auch die Tübinger Frauenarbeitsschule, die Vorgängerin der Mathilde-Weber Schule, die im Jahre 2001 ihr 125-jähriges Jubiläum feierte. Zur Würdigung ihres sozial-karitativen Engagements verlieh die Stadt Tübingen 1899 Mathilde Weber anlässlich ihres 70. Geburtstages den Titel „Wohltäterin der Stadt“ und benannte eine Straße nach ihr.

Neben einer regen Vortragstätigkeit entfaltete Mathilde Weber eine umfassende schriftstellerische Tätigkeit. Sie war Mitarbeiterin vieler Zeitschriften und Zeitungen, wobei sie schlicht, klar und eindringlich schrieb; philosophische Erörterungen überließ sie anderen. Zu ihren erfolgreichsten Büchern zählen „Über die socialen Pflichten der Familie“(1882; 2. Auflage 1886), „Die Mission der Hausfrau“ (1884), „Die hauswirtschaftliche Ausbildung und Erziehung der Mädchen der weniger bemittelten Stände“ (1886, 3. Auflage 1988) und „Leitfaden für junge Dienstmädchen in besseren Häusern“ (1889). Daneben verfasste sich auch Novellen und

Reisebücher, von denen „Durch Griechenland und Konstantinopel“ (1891; 2. Auflage 1892) besonders lesenswert ist.
Mit ihrer Streitschrift „Ärztinnen für Frauenkrankheiten, eine ethische und sanitäre Notwendigkeit“ (1887; 5. Auflage 1893) versuchte Mathilde Weber den Frauen den Zugang zum Medizinstudium zu eröffnen. Die Autorin wies dabei vor allem auf den Widerspruch zwischen Erziehung zu „Zartheit“ und Schamhaftigkeit einerseits und die ihrer Meinung nach unnötige Überwindung desselben hin, die beim Gang zum Gynäkologen verlangt wurde, ein Widerspruch, der in einer Universitätsstadt wie Tübingen besondere Schärfe annehmen konnte, wenn Untersuchungen an „Studienobjekten“ im Hörsaal vorgenommen wurden: „Warum zwingt man bei uns noch diese kranken Frauen und Mädchen, ihr angeborenes und als eine der gerühmtesten und schönsten weiblichen Eigenschaften auch anerzogenes Zartgefühl ablegen zu müssen?“ Zugleich wies sie auf die besondere Qualifikation der Frauen für den Beruf der Ärztin hin. Männer müssten sich bei der Behandlung immer auf die Schilderung von Frauen verlassen, Frauen könnten dagegen auf eigenem Erleben aufbauen. Außerdem seien Frauen für diesen Beruf besonders geeignet, da ihre Hände „von Jugend auf durch die feinsten und schwierigsten Handarbeiten gestärkt“ worden seien.
Das Buch von Mathilde Weber, als Begleitschrift Petitionen an Land- und Reichstag beigelegt, erfuhr zunächst aber nur deutliche Ablehnung. Insbesondere bei den Medizinern löste es einen Sturm der Entrüstung aus, bei den Politikern auch Heiterkeit und Ratlosigkeit. Die massivsten Einwendungen kamen vom Leiter der Landeshebammenschule in Stuttgart, dem Gynäkologen Gustav Walcher, einem Neffen von Mathilde Weber: „Es ist die Pflicht aller erhaltenden Elemente, der jetzigen Gesellschaft, einer Umsturzpartei, wie sich die Frauenemanzipationspartei in ihren Konsequenzen darstellt, mit aller Macht entgegenzutreten, selbst wenn es nicht gelingen sollte, die Bewegung aufzuhalten.“ Die Gründe der Ablehnung sah Mathilde Weber in all den Männern, „die sich schwer losmachen aus den Banden des Altgewohnten und Hergebrachten.“
Frauen den Beruf der Krankenpflege zu erschließen, galt für Mathilde Weber als „wichtigster Teil der Frauenfrage“. Dabei war sie bemüht, auch die Schattenseite des Berufs darzulegen. Bereits 1882 beklagte sie in ihrem Buch „Ueber die Socialen Pflichten der Familie“ in Form eines fiktiven Briefes die Ausbeutung der Pflegerinnen. „Die grausame Gepflogenheit des Krankenhauses in N.N. [...], den Schwestern nach gehabter Nachtwache kein Schlafen zu gestatten, sondern zwölf Stunden Tagsdienst von ihnen zu verlangen, hat besonders dazu beigetragen, ihre sonst gute Gesundheit so zu erschüttern, daß sie nach 1 ½ jähriger Thätigkeit den Beruf einer Krankenschwester ganz aufgeben muß.“
Deutliche Worte fand sie hier auch für die dürftige Ausbildung: „Es ist unfassbar, daß dieser schwere und verantwortungsvolle Dienst auch solchen zugemutet wird, die kaum eine vierwöchige Lehrzeit hinter sich haben und alle Krankheitssymptome noch gar nicht kennen können.“
Ihre schärfste Kritik galt unterdessen den Ärzten: „Eins aber steht für mich unfraglich fest: Die Ärzte legen zwar Wert darauf, mit gebildeten Pflegerinnen zu arbeiten, aber viele der jüngeren durchaus keinen, sich diesen gegenüber wie gesellschaftlich Gleichgestellten und nur dienstlich Untergeordneten zu betragen. Kein General würde seinen Adjutanten so brutal anfahren.“
In ihrem Beitrag „Über die Ursache des Mangels an Diakonissen“, den sie 1893 in „Neue Bahnen“, dem „Organ des allgemeinen deutschen Frauenvereins“ veröffentlichte, kritisierte Mathilde Weber zunächst vor allem die langen Arbeitszeiten des Pflegepersonals und deren schlechte Bezahlung. Darüber hinaus bemängelte sie, dass „die Schwestern zu viele nicht zum Pflegen gehörende Arbeiten thun müssen, wie Waschen, Bodenputzen, Kohlen- und Holztragen usw.“
Ihre Kritik an den Verhältnissen im Pflegeberuf beziehungsweise den sogenannten „Mutterhäusern“ formulierte Mathilde Weber ein Jahr später (1894) ausführlicher. In ihrem

Buch „Warum fehlt es an Diakonissinnen und Pflegerinnen?“ hebt sie zunächst eine Reihe von namhaften Ärzten als Förderer der Pflege hervor, so die Professoren Hugo von Ziemssen (1829-1902) ➔⑤, Rudolf Virchow (1821-1902) ➔①, Felix Buttersack (1865-1950) und Franz König (1832-1910) ➔③ und stellt dann die Frage nach den dunklen Punkten, „die diesen an und für sich den Frauen sympathischen Beruf so sehr erschweren, daß für so viele, die Neigung dafür hätten, doch diese heilige Arbeit der Krankenpflege unvollbringbar wird?“

In ihrer kritischen Bestandsaufnahme beschreibt Mathilde Weber auf insgesamt 120 Seiten zunächst die Hauptursachen des Mangels an Diakonissen, berichtet sodann über die Organisationen und Statuten aus den bestehenden Verbänden und formuliert sodann Wünsche für zukünftige Neugründungen von Diakonissen- und Pflegerinnen-Verbänden. In dem abschließenden Kapitel „Aufmunterung“ schreibt sie vom „Segen der Arbeit“ und den Gemeindeschwestern, wobei sie auch „notwendige Eigenschaften für die Pflegerinnen“ formuliert.

Nach Ansicht von Mathilde Weber schreckte vor allem die „noch etwas klösterliche Organisation bei manchen der so hochgeschätzten Diakonissenverbänden“ die weibliche Jugend vielfach davor ab, neben anderen Bedenken das Pflegerinnen-Amt mit allen seinen Konsequenzen auf sich zu nehmen: „Oftmals ist es eine fast mittelalterliche religiöse Schroffheit, die ohne Zusammenhang mit der eigentlichen Krankenpflege den Schwestern nur um der Selbstkasteiung willen peinliche Erschwerungen in einzelnen Mutterhäusern auferlegt.“ Hinzu kamen ihres Erachtens „die gesundheitsgefährliche Überanstrengung des Berufes selbst“, dann das vor allem „die feineren Naturen oft verletzende Benehmen einzelner junger Ärzte“ und nicht zuletzt „die für die gebildeten Schwestern untergeordnete soziale Stellung.“ Die Schwestern sollten, so Mathilde Weber, „nicht unter den Assistenzarzt gestellt werden, sondern nur direkt unter den Chef und die Oberin.“

Hinsichtlich der „Wünsche für zukünftige Neugründungen von Diakonissen- und Pflegerinnen-Verbänden“ formuliert Mathilde Weber 14 Paragraphen mit Wünschen“, wobei sie an erster Stelle die Einführung eines „aus älteren tüchtigen Schwestern gebildeter Schwesternrat zur Unterstützung der Oberin in allen wichtigen Sachen und als Beistand gegen ein zu absolutes oder einseitiges Regiment“ nennt. Sodann müssten die „die Gesundheit und Leben zerstörenden häufigen Überbürdungen [des Pflegepersonals] streng verboten werden.“ An dritter Stelle forderte sie noch mehr Verbände für die unbemittelten Schwestern, „in welchen sie stets Gehalt bekommen.“

Mathilde Weber forderte, dass „nur gesunde Mädchen“ den Schwesternberuf erwählen sollten. Bezüglich der weiteren „notwendigen Eigenschaften der Pflegerinnen“ beziehungsweise deren „unerlässlichsten Pflichten“ verweist sie auf die Forderungen, die Theodor Billroth (1829-1894) ➔① in seinem Buch „Die Krankenpflege im Hause und im Hospitale“ (Wien 1881) formulierte.

Gertrud Fink (1887-1956) ➔④ erinnerte sich 1956, wie sie Anfang der 1890er Jahre Mathilde Weber fast täglich durch die Neckarhalde gehen sah, „eine aufrechte, stattliche Frauengestalt mit fast männlichen Zügen und wunderschönen blauen Augen.“ Mathilde Weber starb am 22. Juni 1901 in Tübingen, wo sie wenige Tage später von einem „schier endlosen Trauergefolge“ auf dem Stadtfriedhof zu Grabe getragen wurde. In allen Nachrufen wurden neben ihren sachlichen Leistungen auch ihre erfrischende Art, ihre Energie und Unerschrockenheit hervorgehoben. Während zahlreiche zeitgenössische Lexika Mathilde Weber als Sozialreformerin und Vorkämpferin für Frauenrechte würdigten, blieben ihre Verdienste um die Krankenpflege bis heute eher unbeachtet.

Quellen und Literatur:

Blos, Anna: Frauen in Schwaben. 15 Lebensbilder. Silberburg. Stuttgart 1929, Seite 169-186.

Caillieux, Thea: „Mehr Achtung und Vertrauen, Arbeit und Wissen für unser Geschlecht“. Mathilde Weber 16.8.1829-21.6.1901. In: Festschrift 125 Jahre Mathilde-Weber-Schule. 100 Todestag Mathilde Webers am 21. Juni 2001. Herausgegeben von der Mathilde-Weber-Schule, Tübingen. [Ohne Verlagsangabe]. Tübingen 2001, Seite 9-29.

Kramer-Schlette, Carla: Mathilde Weber geb. Walz. Schriftstellerin, Vorkämpferin der Frauenbewegung 1829-1901. In: Uhland, Robert (Hrsg.): Lebensbilder aus Schwaben und Franken. Im Auftrag der Kommission für geschichtliche Landeskunde in Baden-Württemberg herausgegeben (13. Band der als Schwäbische Lebensbilder eröffneten Reihe). W. Kohlhammer. Stuttgart 1977, Seite 291-313.
Merkel, Helga (Hrsg.): Zwischen Ärgernis und Anerkennung – Mathilde Weber 1829-1901. Ausstellung im Stadtmuseum, Kornhaus, 9. Juni bis 1. August 1993 (Tübinger Kataloge, Band 39). Kulturamt. Tübingen 1993.
Morgenstern, Lina: Die Frauen des 19. Jahrhunderts. Biographische und culturhistorische Zeit- und Charactergemälde. Band 3. Verlag der Deutschen Hausfrauenzeitung. Berlin 1891, Seite 203-210.
Otto-Peters, Louise: Das erste Vierteljahrhundert des Allgemeinen Deutschen Frauenvereins in Leipzig, gegründet am 18. Oktober 1865 in Leipzig. Auf Grund der Protokolle mitgeteilt. Schäfer. Leipzig 1890.
Plothow, Anna: Die Begründerinnen der deutschen Frauenbewegung. Rotbarth. Leipzig 1907 (1.-5. Auflage 1907), Seite 142-154.
Raberg, Frank: Mathilde Weber (1829 bis 1901) – Pionierin der Frauenbewegung. In: Beiträge zur Landeskunde von Baden-Württemberg. Staatsanzeiger für Baden-Württemberg. Stuttgart 2001, Seite 3.
Weber, Mathilde: Reisebriefe einer schwäbischen Kleinstädterin. Simon. Stuttgart 1877.
Weber, Mathilde: Plaudereien über Paris und die Weltausstellung. Herzberg 1879.
Weber, Mathilde: Über die socialen Pflichten der Familie. Gesammelte populäre Aufsätze aus den Jahren 1875-1885. Theodor Hofmann. Berlin 1882 (2. Auflage 1886).
Weber, Mathilde: Die Mission der Hausfrau. Simon. Leipzig 1884.
Weber, Mathilde: Die hauswirtschaftliche Ausbildung und Erziehung der Mädchen der weniger bemittelten Stände. George & Fiedler. Berlin 1886 (3. Auflage 1988).
Weber, Mathilde: Ärztinnen für Frauenkrankheiten, eine ethische und sanitäre Notwendigkeit. Fues. Tübingen 1887 (2. Auflage 1888; 3. Auflage 1888; 4. Auflage 1889; 5. Auflage. L. Oehmigke. Berlin 1893).
Weber, Mathilde: Lazarettbilder. Aus dem Tagebuch der Vorsteherin eines Sanitätsvereins im Kriegsjahr 1870/71. Mit einem Geleitwort von Dr. [Max] Migeod. Tübingen 1888 (3. Auflage. Krüger. Leipzig 1914)
Weber, Mathilde: Ein Besuch in Zürich bei den weiblichen Studierenden der Medizin. Ein Beitrag zur Klärung des Frauenstudiums. F. Fues. Tübingen 1889.
Weber, Mathilde: Leitfaden für junge Dienstmädchen in besseren Häusern. Stuttgart 1889.
Weber, Mathilde: Fünf Novellen (Bibliothek des Familien-Wochenblatt, Nr. 36). Schröter & Meyer. Zürich 1890.
Weber, Mathilde: Durch Griechenland und Konstantinopel. Eine Gesellschaftsreise in 35 Tagen. F. Fues. Tübingen 1891 (2. Auflage 1892).
Weber, Mathilde: Über die Ursache des Mangels an Diakonissen. In: Neue Bahnen. Organ des allgemeinen deutschen Frauenvereins, Band 28, Nr. 4 vom 13. Februar 1893, Seite 25-28.
Weber, Mathilde: Warum fehlt es an Diakonissinnen und Pflegerinnen? L. Oehmigke. Berlin 1894.
Weber, Mathilde: Unsere Hausbeamtinnen. Stützen, Hausdamen, Gesellschafterinnen, Kinderfräulein etc. (Mitteilungen über Zweck und Ziele des neuen Vereins für Hausbeamtinnen). L. Oehmigke. Berlin 1895.
Bildquelle: Uhland, Robert (Hrsg.): Lebensbilder aus Schwaben und Franken. Kohlhammer. Stuttgart 1977, Seite 304.

Hubert Kolling

WEBER, Rosa

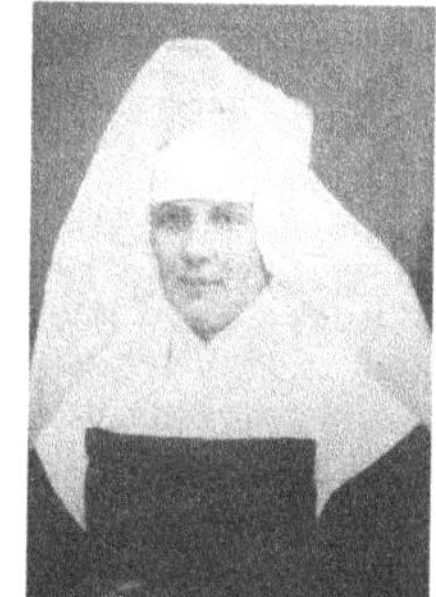

Das Mutterhaus der Barmherzigen Schwestern von Straßburg kann als die wichtigste Keimzelle der vom heiligen Vinzenz von Paul (1581-1660) ➔① und seiner engsten Mitarbeiterin, der heiligen Louise de Marillac (1591-1660) ➔① gegründeten vinzentinischen Pflegegemeinschaften in den deutschen Ländern betrachtet werden. In den ersten zwei Jahrzehnten nach der Einrichtung des Mutterhauses in Straßburg (1823) nahm die Kongregation etwa 250 Bewerberinnen auf und ließ sich in 14 Hospitälern nieder. Darunter befanden sich auch viele kleine Hospitäler im ländlichen Bereich, deren Aufgabenbereich sich neben der Krankenpflege auch auf die Versorgung von Alten, Armen und Waisen erstreckte. Außerdem übernahmen die Schwestern seit 1833 die Betreuung von weiblichen Strafgefangenen in Gefängnissen (in Straßburg, Hagenau, Colmar, Metz und Zabern), die Krankenpflege in den Siechenanstalten Hoerdt, Gorze und Colmar sowie die stationäre Pflege von Geisteskranken in den Heil- und Pflegeanstalten von Stephansfeld (1835), Saargemünd (1880), Rufach (1908) und Lörchingen (1926). Während der 55-jährigen Amtszeit (1813-1868) der Generaloberin Schwester Vinzenz Sultzer (1778-1868) ➔② gelangte die Kongregation zu einer bemerkenswerten Entfaltung. Neben den zahlreichen elsässischen Filialen wurde das Straßburger Mutterhaus zum Ursprungsort folgender Schwesterninstitute im deutschsprachigen Raum: Zams (1823) mit Generaloberin Schwester Xaveria Strasser (1801-1868) ➔⑤, München (1832) mit Generaloberin Schwester Ignatia Jorth (1780-1845) ➔①, Fulda (1834), Paderborn (1841), Schwäbisch Gmünd (1858) mit Generaloberin Apollonia Scholl (Schwester Arcadia Scholl) (1848-1900) ➔⑤ und Freiburg (1846) mit Generaloberin Rosa (Rosamunde) Weber (Schwester Gebhard Weber).

Am 13. November 1846 war ein entsprechender Vertrag zwischen den Oberen des Mutterhauses in Straßburg und dem Verwaltungsrat des klinischen Hospitals in Freiburg abgeschlossen worden, wonach erstere sich verpflichteten, bis zur Gründung eines Mutterhauses in Freiburg, das innerhalb sechs Jahren vollendet sein sollte, für den inneren Dienst des klinischen Hospitals sechs Professschwestern zur Verfügung zu stellen. Hierbei handelte es sich um die Schwestern Regina Schmidt (Oberin) (?-1847), Anselm Schlupp, Luise Lemaire (?-1847), Theodul Metzger, Columba Mochel und Donata Frühe. Im Verlauf der nächsten sechs Jahre wurden in St. Barbara in Straßburg über vierzig Schwestern für Freiburg beziehungsweise Baden ausgebildet. 1850 wurde dann bereits als erste auswärtige Niederlassung das Spital in Gengenbach übernommen, mehrere andere Niederlassungen in Baden-Baden, Alt-Breisach, Käfertal, Überlingen, Waldkirch, Offenburg und andere mehr wurden vorbereitet. Nachdem 1847 ein Grundstück gekauft worden war, fand am 7. Juli 1851 die Grundsteinlegung zum Bau eines Mutterhauses statt, das im Herbst 1853 – ein dreistöckiger Bau mit einer Kapelle, zehn Schlafräumen und 34 Einzelzimmern – fertiggestellt war. Im gleichen Jahr ernannte Erzbischof Hermann von Vicari (1773-1868) Rosa Weber (Schwester Gebhard Weber), damals Vorsteherin des Heiliggeisthospitals in Freiburg, zur ersten Generaloberin.

Rosa (Rosamunde) Weber wurde am 28. Januar 1823 in Thengendorf (heute Tengendorf; Ortsteil der Stadt Tengen im Hegau, ungefähr auf halben Weg zwischen Schaffhausen und Donaueschingen gelegen) geboren. Ihre Eltern waren der Rotgerber und Wirt Gebhard Weber und dessen (erste) Ehefrau Maria Anna, geborene Auer. Rosa war das dritte von 14 Kindern. Über ihre Kindheit und Jugend berichtet am 3. Mai 1853 der Pfarrer von Illmensee: „Von ihren Eltern wurde sie frühzeitig religiös-christlich und streng sittlich erzogen, zur weisen Benützung der Zeit und zur Arbeitsamkeit angehalten, und konnte deshalb schon mit 19 Jahren bei ihrem Oheim, dem praktischen Arzt Dr. Weber, der ledig gestorben, die Hauswirtschaft zur vollkommenen Zufriedenheit besorgen."

Gegen den Willen des Vaters trat sie den Barmherzigen Schwestern von Straßburg bei. Bei der Einkleidung am 22. Oktober 1846 in Straßburg erhielt sie als Schwesternname die französische Form von Gebhard: „Gebharde"; im Laufe der Zeit bürgerte sich unter den Schwestern der Name „Gebharda" ein. Nach ihrem Noviziat im Bürgerspital Straßburg legte sie am 28. November 1848 in Straßburg ihre Profess ab. Im Jahre 1849 wurde sie zur Pflege von Cholerakranken nach Mannheim geschickt, wo sie einen bleibenden Eindruck hinterließ. Nach Angaben des Leiters der Kommission des Kinderheimes in Mannheim-Käfertal stand sie „bei allen, die sie kennen lernten, [...] in gesegnetem Andenken!"

Im Jahre 1850 erfolgte ihr erster Einsatz als Oberin im Hospital Gengenbach, die erste Filiale des Ordens der Barmherzigen Schwestern von Freiburg. Oberamtmann Bock stellte ihr über ihre dortige Tätigkeit am 30. April 1853 ein vorzügliches Zeugnis aus: „Habe ich gehorsamst zu berichten, daß der barmherzigen Schwester M. Gebharda Weber von Thengendorf, welche vom 4. Dezember 1850 bis 22. November 1852 Vorsteherin in der hiesigen Filialanstalt war, in jeder Beziehung nur das beste Zeugniß gegeben werden kann, indem sie mit äußerem Anstande und der erforderlichen Energie, den nöthigen Kenntnissen und Erfahrungen viel Umsicht und eine Aufopferungsfähigkeit verband, Eigenschaften, die bei dem musterhaften Lebenswandel derselben der hiesigen Anstalt sehr zu Gute kamen und den Verlust dieser Vorsteherin nur beklagen ließen."

Der Gengenbacher Stadtpfarrer Lender schrieb unterm gleichen Datum: „Während dieser Zeit (als Oberin) hat sie thatsächlich dargethan, daß sie 1.) eine recht verständige, mit einer guten Bildung ausgestattete Schwester ist, von rein sittlichem Wandel, von aufrichtiger lebenskräftiger Frömmigkeit, abhold der Frömmelei [...], unermüdet in Kranken- und Armen-Dienst, haushälterisch und genügsam. 2.) Dem hiesigen Spital hat sie in einem nach allen Seiten vernachlässigten Zustand angetroffen, ohne ausreichende Mittel, mit geringem Fonde, und wenig gute Willen, übergroßer Abneigung gegen sie selbst und ihre Mitschwestern. Die Pfründner und Kranken waren zuchtlos und widerspenstig. Durch ihre Bemühung und Aufopferung wurde die öffentliche Meinung für die Schwestern günstige, die größte Reinlichkeit, Ordnung, Gebet, Arbeit und gute Sitte [...] den Spitalbewohner an die Tagesordnung. [...] Den Armen war früher das Spital ein Gegenstand des Schreckens, nunmehr sehnsüchtigen Verlangens. Sie vereinigt viel Verstand und reine gottselige Gesinnung, eine kirchlich treue Gesinnung mit größtem Eifer für Werke der christlichen Liebe und Barmherzigkeit für wahre christliche Humanitas. Dabei ist ihr äußeres einnehmend und liebenswürdig."

Nachdem 1853 der Bau des (neuen) Mutterhauses vollendet war, ernannten die Straßburger Oberen Schwester Gebhard zur neuen Generaloberin. Am 2. Juli 1853 erhielt sie hierzu die landesherrliche Bestätigung. Da das Mutterhaus wegen Geldmangel zunächst noch unmöbiliert blieb, leitete Schwester Gebhard die Angelegenheiten der Schwestern als Oberin vom Freiburger Heilig-Geist-Spital aus. Die neue Gemeinschaft gedieh, aber nur langsam im Vergleich zu denen von München und Gmünd. Nur einmal in den ersten 20 Jahren waren es mehr als zehn Einkleidungen pro Jahr. Bei den Wiederwahlen am 19. Juli 1872 und am 15. Juli 1878 wurde Schwester Gebhard in ihrem Amt bestätigt.

Im Jahre 1869 bezog Schwester Gebhard schließlich das Mutterhaus und sorgte dafür, dass die Räumlichkeiten bestens ausgenützt wurden. Sie ließ Ausbauten vornehmen, um mehr Pensionäre aufnehmen zu können, und auch für Haushaltungsschülerinnen sowie zur Ausbildung armer Mädchen sollte Platz geschaffen werden. Das ganze untere Stockwerk bezog 1871 der Chirurg Dr. Dr. Schinzinger mit seiner Privatklinik. Er schulte zugleich auch den Schwesternnachwuchs in Krankenpflege.

Rosa (Rosamunde) Weber (Schwester Gebhard Weber) starb nach längerer Krankheit am 28. November 1884 im Alter von 61 Jahren in Freiburg. Ihre letzte Ruhestätte fand sie auf dem dortigen Hauptfriedhof. Superior Mayer schrieb 1896 in der „Festschrift zur goldenen Jubelfeier" der Barmherzigen Schwestern von Freiburg über sie: „Schwester Gebharda war mit vorzüglichen Geistesanlagen ausgerüstet. Sie besaß eine große Energie des Willens, die Frömmigkeit und allen weiblichen Tugenden gepaart war. Ihr organisatorisches Talent brachte die Genossenschaft zu der Blüthe, von deren Frucht erstere noch zehrt."

Ihre Nachfolgerinnen im Amt waren in den Jahren 1884-1898 Maria Theresia Jörger (Schwester Alban Jörger) (1839-1898) ➔③, bis dahin Oberin im städtischen Krankenhaus in Baden, 1898-1916 Schwester Luisa David, 1916-1932 Schwester Maria Elisabeth Feederle (Schwester Ferdinand Feederle) (1852-1932) ➔⑤, 1932-1952 Schwester Primitia Dinger, 1952-1970 Schwester M. Gabriela Steffan, 1970-1976 Schwester M. Raimunda Graf, 1976-1982 Schwester Benitia Friedrich, 1982-1994 Schwester Anemunda Weh und seit 1994 Schwester Birgitta Stritt.

In der Festschrift „Liebe handelt", die 1996 zum 150-jährigen Jubiläum der Barmherzigen

Schwestern vom hl. Vinzenz von Paul in Freiburg erschien, heißt es: „Aus kleinen und mühsamen Anfängen ist seit 1846 etwas geworden, auf dem spürbar der Segen Gottes ruht. Im Auf und Ab der Zeiten, waren es die Schwestern unserer Gemeinschaft und viele, die sie dabei unterstützt haben, die die Idee des hl. Vinzenz weitertrugen: Menschen in Not das zu geben, was sie an Leib und Seele nötig haben, besonders aber auch das gelebte Zeugnis christlichen Glaubens und christlicher Nächstenliebe."

Quellen und Literatur:

Frings, Hermann Josef: Die Vinzentinerinnen als Wegbereiterinnen der neuzeitlichen Krankenpflege im deutschen Sprachgebiet (1832-1900). Medizinische Dissertation. [Selbstverlag]. Köln 1994, Seite 54.
Katholisches Charitas-Sekretariat zu Straßburg (Hrsg.): Die katholischen Wohlthätigkeits-Anstalten und Vereine sowie das katholisch-soziale Vereinswesen in der Diözese Straßburg (Charitas-Schriften, 3. Heft). Verlag des Charitasverbandes für das katholische Deutschland. Freiburg im Breisgau 1900.
Mayer, Karl: Der Orden der Barmherzigen Schwestern vom hl. Vinzenz von Paul in der Erzdiöcese Freiburg 1846-1896. Festschrift zur goldenen Jubelfeier. In Commission der Literarischen Anstalt. Freiburg im Breisgau 1896.
[Ohne Verfasser]: Die ersten fünfzig Jahre des Ordens der Barmherzigen Schwestern vom hl. Vincenz von Paul in der Erzdiöcese Freiburg. In: Zeitschrift für die Werke der Nächstenliebe im katholischen Deutschland, 2. Jg., Nr. 3, März 1897, Seite 54-57.
Orden der Barmherzigen Schwestern vom hl. Vinzenz von Paul Freiburg, Habsburgerstraße 120, 79104 Freiburg: Schriftliche Mitteilung an den Verfasser von 27. Januar 2005.
Orden der Barmherzigen Schwestern vom hl. Vinzenz von Paul, Freiburg (Hrsg.): Liebe handelt. Aus der Geschichte des Ordens der Barmherzigen Schwestern vom hl. Vinzenz von Paul Freiburg. [Festschrift zum 150-jährigen Jubiläum]. Redaktion und Text: Angelika Hansert. [Selbstverlag]. Freiburg [1996].
Scherer, Emil Clemens: Die Kongregation der Barmherzigen Schwestern von Straßburg. Ein Bild ihres Werdens und Wirkens von 1734 bis zur Gegenwart (Forschungen zur Kirchengeschichte des Elsaß, Band 2). Colportage Catholique. Saaralben (Lothringen) 1930, Seite 492.
Sinningen, Ansgar: Katholische Frauengemeinschaften Deutschlands (Deutsche Schwestern-Genossenschaften). Zweite Auflage. Rheania-Verlag Th Braun. Düsseldorf 1933, Seite 318.
Stetter, Franz: Männer und Frauen der Caritas in Württemberg im 19. Jahrhundert. Kepplerhaus. Stuttgart 1928.

Bildquelle: Orden der Barmherzigen Schwestern vom hl. Vinzenz von Paul, Freiburg (Hrsg.): Liebe handelt. [Selbstverlag]. Freiburg [1997], Seite 12.

Hubert Kolling

WEISE, Lisa

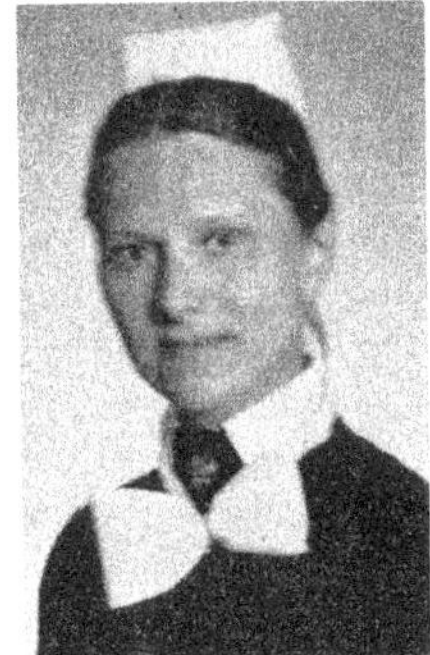

Am 1. April 1931 wurde nach nur einjähriger Bauzeit das von dem Architekten Ernst Kopp (1910-1955) entworfene Martin-Luther-Krankenhaus (MLK) in Berlin-Schmargendorf in Betrieb genommen. Es sollte „als Ausdruck unserer armen Zeit mit den einfachsten Mitteln jeden erreichbaren technischen Fortschritt in möglichst wirtschaftlicher Form aufweisen", so der Architekt. Es wurden Stationen mit 30 Betten und Stationen mit 10 und 12 Betten für „Private" und Schwerkranke eingerichtet. Alle Patientenzimmer wurden so angelegt, dass sie der Sonne zugewandt sind, die Funktions- und Behandlungsräume hingegen an der Nordseite. Als Fachabteilungen wurden untergebracht: Innere Krankheiten (Männer), Innere Krankheiten (Frauen), Gynäkologie Station mit umfangreicher Entbindungsstation, Chirurgische Abteilung (Frauen) und Chirurgische Abteilung (Männer). Daneben wurde durch Konsiliarärzte die weitere Versorgung garantiert (Zahnarzt, Hals-Nasen-Ohren-Arzt, Augenarzt). Der Träger der neuen Einrichtung, der Verein zur Errichtung Evangelischer Krankenhäuser, hatte die Gesamtheit der Aufgaben, die zur Führung eines Krankenhauses gehören, dem 1894 von Friedrich Zimmer (1855-1919) ➔① gegründeten Evangelischen Diakonieverein (EvDV)

Berlin-Zehlendorf übertragen. Von 1931 bis 1957 bekleidete Lina Lingner (1884-1968) ➔④ alleinverantwortlich die Geschicke des Krankenhauses, ihr zur Seite stand der ärztliche Leiter. Erst von da an wurde die Krankenhausleitung in der bis heute bekannten dreigeteilten Form (Verwaltungs-, Ärztlicher-, Pflegeleiter) institutionalisiert.
Das Martin-Luther-Krankenhaus – nach damaligen Vorstellungen mit 400 Betten ein Großkrankenhaus – wurde von der Bevölkerung gut angenommen und erreichte bereits im zweiten Jahr eine Durchschnittsbelegung von 90 Prozent. In der Öffentlichkeit hatte es vor allem durch seinen Baustil Aufsehen erregt, da erstmals in einem sechsgeschossigen, damals als „Hochhaus" empfundenen Bau die Krankenstationen samt allen Behandlungs- und Nebenbetrieben untergebracht waren. Nachdem ein ägyptischer Minister als Patient im MLK gelegen hatte, „dem das Krankenhaus sowohl wie die Versorgung durch die Schwestern ganz außerordentlich gefielen, [...] gingen nationalistische ägyptische Kreise mit König Fouad [I. (1868-1936)] an ihrer Spitze mit dem Gedanken um, ein ganz modernes Krankenhaus in Alexandrien zu schaffen." Eine zur Besichtigung von Krankenhäusern nach Frankreich, England und Deutschland geschickte Delegation bezeichnete das MLK „als das unbedingt beste und praktischste Krankenhaus, das er in den genannten drei Ländern gefunden habe."
Architekt Kopp erhielt daher von der mohammedanischen Wohlfahrtsgesellschaft „Societé de bienfaisance musulmane Al Moassat" – sie hatte sich die Aufgabe gestellt, armen Ägyptern kostenlos eine Krankenhausversorgung zukommen zu lassen – den Auftrag, das gleiche Krankenhaus in aufwendiger Ausstattung mit 450 Betten in Alexandrien zu bauen. Gleichzeitig wandte sich die Gesellschaft an den EvDV, Diakonieschwestern für den Betrieb des Hauses zu stellen. Nach längeren Verhandlungen wurde im Juli 1933 ein entsprechender Vertrag unterzeichnet. Für den EvDV war es dabei kein leichtes Unterfangen, in dem noch unter englischer Kontrolle stehenden ägyptischen Königreich mit christlichen Schwestern in einem mohammedanischen Krankenhaus Pflege nach deutschem Muster einzuführen. Den Verantwortlichen war durchaus bewusst, dass sie keinen missionarischen Auftrag im Sinne der christlichen Wortverkündigung mit der Übernahme der Tätigkeit in Al Moassat hatte. Während vom Dach des MLK in Berlin nachts das Kreuz leuchtete, grüßte in Alexandrien der Halbmond von derselben Stelle.
Anfang August 1933 übergab Lina Lingner die Leitung des Martin-Luther-Krankenhauses für ein Jahr ihrer Vertretung, Hanna Erckel (1900-1972) ➔②, und reiste am 23. August 1933 mit Schwester Lisa Weise über München-Salzburg-Triest-Venedig durch die Adria nach Brindisi, dem Kanal von Korinth, über das Mittelmeer nach Ägypten, um bei der von deutschen Firmen vorgenommen Einrichtung des Krankenhauses zu helfen. Da sich durch politische und finanzielle Schwierigkeiten die Fertigstellung des Hauses immer wieder hinauszögerte, kehrten die beiden Schwestern im Juli 1934 nach Deutschland zurück. Oberin Lingner ging in das Martin-Luther Krankenhaus zurück; Schwester Lisa wurde sogenannte Hausschwester in Elberfeld. Im darauffolgenden Jahr, im März 1935, fuhr dann Lisa Weise zusammen mit Schwester Käte Burckhardt – da Oberin Lingner es aus gesundheitlichen Gründen nicht mehr wollte – erneut nach Alexandrien und übernahm dort zum 15. Juni 1935, in diesem Fall ohne Bezirk, das Amt der Oberin.
Am 1. November 1935 wurden die ersten Patienten aufgenommen, die offizielle Eröffnung durch den König erfolgte aber erst ein Jahr später, nachdem sich das Haus ein Jahr im Betrieb bewährt hatte, am 12. November 1936. Zu jener Zeit arbeiteten dort bereits 22 Diakonieschwestern, die sich inzwischen das Vertrauen und die Sympathie der Ägypter erworben hatten. Hierzu heißt es in dem Bericht der Wohlfahrtsgesellschaft über das Jahr 1936: „Die Oberin, Schwester Lisa Weise, und die anderen Schwestern als ihre Gehilfinnen [...] haben eine außerordentliche Fähigkeit, eine nicht müde werdende Energie und eine grenzenlose Aufopferung bewiesen, sowohl im Diensteifer und der Sorge für die Kranken, wie auch für die besondere Sorgfalt,

mit der sie über die Sauberkeit des Krankenhauses und seine vollkommene Leitung wachten."
Oberin Lisa Weise war 1896 als Tochter eines Kaufmanns geboren worden. Vor ihrem Eintritt in den Evangelischen Diakonieverband Berlin-Zehlendorf im Jahre 1920 hatte die früh Verwaiste eine Ausbildung zur Krankenpflege- und Kinderkrankenpflege absolviert. Nach Tätigkeiten als Stationsschwester unter Oberin Lisbeth Wüllenweber (1888-1980) ➔⑤ in Magdeburg-Altstadt und Suhl besuchte sie 1934 die Werner-Schule [Otto Werner (1847-1923) ➔①] vom Deutschen Roten Kreuz (DRK) in Berlin, wie die Diakonieschwestern Martha Börns (1899-1936) 1933, Magdalene Buchheister (1903-1952) 1942/43, Asta von Lindeiner-Wildau (1902-1987) ➔① 1940, Lina Lingner (1884-1968) ➔④ 1928/29, Hanna Schomerus (1897-1998) ➔⑤ 1928, Emy Sprenger (1906-1973) ➔⑤ 1938/39 oder Lisbeth Wüllenweber 1940, bevor sie von 1935 bis 1939 als Oberin im Krankenhaus „Al Moassat" in Alexandrien wirkte.
Dort wurden sowohl an die Oberin als auch an die Diakonieschwestern große Anforderungen gestellt, hatten sie sich doch Kenntnisse in der englischen und möglichst auch in der französischen Sprache anzueignen, um sich mit den Ärzten und gebildeten Ägyptern zu verständigen. Außerdem hatten sie Umgangsarabisch zu können, um mit den Kranken, den Pflegerinnen und der Vielzahl der angelernten Hilfen reden zu können und sie zu verstehen.
Nachdem 1935 Professor Dr. Hermann Braeuning (1880-1946) – Direktor des 1915 erbauten pommerschen Tuberkulosekrankenhauses Hohenkrug bei Stettin, Leiter der Fürsorgestelle für Lungenkranke in Stettin sowie Vertrauensarzt und Mitglied des Verwaltungsrates des EvDV – die gesundheitliche Überwachung der Diakonieschwestern in dem neu erbauten ägyptischen Krankenhaus „Al Moassat" in Alexandrien übernommen hatte, reiste er noch im selben Jahr zusammen mit Oberin Maria von Scheven (1888-1969) ➔④ dort hin.
1937 kehrte Oberin Lisa Weise kurze Zeit nach Deutschland zurück, um sich im Martin-Luther-Krankenhaus operieren zu lassen. Danach nahm sie ihre große, „die gesamte Schwesternschaft sehr bewegende Auslandsarbeit sofort wieder auf."
Beide Seiten, den Ägyptern und den Diakonieschwestern des EvDV war es außerordentlich schmerzlich, dass das Miteinander, das so erfreulich begonnen hatte, 1939 ein jähes Ende nahm. Mit der Kriegserklärung Englands an Deutschland am 3. September 1939, nachdem Adolf Hitler (1889-1945) mit dem Einfall in Polen den Zweiten Weltkrieg (1939-1945) begonnen hatte, wurde Ägypten als britisches Mandatsgebiet zum feindlichen Ausland. Die 20 Diakonieschwestern mussten ihre Arbeit Hals über Kopf in die Hände ägyptischer Pflegerinnen legen. Hierzu hatte ihnen der Chefarzt mitgeteilt: „Zu meinem Bedauern muß ich ihnen sagen, daß es mir trotz eifrigster Bemühungen, trotz der Genehmigung des Königs und der zuständigen Minister nicht gelungen ist, die Erlaubnis für ihre Weiterarbeit zu bekommen."
„Aus der Chronik des Martin-Luther-Krankenhauses in Berlin", die Lina Lingner 1956 in dem von Kirchenrat Fritz Mieth (1897-1963) und Walter Schian herausgegebenen Buch „Krankendienst im Zeichen des Kreuzes" veröffentlichte, heißt es hierzu: Unsere Schwestern mussten „schweren Herzens von ‚Al Moassat' Abschied nehmen und damit die schöne Auslandsarbeit aufgeben, zum Kummer der ägyptischen Patienten, die sich so wohl fühlten unter der gewissenhaften Pflege der deutschen Schwestern."
Am 5. September 1939 machten sich die Schwestern auf den Rückweg. Über Athen, Belgrad und Budapest kehrten sie nach Deutschland zurück. Nach einem Zwischenstop im Rückwandererheim am Chiemsee reisten sie über München weiter nach Berlin, wo sie von Oberin von Scheven sowie einer Anzahl Schwestern aus dem Heimathaus bereits erwartet wurden.
Im September 1949 zogen die ersten drei Schwestern, unter ihnen Oberin Lydia Gröschel, die schon vor dem Kriege in Alexandrien gearbeitet hatte, wieder in Al

Mossat ein. Noch ehe mit Hilfe der Weltgesundheitsorganisation (WHO) eine große Schwesternschule in Alexandrien errichtet wurde, begann Al Moassat mit der Ausbildung ägyptischer Mädchen zu „practical nurses". Nachdem genügend einheimische Fachkräfte zur Verfügung standen, gab der Evangelische Diakonieverein sein dortiges Arbeitsfeld im Jahre 1969 auf.

Bereits am 21. Juli 1939 hatte Lisa Weise ihr Amt als Oberin an Erna Middelkamp (1902-1989) ➔④ – bis dahin Stationsschwester in Al Moassat – abgetreten, da sie sich mit dem deutschen Konsul Stephany verlobt hatte. Am 30. September 1939 heiratete Lisa Weise diesen im Heimathaus des EvDV in Berlin. Bei ihrer Rückkehr aus Ägypten zeichnete sie das Rote Kreuz in „Anerkennung ihrer unter schwierigen Verhältnissen geleisteten Arbeit" mit einem Ehrenzeichen aus.

Lisa Stephany blieb bis zu ihrem Lebensende der Schwesternschaft und besonders einzelnen Schwestern eng verbunden. In ihrem Haus in Bad Herrenalb, das sie nach dem Krieg mit ihrem Mann bezogen hatte, nahm sie – auch nach dessen Tod – viele Gäste auf. Dort starb sie am 22. 1983 im Alter von 87 Jahren.

Quellen und Literatur:

Aus dem Schwesternleben. Weihnachten 1936 in Alexandrien. In: Blätter aus dem Evangelischen Diakonieverein, 41. Jg., Nr. 12, Dezember 1937, Seite 191-192.

Aus dem Schwesternleben [in] Alexandrien. In: Blätter aus dem Evangelischen Diakonieverein, 41. Jg., Nr. 9, September 1937.

Brief aus Alexandrien [vom 1.1.1937 an Oberin von Scheven]. In: Blätter aus dem Evangelischen Diakonieverein, 41. Jg., Nr. 2, Februar 1937, Seite 25.

Die Einweihung des Hospitals Al Moassat durch den König Faroul von Aegypten am 12. November 1936. In: Blätter aus dem Evangelischen Diakonieverein, 41. Jg., Nr. 1, Januar 1937, Seite 10-11.

Erste Oberin von Alexandrien. In: Die Diakonieschwester. Neue Folge der Blätter aus dem Evangelischen Diakonieverein und aus dem Zehlendorfer Verband für Evangelische Diakonie, September 1983, Seite 181-182.

[Fünfzig] 50 Jahre Martin-Luther-Krankenhaus. Festschrift, herausgegeben durch den Verein zur Errichtung ev. Krankenhäuser e.V. und dem Ev. Diakonieverein e.V., Berlin. Evangelischer Diakonieverein. Berlin (ohne Jahresangabe) [1981].

Katscher, Liselotte: Krankenpflege und „Drittes Reich". Der Weg der Schwesternschaft des Evangelischen Diakonievereins 1933-1939. Diakonie. Reutlingen 1990 (Zweite Auflage 1994), Seite 219 und Seite 267.

Katscher, Liselotte: Krankenpflege und Zweiter Weltkrieg. Der Weg der Schwesternschaft des Evangelischen Diakonievereins 1939-1944. Verlagswerk der Diakonie. Stuttgart 1992, Seite 230.

Kracker, Ingrid von: Al Moassat, Alexandrien. Rückblick auf 34 Jahre. In: Die Diakonieschwester. Neue Folge der Blätter aus dem Evangelischen Diakonieverein und aus dem Zehlendorfer Verband für Evangelische Diakonie, 65. Jg., Nr. 11, September 1969, Seite 224-225.

Kracker von Schwartzenfeldt, Ingrid: Erste Oberin von Alexandrien. In: Die Diakonieschwester. Neue Folge der Blätter aus dem Evangelischen Diakonieverein und aus dem Zehlendorfer Verband für Evangelische Diakonie, 79. Jg., Nr. 9, September 1983, Seite 181-182.

Lingner, Lina: Aus der Chronik des Martin-Luther-Krankenhauses in Berlin. In: Mieth, Fritz / Schian, Walter (Hrsg.): Krankendienst im Zeichen des Kreuzes. Christlicher Zeitschriftenverlag. Berlin 1956, Seite 21-140.

Schian, Walter: Dank und Verantwortung. Ein Beitrag zu einem halben Jahrhundert evangelischer Krankenhausarbeit. Herausgegeben vom Verein zur Errichtung evangelischer Krankenhäuser e.V., Berlin. [Selbstverlag]. Berlin 1972, Seite 50.

Unsere Schwestern aus Alexandien kehren heim. In: Blätter aus dem Evangelischen Diakonieverein, 43. Jg., Nr. 10/11, Oktober / November 1939, Seite 142-143.

www.mlk-berlin.de/profil/geschichte.php.

www.ev-diakonieverein.de/diakonieverein/personen.html.

Bildquelle: Die Diakonieschwester, 65. Jg., Nr. 11, September 1969, Seite 225.

Hubert Kolling

WERKMANN, Clara

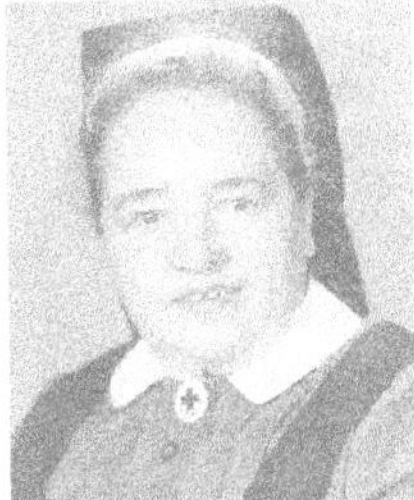

Auf Anregung von Stadtrat Dr. Max Flesch wurde im Jahre 1892 in Frankfurt am Main der erste selbständige Hauspflegeverein gegründet. Ihm folgten alsbald weitere in Berlin, Danzig, Gotha, Hamburg, Dresden, Mainz, Düsseldorf und Köln. Auf einer Konferenz des im Jahre 1908 gegründeten „Verbandes der Hauspflege" in Düsseldorf am 10. Juni 1926 waren dann bereits 33 Städte vertreten. Aufgabe der besagten Vereine war laut ihrem Programm „die Hilfeleistung in den unbemittelten Familien, wenn die Hausfrau durch Wochenbett, Krankheit oder deren Folgen verhindert ist, ihren häuslichen Aufgaben nachzukommen. Es werden für die Hausarbeiten meistens ältere Frauen aus dem Arbeiterstand gegen Bezahlung herangezogen, welche für die Zeit der Not die ganze Sorge für das Hauswesen übernehmen." Für die Krankenpflege wurden darüber hinaus in den meisten Fällen „ausgebildete Pflegerinnen" angestellt.

Im Jahre 1911 entwickelte sich auch in Krefeld – aus der Not der Zeit heraus – durch die Initiative des Kapuziners Pater Markus Müssig (1875-1952) ➔⑤ die Gemeinschaft der Franziskus-Schwestern vom Dritten Orden des heiligen Franziskus [Franz von Assisi (1182-1228) ➔①] (heute: Franziskanische Gemeinschaft; früher auch: Terziaren des hl. Franziskus), die Apostolat und Karitas als ihre Wesensaufgabe betrachten. Vorrangige Aufgabe der Schwestern mit ihrem Mutterhaus in Krefeld (heutiger Name: Franziskusschwestern der Haus- und Krankenpflege) war und ist die Haus- und Familienpflege, der Besuch von Kranken und Einsamen sowie die ambulante Krankenpflege.

Auf Anregung von Ferdinand Busch (1833-1957) ➔④, Pater Guardian des Kapuzinerklosters Spyck, hatte Markus Müssig am 15. Januar 1925 auch die Franziskusschwestern mit dem Mutterhaus Kleve gegründet. Um die Arbeit der Franziskusschwestern abzusichern, war am 15. Oktober 1926 der „Verein für Haus- und Krankenpflege e.V. Kleve" gegründet worden. In den ersten zehn Jahren nach der Gründung wuchs die Schwesterngemeinschaft schnell. 1936 gab es schon 38 Franziskusschwestern in Kleve, die neben dem Mutterhaus in neun Niederlassungen tätig waren. Die Franziskusschwestern, die sich zunächst „Karitas-Schwestern" nannten, änderten 1946 ihren Namen in „Franziskusschwestern der Haus- und Krankenpflege", weil es immer wieder zu Verwechselungen mit den „freien" Caritasschwestern (vom Deutschen Caritas-Verband, Freiburg) gekommen war.

Zu der ursprünglichen Tätigkeit der ambulanten Haus- und Krankenpflege war alsbald die Aufgabe der Alten- und Kinderpflege in speziell dafür bestimmten Heimen hinzu gekommen. Heute sorgt der Verein dafür, dass alte Menschen annehmbare Lebensmöglichkeiten behalten. In drei Einrichtungen, in Kleve, Kevelaer und Xanten, gibt es insgesamt 234 Heimplätze. Kurzzeitpflege, Tagespflege, betreutes Wohnen und Altenwohnungen sind im Laufe der Jahre hinzu gekommen. Ein Fachseminar für Alten- und Familienpflege in Kleve – seit dem Jahr 2000 heißt es offiziell „Caritas-Fachseminar für Altenpflege des Vereins für Haus- und Krankenpflege in Kleve" – vervollständigt seit 1967 das Angebot.

Die erste Oberin der „Franziskusschwestern der Haus- und Krankenpflege" in Kleve war von 1925 bis 1969 Clara Werkmann. Sie wurde am 14. Januar 1896 in Mainz geboren und trat am 3. April 1921 als Schwester Clara in die Gemeinschaft der Franziskusschwestern in Krefeld ein, wo sie eine Ausbildung zur Krankenpflegerin machte. An Weihnachten 1924 erfuhr sie von ihrer Entsendung nach Kleve, wo sie seit 15. Januar 1925 als erste hauptberufliche Hauspflegerin wirkte und gleichzeitig als „Mutter Clara" ein neues Mutterhaus der Franziskusschwestern gründete. Durch ihr großes Engagement gelang es Clara Werkmann, in den Jahren 1933 bis 1945 acht weitere Niederlassungen zu eröffnen. Trotz der schwierigen Zeitumstände waren in den 12 Jahren der nationalsozialistischen Gewaltherrschaft neunzehn Schwestern in die Gemeinschaft eingetreten. Während dieser Zeit schickte Mutter Clara häufig Briefe an die Schwestern in den verschiedenen Niederlassungen, in denen sie ihnen Mut und Kraft zusprach, um die Arbeit in der schweren Zeit bewältigen zu können. Im Jahre 1949 kümmerten sich unter ihrer Regie 52 Schwestern um 15 Niederlassungen. Den Arbeitsschwerpunkt hatte Clara Werkmann unterdessen von der ambulanten Haus- und Krankenpflege deutlich in Richtung Altenpflege verschoben. Unabhängig vom Aufbau der Hauspflege durch die Franziskusschwestern blieben auch die bis dahin ehrenamtlichen Helferinnen weiterhin tätig; bis Ende 1978 traf sich noch regelmäßig eine Gruppe von Frauen im Mutterhaus, um für bedürftige Familien zu nähen und zu flicken.

Der Überlieferung nach zeichnete Clara Werkmann, die von 1932 bis 1968 auch 2. Vorsitzende des Vereins für Haus- und Krankenpflege in Kleve war, sich „durch großen Idealismus und Selbstlosigkeit, aber auch durch nüchternen Realismus und zielstrebige Hartnäckigkeit“ aus. Aus gesundheitlichen Gründen trat sie am 15. Januar 1968 von ihrem Amt zurück. Ihre Nachfolgerinnen waren von 1969 bis 1980 Maria Uebing (1897-1981) ➔④ und von 1980 bis 1992 Maria Odental (1905-1992) ➔⑤. Im September 1968 bekam Clara Werkmann aus der Hand von Landrat Gert Brock das vom Bundespräsidenten verliehene Bundesverdienstkreuz überreicht; am 4. August 1969 starb sie im Alter von 73 Jahren.

Quellen und Literatur:

Baak, Bernhard: Fünfzig Jahre im Dienste des Nächsten 1923-1973. Franziskanische Caritas in Kleve. Herausgegeben vom Verein für Haus- und Krankenpflege e.V. Kleve. Boss. Kleve 1973.

Bericht über die Verwaltung und den Stand der Gemeindeangelegenheiten der Stadt Cleve für die Zeit vom 1. April 1910 bis zum 31. März 1926. Bösmann. Cleve 1926.

Flesch, Max: Die Hauspflege. Ihre Begründung und Organisation in Hauspflege-Vereinen. Fischer. Jena 1901.

Hauser, Wilhelm / Düttmann, August Bernhard Th.: Die Kranken- und Hauspflege auf dem Lande (Schriften des Deutschen Vereins für Armenpflege und Wohltätigkeit, Band 44). Duncker & Humblot. Leipzig 1899.

Hollander, Eduard von / Samter, Hans / Waldschmidt, Julius: Die Fürsorge für Erhaltung des Haushalts, insbesondere der Hauspflege (Schriften des Deutschen Vereins für Armenpflege und Wohltätigkeit, Band 55). Duncker & Humblot. Leipzig 1901.

Müßig, Markus: Die Hauspflege des Dritten Ordens des heiligen Franziskus (Drittordensbücherei. Sammlung populärer Schriften zur Förderung des Dritten Ordens, Nr.23). Hermann Rauch. Wiesbaden 1927.

Regeln und Konstitutionen der Kongregation der St. Franziskusschwestern. [Selbstverlag]. Bad Kissingen 1930.

Ricking, Ephrem: Die Familienpflege vom Dritten Orden, Mutterhaus Essen. Carl Fr. Fleischer. Werl i. W. 1926 (2. verbesserte Auflage 1928; 3. verbesserte Auflage 1929).

Satzungen der Familienpflege vom Dritten Orden des hl. Franziskus. Sachs. Werl i. W. 1921.

Schneiderwirth, Matthaeus: Der Dritte Orden des heiligen Franziskus. Festschrift zum 700 jährigen Jubiläum seiner Gründung. Herausgegeben im Auftrag des Zentralausschusses des Dritten Ordens. L. Schwann. Düsseldorf 1921.

Schnütgen, Wiltrud: 75 Jahre Klever Franziskusschwestern. Herausgegeben vom Verein für Haus- und Krankenpflege e.V. Kleve. [Selbstverlag]. Kleve 2001.

Schnütgen, Wiltrud: Mutter Clara gründete das Klever Mutterhaus der Franziskusschwestern. In: Lesebuch zur Geschichte der Klever Frauen. Herausgegeben von der Projektgruppe Frauengeschichte der VHS Kleve. Redaktion: Claudia Scholtyssek. [Selbstverlag]. Kleve 2004, Seite 129-131.

Statuten der Karitasschwestern vom Dritten Orden des Hl. Franziskus e.V. Sitz Koblenz – auch „Franziskusschwestern“ genannt. Görres. Koblenz 1931.

www.versanet.de~p-christian/orden/frauen.htm.

Bildquelle: Schnütgen, Wiltrud: 75 Jahre Klever Franziskusschwestern. [Selbstverlag]. Kleve 2001, Seite 37.

Hubert Kolling

WERTHEIMSTEIN, Siegmund Edler von

Siegmund Edler von Wertheimstein wurde 1796 geboren. Seine Vorfahren stammten aus der Pfalz. Über seine Kindheit und Jugend ist nichts bekannt. Als Erwachsener wandte er sich den industriellen Geschäften seiner Vor-

fahren zu und war zuletzt Chef des „k.k privaten Großhandlungshauses Hermann von Wertheinstein`s Söhne“, Direktor der privaten österreichischen Nationalbank und spanischer Konsul in Wien. Sein Wiener Haus war dementsprechend einer der ersten Plätze in der Handelswelt. Ein bleibendes Verdienst erwarb sich Siegmund Edler von Wertheimstein dadurch, dass er im Jahre 1851 in Wien ein Siechenhaus (Armenhaus) stiftete, das nach zeitgenössischen Angaben Platz für „20 israelitische Greise“ bot. Die Einrichtung stand unmittelbar neben dem 1698 von Samuel Oppenheimer (1635-1703) ➔④ gegründeten Jüdischen Spital, mit dem sie 1888/89 vereint wurde.
Siegmund Edler von Wertheimstein, der vor allem als „Großindustrieller und Humanist“ in die Geschichte einging, starb verheiratet und kinderlos am 18. Juni 1854 in Baden bei Wien.

Quellen und Literatur:

Appert, Ritter: Die Gefängnisse, Spitäler, Schulen, Civil- und Militär-Anstalten in Oesterreich, Baiern, Preußen, Sachsen, Belgien. Nebst einer Widerlegung des Zellensystems. Erster Band. Leopold Sommer. Wien 1851, Seite 208-209.
Große Jüdische National-Biographie mit mehr als 10.000 Lebensbeschreibungen namhafter jüdischer Männer und Frauen aller Zeiten und Länder. Ein Nachschlagewerk für das jüdische Volk und dessen Freunde. Von S[amuel] Wininger. Unter Mitwirkung von zahlreichen Fachmännern aus allen Weltteilen. Sechster Band. Kraus Reprint. Nendeln / Lichtenstein 1979, Seite 270.
Wurzbach, Constant von: Biographisches Lexikon des Kaiserthums Oesterreich enthaltend die Lebensskizzen der denkwürdigen Personen, welche seit 1750 in den österreichischen Kronländern geboren wurden oder darin gelebt und gewirkt haben. Fünfundfünfzigster Theil. K.K. Hof- und Staatsdruckerei. Wien 1887, Seite 132-133.
www.meka.at/history/c-jk-root.html.

Hubert Kolling

WERY, Maria

Im Süden der Kölner Altstadt, mitten im Severinviertel, liegt das Mutterhaus der Augustinerinnen mit dem dazugehörigen Kran-

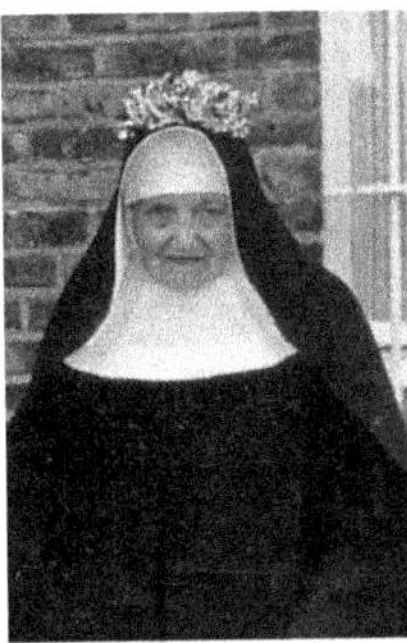

kenhauskomplex. Im Jahre 1988 konnte die „Genossenschaft der Cellitinnen nach der Regel des heiligen Augustinus“ in Köln (Severinstraße), ein krankenpflegender und sozial tätiger Orden, ihr 150-jähriges Jubiläum feiern. Mit dem Motto „Einfach da sein“ bringt die Ordensgemeinschaft zum Ausdruck, was ihre Tätigkeit prägt: Da sein für andere – ohne Vorbedingungen und Vorbehalte. „Diese Bereitschaft zum Dienst am Mitmenschen“, so das Selbstverständnis der Schwestern, „wächst aus unserem Bewusstsein der Mitverantwortung, besonders für kranke, hilfslose und alte Menschen.“
Die Gründung der Ordensgemeinschaft geht auf das Jahr 1838 zurück. Am 28. November 1838 nahmen sogenannte „Wartenonnen“ (Cellitinnen) und Novizinnen aus zwei Klöstern ambulanter Krankenpflegerinnen – dem Kloster zur heiligen Elisabeth in der nahe gelegenen Antonsgasse und dem Kloster zur heiligen Maria in der Kupfergasse – ihren Wohnsitz im Bürgerhospital der Stadt Köln, das 1804 in den Gebäuden des aufgelösten Cäcilienklosters eingerichtet worden war. Ihr Übertritt in das neue Wirkungsfeld war ein Wagnis. Bisher in der häuslichen Krankenpflege eingesetzt, galt es nun, sich streng geregelter Krankenhausarbeit unter ständiger Kontrolle der Ärzte zu unterwerfen. Aus der kleinen Gemeinschaft sollte sich freilich im Laufe der folgenden Jahrzehnte die größte der drei Kölner Genossenschaften der Cellitinnen nach den Regeln des heiligen Aurelius Augustinus (354-430) ➔② entwickeln.
Von Anfang an hatten die Cellitinnen im Bürgerhospital, die Angestellte der Kölner Armenverwaltung waren und ein regelmäßiges Gehalt erhielten, eine eigene, selbstverantwortliche Oberin, die von den Schwestern gewählt wurde. 1838 war dies Katharina Tychon (auch Dychong geschrieben) (Schwester Aloysia Tychon) (?-1855), die

1839 bis 1843 von Dorothea Külpmann (Schwester Ignatia Külpmann) abgelöst wurde. Die Schwestern unterstanden nur bezüglich ihres geistlichen Lebens ihrer Oberin. Dienstrechtlich waren für sie die Entscheidungen der Armenverwaltung maßgeblich. Die „Anweisung für die Oberin und geistlichen Schwestern" (1840) regelte dabei detailliert den Tagesablauf: Von der Berichtspflicht über Einkäufe, über die Zahl der wöchentlich an Kranke und Invalide auszugebenden Bett- und Leibwäsche, über die Zusammensetzung des Essens und die Regeln für das gemeinsame Essen der Invaliden bis zu Öffnungs- und Schließzeiten der Invalidenstation und die Ausgangs- und Besuchsregeln für Kranke, Invaliden und Irre. Das Bürgerhospital hatte zu jener Zeit etwa 280 Plätze für Invalide und etwa 150 für Kranke. Im Jahre 1870 erließ der neue Erzbischof von Köln, Paulus Melchers (1813-1895; im Amt 1866-1885), für die Genossenschaft der Cellitinnen im Bürgerhospital neue Satzungen, die sich auf die alten Cellitinnenstatute und die Regel des heiligen Augustinus stützten.

Generaloberinnen der Genossenschaft waren in den Jahren 1843-1866 Katharina Barth (Mutter Dominika) (1812-1870) ➔④, 1866-1884 Wilhelmine Elisabeth Schmitz (Mutter Crescentia Schmitz) (1815-1884) ➔④, 1884-1899 Elisabeth Diefenthal (Mutter Materna Diefenthal) (1831-1899) ➔④, 1899-1917 Cäcilia Diefenthal (Mutter Cleopha Diefenthal) (1842-1917) ➔⑤, 1917-1931 Mutter Maura Bachofen von Echt, 1931-1935 Maria Menke (Mutter Neophyta Menke) (1878-1971) ➔④, 1935-1941 Mutter Maria Fidelis Pützstück, 1941-1956 Mutter Maria Remberta Scheller, 1956-1963 Mutter Maria Larga Pohlen, 1963-1972 Mutter Maria Cleta Höschen, 1972-1996 Mutter Maria Nikodema Rützenhoff, 1996-2002 Mutter Veronika Nober und (seit 2002) Mutter Wiltrud Möring. Zu den besonderen Schwesternpersönlichkeiten der Cellitinnen in Köln (Severinstraße) gehören auch Maria Engstenberg (Schwester Johanna Engstenberg) (1865-1946) ➔⑤, Maria Ridder (Schwester Blandine Ridder) (1871-1916) ➔⑤ und Maria Wery (Schwester Hipoytha Wery).

Maria Wery wurde am 15. Februar 1870 in Großbüllesheim (Kreis Rheinbach) geboren. Ihre Eltern waren der Bäcker und Gastwirt Theodor Wery und dessen Ehefrau Barbara, geborene Pohé. Im Alter von 20 Jahren trat sie am 20. November 1890 in die Genossenschaft der Cellitinnen auf der Severinstraße in Köln ein, um im Dienste der Kranken ihr Leben Gott zu weihen. Nach ihrer Einkleidung am 1. August 1891 legte sie am 28. April 1894 ihre erste Profess und am 20. Oktober 1900 ihre ewige Profess ab; seither trug sie den Namen Schwester Hippolyta.

Maria Wery (Schwester Hipoytha Wery) arbeitete mehr als 40 Jahre als Krankenschwester in der Lindenburg, dem (heutigen) Klinikum und Krankenpflegeschule der Universität Köln. Dabei erlebte sie besonders in der Zeit nach dem Ersten Weltkrieg (1914-1918) bei ihrer Arbeit in der Hautklinik das tragische Schicksal derer, die sich durch Entstellungen des Gesichts etwa infolge von Kriegsversehrtheit oder Tuberkulose in der Öffentlichkeit gebrandmarkt fühlten und den Mut zur beruflichen Tätigkeit, in vielen Fällen auch den Lebensmut überhaupt zu verlieren drohten. Manch ein Suizid unter ihren Patienten bestärkte sie darin eine Möglichkeit zu finden, fehlende Teile des Gesichts (Nase, Ohren oder Wangen) nachzumodellieren und diese so im Gesicht der Entstellten anzubringen, dass sie sich ohne Scheu wieder unter Menschen wagten. In der Tat gelang ihr das in Zusammenarbeit mit den Professoren Ferdinand Zinsser (1865-1952) und Friedrich Bering (1878-1950) von der Universitätsklinik so vorzüglich, dass die von ihr gearbeiteten Nasen und Ohren von echten kaum zu unterscheiden waren. Sie wurden nach Amerika, Frankreich, England und viele andere Länder verschickt. Darüber hinaus fertigte Schwester Hippolyta für die Ärzte der Hautklinik jener Zeit zahlreiche Wachsmoulagen an. Ihre anatomischen Wachsmodelle, die verschiedene Krankheitszustände zeigten und den Medizinstudenten zum Studium dienten, waren lange Zeit begehrte Schaustücke in Hörsälen und Ausstellungen.

Wichtiger als die materielle Hilfe aber war die außerordentliche seelische Betreuung, die Schwester Hippolyta ihren Patienten, auch über deren Krankenhausaufenthalt hinaus, angedeihen ließ. Hierzu schrieb die Kölner Kirchenzeitung anlässlich ihres Todes 1962: „Manch einen hat sie vom Selbstmord zurückgehalten, und manch einem hat sie Trost für das ganze Leben gebracht." Maria Wery (Schwester Hippolyta Wery) die 70 Jahre als Ordensfrau lebte, starb am 5. Februar 1963 im Alter von 92 Jahren im Kloster Marienborn in Zülpich.

Quellen und Literatur:

Gatz, Erwin: Kirche und Krankenpflege im 19. Jahrhundert. Katholische Bewegung und karitativer Aufbruch in den preußischen Provinzen Rheinland und Westfalen. Ferdinand Schöningh. München, Paterborn, Wien 1971.

Genossenschaft der Cellitinnen nach der Regel des hl. Augustinus, Provinzialat, Severinstraße, Köln: Schriftliche Mitteilung an den Verfasser vom 8. Februar 2006.

Hegel, Eduard (Hrsg.): Das Erzbistum Köln zwischen der Restauration des 19. Jahrhunderts und der Restauration des 20. Jahrhunderts (Geschichte des Erzbistums Köln, Band 4). Bachem. Köln 1987.

Stadt Cöln (Hrsg.): Die Stadt Cöln im ersten Jahrhundert unter preußischer Herrschaft 1815-1915. Neubner. Cöln 1916.

Wolters, Max: Einfach da sein. 150 Jahre Genossenschaft der Cellitinnen nach der Regel des heiligen Augustinus Köln / Severinstraße. Parzeller. Fulda 1988, Seite 112.

Bildquelle: Genossenschaft der Cellitinnen nach der Regel des hl. Augustinus, Provinzialat, Severinstraße, Köln.

Hubert Kolling

WÜLLENWEBER, Lisbeth

Lisbeth Wüllenweber wurde am 5. September 1888 geboren. Ihr Vater war Direktor einer Wollspinnerei und Weberei. Nach Schule und Pensionat half sie im elterlichen Haushalt, wobei sie im Kochen, Nähen und Schneidern unterrichtet wurde. Zur Vervollkommnung ihrer englischen Sprachkenntnisse hielt sie sich ein Jahr in England auf. 1911 trat sie in das Diakonieseminar (Friedrich Zimmer [1855-1919] ➔①) für Kinderkrankenpflege an der Kinderheilanstalt in Dresden ein und

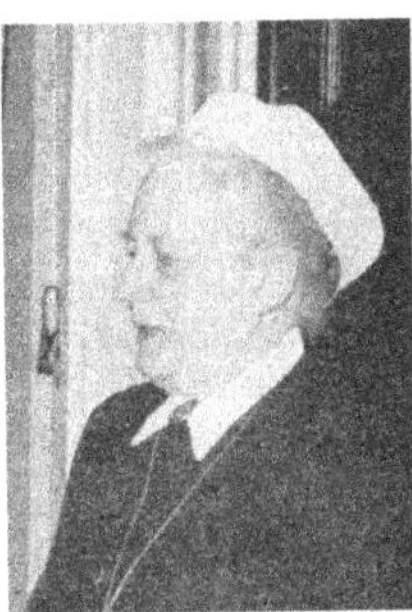

machte eine Krankenpflegeausbildung in den Städtischen Krankenanstalten Wuppertal-Elberfeld. Einer kurzen Aushilfe im Entbindungsheim Frankfurt am Main folgte für ein Jahr die Rückkehr nach Wuppertal-Elberfeld.

Während des Ersten Weltkrieges (1914-1918) war Lisbeth Wüllenweber im Lazaretteinsatz als sogenannte Reserveschwester. 1918 begann sie, was damals noch selten war, ein Studium an der Hochschule für Frauen in Leipzig mit Abschluss als Wohlfahrtspflegerin. Ihre Praktika in der sozialen Arbeit absolvierte sie im Dorotheenheim Düsseldrf, im Evangelischen Fürsorgeheim Niederseßmar und in Riesa. Nach einer über vierjährigen Tätigkeit als sogenannte „Hausschwester" in Magdeburg-Sudenburg bei Oberin Kettler wurde sie im Februar 1926 in das Amt der Bezirksoberin berufen. Sie trat die Nachfolge von Oberin Bovenschen als Leiterin des Diakonieseminars für Krankenpflege in Magdeburg-Altstadt an.

Da Magedeburg in den letzten Kriegsjahren des Zweiten Weltkrieges (1939-1945) vermehrt unter Bombenangriffen zu leiden hatte, kam es zu Verlegungen in die Heil- und Pflegeanstalt Uchtspringe, die im Rahmen der NS-„Euthanasie" als sogenannte „Zwischenanstalt" diente. Im Dezember 1943 zog als erstes ein Teil der Kinderklinik des Altstädter Krankenhauses mit zwei Scharlach- und vier Säuglings- und Kinderstationen – insgesamt 180 Kinder – und der sogenannten Milchküche dort ein. Die Infektionsabteilung, die Frühgeburten- und die Privatstation mit zusammen 130 Kindern blieben in Altstadt. Im Januar 1944 wurden dann vier chirurgische Stationen mit 181 Kranken und der Operationssaal nach Uchtspringe verlegt; weitere Disziplinen folgten. Als Ende September 1944 die Innenstadt Magdeburgs bombardiert wurde, geriet auch das Krankenhaus Altstadt in Brand. Menschen kamen dabei nicht zu

Schaden. Vor allem die Häuser, die die Chirurgie beherbergten, wurden vom Feuer bis zum Untergeschoss zerstört. Die Küche blieb, wie Oberin Lisbeth Wüllenweber am 30. September 1944 nach Berlin berichtete, „vollkommen intakt und hat am Donnerstag alle Hilfskräfte – es waren annähernd 1.000 Soldaten eingesetzt – verpflegen können." 50 Patienten wurden weiterhin im Altstädter Krankenhaus versorgt.

Trotz aller Erschwernisse ging nicht nur die Patientenbetreuung, sondern auch das schwesternschaftliche Leben weiter. So fand Ende November 1944 eine Regionaleinsegnung mit sechs Schwestern statt. Auch begann am 1. Oktober 1944 eine „stattliche Schar von Probeschülerinnen" die Ausbildung, wie Lisbeth Wüllenweber den Vorstand des Evangelischen Diakonievereins Berlin-Zehlendorf mit Schreiben vom 16. Januar 1945 wissen ließ. Da bei der geringen Belegung mit Patienten nicht alle gebraucht wurden, wechselten sich zwei Gruppen mit vor- und nachmittäglichem theoretischen Unterricht wochenweise ab. Dadurch konnten alle in die gesamte Tagesarbeit auf Station eingeführt werden.

Nach einem weiteren Bombenangriff im Januar 1945 blieben vom Altstädter Krankenhaus nur noch Keller- und Bunkerstationen benutzbar. Lisbeth Wüllenweber hielt dort mit einigen Schwestern einen Aufnahmebetrieb aufrecht. Die übrigen Schwestern kamen mit den Patienten nach Uchtspringe. Dorthin siedelte Mitte Februar 1945 auch die Oberin über, um bei der inzwischen größten Gruppe von Schwestern und Patienten zu sein. Zuvor hatte sie noch mit dem zuständigen Regierungsvertreter einen vorgezogenen Termin für das Krankenpflegeexamen vereinbart. Sieben Krankenpflege- und zwölf Kinderkrankenpflegeschülerinnen wurden daraufhin am 17. Februar 1945 in Uchtspringe geprüft.

Ende Mai 1945 kehrte Oberin Lisbeth Wüllenweber aus Uchtspringe wieder in das Krankenhaus Altstadt zurück. Am 8. Juni 1945 berichtete sie nach Zehlendorf, dass das Haus etwa 150 Patienten habe, sie hoffe, dass es für 300 hergerichtet werden könne. Einen Monat später meldete sie, dass sieben Stationsschwestern, acht „Zweitschwestern" und sieben Schülerinnen dort arbeiteten.

Die Abteilungen in Uchtspringe – wie auch in anderen Ausweichstellen – blieben noch lange bestehen, ehe sie Zug um Zug nach Magdeburg zurückgeholt wurden. Hierzu heißt es in einem Schreiben von Lisbeth Wüllenweber vom 9. Juni 1945: „In Uchtspringe ist immer noch viel zu tun, besonders mit der Pflege der Ausländer [gemeint sind ehemalige Zwangsarbeiter], für die wir fünf Häuser eingerichtet haben."

Als nach der endgültigen Einteilung der Besatzungszonen die Westmächte die westlichen Teile Mecklenburgs, Thüringens und Sachsens, damit auch das Magdeburger Gebiet, räumten, schickte Lisbeth Wüllenweber im Juni 1945 schweren Herzens alle Schülerinnen, die in den Westzonen beheimatet waren, nach Hause, um sich von dort aus beim nächst gelegenen Arbeitsfeld des Evangelischen Diakonievereins zu melden.

Nach der Auflösung der NS-Schwesternschaft wurde Lisbeth Wüllenweber Anfang Juni 1945 von der Stadt Magdeburg die pflegerische Leitung des Krankenhauses Sudenburg übertragen: „Frau Oberin Wüllenweber ist in Magdeburg-Sudenburg vorläufig allein als Vorgesetzte der dort verbliebenen NS-Schwestern, die jetzt in blauer Tracht arbeiten." Wie die Diakonisse vom Evangelischen Diakonieverein Liselotte Katscher, von 1961 bis zu ihrer Pensionierung im Frühjahr 1983 Leiterin der Schwesternhochschule der Diakonie in Berlin-Grunewald, 1993 in ihrem Buch „Krankenpflege und das Jahr 1945. Der Zusammenbruch und seine Folgen am Beispiel der Schwesternschaft des Evangelischen Diakonievereins" berichtet, schrieb Wüllenweber am 8. Juni 1945 über den Vorgang: „Gar zu gern hätte ich mit dem Vorstand die Frage des Sudenburger Krankenhauses besprochen. Da die Übernahme der Arbeit sehr drängte und nicht mehr länger verschoben werden konnte, habe ich allein entscheiden müssen und bin heute von Obermedizinalrat Jeske in Sudenburg eingeführt worden."

Mit Schreiben vom 13. Juli 1945 schildert Lisbeth Wüllenweber ihre Situation: „Seit 15. Juni bin ich ganz in Sudenburg, aber leider erst mit wenigen Diakonieschwestern. Wir arbeiten vorläufig noch mit 80 Sudenburger Schwestern zusammen, die man gern bald durch unsere ersetzen möchte. Aber die Hilfskrankenhäuser in Wanzleben und Haldesleben, die auch teilweise mit unseren Schwestern besetzt sind, können noch nicht geschlossen werden. Die Altstadt kann nur in geringem Umfang wieder aufgebaut werden, vielleicht mit dreihundert Betten. Z. Zt. [Zur Zeit] sind 160 belegbar, Sudenburg hat jetzt schon wieder 800 Betten und wird weiter aufgebaut."

Neben den beiden genannten Krankenhäusern oblag Lisbeth Wüllenweber 1945 auch die pflegerische Versorgung aller Hilfskrankenhäuser der Stadt Magdeburg; damit hatte sie die Verantwortung für zusammen etwa 2.500 Betten. Unermüdlich war sie mit dem Fahrrad zu den einzelnen Einrichtungen unterwegs, um zu helfen, zu raten und zu planen. Vor allem sorgte sie sich um genügend Schwestern. Am 6. August 1945 konnte sie zwar melden: „Zur Zeit sind wir hier in Sudenburg – die 11 Vorschülerinnen eingerechnet – schon auf 60 Diakonieschwestern angewachsen. Das Aufbauen macht neben ungeheuer viel Arbeit doch auch sehr viel Freude." Doch schon sechs Wochen später, am 28. September 1945 schreibt sie voller Sorgen an den Vorstand ihrer Schwesternschaft: „Ein Notschrei um Schwestern geht heute zu Ihnen. [...] Besonders fehlen uns Säuglingsschwestern, aber auch alle anderen. Schülerinnen sind reichlich vorhanden." Am 13. Oktober 1945 schrieb die Oberin dann wiederum beglückt: „Am letzten Sonntag kam [Oberin] Hanna Erckel [(1900-1972) ➔①] mit 17 Schwestern aus dem Westen herüber. Zwei brachte sie mit nach Sudenburg." Wüllenweber erreichte, dass Ende 1945 in Sudenburg 29 Stationsschwestern, 22 sogenannte Zweitschwestern und 53 Schülerinnen arbeiteten; 21 Stationen waren hingegen noch mit ehemaligen NS-Schwestern besetzt.

Zur Unterstützung von Lisbeth Wüllenweber berief der Vorstand des Evangelischen Diakonievereins Berlin-Zehlendorf im Dezember 1945 Asta von Lindeiner-Wildau (1902-1987) ➔① nach Magdeburg. Diese hatte zunächst als Stationsschwester unter Oberin Lina Lingner (1884-1968) ➔④ im Martin-Luther-Krankenhaus in Berlin-Schmargendorf gearbeitet, 1940 an der Werner-Schule vom Roten Kreuz [Otto Werner (1847-1923) ➔①] in Berlin-Langwitz einen einjährigen beruflichen Weiterbildungslehrgang für leitende Schwestern besucht, wie die Diakonieschwestern Martha Börns (1899-1936) 1933, Magdalene Buchheister (1903-1952) 1942/43, Asta von Lindeiner-Wildau 1940, Lina Lingner 1928/29, Hanna Schomerus (1897-1998) ➔⑤ 1928, Lisa Weise (1896-1983) ➔⑤ 1934, Emy Sprenger (1906-1973) ➔⑤ 1938/39 oder Lisbeth Wüllenweber 1940, und sich danach als Heeresoberin beziehungsweise Armeeoberin in den „mobilen Einsatz" berufen lassen.

Am 15. Dezember 1945 kam der Leiter des Gesundheitswesens der Provinz Sachsen, gleichzeitig Chef des Städtischen Krankenhauses in Merseburg, nach Zehlendorf, um dem Vorstand des Evangelischen Diakonievereins zu raten, alle Oberinnen und leitenden Schwestern, die in der NSDAP (Nationalsozialistische Deutsche Arbeiterpartei) oder einer ihrer Organisationen (zum Beispiel der NS-Frauenschaft) gewesen waren, durch „unbelastete" Schwestern zu ersetzen. Er warnte, dass sonst die sowjetische Militär- und die deutsche Zivilregierung dies in Kürze in rücksichtsloser Weise tun werde und damit die Schwesternschaft als solche gefährden würde. Da sich der Vorstand dieser Warnung nicht verschließen konnte, schrieb Hanna Schomerus (1897-1998) ➔⑤ noch am selben Tag an Liesbeth Wüllenweber, die – wie etliche Oberinnen und leitenden Schwestern des Evangelischen Diakonievereins – auf Anraten ihres Vorstandes meist um 1938 in die NSDAP eingetreten war: „Das ist uns natürlich ein ganz schwerer Schlag, das dies mehrere Schwestern trifft, und – das ist uns das Schwerste – auch sie selbst, liebe Schwester Lisbeth. [...] Wir sagten ihm [dem Leiter des Gesundheitswesens der Provinz Sachsen], daß sie als erfahrene Oberin kaum zu entbehren seien, und er hatte auch nichts gegen eine weitere Arbeit für den Bezirk oder dergleichen."

Asta von Lindeiner wurde daraufhin Oberin in Magdeburg, während Lisbeth Wüllenweber in einer untergeordneten Stellung weiterarbeitete. Oberin Hanna Erckel, die ebenfalls seit 1938 Mitglied der NSDAP gewesen war, beschwor sie am 3. Januar 1946: „Wie sie auch jetzt die Einteilungsfragen und ihren Urlaub miteinander regeln, wollen Sie, liebe Schwester Liesbeth, jedoch nie den Gedanken in sich aufkommen lassen, daß wir Sie in Magdeburg entbehren könnten." Eine Woche später, am 11. Januar 1946, betonte sie noch einmal: „Unsere erfahrenen Persönlichkeiten müssen jetzt im Osten die Brücken schlagen, auch wenn ihre persönliche Situation sehr schwierig ist. Es ist ohnehin Unordnung und Wechsel genug."
Wie Liselotte Katscher 1993 in ihrem bereits erwähnten Buch „Krankenpflege und das Jahr 1945. Der Zusammenbruch und seine Folgen am Beispiel der Schwesternschaft des Evangelischen Diakonievereins" schreibt, gibt es in den Akten keine Hinweise darauf, wie Oberin Wüllenweber zum Nationalsozialismus stand. Auffallend sei aber, dass sie während der ganzen NS-Zeit nur ein einziges Mal, am 30. August 1941, ein Schreiben über eine persönliche Finanzfrage mit der damals üblichen Grußform „Heil Hitler" unterzeichnet habe. Ebenso gäbe es keine Hinweise auf ein Entnazifizierungsverfahren.
Von dem Angebot, Magdeburg zu verlassen und in die westliche Heimat zu ihren Angehörigen zurückzukehren, hielt Liesbeth Wüllenweber nichts. In dieser Angelegenheit schrieb sie am 17. Januar 1946 an die Diakonieschwester Emy Sprenger, Leiterin der „Zweigstelle West" der Schwesternschaft des Evangelischen Diakonievereins, in Göttingen: „Nach langen Überlegungen und einer Reihe schlafloser Nächte habe ich mich durchgerungen, vorläufig als Bezirksoberin [des Evangelischen Diakonievereins] in Sudenburg zu bleiben. [...] Meine Arbeit wird sich so gestalten, daß ich dann den ganzen Bezirk habe und für die Magdeburger Arbeitsfelder außer Sudenburg auch der Stadt gegenüber verantwortlich bin. Der Stadt gegenüber werde ich als Haus- und Büroschwester geführt und werde mich in Zukunft um die Vorarbeit für die Einstellung der Schülerinnen und Gehaltssachen für die städtischen Häuser kümmern."
Oberin Lisbeth Wüllenweber blieb bis zu ihrem Ruhestand im November 1953 in Magdeburg tätig, seit Juni 1948 als Leiterin der „Zweigstelle Ost" des Evangelischen Diakonievereins. Allerdings musste sie 1950 den Auszug der Diakonieschwestern aus Magdeburg-Sudenburg miterleben. Im Jahr ihrer Pensionierung musste auch Magdeburg-Altstadt von der Schwesternschaft aufgegeben werden. Ihren Ruhestand verlebte sie gemeinsam mit ihrer Schwester in der Bergischen Heimat, zunächst in Derschlag bei Gummersbach. Auf Bitten des Vorstandes übernahm sie von Dezember 1953 bis fast zu ihrem 70. Lebensjahr die Betreuung für die in Bergneustadt, Gummersbach und in Bielstein lebenden Schwestern zur Entlastung des großen Elberfelder Bezirks und gehörte weiter der Oberinnenkonferenz an. Im Herbst 1954 übernahm sie das Amt als vertretende Oberin im Sophienhaus Weimar, bis eine neue Oberin zur Verfügung stand.
Im Frühjahr 1961 zog Lisbeth Wüllenweber mit ihrer Schwester in ein Gummersbacher Altersheim. Nach dem Tod der Schwester im Dezember 1961 zog sie für die darauffolgenden sechs Jahre wieder in eine eigene Wohnung. Pastor Werner Bellardi (1904-?) gratulierte ihr 1968 zu ihrem 80. Geburtstag in der Zeitschrift „Die Diakonieschwester. Neue Folge der Blätter aus dem Evangelischen Diakonieverein und dem Zehlendorfer Verband für evangelische Diakonie" unter anderem mit den Worten: „Viele Diakonieschwestern werden in Dankbarkeit der gütigen Frau gedenken, die ein Menschenalter lang auch in schwersten Zeiten eines unserer größten Diakonieseminare mit starker Hand führte. Oberin Wüllenweber hat zwischen den Zeiten und Kriegen die Schwesternschaft zu erhalten und zu prägen verstanden."
Im Herbst 1969 zog Lisbeth Wüllenweber in das neuerbaute Evangelische Altenheim Gummersbach, wo sie von ihren Mitschwestern bis zu ihrem Tod versorgt wurde. Wenige Tage vor Vollendung ihres 92. Lebensjahres starb Lisbeth Wüllenweber am 30. August

1980. Ihre letzte Ruhestätte fand sie auf dem Friedhof in Bergneustadt.

Quellen und Literatur:
B[ellardi], W[erner]: Oberin i.R. Lisbeth Wüllenweber. In: Die Diakonieschwester. Neue Folge der Blätter aus dem Evangelischen Diakonieverein und dem Zehlendorfer Verband für evangelische Diakonie, 64. Jg., Nr. 8 / 9, August / September 1968, Seite 167.
Katscher, Liselotte: Krankenpflege und „Drittes Reich". Der Weg der Schwesternschaft des Evangelischen Diakonievereins 1933-1939. Diakonie. Reutlingen 1990 (Zweite Auflage 1994), Seite 273.
Katscher, Liselotte: Krankenpflege und das Jahr 1945. Der Zusammenbruch und seine Folgen am Beispiel der Schwesternschaft des Evangelischen Diakonievereins. Diakonie. Reutlingen 1993, Seite 266.
[Nachruf] Lisbeth Wüllenweber. In: Die Diakonieschwester. Neue Folge der Blätter aus dem Evangelischen Diakonieverein und aus dem Zehlendorfer Verband für evangelische Diakonie, 76. Jg., Nr. 10, Oktober 1980, Seite 214.
www.ev-diakonieverein.de/diakonieverein/personen.html.
Bildquelle: Die Diakonieschwester, 64. Jg., Nr. 8 / 9, August / September 1968, Seite 167.

Hubert Kolling

WÜRSTLEIN, Elisabetha

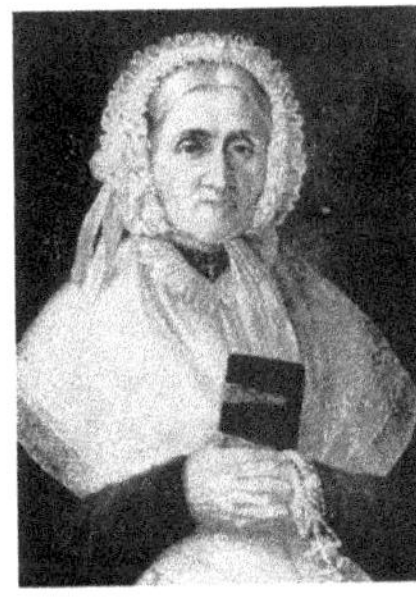

„Jede größere Stadt Frankens und auch zahlreiche Dörfer besaßen schon oft seit dem Mittelalter ein Spital", wie Ernst Schubert in seiner Studie „Arme Leute, Bettler und Gauner im Franken des 18. Jahrhunderts" (Neustadt Aisch, 1983) feststellte. So hatte etwa bereits 1395 Bischof Lampert von Brunn die Gründung des Spitals zum Heiligen Geist in (der heutigen oberfränkischen Kreisstadt) Lichtenfels für acht Personen durch eine Stiftergemeinschaft, deren führender Kopf der bischöfliche Kastner Johannes von Esslingen war, bestätigt. Ebenso gab es seit 1565 ein Spital im benachbarten Staffelstein (seit 2001: Bad Staffelstein).

Mit dem neuen Allgemeinen Krankenhaus in Bamberg, das auf Betreiben des aufgeklärten Bamberger Fürstbischofs Franz Ludwig von Erthal (1779-1795) am 11. November 1789 eröffnet worden war, wurde ein neues Kapitel in der Geschichte des Gesundheitswesens aufgeschlagen, da mit dieser Einrichtung und ihrer Vorbildfunktion zugleich der Grundstein für die Entwicklung einer modernen Krankheitsbehandlung am Obermain und weit darüber hinaus gelegt wurde. So begrüßte beispielsweise der Stadtmagistrat eine Anregung der Bürgerschaft von Lichtenfels zur Errichtung eines Krankenhauses 1833, wies jedoch gleichzeitig das Ansinnen zurück, da er sich außerstande sah, die zu Baubeginn benötigten 500 Gulden beschaffen zu können. Die Bürgerschaft unternahm 1841 einen zweiten Anlauf, der erfolgversprechender anlief. Die Vorverhandlungen mit dem Magistrat verliefen diesmal flüssiger, so dass sehr früh ein Bauplan und dazugehörige Kostenvoranschläge angefertigt werden konnten. Demnach sollte die Krankenanstalt Raum in einer weiteren Etage des Siechhausgebäudes finden, welches man aufzustocken gedachte. Hiergegen legte aber diesmal die Regierung ihr Veto ein, da sie die vorhandenen Deckungsmittel für unzureichend erachtete.

In dieser Situation ergriff Elisabetha Würstlein aus Bamberg die Initiative und stellte 1843 dem Magistrat 4.000 Gulden und 1845 weitere 1.000 Gulden zur Verfügung. In einer schriftlichen Erklärung zur Errichtung der sogenannten Elisabethea-Stiftung wurde unter anderem festgelegt, dass das zu errichtende Spital vornehmlich „für arme Kranke, insbesondere für erkrankte Dienstboten" bestimmt sein sollte. Diese Schwerpunktsetzung ist wohl auf ihren eigenen Berufsstand und den damit verbundenen Erfahrungen zurückzuführen.

Elisabetha Würstlein wurde am 19. September 1777 in Lichtenfels geboren. Im Vergleich zu bedeutenden Stifterinnen von Hospitälern und Krankenhäusern, die zumeist aus adligen Kreisen stammten, war sie lange Jahre ihres Lebens arm und musste ihren Lebensunterhalt als Magd verdienen. 23 Jahre lang hatte sie bei der sehr wohlhabenden Familie Stöcklein in Bamberg gedient und schließlich von ihrem Dienstherrn ein beträchtliches Vermögen geerbt, das sie nun größtenteils für soziale Zwecke einsetzte. Noch am Heiligabend 1843 erhielt der Lichtenfelser Stadtmagistrat die Genehmigung seitens der Regierung für das Projekt. Bereits ein gutes Jahr später, nämlich am 2. Januar 1845 waren die Bauarbeiten auf dem neben der Spitalkirche bestimmten Bauplatz abgeschlossen. Die Stifterin ließ ihrem Werk noch öfters größere Summen zukommen, im besonderen Maße nach ihrem Tod am 1. August 1854 in ihrem Testament 12.000 Gulden. Mittels dieser Summe und vielen anderen Spenden konnte auch die erste Krankenhauserweiterung finanziert werden. Waren im Eröffnungsjahr 1845 – das Krankenhaus war für sechs Krankenplätze konzipiert worden – 27 Kranke behandelt worden, stieg deren Zahl kontinuierlich bis auf 71 im Jahre 1851.

Die Krankenpflege übernahmen 1848 die Barmherzigen Schwestern vom heiligen Vinzenz von Paul (1581-1660) ➔① aus München, die unter Leitung der Generaloberin Schwester Ignatia Jorth (1780-1845) ➔① seit 1832 im Allgemeinen Krankenhaus links der Isar wirkten. Die ärztliche Betreuung lag anfangs in den Händen des Landgerichtsphysikus Hofrat Dr. Michael Krappmann, später fungierten niedergelassene Mediziner im Nebenamt als Krankenhausärzte. Das noch 1956 erweiterte Krankenhaus von Lichtenfels wurde 1973 abgebrochen, nachdem es im gleichen Jahr durch einen etwas außerhalb der Stadt gelegenen Neubau mit zirka 400 Betten ersetzt worden war.

Quellen und Literatur:

Dippold, Günter: Lichtenfels. Korb- und Eisenbahnerstadt am oberen Main (Bayerische Städtebilder, Franken). Stuttgart 1997, Seite 64.

Kerner, Elmar: Das Gesundheitswesen von 1800 bis 1945. In: Im oberen Maintal, auf dem Jura, an Rodach und Itz. Landschaft, Geschichte, Kultur. Zum 150jährigen Geschäftsjubiläum der Kreissparkasse Lichtenfels herausgegeben von Günter Dippold in Zusammenarbeit mit Josef Urban. Selbstverlag der Kreissparkasse Lichtenfels. Lichtenfels 1990, Seite 225-260.

Meyer, Heinrich: Aus dem Leben einer fränkischen Stadt. Kleine Lichtenfelser Ortsgeschichte. Meister. Herausgegeben von der Stadt Lichtenfels. Meister. Lichtenfels 1964, Seite 52 und 97.

Meyer, Heinrich: Geschichte der Hospital- und Elisabethenstiftung zu Lichtenfels nebst einer Darstellung der Entwicklung des städtischen Krankenhauses [Typoskript]. Lichtenfels 1954 [ohne Verlagsangabe].

Meyer, Heinrich: Aus der Geschichte des ältesten Lichtenfelser Siechhauses. In: Heimat-Blätter. Land am Obermain in Vergangenheit und Gegenwart, Nr. 5, Lichtenfels 1960.

Schubert, Ernst: Arme Leute, Bettler und Gauner im Franken des 18. Jahrhunderts (Veröffentlichungen der Gesellschaft für fränkische Geschichte, Band 26). Degener. Neustadt Aisch 1983, Seite 210 (2. Auflage 1990).

Bildquelle: Meyer, Heinrich: Aus dem Leben einer fränkischen Stadt. Meister. Lichtenfels 1964, Seite 97.

Hubert Kolling

YLPPÖ, Arvo

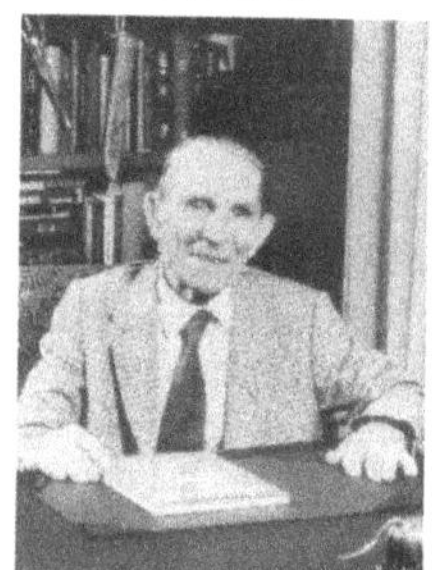

„Die Freude und Befriedigung, die ein junges Kind in eine Familie bringt, ist nicht mit einer Reise nach Mallorca oder einem neuen Auto zu vergleichen. Kinder machen eine Gesellschaft lebendiger. Sie erfrischen das Leben“, sagte der finnische Kinderarzt um 1986 in einem Zeitungsinterview. Der am 28. Januar 1992 im Alter von 105 (!) Jahren bei Helsinki verstorbene, nur 154 cm große Mann war einer der bedeutendsten Pädiater des 20. Jahrhunderts. Ihm war es gelungen, Finnland zum Land mit der geringsten Säuglingssterblichkeit der Welt zu machen.

Am 27. Oktober 1887 in Aaka in einer bäuerlichen Familie geboren, wuchs Ylppö unter zwölf Geschwistern auf, besuchte in Tampere das Gymnasium und studierte in Helsinki, Göttingen und wieder in Helsinki Medizin. Während der Choleraepidemie von 1910 machte er als studentischer Helfer in den Gebieten von St. Petersburg, Moskau, der Krim und Konstantinopel erste Erfahrungen mit der Krankenpflege und Krankenbehandlung. Seine entscheidende fachliche Prägung erfuhr Ylppö in dem von der letzten deutschen Kaiserin 1909 zur Bekämpfung der Säuglingssterblichkeit gegründeten „Kaiserin-Auguste-Victoria-Kinderkrankenhaus" (KAVH) in Berlin unter Professor Leo Langstein (1876-1933). 1913 promovierte er in Berlin, 1914 folgte das finnische Staatsexamen. Von 1912 bis 1920 arbeitete er als Kinderarzt am KAVH. Ylppö nannte das KAVH „die Wiege meiner wissenschaftlichen Arbeit". Ob in Berlin oder später in Helsinki – immer sind ihm, wie er selbst sagte, „die erfahrenen Schwestern" eine große Hilfe gewesen, und von Anfang an legte er besonderen Wert auf die Zusammenarbeit mit der zahlenmäßig großen Schwesternschaft, zu denen sich noch viele Ammen gesellten. 1918 gelang es ihm, finnische Schwestern, die „Ylppö-Schwestern", für ein Jahr zur Einarbeitung in die moderne Kinderkrankenpflege und in die Sozialfürsorge an das KAVH in Berlin zu holen. Diese in Berlin ausgebildeten Schwestern wurden zu den Pionierinnen der finnischen Schwesternschaft. Seit dieser Zeit datiert auch Ylppös Korrespondenz mit der Baronin Sophie von Mannerheim (1863-1928), Gattin des Marschalls und Politikers, die damals Oberschwester der Chirurgischen Universitätsklinik in Helsinki war. Mit Ylppös Eintritt in die Universitätskinderklinik Helsinki (1920) und seinem Aufstieg vom Assistenzarzt zum Professor und Klinikdirektor ist auch seine Arbeit in „General Mannerheims Verband zum Schutz der Kinder" verbunden.

Ylppö widmete sich neben seinen vielen anderen klinischen und administrativen Aufgaben mit großer Hingabe der Ausbildung von Kinderkrankenschwestern, Pflegehelferinnen und Lehrschwestern. Er förderte die staatliche Kinderfürsorge, die Frauenmilchsammelstellen und setzte die staatliche Anerkennung des Berufsbildes der Kinderkrankenschwester in Finnland durch. Die von ihm 1921 mitbegründete „Kinderkrankenpflegerinnenschule" in Helsinki konnte bis 1963 4.600 Absolventinnen in die Praxis entlassen. Außerdem bildete die Schule Säuglingsschwestern und Gesundheitsschwestern für die in Finnland weit verbreiteten Schulheime aus. Ylppös langjährige Sprechstundenhilfe Lyyli Hagan wurde später Leiterin der finnischen Schwesternschaft des Roten Kreuzes. In seiner Zeit als Ordinarius für Kinderheilkunde in Helsinki (1925-1957) mit einer beispiellosen internationalen Karriere setzte Ylppö, der „Vater der Frühgeborenen", unter anderem den Bau einer neuen Kinderklinik und ein System von Mütter- und Säuglingsberatungsstellen durch. Eines seiner ersten Bücher war „Die Mutter als Pflegerin und Ernährerin ihres Kindes" (1918). Einer seiner unzähligen Aufsätze lautete „Die Bedeutung einheitlicher Schulung der Kinderschwestern, Fürsorgerinnen und Hebammen für die Bekämpfung der Säuglingssterblichkeit" (1953). Zum Thema „Eine gute Schwester" führte Ylppö aus: "Den Schwestern [...] wird täglich von neuem nahe gelegt, nicht nur als Pflegerin tätig zu sein, sondern ihre Patienten Herzenswärme spüren zu lassen, damit diese das Gefühl guter Obhut behalten." 1987 widmete Finnland Arvo Ylppö eine Briefmarke.

Quellen und Literatur:

Wiedemann, Hans-Rudolf / Heberlein, Wolfgang: Langlebigkeit und geistige Vitalität. Vorbilder aus Vergangenheit und Gegenwart. 2., wesentlich erweiterte Auflage. Dräger. Lübeck 1997, Seite 95-101 (1. Auflage 1995).

www.stamps.fi/pienet/4240.jpg.

Ylppö, Arvo: Mein Leben unter Kleinen und Großen. Erinnerungen. Anlässlich seines 100. Geburtstages von Lisa und Eberhard Schmidt aus dem Finnischen übersetzt. Hanseatisches Verlagskontor. Lübeck 1987.

Bildquelle: Wiedemann, Hans-Rudolf / Heberlein, Wolfgang: Langlebigkeit und geistige Vitalität. Vorbilder aus Vergangenheit und Gegenwart. Dräger. Lübeck 1997, Seite 95.

Volker Klimpel

ZACHOW, Minna

Während der nationalsozialistischen Gewaltherrschaft (1933-1945) beteiligten sich nicht nur Mediziner, wie beispielsweise Werner Catel (1894-1981) ➔④, Ernst Grawitz (1899-1945) ➔④, Siegfried Handloser (1885-1954)

➔⑤, Eva Justin (1909-1966) ➔② oder Herbert Linden (1899-1945) ➔④, direkt oder indirekt an der Tötung von geistig und körperlich behinderten, kranken und alten Menschen, sondern auch Krankenschwestern und Krankenpfleger. Angehörige des Pflegepersonals begleiteten Vernichtungstransporte, verabreichten im Auftrag von „Euthanasie"-Ärzten tödliche Injektionen und Medikamente oder ließen ihre Schutzbefohlenen langsam verhungern; schließlich töteten sie auch aktiv und ohne direkte Anweisung ihre Patientinnen und Patienten.

Obwohl mittlerweile einige Arbeiten vorliegen, so etwa von Angelika Ebbinghaus (1987), Ulrike Gaida (2006), Mathias Hamann (1987), Franz Koch (1985), Hilde Steppe (2001) und Antje Wettläufer (2003), die sich kritisch mit dem Pflegepersonal in der NS-Zeit auseinandersetzen, wissen wir noch immer viel zu wenig über diesen dunkelsten Teil pflegerischer Geschichte. Ungeklärt ist etwa, wie viele Krankenschwestern und -pfleger insgesamt beim Morden geholfen oder sogar selbst gemordet haben. Fest steht aber zweifelsfrei, worauf Hilde Steppe (1947-1999) ➔② zu Recht hinwies, dass die Pflege als ausführendes Organ an allen Umsetzungsphasen der systematischen Vernichtung beteiligt war.

Wenngleich es auch vorbildliche Beispiele des Widerstandes, der Menschlichkeit und der Fürsorge gab, wie beispielsweise Elsa Eberlein (1910-1979) ➔①, Helene Kafka (1894-1943) ➔①, Anna Bertha Königsegg (1883-1948) ➔②, Sara Nussbaum (1868-1957) ➔① und Gertrud Seele (1916-1945) ➔①, stellt sich die Frage, wie es geschehen konnte, dass im Nationalsozialismus Pflegepersonal zum Mörder wurde? Warum haben sich damals Frauen und Männer konträr zu ihrem eigentlichen Berufsethos des Pflegens und Heilens verhalten? Zur Rechenschaft für ihr Handeln gezogene und des Mordes angeklagte Schwestern und Pfleger waren nach dem Ende des Zweiten Weltkrieges (1939-1945) zum überwiegenden Teil fest davon überzeugt, „nur ihre Pflicht" getan zu haben.

Von zahlreichen namentlich bekannten Täterinnen und Täter, wie beispielsweise Luise Erdmann (1901-?), Agnes Kappenberg (1907-?), Pauline Kneissler (1900-?), Edith Korsch (1914-?), Maria Müller (1907-?), Lydia Thomas (1910-?), Anna Wrona (1907-?), Christel Zielke (1913-?), die an den Mordaktionen im Rahmen der sogenannten „T4" (benannt nach der Berliner Zentrale in der Tiergartenstraße 4) beteiligt waren, konnten die Sterbedaten aus Datenschutzgründen bislang nicht erforscht werden. Lediglich in einigen Fällen ist es gelungen, diese für die jeweilige Biographie wichtigen Daten in Erfahrung zu bringen. Neben Margarete Borkowski (1894-1948) ➔④, Käthe Gumbmann (1898-1985) ➔④, Irmgard Huber (1901-1974) ➔⑤, Paul Reuter (1907-1995) ➔⑤, Heinrich Ruoff (1887-1946) ➔⑤, Helene Schürg (1904-1975) ➔⑤ und Karl Willig (1894-1946) ➔④ gehört hierzu auch Minna Zachow.

Die Pflegerin Minna Ida Sophie Zachow, wie sie mit vollständigem Namen hieß, wurde am 20. Januar 1893 in Klein-Daberkow (Mecklenburg) geboren. Über ihre Kindheit, Jugend und Ausbildung ist nichts bekannt. Seit 1940 war sie im Rahmen der sogenannten Aktion „T4" in Grafeneck tätig, ab Dezember 1940 in der Landesheilanstalt (LHA) Hadamar dienstverpflichtet; 1942 erfolgte ihre Abordnung zur Anstalt Bernburg und im April 1942 zurück zur sogenannten zweiten Mordphase in die Anstalt Hadamar, wo sie am 22. Dezember 1942 mit der Medaille für deutsche Volkspflege geehrte wurde. 1945 erfolgte ihre Festnahme durch die amerikanische Militärbehörde.

Am 8. Oktober 1945 trat Minna Zachow als Zeugin im amerikanischen Hadamar-Prozess Wiesbaden auf und gab zu Protokoll: „Was wurde gemacht, nachdem sie (die Frauen und Kinder) die Schlafräume erreicht hatten? – Wir Schwestern sagten, daß sie zu Bett gehen sollten. Es war Nacht, und wir schickten sie ins Bett. Dann kam Herr [Heinrich] Ruoff hoch. [...] Betrat Heinrich Ruoff den Raum an diesem Abend? – Ja. Das einzige, was ich sah, war, dass Herr [Heinrich] Ruoff mit einer Spritze in den Raum kam und diesen Menschen Injektionen verabreichte. Weiter passierte nichts; nur wurden sie später weggeschafft. Als sie weggeschafft wurden, waren sie tot oder lebend? – Sie waren tot. [...] Wurde an diesem Abend jede Person aus dem Schlafraum herausgeschafft? – Ja, alle von ihnen wurden herausgeschafft."

Zur zweiten Mordphase, die eine viel unmittelbarere Tatbeteiligung des Pflegepersonals beinhaltete, sagte Minna Zachow unter anderem aus: „Ich merkte, daß ich nun unmittelbar töten sollte. [...] Es dauerte lange Zeit, bis ich mich dazu durchgerungen hatte, den bestimmten Kranken die Tabletten zu geben."

Zu ihrem beruflichen Selbstverständnis argumentierte sie wie andere Schwestern: „Ich habe alles auf den Arzt geschoben". In ihrer Auffassung fühlte sie sich durch die Versicherung von Dr. Adolf Wahlmann (1876-?), „er habe den Befehl gegeben, es könne uns nichts passieren, und er als Arzt trage ja auch die Verantwortung für die Verordnungen", bestärkt.

Die uneingeschränkte Ehrfurcht und das auch im Nachhinein nicht zu trübende Vertrauen der Pflegerinnen in die fachliche Kompetenz und den medizinischen Ethos ihrer ärztlichen Vorgesetzten kommt zu Ausdruck, wenn Minna Zachow äußerte: „Ich habe immer gedacht, wenn der Arzt es tut, wird es für den Kranken nicht grausam sein. [...] Wir haben die Ärzte geschätzt." Wie andere Täter und Täterinnen berief sich auch Minna Zachow auf die eigene „untergeordnete" Rolle und verwies auf die Verantwortlichkeit des nächsthöheren Befehlsgebers: „Nach dem Gesetz habe ich nicht gefragt, es war für mich ein Gesetz des Führers und ich war an Gehorsam gewöhnt. Innerlich habe ich mir keine Vorwürfe gemacht. Die Gewährung des Gnadentodes käme nur für unheilbare Fälle im letzten Stadium in Frage, war mir gesagt worden. Ich habe mir über die Sache wenig Gedanken gemacht, ich dachte, ich muß gehorchen."

Ihren Verbleib im Mordbetrieb begründete Minna Zachow mit dem Fehlen einer alternativen Wohngelegenheit: „In meiner Berliner Wohnung wohnten meine Geschwister und ich hätte nicht gewusst, wo ich unterkommen sollte. In den Anstalten selbst war Wohngelegenheit. Dies war auch ein Hauptgrund dafür, warum ich um eine Entlassung nicht gebeten habe. Wenn ich den Versuch gemacht hätte, glaube ich schon, daß ich Erfolg gehabt hätte."

Minna Zachow wurde am 28. Januar 1948 im sogenannten „Schwesternprozess" durch das Landgericht (LG) Frankfurt am Main (Schwurgericht) wegen einer unbestimmten Anzahl von Morden durch Gas und 25 Giftmorden zu 3 Jahren und 6 Monaten Zuchthaus verurteilt. Bei der Urteilsfindung hatte das Gericht den Einwand des fehlenden Unrechtsbewusstseins, des Rechtsirrtums, des tatsächlichen oder vermeintlichen Befehlsnotstands nicht anerkannt. Die Angeklagte sei zwar zur strengen Verschwiegenheit verpflichtet gewesen und deshalb sogar vereidigt und mit schweren Strafen bedroht worden, wenn sie dagegen verstoßen hätte, von einem Befehlsnotstand könnte aber keine Rede sein. So seien etwa Anträge auf Arbeitsplatzwechsel, wenn nicht aus anderen Gründen Bruch der Verschwiegenheit zu befürchten war, nicht abgelehnt worden, wie mehrere Beispiele belegten. Allenfalls sei, wer ausscheiden wollte, auf die allgemein bestehende Arbeitspflicht hingewiesen, aber nicht bedroht worden. Nur wer durch aktives Handeln die Fortsetzung der Morde behindert hätte, habe mit Bestrafung rechnen müssen.

Am 20. Oktober 1948 erfolgte ihre Verurteilung in der 2. Instanz (Revisionsverfahren) vor dem Oberlandesgericht (OLG) Frankfurt am Main „statt wegen Beihilfe zum Morde in einer unbestimmten Anzahl von Fällen: wegen Mordes in 25 Fällen und wegen Beihilfe zum Morde in einer unbestimmten Anzahl von Fällen", wobei das Strafmaß beibehalten wurde. Ob Minna Zachow seit ihrer Entlassung aus der Haft nochmals beruflich in der Pflege arbeitete, ist nicht bekannt. Sie starb am 13. Februar 1977 in Berlin-Tempelhof im Wenckebach-Krankenhaus im Alter von 84 Jahren.

Quellen und Literatur:

Aly, Götz (Hrsg.): Aktion T4. 1939-1945. Die Euthanasie-Zentrale in der Tiergartenstr. 4. Hentrich. Berlin 1987 (2. Auflage 1989).

ZACHOW, Minna

Amt Groß Miltzow, Landkreis Mecklenburg Strelitz, Einwohnermeldeamt, Dorfstraße 28, 17349 Schönbeck: Schriftliche Mitteilung an den Verfasser vom 11. April 2003.

Bezirksamt Tempelhof-Schöneberg von Berlin, Standesamt, John-F.-Kennedy-Platz, 10820 Berlin: Schriftliche Mitteilung an den Verfasser vom 12. Mai 2003.

Boberach, Heinz: Die strafrechtliche Verfolgung der Ermordung von Patienten in nassauischen Heil- und Pflegeanstalten nach 1945. In: Landeswohlfahrtsverband Hessen, Kassel (Hrsg.): Euthanasie in Hadamar. Die nationalsozialistische Vernichtungspolitik in hessischen Anstalten. Begleitband. Eine Ausstellung des Landeswohlfahrtsverbandes Hessen. Leitung, Konzeption und Texte der Ausstellung: Christina Vanja (Historische Schriftenreihe des Landeswohlfahrtsverbandes Hessen, Kataloge Band 1). Kassel 1991, Seite 165-174.

Der Magistrat der Stadt Hadamar, Stadtbüro / Meldewesen: Schriftliche Mitteilungen an den Verfasser vom 5. März 2003 und 9. April 2003.

Ebbinghaus, Angelika (Hrsg.): Opfer und Täterinnen. Frauenbiographien des Nationalsozialismus (Schriften der Hamburger Stiftung für Sozialgeschichte des 20. Jahrhunderts, Band 2). Franz Greno. Nördlingen1987, Seite 218-247.

Gaida, Ulrike: Zwischen Pflegen und Töten. Krankenschwestern im Nationalsozialismus. Einführung und Quellen für Unterricht und Selbststudium. Mabuse. Frankfurt am Main 2006.

Greve, Michael: Die organisierte Vernichtung „lebensunwerten Lebens“ im Rahmen der „Aktion T4“. Dargestellt am Beispiel des Wirkens und der strafrechtlichen Verfolgung ausgewählter NS-Tötungsärzte (Reihe Geschichtswissenschaft, Band 43). Centaurus. Herbolzheim 2006.

Hamann, Matthias: Die Morde an polnischen und sowjetischen Zwangsarbeitern in deutschen Anstalten. Beispiel Hadamar. In: Aussonderung und Tod. Die klinische Hinrichtung der Unbrauchbaren (Beiträge zur nationalsozialistischen Gesundheits- und Sozialpolitik, Band 1). Mit Beiträgen von Götz Aly [und anderen]. Herausgegeben vom „Verein zur Erforschung der nationalsozialistischen Gesundheits- und Sozialpolitik e.V. (1. Auflage 1985). Zweite Auflage. Rotbuch. Berlin 1987, Seite 121-187.

Kintner, Earl W. (Hrsg.): The Hadamar Trial (War Crimes Trials, Band 4). London, Edingburgh, Glasgow. Hodge 1949.

Klee, Ernst: Was sie taten – Was sie wurden. Ärzte, Juristen und andere Beteiligte am Kranken- und Judenmord. Fischer. Frankfurt am Main 1988, Seite 195.

Kintner, Earl W. (Hrsg.): The Hadamar Trial (War Crimes Trials, Band 4). London, Edingburgh, Glasgow. Hodge 1949.

Koch, Franz: Die Beteiligung von Krankenschwestern und Krankenpflegern an Massenverbrechen im Nationalsozialismus. In: Krankenpflege im Nationalsozialismus. Versuch einer kritischen Aufarbeitung. Herausgegeben von der AG Krankenpflegegeschichte. (1. Auflage 1984). Zweite, erweiterte Auflage. Mabuse. Frankfurt am Main 1985, Seite 25-67.

Landesarchiv Berlin, Eichborndamm 115-121, 13403 Berlin: Schriftliche Mitteilung an den Verfasser vom 14. März 2003.

Landeswohlfahrtsverband (LWV) Hessen, Archiv, Ständeplatz 6-10, 34117 Kassel: Schriftliche Mitteilung an den Verfasser vom 28. Januar 2003.

Mitscherlich, Alexander / Mielke, Fred (Hrsg.): Medizin ohne Menschlichkeit. Dokumente des Nürnberger Ärzteprozesses. Fischer-Taschenbuch. Frankfurt am Main 1960 (16. Auflage 2004).

Roer, Dorothee / Henkel, Dieter (Hrsg.): Psychiatrie im Faschismus. Die Anstalt Hadamar 1933-1945. Dritte, unveränderte Auflage. Mabuse. Frankfurt am Main 2003, Seite 389.

Rüter, Christian Frederick / Rüter-Erlemann, Adelheid L.: Justiz und NS-Verbrechen. Sammlung deutscher Strafurteile wegen nationalsozialistischer Tötungsverbrechen 1945-1999. APA Holland Univ. Press Amsterdam und Saur. Amsterdam und München 1968-1999.

Sandner, Peter: Verwaltung des Krankenmordes. Der Bezirksverband Nassau im Nationalsozialismus (Historische Schriftenreihe des Landeswohlfahrtsverbandes Hessen, Hochschulschriften Band 2). Psychosozial. Gießen 2003, Seite 745.

Standesamt I in Berlin, Rückerstraße 9, 10119 Berlin: Schriftliche Mitteilung an den Verfasser vom 31. März 2003.

Standesamt Neukölln von Berlin, Blaschkoallee 32, 12359 Berlin: Schriftliche Mitteilung an den Verfasser vom 1. April 2003.

Steppe, Hilde: „Mit Tränen in den Augen haben wir dann diese Spritzen aufgezogen“. Die Beteiligung von Krankenschwestern und Krankenpflegern an den Verbrechen gegen die Menschlichkeit. In: Steppe, Hilde (Hrsg.): Krankenpflege im Nationalsozialismus. 9. Auflage. Mabuse. Frankfurt am Main 2001, Seite 137-174.

Steppe, Hilde / Ulmer, Eva-Maria (Hrsg.): "Ich war von jeher mit Leib und Seele gerne Pflegerin." Über die Beteiligung von Krankenschwestern an den „Euthanasie“-Aktionen in Meseritz-Obrawalde (Bericht der studentischen Projektgruppe im Nationalsozialismus an der Fachhochschule Frankfurt / Main 1998 / 1999).

(1. Auflage 1999). Zweite Auflage. Mabuse. Frankfurt am Main 2001.
Wettlaufer, Antje: Die Beteiligung von Schwestern und Pflegern an den Morden in Hadamar. In: Roer, Dorothee / Henkel, Dieter (Hrsg.): Psychiatrie im Faschismus. Die Anstalt Hadamar 1933-1945. Dritte, unveränderte Auflage. Mabuse. Frankfurt am Main 2003, Seite 283-330.
www.1.jur.uva.nl/junsv/Excerpts/017a001.htm. [10.01.2003].

Hubert Kolling

ZEC, Zora

Nachdem Wilhelm Conrad Röntgen (1845-1923) im Jahre 1895 in Würzburg die Röntgenstrahlen entdeckt hatte, wurden in etlichen in- und ausländischen Krankenhäusern sogenannte Röntgenabteilungen eingerichtet. Die mit der Anwendung der Röntgen- und Radiumstrahlen in der Heilkunde verbundenen Gefahren wurden freilich erst allmählich erkannt. So kam es in den ersten Jahrzehnten des 20. Jahrhunderts dazu, dass zahlreiche Pioniere der Röntgenologie und Radiologie – Mediziner, Physiker, Techniker und nicht zuletzt Krankenpflegepersonal – bei ihrer Arbeit so schwere Schäden erlitten, dass sie nach oft jahrelangen, qualvollen Leiden daran starben. Zu den frühen Opfern der Röntgenwissenschaft beziehungsweise den Menschen, die zum Wohle ihrer Mitmenschen ihr Leben ließen, gehört auch Zora Zec.
Zora Zec, später verheiratete Kuba, wurde am 7. Februar 1895 in Poljica, auf der Insel Krk (Kroatien) geboren. Nach dem Besuch der höheren Mädchenschule in Susak ging sie nach Wien, um von 1920 bis 1922 am Röntgen-Institut von Dr. Guido Holzknecht eine Ausbildung als Röntgenassistentin zu machen. Anschließend arbeitete sie in ihrem Beruf in der Zakladna bolnica (Stiftsspital) in Zagreb, wo sie infolge mangelhafter Schutzvorrichtungen den schädlichen Röntgenstrahlen stark ausgesetzt war. Erschwert wurde ihre Arbeitsituation dadurch, dass die achtstündige Arbeitszeit bei größerem Krankenandrang oft verlängert wurde. Gleichzeitig betrug der Erholungsurlaub entsprechend dem Dienstalter 10 bis 14 Tage, später 21 Tage.
Außer einigen akuten Erkrankungen fühlte sich Zora Zec trotz anstrengender Arbeit gesundheitlich bis zum Frühjahr 1935 wohl. Nach 15-jähriger Berufstätigkeit klagte sie aber über ihr frühzeitig ergrautes Harr und Störungen des Allgemeinzustandes. Unter zunehmender Ermüdung und Appetitlosigkeit empfand sie die Arbeit immer anstrengender. Schließlich wurde ihre Gesichtsfarbe fahl, die Augenlieder und das Gesicht schwollen an, die Hände begannen steif zu werden, und in den Beinen fühlte sie eine zunehmende Schwäche. Zudem hatte sie nun oft Kopfschmerzen und klagte über Konzentrationsschwäche. Nach mehrmaliger ärztlicher Untersuchung wurde als unmittelbare Folge der schädlichen Strahlung eine schwere „Röntgenanämie" festgestellt. Nach sofortiger Niederlegung der Röntgentätigkeit wurde sie mit Leber-Präparaten behandelt, worauf sie sich etwas erholte. Aber nach zwei Jahren zeigte das Knochenmark noch immer eine auffallend schwache Leukocyten-Regeneration. Trotz Anwendung aller möglichen Mittel, darunter auch Bluttransfusionen, starb Zora Zec am 22. Dezember 1947 in Lovrana.
Ihr Chef, Prof. Dr. L. Popovic, schätzte Zora Zec „als kulturell hochgebildete und von Natur aus bescheidene Persönlichkeit, die die Kranken immer human, rücksichtsvoll und herzlich und ihre Arbeit immer mit großem Verständnis gewissenhaft ausführte." Ihre Krankengeschichte wurde von Dr. Lj. Neumann in der Fachzeitschrift „Radioloski Glasnik" 1937, Heft 3, Seite 135-138 ausführlich beschrieben.
Im „Ehrenbuch der Radiologen aller Nationen", das rund 400 Röntgen- und Radiumopfer von der ganzen Welt enthält, findet sich neben M. van Roost (1880-1924) ➔④ aus Belgien, Agnes Elisabeth Raadchou-Nielsen (1876-1935) ➔⑤ und Helga Schumacher (1885-1930) ➔⑤ aus Dänemark, Maria Ridder (1871-1916) ➔⑤ und Paul Tafelmeyer (1868-1934) ➔⑤ aus Deutschland, Anna Lönnbeck (1856-1920) ➔⑤ aus Finnland, Henri Bourdon (1887-1930) ➔④ aus Frankreich, Marie Leontina Mikýsková (1896-1942) ➔④ und Fulgencie Šumšalová

(1882-1936) ➔④ aus Tschechien auch der Name von Zora Zec.

Quellen und Literatur:

Petrovci, Ferdo: Zora Zec. In: Ehrenbuch der Radiologen aller Nationen. Dritte, erweiterte Auflage. Herausgegeben von W[erner] Molineus, H[ermann] Holthusen und H[ans] Meyer. Blackwell Wissenschaft. Berlin 1992, Seite 192.
www.ssa5.tripod.com/id17.html [18. Januar 2006].

Hubert Kolling

ZIEMSSEN, Hugo von

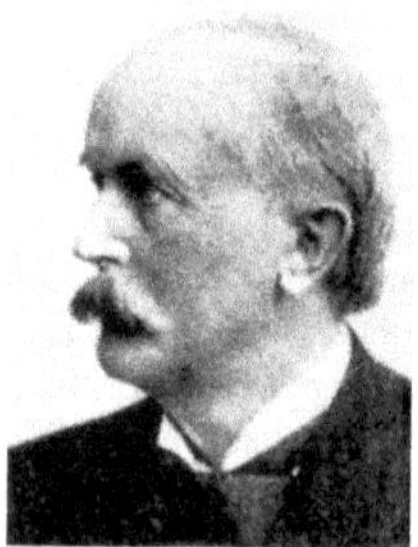

In den beiden letzten Jahrzehnten des 19. Jahrhunderts war in Deutschland eine heftige öffentliche Debatte über das Diakonissenwesen entbrannt. Eine bedeutende Rolle spielten dabei auch kritische Lebensbeschreibungen ehemaliger Diakonissen, wie etwa das 1881 von Adelheid Louise Bandau (1847-1920) ➔② veröffentlichte Buch „Zwölf Jahre als Diakonissin." In Reaktion auf die von Elisabeth Malo (1855-1930) ➔② in der „Christlichen Welt" (1893) eindrucksvoll dargelegten Stellungnahme zur „Diakonissenfrage", welche Missstände in evangelischen Mutterhäusern ans Tageslicht förderte, meldete sich auch Mathilde Weber (1829-1901) ➔⑤, langjähriges Vorstandsmitglied im Allgemeinen Deutschen Frauenverein, zu Wort. 1893 berichtete sie zunächst in den „Neue Bahnen", dem „Organ des allgemeinen deutschen Frauenvereins" (Band 28, Nr. 4 vom 13. Februar 1893), „Ueber die Ursache des Mangels an Diakonissen", 1894 legte sie hierzu eine 120 Seiten umfassende empirische Studie zur Lage von Frauen im Pflegeberuf mit dem Titel „Warum fehlt es an Diakonissinnen und Pflegerinnen?" vor. In ihrer kritischen Bestandsaufnahme hebt sie eine Reihe von namhaften Ärzten als Förderer der Pflege hervor. Neben den Professoren Franz König (1832-1910) ➔③, Rudolf Virchow (1821-1902) ➔① und „Buttersack", nennt sie auch Professor Hugo von Ziemssen, damals Direktor der Medizinischen Klinik in München.

Hugo (von) Ziemssen, der einer ursprünglich aus Dänemark eingewanderten Familie entstammte, wurde am 13. Dezember 1829 als fünftes Kind des Hofgerichtsrates und späteren preußischen Geheimen Justizrates Wilhelm Ziemssen (1786-1842) und seiner Ehefrau Friederike Wilhelmine Ziemssen, geborene Hagenow (1802-1866) in Greifswald geboren. Er war ein sehr guter Schüler mit Vorliebe für die klassisch-humanistischen Fächer, liebte die Musik, spielte selbst Violine und war ein begeisterter Sportler. Nach dem Besuch des Gymnasiums studierte er seit 1848 zunächst in seiner Heimatstadt, dann (seit 1849) in Berlin und (seit 1850) in Würzburg Medizin, wobei er ein Jahr lang Privatassistent des damals noch jungen Wissenschaftlers Rudolf Virchow war. Nachdem er 1852 nach Greifswald zurückgekehrt war, 1854 sein Staatsexamen mit summa cum laude abgelegt und mit der Dissertation „De gangraenae nosocomialis historia et literatura" zum Doktor der Medizin promoviert hatte, war er bis 1861 Assistent an der internen Klinik in Greifswald. Im Jahre 1857 heiratete er Marie Wakeniz (1835-1892), mit der er fünf Kinder, vier Töchter und einen Sohn, hatte.

1856 habilitierte Hugo (von) Ziemssen sich mit einer Vorlesung über die Anwendung des „volta-electrischen Inductionsstroms" zur isolierten Erregung motorischer Nerven. Mit dieser Arbeit, die unter dem Titel „Die Electricität in der Medicin" 1857 erschien und bis 1887 in fünf erweiterten Auflagen herausgegeben wurde, prägte er entscheidend die moderne Elektrotherapie und Elektrodiagnostik. Nachdem er 1861 außerordentlicher Professor, Leiter der Poliklinik sowie amtlich bestellter Pockenarzt wurde, folgte er am 1. April 1863 einem Ruf als Professor der klinischen Medizin nach Erlangen, wo er 1866 mit seinem Freund Friedrich Albert Zenker (1825-1898) das „Deutsche Archiv für klinische Medizin" begründete und sein großes „Handbuch für spezielle Pathologie und Therapie" (Leipzig 1875-1875, 17 Bände, größtenteils in der 2. und 3. Auflage) herausgab, wobei er wesentliche Kapitel des Sammelwerks selbst bearbeitete. Bereits 1862 hatte er die Monographie „Über Pleuritis und Pneumonie im Kindesalter“ (Berlin) sowie – auf Grund seiner Greifswalder Wirksamkeit zusammen mit Krabler – „Klinische Beobachtungen über Masern und ihre Complicationen“ (1863) publiziert.

Während des Deutsch-Französischen Krieges (1870/71) dirigierte Hugo (von) Ziemssen einen Sanitätszug von Nürnberg nach Frankreich sowie den Rücktransport von Verwundeten. Gleichzeitig war er im Auftrag eines Hilfskomitees besonders in den Hospitälern von Metz tätig. Äußere Zeichen der Anerkennung für dieses soziale Engagement waren verschiedene Auszeichnungen, wie der Militärverdienstorden mit Schwertern, das Erinnerungskreuz für Ärzte, das Eiserne Kreuz zweiter Klasse am eisernen Band und nicht zuletzt 1871 das Ritterkreuz des Verdienstordens der bayerischen Krone, mit dem die Erhebung in den Adelsstand verbunden war.

Während er im Wintersemester 1873/74 die Position des Prorektors an der Erlanger Universität bekleidete, folgte er zum 1. April 1874 dem Ruf als Professor für spezielle Pathologie und Therapie nach München, wobei er – als Geheim-Rat, Ober-Medizinal-Rat, Mitglied des Ober-Medizinal-Ausschusses und Vorstand des Medizinischen Komitees – Leiter der 1. Medizinischen Klinik und Direktor des Krankenhauses links der Isar wurde. Hier rief er die schon in Erlangen 1868 eingeführte Institution der sogenannten Unterärzte ins Leben.

Als Mitglied des Gesundheitsrates der Stadt München war Hugo von Ziemssen, in Zusammenarbeit mit Max von Pettenkofer (1818-1901), wesentlich an der Neuorganisation der Abwasserbeseitigung beteiligt. Die Wirksamkeit dieser Maßnahmen machten ihn und Max von Pettenkofer über die Grenzen Deutschlands hinaus bekannt. Entscheidende Anliegen waren für Hugo von Ziemssen auch die Neuorganisation des Krankenhauswesens und des klinischen Unterrichts. 1878 begründete er die „Annalen der städtischen allgemeinen Krankenhäuser“, 1883 begann er mit der Herausgabe eines vierbändigen „Handbuchs der allgemeinen Therapie“ (bis 1885), ferner erschienen von ihm – als Teile des bereits genannten großen Sammelwerkes – das „Handbuch der Hygiene und der Gewebekrankheiten“ (zusammen mit von Pettenkofer, 3 Teile, Leipzig 1882-1886), das „Handbuch der Hautkrankheiten“ (1883-1884), das „Handbuch der allgemeinen Therapie“ (1880-1884, 4 Bände in 9 Teilen) . Außerdem gab er die „Klinischen Vorträge“ (Nr. 1 bis 25) heraus und veröffentlichte eine Vielzahl weiterer Monographien und zahlreiche Aufsätze. Im Rahmen einer regen Vortragstätigkeit erlangte Hugo von Ziemssen Anerkennung bei Kongressen in Moskau, Wien, London und Rom.

Während die medizinischen Arbeiten von Hugo von Ziemssen wiederholt gewürdigt wurden, blieben seine Verdienste im Hinblick auf die Krankenpflege bislang eher unbeachtet. Im Jahre 1888 zeigte er in seinen „Klinischen Vorträgen“ (11. Vortrag) unter der Überschrift „Ueber die öffentliche Krankenpflege“ den „historischen Entwicklungsgang der öffentlichen Krankenpflege und der ihr dienenden Organe und Anstalten“ auf. Dabei stellt er die öffentliche Krankenpflege als Errungenschaft des Christentums dar. In einem geschichtlichen Überblick beschreibt er die Entwicklung der Krankenpflege seit dem 11. Jahrhundert aus den christlich-ritterlichen Orden bis hin zur öffentlichen Krankenpflege durch weltliche Organisationen im 19. Jahrhundert. Abschließend nahm er Bezug auf die Bedeutung der „Reconvalescentenanstalten“ sowie die Organisation der Kranken- und Verwundetenversorgung in Kriegszeiten (Deutsches Rotes Kreuz). Wörtlich führte er dabei unter anderem aus: „Meine Herren! Halten Sie grundsätzlich daran fest, in allen schweren Fällen Ihrer Praxis sich sofort eine geschulte Pflegerin zu beschaffen und keine Einreden der Angehörigen gelten zu lassen. Aber die Krankenpflege will ernsthaft gelernt sein. Doch noch mehr als Wissen und Erfahrung ist eine *ganze Frau* erforderlich, mit einem tapferen Herzen und einem liebevollen Gemüt, denn nur die *wahrhaft gebildete* Frau ist zur Krankenpflege berufen, nur sie ist imstande, dem Arzt in der Ausübung seines schweren Berufes hilfreich zur Seite zu stehen. Mit solchen Kenntnissen ausgerüstet, und in ihrem Charakter gestählt, wird ein Mädchen nicht bloß als Pflegerin in- und außerhalb der Familie ein nützliches Mitglied der menschlichen Gesellschaft sein, sondern auch an innerem Werte gewinnen und durch ihr Beispiel nach allen Seiten erzieherisch wirken."

In seinem 21. Vortrag der „Klinischen Vorträge" führte Hugo von Ziemssen 1893 unter der Überschrift „Über private und öffentliche Reconvalescentenpflege" die große Bedeutung der sorgfältigen Überwachung der Rekonvaleszenz nach Überstehen einer schweren Erkrankung auf. Die Einführung öffentlicher Rekonvaleszentenanstalten war für Ziemssen auch ein wichtiger Bestandteil für die „Reintegration der Arbeitskraft des Volkes". Den größten volkswirtschaftlichen Nutzen sah er dabei bei den städtischen Einrichtungen. Die öffentliche Rekonvaleszentenpflege als „integrierender Bestandteil der öffentlichen Krankenpflege" war für Ziemssen ein wichtiger Faktor, die Krankenhauskosten zu senken und die Liegezeiten in den überfüllten Krankenhäusern zu verkürzen.

In seinem Beitrag „Ländliche Sanatorien für die öffentliche Krankenpflege", den er 1900 als 28. Vortrag der „Klinischen Vorträge" veröffentlichte, plädierte Hugo von Ziemsen für eine grundlegende Reform des Krankenhauswesens, und zwar für die Schaffung sogenannter „Centralspitäler" als Akutkrankenhäuser und von Sanatorien für die Betreuung chronisch Kranker und Rekonvalseszenten. Letztere sollten sich in ländlichen Gebieten befinden, um die klimatischen Vorzüge dieser Regionen nutzen zu können. Seines Erachtens war „die organische Zweitheilung der Krankenhäuser [...] das Ideal der öffentlichen Krankenpflege der Zukunft."

In seinem in der von Dr. Martin Mendelsohn (1860-1930) ➔① herausgegebenen „Zeitschrift für Krankenpflege" 1894 veröffentlichten Artikel „Die Pflege bei Infectionskrankheiten" betonte Hugo von Ziemssen generell die Bedeutung einer professionellen Krankenpflege, insbesondere bei Infektionskrankheiten. „Durch eine sorgfältige und planmäßige Pflege des geschwächten und widerstandsunfähigen Organismus ist es möglich, eine große Reihe von Schädlichkeiten fernzuhalten, welche nicht nur die Wirkung des primären Infectionszustandes verschlimmern, sondern auch neue Störungen mit sich bringen und an und für sich das Leben gefährden können."

Neben der fachlichen Qualifikation des Pflegepersonals und den geeigneten räumlichen Bedingungen war für Ziemssen vor allen Dingen die Ruhe im Krankenzimmer ein entscheidender Faktor für die Genesung. Eigene Erfahrungen aus der Zeit seiner schweren Typhuserkrankung ließen ihn diese äußere Bedingung der Krankenpflege betonen: „Im Verlaufe eines schweren Typhus, den ich im Winter 1874/75 durchmachte, kam es einstmals vor, daß zum Heizen des Ofens im Krankenzimmer ein nicht trockenes Holz verwendet wurde. Das Knallen und Knattern des brennenden Holzes erzeugte in meinem Gehirn die Vorstellung eines Kampfes gegen mein Haus, wobei fort und fort Schüsse fielen und die Kugeln bis in das Zimmer drangen. An diese Vorstellung schlossen sich eine Reihe von beunruhigenden Reflexionen [...], welche mich in zitternde Erregung versetzten und den Puls in die Höhe trieben. Man kann solchen Dingen nicht Aufmerksamkeit genug zuwenden. Als Konsequenz empfahl Hugo von Ziemssen die Aufstellung eines „Wechselbettes". Die Temperatur sollte im Krankenzimmer zirka 17 Grad betragen. Ziemssen bevorzugte die Pflege in der Privatwohnung unter den genannten Bedingungen. Nur wenn die Pflegebedingungen im häuslichen Bereich nicht realisierbar waren, empfahl er die Krankenhauseinweisung.

In seinem, ebenfalls in der „Zeitschrift für Krankenpflege", 1895 veröffentlichten Beitrag „Über die Bedeutung der städtischen Reconvalescentenanstalten" stellte Hugo von Ziemssen die „Reconvalescentenpflege" als Teil der öffentlichen Krankenpflege dar. Hierbei hob er auch die „günstigen moralischen Wirkungen" der Rekonvaleszentenhäuser hervor, wobei durch eine Verkürzung der Liegezeiten im Krankenhaus 300 Kranke

jährlich mehr behandelt werden könnten. Für die Aufnahme in die Anstalten forderte er eine ausreichende „sittliche Qualifikation“ der Patienten. Von der Aufnahme ausgeschlossen werden sollten Geisteskranke und Alkoholiker, Patienten mit Epilepsie, ansteckenden und „ekelerregenden“ Krankheiten, Syphilis und „übelriechende Affectionen“. Bei der Tuberkulose nahm er Patienten mit Lungenblutungen und Pleuritis aus.
Im Jahre 1899 stellte Hugo von Ziemssen in der „Zeitschrift für Krankenpflege“ das von Johanna Stuttgarter (1833-1897) erfundene „Trockenbett für unreinlich Kranke“ vor. Durch ein Gestell aus Holzlatten, das auf der normalen Matratze installiert wurde, konnte ein Hohlraum unter dem Kranken geschaffen werden, in dem eine Bettpfanne die Exkremente aufnahm. Über das Gestell wurde ein Segeltuch straff gespannt, darüber kam eine mit Öffnungen in der Mitte versehene Decke mit Wollwatte und Federn, darüber eine Gummiunterlage mit entsprechenden Öffnungen und einer schlauchartigen Abflussmöglichkeit in das Steckbecken. Darüber kam ein Bettuch mit einem zentralen Rossharreinsatz, der sich trichterförmig zur Mitte hin öffnete. Durch das Trockenbett konnte, nach den Ausführungen Ziemssens, auch bei Langzeitkranken sicher die Bildung von Dekubitalgeschwüren verhindert werden.
In der Fachzeitschrift „Medicinische Reform. Wochenschrift für sociale Medizin“ veröffentlichte Hugo von Ziemssen 1901 den Artikel „Zur Reform der öffentlichen Krankenpflege“, der auf seinem klinischen Vortrag „Ländliche Sanatorien für die öffentliche Krankenpflege“ (1900) basierte. Neben den Rekonvaleszentenheimen stellte Ziemssen darin die Bedeutung der neu geschaffen „Sanatorien für Tuberkulöse“ heraus und sprach sich für eine Reform der öffentlichen Krankenpflege „im Sinne einer Decentralisation“ aus.
Hugo von Ziemssen, seit 1899 Ehrenbürger der Stadt München und Ehrenmitglied des Ärztlichen Vereins München, wurde mit einer Vielzahl von Orden ausgezeichnet. Er starb nach kurzer Krankheit am 21. Januar 1902 in München an einer Pneumonie. Beerdigt wurde er auf dem Südlichen Friedhof in München. In seiner Grabrede charakterisierte ihn Otto Bollinger (1834-1909), der Direktor des pathologischen Instituts in München, als „den größten Internisten des Jahrhunderts“. Seinen Namen trägt die Straße, an der die heutige Medizinische Klinik Innenstadt der Ludwig-Maximilians-Universität München liegt. Anlässlich der 13. Jahrestagung der Arbeitsgruppe „Herzschrittmacher“ und „Arrhytmie“, die 2002 in Stuttgart stattfand, wurde erstmals der von der Firma Medtronic GmbH (Düsseldorf) gestiftete und mit 2.500 Euro dotierte Hugo-von-Ziemssen-Posterpreis ausgelobt.

Quellen und Literatur:

Bettelheim, Anton (Hrsg.): Biographisches Jahrbuch und Deutscher Nekrolog, Band 7. Berlin 1902, Totenliste.
Bosl, Karl (Hrsg.): Bosl´s Bayerische Biographie. 8.000 Persönlichkeiten aus 15 Jahrhunderten. Pustet. Regensburg 1983.
Festschrift Dr. Hugo von Ziemssen, Prof. der Medizinischen Klinik in München, zur Vollendung seines 70. Lebensjahres gewidmet (Deutsches Archiv für klinische Medizin, Band 66). Leipzig 1899.
Hirsch, August / Haberling, Wilhelm / Hübolter, Franz: Biographisches Lexikon der hervorragenden Ärzte aller Zeiten und Völker, Band 5. 2., durchgesehene und erweiterte Auflage. Urban & Schwarzenberg. Berlin 1934.
Hoffmann, Brigitte: Hugo Wilhelm von Ziemssen (1829-1902). Eine Biobibliographie. Medizinische Dissertation. München 1972.
Hufnagel, Max Joseph: Berühmte Tote im Südlichen Friedhof zu München. Manz. München 1969 (4. Auflage 1983).
Kerschensteiner, Hermann: Geschichte der Münchener Krankenanstalten, insbesondere des Krankenhauses links der Isar. J.F. Lehmann. München, Berlin 1913 (2. Auflage 1939).
Kreuter, Alma: Deutschsprachige Neurologen und Psychiater. Ein biographisch-bibliographisches Lexikon von den Vorläufern bis zur Mitte des 20. Jahrhunderts. Band 3. Saur. München 1996.
Pagel, Julius Leopold (Hrsg.): Biographisches Lexikon hervorragender Ärzte des 19. Jahrhunderts. Urban & Schwarzenberg. Berlin 1901.
Pierson, Angelika: Hugo Wilhelm von Ziemssen (1829-1902). Die wissenschaftlichen Arbeiten. Medizinische Dissertation. München 2006.
Schmid, Alois: Gedächtnisrede auf Hugo von Ziemssen bei der Trauerfeier. [Ohne Orts- und Verlagsangabe] [1902.]

Weber, Mathilde: Ueber die Ursache des Mangels an Diakonissen. In: Neue Bahnen. Organ des allgemeinen deutschen Frauenvereins, Band 28, Nr. 4 vom 13. Februar 1893, Seite 25-28.
Weber, Mathilde: Warum fehlt es an Diakonissinnen und Pflegerinnen? L. Oehmigke. Berlin 1894, Seite 8.
www.de.wikipedia.org/wiki/Hugo_von_Ziemssen. [12.02.2007].
Ziemssen, Hugo Wilhelm von: Pleuritis und Pneumonie im Kindesalter. Eine Monographie nach eigenen Beobachtungen. Hirschwald. Berlin 1862.
Ziemssen, Hugo Wilhelm von: Dermatologische Studien (Universitätsschriften). E. Th. Jacob. Erlangen 1863.
Ziemssen, Hugo Wilhelm von: Beobachtungen über die Pocken (Universitätsschriften). E. Th. Jacob. Erlangen 1865.
Ziemssen, Hugo Wilhelm von: Über die Aufgabe des klinischen Unterrichts und der klinischen Institute. Leipzig 1878.
Ziemssen, Hugo Wilhelm von: Statistisches über die Morbiditäts- und Mortalitäts-Verhältnisse von Variola, Typhus, Pneumonie, Bronchitis, Angina, Rheumatismus artic. Und Phihisis pulmon. Im städtischen allgemeinen Krankenhaus zu München während der Jahre 1865/66-75 (Annalen der städtischen allgemeinen Krankenhäuser zu München, Band 1). Rieger. München 1878.
Ziemssen, Hugo Wilhelm von: Handbuch der allgemeinen Therapie. Aus dem Deutschen übersetzt. St. Petersburg 1883 (russisch).
Ziemssen, Hugo Wilhelm von: Ueber die öffentliche Krankenpflege (Klinische Vorträge, Vortrag 11). Vogel. Leipzig 1888 (26 Seiten).
Ziemssen, Hugo Wilhelm von: München eine gesunde Stadt. 2 Gutachten. Knorr & Hirth. München 1889.
Ziemssen, Hugo Wilhelm von: Über private und öffentliche Reconvalescentenpflege (Klinische Vorträge, Vortrag 21). Vogel. Leipzig 1893
Ziemssen, Hugo Wilhelm von: Die Pflege bei Infectionskrankheiten. In: Zeitschrift für Krankenpflege, 16. Jg., 1894, Seite 287 und Seite 327
Ziemssen, Hugo Wilhelm von: Über die Bedeutung der städtischen Reconvalescentenanstalten. In: Zeitschrift für Krankenpflege, 17. Jg., 1895, Seite 81-87.
Ziemssen, Hugo Wilhelm von: Ein neues Trockenbett. In: Zeitschrift für Krankenpflege, 21. Jg., Nr. 2, 1899, Seite 27-30.
Ziemssen, Hugo Wilhelm von: Ländliche Sanatorien für die öffentliche Krankenpflege (Klinische Vorträge, Vortrag 28). Vogel. Leipzig 1900, Seite 1-15.
Ziemssen, Hugo Wilhelm von: Zur Reform der öffentlichen Krankenpflege. In: Medizinische Reform, 9. Jg., 1901, Seite 113-114.

Bildquelle: Pagel, Julius Leopold (Hrsg.): Biographisches Lexikon hervorragender Ärzte des 19. Jahrhunderts. Urban & Schwarzenberg. Berlin 1901.

Hubert Kolling

Namensverzeichnis

Autorinnen und Autoren

AUMÜLLER, Gerhard
(em.) Prof. Dr. med., Emil von Behring-Bibliothek, Arbeitsstelle für Medizingeschichte

Bahnhofstraße 7
D-35037 Marburg
aumuelle@staff.uni-marburg.de

BRÜHNE, Klaus
Historiker, M.A.

Bürgermeister-Schmidt-Straße 35a
D-51399 Burscheid
Klaus.Bruehne@gmx.de

BÜTTNER, Annett
Historikerin, M.A., Mitarbeiterin der Fliedner-Kulturstiftung Kaiserswerth

Zeppenheimer Weg 20
D-40489 Düsseldorf
buettner@fliedner-kulturstiftung.de

ELZER, Matthias
Dr. med., Arzt für Psychiatrie, Psychotherapeutische Medizin und Psychoanalyse, Balint-Gruppenleiter und Professor am Fachbereich Pflege und Gesundheit der Hochschule Fulda

Marquardstraße 35
D-36039 Fulda
matthias.elzer@pq.hs-fulda.de

FAILING, Jutta
Dr. phil., Kunsthistorikerin und Autorin

Grabenstraße 15
D-35444 Biebertal
jutta.failing@web.de

FÜRSTLER, Gerhard
Mag. Phil., Dr. phil., DGKP, Akademischer Krankenhausmanager, Lektor an der Universität Wien und an der Fachhochschule Campus Wien, Akademischer Lehrer an der Schule für Gesundheits- und Krankenpflege am Landesklinikum St. Pölten-Lilienfeld

Matthias-Corvinus-Straße 26
A-3100 St. Pölten
gerhard.fuerstler@stpoelten.lknoe.at

KLIMPEL, Volker
Dr. med. habil., Chirurg und Medizinhistoriker

Grazer Straße 3
D-01279 Dresden
dr.klimpel@alice-dsl.net

KOLLING, Hubert
Dr. phil., Dipl.-Päd., Dipl.-Politologe, Krankenpfleger (R.N.), Oberregierungsrat (ORR), Mitarbeiter im Bundesamt für den Zivildienst (BAZ), Köln.

Hirtenweg 9
D-96231 Bad Staffelstein
Dr.Hubert.Kolling@t-online.de

WILDBERGER, Hannes
Privatdozent, Dr. phil.
Universitätsaugenklinik, Universitätsspital
USZ Zürich

Frauenklinikstraße 24
CH-8091 Zürich
eyemile@bluewin.ch

WITTNEBEN, Karin
(em.) Professor Dr. phil., M.A.,
Krankenschwester (R.N.)

Adolf-Ey-Strasse 10 C
D-30519 Hannover
Karin.Wittneben@t-online.de

WÖRNER-HEIL, Ortrud
Dr. phil., Historikerin

Terrasse 24
D-34117 Kassel
woerner-heil@t-online.de

Hinweise zum Herausgeber

Zu den Forschungsschwerpunkten des Herausgebers (Jg. 1960) gehört neben der lokalen und regionalen Zeitgeschichte sowie der Geschichte des Strafvollzugs, wozu er jeweils mehrere Studien veröffentlicht hat, auch die Geschichte der Krankenpflege, insbesondere die pflegehistorische Biographieforschung. Hierzu publizierte er zahlreiche Lexikonbeiträge, mehrere Monographien, eine Reihe von Buch- und Zeitschriftenbeiträge sowie eine Vielzahl von Rezensionen (regelmäßig in den online erscheinenden Fachzeitschriften www.printernet.info und www.socialnet.de).
Letzte Veröffentlichung (zusammen mit Michael König): Zivildienst im Spannungsverhältnis von Wehrpflicht und bürgerschaftlichem Engagement. In: Praxis Politische Bildung. Materialien, Analysen, Diskussionen, 14. Jg., Heft 4 / 2010, S. 278-284.

Lexikonbeiträge

An den Bänden 2 (2001) und 3 (2004) des von Horst-Peter Wolff herausgegebenen „Biographischen Lexikon zur Pflegegeschichte" war Hubert Kolling mit 68 und 96 Beiträgen maßgeblich beteiligt. Für den von ihm herausgegebenen Band 4 (2008) steuerte er 75 Biographien bei, ebenso wie 105 für den vorliegenden Band 5 (2011).

Monographien

Krankenpfleger, Gewerkschafter und Fachbuchautor Franz Bauer (1898-1969). Herausgegeben vom Sonneberger Museums- und Geschichtsverein e.V. (Sonneberger Geschichtsblätter, Band 4). Sonneberg 2008 (70 Seiten)

„Echte Krankenpflege ist hingebender, selbstloser Dienst...". Michael Fischer (1887-1948), ein bedeutender Mitgestalter der katholischen Krankenpflege in Deutschland (Reihe Wissenschaft, Bd. 83). Frankfurt am Main 2004

„Gott hilft Dir, aber rudern musst Du selbst". Dr. Viola Riederer Freiin von Paar zu Schönau (1903-1996), die Gründerin und Ehrenvorsitzende des Katholischen Berufsverbandes für Pflegeberufe. Herausgegeben vom Katholischen Berufsverband für Pflegeberufe e.V., Regensburg. Regensburg 2003.

Buchbeiträge (Auswahl)

„Die Pflege des gesunden und kranken Kindes". Der Euthanasie-Arzt Werner Catel (1894-1983) und sein Lehrbuch für Säuglingspflegerinnen und Kinderkrankenschwestern. In: Grundmann, Kornelia / Sahmland, Irmtraut (Hrsg.): Concertino. Ensemble aus Kultur- und Medizingeschichte. Festschrift zum 65. Geburtstag von Prof. Dr. Gerhard Aumüller (Schriften der Universitätsbibliothek Marburg, Band 131). Marburg 2008, S. 190-205

„Die Sorge für die Kranken steht vor und über allen anderen Pflichten" – die mittelalterlichen Wurzeln der Krankenpflege. In: Gerd Aumüller, Kornelia Grundmann und Christina Vanja (Hrsg.): Der Dienst am Kranken. Krankenversorgung zwischen Caritas, Medizin und Ökonomie vom Mittelalter bis zur Neuzeit. Geschichte und Entwicklung der Krankenversorgung im sozioökonomischen Wandel (Veröffentlichungen der Historischen Kommission für Hessen, Band 68). Marburg 2007, S. 65-85

Ein Leben für die Krankenpflege. Die Kinderärztin Dr. Viola Riederer Freiin von Paar zu Schönau hat sich als erste Vorsitzende des katholischen Berufsverbandes für Pflegeberufe beispielhaft für die Ausbildung der Krankenschwestern eingesetzt. In: Deutscher Caritasverband (Hrsg.): Caritas 2004. Jahrbuch des Deutschen Caritasverbandes. Freiburg 2003, S. 209-216

„Zuverlässig, nüchtern, sauber und gewissenhaft...". Zur Entwicklung der psychiatrischen Pflege am Beispiel der Landesheilanstalt Marburg 1876 bis 1930. In: Peter Sandner, Gerhard Aumüller, Christina Vanja (Hrsg.): Heilbar und nützlich. Ziele und Wege der Psychiatrie in Marburg an der Lahn (Historische Schriftenreihe des Landeswohlfahrtsverbandes Hessen; Quellen und Studien, Bd. 8). Marburg 2001, S.147-162

Helene Dorette Maximiliane Freiin von Dungern (1865-1935) – Wohltäterin. In: Staffelsteiner Lebensbilder. Zur 1200-Jahr-Feier der Stadt Staffelstein herausgegeben von Günter Dippold und Alfred Meixner (Staffelsteiner Schriften, Bd. 11). Staffelstein 2000, S. 181-185

Michael Fischer, eine Schlüsselfigur der katholischen Krankenpflege in Deutschland. In: Deutscher Caritasverband (Hrsg.): caritas 2001. Jahrbuch des Deutschen Caritasverbandes. Freiburg 2000, S. 401-412.

Zeitschriftenbeiträge (Auswahl)

„Who was who in nursing history". Stand und Perspektiven der pflegehistorischen Biographieforschung. In: Pflegemagazin. Zeitschrift für Pflege und Gesundheitsförderung, 6. Jg., Heft 4, August 2005, S. 13-21

Viola Riederer Freiin von Paar zu Schönau. Die erste Vorsitzende des Katholischen Berufsverbandes für Pflegeberufe. In: Krankendienst. Zeitschrift für katholische Krankenhäuser, Sozialstationen und Rehaeinrichtungen, 76. Jg., Heft 1, Januar 2003, Seite 11-17

„Einer der hervorragendsten Vorkämpfer für die Verbesserung der Lebenslage des Krankenpflege-, Massage- und Badepersonals..." – Paul Levy (1886-1958). In: Brennpunkt Gesundheit. Mitgliederzeitschrift für BiG - Gewerkschaft für Beschäftigte im Gesundheitswesen, Ausgabe 2 / 2003, S. 10-11

Ein Herz für Kinder in Not. Pater Ernst Schnydrig. In: Krankendienst. Zeitschrift für katholische Krankenhäuser, Sozialstationen und Rehaeinrichtungen, 76. Jg., Heft 8/9, August / September 2003, Seite 267-269

„Der Beruf und die ganze Diakonissensache sind mir auch jetzt noch lieb und werth und werden es stets bleiben." Die wechselvolle Lebensgeschichte der Diakonisse Adelheid Louise Bandau. In: Pflegegeschichte online [www.pflegegeschichte.de], Nr. 3, 3. Jg., Juni 2001, S. 1-21, jetzt: www.pflegegeschichte.de/pgoul_6_01.pdf

Dr. Gustav Feldmann (1872-1947) – ein Wegbereiter der jüdischen Krankenpflege in Deutschland. In: Der Landesverband der israelitischen Kultusgemeinden in Bayern, 16. Jg., Nr. 87, Dezember 2001, S. 19-24

Eva Hedwig Justin (1909-1966). Eine Krankenschwester und ihr „Beitrag zur Klärung der Asozialenfrage". In: Dr. med. Mabuse. Zeitschrift im Gesundheitswesen, 25. Jg., Nr. 124, März / April 2000, S. 48-50

Michael Fischer (1887-1948) – Leben und Werk eines bedeutenden Mitgestalters der katholischen Krankenpflege in Deutschland. In: Pflege. Die wissenschaftliche Zeitschrift für Pflegeberufe, 13. Jg., Heft 4, August 2000, S. 258-264

Dr. Gustav Feldmann (1872-1947) – ein Förderer der jüdischen Krankenpflege in Deutschland. In: Pflege. Die wissenschaftliche Zeitschrift für Pflegeberufe, 13. Jg., Heft 5, Oktober 2000, S. 339-345

Maria Anna Hodel (Schwester Angelina) 1884-1954. Eine (fast) vergessene Frau der Krankenpflege. In: Pflegemagazin. Zeitschrift für den gesamten Pflegebereich, 1. Jg., Heft 6, Dezember 2000, S. 26-29.

Rezensionen (Auswahl)

Uwe Kaminsky: Innere Mission im Ausland. Der Aufbau religiöser und sozialer Infrastruktur am Beispiel der Kaiserswerther Diakonie (1851-1975) (Missionsgeschichtliches Archiv. Studien der Berliner Gesellschaft für Missionsgeschichte, Band 15). Stuttgart 2010. In: www.socialnet.de/rezensionen/10741.php [01.02.2012]

Karl M. Einhäupl, Detlev Ganten, Jakob Hein (Hrsg.): 300 Jahre Charité – im Spiegel ihrer Institute. Unter Mitwirkung von Falko Hennig. Berlin, New York 2010. In: www.printernet.info/rez_det.asp?id=565 [14.01.2011]

Martina Hiemetzberger, Irene Messner, Michaela Dorfmeister: Berufsethik und Berufskunde. Ein Lehrbuch für Pflegeberufe. 2., aktualisierte Auflage. Wien 2010. In: www.printernet.info/rez_det.asp?id=567 [25.01.2011] (Erstabdruck in: Pflegewissenschaft, 12. Jg., Heft 11 / 2010, S. 638)

Annette Kerckhoff: Heilende Frauen. Ärztinnen, Apothekerinnen, Krankenschwestern, Hebammen und Pionierinnen der Naturheilkunde. Mit einem Vorwort von Dr. Marianne Koch. München 2010. In: www.socialnet.de/rezensionen/10823.php [28.01.2012]

Martin Scheutz, Andrea Sommerlechner, Herwig Weigl, Alfred Stefan Weiß (Hrsg.): Europäisches Spitalwesen. Institutionelle Fürsorge in Mittelalter und Früher Neuzeit. Hospitals and Institutional Care in Medieval and Early Modern Europe (Mitteilungen des Instituts für Österreichische Geschichtsforschung, Ergänzungsband 51). Wien, München 2008. In: Zeitschrift für Geschichtswissenschaft, 58. Jg., 2010, Heft 1, S. 81-82

Christine R. Auer: Geschichte der Pflegeberufe als Fach. Die Curricular-Entwicklung in der pflegerischen Aus- und Weiterbildung. Eigenverlag. Heidelberg. 2008. In: Pflegewissenschaft, 12. Jg., Heft 2 / 2010, S. 66-68; [zuerst veröffentlicht] in: www.printernet.info/rez_det.asp?pn=on&id=459 [18.01.2009]

Adeline Favre: Ich, Adeline, Hebamme aus dem Val d`Anniviers. Erinnerungen herausgegeben von Yvonne Preiswerk nach Aufzeichnungen von Gesprächen Adelines mit ihren Nichten Marie-Nöelle Bovier und Pierrette Mabillard. Mit einem einleitenden Text von Susanne Perren. Aus dem Französischen von Maja Spiess-Schaad. Zürich 2009. In: www.printernet.info/rez_det.asp?id=518 [03.03.2010]

Volker Klimpel: Das medizinische Dresden. Eine topographische Erkundung. Dresden 2009. www.printernet.info/rez_det.asp?id=530 [01.04.2010]

Antonie Wiß: Hilfe und Heilung. Betrachtungen zu den sieben Werken der Barmherzigkeit. Lindenberg im Allgäu 2008. In: www.printernet.info/rez_det.asp?id=533 [03.05.2010]

Auer, Christine R.: Eine frei denkende Krankenschwester: Antje Grauhan M.A. wird 80 Jahre alt. Festschrift zu ihrem Geburtstag. Heidelberg 2010. In: www.printernet.info/rez_det.asp?id=536 [18.05.2010]

www.ingramcontent.com/pod-product-compliance
Lightning Source LLC
Chambersburg PA
CBHW052011230326
41598CB00078B/2625

9783981425918